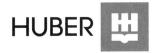

# Bücher aus verwandten Sachgebieten

## Pflegeberatung

Johns
**Selbstreflexion in der Pflegepraxis**
Gemeinsam aus Erfahrungen lernen
2004. ISBN 3-456-83935-9

Koch-Straube
**Beratung in der Pflege**
2001. ISBN 3-456-83626-0

Loffing
**Coaching in der Pflege**
2003. ISBN 3-456-83841-7

London
**Informieren, Schulen, Beraten**
Praxishandbuch zur pflegebezogenen
Patientenedukation
2003. ISBN 3-456-83917-0

Norwood
**Pflege-Consulting**
Handbuch zur Organisations- und
Gruppenberatung in der Pflege
2002. ISBN 3-456-83452-7

## Pflegewissenschaft

Brandenburg/Dorschner (Hrsg.)
**Pflegewissenschaft 1**
Lehr- und Arbeitsbuch zur
Einführung in die Pflegewissenschaft
2. Auflage
2005. ISBN 3-456-84161-2

Polit/Beck/Hungler
**Lehrbuch Pflegeforschung**
2004. ISBN 3-456-83937-5

## Pflegemanagement

Dykes/Wheeler (Hrsg.)
**Critical Pathways –
Interdisziplinäre Versorgungspfade**
2002. ISBN 3-456-83258-3

Ewers/Schaeffer (Hrsg.)
**Case Management in Theorie
und Praxis**
2000. ISBN 3-456-83467-5

Fischer
**Diagnosis Related Groups (DRGs)
und Pflege**
2002. ISBN 3-456-83576-0

Gebert/Kneubühler
**Qualitätsbeurteilung und
Evaluation der Qualitätssicherung
in Pflegeheimen**
2003². ISBN 3-456-83934-0

Gertz
**Die Pflegedienstleitung**
2002². ISBN 3-456-83809-3

Grahmann/Gutwetter
**Konflikte im Krankenhaus**
2002². ISBN 3-456-83687-2

Haubrock/Schär (Hrsg.)
**Betriebswirtschaft und
Management im Krankenhaus**
2006⁴. ISBN 3-456-83943-X

Heering (Hrsg.)
**Das Pflegevisiten-Buch**
2004. ISBN 3-456-84094-2

Johnson (Hrsg.)
**Interdisziplinäre Versorgungspfade**
2002. ISBN 3-456-83315-6

Leuzinger/Luterbacher
**Mitarbeiterführung im
Krankenhaus**
2000³. ISBN 3-456-83434-9

Loffing/Geise
**Management und Betriebs-
wirtschaft in der ambulanten
und stationären Altenpflege**
Lehrbuch für Pflegedienst-, Wohn-
bereichs- und Stationsleitungen
2005. ISBN 3-456-84189-2

Manthey
**Primay Nursing**
2005². ISBN 3-456-84158-2

Matthews/Whelan
**Stationsleitung**
2002. ISBN 3-456-83373-3

Offermann
**Selbst- und Qualitätsmanagement
für Pflegeberufe**
2002. ISBN 3-456-83679-1

Poser/Ortmann/Pilz
**Personalmarketing in der Pflege**
2004. ISBN 3-456-84002-0

Walton
**Selbst- und Stationsmanagement**
2004. ISBN 3-456-83354-7

Zapp (Hrsg.)
**Controlling in der Pflege**
2004. ISBN 3-456-83846-8

## Pflegepädagogik

Glen/Wilkie (Hrsg.)
**Problemorientiertes Lernen für
Pflegende und Hebammen**
2001. ISBN 3-456-83550-7

Görres et al. (Hrsg.)
**Auf dem Weg zu einer neuen
Lernkultur: Wissenstransfer in
der Pflege**
2002. ISBN 3-456-83672-4

Oelke/Menke
**Gemeinsame Pflegeausbildung**
2005². ISBN 3-456-84162-0

Oelke/Scheller/Ruwe
**Tabuthemen als Gegenstand
szenischen Lernens in der Pflege**
2000. ISBN 3-456-83323-7

Picado/Unkelbach
**Innerbetriebliche Fortbildung
in der Pflege**
2001. ISBN 3-456-83325-3

Roes
**Wissenstransfer in der Pflege**
Neues Lernen in der Pflegepraxis
2004. ISBN 3-456-84068-3

Sieger (Hrsg.)
**Pflegepädagogik**
2001. ISBN 3-456-83328-8

Wagner/Osterbrink (Hrsg.)
**Integrierte Unterrichtseinheiten**
2001. ISBN 3-456-83249-4

Weitere Informationen über unsere Neuerscheinungen finden Sie im Internet unter:
http://verlag.hanshuber.com oder per E-Mail an: verlag@hanshuber.com

Märle Poser
Kordula Schneider

# Leiten, Lehren, Beraten

Fallorientiertes Lehr- und Arbeitsbuch für
Pflegemanager und Pflegepädagogen

Unter Mitarbeit von
- Anne Bohrer
- Veronika Büter
- Bodo de Vries
- Kerstin Hähner
- Bernhard Krautz
- Beate Loskamp
- Anne Marx
- Hannelore Muster-Wäbs
- Sigrun Schwarz
- Karin Welling
- Andrea Zielke-Nadkarni

Illustriert von Hans Winkler

Verlag Hans Huber

**Prof. Dr. phil. habil. Märle Poser.** Professorin für Personalwirtschaft an der Fachhochschule Münster im Studiengang Pflege
Hochhauserstraße 25, DE-26121 Oldenburg. E-Mail: maerle.poser@uni-oldenburg.de

**Prof. Dr. phil. Kordula Schneider.** Professorin für Pflegepädagogik an der
Fachhochschule Münster im Studiengang Pflegepädagogik
Norderfeld 26, DE-26919 Brake

Lektorat: Jürgen Georg, Elke Steudter
Bearbeitung: Elke Steudter
Herstellung: Daniel Berger
Illustration: Hans Winkler, Berlin
Titelillustration: pinx. Winterwerb und Partner, Design-Büro, Wiesbaden
Satz: sos-buch, Mainz
Druck und buchbinderische Verarbeitung: Kösel, Krugzell
Printed in Germany

*Bibliografische Information der Deutschen Bibliothek*
Die Deutsche Bibliothek verzeichnet diese Publikation in der Deutschen Nationalbibliografie;
detaillierte bibliografische Daten sind im Internet unter ‹http://dnb.ddb.de› abrufbar.

Die Verfasser haben größte Mühe darauf verwandt, dass die therapeutischen Angaben insbesondere von Medikamenten, ihre Dosierungen und Applikationen dem jeweiligen Wissensstand bei der Fertigstellung des Werkes entsprechen. Da jedoch die Pflege und Medizin als Wissenschaft ständig im Fluss sind, da menschliche Irrtümer und Druckfehler nie völlig auszuschließen sind, übernimmt der Verlag für derartige Angaben keine Gewähr. Jeder Anwender ist daher dringend aufgefordert, alle Angaben in eigener Verantwortung auf ihre Richtigkeit zu überprüfen.

Die Wiedergabe von Gebrauchsnamen, Handelsnamen oder Warenbezeichnungen in diesem Werk berechtigt auch ohne besondere Kennzeichnung nicht zu der Annahme, dass solche Namen im Sinne der Warenzeichen-Markenschutz-Gesetzgebung als frei zu betrachten wären und daher von jedermann benutzt werden dürfen.

*Anregungen und Zuschriften bitte an:*
Verlag Hans Huber
Lektorat: Pflege
z. Hd.: Jürgen Georg
Länggass-Strasse 76
CH-3000 Bern 9
Tel:   0041 (0)31 300 4500
Fax:   0041 (0)31 300 4593
E-Mail: juergen.georg@hanshuber.com
Internet: http://verlag.hanshuber.com

1. Auflage 2005
© 2005 by Verlag Hans Huber, Hogrefe AG, Bern
ISBN 3-456-84207-4

# Inhaltsverzeichnis

# Teil II: Theorie-Praxis-Transfer

# Die Lern-Ebene des Individuums

## 4    Wissensaufbereitung und Wissenserwerb

## Die Lern-Ebene des Teams

## 5    Beratungskonzepte (Kordula Schneider) . . . . . . . . . . . . . . . . . . . . . . . . . . . . . . . . 387

# Die Lern-Ebene der Organisation

# Vorwort der Herausgeberinnen

Das fallorientierte Lern- und Arbeitsbuch «Leiten, Lehren und Beraten» richtet sich an Studierende des Studienganges Pflegemanagement und Pflegepädagogik, an Pflegemanagerinnen und Pflegemanager sowie Berufs- und Pflegepädagoginnen/Berufs- und Pflegepädagogen, die bereits im Berufsleben stehen, aber auch an alle weiteren Interessierten im Pflege-, Gesundheits- und Bildungsbereich.

In diesem Buch werden die gemeinsamen Arbeitsfelder von Pflegemanagern und Pflegepädagogen wie Weiterbildung, Beratung, Forschung und Entwicklung anhand von zu lösenden Fällen in den Mittelpunkt gestellt sowie die spezifischen Aufgabenbereiche Leitung und Ausbildung.

Unser entwickeltes didaktisches Konzept schafft innerhalb der beiden Berufsgruppen und untereinander eine hohe Transparenz mit der Absicht, dass die beiden Berufsgruppen – Pflegepädagogen und Pflegemanager – voneinander profitieren können, indem sie die Aufgaben- und Problemfelder gegenseitig wahrnehmen, akzeptieren und versuchen, gemeinsam Strategien für die Bewältigung ihrer Berufspraxis zu entwickeln.

Eine weitere wesentliche Intention des Buches besteht darin, durch den didaktisch-konzeptionellen Aufbau der einzelnen Kapitel das selbstorganisierte und selbständige Lernen besonders zu fördern. In der Auseinandersetzung mit den Aufgaben- und Problemstellungen aus der Pflegepraxis können die Leser und Leserinnen ihr bereits erworbenes Erfahrungswissen einbringen. Andererseits ist es auch möglich, ohne Vorkenntnisse gezielt Wissen aus den einzelnen Kapiteln zu ziehen, um sich dann den Herausforderungen der Pflegepraxis zu stellen. Die Fälle für die Studienschwerpunkte Pflegemanagement und Pflegepädagogik wurden von den Herausgeberinnen so ausgewählt und konstruiert, dass alle dort aufgeworfenen Fragen und Probleme durch den Wissensinput beantwortet werden können. Das Ziel einer umfassenden Verknüpfung von Theorie und Praxis konnte dadurch realisiert werden, dass sich 13 Praktikerinnen und Praktiker als auch Theoretiker und Theoretikerinnen aus den jeweiligen Arbeitsfeldern der Pflegepädagogik und des Pflegemanagements zusammengesetzt haben, um diese herausfordernde Aufgabe zu lösen. Ihre vielfältigen Erfahrungen aus dem Bildungs- und Pflegebereich wurden zusammengetragen und in das didaktische Konzept der «selbst gesteuerten Fallbearbeitung» eingebracht.

## Aufbau des Buches

Das vorliegende Buch besteht aus zwei Teilen. Der erste Teil beschäftigt sich mit theoretischen Grundlagen (I.) und legt damit eine Basis für das weitere Verständnis zur eigenständigen Auseinandersetzung auf verschiedenen Lernebenen des

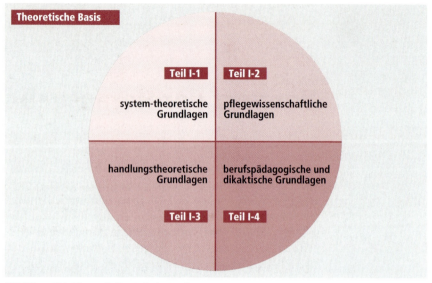

**Abbildung 0-1:** Theoretische Basis des Buches

Individuums, des Teams und der Organisation. Wir als Herausgeberinnen haben uns für vier Schwerpunktbereiche innerhalb der theoretischen Grundlagen entschieden:

Teil I-1:　　Systemische Grundlagen (Märle Poser)
Teil I-2:　　Pflegewissenschaftliche Grundlagen (Andrea Zielke-Nadkarni)
Teil I-3:　　Handlungstheoretische Grundlagen (Bodo de Vries)
Teil I-4:　　Berufspädagogische und didaktische Grundlagen (Hannelore Muster-
　　　　　　Wäbs, Kordula Schneider)

Diese grundlegenden Erkenntnisse stellen je nach Wissensstand der Leser entweder eine wichtige Voraussetzung für das weitere Verständnis einer Theorie-Praxis-Vernetzung dar oder können im Nachhinein nach der Fallbearbeitung als Vertiefung genutzt werden. Darüber hinaus ist es aber auch möglich, während der Fallbearbeitung integrativ die theoretischen Grundlagen zu nutzen. Die Autorinnen und

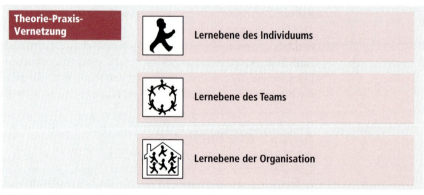

**Abbildung 0-2:** Theorie-Praxis-Vernetzung: Die drei Lernebenen

**Tabelle 0-1:** Zuordnung der Kapitel zu den drei Lernebenen

| **Lernebene des Individuums** | Themen (Kapitel), die sich schwerpunktmäßig der Stärkung der **Persönlichkeitsentwicklung** widmen: |
|---|---|
| | 1. Selbstreflexion und Selbstklärung (M. Poser) |
| | 2. Individuelle Lernfähigkeit (A. Marx, M. Poser) |
| | 3. Stress- und Zeitmanagement (B. Loskamp, K. Welling) |
| | 4. Wissensaufbereitung und Wissenserwerb (K. Schneider, K. Welling) |
| | 5. Beratungskonzepte (K. Schneider) |
| **Lernebene des Teams** | Themen (Kapitel), die sich schwerpunktmäßig der **Teamentwicklung** widmen: |
| | 6. Arbeit in und mit Gruppen (H. Muster-Wäbs) |
| | 7. Führung und Führungsstile (M. Poser) |
| | 8. Teamentwicklung (M. Poser) |
| | 9. Besprechungsmanagement (M. Poser, K. Schneider) |
| **Lernebene der Organisation** | Themen (Kapitel), die sich schwerpunktmäßig der **Organisationsentwicklung** widmen: |
| | 10. Projektmanagement (M. Poser, S. Schwarz) |
| | 11. Prozessmanagement (R. Büter) |
| | 12. Wissensmanagement (A. Bohrer, K. Hähner, B. Krautz) |
| | 13. Personalmarketing (M. Poser) |

Autoren weisen im Fließtext durch entsprechende Querverweise darauf hin. Dadurch fungiert die theoretische Grundlegung als handlungsleitend für mögliche Beantwortungen und Bearbeitungen der im zweiten Teil des Buches (II.) aufgeführten Fälle.

Uns war es wichtig, die Betrachtung der mannigfaltigen Problem- und Aufgabenstellungen aus der Pflegepraxis einer systemischen Sichtweise zu unterwerfen. Aus diesem Grund wurde der II. Teil des Buches in die Lernebene des Individuums, des Teams und der Organisation aufgeteilt.

## Didaktische Struktur des Buches

Die vorstrukturierte Arbeitsweise führt den Lernenden von der Ausgangsthematik über das Fallbeispiel bis hin zum spezifischen Wissensinput und einer anschließenden sachgerechten Bearbeitung. Durch den immer wiederkehrenden gleichen Aufbau der einzelnen Kapitel im Teil II «Theorie-Praxis-Vernetzung» wird es dem Leser beziehungsweise der Leserin erleichtert, sich schnell zu orientieren, so dass der intendierte einheitliche Arbeitsstil eine ökonomische Bearbeitung gewährleistet.

Die Ablaufstruktur der einzelnen Aufsätze sieht wie folgt aus:

1. Kurztitel des Aufsatzes sowie Name des Autors
2. Einführung in die Thematik
3. Einordnung der Thematik in die Studienschwerpunkte: Pflegemanagement beziehungsweise Pflegepädagogik und deren Arbeitsfelder

4. Fallbeispiel mit Thema
5. Analyseraster zur intuitiven Bearbeitung des Fallbeispieles
6. Grundlegende theoretische Einschübe zu der Thematik
7. Rückkoppelung auf das Fallbeispiel anhand des Analyserasters «sachgerechte Bearbeitung»
8. Zusammenfassendes Ergebnis
9. Fallbeispiel zur Übung mit Thema
10. Einordnung der Thematik in die Studienschwerpunkte: Pflegemanagement beziehungsweise Pflegepädagogik und deren Arbeitsfelder
11. Analyseraster zur Bearbeitung des zweiten Fallbeispiels
12. Literatur

Die folgende Übersicht gibt detailliert die didaktische Struktur der einzelnen Kapitel wieder.

**Tabelle 0-2:** Didaktische Struktur des Buches

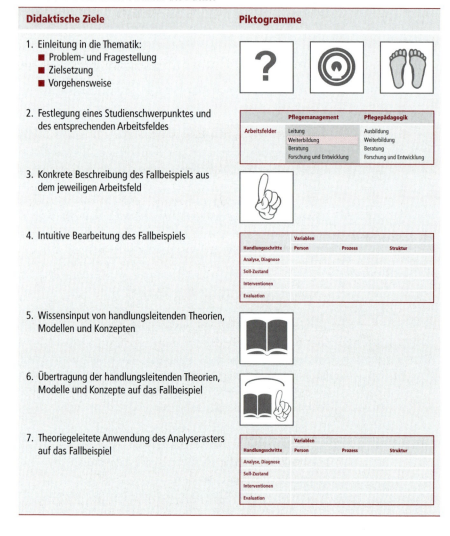

**Tabelle 0-2:** Didaktische Struktur des Buches

| Didaktische Ziele | Piktogramme |
|---|---|
| 8. Festlegung des anderen Studienschwerpunktes und eines Arbeitsfeldes | **Pflegemanagement / Pflegepädagogik** |
| 9. Konkrete Beschreibung des Fallbeispiels aus dem anderen Studienschwerpunkt mit dem entsprechenden Arbeitsfeld | (Zeigefinger-Piktogramm) |
| 10. Theoriegeleitete Anwendung des Analyserasters auf das Fallbeispiel | **Handlungsschritte / Variablen** |
| 11. Auflistung der verwendeten Literatur | |

Für Ziel 8:

| Arbeitsfelder | Pflegemanagement | Pflegepädagogik |
|---|---|---|
| | Leitung | Ausbildung |
| | Weiterbildung | Weiterbildung |
| | Beratung | Beratung |
| | Forschung und Entwicklung | Forschung und Entwicklung |

Für Ziel 10:

| Handlungsschritte | Variablen | | |
|---|---|---|---|
| | Person | Prozess | Struktur |
| Analyse, Diagnose | | | |
| Soll-Zustand | | | |
| Interventionen | | | |
| Evaluation | | | |

Im Folgenden skizzieren wir kurz die didaktischen Ziele unserer einzelnen Gliederungspunkte:

## 1. Einleitung in die Thematik

Problem-/
Fragestelung

Zielsetzung

Jeder Aufsatz beziehungsweise jedes Kapitel beginnt mit einer Einleitung in die Thematik, damit der Rezipient einen Überblick über die möglichen Problem- und Fragestellungen sowie Zielsetzungen des Themenschwerpunktes erhält. Darüber hinaus beschreiben jeder Autor und jede Autorin ihre Vorgehensweise in dem jeweiligen Kapitel. Unterstützt wird diese gedankliche Vorwegnahme durch entsprechende Symbole beziehungsweise Piktogramme, die sich als Randbemerkungen wieder finden (siehe links) .

## 2. Festlegung eines Studienschwerpunktes und des entsprechenden Arbeitsfeldes

Vorgehensweise

Im nächsten Schritt erfolgt die Festlegung der Studienschwerpunkte: Pflegepädagogik beziehungsweise Pflegemanagement mit den entsprechenden Arbeitsfeldern.

| Arbeitsfelder | Pflegemanagement | Pflegepädagogik |
|---|---|---|
| | Leitung | Ausbildung |
| | Weiterbildung | Weiterbildung |
| | Beratung | Beratung |
| | Forschung und Entwicklung | Forschung und Entwicklung |

Dies ist deshalb erforderlich, weil das nachstehende Fallbeispiel entweder aus dem Bereich Pflegepädagogik oder Pflegemanagement stammt, so dass der Lernende den Fall unter einer ganz bestimmten Perspektive betrachten kann. Des Weiteren wird durch die Festlegung der entsprechenden Arbeitsfelder noch einmal eine Spezifizierung vorgenommen. Am Ende des Kapitels wird ein zweites Fallbeispiel zur Übung angeboten, das aus dem jeweils anderen Studienschwerpunkt stammt und somit andere Arbeitsfelder ausweist.

### 3. Konkrete Beschreibung des Fallbeispiels aus dem jeweiligen Arbeitsfeld

Fallbeschreibung

Wir haben uns für kurze und prägnante Fallbeispiele entschieden, weil die Bearbeitung an Kasuistiken innerhalb einer Buchpublikation zu komplex gewesen wäre. Darüber hinaus stand für uns die Vielfalt der praxisorientierten Fragestellungen auf den drei Lernebenen: Individuum, Team und Organisation im Vordergrund. Alle Fallbeispiele (siehe Symbol links) basieren auf realen Begebenheiten, die entweder selbst beobachtet oder erlebt wurden beziehungsweise über Dritte erzählt wurden. Die Arbeit an praktischen Fällen und Fallsituationen stellt ein wesentliches Element innerhalb der situationstheoretischen Didaktik dar, welches wir zum «Herzstück» unseres Lern- und Arbeitsbuches erhoben haben. Die Lesenden werden mit «praktischen» Fällen, die hauptsächlich aus ihrem Lebens- und Arbeitsbereich stammen, konfrontiert und aufgefordert, die dort enthaltenen Problem- und Fragestellungen aufgrund von Vorerfahrungen beziehungsweise Erfahrungswissen zu lösen. Die nachgestellte fachsystematische Vermittlung von Faktenwissen unterstützt diesen Denk- und Arbeitsprozess. Gleichzeitig kann ein individueller Abgleich von vorhandenem und neu erworbenem Wissen erfolgen.

### 4. Intuitive Bearbeitung des Fallbeispiels

Für die Bearbeitung des aufgeworfenen Falles wird der Leser mit einer Bearbeitungsstruktur (Problemlösezyklus) konfrontiert, nach der er vorgehen kann. Unsere Seminarerfahrungen haben gezeigt, dass die vorgegebenen Schritte: Analyse und damit verbundenes diagnostisches Vorgehen, es dem Lerner erleichtern, aus der Ist-Situation den Sollzustand einer Situation abzuleiten bzw. ihn zu spezifizieren. Erst wenn dieser Schritt vollzogen wurde, lassen sich geeignete Interventionen ermitteln. Den Abschluss bildet die Evaluation im Sinne der Prozess- und Ergebnisbeurteilung.

| Handlungsschritte | Variablen | | |
|---|---|---|---|
| | Person | Prozess | Struktur |
| Analyse, Diagnose | | | |
| Soll-Zustand | | | |
| Interventionen | | | |
| Evaluation | | | |

Dieses Analyseraster berücksichtigt je nach Problemstellung und Komplexität des Falles die Variablen: Person, Prozess und Struktur, damit die Betrachtung nicht nur personenorientiert erfolgt. Das Problemlöseschema fungiert in der Phase der Intuition (Erfahrungswissen) ebenso wie in der Phase der sachgerechten Erarbeitung (Anwendung von Faktenwissen).

## 5. Wissensinput von handlungsleitenden Theorien, Modellen und Konzepten

Theoretische Grundlagen

Dieser Punkt ist der klassischen Wissensvermittlung gewidmet. Je nach Thema und Fragestellung setzen sich die Autoren und Autorinnen mit unterschiedlichen komplexen Wissensstrukturen der jeweiligen Disziplinen auseinander. Hier werden aktuelle Erkenntnisse und neueste Literatur verarbeitet und in einen verständlichen und damit leserfreundlichen Stil gebracht (siehe Symbol links).

## 6. und 7. Übertragung der handlungsleitenden Theorien, Modelle und Konzepte auf das Fallbeispiel sowie Anwendung des Analyserasters

Theorie-Praxis Vernetzung

In diesem Lernschritt erfolgt der eigentliche Erkenntniswert für den Lernenden, denn hier wird die Theorie auf die Praxis angewendet, das heißt der Lerner wendet das neu erworbene Wissen auf die Problem- und Fragestellung des Falles an. Je nach Konstruktion und Komplexität des Fallbeispieles erfolgt dies am Ende des Wissensinputs beziehungsweise bereits zwischendurch, da sonst der Effekt der unmittelbaren Nähe zur Beantwortung der Problemfrage verloren ginge (siehe Symbol links). Auch hier können der Leser und die Leserin das Problemlöseschema als Hilfestellung nutzen.

| Handlungsschritte | Variablen | | |
| --- | --- | --- | --- |
| | Person | Prozess | Struktur |
| Analyse, Diagnose | | | |
| Soll-Zustand | | | |
| Interventionen | | | |
| Evaluation | | | |

Um den eignen Lernzuwachs zu evaluieren, bietet es sich an, die intuitive Bearbeitung mit der sachgerechten Bearbeitung anhand des Analyserasters zu vergleichen.

## 8. Festlegung des anderen Studienschwerpunktes und eines Arbeitsfeldes

Da das Lern- und Arbeitsbuch sowohl für die Arbeitsfelder der Pflegepädagogik als des Pflegemanagements konzipiert ist, erfolgt immer die Ausrichtung der Fälle auf beide Berufsfelder. Konstruierte der Autor bzw. die Autorin das Fallbeispiel zu Beginn für den Studienschwerpunkt Pflegemanagement, so endet das Kapitel mit einem weiteren Fallbeispiel aus dem Bereich Pflegepädagogik mit entsprechendem Arbeitsfeld.

| | **Pflegemanagement** | **Pflegepädagogik** |
|---|---|---|
| **Arbeitsfelder** | Leitung | Ausbildung |
| | Weiterbildung | Weiterbildung |
| | Beratung | Beratung |
| | Forschung und Entwicklung | Forschung und Entwicklung |

## 9. Konkrete Beschreibung des Fallbeispiels aus dem anderen Studienschwerpunkt mit dem entsprechenden Arbeitsfeld

Fallbeschreibung

In diesem Schritt erfährt der Leser eine neue konkrete Problemstellung aus der Pflegepraxis, wobei der Fokus entsprechend verändert wird. Erfolgte vorher eher die Betrachtung aus pädagogischer Sicht, so stehen jetzt unter Umständen mehr betriebswirtschaftliche Aspekte beziehungsweise Managementaufgaben im Vordergrund (siehe Symbol links).

## 10. Theoriegeleitete Anwendung des Analyserasters auf das zweite Fallbeispiel

Zur Beantwortung der aufgeworfenen Fragen im Fall nutzt die Leserin entweder ihr Erfahrungswissen oder greift auf den zuvor dargelegten Wissensinput zurück.

| | **Variablen** | | |
|---|---|---|---|
| **Handlungsschritte** | **Person** | **Prozess** | **Struktur** |
| **Analyse, Diagnose** | | | |
| **Soll-Zustand** | | | |
| **Interventionen** | | | |
| **Evaluation** | | | |

Wie bereits bei der ersten Fallbearbeitung kann auch hier das Analyseraster hilfreich sein.

## 11. Auflistung der verwendeten Literatur

Den Abschluss eines jeden Kapitels bildet das Literaturverzeichnis. Den Autoren und Autorinnen war es wichtig, immer die Standardliteratur sowie aktuelle Publikationen zu der jeweiligen Thematik mit einfließen zu lassen.

## Visualisierungsgrad und Lesbarkeit

Wir als Herausgeberinnen haben versucht, durch textliche und bildliche Marginalien (Randbemerkungen) Ihnen als Leser das Aufnehmen von Informationen zu erleichtern. Diese Marginalien verstehen wir als Lernhilfen, damit Sie ihre Aufmerksamkeit auf bestimmte Aspekte lenken. Mit den gewählten textlichen Randbemerkungen intendieren wir folgende Ziele:

- Sie als Leser und Leserin erhalten dadurch eine interne Struktur beziehungsweise Gliederung der einzelnen Kapitel.
- Außerdem erfahren Sie, an welcher Stelle des Aufsatzes ein bestimmter Begriff beziehungsweise ein Konzept oder eine Theorie beschrieben wird.
- Das Vorgehen erleichtert Ihnen das Suchen und Auffinden bestimmter Sachverhalte.
- Sie erfahren darüber gezielt und schnell die jeweiligen Schlüsselbegriffe der Thematik, die es Ihnen erleichtern, die Sachverhalte länger und nachgiebiger zu behalten.

Die bildlichen Randbemerkungen in Form von Piktogrammen verfolgen keine inhaltlichen Aspekte, sondern übernehmen eher einen funktionellen Part. Durch sie wird die unsichtbare didaktische Struktur eines jeden Aufsatzes im Teil II sichtbar. Da jeder Aufsatz die gleiche Ablaufstruktur aufweist, stehen bestimmte Bilder beziehungsweise Piktogramme für bestimmte Handlungsschritte, so dass Sie dadurch einen schnellen Zugang erhalten. Ebenso wird mit den Piktogrammen der jeweils beabsichtigte Schritt besser eingeprägt bzw. erinnert. Also: Wenn Sie als Leserin die Hand als Piktogramm für die Fallbeschreibung registriert und gedeutet haben und dieses Piktogramm häufiger verwendet wird, dann setzen Sie dies gleich mit der Beschreibung des Fallbeispiels. Erkennen Sie das Piktogramm Leuchtturm, so ist hiermit ein Überblick beziehungsweise eine Zusammenfassung verknüpft.

Im Folgenden stellen wir kurz alle Piktogramme mit unseren Erklärungen vor.

**Tabelle 0-3:** Erläuterungen der bildlichen Randbemerkungen

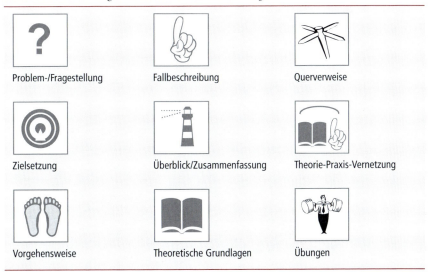

Wir möchten Frau Steudter und Herrn Georg vom Huber Verlag für die sachkundige und konstruktive Begleitung und Unterstützung danken.

Darüber hinaus möchten wir uns bei Herrn Hansmann und Herrn Rustemeier (Studenten des Studienganges Pflegemanagement) für die Formatierung der Texte und ihre formale Zusammenführung bedanken. Für Redigierungsarbeiten gilt unser Dank Frau Rosemarie Bohrer und Herrn Heinz Rüller, die mit großer Sorgfalt die Texte Korrektur gelesen haben.

In diesem Buch sind sprachlich die weibliche und die männliche Form genutzt worden. In beiden Fällen ist die jeweils nicht genannte Form mitgemeint.

Die Herausgeberinnen
Märle Poser und Kordula Schneider
Münster 2005

# Teil 1

# Theoretische Grundlagen

# 1
# Systemtheoretische Grundlagen

Märle Poser

## 1.1
## Einleitung

Komplexität der
Gesellschaft

Die Komplexität der Gesellschaft ist im Zusammenhang mit der fortschreitenden gesellschaftlichen Arbeitsteilung, durch die sich immer neue Teilbereiche der Gesellschaft funktional ausdifferenzieren, ständig angestiegen. Die zugleich anwachsenden Interdependenzen beziehungsweise der hohe Vernetzungsgrad zwischen den ausdifferenzierten gesellschaftlichen Teilbereichen erfordert die systemische Betrachtung von Ereignissen, um die vielfältigen Wechselbeziehungen und Veränderungsprozesse in den Blick zu bekommen. Die systemische Betrachtung beziehungsweise das Systemdenken bildet einen Gegensatz zu dem linearen und binären Denken als gesellschaftlich immer noch vorherrschende Denkweise.

Systemische
Betrachtung von
Problemen

Das lineare und binäre Denken geht davon aus, dass die Wirklichkeit objektiv erfassbar ist und abgebildet werden kann, und dass Problemen oder Ereignissen monokausale Ursache-Wirkungs-Zusammenhänge zugrunde liegen. Das Systemdenken geht demgegenüber von der Annahme aus, dass sämtliche Einflussfaktoren auf ein Problem oder Ereignis sowohl Ursache als auch Wirkung sein können. Im Vordergrund steht die Erfassung komplexer Wechselwirkungen, Vernetzungen und dynamischer Zusammenhänge in und von Systemen, sowie eine darauf bezogene Problemlöseorientierung.

Da komplexe Systeme grundsätzlich unberechenbar und ihre Input-Output-Relationen nicht vorhersagbar sind, stellt sich die Frage, auf welche Weise notwendige Anpassungsprozesse, Veränderungsprozesse und Lernprozesse in Gang gesetzt werden können beziehungsweise wie entsprechende Interventionen zu gestalten sind. Diese Frage gilt hier insbesondere für die Entwicklungen des gesellschaftlichen Teilbereiches «Gesundheitswesen», der durch eine Reihe von Gesetzesnovellen, sozialpolitischen Veränderungen sowie durch die Technologienentwicklung einen tiefgreifenden Wandel erfahren hat. Die gesetzlich verankerte politische Forderung nach ökonomischer Effizienz bei gleichzeitiger Erhöhung der Qualität von therapeutischen Leistungen, die entsprechende berufliche Handlungskompetenzen voraussetzen, umreißt dabei nur grob das Anforderungsniveau beziehungsweise die neuen Herausforderungen, die von den Organisationen in Folge dieser Veränderungen bewältigt werden müssen. Wichtige Voraussetzungen dafür sind unter anderem die Verflachung von Hierarchien, die Dezentralisierung von Entscheidungen und Verantwortlichkeiten und die Initiierung von personalen und organisationalen Lernprozessen, um die Kompetenzentwicklung der Mitarbeiter und die Wissensbasis von Organisationen fördern und erweitern zu können.

Frage nach der
Gestaltung
des Wandels

Während die Notwendigkeit von Veränderungen und Umstrukturierungen im Gesundheitsbereich unumstritten ist, sich also die Frage nach dem warum nicht mehr stellt, zeigen sich im Hinblick auf die Vorstellungen der Gestaltung des Wandels, also der Frage, wie konkret vorzugehen ist, viele Differenzen. Grundsätzlich können Interventionen – sowohl in Form interner Entwicklungsmaßnahmen als auch in Form externer Beratung – zwei unterschiedlichen Positionen zugeordnet werden. Die erste unterstreicht die zentrale Bedeutung von Individuen und erklärt soziale Systeme sowie deren spezifische Ausprägungen aus der Summe individueller Handlungen. Willke (1994: 54) bezeichnet die Vertreter dieser Position als

Zwei Positionen:
«Individualistiker»
und «Systemiker»

«Individualistiker». Sie knüpfen an die neuzeitliche Verklärung des Individuums sowie an die Idee von Vernunft und Rationalität an. Den «Individualistikern» stellt Willke dann die «Systemiker» gegenüber, die im Gegensatz dazu die Annahme vertreten, dass soziale Systeme eine von Personen unabhängige Realität haben und spezifische Systemeigenschaften produzieren, die nicht aus den Eigenschaften oder Handlungen der Personen abgeleitet werden können. Personen werden explizit nicht den sozialen Systemen zugerechnet, sondern sie gehören zu deren Umwelt.

In den nachfolgenden Ausführungen wird es darum gehen, die praktische Relevanz des systemischen Denkens für die Frage nach der Gestaltung des Wandels im Gesundheitsbereich – hier speziell im Pflegebereich – zu verdeutlichen, und damit verbunden die Frage nach der Differenz von personalen und organisationalen Lernprozessen zu klären. Dazu erfolgt in einem ersten Schritt eine kurze Rezeption und kritische Reflexion von Ansätzen, in denen die Person als Akteur im Vordergrund steht beziehungsweise die von der Annahme ausgehen, dass nur Menschen handeln können und in denen dann jeweils unterschiedlich die Frage diskutiert und beantwortet wird, wie das Handeln von Menschen beeinflusst werden kann. In Anlehnung an König und Volmer (1996), die vier grundlegende Modelle unterscheiden beziehungsweise Annahmen darüber, wodurch menschliches Handeln bestimmt ist, wird hier zunächst auf das Eigenschaftsmodell und auf das Maschinenmodell Bezug genommen.

König und Volmer unterscheiden folgende grundlegende Modelle:

- das Eigenschaftsmodell, welches davon ausgeht, dass menschliches Handeln sich aus stabilen Eigenschaften erklären lässt
- das Maschinenmodell, das von der Grundannahme ausgeht, dass Reize zu bestimmten Reaktionen führen
- das Handlungsmodell, in dem das bewusste Handeln und Entscheiden von eigenständigen Subjekten im Vordergrund steht
- das Systemmodell, das das gesamte soziale System betrachtet (Gruppe, Abteilung, Unternehmen) und nicht mehr die Aufmerksamkeit auf den Einzelnen lenkt. (König/Volmer, 1996: 11)

Die aufzuzeigenden Grenzen dieser Ansätze leiten dann über zu dem konstruktivistischen Ansatz, in welchem zwar auch menschliches Handeln als konstitutiv für das Soziale angenommen wird, der jedoch erkenntnistheoretisch radikal anders begründet wird. Die Hauptthese lautet hier, dass die Wahrnehmung und

Vorstellung von Welt nicht unabhängig von den darin existierenden Menschen gedeutet werden kann beziehungsweise dass Wirklichkeit immer subjektiv konstruiert und interpretiert ist. Das konstruktivistische Modell analysiert und erklärt unter Rückgriff auf neurobiologische Forschungsergebnisse in erster Linie die Erkenntnisprozesse des Menschen im Zusammenhang mit dem selbsterzeugenden und selbsterhaltenden Charakter lebender Systeme.

Es folgt schließlich die Darstellung des systemtheoretischen Modells, in dem das System als Akteur im Vordergrund steht. Dieses Modell knüpft an die biologischen Grundlagen des systemischen Denkens in dem konstruktivistischen Modell an und erweitert sie konsequent für die Erforschung komplexer Systeme. Themenschwerpunkte wie Kommunikation, Zirkularität und Kontextualität werden in den Mittelpunkt des Interesses gerückt.

Um die Reichweite beziehungsweise Beschränkung der einzelnen Ansätze sowie ihre Relevanz für Interventionsstrategien in Einrichtungen des Gesundheits- und Pflegebereiches zu verdeutlichen, wird den Ausführungen ein kleines Fallbeispiel vorangestellt, an dem die Fragen und Probleme, die nachfolgendend im Mittelpunkt des Interesses stehen, konkretisiert werden. Das Fallbeispiel wird dann durchgehend in allen vorgestellten Ansätzen wieder aufgegriffen und jeweils im Lichte der verschiedenen Erklärungsansätze reinterpretiert.

## 1.2
## Fallbeispiel

Fallbeispiel

In einem Krankenhaus ist von der Krankenhausleitung die Einführung eines Umfassenden Qualitätsmanagementsystems (UQM) initiiert worden. In der diagnostischen Phase kristallisiert sich unter anderem heraus, dass die Abläufe im OP-Bereich sehr starke Reibungsverluste aufweisen und die Beziehungen unter den Ärzten wie auch zwischen Ärzten und Pflegepersonal sehr konfliktreich sind. Konkret zeigt sich, dass Operationspläne von einzelnen Chefärzten ständig geändert werden und eine Abstimmung der Operationssaalkapazitäten und Dienstpläne zwischen allen am OP-Prozess beteiligten Berufsgruppen kaum erfolgt. Folgen davon sind Überstunden, Absetzen von Operationen und unvorhergesehene lange Wartezeiten. Die Krankenhausleitung entscheidet in gemeinsamer Abstimmung mit den externen Beratern, eine Restrukturierung der Prozessabläufe im OP-Bereich durchzuführen. In vorgeschalteten Workshops soll dabei eine interdisziplinäre Teamentwicklung gefördert werden, um die Identifikation der beteiligten Mitarbeiter mit den angestrebten Zielen einer Optimierung der Kunden- und Prozessorientierung zu erreichen.

Die Teilnehmer der Workshops umfassen Mitarbeiter aus der Pflege sowie Mitarbeiter aus dem ärztlichen Dienst quer durch alle Hierarchiestufen und Disziplinen. Die Pflegekräfte sind sehr motiviert und sehen sich in ihrem Anliegen nach Qualitätsverbesserung bestätigt. Bei den Mitarbeiterinnen des ärztlichen Dienstes zeigt sich demgegenüber anfänglich großer Widerstand. Unter Anleitung von externen Beratern gelingt es der Gruppe schließlich, miteinander ins Gespräch zu kommen, Konflikte zu thematisieren, Lösungen zu suchen und Vorstellungen für die gemeinsame Arbeit und für die Schnittstellenproblematiken zu entwickeln. Eine gewisse Aufbruchsstimmung ist spürbar, die Bereitschaft zur Kooperation ist gewachsen. Es folgt die *Implementierung* eines Konzeptes, welches viele Änderungen in der Ablauforganisation im OP-Bereich vorsieht und die Planungen einem «Prozessmanager» überträgt, der aus der Pflege kommt. Konkret geht es um die exakte zeitliche Planung von Operationen, die sowohl die prä- und postoperativen Tätigkeiten miterfasst, wie auch den Bereich der Anästhesie.

Obgleich alle beteiligten Mitarbeiter das Konzept mitentwickelt und die darin enthaltenen Lösungsvorschläge für gut befunden haben, zeigen sich von Anfang an Probleme in der Umsetzung. Sind es zunächst noch «kleine Ausreißer», so wird schon nach einem halben Jahr deutlich, dass sich die alten Verhältnisse wieder durchgesetzt haben. Es sind überwiegend dieselben Ärzte – insbesondere Chefärzte –, die den Anspruch erheben, dass «ihre» Patienten sofort versorgt werden müssen und Änderungen des OP-Planes veranlassen. Die Situation ist gekennzeichnet durch extreme Wartezeiten, die bei der Aufnahme der Patienten beginnen, sich fortsetzen bei der Prämedikation und den allgemeinen Vorbereitungen zur Operation bis hin zum Abruf zur Operation. Die angestrebte Planungssicherheit wird immer weniger realisiert und der Wechsel zwischen Überstunden und «Leerlaufphasen» in den OP- und angrenzenden Bereichen immer problematischer. Die bereichs- und berufsgruppenübergreifende Kommunikation ist angespannt und konfliktgeladen. Die Pflegekräfte erheben den Vorwurf der Kooperationsunwilligkeit gegenüber der Dienstgruppe der Ärzte und «kündigen» ihrerseits die Zusammenarbeit auf. Umgekehrt werfen die Ärzte den Pflegekräften Kompromisslosigkeit und fehlende fachliche Kompetenz vor. Aber auch *innerhalb der Berufsgruppe der Pflegekräfte* «brodelt» es. So werden Vorwürfe aus den eigenen Reihen gegen den Prozessmanager und gegen die Kolleginnen im OP-Bereich laut, die dafür Sorge zu tragen hätten, dass die Abläufe auf den Stationen nicht ständig gestört würden. Der Prozessmanager versucht seinerseits Strategien zu entwickeln, um die bestehenden Widerstände und Schwierigkeiten in den Griff zu bekommen. Er ist der Auffassung, dass er in dieser Situation eher zwei Schritte zurück und nur einen nach vorne tun kann, denkt aber, dass die Veränderungen langfristig erfolgreich sein werden.

Die Problematik, die das Fallbeispiel aufgreift, dürfte vielen Experten aus dem Gesundheits- und Pflegebereich bekannt sein und provoziert viele Fragen: Wie häufig scheitern Bemühungen um Verbesserungen in den verschiedensten Bereichen, obwohl eine breite Beteiligung der Mitarbeiter bei der Erarbeitung von Lösungen erfolgt war? Wie ist es möglich, dass sich trotz anderer Willensbekundungen immer wieder Macht- und Hierarchieverhältnisse durchsetzen, an denen die gewünschten Veränderungen scheitern? Wird die Lernfähigkeit der Mitarbeiter zu hoch eingeschätzt? Müssen Lernprozesse anders organisiert werden? Welche Kommunikationsgrundlagen müssen geschaffen werden und wie kann die Fähigkeit zur Interaktion und zur Kooperation hergestellt werden? In den nachfolgend dargestellten Erklärungsmodellen und -ansätzen wird es darum gehen, die unterschiedlichen Antworten auf diese Fragen herauszuarbeiten und auf ihre Relevanz zu überprüfen. Die Fragen, auf welche Weise sich Veränderungen in und von Organisationen vollziehen, wie in diesem Zusammenhang die personalen Lernprozesse und die organisationalen Lernprozesse differenziert werden müssen und welche Interventionen Veränderungsprozesse begünstigen, stehen dabei im Vordergrund des Interesses.

## 1.3
# Das Eigenschaftsmodell

*Geschichtliche Wurzeln der Eigenschaftstherorie*

Die Eigenschaftstheorie hat eine lange Tradition. Sie geht – insbesondere im Zusammenhang mit Definitionsversuchen von Führung – bis in die Antike zurück. Platon und Aristoteles (in der Renaissance zum Beispiel Machiavelli) vertraten die Auffassung, dass Führungserfolg auf spezifische angeborene, oder im Verlauf der Ausbildung erworbene Persönlichkeitseigenschaften zurückzuführen ist (Wunderer/Grunwald, 1980: 54). In der Psychologie erlangt die Eigenschaftstheorie in den 1920er-Jahren durch die «Charakterkunde» große Aktualität und Bedeutung. Als Beispiel sei hier die auf der Basis von unterschiedlichen Eigenschaften abgeleitete Persönlichkeitstypologie von Lersch angeführt, der die drei Grundtypen Choleriker, Melancholiker und Sanguiniker aufführt. In der weiteren Entwicklung bis zum gegenwärtigen Zeitpunkt wird von solchen Pauschalisierungen zwar Abstand genommen, die Eigenschaftstheorie spielt jedoch in den sog. Trait-Theorien der Persönlichkeit innerhalb der Psychologie immer noch eine große Rolle.

*Trait-Theorien der Persönlichkeit*

Der trait-orientierte Zugang zur Persönlichkeitsentwicklung legt generell die Betonung auf manifestes Verhalten, welches unter Zuhilfenahme von psychosometrisch abgesicherten Tests zuverlässig und objektiv erfasst werden soll. Hieraus werden dann Konstrukte beziehungsweise Persönlichkeitswesenszüge erschlossen, denen eine gewisse überzeitliche Konstanz und übersituative Konsistenz und Generalität zugesprochen werden. Dieser Ansatz ist insbesondere in der Führungsforschung aufgegriffen worden, wobei eine erste systematische Erforschung von Führungseigenschaften durch die Heerespsychologen des 1. und 2. Weltkrieges erfolgte (Grubitzsch/Rexilius, 1978). In diesen Studien – wie später auch in vielen anderen Studien – wird von der These ausgegangen, dass erfolgreiche Führung an bestimmte Eigenschaften gebunden ist, wobei diese Eigenschaften situations-, aufgaben- und gruppenunabhängig wirksam sind. Führung wird also in diesen Ansätzen primär durch Persönlichkeitsmerkmale beschrieben und erklärt.

*Nutzen und Grenzen der Eigenschaftstheorie*

Die in vielen neueren empirischen Studien identifizierten Eigenschaften, die mit erfolgreicher Führung korrelieren, wie zum Beispiel Verantwortungsbewusstsein, Aufgabenerfüllung, Ausdauer, Kreativität, Problemlöseorientierung, Selbstvertrauen, Konfliktbereitschaft etc. sind Eigenschaften, die in der Praxis der Personalauswahl überall eine große Rolle spielen. Insofern hat der eigenschaftstheoretische Ansatz unbestritten seinen praktischen Nutzen. Problematisch erweist er sich dort, wo wechselwirkende Zusammenhänge zwischen situativen und personellen Faktoren aus dem Blick geraten. Bereits in den 1960er-Jahren ist nachgewiesen worden, dass menschliches Verhalten in unterschiedlichen Situationen nicht gleichbleibend ist, sondern auf die jeweils spezifischen Anforderungen ausgerichtet ist (Kleiter, 1987: 54 ff.). Eigenschaften beziehungsweise menschliches Verhalten verändert sich also in unterschiedlichen Situationen, ist an die Verarbeitung von (neuen) Erfahrungen und (neuen) Wissen gebunden sowie an die daraus resultierenden Lernschritte. Wenn Menschen ihr Verhalten verändern, verändern sich auch bestimmte Eigenschaften beziehungsweise Persönlichkeitsmerkmale. Dies bedeutet, dass eine monokausale Erklärung eines Ursache-Wirkungszusammenhangs in Bezug auf menschliches Verhalten und menschliche Eigenschaften eine Zu- und Festschreibung darstellt, die keinerlei Möglichkeiten der Entwicklung für die Person, die Situation und schließlich das Umfeld enthält. Macht- und Hierarchieverhältnisse bleiben unberührt und die Kommunikations- und Kooperationsbeziehungen geraten aus dem Blickfeld. Bezogen auf das eingangs beschriebene Fallbeispiel würde die Frage nach der Ursache der ineffektiven Arbeitsweise der Mitarbeiter im OP-Bereich und den Konflikten, die in der monodisziplinären wie interdisziplinären Zusammenarbeit erneut aufgetreten sind, möglicherweise mit der gering ausgeprägten Konflikt- und Durchsetzungsfähigkeit einiger Mitarbeiter beantwortet werden, sowie mit der fehlenden Fähigkeit zur Kooperation auf Seiten der Chefärzte. Wenn diese Eigenschaften dann als stabile Wesenszüge aufgefasst werden, ist eine weitere Intervention streng genommen nicht mehr möglich beziehungsweise sie wird keine Wirkung haben können. Es bliebe eigentlich nur die Trennung von diesen Mitarbeiterinnen oder – soweit möglich – eine Neuzusammenstellung des Teams (s. **Abb. I 1-1**).

## 1.4
## Das Maschinenmodell

Behaviorismus

Während der eigenschaftstheoretische Ansatz menschliches Verhalten als wenig bis gar nicht veränderbar auffasst, postuliert das Maschinenmodell, das auf den Behaviorismus gründet, eine quasi unbegrenzte Veränderbarkeit des Menschen. Der Behaviorismus unterteilt sich in eine metaphysische und in eine methodische Richtung. Die metaphysische Position, der insbesondere J. B. Watson und B. F. Skinner zuzurechnen sind, negiert das Vorhandensein psychischer Zustände, führt alle Erfahrungen auf Drüsenreaktionen und Muskelbewegungen zurück und sieht menschliches Verhalten fast ausschließlich durch Umwelt-(Lern)Einflüsse bestimmt. Die Tabuisierung jeglicher Bewusstseinsinhalte hatte über Jahrzehnte hinweg Bestand und wurde auch von der Position des methodischen Behavioris-

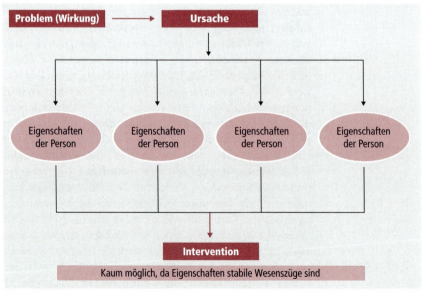

**Abbildung I 1-1:** Das Eigenschaftsmodell

mus nicht grundsätzlich in Frage gestellt. Diese legt sich im Hinblick auf die Existenz oder Nicht-Existenz von Bewusstsein zwar nicht so eindeutig fest, betont aber ebenso stark die Angewiesenheit einer wissenschaftlichen Psychologie auf die Registrierung von Verhalten, wobei Verhalten als messbare Reaktion von Lebewesen auf einen gegebenen (externen) Reiz betrachtet wird.

*Verhalten ist fast unbegrenzt beeinflussbar*

Diese klassische und mechanistische Betrachtungsweise menschlichen Verhaltens wird auch als Reiz-Reaktions-Theorie bezeichnet, in der zugleich die Veränderbarkeit des Menschen beziehungsweise des (fast beliebig) beeinflussbaren Verhaltens konzeptualisiert ist.

> «Gebt mir ein Dutzend gesunder, wohlgebildeter Kinder und meine eigene Umwelt, in der ich sie erziehe, und ich garantiere, daß ich jedes nach dem Zufall auswähle und es zu einem Spezialisten in irgendeinem Beruf erziehe, zum Arzt, Richter, Künstler, Kaufmann oder zum Bettler, Dieb, ohne Rücksicht auf seine Begabungen, Neigungen, Fähigkeiten, Anlagen und die Herkunft seiner Vorfahren.» (Watson zit. n. Keller, 1998: 36)

*Experimente*

Auf der Basis des Reiz-Reaktions-Schemas wurden eine Fülle von Experimenten durchgeführt, die zum Teil ethisch als sehr fragwürdig eingeschätzt worden sind. Dies gilt insbesondere für Watsons Experiment mit einem elf Monate alten Kind, dem kleinen Albert, bei dem mit der Technik des Konditionierens eine Phobie erzeugt wurde (Watson, 2000), oder für Experimente, in denen unerwünschtes Verhalten mit Elektroschocks bestraft wurde. (Zimbardo, 1999: 263 ff.) Die Experimente sollten Beweise liefern, dass vorhandenes Verhalten gelöscht beziehungsweise neues Verhalten aufgebaut werden kann, wobei diese Erkenntnisse vor allem nutzbar gemacht worden sind für Lernmodelle in der Verhaltenstherapie. Dies gilt zum Beispiel für das klassische Konditionieren, welches eine physiologische Reiz-Reaktions-Abfolge mit einer neuen, nicht physiologischen Reaktion verknüpft und das operante Konditionieren, wo der Erfolg einer Handlung wahrgenommen und bekräftigt wird. Im Managementbereich ebenso wie im pädagogischen Bereich findet das Reiz-Reaktions-Schema in vielen alltäglichen Situationen durchaus eine Bestätigung. Ein äußerer Reiz – zum Beispiel ein strenges und disziplinierend-bestrafendes Verhalten der Führungskraft oder des Lehrers – löst ein bestimmtes Verhalten bei Mitarbeitern beziehungsweise bei Schülern aus, zum Beispiel Unterordnung und Anpassung. Auf das eingangs dargestellte Fallbeispiel bezogen würde in dieser Perspektive der Betrachtung die ineffektive Arbeitsweise der Mitarbeiter im OP-Bereich sowie Konflikte in der Zusammenarbeit möglicherweise als Folge einer zu geringen Anreizschaffung durch die Krankenhausleitung diagnostiziert werden. Eine denkbare Intervention wäre dann, dass mit einer Verhaltensänderung des Leitungsgremiums, zum Beispiel durch die Erteilung von Belohnungen bei erfolgreicher Veränderung der Arbeitsweise des Teams, auf das Verhalten der Mitarbeiterinnen in die gewünschte Richtung eingewirkt wird. Allerdings kann nicht ausgeschlossen werden, dass ein verändertes Verhalten der Krankenhausleitung im Sinne eines äußeren Verstärkers nicht die gewünschte Wirkung hat. Und hier werden die Grenzen der Reiz-Reaktions-Theorie deutlich. Menschen sind nicht passiv und in ihrem Verhalten und ihren Lernprozessen auf bloßes Reagieren auf äußere Reize reduziert, sondern sie sind aktiv und wirken gestaltend und zielorientiert auf die Umwelt ein. Ihr Verhalten beziehungsweise ihre Kommunikation sowie die Bereitschaft zur Kooperation ist grundsätzlich abhängig von der Wahrnehmung der Situation und ihrer (subjektiven) Deutung beziehungsweise Einschätzung (s. **Abb. I 1-2**).

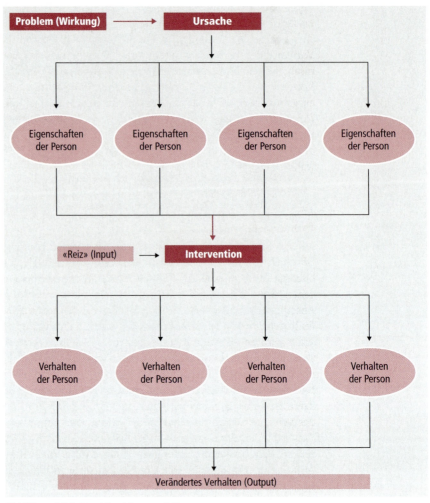

**Abbildung I 1-2:** Das Maschinenmodell

Kritik der Reiz-
Reaktions-Theorie

Menschliches Verhalten findet dabei nicht in einem Vakuum statt, sondern es ist immer eingebettet in größere soziale Zusammenhänge. Hier greift die Reiz-Reaktions-Theorie mit der Annahme, dass eine bestimmte Maßnahme innerhalb eines sozialen Systems eine bestimmte Wirkung nach sich zieht, ebenfalls viel zu kurz. Unabhängig davon, auf welcher Ebene eine Intervention (äußerer Reiz) erfolgt, muss prinzipiell von einer Unberechenbarkeit des Ergebnisses ausgegangen werden, da sich in hochkomplexen Systemen wie Unternehmen (Betrieb, Schule) keine Gesetzmäßigkeiten voraussagen lassen. Das lineare Denken wie es dem behavioristischen Ansatz zugrunde liegt, berücksichtigt nicht die Vernetzung und die Wechselwirkungen zwischen den Elementen eines Systems und ist infolgedessen auch kein Erklärungsansatz für die Entstehung von Macht- und Hierarchieverhältnissen in Systemen. Die weiteren Ausführungen werden sich mit dieser wichtigen Problemstellung näher befassen, wobei zunächst der konstruktivistische Ansatz vorgestellt werden soll, der sich mit der subjektgebundenen Wahrnehmung und Deutung von Realität befasst.

## 1.5
# Der konstruktivistische Ansatz

Von Interesse und Bedeutung für die Gestaltung von Lernprozessen in Organisationen sind neuere Strömungen des Konstruktivismus, die auch als radikaler Konstruktivismus bezeichnet werden und die von der grundsätzlichen These ausgehen, dass Wirklichkeit nicht objektiv gegeben, sondern kognitiv erzeugt ist. Der radikale Konstruktivismus steht «auf den Schultern» seiner konstruktivistischen Vorgänger (Jensen, 1999: 200), die sich mit dem sogenannten Begründungsproblem beschäftigten, das heißt der Fragestellung, inwieweit und ob Wissenschaft wahre Erkenntnis liefert.

## 1.5.1
# Geschichtliche Wurzeln und Vorläufer des Konstruktivismus

Konstruktivistische Auffassungen lassen sich bis in die Antike zurückverfolgen. «Bereits Aristoteles erkannte, dass der Versuch, jede Aussage durch eine vorangehende und schließlich durch ein allgemeines Prinzip zu begründen, nicht zum Abschluss zu bringen ist» (Jensen, 1999: 91), und der griechische Mathematiker Eudoxos ging von der These aus, dass mathematische Gegenstände ein Konstrukt sind und nicht schon immer gegeben seien, wie Platon annahm. (Jensen, 1999: 94) Die Ideen über die Konstruierbarkeit von Gegenständen lassen sich als philosophiegeschichtliche Traditionslinie weiterverfolgen über den spätmittelalterlichen Nominalismus-Streit hin zu Giambatista Vico und schließlich zu Immanuel Kant, der die Auffassung vertrat, dass Erkenntnisse der Wirklichkeit Konstruktionen des Verstandes sind. Er stellt in der «Kritik der reinen Vernunft» die These auf, dass wir «Dinge an sich» gar nicht erkennen können, sondern dass Gegenstände unserer Erfahrungen immer nur «Erscheinungen» sind, geprägt durch unsere Auffassungen von Raum und Zeit. Kants Ideen werden schließlich im deutschen Idealismus aufgegriffen und auf die Naturphilosophie, die Logik und Psychologie ausgeweitet.

*Geschichtliche Wurzeln des Konstruktivismus*

Watzlawick (1991), der die historischen Vorläufer der neueren konstruktivistischen Positionen aufzeigt, verweist des Weiteren auf den Kantianer Hans Vaihinger und dessen «Philosophie des Als-ob». In seinem Werk, das er 1876 schrieb (die Veröffentlichung erfolgte erst 1911), geht Vaihinger von der zentralen These aus, dass Vorstellungsgebilde niemals ein Abbild der Wirklichkeit sein können, da sie vor allem subjektive und fiktive Elemente enthalten. Gleichwohl sei die Vorstellungswelt ein Instrument, mit Hilfe dessen die eigene Orientierung in der (vorgestellten) Wirklichkeit leichter möglich ist. (Vaihinger, 1924) Das heißt, das «so tun als ob» hat eine sinnstiftende und handlungsleitende Funktion. Arnold und Siebert verdeutlichen die «Philosophie des Als-ob» an dem literarischen Beispiel von Lessings «Nathan der Weise».

*«Philosophie des Als-ob»*

«Der Vater, der über einen Ring mit wunderbarer persönlichkeitsbildender Kraft verfügt, kann sich nicht entscheiden, wem seiner drei Söhne er diesen Ring vererben soll. Er lässt Duplikate herstellen, so dass jeder einen Ring erhält und niemand weiß, welcher der echte ist. Der Richter erteilt nun den streitenden Söhnen einen weisen Rat: Jeder Sohn solle so tun, als sei sein Ring der echte und der Kraft des Ringes entsprechend handeln. Auf diese Weise wird die Frage, welcher Ring wirklich der echte ist, bedeutungslos.» (Arnold/Siebert, 1999: 41)

Der Konstruktivismus in den Naturwissenschaften

In den Naturwissenschaften ist der Konstruktivismus eng mit dem Namen Hugo Dingler verknüpft. In der zweiten Hälfte des 19. Jahrhunderts wurde durch die Grundlagenkrise der Mathematik der Glauben an wissenschaftliche Erkenntnismodelle als Repräsentationen der objektiven Realität stark erschüttert. Dingler versuchte das so genannte Begründungsproblem durch einen strengeren Aufbau beziehungsweise genaue Verfahrensregelungen zu lösen, die er beginnend mit der Herstellung von Werkzeugen für naturwissenschaftliche Experimente Schritt für Schritt entfalten wollte. Dieses Vorgehen – auch als methodischer Konstruktivismus bezeichnet – wird in den 1970er-Jahren von Kamlah und Lorenzen («Erlanger Schule») weitergeführt. Sie vertreten die zentrale These, dass die Realität nicht durch Wissenschaft beschrieben werden kann, sondern dass in den verschiedenen Wissenschaften zunächst grundlegende Begriffssysteme konstruiert werden, mittels derer dann operiert wird. (Kamlah/Lorenzen, 1996: 45 ff.)

Ausweitung der konstruktivistischen Position auf andere Wissenschaftsdisziplinen

Neben das methodisch-naturwissenschaftliche Vorgehen tritt schließlich immer stärker auch die erkenntniskritische Reflexion, das heißt, «das konstruktive Element verschob sich vom methodischen Aufbau der Wissenschaft zur Deutung des Erkenntnisprozesses: Erkenntnis wird als gesellschaftliche Operation interpretiert». (Jensen, 1999: 93) Entsprechend der wissenssoziologischen Gewichtung der Problemstellung wird diese konstruktivistische Position vor allem in der Soziologie und in den Kulturwissenschaften diskutiert. Insbesondere Berger und Luckmann sind mit ihrem sozialkonstruktivistischen Ansatz breit rezipiert worden. Sie vertreten die Auffassung, dass gesellschaftliches Wissen die Alltagswelt konstruiert und reguliert und das gesellschaftliche Ordnung in diesem Zusammenhang durch Selbstproduktion mittels Externalisierung (Institutionalierung) und Internalisierung bereits externalisierter, in Handlungsroutinen eingebetteter Wirklichkeiten erfolgt. (Berger/Luckmann, 1970: 50 ff.)

Der Ansatz von Piaget

Als ein direkter Vorläufer der neuen konstruktivistischen Strömungen gilt schließlich Jean Piaget (1974, 1991), an den Ernst von Glaserfeld (1987), der Begründer des radikalen Konstruktivismus direkt anknüpft. Piaget beschäftigt sich in seiner Forschung vor allem mit der Wahrnehmung, mit dem Erkennen und dem Gedächtnis im menschlichen Entwicklungsprozess. (Piaget/Inhelder, 1974) Dabei begreift er Wahrnehmungen und Erkenntnisse als das Ergebnis von Wechselwirkungen zwischen vorhandenen kognitiven Schemata und äußeren Tatsachen beziehungsweise zwischen «Ich» und der «Welt», womit Erkennen zu einem zirkulären Prozess wird. Nach Auffassung Piagets besteht eine zentrale Aufgabe der Erkenntnis und des Gedächtnisses darin, ein kognitives Gleichgewicht herzustellen, damit der Mensch in der Lage ist, kohärent handeln zu können. Dieses Gleichgewicht vollzieht sich zum einen über Assimilationsprozesse, das heißt die Einpassung der Wirklichkeit in subjektive Deutungs- und Verstehensmuster und zum anderen über Akkomodation, das heißt über die Anpassung an die Umwelt. Piaget stellt dabei nicht in Frage, dass Kognition Realität abbildet, aber er unterstreicht, dass es keine objektiv «richtigen» oder «wahren» Sachverhalte gibt, sondern immer nur interpretierte Wahrnehmungen, die er «intellektuelle Realitäten» nennt und die ein Ergebnis lebensgeschichtlicher und sozialer Prägungen des Menschen seien. (Piaget, 1991: 55 ff.)

## 1.5.2
# Der radikale Konstruktivismus

Der radikale Konstruktivismus – eine Wortschöpfung von Ernst von Glaserfeld (1998) – versteht sich als eine Erkenntnistheorie, wobei die Erkenntnisse verschiedener wissenschaftlicher Disziplinen miteinander verbunden werden. Beteiligt sind zum Beispiel die folgenden Wissenschaftsgebiete:

Konstruktivismus als Umbrella-Theorie

■ Neurobiologie und die Gehirnforschung (Maturana/Varela, 1987; Roth, 1999)
■ Kognitionspsychologie (Glaserfeld, 1987)
■ Kybernetik (Foerster, 1985)
■ Kommunikationstheorie (Watzlawick, 1985)
■ Systemtheorie (Luhmann, 1994)
■ Sozialwissenschaft (Hejl, 1998).

Neurobiologische Forschungsgrundlagen des Konstruktivismus

Die Radikalität dieser neuen Strömungen des Konstruktivismus begründet sich in der These der prinzipiellen Nicht-Erkennbarkeit einer objektiven Realität. Die Frage danach, was Erkenntnis ist und wie sie erlangt wird, wird reformuliert als Frage nach der Erzeugung von Erkenntnis durch unser Gehirn. Erkennen wird im radikalen Konstruktivismus als selbstbezüglicher Prozess aufgefasst, das heißt Menschen stellen Wissen über eigene Operationen im kognitiven Apparat selbst her. Der Radikale Konstruktivismus ist in seiner Begrifflichkeit und seinem Ansatz sehr stark durch die Biologie geprägt und basiert wesentlich auf den Arbeiten zur visuellen Wahrnehmung der chilenischen Neurobiologen Maturana und Varela. In der folgende Darstellung der wichtigsten Aussagen und Thesen des Radikalen Konstruktivismus werden wir uns vorwiegend auf diese beiden Autoren beziehen.

Begriff der Erkenntnis

In dem Konzept von Maturana und Varela wird die Entwicklung und Erhaltung von Leben als eigenständiger, selbstreferentieller Prozess aufgefasst (Maturana/Varela, 1987). Bei der Entfaltung dieser These spielt zunächst der Begriff des Erkennens eine zentrale Rolle. Maturana und Varela legen in ihren Ausführungen dar, dass jede kognitive Erfahrung in der biologischen Struktur der Subjekte wurzelt. So können wir nicht die physikalische Realität erkennen, sondern wir erleben unser visuelles Feld. Das heißt, der Aufbau beziehungsweise die Konstruktion unseres zentralen Instruments des Erkennens, unseres Auges, lässt uns Wirklichkeit in einer ganz spezifischen Weise erfassen. Dieselbe «Wirklichkeit» erscheint durch das Facettenauge eines Insektes grundsätzlich anders. Der spezifische Bau des Erkenntnisinstrumentes Auge des Menschen ermöglicht Orientierungen beziehungsweise biologische und soziale Handlungen, die sich im Verlauf der Evolution für das Überleben der Gattung als wichtig herausgestellt haben. Erkennen wird von den Autoren als eine aktive Handlung aufgefasst, die auf Überleben abzielt und nicht nur ein rezeptiver oder mechanischer Vorgang ist.

Wahrnehmungen sind subjektiv

Den subjektiven Charakter sinnlicher Wahrnehmungen belegen Maturana und Varela am Beispiel verschiedener neurophysiologischer Forschungen zum Nervensystem, welche zunächst bei Tieren durchgeführt und später auf Forschungen zur Funktionsweise des menschlichen Gehirns beziehungsweise des menschlichen Nervensystems ausgeweitet wurden. In verschiedenen experimentellen Studien zu Farbwahrnehmungen fanden sie heraus, dass das Sehen von Farben durch eine große Anzahl von verschiedenen Lichtkonfigurationen ausgelöst wird. Diese Lichtkonfigurationen wirken wie Perturbationen, das heißt sie lösen Zustandsveränderungen in der individuellen Struktur einer Person beziehungsweise in den neuro-

Perturbationen

nalen Aktivitäten aus, wobei wiederum die individuelle Struktur eines Menschen determiniert, welche neuronalen Aktivitäten durch welche Perturbationen angestoßen werden. Das menschliche Nervensystem besitzt keinen direkten Zugang zur Umwelt, es ist in sich geschlossen. Erfahrungen jeglicher Art (Raum, Zeit, Form, Bewegung etc.) sind damit in unauflöslicher Weise mit der individuellen Struktur verknüpft.

> «Wir sehen nicht den ‹Raum› der Welt, sondern wir erleben unser visuelles Feld; wir sehen nicht die «Farben» der Welt, sondern wir erleben unseren chromatischen Raum. Dennoch sind wir ohne Zweifel in einer Welt. Aber wenn wir näher untersuchen, wie wir dazu kommen, diese Welt zu erkennen, werden wir immer wieder finden, dass wir die Geschichte unserer biologischen und sozialen Handlungen von dem, wie uns die Welt erscheint, nicht trennen können.» (Maturana/Varela, 1987: 28)

Viabilität

Maturana und Varela beschreiben den Akt des Erkennens als ein «Welt-Hervorbringen», welches durch die spezifische Struktur von Menschen geprägt ist und mit dem (Handlungs-)Orientierungen einhergehen, die biologisch und sozial nützlich sind. Ernst von Glaserfeld hat dafür den Begriff der Viabilität geprägt. (Glaserfeld, 1998: 22 ff.) Viabel kann mit «passend» übersetzt werden und bedeutet bezogen auf die Prozesse von Erkennen und Wahrnehmung, dass diese insgesamt Überleben ermöglichen. Glaserfeld entwickelt zur Verdeutlichung folgendes Bild: Ein blinder Wanderer will zu einem Fluss gelangen, der jenseits eines Waldes liegt. Das Ziel des Wanderers ist es, einen Weg aus dem Wald herauszufinden, wobei ihn vor allem die Zwischenräume zwischen den Bäumen interessieren. In seiner Wahrnehmung entsteht infolgedessen nicht ein Bild des Waldes mit seinen Bäumen, sondern ein Netz von Wegen, die er störungsfrei passieren kann. Dieses kognitive Netz «passt» in den «wirklichen» Wald, doch es enthält nicht den Wald und die Bäume, die ein außenstehender Beobachter sehen könnte. (Glaserfeld, 1998: 19) Erkennen und Handlung sind – so eine Kernthese des radikalen Konstruktivismus – untrennbar miteinander verwoben. Maturana und Varela fassen dies in dem zentralen Aphorismus zusammenfassen: «Jedes Tun ist Erkennen und jedes Erkennen ist Tun.» (Maturana/Varela, 1987: 31).

Autopoiese

Da das Erkennen als Handlung des Erkennenden in seinem Lebendig-Sein wurzelt, stellen Maturana und Varela die Frage nach der Organisation des Lebendigen in den Mittelpunkt ihrer weiteren Überlegungen. Sie stellen hier die These auf, dass das Lebendige dadurch charakterisiert ist, dass es sich ständig selbst erzeugt, das heißt autopoietisch organisiert ist. Der Begriff «*Autopoiese*» ist ein Kunstbegriff, der sich aus den beiden griechischen Begriffen *autos* = selbst und *poiein* = machen zusammensetzt und mit Selbsttätigkeit übersetzt werden kann. Maturana und Varela verdeutlichen das Autopoiese-Konzept am Beispiel der Zelle. Eine Zelle ist insofern ein autopoietisches System, als sie auf molekularer Ebene die Bestandteile zur Aufrechterhaltung ihrer Organisation (Proteine, Lipide, Metabolite, Glykoside, Nukleinsäuren) ständig selbst erzeugt. Die einzelnen Bestandteile interagieren und operieren in einer Weise, dass das gesamte Netzwerk, durch welches sie selbst hervorgebracht werden, ständig aufrechterhalten wird.

Die autopoietische Organisation findet sich in vielen Strukturen

Die autopoietische Organisation ist nun in vielen verschiedenen Strukturen verwirklicht. Unter «Organisation» sind dabei die Beziehungen zwischen den verschiedenen Elementen eines Systems zu verstehen, die das System zu dem Mitglied einer bestimmten Klasse machen, zum Beispiel zum Mitglied der Klasse der Lebewesen. Der Begriff «Struktur» bezeichnet demgegenüber die Bestandteile und Relationen, die in konkreter Weise die Organisation verwirklichen, so zum Beispiel als Made, als Fisch, als Vogel, als Kuh oder als Mensch. «Ein Lebewesen ist durch seine autopoietische Organisation charakterisiert. Verschiedene Lebewesen unterscheiden sich durch verschiedene Strukturen, sie sind aber in Bezug auf ihre Organisation gleich.» (Maturana/Varele, 1987: 55)

Grundsätzlich ist ein autopoietisches System gegenüber der Umwelt abgegrenzt. Für das Beispiel der Zelle weisen Maturana und Varela auf die diesbezügliche Funktion der Zellmembrane hin, mit Hilfe derer die Zelle eine in sich geschlossene operierende Einheit bildet, die weder Input noch Output kennt. Gleichzeitig sind autopoietische Systeme jedoch auch offene Systeme. So interagiert die Zelle beispielsweise über einen Austausch von Energie und Materie mit der Umwelt. Dies scheint zunächst ein Widerspruch zu sein, der sich jedoch auflöst durch eine weitere Annahme des Autopoiese-Konzeptes, nach der der Austauschprozess mit der Umwelt von dem System aus gesteuert wird: Das System nimmt nur das von der Umwelt auf, was es zu seiner Selbsterzeugung und Selbsterhaltung benötigt. Maturana und Varela bezeichnen diesen Austausch beziehungsweise diese spezifische Interaktion zwischen dem Lebendigen und der Umwelt als strukturelle Kopplung.

> «Bei diesen Interaktionen ist es so, dass die Struktur des Milieus in den autopoietischen Einheiten Strukturveränderungen nur auslöst, diese also weder determiniert noch instruiert (vorschreibt), was auch umgekehrt für das Milieu gilt. Das Ergebnis wird – solange sich Einheit und Milieu nicht aufgelöst haben – eine Geschichte wechselseitiger Strukturveränderungen sein, also das, was wir strukturelle Kopplung nennen.» (Maturana/Varela, 1987: 85)

Austausch des autopoietischen Systems mit der Umwelt

Solange also die Struktur des Milieus und die Struktur der Einheit beziehungsweise des Organismus kompatibel sind, wirken sie füreinander als gegenseitige Quellen für Perturbationen mit jeweils daraus folgenden Zustandsveränderungen. Das Fortbestehen und die Weiterentwicklung von Organismen ist so eng gebunden an deren strukturelle Verträglichkeit mit der Umwelt. Die Anpassung einer Einheit beziehungsweise eines Organismus an das Milieu ist daher als notwendige Folge der strukturellen Kopplung zwischen beiden zu verstehen. Diesen permanenten Anpassungsprozess des Lebendigen an die Umwelt bezeichnen Maturana und Varela als «natürliches Driften» von Strukturveränderung bei gleichzeitiger Konstanthaltung der Organisation. Das natürliche Driften erfolgt dabei als wechselwirkender Prozess zwischen Organismus und Milieu. Strukturveränderungen

Strukturelle Verträglichkeit von System und Milieu

erfolgen sowohl im Organismus als auch im Milieu, wobei es aber immer die jeweilige Struktur des Organismus beziehungsweise die des Milieus ist, die determiniert, welche Veränderungen die Perturbationen auslösen.

Der Autopoiese-Begriff ist bei Maturana und Varela ausschließlich mit dem selbsterzeugenden und selbsterhaltenden Charakter lebender Systeme assoziiert. Daher kann er auch nicht angewendet werden auf das Nervensystem beziehungsweise das Gehirn, in dem das Erkennen und die Wahrnehmung biologisch verankert ist. Nach Auffassung der beiden Autoren operiert das Gehirn als Teil des Organismus strukturdeterminiert. Die Nervenzellen erzeugen bestimmte bioelektrische Impulse, aber die Aktivitätszustände der Neuronen reproduzieren nicht das gesamte Netzwerk, dessen Elemente sie darstellen. Das Gehirn, das über eine Millionen Zellen umfasst, bildet zwar eine operational geschlossene Einheit, die strukturell gekoppelt ist mit der Umwelt, es ist jedoch kein autopoietisches System. Als geschlossenes, selbstbezügliches Netzwerk interagierender Neuronen konstruiert das Gehirn die Realität. Die spezifische Konstruktion von Realität ist dabei immer eng verbunden mit den (Überlebens-)Zielen des autopoietischen Systems. Diese Auffassung teilt auch Roth, wenn er sagt:

Das Gehirn konstruiert Realität

«Gehirne können die Welt grundsätzlich nicht abbilden; sie müssen konstruktiv sein und zwar sowohl von ihrer funktionalen Organisation als auch von ihrer Aufgabe her, nämlich ein Verhalten zu erzeugen, mit dem der Organismus in seiner Umwelt überleben kann. Dies Letztere garantiert, dass die vom Gehirn erzeugten Konstrukte nicht willkürlich sind, auch wenn sie die Welt nicht abbilden (können).» (Roth, 1999: 21)

Verhalten ist auf innere Regulation des Organinismus zurückzuführen

Die Auffassung, dass das über das Gehirn gesteuerte Verhalten nicht Folge von äußeren Reizen ist, sondern immer auf interne Relationen des Organismus zurückgeführt werden muss, mutet – wie Maturana und Varela selbst anmerken – solipsistisch an. Sie führen aus, dass zum Verständnis der Vereinbarkeit zwischen den Operationen des Organismus und der Umwelt zwei Perspektiven der Beobachtung eingenommen werden müssen und verdeutlichen dies an folgender Analogie:

Eine Person hat ihr ganzes Leben auf einem Unterseeboot verbracht und ist im Umgang mit dem Boot ausgebildet worden. Als das Boot an einem Strand auftaucht, kommentiert ein außenstehender Beobachter, dass das Manöver perfekt gelungen sei und alle Riffe gut umfahren worden sind. Die Person in dem Unterseeboot ist verwirrt, da aus ihrer Perspektive nur bestimmte Relationen zwischen den Anzeigen der Geräte bei dem Betätigen der Hebel und Knöpfe hergestellt worden sind.

Zu unterscheiden ist also einmal die Arbeitsweise des Bootes, die Dynamik seiner Zustände und zum anderen die Bewegungen, die im Milieu erkennbar werden. (Maturana/Varela, 1987: 149 f.) Bewegungen beziehungsweise Verhalten werden immer aus der Perspektive eines Beobachters wahrgenommen, das heißt Verhalten definieren Maturana und Varela als «die Beschreibung von Zustandsveränderungen eines Systems beim Kompensieren der vom Milieu erhaltenden Perturbationen durch einen Beobachter. (Maturana/Varela, 1987: 179) Ob Verhalten dann als adäquat beziehungsweise erfolgreich aufgefasst wird, ist abhängig von der Umgebung, in der es beschrieben wird beziehungsweise wird durch die Erwartungen definiert, die der Beobachter bestimmt.

Lernen als Folge eines Verarbeitungsprozesses von Umweltimpulsen

Analog dazu, wie ein Beobachter seine Wahrnehmung auf äußere Einflussbedingungen richtet, die er als determinierenden Faktor für Verhalten begreift, wird in der Regel Lernen und Verhaltensänderungen als Folge eines Aufnahme- und Verarbeitungsprozesses von Impulsen aus der Umwelt, dem Milieu begriffen. Eine solche Auffassung von Lernen geht davon aus, dass das Gehirn die Realität abbildet, was jedoch nicht der Fall ist. Demgegenüber verstehen Maturana und Varela «Lernen als Ausdruck einer Strukturkoppelung […] in der die Verträglichkeit zwischen der Arbeitsweise des Organismus und des Milieus aufrechterhalten wird.» (Maturana/Varela, 1987: 188). Die beiden Autoren betonen, dass das, was als (Er)Kenntnis bezeichnet wird, immer eine Bewertung darstellt, die in einem relationalen Kontext steht, in dem die durch Perturbationen, das heißt Anstöße ausgelöste Strukturveränderungen dem Beobachter als Wirkung auf die Umgebung erscheint. Die Kontextgebundenheit von Fragestellungen mit darauf ausgerichteten Erwartungen an (Er)Kenntnis im Sinne der Lösung von Problemen verdeutlichen die Verfasser an der häufig zitierten Geschichte über einen jungen Studenten, der im Examen die Aufgabe erhielt, die Höhe des Universitätsturmes mit Hilfe eines Höhenmessers zu bestimmen. Der Student band daraufhin den Höhenmesser an eine Schnur und ließ diese von der Spitze des Turms bis zu seinem Fuße hinuntergleiten. Die Länge der dafür benötigten Schnur betrug

Experiment

30,40 Meter. Das Ergebnis wurde als falsch bewertet, woraufhin der Student eine Beschwerde bei dem Rektor einreichte und erneut Gelegenheit erhielt, dieselbe Aufgabe zu lösen. Diesmal nutzte er den Höhenmesser und des Weiteren ein Winkelmesser in einem bestimmten Abstand von dem Turm, um dessen Höhe trigonometrisch zu berechnen. Er kam zu dem gleichen Ergebnis, 30,40 Meter, und er fiel wieder durch die Prüfung. Insgesamt fand der Student in sechs Prüfungen sechs verschiedene Vorgehensweisen bei der Berechnung, ohne dabei den Höhenmesser in seiner eigentlichen Funktion zu verwenden. Im Kontext der Fragestellung des Professors war die Antwort des Studenten unangemessen, gleichwohl zeigt sich aber, dass der Student über sehr viel mehr Kenntnisse verfügt, als von ihm verlangt wurden. Aus der Perspektive, dass jeder Beobachter die Wirkung von (Struktur)Veränderungen gemäß seinen Erwartungen einschätzt, kann das gesamte beobachtete Verhalten als kognitive Handlung bewertet werden.

> «So ist die Tatsache des Lebens selbst – die ununterbrochene Aufrechterhaltung der Strukturkopplung als Lebewesen – nichts anderes als Erkennen im Existenzbereich. Als Aphorismus formuliert: Leben ist Erkennen, Leben ist effektive Handlung im Existieren als Lebewesen.» (Maturana/Varela, 1987: 191).

**Die Gesellschaftstheorie von Maturana und Varela**

Mit dem Konzept der strukturellen Kopplung schlagen Maturana und Varela zugleich auch den Bogen zur Gesellschaftstheorie. Zur Selbsterzeugung und zum Überleben benötigt der Mensch ein soziales Umfeld beziehungsweise die Interaktionen mit anderen Menschen. Die Autoren sprechen in diesem Zusammenhang von einer strukturellen Kopplung dritter Ordnung, die eine Ko-Ontogenese bewirkt, ein gemeinsames strukturelles Driften von Organismen. Die sexuelle Reproduktion bildet hierbei einen notwendigen Ausgangspunkt für die strukturellen Kopplungen, da die Fortpflanzungszellen aufeinander treffen müssen, um die Gattung zu erhalten, eingeschlossen ist hierbei das Aufzuchtsverhalten. Darüber hinaus existieren jedoch noch eine ganze Reihe weiterer Arten von Verhaltenskopplungen. Am Beispiel von Insekten und Antilopen weisen Maturana und Varela auf soziobiologische Phänomene hin, in dem das Überlebensinteresse des Einzel-

**Natürliches Driften**

nen dem der Gruppe untergeordnet ist. Das natürliche Driften wird hier als eine Balanceakt zwischen individuellen und kollektiven Zielen und Interessen deutlich, das heißt die beteiligten Organismen verwirklichen ihre individuellen Ontogenesen als Teil eines Netzwerkes von Ko-Ontogenesen. Dies gilt ebenfalls für Menschen, wobei sich hier allerdings nicht das harmonische Mit- und Füreinander entwickelt hat, wie dies bei bestimmten Tierarten beobachtet werden kann.

**Unterscheidung von sozialen Phänomenen und sozialen Systemen**

Die Autoren unterscheiden in ihren Überlegungen grundsätzlich soziale Phänomene von sozialen Systemen. Erstere bilden sich im Zusammenhang mit dem Zustandekommen von strukturellen Kopplungen 3. Ordnung heraus, Letztere bezeichnen die Einheiten, die dadurch entstehen. Die Einheit konstituiert und perpetuiert sich durch ein Verhalten reziproker Koordination zwischen den Mitgliedern. Diese Definition ist zugleich Grundlage für das Verständnis von Kommunikation, die «als das gegenseitige Auslösen von koordinierten Verhaltensweisen unter den Mitgliedern einer sozialen Einheit» (Maturana/Varela, 1987: 210) beschrieben wird. Ausgehend von dem Begriff der Kommunikation leiten die Autoren schließlich den Begriff des kulturellen Verhaltens ab, den sie «als den gesamten Verbund von ontogenetisch erworbenen kommunikativen Interaktionen (bezeichnen), die der Geschichte einer Gruppe eine gewisse Kontinuität verleihen, welche über die Geschichte der beteiligten Individuen hinausreicht». (Maturana/Varela, 1987: 218).

Bedeutung von Sprache

Für menschliche Kommunikation spielt die Sprache eine bedeutsame Rolle. Als erlerntes Verhaltensmuster entwickelt sie sich im Zusammenhang mit sozialer Interaktion beziehungsweise im Zusammenhang mit der ontogenetischen Strukturkopplung von Menschen. Das sprachliche Reich, das alle sprachlichen Verhaltensweisen umfasst und durch die koontogenetische Koordination der Handlung von Menschen entsteht, wandelt sich im Laufe der Entwicklung. Mit Entstehung des sprachlichen Reichs entstehen auch Objekte als sprachliche Unterscheidungen von sprachlichen Unterscheidungen, womit die Beschreibung des «Ich» möglich wird. Ein Beobachter «macht sprachliche Unterscheidungen sprachlicher Unterscheidungen, oder, wie ein anderer Beobachter sagen würde, ontogenetisch erzeugte Beschreibungen von Beschreibungen. Das Beobachten entsteht deshalb mit der Sprache als dein sprachliches Wesen. Indem es in der Sprache mit anderen Beobachtern operiert, erzeugt dieses Wesen das Ich und seine Umstände als sprachliche Unterscheidungen im Rahmen seiner Teilnahme an einem sprachlichen Bereich. Auf diese Weise entsteht Bedeutung (Sinn) als eine Beziehung von sprachlichen Unterscheidungen. Und Bedeutung/Sinn wird Teil unseres Bereiches der Erhaltung der Anpassung». (Maturana/Varela, 1987: 228). Menschen können nicht das «Was» ihrer Erkenntnis erkennen, aber das «Wie». Diese Fähigkeit zur Reflexion konstituiert menschliches Bewusstsein und ermöglicht vernunftbegründetes Handeln durch Sinn- und Bedeutungszuweisung. Die Frage, ob das menschliche Selbstbewusstsein neuronal zu verorten ist, negieren Maturana und Varela. Für sie gehört das Phänomen des Geistes und des (Selbst)Bewusstseins dem Bereich sozialer Kopplungen an, die sich im sprachlichen Bereich konstituieren. Sprache spiegelt dabei die Wirklichkeit nicht wider, sondern durch Sprache wird Wirklichkeit geschaffen. Durch das «Hervorbringen – von Welt» wird fortlaufend eine Ordnung hergestellt, die Handlungsorientierungen ermöglicht. Sprache erhält so den Status eines Existenzmediums.

Sprachlich konstituierte Unterscheidung zwischen «Ich» und Objekten

Reflexion konstituiert menschliches Bewusstsein

Grenzen der Sprache sind die Grenzen der Welt

In der Tradition von Wittgenstein behauptet der radikale Konstruktivismus, dass die Grenzen der Sprache gleichbedeutend sind mit den Grenzen der Welt. Menschen sind in der Lage, durch Sprache eine Welt hervorzubringen und darüber hinaus Erklärungen zu finden, die den Mechanismus des Hervorbringens der Welt aufdecken. Notwendigerweise wird dieser Erkenntnisprozess jedoch immer durch blinde Flecken gekennzeichnet sein, denn wir können nicht sehen, was wir nicht sehen und was wir nicht sehen, ist für uns auch nicht existent. Obgleich diese blinden Flecken nicht beseitigt werden können, ist es doch möglich, sich ihrer bewusst zu werden, das heißt die prinzipielle Unmöglichkeit des Erkennens von Welt anzuerkennen. Maturana und Varela formulieren dies als eine ethische Forderung:

> «Die Erkenntnis der Erkenntnis verpflichtet. Sie verpflichtet uns zu einer Haltung ständiger Wachsamkeit gegenüber der Versuchung der Gewissheit. Sie verpflichtet uns dazu einzusehen, dass unsere Gewissheit keine Beweise der Wahrheit sind, dass die Welt, die jedermann sieht, nicht die Welt ist, sondern eine Welt, die wir mit anderen hervorbringen. Sie verpflichtet uns dazu zu sehen, dass die Welt sich nur ändern wird, wenn wir anders leben.» (Maturana/Varela, 1987: 263 f.).

Der Begriff und die Bedeutung der Liebe

Die wichtigste Konsequenz ihrer Erkenntnistheorie – so Maturana und Varela – ist schließlich die Einsicht, dass Überleben nur möglich ist, wenn ein Zusammenleben gelingt. Dieses Zusammenleben ist für sie gleichbedeutend mit Liebe beziehungsweise dem Annehmen der anderen Person neben uns selbst. Liebe ermöglicht erst die Entstehung des sozialen Prozesses und gilt den Verfassern als grundlegend für alle sozialen Phänomene.

Bevor der konstruktivistische Ansatz auf das Fallbeispiel bezogen wird, sollen kurz noch einmal die wichtigsten Begriffe und Gedanken dieses Ansatzes zusammenfassend formuliert werden:

Zusammenfassung aller wichtigen Begriffe und Gedanken

- Die Entwicklung und Erhaltung von Leben wird als eigenständiger, *selbstreferentieller* (= rückbezüglicher) Prozess aufgefasst *(Autopoiesis)*.
- Das Gehirn als zentrales Erkenntnisorgan operiert *strukturdeterminiert*. Es ist zwar *strukturell gekoppelt* mit der Umwelt, bildet diese jedoch nicht ab, sondern erzeugt eigendynamisch eine eigene Wirklichkeit.
- Die Prozesse des Wahrnehmens, Erkennens und Handelns sind nicht reduziert auf rezeptive Informationsverarbeitung, sondern sie sind Selbsttätigkeit im Sinne einer instrumentellen Auswahl von Nützlichem und Brauchbarem für die eigenen (Überlebens-)Ziele. Für diese lebenspraktische Orientierung ist der Begriff der *Viabilität* geprägt worden.
- Die Art und Weise der Konstruktion von Wirklichkeit ist eng verbunden mit der jeweils besonderen Lebensgeschichte von Individuen einschließlich der Zugehörigkeit zu einem bestimmten Kulturraum.
- Wenn sich Wirklichkeitskonstruktionen nicht mehr als viabel erweisen, finden Prozesse des Umlernens statt. Ausgelöst werden diese durch Perturbationen, das heißt durch Einflüsse beziehungsweise Störungen aus dem Milieu, die auch als solche wahrgenommen werden.
- Die durch Perturbationen ausgelösten Anpassungsprozesse an die Umwelt lösen jeweils eigendeterminierte Veränderungen sowohl im Organismus als auch im Milieu aus, was mit dem Begriff «natürliches Driften» beschrieben wird.
- Da der Prozess des Erkennens – und damit zugleich auch des Handelns – selbstreferentiell erfolgt, existieren zwei Perspektiven der Beobachtung, eine, die auf die innere Dynamik ausgerichtet ist (Selbstbeobachtung) und eine, die auf die Bewertung beziehungsweise Auswirkung des Verhaltens in der Umwelt fokussiert ist (Fremdbeobachtung, Fremdbewertung). Die Beobachtungen erfolgen dabei immer durch Unterscheidungen. Durch die Reflexion von Unterscheidungen sind Menschen prinzipiell in der Lage, Beobachtungen zu beobachten und dadurch Differenzwahrnehmung herzustellen.
- Zum Überleben und zur Weiterentwicklung benötigt der Mensch ein soziales Umfeld beziehungsweise Interaktion mit anderen Menschen. Obgleich Menschen operational geschlossene Systeme sind, stellt sich Kommunikation beziehungsweise Intersubjektivität durch das gegenseitige Auslösen von Verhaltensweisen in sozialen Einheiten her. Gemeinsame Erkenntnisprozesse, das heißt Koevolutionen werden dabei durch ähnliche biographische Erfahrungen, Lebensorientierungen und Sprachcodes ermöglicht.
- Das Wissen, dass keine objektive Erkenntnis möglich ist, verpflichtet zur intersubjektiven Verständigung.

Kommen wir jetzt zurück zu unserem Fallbeispiel. Welche Schlussfolgerungen sind auf der Basis des konstruktivistischen Erklärungsansatzes zu ziehen? Es dürfte deutlich geworden sein, dass in der konstruktivistischen Auffassung Menschen nicht auf äußere Reize reagieren, sondern aktiv handeln auf Basis der Annahmen, die sie sich von der Wirklichkeit machen. Die Konflikte, die zwischen den Mitarbeiterinnen des ärztlichen Dienstes und der Pflege sowie auch berufshomogen erneut aufgetreten sind, weisen zunächst einmal grundsätzlich darauf hin, dass die beteiligten Akteure unterschiedliche Interpretationen von der Situation vornehmen. Die Perturbationen, hier konkret die Störungen, die Folge der defizitären Prozessabläufe im OP-Bereich sind, sind offensichtlich nicht von allen Beteiligten in gleicher Weise beziehungsweise überhaupt als dringliches Problem aufgefasst worden. Das heißt für die Personen, für die das Problem nicht vordringlich ist, hat die Bedeutungszuweisung und Bewertung der eigenen Handlung ausreichende Ordnungs- und Orientierungsfunktion, sie ist viabel. So ist aus Sicht der Chefärzte die Forderung nach bevorzugter Terminvergabe notwendig, um erfolgreich handeln zu können («wir sind die Spezialisten, die Patienten kommen wegen uns»). Für die Mitarbeiterinnen aus der Pflege sind demgegenüber die Störungen deutlich wahrnehmbar, sie haben zahlreiche negative Auswirkungen auf die pflegerischen Arbeitsabläufe. Die Bereitschaft zum (Um)lernen ist zunächst auch entsprechend groß. Als der erwartete Erfolg sich nicht einstellt, kommt es neben den Schuldzuschreibungen an den ärztlichen Dienst auch zu Konflikten untereinander, konkret zu Vorwürfen gegen den Prozessmanager. Hierbei spielt die doppelte Perspektive der Beobachtung eine Rolle. Der Prozessmanager selbst sieht sich Widerständen und Hindernissen ausgesetzt, die die Umsetzung der ursprünglich geplanten Veränderungen verunmöglichen, aber er tut sein Bestes. Aus der Fremdbeobachtung, das heißt aus Sicht der Stationsmitarbeiter wirkt sein Verhalten unengagiert und wenig konsequent. Die Stationsmitarbeiter erwarten eine Erleichterung ihrer Situation und schreiben die Erwartungsenttäuschung vor allem ihrem Kollegen zu.

Welche Intervention wäre nun aus konstruktivistischer Sicht möglich? Eine erste Konsequenz könnte sein, in einem Gespräch die Beobachtungen und die Wahrnehmungen aller am Konfliktgeschehen Beteiligten – und hierzu zählt auch das Leitungsgremium des Krankenhauses – zur Darstellung kommen zu lassen. Es könnte so deutlich werden, dass die einzelnen Mitarbeiter aufgrund ihrer spezifischen beruflichen Interessen und unterschiedlichen lebensgeschichtlich geprägten Werte- und Einstellungsorientierungen zu differenten Deutungen des Problems kommen. Ziel wäre es dabei, die gegenseitige Akzeptanz zu erhöhen beziehungsweise das Erkennen der Relativität von Bedeutungszuweisungen zu fördern, das die Voraussetzung zur intersubjektiven Verständigung und zur Kooperation bildet. Vor dem Hintergrund der Wahrnehmung der Positionsvielfalt wären dann Handlungskonsequenzen zu entwickeln, die die Integration vor die Ausgrenzung stellen (s. Abb. I 1-3).

Grenzen des
konstruktivistischen
Ansatzes

Die Lösung, die mit einer solchen Intervention nach dem konstruktivistischen Ansatz möglich ist, bewegt sich allerdings ausschließlich auf der Ebene der intersubjektiven Verständigung. Entsprechend werden die Konfliktphänomene wie etwa die Hierarchie-Lastigkeit des Verhaltens der Chefärzte und die Abschottung der Berufsgruppen gegeneinander ausschließlich auf der Folie von subjektiven Wirklichkeitskonstruktionen interpretiert. Und hierin liegt die Begrenzung dieses Ansatzes. Denn wenn das vorliegende Problem nicht nur ein Problem zwischen den unmittelbar Interagierenden ist, sondern weitere interne Einflussfaktoren – zum Beispiel Organisationsregeln und externe Einflüsse – eine Rolle spielen, ist ein Erklärungsansatz notwendig, der die wechselwirkenden Zusammenhänge in einem größeren System zum Ausgangspunkt nimmt. Damit leiten wir über zu der Darstellung und Diskussion des systemtheoretischen Ansatzes.

## 1.6
## Der systemtheoretische Ansatz

Geschichtliche
Wurzeln der
Systemtheorie

Die Systemtheorie hat ebenso wie der Konstruktivismus eine lange Tradition. Als Begriffsgeschichte beginnt sie bei den Griechen und führt über eine Reihe von philosophischen und geisteswissenschaftlichen Diskursen im Mittelalter und in der Neuzeit hin zur Entstehung der modernen Systemtheorie im 20. Jahrhundert. Deren externe Auslöser «liegen im Ausbruch zweier Weltkriege mit ihren militärischen, logistischen und ökonomischen Problemen, in den politischen und wirtschaftlichen Problemen der Nachkriegszeit, im Wettbewerb der Systeme in der Periode zwischen den Kriegen und der Nachkriegsära mit ihren Auswirkungen auf die riesigen Budgets für Militärforschung und Weltraumforschung». (Jensen, 1999: 359) Neben diesen externen Auslösern gilt auch die innerwissenschaftliche Entwicklung als konstitutioneller Faktor. Von besonderer Bedeutung ist hier die Er-

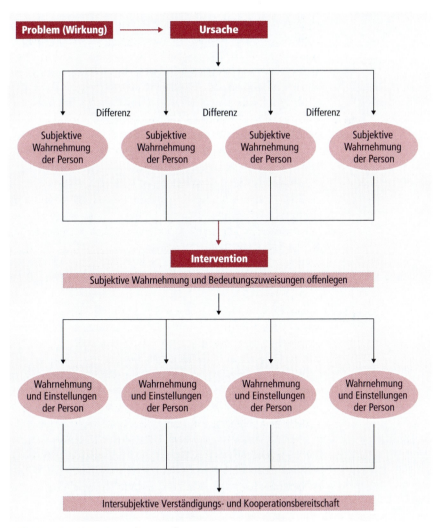

**Abbildung I 1-3:** Der konstuktivistische Ansatz

forschung neuartiger mathematischer Modelle sowie insgesamt der tiefgreifende Wandel der Naturwissenschaften, der auch weitreichende Auswirkungen auf den philosophischen Diskurs hatte.

*Ludwig von Bertalanffy*

Als einer der Hauptbegründer der modernen Systemtheorie gilt Ludwig von Bertalanffy (1968). Von Haus aus Biologe entwickelte er eine Theorie lebender Systeme, die später als eine Theorie der offenen Systeme unter Beteiligung der Wissenschaftsdisziplinen Anthropologie, Ethnologie, Psychologie und Soziologie weiterentwickelt wurde. Bertalanffy unternahm bereits in den 1940er-Jahren den Versuch, den Systembegriff zur Grundlage einer allgemeinen Systemtheorie zu machen. Anstelle der unterschiedlichen Perspektiven und Herangehensweisen in den verschiedenen Disziplinen sollte eine methodisch wie erkenntnistheoretische systemische Einheitswissenschaft entstehen. Damit war nicht der Anspruch verbunden, eine allgemeingültige Supertheorie entwickelt zu haben, sondern Bertalanffy ging es in erster Linie um ein konsequent interdisziplinäres Vorgehen bei der Beschreibung von den verschiedensten Phänomenen.

Es ist vielfach darauf hingewiesen und kritisiert worden, dass die Ausweitung der Systemtheorie auf so unterschiedliche Disziplinen wie zum Beispiel die Ökologie, die Physik oder die Familientherapie zwangsläufig zu einer Unschärfe des Systembegriffs führen muss. (Wimmer, 1992: 62 f.) Für eine Differenzierung des Begriffs können zunächst die verschiedenen Dimensionen von Systemen herangezogen werden, wie dies von Bertalanffy bereits in Teilen geleistet worden ist. Folgende Unterscheidungen der Dimensionen sind danach möglich:

*Verschiedene Dimensionen von Systemen*

- *Offene versus geschlossene Systeme*
  Offene Systeme sind im Gegensatz zu geschlossenen Systemen gekennzeichnet durch wechselwirkende Beziehungen zu den Elementen anderer Systeme. Die Struktur und die Aktivitäten der Elemente des Systems werden dadurch beeinflusst, wobei eine vollständige Erfassung der beeinflussenden Faktoren nicht möglich ist. Als ein offenes System kann zum Beispiel ein Stromnetz bezeichnet werden, eine Thermoskanne stellt ein geschlossenes System dar.
- *Einfache versus komplexe Systeme*
  Eine hohe Komplexität von Systemen ergibt sich durch eine hohe Anzahl an Systemelementen sowie durch die dadurch bedingte Vielfalt von Systembeziehungen. Als Beispiel für ein komplexes System kann hier eine Theorie oder eine Philosophie genannt werden. Ein einfaches System, wie zum Beispiel eine Heizung, weist nur wenige Elemente und entsprechend geringe Beziehungen zwischen den Elementen auf.
- *Natürliche versus künstliche Systeme*
  Natürliche und künstliche Systeme sind weitgehend durch die gleichen Merkmale bestimmt. Sie umfassen je nach Größe eine unterschiedliche Anzahl von Elementen, die in wechselwirkender Beziehung zueinander stehen. Während die natürlichen Systeme immer zugleich auch offene Systeme sind und damit auch mit den Elementen anderer Systeme in einem Rückkopplungsprozess stehen, ist dies bei künstlichen Systemen nicht immer der Fall. Als Beispiel für ein natürliches System kann ein Vogel gelten, ein künstliches System ist zum Beispiel eine Maschine.
- *Dynamische versus statische Systeme*
  In einem dynamischen System ändern sich im Gegensatz zu einem statischen System die Struktur und die Aktivitäten der Elemente im Zeitablauf. Dies hängt

zum einen damit zusammen, dass dynamische Systeme immer zugleich auch offene Systeme sind, das heißt bedingt durch die Wechselbeziehungen zwischen System und Umwelt kommt es zu Veränderungen. Veränderungen sind aber auch das Ergebnis einer systemimmanenten Dynamik. Ein fahrender Zug beispielsweise kann als dynamisches System gelten, ein Museum als ein statisches System.

◼ *Autopoietische versus allopoietische Systeme*
Autopoietische Systeme erzeugen ihre Elemente und sich selbst fortwährend neu. Dies gilt zum Beispiel für alle Lebewesen. Demgegenüber ist ein Bleistift ein allopoietisches System, ein System, welches keine eigendynamische Bewegung entfaltet.

Mehrdimensionierung von Systemen

Für viele Systeme gilt allerdings, dass sie mehrdimensioniert sind, so ist zum Beispiel ein Mitarbeiter ein natürliches, dynamisches, offenes, komplexes und autopoietisches System. Dies relativiert die Brauchbarkeit des Unterscheidungsmerkmals «Dimension». Ein Vorschlag von Jensen führt hier weiter. Er hält eine Unterscheidung von Systemen nach ihren Gegenstandsbereichen für sinnvoll. (Jensen, 1983: 26) Grob unterschieden werden hier die Anwendung des Systembegriffs auf den technischen Bereich, den biologischen Bereich und den sozialen Bereich. Die professionelle Förderung und Gestaltung von personalen und organisationalen Lernprozessen durch Pflegepädagogen und Pflegemanager muss als Tätigkeit im sozialen Bereich verortet werden. Die Darstellung und Diskussion von systemtheoretischen Ansätzen, die soziale Phänomene erklären wollen, wird in den folgenden Ausführungen daher stark im Vordergrund stehen, wobei auch hier noch einmal das Fallbeispiel herangezogen wird. Zuvor wird kurz auf technische Systeme und auf biologische Systeme eingegangen, um aufzuzeigen, wo diese systemtheoretischen Versionen nutzbar gemacht wurden für Managementkonzepte.

Anwendung des Systembegriffs auf Gegenstandsbereiche

## 1.6.1
## Der technische Systembegriff

Definition «System» nach Hall und Fagen

Der Systembegriff im technischen Gegenstandsbereich entwickelt sich im Zusammenhang mit der Informationstheorie von Weaver. Er verbindet sich mit Denkmodellen aus der Kybernetik (Wiener) und der Automatentheorie und Regelungstechnik (Shannon) und führt schließlich 1956 zu einer grundlegenden Definition des Systembegriffs durch Hall und Fagen, die bis heute viele Definitionen von Systemen eint. (König/Vollmer, 1996: 25ff.) Nach Hall und Fagen (1956) ist ein System definiert durch seine Elemente, durch die wechselwirkenden Beziehungen zwischen diesen Elementen sowie durch die wechselwirkende Beziehung zu der Systemumwelt. In dieser Perspektive der Betrachtung ist ein System mehr als die Summe seiner Einzelteile. Ein vielzitiertes Beispiel für die Veranschaulichung des technischen Systembegriffs ist das System Thermostat-Heizung. Dieses System umfasst die beiden Elemente Heizung und Thermostat, die dadurch in einem Rückkopplungsprozess stehen beziehungsweise sich in Wechselwirkung befinden, dass der Thermostat auf die Heizung einwirkt, indem er sie ein- und ausschaltet und die Heizung den Thermostat beeinflusst, indem sich die Temperatur der Heizung verändert. Das Heizung-Thermostat-System ist abgegrenzt gegenüber der Systemumwelt, zum Beispiel der Temperatur außerhalb des Systems.

Krieger (1998) stellt die These auf, dass mit der wachsenden Komplexität von Systemen Entwicklungssprünge verbunden sind. Diese Sprünge sind gleichbedeutend mit einer Transformation der Organisation des Systems, wobei die Organisation gewisse Elemente «aus allen möglichen Systembestandteilen (selegiert, d. Verf.) […] sie aufgrund ihrer Eigenschaften (relationiert, d. Verf.) und […] schließlich die Operationen des Systems (steuert, d. Verf.). Ein Ordnungsprinzip, das zugleich selektioniert, relationiert und steuert, möchten wir als Code bezeichnen». (Krieger, 1998: 22). Ein technisches System, so zum Beispiel das Heizung-Thermostat-System ist durch eine relativ geringe Komplexität geprägt. Ihr Code beziehungsweise ihr Ordnungsprinzip selegiert ausgewählte bestimmte Ereignisse in der Umwelt und ordnet sie gewissen Werten des Thermostaten, zum Beispiel «zu heiß», «optimal», «zu kalt» zu. Der Thermostat wird dann zu dem weiteren Bestandteil des Systems, mit der Heizung, in Relation gesetzt. Mit der Komplexitätsreduktion konstruiert der Code auch die spezifische System-Umweltdifferenz. Alle Ereignisse, die nicht unmittelbar mit den Temperatureinstellungen «heiß», «mittelwarm» und «kalt» zu tun haben, werden von dem System nicht «beobachtet». Aus einer Fülle an Informationen werden also nur diejenigen herausselegiert, die für das System durch seinen konstitutiven Code relevant sind. Wenn der Thermostat «zu heiß» registriert, dann schaltet das System die Heizung aus, wenn der Thermostat «optimal» registriert, interveniert das System nicht usw. Alle anderen Ereignisse gehören nicht zur systemrelevanten Umwelt und haben demnach keinen Informationswert für das System.

In den Betriebswissenschaften und der Organisationsentwicklung wurde versucht, den technischen Systembegriff nutzbar zu machen für konkrete Verfahren der Diagnostik und der Intervention. Im Rahmen des soziotechnischen Ansatzes des Londoner Tavistock Institute of Human Relations wurden in den 1950er-Jahren die Wechselwirkungen zwischen technischer Struktur und Sozialstruktur im Kohlebergbau untersucht und Verbesserungsansätze für die Arbeitsorganisation entwickelt. Im deutschsprachigen Raum greift die St. Gallener Schule den technischen Systembegriff auf und untersucht auf dieser Basis die vielschichtigen Ursache-Wirkungsbeziehungen in Unternehmen. (Ulrich, 1970) Die Analyse von Wirkungsverläufen wird schließlich im Zusammenhang mit kybernetischen Überlegungen als Verfahren zur Analyse von Regelkreisen und sowie der Einwirkung einzelner Element auf andere weiterentwickelt. (Ulrich/Probst, 1995) Als graphische Darstellungsmethode komplexer Zusammenhänge schlagen Ulrich und Probst Netzwerke vor, in denen die Elemente durch Verknüpfungen verbunden sind, die ihre Wechselwirkung darstellen. Ein Element kann sowohl Ausgangs- als auch Endpunkt von mehreren Wechselwirkungen sein, wobei sich häufig Zusammenhänge als Kreisläufe finden. (Ulrich/Probst, 1995: 36 f., 129 f.)

*Entwicklungssprünge von Systemen*

*Soziotechnischer Ansatz*

*Analyse von Regelkreisen*

## 1.6.2
## Der biologische Systembegriff

*Kennzeichen biologischer Systeme*

Biologische Systeme ähneln in ihrer Definition zunächst stark der Definition von technischen Systemen. So sind sie auch gekennzeichnet durch:

- einzelne Elemente, bei einem Organismus zum Beispiel die einzelnen Organe
- eine zirkuläre Struktur beziehungsweise einen Rückkopplungsprozess zwischen den einzelnen Elementen (Beispiel: Aufrechterhaltung des Blutkreislaufes)

■ die Verbindungen mit der Umwelt (z. B. bewirkt das Abfallen von äußeren Temperaturen in Minusgrade eine erhöhte Aktivität des Körpers zum Wärmeausgleich).

Des Weiteren sind biologische Systeme charakterisiert durch das Merkmal der Evolution und hierin unterscheiden sie sich grundlegend von technischen Systemen, welche keine verändernden Entwicklungen durchlaufen. In der Theorie von Maturana und Varela, die oben bereits ausführlich dargestellt worden ist, wird die Evolution nicht in der Darwinistischen Denktradition als Prozess verstanden, «in dem es eine Umwelt gibt, an die sich Lebenswesen zunehmend anpassen, indem sie ihre Ausnutzung optimieren, (sondern, d. Verf.) die Evolution (wird, d. Verf.) hier als ein strukturelles Driften bei fortwährender phylogenetischer Selektion (verstanden, d. Verf.). Dabei gibt es keinen «Fortschritt» im Sinne einer Optimierung der Nutzung der Umwelt, sondern nur die Erhaltung der Anpassung und Autopoiese in einem Prozess, in dem Organismus und Umwelt in dauernder Strukturkopplung bleiben».(Maturana/Varela, 1987: 127).

Das biologische System ist ein System, das über eine große Bandbreite an Verhaltensmöglichkeiten sowie die Fähigkeit der Selbstreproduktion verfügt und erreicht damit einen Grad an Komplexität, der weit über den von technischen Systemen hinausreicht. Krieger (1998) spricht von einem ansteigendem Niveau von dem technischen zum biologischen System, von einer nächsthöheren Ebene der Ordnung des Systems, die einen ersten Transformationsprozess darstellt. Er verdeutlicht dies in einem Exkurs über das selbstorganisierende Universum, in dem die Ur-Umwelt eine absolute Komplexität darstellt.

> «Um Umweltkomplexität zu bewältigen, muss das System Eigenkomplexität durch strukturelle Differenzierung bilden. Je mehr Eigenkomplexität ein System hat, desto mehr Umweltkomplexität kann es erfolgreich reduzieren. […] Als nun die ersten physikalischen Systeme selber zu komplex wurden, wie zum Beispiel durch die Bildung von immens großen Molekülen im Urmeer, musste ihre Komplexität weiter reduziert werden. Dies geschah durch die Emergenz eines höheren Ordnungsprinzips, das heißt durch einen evolutionären Sprung zu einer höheren Form von Systemen. Sie waren die Systeme, die aufgrund eines genetischen Codes organisiert wurden, das heißt lebende Systeme. Hier wiederum lässt sich das Problem von Komplexität nur durch Reduktion lösen. Das heißt, dass die absolute Komplexität der Umwelt zu immer komplexer werdenden lebenden Systemen die Evolution vorantreibt.» (Krieger, 1998: 33).

Hoher Komplexitätsgrad von biologischen Systemen

Die anwachsende Eigenkomplexität eines Systems zielt also immer gegen die Umweltkomplexität, wobei biologische Systeme an ihrer eigenen Organisation orientiert sind. Im Gegensatz zu technischen Systemen werden sie nicht von außen gesteuert, sondern sie operieren von innen heraus mit dem Ziel, ihre Autopoiesis zu erzeugen und aufrechtzuerhalten.

Ökologie als komplexes biologisches System

Der biologische Systembegriff ist insbesondere auch für die Beschreibung und Analyse von ökologischen Systemen fruchtbar gemacht worden. Hier ist vor allem Vester (1989) zu nennen, der von der These ausgeht, dass Ökologie ein komplexes System darstellt, welches sich nicht linear-kausal steuern lässt. Er warnt eindringlich davor, dass Veränderungen einzelner Elemente des ökologischen Systems im Ergebnis zu dem Zusammenbruch des gesamten Systems führen können und formuliert abgeleitet von den Organisationsprinzipien biologischer Systeme acht Grundregeln für das Überleben der Natur:

1. Das Prinzip der negativen Rückkopplung, welches die Selbststeuerung durch den Aufbau von Regelkreisen im Gegensatz zur ungebremsten Selbstverstärkung bedeutet.
2. Das Prinzip der Unabhängigkeit von Wachstum; die Funktion eines Systems ist auch in einer Gleichgewichtsphase gewährleistet, permanentes Wachstum eines Systems ist nicht denkbar.
3. Das Prinzip der Unabhängigkeit vom Produkt; Systeme müssen primär funktionsorientiert arbeiten und nicht produktorientiert.
4. Das Jiu-Jitsu-Prinzip, bei dem es um die Nutzung vorhandener Kräfte nach dem Prinzip der asiatischen Selbstverteidigung geht.
5. Das Prinzip der Mehrfachausnutzung, das für Funktionen, Organisationsstrukturen und Produkte steht. Es werden Synergien und Verbundlösungen hergestellt.
6. Das Prinzip des Recycling; Kreisprozesse zur Abfall- und Wärmeverwertung werden genutzt.
7. Das Prinzip der Symbiose, das heißt Nutzung von Verschiedenartigkeit durch Kopplung und Austausch (bei Monostrukturen ist dies nicht möglich).
8. Das Prinzip des biologischen Designs, welches die Feedbackplanung mit der Umwelt und die Vereinbarkeit mit biologischen Strukturen umfasst. (Vester, 1989: 20f.)

Systemisch-
evolutionäres
Management

Der biologischen Systembegriff ist von organisationssoziologischen und -psychologischen Forschungsansätzen fruchtbar gemacht worden für die Beschreibung und Analyse der Strukturen von Organisationen. Bekannt geworden ist hier vor allem der Ansatz des systemisch evolutionären Managements, wie er zum Beispiel von Königswieser und Lutz (1992) sowie von Malik (1984, 2000) entwickelt wurde. In diesem Ansatz wird insbesondere die Notwendigkeit einer ganzheitlich evolutionären Führung gefordert, die Malik als die Gestaltung und Lenkung ganzer Institutionen in ihrer Umwelt auffasst mit dem Ziel, die Lebensfähigkeit der Organisation zu sichern. (Malik, 1984: 48f.) Der Lernfähigkeit der Organisation kommt hierbei eine besondere Rolle zu, wobei analog zu biologischen Systemen die Wachstumszyklen beziehungsweise -grenzen von Organisationen Berücksichtigung in den Analysen finden.

## 1.6.3
## Der soziale Systembegriff

Die Entfaltung des sozialen Systembegriffs erfolgte in der Soziologie und in den Sozialwissenschaften, wobei hier zwei Ansätze zu unterscheiden sind.

Personenbezogene
Perspektive von
sozialen Systemen

Kommunikations-
perspektive von
sozialen Systemen

Ein erster Ansatz – er entspricht der klassischen systemischen Sichtweise und steht in der Tradition von Bateson (2000) – definiert das soziale System aus einer personenbezogenen Perspektive heraus. Das heißt wenn zum Beispiel eine Gruppe als soziales System untersucht wird, so sind die einzelnen Gruppenmitglieder die Elemente des Systems, die zueinander in Beziehung stehen. Ein zweiter Ansatz definiert das soziale System aus der Kommunikationsperspektive heraus, das heißt der Kommunikationsprozess zwischen Einzelnen wird als Interaktionssystem beschrieben, für das bestimmte Regeln und Normen grundlegend sind. Luhmann ist der wichtigste Vertreter dieses Ansatzes (Luhmann, 1994). Aus systemischer Sicht ist es möglich, Mitarbeiter- resp. Schülergruppen und Organisationssysteme sowohl aus der personenbezogenen Perspektive als auch aus der Kommunikationsperspektive heraus zu betrachten. Daher werden nachfolgend beide Ansätze dargestellt und in Bezug auf ihre Anwendungsmöglichkeiten auf die Entwicklung und Gestaltung von personalen und organisationalen Lernprozesse kritisch reflektiert.

### 1.6.4
## Die Entfaltung des sozialen Systembegriffs aus der personenbezogenen Perspektive

Die Entwicklung des sozialen Systembegriffs aus der individuumsbezogenen Perspektive geht auf Gregory Bateson zurück. Bateson war Anthropologe und betrieb in den 1930er-Jahren Feldforschungen in Neu-Guinea. Er beschäftigte sich dann vor allem mit Fragen der Evolutionstheorie, wobei er in den 1940er-Jahren mit N. Wiener zusammenarbeitete und an den Entwicklungen der Kybernetik und Informationstheorie beteiligt war. Sein Anliegen war es, den technischen Systembegriff beziehungsweise die Idee einer zirkulären Verursachung auf Kommunikation zu übertragen. Die vereinfachte technische Darstellung der Arbeitsweise einer Maschine, die in dem Sinn zirkulär ist, «dass das Schwungrad den Regler antreibt, der die Treibstoffzufuhr verändert, welche den Zylinder versorgt, der seinerseits das Schwungrad antreibt» (Bateson, 2000: 130), findet sich nach Auffassung von Bateson analog in sozialen Systemen. Er beschreibt dies wie folgt:

*Übertragung des technischen Systembegriffs auf Kommunikation*

«Wenn sich unsere Untersuchungen mit den Reaktionen eines Individuums auf die Reaktionen anderer Individuen befassen, so wird offensichtlich, dass sich die Beziehung zwischen zwei Individuen im Laufe der Zeit auch ohne Einflüsse von außen verändert. Dabei müssen wir nicht nur A.s Reaktionen auf B.s Verhalten in Betracht ziehen, sondern darüber hinaus deren Einfluß auf B.s Verhalten und die Wirkung, die dieses wiederum auf A. hat. Es ist ohne weiteres klar, dass viele Beziehungssysteme, die sich entweder aus Individuen oder aus Gruppen zusammensetzen, eine Tendenz zu fortschreitender Veränderung haben. Wenn zum Beispiel das Verhalten des Individuums A in der betreffenden Kultur für dominant gilt und als kulturbedingtes Verhalten von B darauf Unterwerfung erwartet wird, so ist es wahrscheinlich, dass diese Unterwerfung ein weiteres Dominanzverhalten auslöst, das seinerseits weitere Unterwerfung fordert. Wir haben es also mit einer potentiellen Progression zu tun, und wenn nicht andere Faktoren mitspielen und diesem Übermaß an Dominanz und Unterwerfung Grenzen setzen, so muss A unweigerlich immer dominanter und B immer unterwürfiger werden. Diese Progression wird eintreten, gleichgültig ob A und B Einzelindividuen oder Mitglieder komplementärer Gruppen sind.» (Bateson, 1958: 176; zit. n. Watzlawick et al., 1985: 68 f.).

*Systemtheoretische Betrachtung von psychischen Krankheiten*

Die systemtheoretische Herangehensweise an menschliche Kommunikation und an die Störungen in menschlicher Kommunikation weitet Bateson schließlich auf psychische Krankheiten aus. In einem Forschungsprojekt über Schizophrenie stellt er die Annahme von einer schizophrenen Endogenese radikal in Frage, die die Entstehungsgründe auf intrapsychische Störungen zurückführt, wobei den zwischenmenschlichen Beziehungen des Patienten sekundäre Bedeutung beigemessen wird. Bateson und seine Mitarbeiter entwickelten demgegenüber die These, dass bestimmte Beziehungsstrukturen die Verhaltensformen zur Folge haben, die mit der Diagnose Schizophrenie beschrieben werden. Sie beschreiben Paradoxien in menschlicher Kommunikation, für die sie speziell den Begriff «double-bind» prägen und die nach ihrer Auffassung das ungewöhnliche Kommunikationsverhalten von Schizophrenen notwendig machen.

Weiterführung
des Systemmodells
von Bateson

Der systemtheoretische Ansatz von Kommunikation bei Bateson wird von Watzlawick, Jackson und Beavin weitergeführt und systematisiert. Durch deren gemeinsame Veröffentlichung «Menschliche Kommunikation. Formen, Störungen, Paradoxien»(1985) wird der Ansatz von Bateson erst einer größeren Öffentlichkeit bekannt gemacht. Das Systemmodell von Bateson und in der Nachfolge von Watzlawick et al. findet in verschiedenen geisteswissenschaftlichen Disziplinen wie Pädagogik, Psychologie und Familientherapie breite Anwendung. Auch für die Beschreibung und Analyse von Organisationen ist der Systembegriff nutzbar gemacht worden. Hier sind insbesondere die Arbeiten von Selvini Palazzoli und ihren Mitarbeitern zu nennen, die die von ihnen entwickelte Methode zur systemischen Familientherapie auch auf Organisationen anwenden. (Palazoli, 1995) Es geht dabei vor allem um die Frage, wodurch Konflikte (Symptome) aufrecht erhalten werden, um paradoxe Umdeutungen von Konflikten und schließlich um die zu initiierende Veränderungsbereitschaft von Organisationen.

Auf der Basis des Systembegriffs in der Tradition von Bateson bestimmen König und Volmer die Merkmale sozialer Systeme, die – wie Bateson bereits in den 1930er-Jahren herausfand – zirkulär verknüpft sind. (König/Volmer, 1996: 35 ff.) Insgesamt zeichnen sie ein komplexes Bild von sozialen Systemen, welche im Einzelnen folgende Elemente und Ebenen umfasst:

Elemente und Ebenen
sozialer Systeme

■ *Personen als Elemente sozialer Systeme*
Die Elemente eines sozialen Systems sind die Personen, also zum Beispiel die Mitarbeiter eines Teams, einer Arbeitsgruppe, einer Familie. Soziale Systeme bestehen dabei nicht «an sich», sondern die Perspektive des Beobachters bestimmt ein System. Richtet sich diese Perspektive auf den Vorgesetzten und seinen Mitarbeiter, so bilden diese beiden Personen das System, ist der Blick auf die Mitarbeiter einer Abteilung gerichtet, so bildet die Abteilung das System.

■ *Subjektive Deutungen*
Im Gegensatz zu technischen und biologischen Systemen sind die Elemente des sozialen Systems Personen, die die Wirklichkeit subjektiv wahrnehmen und interpretieren und entsprechend handeln. «Wenn der Systemzustand eines sozialen Systems von den Gedanken der einzelnen Personen bestimmt ist, dann bedeutet das, dass in sozialen Systemen Menschen ‹Subjekte› sind, die sich entscheiden können und damit die Entwicklung des Systems beeinflussen». (König/Volmer, 1996: 37).

■ *Regeln sozialer Systeme*
Jedes soziale System ist durch Regeln bestimmt beziehungsweise durch Vorschriften über das, was die einzelnen Mitglieder eines Systems tun dürfen und was nicht. So gibt es zum Beispiel Regeln für das Zusammenleben in der Familie, Regeln für die Zusammenarbeit im Betrieb, Regeln für die Kommunikation in einer Gruppe etc. Die Regeln können schriftlich fixiert sein oder inoffiziell wirken. Auf der Basis von Regeln entstehen gemeinsame Deutungen, die zugleich das Verhalten der Systemmitglieder beeinflussen. Soziale Regeln und die daraus sich bildenden Deutungen können funktional oder auch dysfunktional für die Entwicklung eines Systems sein.

■ *Interaktionsstrukturen in sozialen Systemen*
Die Rückkopplungsprozesse innerhalb sozialer Systeme haben die Form von Interaktionsstrukturen, das heißt immer wiederkehrenden Verhaltensmustern. Watzlawick bezeichnet diesen Prozess in dem 3. Axiom von Kommunikation als

Interpunktion von Ereignisfolgen und demonstriert ihn am vielzitierten Beispiel eines Ehekonfliktes, in dem die Frau nörgelt und der Mann sich zurückzieht und beide ihr Verhalten als Reaktion auf das Verhalten des Anderen begründen.

■ *Systemumwelt*
Das Verhalten eines sozialen Systems ist immer auch beeinflusst durch die Systemumwelt. Diese umfasst einmal die materielle Umwelt, das heißt die Rahmenbedingungen des Systems, zum anderen Personen und soziale Systeme außerhalb des betreffenden Systems und schließlich die Normen, Werte und Regeln, die das soziale System von außen beeinflussen.

■ *Entwicklung sozialer Systeme*
Wie biologische Systeme sind auch soziale Systeme durch dynamische Entwicklungsprozesse charakterisiert. «Personen eines sozialen Systems, ihre subjektiven Deutungen, aber auch die Regeln und Interaktionsstrukturen eines Systems verändern sich im Laufe der Zeit» (König/Volmer, 1996: 41). Dabei kann sich ein soziales System stabilisieren oder es wird irgendwann eine Grenze erreicht, wo das System kippt.

Um die theoretische und praktische Reichweite der Entwicklung des Systembegriffs aus der personenbezogenen Perspektive herauszuarbeiten, soll nun wieder die Anwendung auf das Fallbeispiel erfolgen.

Nach diesem Ansatz bestehen soziale Systeme nicht «an sich», sondern ihre Definition ergibt sich durch die Perspektive des Beobachters. Das geschilderte Problem in unserem Fallbeispiel legt nahe, den OP-Bereich als das soziale System festzulegen. Als *Elemente eines sozialen Systems* gelten *Personen*. In unserem Fallbeispiel sind dann die Elemente des sozialen Systems «OP-Bereich» die dort kooperierenden Mitarbeiter aus dem ärztlichen und dem pflegerischen Bereich. Die Elemente des Systems, also die beteiligten Personen, machen sich ein Bild von der Situation und handeln entsprechend *(subjektive Deutungen)*. Auf das Fallbeispiel bezogen kann angenommen werden, dass sich die Chefärzte ein Bild von ihren Fähigkeiten machen (Expertentum), bestimmte Ziele verfolgen (herausragende Behandlungen) und vor diesem Hintergrund die Fähigkeiten ihrer Kolleginnen geringer als die eigenen einschätzen und die der Mitarbeiterinnen aus der Pflege als nachgeordnete Leistung auffassen. Die Kolleginnen aus dem Pflegebereich deuten das Verhalten der Chefärzte als arrogant und kooperationsunwillig und sehen sich selbst als die Initiatorinnen für die Prozessoptimierung mit dem Ziel der Patientenzufriedenheit. Aus Sicht der Mitarbeiterinnen auf den Stationen sind jedoch nicht nur die Ärzte die Problemverursacher, sondern auch der Prozessmanager ist ihrer Einschätzung nach nicht kompetent. Vor dem Hintergrund der verschiedenen Deutungen und Sichtweisen der Situation handeln nun die Systemmitglieder mit dem vorläufigen Ergebnis, dass die geplanten Veränderungen nicht greifen

*Regeln des sozialen Systems*

können. Das Verhalten wird weiterhin durch die *Regeln des sozialen Systems* beeinflusst. Eine «ungeschriebene» Regel in Krankenhäusern lautet immer noch: «Ärztliche Tätigkeit ist wichtiger als pflegerische Tätigkeit» und eine andere «Chefärzte bestimmen ihren Handlungsspielraum selbst». Die Wirkung solcher Regeln, wie sie hier auch für das Fallbeispiel angenommen werden, erstreckt sich umfassend auf die Kommunikations- und Kooperationsprozesse zwischen den Mitarbeitern des Pflegedienstes und des ärztlichen Dienst und festigt und fördert

*Zirkuläre Interaktionsstrukturen*

die wechselseitige Abschottung der Bereiche. Schuldzuschreibungen und Stigmatisierungen, die damit verbunden sind, lassen *zirkuläre Interaktionsstrukturen*

Systemumwelt

entstehen: «Weil die Chefärzte so egoistisch und kooperationsunfägig sind, sind wir nicht mehr zur Zusammenarbeit bereit!» Schließlich wirkt auf das Verhalten des sozialen Systems «OP-Bereich» die *Systemumwelt* ein. In dem Fallbeispiel sind hier konkret die Krankenhausleitung und die externen Berater aufgeführt. Die Einführung von UQM lässt weiterhin darauf schließen, dass auf Sozialsysteme außerhalb des Systems reagiert wird, wie zum Beispiel die externen Kunden (Patienten), die gesetzlichen Forderungen nach Qualitätssicherung, die Marktsituation etc. Die geschilderte Situation in dem Fallbeispiel zeigt dabei, dass die angestrebten Veränderungen top down initiiert worden sind und mit Hilfe von externen Beratern die Partizipation der Mitarbeiter aus den verschiedenen Bereichen erreicht werden soll. Nach anfänglichen Erfolgen ist dabei das «alte» Problem neu wieder aufgetaucht. Um die Veränderungen beziehungsweise die Entwicklung des sozialen Systems positiv zu beeinflussen, würden nach diesem Ansatz nun zentrale Interventionen in Bezug auf allen sechs Ebenen erfolgen. Angefangen von Überlegungen zu den konkreten Personen – Neubesetzung des Teams, Neubesetzung der Position des OP-Managers –, über die Bewusstmachung von mentalen Modellen und Wirksamkeit ungeschriebener wie geschriebener Regeln und daraus folgender Veränderungen von Interaktionsstrukturen, bis hin zur Problematisierung von Zuständigkeiten von Entscheidungen, die Veränderungen von Systemgrenzen zur Folge haben könnten, wäre ein komplexer Problemlöseprozess in Gang zu setzen (s. **Abb. I 1-4**).

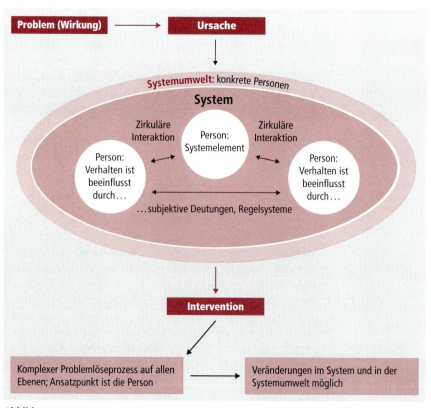

**Abbildung I 1-4:** Die personenbezogene Perspektive des sozialen Systembegriffs

Zentraler Ansatzpunkt für alle Interventionen ist dabei die Person beziehungsweise die Personen, die Mitglieder in dem sozialen System sind. Mit dieser vorrangig personenbezogenen Perspektive kann allerdings die eigendynamische Entwicklung des sozialen Systems, die ebenfalls von großer Bedeutung ist, nicht erfasst werden. Gegenüber der Annahme, dass die Abläufe eines sozialen Systems von den Gedanken einzelner Personen bestimmt wird und die subjektiven Entscheidungen und Handlungen die Entwicklung des Systems beeinflussen, rückt der systemtheoretische Ansatz, der das System als Hauptakteur begreift, Personen unabhängige Systemsteuerungen in den Mittelpunkt der Betrachtung. Luhmann ist der Begründer dieses Ansatzes. Im Folgenden werden einige seiner wichtigsten Überlegungen dargestellt und diskutiert.

### 1.6.5
## Der Entfaltung des sozialen Systembegriff aus der Kommunikationsperspektive

Nach Luhmann (1994) entstehen soziale Systeme durch die grundlegende Unterscheidung von System und Umwelt, wobei die Unterscheidung immer von einem Beobachter getroffen wird, der wiederum auch als System zu begreifen ist. Die Abgrenzungsleistung des sozialen Systems zur Umwelt erfolgt dabei über die Auswahl bestimmter Unterscheidungskriterien. Die hier zugrunde liegenden Fragen nach der Identität und Zugehörigkeit stehen in unmittelbarem Zusammenhang mit Fragen nach dem Sinn. Luhmann geht davon aus, dass jedes soziale System eine spezifische Sinnstruktur aufweist, die es von anderen Systemen beziehungsweise von seiner Umwelt unterscheidbar macht. Die Beobachterperspektive eines Systems auf sich selbst wie auf andere ist auf das Erkennen von Unterschieden gerichtet, womit der Unterschied von Sinn des einen Systems gegenüber dem Sinn anderer Systeme deutlich wird. Die systemkonstituierende Differenz setzt sich nun in dem sozialen System selber fort und entwickelt dadurch Komplexität. Es entstehen Subsysteme, wobei für jedes einzelne Subsystem die anderen Subsysteme des sozialen Systems Umwelt bilden. Die Ausdifferenzierung des Systems führt zu einer weiteren Unterscheidung von Unterschieden; in diesem Prozess haben die Subsysteme der Innenwelt unterschiedliche Perspektiven auf die Restwelt.

*Spezifische Sinnstruktur von sozialen Systemen*

Nach Luhmann bestehen nun soziale Systeme nicht aus Personen, sondern aus Interaktionen beziehungsweise Kommunikationen. Personen beziehungsweise Menschen, die Luhmann als psychische Systeme bezeichnet, sind Umwelt für soziale Systeme und umgekehrt. Sie konstituieren ein soziales System, aber sie sind nicht Bestandteil beziehungsweise Element des Systems, sondern sie sind autonom. Diese zentrale These entwickelt Luhmann im Zusammenhang mit seiner Theorie autopoietischer Systeme. In seinem Hauptwerk «Soziale Systeme» überträgt er den durch Maturana und Varela angeregten Paradigmenwechsel für die Systemtheorie auf den Untersuchungsgegenstand der Soziologie, auf das Soziale. Dabei knüpft er insbesondere an das Autopoiesis-Konzept der beiden Autoren an. Während der Autopoiesis-Begriff dort ausschließlich mit dem Lebendigen verknüpft wird, nimmt Luhmann eine Generalisierung vor und überträgt den Begriff nun auf psychische und soziale Systeme, die auf eine je eigene Weise ihre Selbsterzeugung und ihre Selbsterhaltung zustande bringen. Um diese Aussage zu verdeutlichen,

*Soziale Systeme bestehen aus Interaktionen*

*Übertragung des Autopoiesis-Begriffs auf psychische und soziale Systeme*

soll zunächst die Übertragung des Autopoiesis-Begriffs von lebenden Systemen auf psychische Systeme nachvollzogen werden.

Nach Luhmann ist der Mensch kein System, sondern er besteht aus einer Vielzahl von eigenständigen Systemen wie etwa dem organischen System, dem neurophysiologischen System, dem Immunsystem und dem psychische System, die wiederum aus verschiedenen Subsystemen bestehen. Wenn im vorliegenden Text von Mensch oder Person gesprochen wird, so ist damit immer die Vielzahl an eigenständigen Systemen am Menschen gemeint. Das psychische System entwirft nun nach Luhmann mittels des Subsystems Selbstbeobachtung ein Bild von sich und der eigenen Beziehung zur Umwelt. Ein psychisches System ist also dadurch charakterisiert, dass eine Person einen bewussten Selbstbezug und eine Beziehung zur Umwelt ausgebildet hat. Da die Selbstbeobachtung Bewusstheit schafft, können psychische Systeme auch als Bewusstseinssysteme bezeichnet werden. Die spezifischen Elemente von Bewusstseinssystemen sind nach Luhmann Gedanken, Ideen und Vorstellungen. Da Gedanken und Vorstellungen kurzlebig sind, hat das System mit einem fortdauernden Zerfall der Elemente zu tun, die es immer wieder neu erzeugen muss. Die Autopoiesis des psychischen Systems liegt also in der immerwährenden Hervorbringung neuer Gedanken, Ideen und Vorstellungen begründet.

**Psychische Systeme als Bewusstseinssysteme**

«(Es, d. Verf.) […] kann kein Zweifel bestehen, dass psychische Systeme autopoietische Systeme sind – und zwar nicht auf der Basis von Leben, sondern auf der Basis von Bewusstsein. Sie verwenden Bewusstsein nur im Kontext ihrer eigenen Operationen, während alle Umweltkontakte (einschließlich der Kontakte mit dem eigenen Körper) durch das Nervensystem vermittelt werden müssen. […] Wie immer man die Elementareinheiten des Bewusstseins bezeichnen will (wir lassen die Unterscheidung von Ideen und Empfindungen beiseite und sprechen von Vorstellungen), kann nur das Arrangement dieser Elemente neue Elemente produzieren. Vorstellungen sind nötig, um zu Vorstellungen zu kommen.» (Luhmann, 1994: 355 f.).

Zur Systembildung tragen sowohl das System als auch die Umwelt ihren Teil bei. Für das psychische System bedeutet das nach Luhmann, dass kein Gedanke gefasst werden kann ohne Umweltkontakt. Zur Umwelt des psychischen Systems gehören sowohl die den Menschen umgebende materielle Umwelt wie auch der Körper und das Gehirn. Bei der Erzeugung von Gedanken spielt das Gehirn eine besondere Rolle, da das Bewusstsein auf bestimmt Gehirntätigkeiten angewiesen ist. Gehirn und Bewusstsein operieren völlig überschneidungsfrei, sie sind aber strukturell aneinander gekoppelt und insofern sind sie nicht autark, obgleich sie für einander Umwelt bleiben und darin wiederum autonom sind.

**Psychisches System und seine Umwelt**

Obwohl Luhmanns Konzept des psychischen Systems viele Parallelitäten mit der neuzeitlichen Bewusstseinsphilosophie aufweist, lassen sich im Hinblick auf die Kernthese doch wesentliche Unterschiede feststellen. Gilt in den Bewusstseinstheorien das Subjekt (im Sinne von Bewusstsein) als konstitutiv für soziales Geschehen, nimmt hier Luhmann eine deutlich andere Position ein. Indem er den Autopoiesis-Begriff auch auf soziale Phänomene beziehungsweise soziale Systeme überträgt, geht er davon aus, dass psychische Systeme und soziale Systeme generell füreinander unzugänglich sind.

**Psychische Systeme und soziale Systeme sind füreinander unzugänglich**

Wie nun erfolgt bei Luhmann genau die Übertragung des Autopoiesis-Begriffes auf soziale Systeme?

Da das soziale System sich gegenüber seiner Umwelt abgrenzt, stellt es zugleich ein geschlossenes System dar. Ein geschlossenes System bezieht sich in seinen

Operationen nur auf sich selbst, das heißt die Dynamik des Systems ist auf sich selbst gerichtet, schließt an sich selbst an und wird mithin als selbstreferenziell bezeichnet. Selbstreferenzialität bedeutet immer zugleich auch Anschlussfähigkeit im Sinne von weiterer Ausdifferenzierung neuer Komponenten und Beziehungen, sie erschöpft sich nicht in einer einfachen zirkulären Bewegung, in der der Ausgangspunkt immer wieder derselbe ist. Neben den Organisationsprinzipien der operationalen Geschlossenheit und der Selbstreferenzialität ist das soziale System durch das Prinzip der Selbsterzeugung und der Selbsterhaltung charakterisiert, wobei die Elemente des sozialen Systems beziehungsweise die elementarste Operation nach Luhmann Kommunikationen sind. Er vertritt die Auffassung, dass Kommunikationen nicht das Ergebnis menschlichen Handelns sein können, da die operationale Geschlossenheit neuronaler, organischer und psychischer Systeme einen Kontakt unter zwei Menschen unmöglich macht. Vielmehr sind Kommunikationen das Resultat eines sozialen Systems, welches sich dadurch selbst erzeugt und selbst erhält, indem sich fortlaufend Kommunikation an Kommunikation in einem rekursiven Prozess anschließt.

Organisationsprinzipien von sozialen Systemen

Natürlich stellt Luhmann nicht in Frage, dass soziale Systeme unabhängig von Menschen operieren. Vielmehr sind bei der Konstitution eines sozialen Systems mindestens zwei organische, neuronale und psychische Systeme vorausgesetzt, sie sind also existenzbedingend. Gleichzeitig bleiben aber das soziale System sowie das organische, das neuronale und das psychische Systeme füreinander Umwelt. Psychische Systeme nehmen dabei nach Luhmann insofern eine Sonderstellung ein, als nur sie über die Möglichkeit verfügen, Kommunikation zu irritieren oder zu reizen, ohne sie allerdings kausal beeinflussen zu können. «Kommunikation wird nicht so zustande gebracht, daß erst das Subjekt den Entschluss faßt, zu kommunizieren, dann diesen Entschluß ausführt und schließlich, als weiterer Effekt dieser Kausalkette, jemand hört oder liest, was gesagt oder geschrieben worden ist». (Luhmann, 1994: 59). Kommunikation ist weder Resultat von individuellem Bewusstsein, noch von kollektivem Bewusstsein, sondern sie ist eine eigenständige emergente Ordnung.

Konzept der Interpenetration

Die Frage, wie sich das spezifische Verhältnis zwischen psychischem System und sozialem System darstellt, beantwortet Luhmann mit dem Konzept der Interpenetration.

> «Von Interpenetration wollen wir sprechen, wenn ein System die eigene Komplexität (und damit: Unbestimmtheit, Kontingenz und Selektionszwang) zum Aufbau eines anderen Systems zur Verfügung stellt. [...] Interpenetration liegt entsprechend dann vor, wenn dieser Sachverhalt wechselseitig gegeben ist, wenn also beide Systeme sich wechselseitig dadurch ermöglichen, dass sie in das jeweils andere ihre vorkonstituierte Eigenkomplexität einbringen.» (Luhmann, 1994: 290).

Durch die Interpenetration ermöglichen sich also das psychische System und das soziale System gegenseitig, aber sie bleiben dennoch beide füreinander Umwelt und realisieren getrennt ihren Prozess der Selbsterzeugung und Selbsterhaltung. Dieser basiert bei dem sozialen System auf der Selbstreferenzialität von Kommunikation und bei dem psychischen System auf Bewusstsein. Entsprechend erfolgt die Handlung, die in beiden Systemen eine entscheidende Rolle spielt und durch die die Systeme letztendlich zusammengeführt werden, auf einer anderen Grundlage. Im sozialen System ist die Handlung auf den Kommunikationsaspekt ausgerichtet, im psychischen System auf den Aspekt des Erkennens im Sinne des bewussten Wahrnehmens, Denkens und Fühlens.

Diese in der Sprache der Systemtheorie sehr abstrakt klingenden Beschreibungen verdeutlichen Kneer und Nassehi an ganz alltäglichen Beobachtungen:

> «Wer hat nicht schon die Erfahrung gemacht, dass das Gespräch, an dem man sich beteiligt, und das jeweils eigene Denken sehr unterschiedliche Wege gehen können. So kann mein Bewusstsein während einer Kommunikation, etwa während einer Seminardiskussion, gedanklich abschweifen: Die Kommunikation kommuniziert über Max Webers Herrschaftssoziologie – und ich denke darüber nach, warum der Professor immer bunte Krawatten trägt. Während des Seminargesprächs kann ich dösen, ich kann kurze Zeit an nichts oder an das nächste Auswärtsspiel von Borussia Dortmund denken. Und im nächsten Moment kann ich mich dann wieder auf die Kommunikation konzentrieren, ich kann den Diskussionsverlauf zu beeinflussen, zu stören, zu reizen, zu irritieren versuchen – und mein Denken wird dabei immer wieder selbst darüber irritiert, in welche Richtung das Kommunikationsgeschehen verläuft. Die Kommunikation erzeugt von Moment zu Moment eine neue Anschlusskommunikation, und die an Kommunikation teilnehmenden Bewusstseinssysteme erzeugen von Moment zu Moment jeweils eigene Nachfolgegedanken, ohne dass die unterschiedlichen Netzwerke parallel verlaufen oder sich überlappen.» (Kneer/Nassehi, 1997: 72).

*Kommunikation und Bewusstsein operieren unabhängig voneinander*

Kommunikation und Bewusstsein operieren also vollständig unabhängig voneinander, was zugleich bedeutet, dass es unmöglich ist, mittels Kommunikation die Gedanken des Gegenüber zu erfahren. Die psychischen Systeme bleiben nach Luhmann füreinander black boxes.

Die Generalisierung des Autopoiesis-Konzeptes bei Luhmann behauptet keine Identität zwischen den verschiedenen lebenden, neuronalen, psychischen und sozialen Systemen, sondern betont deren Differenz. Sie bilden unterschiedliche emergente Ordnungen und bleiben füreinander Umwelt. Bei der Grenzbildung zwischen System und Umwelt spielen – allerdings ausschließlich für psychische und soziale Systeme – Kriterien eine Rolle, die im Zusammenhang mit der Identität des Systems stehen und Fragen nach dem «wer sind wir», «wer bin ich» und «was gehört zu uns/mir» umfassen. Die Unterscheidungskriterien sind also gebunden an eine spezifische Sinnstruktur, die ein System ausbildet.

*Betonung der Differenzen zwischen den verschiedenen Systemen*

> «Sinn überhaupt und Sinngrenzen insbesondere garantieren […] den unaufhebbaren Zusammenhang von System und Umwelt, und dies in der für Sinn eigentümlichen Form: durch redundantes Verweisen. Kein Sinnsystem kann sich in der Umwelt oder in sich selbst endgültig verlieren, da immer Sinnesimplikate mitgegeben sind, die über die Grenze zurückverweisen.» (Luhmann, 1994: 97).

Sinn entsteht nach Luhmann durch die Differenz von Aktualität und Möglichkeit. Das Aktuelle steht jeweils im Mittelpunkt des Interesses und enthält mehrere Anknüpfungsmöglichkeiten. Da das Aktuelle rasch verfällt, muss aus diesen Anknüpfungsmöglichkeiten eine Auswahl getroffen werden, die sich dann wieder aktualisiert. Nicht gewählte Möglichkeiten bleiben bestehen und können später aktualisiert werden. In diesem Prozess der Auswahl von Möglichkeiten wird Komplexität reduziert und zugleich erhalten. Dies gilt für psychische und soziale Systeme gleichermaßen, da sie beide sinnhaft konstituierte Systeme sind. Die Prozessierungsform von Sinn in psychischen Systemen erfolgt durch Gedanken und Vorstellungen, die in sozialen Systemen durch sprachlich-symbolisch vermittelte Kommunikationen. Im Hinblick auf soziale Systeme differenziert Luhmann im Weiteren die Sinnstruktur nach der Sach-, Zeit- und Sozialdimension. (Luhmann, 1994: 113) Unter Sachdimension ist die Differenzierung von Kommunikationsthemen zu verstehen, die Zeitdimension konstituiert ein «Vorher» und ein «Nachher» und die Sozialdimension unterscheidet zwischen «Ego» und «Alter Ego» im Sinne einer Berücksichtigung unterschiedlicher Perspektiven im Kommunikationsverlauf beziehungsweise der Erfahrung von Dissens und Konsens.

Sinn als Ordnungsprinzip sozialer Systeme

Für Krieger, der – wie bereits erwähnt – die These von einem ansteigenden Niveau des Ordnungsprinzips von Systemen aufstellt, stellt Sinn das zentrale Ordnungsprinzip beziehungsweise den zentralen Code für soziale Systeme dar, mit deren Entstehung zugleich ein zweiter Transformationsprozess eingeleitet worden ist.

> «Wie das Modell der Maschine (technisches System, d. Verf.) durch das Modell des Organismus (biologisches System, d. Verf.) ersetzt werden musste, so muss an einer gewissen Stufe von Systemkomplexität das Modell des Organismus durch ein neues Modell ersetzt werden, um die wachsende Komplexität des Systems adäquat modellieren zu können. Es geschieht nochmals ein evolutionärer Sprung, das heißt die Emergenz oder Selbstorganisation eines höheren Prinzips von Systemorganisation.» (Krieger, 1998: 43).

Der genetische Code als zentrales Organisationsprinzip des biologischen Systems, der den auf Information basierenden Code des technischen Systems abgelöst hat, wird jetzt ersetzt durch einen semiotischen Code beziehungsweise durch Sinn als Ordnungsprinzip von sozialen Systemen.

Systeme sind grundsätzlich beobachtende Systeme

Soziale Systeme sind ebenso wie biologische Systeme beobachtende Systeme. Luhmann entwickelt eine allgemeine Theorie der Beobachtung, die alle Systemarten gleichermaßen berücksichtigt. Die Operation Beobachtung besteht seiner Auffassung nach grundsätzlich aus den beiden Momenten der Unterscheidung und der Bezeichnung. Beobachtung ist somit immer an Differenzwahrnehmung gebunden, wobei zwar beide Seiten einer Unterscheidung beziehungsweise Differenzierung gleichzeitig gegeben sind, aber nicht gleichzeitig bezeichnet werden können. Mit einem derart generalisierten Beobachterbegriff ist es möglich, alle Systeme, auch allopoietische Systeme, als beobachtende Systeme zu konzipieren. (Ein Thermostat beobachtet zum Beispiel die Heizung). Obgleich die verschiedenen Systeme ihre Umwelt beobachten, besteht kein unmittelbarer Kontakt zu ihr, vielmehr ist eine Beobachtung immer eine systeminterne Operation. Eine Beobachtung ist dabei immer an die gewählte Entscheidung gebunden, das heißt sie kann nur das sehen, was sie unterschieden hat und sie ist nicht in der Lage, beide Seiten der Beobachtung gleichzeitig zu sehen. Dies heißt auch, dass keine Beobachtung im Zustand der Beobachtung sich selbst beobachten kann. Grundsätzlich entsteht mit der Unterscheidung ein blinder Fleck, der erst mittels einer zweiten Beobachtung, die eine andere Unterscheidung vornimmt, gesehen werden kann. Luhmann nennt diese Beobachtung *Beobachtung zweiter Ordnung,* der er allerdings keine privilegierte Position zuspricht. Vielmehr ist jede Beobachtung eine Konstruktion, die auf die gewählte Unterscheidung zurückgeht. Die Vielfalt von Unterscheidungsmöglichkeiten verweist auf die Vielfalt von Konstrukten. Die Konsequenz aus dieser allgemeinen Theorie der Beobachtung lautet, dass der Anspruch auf eine absolut richtige Sicht der Dinge beziehungsweise auf objektive Wahrheit daher nicht aufrechterhalten werden kann.

Zentrale Annahmen und Begriffe des sozialen Systembegriffs

Bevor wir nun die Praxisrelevanz dieses Ansatzes im Hinblick auf die Gestaltung von personalen und organisationalen Lernprozessen im Pflegebereich diskutieren, sollen noch einmal kurz die zentrale Annahmen und Begriffe zusammenfassend herausgearbeitet werden:

■ Systemkonstitutiv ist die durch eine Beobachtung getroffene Unterscheidung von System und Umwelt.

■ Die Elemente beziehungsweise die kleinste operationale Einheit von sozialen Systemen sind nicht Personen, sondern Kommunikationen in ihren verschiedensten Formen (Sprache, Regeln, Rituale, Erwartungen, Verträge, Normen, Pläne etc.).

■ Die Unterscheidung von System und Umwelt hat die Auflösung des Kompaktbegriffes «Mensch» in mehrere biologische Systeme (Zelle, Gehirn etc.) und das psychische System zur Folge.

■ Personen beziehungsweise psychische Systeme sind ebenso wie soziale Systeme operational geschlossen. Die Autopoiesis von psychischen Systemen begründet sich in der ständigen Hervorbringung von Gedanken und Vorstellungen, die von sozialen Systemen in einem fortlaufenden Anschluss von Kommunikation an Kommunikation in einem rekursiven Prozess.

■ Personen und soziale Systeme bilden füreinander Umwelt und sind in je spezifischer Weise autonom. Gleichzeitig sind Personen jedoch existenzbedingend für soziale Systeme, es besteht also eine strukturelle Kopplung beider Systeme aneinander.

■ Das zentrale Ordnungsprinzip von Systemen bildet Sinn. Durch Sinn entsteht die Grenze vom System zur Umwelt, das eine System wird von dem anderen System unterscheidbar. Die Prozessierungsform von Sinn in sozialen Systemen erfolgt über Kommunikationen, in psychischen Systemen über Gedanken und Vorstellungen.

■ Die systemkonstituierende Wirkung von Sinn als Unterscheidungskriterium zwischen System und Umwelt differenziert sich systemintern immer weiter fort und erwirkt auf diese Weise Komplexität. Zahlreiche Subsysteme entstehen, die sowohl intern wie extern nur an die Umweltereignisse anschließen, die mit der eigenen Sinnstruktur übereinstimmen.

■ Komplexität innerhalb eines Systems erfordert Selektion. Dadurch entstehen nicht genutzte Möglichkeiten und Handlungsalternativen, die als Kontingenz bezeichnet werden.

Praxistransfer für den sozialen Systembegriff

Der Praxistransfer des sozialen Systembegriffs auf Arbeitsfelder von Pädagogen, Beratern, Trainern und Führungskräften beziehungsweise Managern zeigt, dass bislang überwiegend auf den Ansatz zurückgegriffen wird, der die Person als kleinstes Element eines sozialen Systems auffasst. Das Unbehagen und die Kritik an dem Ansatz von Luhmann formulieren zum Beispiel König und Vollmer in die Richtung, dass «seine Theorie sozialer Systeme eine soziologische Perspektive bietet, bei der der handelnde Mensch als Subjekt nicht in den Blick kommt. Beratung aber muss zwangsläufig zunächst einmal auf die Personen des sozialen Systems ausgerichtet sein. Und das erfordert eine andere systemtheoretische Grundlegung». (König/Volmer, 1996: 31) Dem Vorwurf der «Entmenschlichung» oder gar Menschenfeindlichkeit hält Wilke entgegen, dass «die Herausverlagerung des Menschen aus dem sozialen System in die Umwelt des Systems (in der Form des «personalen Systems») [...] die Bedeutung des Menschen (nicht verringert, d. Verf.), sondern verstärkt und unterstreicht». (Wilke, 1994: 157) Durch diese Herausverlagerung wird die Autonomie und Eigenständigkeit von Personen betont und es wird sehr viel genauer möglich zu bestimmen, welchen Anteil Personen an der Wirklichkeitskonstruktion von Organisationen haben und welche

Berücksichtigung der
Ebenen individueller
und organisationaler
Lernprozesse

Dynamik die Kommunikationen in Organisationen erzeugen. Die Differenzierung, die so möglich wird, impliziert zugleich eine begriffliche Klärung im Sinne einer Trennschärfe zwischen den Ebenen der individuellen Lernprozesse und organisationalen Lernprozesse, über die Veränderungen in Gang gesetzt werden können. Luhmann liefert hierfür mit seinem theoretischen Ansatz geeignete Grundlagen. Da seine Überlegungen aber primär auf Makrosysteme abheben und kaum auf alltagspraktische Interventionen übertragen werden können, ist es notwendig, weiterführende Überlegungen einzubeziehen, die beide Ebenen integrieren. Mit Hilfe eines solchen integrativen Gesamtkonzeptes, das den Ansatz von Luhman für konkrete Interventionen in sozialen Systemen furchtbar macht, soll abschließend dann noch einmal auf das Fallbeispiel Bezug genommen werden.

Die Veränderung von sozialen Systemen – hier speziell von Organisationen – erfolgt durch die Veränderung der in ihr geltenden Regelsysteme und nicht über die Veränderung von Personen. Diese Annahme wird durch alltägliche Beobachtungen darüber bestätigt, dass die persönlichen Qualifikationen, Eigenarten, Vorstellungen etc. der in einer Organisation arbeitenden Menschen sich nur sehr marginal auf die jeweilige Organisationswirklichkeit auswirken. So hat sich zum Beispiel die Organisation Krankenhaus seit Jahrzehnten kaum verändert, obgleich über die Zeit immer neue Generationen von Ärzten und Pflegekräften mit neuen Ideen und Vorstellungen dort gearbeitet haben. Die Veränderung von Regeln bezieht sich zentral auf die Regeln für die Herbeiführung und das Verstehen von Entscheidungen, die auf die Bestandssicherung der Organisation bezogen sind. Systemspezifische Entscheidungsprämissen strukturieren dabei das Handeln von Personen in Organisationen vor, sie existieren als Kommunikationsmuster unabhängig von den Personen. Gleichzeitig kommt jedoch den Personen eine zentrale Bedeutung zu, da sie an Entscheidungen beteiligt sind.

Das Konzept der
Mitgliedschaft

Die Verbindung zwischen den verschiedenen Ebenen «Person» (psychisches System) und «Kommunikation» (soziales System beziehungsweise Organisation) stellt Ludewig mit seinem Konzept der Mitgliedschaft her (Ludewig, 1992: 110ff.). Den Begriff «Mitglied» verwendet er dabei nicht synonym für «Mensch», sondern er stellt eine Einheit dar, genauer: eine kommunikative Einheit, die nur im Zusammenhang mit einem sozialen System existiert. Die Mitgliedschaft in einer Organisation ist eng mit spezifischen Rollenerwartungen beziehungsweise Rollendefinitionen verknüpft. Wilke weist darauf hin, dass die Soziologie lange vor der Systemtheorie mit ihrer Rollentheorie ein Konzept entwickelt hatte, welches eine Differenzierung zwischen Organisation und Person vornimmt. Dort werden Rollen verstanden «als Bündel von aufeinander bezogenen Erwartungen, als System von Regeln, welche ein bestimmtes ‹Spiel› und innerhalb dieses Spiels bestimmte arbeitsteilige Aufgabenbündel konfigurieren. In Erwartungen wie in Regeln verschränken sich der Informationsaspekt und der Aufforderungsaspekt von Kommunikation, so dass Erwartungen immer zugleich über sich informieren und auch den Adressaten auffordern, den Erwartungen zu entsprechen […]». (Wilke, 1994: 151). Rollen können prinzipiell von unterschiedlichen Personen besetzt werden, da die Regelsysteme von Organisationen mittels schriftlicher Anweisungen, Stellenbeschreibungen, Organisationsplänen etc. die Handlungen sehr stark determinieren.

Wechselwirkung zwischen
ʒanisatorischen Rollenträgern
und Regelsystemen

In den einmal etablierten Regelsystemen und Rollendefinitionen verselbständigen sich Organisationen schließlich und konstruieren damit ihre eigene Wirklichkeit. Oder anders ausgedrückt: es sind nicht die Organisationsmitglieder, die

die Organisation gestalten und lenken, sondern die Organisation bedient sich der Organisationsmitglieder, um ihr Regelsystem zu reproduzieren. Das bedeutet jedoch nicht, dass die Handlungen der Organisationsmitglieder gänzlich in den Handlungen des Systems aufgehen. Da psychische Systeme operational geschlossen sind, ist es vielmehr so, dass die Organisationsmitglieder ebenso Anteile an der Konstruktion der Wirklichkeit von Organisationen haben. Die Informationen über (Rollen)Erwartungen in Form von Regelsystemen werden von ihnen strukturdeterminiert wahrgenommen und verarbeitet, das heißt sinngebunden subjektiv gedeutet. Das daraus folgende spezifische (Rollen)Verhalten wirkt wiederum auf das soziale System zurück, so dass der gesamte Prozess zirkulär erfolgt. Wirklichkeiten werden auf diese Weise verändert beziehungsweise neu geschaffen, wobei die Veränderungspotentiale von den Organisationsmitgliedern proportional zu der Vielfalt von Rollenübernahmen in einer Organisation anwachsen.

*Veränderung von Regelsystemen und Humanressourcen*

Mit Blick auf die vielfältigen und rasch wechselnden Managementmethoden und -konzepte, die aus dem Industriebereich kommend zunehmend auch für den Gesundheitsbereich propagiert werden, kann zusammenfassend gesagt werden, dass weder durch eine einseitige Maximierung von Strukturen beziehungsweise durch die Veränderung handlungsleitender Regelsysteme erfolgreich ein Wandel gestaltet werden kann, noch durch eine ausschließliche Konzentration auf die Entwicklung der Humanressourcen einer Organisation. Notwendig ist vielmehr eine konsequente Differenzierung zwischen Organisation und Organisationsmitglied, um damit auch zu einer Differenzierung von Interventionen auf beiden Ebenen unter Berücksichtigung ihrer spezifischen Wechselwirkungen kommen zu können.

Es soll nun abschließend noch einmal auf das Fallbeispiel Bezug genommen werden, um die wichtige Differenz von Organisation und Organisationsmitglied sowie die von System und Umwelt ansatzweise an einer praktischen Problemstellung zu verdeutlichen.

Der Konflikt, der beschrieben wird, findet im OP-Bereich statt, er kann als das zu untersuchende System definiert werden. Die Etablierung von Strukturen und Regeln in dem OP-Bereich können allerdings ohne die Berücksichtigung der Entscheidungsprämissen des Krankenhauses in seiner Gesamtheit nicht vollständig erschlossen werden. Das legt die Schlussfolgerung nahe, den OP-Bereich als Subsystem der Organisation Krankenhaus aufzufassen. Auf der Ebene der Analyse von Regelsystemen wird es dann möglich, die Auswirkungen der übergeordneten Regeln auf die spezifisch geltenden Routinen, Erwartungen und Entscheidungen im OP-Bereich in den Blick zu bekommen. Hier würden zum Beispiel die generell nicht harmonisierten Arbeitsabläufe des ärztlichen und des pflegerischen Dienstes thematisiert werden, die aufgrund der Dominanz, die der ärztlichen Tätigkeit zugeschrieben wird, nicht nur einen strukturellen Konflikt unter den Dienstgruppen bewirken beziehungsweise die Abschottung der Bereiche voneinander, sondern auch ein konsequent patientenorientiertes Prozessmanagement verhindern, wie es von der Krankenhausleitung mit der Einführung von UQM verfolgt wird. Die Konstituierung und Etablierung der spezifischen Regeln, durch die eine Gründung von «Fürstentümern» der Chefärzte ermöglicht wurde, erfolgte in Krankenhäusern auf der Grundlage des lange geltenden Selbstkostendeckungsprinzips, mit dem die Kalkulation allgemeiner Pflegesätze auf der Basis der gesamten Krankenhaus individuellen Betriebskosten verbunden war. Mit der Einführung des Gesundheitsstrukturgesetz ist eine Abkehr des Selbstkostendeckungsprinzips hin zu betriebswirtschaftlicher Rentabilität erfolgt, das heißt Krankenhäuser sind damit Organisationseinheiten der Ökonomie geworden und müssen sich nun überwiegend den Gesetzen der freien Marktwirtschaft anpassen. Die veränderten Umweltanforderungen stoßen systemintern aufgrund der etablierten Routinen in Form von spezifischen Handlungsmustern, Formen der Arbeitsteilung, Anweisungen etc. auf Widerstand, das heißt sie sind intern nicht anschlussfähig. Um die Anforderungen bewältigen zu können, müssen die Regelsysteme neu konstruiert und etabliert werden. Notwendig ist die Schaffung von Strukturen, die im Sinne einer «schlanken Organisation» die Delegation von Verantwortlichkeiten und interdisziplinäre Kooperationen ermöglichen, wobei die sich dann verändernden Regeln nicht nur intern verankert werden müssen, sondern auch im Umgang mit externen Kunden zu praktizieren sind.

Eine solche Revision der Regeln des Systems bewegt sich auf der Ebene von organisationalen Lernprozessen. Diese Lernprozesse müssen begleitet werden von Lernprozessen der Mitarbeiterinnen in dem Krankenhaus, die diese Regeln umsetzen und handhaben. In dem geschilderten interdisziplinären wie auch monodisziplinären Konflikt werden die Mängel und Probleme personalisiert. Aufgrund angenommener monokausaler Ursache-Wirkungszusammenhänge rückt die Suche nach schuldigen Personen in den Vordergrund, wobei die Schuldzuweisungen wechselseitig erfolgen. An dieser Stelle sind Interventionen von Nöten, die den Organisationsmitgliedern den Vernetzungsgrad der vorliegenden Problematik erkennen helfen im Sinne einer Erfassung der Bedeutung neuer externer Systemanforderungen für die eigenen, subjektiven Wirklichkeitskonstruktionen. Ziel dabei ist, die «Anschlussfähigkeit» von neuem Wissen und Interpretationen bei dem Einzelnen zu erhöhen und so eine systematische Entwicklung der beruflichen Handlungskompetenzen aller Beteiligten zu ermöglichen. Für die betroffen Personen wird sich dies als eine schwierige Herausforderung darstellen, da gewonnene Sicherheiten vorübergehend stark erschüttert werden. Das erfolgreiche Gelingen eines solchen Prozesses wird stark davon abhängig sein, inwieweit ein konsequenter Umbau des Regelsystems in Angriff genommen wird, der als konkrete Rollenanforderung die Auseinandersetzungsbereitschaft der Organisationsmitglieder definitiv voraussetzt (s. **Abb. I 1-5**).

## 1.7
## Zusammenfassung

*Zwei unterschiedliche Interpretationsansätze*

Die Ausführungen haben sich an der zentralen Fragestellung orientiert, auf welche Weise Veränderungen im Gesundheitsbereich initiiert und gefördert werden können beziehungsweise wie der notwendige Wandel gestaltet werden kann und wie in diesem Zusammenhang die personalen und organisationalen Lernprozesse differenziert werden müssen. Eingangs wurden dabei grundsätzlich zwei Interventionsansätze unterschieden, ein Erster, der die Person als Akteur für Veränderungsprozesse in den Vordergrund stellt und ein Zweiter, der von einer eigenständig erzeugten Realität von sozialen Systemen ausgeht und sie nicht allein auf die Handlungen von Personen zurückführt. Um die praktische Relevanz des systemischen Denkens für die Frage nach der Gestaltung des Wandels in Verbindung mit der Förderung von personalen und organisationalen Lernprozessen herauszuarbeiten, wurden zunächst das Eigenschaftsmodell und das Maschinenmodell

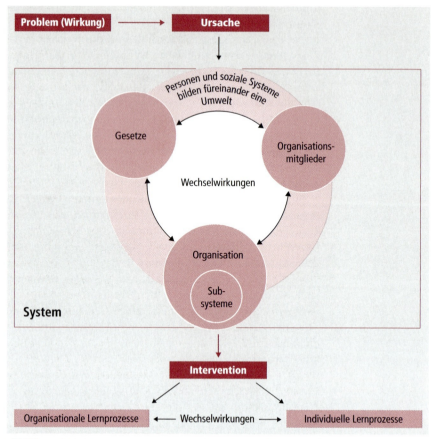

**Abbildung I 1-5:** Die Kommunikationsperspektive des sozialen Systemsbegriffs

diskutiert. Beide Ansätze sehen die Person als Akteur von Veränderungen im Vordergrund und stellen die Frage in den Mittelpunkt ihres Interesses, wie das Handeln von Menschen beeinflusst werden kann.

Das Eigenschaftsmodell  Das Eigenschaftsmodell geht davon aus, dass menschliches Handeln sich aus stabilen Eigenschaften erklären lässt. Es greift nicht die Wechselwirkungen zwischen Situation beziehungsweise Umfeld und Person auf und vernachlässigt entsprechend, dass Eigenschaften sich im Zusammenhang mit der Verarbeitung neuer Erfahrungen verändern können. Veränderungen im Sinne einer Adäquatheit von Verhalten beziehungsweise Eigenschaften können in dieser Perspektive immer nur über den «Austausch» von Personen erfolgen, die den Anforderungen nicht gerecht werden.

Das Maschinenmodell  Geht das Eigenschaftsmodell von einer Nicht-Veränderbarkeit des menschlichen Verhaltens aus, so betont das Maschinenmodell eine quasi uneingeschränkte Veränderbarkeit, die über äußere Reize bewirkt werden kann. Menschen werden in diesem Ansatz als passiv und in ihrem Verhalten ausschließlich reagierend konzeptualisiert. Die zielorientierte Einwirkung von Menschen auf ihre Umwelt wird ebenso wie der Einfluss der Umwelt auf menschliches Verhalten negiert. Interventionen im Hinblick auf Veränderungsprozesse beschränken sich vor dem Hintergrund dieser Annahme auf die Konditionierung von Verhalten mittels positiver Verstärkung und/oder Bestrafung.

Auch in dem konstruktivistischen Ansatz gilt menschliches Verhalten als konstitutiv für das Soziale, das heißt die Person wird als Akteur aufgefasst. Dieser Auffassung liegt jedoch eine radikal unterschiedliche Erklärung menschlichen Handelns zugrunde. Grundlegende These dabei ist, dass die äußere Realität Menschen prinzipiell unzugänglich bleibt, da das Gehirn als zentrales Erkenntnisorgan ein operational geschlossenes System darstellt und eine eigene Wirklichkeit hervorbringt. Wahrnehmung und Erkennen beziehungsweise die subjektiven Ausprägungen von Wirklichkeitsauffassungen sind geprägt durch den Sozialisationsprozess sowie durch kulturelle und gesellschaftliche Normen und Werte. Erkennen hat damit einen lebensgeschichtlichen Verwertungshintergrund, wobei Erkennen und Handlung zirkulär verbunden sind. Wenn sich Wirklichkeitsauffassungen nicht mehr als viabel erweisen, finden Prozesse des Umlernens statt. Ausgelöst werden diese Veränderungen durch Perturbationen, das heißt durch Anstöße aus der Umwelt, die von den Personen als Störungen wahrgenommen werden. Der Prozess des Umlernens beziehungsweise die Aufnahme neuen Wissens ist dabei stets an die subjektive Verwertbarkeit gebunden. Lernen folgt, da es in einem selbstreferenziellen System stattfindet, dem Prinzip der Selbstorganisation. In der konstruktivistischen Auffassung reagieren Menschen also nicht auf äußere Reize, sondern sie handeln aktiv auf der Basis von Annahmen, die sie sich von der Wirklichkeit machen. Das Wissen darum, dass jeder Mensch anders wahrnimmt, denkt, fühlt und handelt, soll dabei einmünden in die Einsicht der gegenseitigen Anerkennung und in die Notwendigkeit der Verständigung. Damit zielt der konstruktivistische Ansatz vor allem ab auf die intersubjektive Verständigung. Nur die Fähigkeit zum Zusammenleben sichert die notwendigen Anpassungs- und Veränderungsprozesse an die Umwelt.

Mit der Betonung der intersubjektiven Verständigung als Voraussetzung für Veränderungsprozesse wird den Handlungen von Personen die zentrale Bedeutung zugewiesen. Zwar werden mit dem Konzept der strukturellen Kopplung von System und Milieu die wechselwirkenden Zusammenhänge thematisiert, es greift aber nicht die Frage auf, inwieweit sich soziale Systeme verselbständigen können und ihre eigene Wirklichkeit erzeugen. Für den systemtheoretischen Ansatz ist diese Frage zentral. In unseren Ausführungen haben wir dabei zwei unterschiedliche Richtungen diskutiert. Der systemtheoretische Ansatz in der Tradition von Bateson begreift Personen als die Elemente von sozialen Systemen. Entsprechend ist der zentrale Ansatzpunkt für Interventionen die Kompetenzförderung von Personen, die als Träger von Veränderungsprozesse gelten. Dabei wird zwar berücksichtigt, dass auf der Basis von subjektiven Deutungen und damit verbundener wechselseitiger Zuschreibungen sowie auf der Basis sozialer Regeln Regelkreise entstehen, aber die fehlende begriffliche Differenzierung zwischen sozialem System beziehungsweise Organisation und Personen beziehungsweise Organisationsmitgliedern lässt eine genaue Klärung der Anteile an der Wirklichkeitskonstruktion von Organisationen, die Personen haben und welche Anteile verselbständigte Regelsysteme daran haben, nicht zu. Es besteht so die Gefahr einer Vernachlässigung systemischer Faktoren im Sinne einer Thematisierung und Bearbeitung verhaltenssteuernder Regeln.

In dem systemtheoretischen Ansatz in der Tradition von Luhmann rückt die Differenz von System und Akteur beziehungsweise Organisation und Organi-

*Der konstruktivistische Ansatz*

*Der systemtheoretische Ansatz*

*Der Systembegriff bei Luhmann*

sationsmitgliedern sowie deren spezifisches wechselwirkendes Verhältnis in den Mittelpunkt der Aufmerksamkeit. Dabei wird die These entfaltet, dass soziale Systeme operational geschlossen sind. Personen beziehungsweise psychische Systeme und soziale Systeme sind dann entsprechend füreinander Umwelt. Die kleinste operative Einheit von sozialen Systemen sind Kommunikationen in den verschiedensten Formen. Einmal etabliert bilden sie Routinen in Form von festgelegten Rollenerwartungen an die Organisationsmitglieder, die systemerhaltend wirken. Die Rollenerwartungen haben «zwingenden» Charakter und lassen wenig Handlungsspielraum. Die subjektive Deutung der Regelsysteme durch die Organisationsmitglieder sowie ihre Anschlussfähigkeit an deren Ziele und Vorstellungen, die im Zusammenhang mit lebensgeschichtlichen Erfahrungen, Erwartungen und Anforderungen entstehen, bezeichnen allerdings eine Differenz. Hier liegen die Veränderungspotentiale von Personen.

Die Bedeutung, die die geltenden Regelsysteme für die Bestandssicherung oder aber auch für die Auflösung von sozialen Systemen haben, verweist auf die grundlegende Schwierigkeit des Wandels und der Entwicklung von Organisationen sowie auf die Probleme wirksamer Interventionen. Es dürfte deutlich geworden sein, dass auch die qualifiziertesten Personalentwicklungsmaßnahmen ohne gleichzeitige Veränderung der Kommunikations- und Entscheidungsstrukturen von Organisationen nichts – oder nur wenig – bewirken können. Wie aber entstehen organisationale Lernprozesse und in welcher Beziehung stehen sie zu den Lernprozessen von Personen? Bei Probst und Büchel heißt es hierzu:

*Entstehung von organisationalen Lernprozessen*

«Organisationales Lernen erfolgt über Individuen und deren Interaktionen, die ein verändertes Ganzes mit eigenen Fähigkeiten und Eigenschaften schaffen. Das Lernen eines sozialen Systems ist also nicht mit der Summe der individuellen Lernprozesse und Ergebnisse gleichzusetzen, auch wenn diese Voraussetzung und wichtige Basis für institutionelles Lernen sind.» (Probst/Büchel, 1998: 19).

Diese Definition stimmt weitgehend mit der von Senge überein, der individuelles Lernen als konstitutiv für organisationales Lernen annimmt, allerdings nur dann, wenn infolge der gemeinsamen individuellen Prozesse sich Strukturen verändern und neue organisationsspezifische Realitäten entstehen. (Senge, 1996: 134 ff.) In seinem Managementmodell verknüpft er bereits bekannte Kompetenzförderungs- und Qualifikationskonzepte mit dem Systemdenken. Die Förderung von individuellen Lernprozessen erfolgt dabei über die vier Disziplinen «mentale Modelle», «Personal Mastery», «Gemeinsame Visionen» und «Teamlernen», die

*Die fünfte Disziplin*

konsequent mit der fünften Disziplin, dem Systemdenken, verbunden werden (vgl. Kap. II. 2.).

Das Systemdenken richtet eine stete Aufmerksamkeit auf die wechselwirkenden Zusammenhänge und spezifischen Vernetzungen und Interdependenzen, wobei es nach Senge ständig wiederkehrende Strukturmuster gibt, die er als Systemarchetypen bezeichnet. Ihre Anzahl ist relativ gering und sie finden sich in den unterschiedlichsten Bereichen wie zum Beispiel Biologie, Wirtschaft, Familie etc. wieder (vgl. Kap. II. 2.). Alle Archetypen bestehen dabei immer aus denselben Systembausteinen, nämlich aus Verstärkungsprozessen, aus Kompensationsprozessen und aus Verzögerungen. Verstärkungsprozesse führen zu exponentiellem Wachstum oder aber zu einer Regression. Demgegenüber wirken Kompensationsprozesse ausgleichend und systemstabilisierend. Beide Prozesse stellen grundlegende Rückkopplungsschleifen beziehungsweise Feedbackprozesse, wobei jeder

Einfluss sowohl Ursache als auch Wirkung darstellen kann. Viele Feedbackprozesse weisen nun Verzögerungen im Sinne von Unterbrechungen der Einflussströmungen auf, so dass die Folgen von Entscheidungen zeitversetzt auftreten beziehungsweise erst spät erkennbar sind.

Die grundlegende Kenntnis dieser Bausteine des Systemdenkens und die konsequente Nutzung dieser Kenntnis im alltäglichen betrieblichen (und privaten) Handeln ermöglicht organisationale Lernprozesse. Diese werden in zunehmend komplexen, dynamischen, interdependenten und nicht vorhersehbaren gesellschaftlichen Verhältnissen immer bedeutsamer werden, wobei sich die Lernfähigkeit von Organisationen im Kern auf die Fähigkeit bezieht, einen produktiven Umgang mit der Komplexität ihrer Umwelt zu schaffen. Für Einrichtungen im Gesundheitsbereich bedeutet dies, eine radikale Orientierung auf ihre Kunden und deren Probleme vorzunehmen und zwar der internen wie der externen Kunden gleichermaßen. In ständiger Beobachtung von Feedbackprozessen geht es dabei vor allem um die Entwicklung von Kooperationsbeziehungen, die auch über Interessenswidersprüche hinausreichen. Voraussetzung dafür sind dezentrale Entscheidungsstrukturen beziehungsweise die netzartige Verknüpfung von autonomen, eigenverantwortlichen Teilbereichen, wie sie für das Modell der «schlanken Organisation» charakteristisch sind und in der «Total-Quality»-Bewegung in Japan erstmals praktiziert worden sind. Die Veränderungen, die anstehen beziehungsweise die notwendigen organisationalen Lernprozesse im Gesundheitsbereich erstrecken sich damit auf einen weitreichenden Umbau ihrer Organisationen. Anstelle zentralisierter, hierarchischer Entscheidungsstrukturen muss eine «responsive Organisation» (Wilke, 1994: 191 ff.) entwickelt werden, die flexibel auf die komplexen Umweltanforderungen reagieren kann.

## Literatur

Argyris, C.: Wissen in Aktion. Eine Fallstudie zur lernenden Organisation. Klett Cotta, Stuttgart 1997

Arnold, R.; Siebert, H.: Konstruktivistische Erwachsenenbildung. Von der Deutung zur Konstruktion der Wirklichkeit. 3. Aufl. Scheider, Baltmannsweiler, Hohengehren 1999

Bateson, G.: Naven. 2. Ausgabe. Stanford University Press, Stanford 1958

Bateson, G.: Geist und Natur. 5. Aufl. Suhrkamp, Frankfurt 2000

Bardmann, T. M.; Grotz, T.: Zirkuläre Positionen, Bd. 3. Management und Beratung. Westdeutscher, Opladen, Wiesbaden 2001

Barthelmeß, M.: Systemische Beratung. Beltz, Weinheim, Basel 1999

Berger, P. L.; Luckmann, T.: Die gesellschaftliche Konstruktion von Wirklichkeit. Fischer, Frankfurt a. Main 1970

Bertalanffy, L. v.: Gerneral System Theory – Foundations, Development, Applications. Braziller, New York 1968

Förster, H. v.: Sicht und Einsicht. Versuche zu einer operativen Erkenntnistheorie. Vieweg, Braunschweig 1985

Förster, H. v.: Entdecken oder Erfinden. Wie lässt sich Verstehen verstehen? In: Gumin. H.; Meier, H. (Hrsg.): Einführung in den Konstruktivismus. Piper Verlag, München 1998

Glaserfeld, E. v.: Wissen, Sprache und Wirklichkeiten. Arbeiten zum radikalen Konstruktivismus. Vieweg, Braunschweig 1987

Glaserfeld, E. v.: Konstruktion der Wirklichkeit und des Begriffs der Objektivität. In: Gumin, H.; Meier, H. (Hrsg.): Einführung in den Konstruktivismus. 4. Aufl. Piper, München 1998

Grubitzsch, S.; Rexilius, G.: Testtheorie – Testpraxis. Rowohlt, Reinbek bei Hamburg 1978

Hall, A. D.; Fagen, R. E.: Definition of Systems. In Gerneral Systems, (1965) 1.: 18–28

Hejl, P. M.: Konstruktion der sozialen Konstruktion. Grundlinien einer konstruktivistischen Sozialtheorie. In: Gumin, H.; Meier, H. (Hrsg.): Einführung in den Konstruktivismus. 4. Aufl. Piper, München 1998

Hejl, P. M.; Stahl, K. H.: Management und Wirklichkeit. Das Konstruieren von Unternehmen, Märkten und Zukünften. Carl-Auer-Systeme, Heidelberg 2000

Jensen, S.: Systemtheorie. Kohlhammer, Stuttgart, Berlin, Köln, Mainz 1983

Jensen, S.: Erkenntnis-Konstruktivismus-Systemtheorie. Westdeutscher, Opladen, Wiesbaden 1999

Kamlah, W.; Lorenzen, P.: Logische Propädeutik. Versuche des vorläufigen Redens. Metzler, Stuttgart 1996

Keller, H. (Hrsg.): Lehrbuch Entwicklungspsychologie. Hans Huber, Bern 1998

Kleiter, E. F.: Generalität und Binnenstruktur von Persönlichkeitseigenschaften. Deutscher Studien, Weinheim 1987

Kneer, G.; Nassehi, A.: Niklas Luhmanns Theorie sozialer Systeme. Eine Einführung. 3. Aufl. UTB, München 1997

König, E.; Volmer, G.: Systemische Organisationsberatung. 4. Aufl. Deutscher Studien, Weinheim 1996

Königswieser, R.; Lutz, C.: Das systemisch-evolutionäre Management. 2. Aufl. Orac, Wien 1992

Kösel, E.: Die Modellierung von Lernwelten. Ein Handbuch zur subjektiven Didaktik. Laub, Elztal-Dallau 1993

Krieger, D. J.: Einführung in die allgemeine Systemtheorie. 2. Aufl. UTB, München 1998

Ludewig, K.: Systemische Therapie. Grundlagen klinischer Theorie und Praxis. Klett Cotta, Stuttgart 1992

Luhmann, N.: Soziale Systeme. Grundriss einer allgemeinen Theorie. 5. Aufl. Suhrkamp, Frankfurt a. Main 1994

Malik, F.: Strategie des Managements komplexer Systeme. Ein Beitrag zur Management-Kybernetik evolutionärer Systeme. Haupt, Bern, Stuttgart, Wien 1984

Malik, F.: Systemisches Management, Evolution, Selbstorganisation. Grundprobleme, Funktionsmechanismen und Lösungsansätze für komplexe Systeme. 2. Aufl. Haupt, Bern, Stuttgart, Wien 2000

Maturana, H. R.; Varela, F. J.: Der Baum der Erkenntnis. Die biologischen Wurzeln menschlichen Handelns. Goldmann Verlag, München 1987

Piaget, J.; Inhelder B.: Gedächtnis und Intelligenz. Walter, Olten 1974

Piaget. J.: Meine Theorie der geistigen Entwicklung. 3. Aufl. Fischer, Frankfurt a. Main 1991

Probst, G. J. B.; Büchel, B.: Organisationales Lernen: Wettbewerbsvorteil der Zukunft. 2. Aufl. Gabler, Wiesbaden 1998

Roth, G.: Das Gehirn und seine Wirklichkeit. Kognitive Neurobiologie und ihre philosophischen Konsequenzen. 3. Aufl. Suhrkamp, Frankfurt a. Main 1999

Selvini Palazoli, M.: Hinter den Kulissen der Organisation. 3. Aufl. Klett Cotta, Stuttgart 1995

Senge, P. M.: Die fünfte Disziplin. Klett Cotta, Stuttgart 1996

Siebert, H.: Lernen als Konstruktion von Lebenswelten. Entwurf einer konstruktivistischen Didaktik. Verlag für akademische Schriften, Frankfurt a. Main 1994

Schmidt, S. J.: Vom Text zum Literatursystem. In: Gumin, H.; Meier, H. (Hrsg.): Einführung in den Konstruktivismus. 4. Auflage. Piper, München 1998

Treml, A. K.: Einführung in die allgemeine Pädagogik. Kohlhammer, Stuttgart 1987

Ulrich, H.: Die Unternehmung als produktives soziales System. Paul Haupt, Bern, Stuttgart 1970

Ulrich, H.; Probst, G. J. B.: Anleitung zum ganzheitlichen Denken und Handeln. 4. Aufl. Paul Haupt, Bern, Stuttgart 1995

Vaihinger, H.: Die Philosophie des Als-Ob. Meiner, Leipzig 1924

Vester, F.: Leitmotiv vernetztes Denken. Für einen besseren Umgang mit der Welt. 2. Aufl. Heyne, München 1989

Watson, D.; Graumann, F.: Behaviorismus. Klotz, Eschborn 2000

Watzlawick, P. (Hrsg.): Die erfundene Wirklichkeit. Wie wissen wir, was wir zu wissen glauben? Beiträge zum Konstruktivismus. Piper, München 1991

Watzlawick, P.; Beavin, J. H.; Jackson, D. D.: Menschliche Kommunikation. Formen, Störungen, Paradoxien. 7. Aufl. Hans Huber, Bern, Stuttgart, Toronto 1985

Willke, H.: Systemtheorie. 4. Aufl. UTB, Stuttgart, Jena 1993

Willke, H.: Systemtheorie II. Interventionstheorie. UTB, Stuttgart, Jena 1994

Willke, H.: Systemtheorie III. Steuerungstheorie. UTB, Stuttgart, Jena 1995

Wimmer, R.: Organisationsberatung. Neue Wege und Konzepte. Gabler, Wiesbaden 1992

Wunderer, R.; Grunwald, W.: Führungslehre. Band I: Grundlagen der Führung. Walter de Gruyter, Berlin, New York 1980

Zimbardo, P. G.: Psychologie. 7. Aufl. Springer Verlag, Berlin, Heidelberg 1999

**2**

# Grundelemente der Pflegewissenschaft

Andrea Zielke-Nadkarni

## 2.1
## Einleitung

Grundelemente der
Pflegewissenschaft

Mit diesem Beitrag wird der – durchaus gewagte – Versuch unternommen, das, was als theoretisches pflegewissenschaftliches Gedankengut in der internationalen Hochschullandschaft verbreitet ist, in einer Überblicksdarstellung zu skizzieren, welche die Zusammenhänge zwischen erkenntnistheoretischen Ansätzen aus den Bezugswissenschaften und Pflegetheorien/-modellen, zwischen theoretischen Konzepten und Forschungsfeldern, zwischen pflegerischen Aufgaben, Instrumenten und Prinzipien etc., zusammengefasst als *«Grundelemente der Pflegewissenschaft»* bezeichnet, erhellen soll. Diese Zielsetzung sowie der Rahmen, innerhalb dessen sie verwirklicht werden soll, haben notwendigerweise zur Folge, dass die einzelnen Elemente des «body of knowledge» der Pflegewissenschaft nicht im Detail beschrieben werden können, sondern vielfach als bekannt vorausgesetzt beziehungsweise anderweitig nachgelesen werden müssen. Hierzu können zum Teil andere Kapitel dieses Buches herangezogen werden, zum Teil werden an entsprechender Stelle Literaturhinweise gegeben.

Netzwerk der Bezüge

Im Vordergrund dieses Kapitels steht *das Netzwerk der Bezüge der Grundelemente der Pflegewissenschaft* (s. **Tab. I 2-1**). Erreichen möchte ich damit, dass pflegewissenschaftliche Inhalte nicht weiterhin wie eine heterogene «Stoffsammlung» wirken, sondern als Gesamtbild, das mit den Menschen als Gebern, Denkern und Empfängern von Pflege eng verbunden ist. Dabei steht die Theoriediskussion und die Einbindung der übrigen Grundelemente (Ebenen 3 bis 10) in die wichtigsten Denktraditionen der Pflegewissenschaft (empirisch-analytische Wissenschaften und Verstehende Soziologie) im Vordergrund, da hier die Kontroversen liegen und die fachinterne Diskussion geführt wird.

Pflegewissenschaft ist die Wissenschaft von der Pflege, den pflegerisch Handelnden sowie den pflegerisch versorgten Menschen. Die Aufgaben der Pflegewissenschaft sind:

**Tabelle I 2-1:** Grundelemente der Pflegewissenschaft (Zielke-Nadkarni)

| | | | | | | | |
|---|---|---|---|---|---|---|---|
| **1 →**<br>**Erkenntnis-**<br>**theoretische**<br>**Ansätze** | Empirisch-<br>analytische<br>Wissenschaften | | Systemtheorie | Verstehende Soziologie<br>(Hermeneutik, Symbolischer Interaktionismus,<br>[Sozial-] Phänomenologie, Ethnomethodologie) | | | Handlungstheorie<br>Konstruktivismus |
| **2 →**<br>**Pflegetheorien**<br>**Pflegemodelle** | Rogers | Johnson, Roy,<br>B. Neuman,<br>King | | Paterson & Zderad,<br>Henderson, Peplau,<br>Roper, Logon, Tierney,<br>Friedemann, Brenner | | Böhm | Leininger, Orem<br>M. Newman |
| **3 →**<br>**Forschungs-**<br>**felder** | Grundlagen-<br>forschung | Effektivitäts-/<br>Evaluations-<br>forschung | Implementations-<br>forschung | nutzerbezogene<br>Forschung,<br>Biografieforschung | historische<br>Pflegeforschung | Forschung zur<br>Situation<br>Pflegender | Interventions-/<br>Handlungs-<br>forschung |
| **4 →**<br>**Forschungs-**<br>**methoden** | Experiment,<br>standardisierte<br>Interviews | Beobachtungs-<br>methoden | ethnografische<br>Methoden | biografische<br>Methoden | Qualitative Interviews<br>und Inhaltsangabe | Grounded<br>Theory | Action Research |
| **5 →**<br>**theoretische**<br>**Konzepte** | Symptomorientierung | | | Personen-/Familienorientierung | | | umfassende Pflege |
| **6 →**<br>**pflegetheoretische**<br>**Prinzipien** | Evidence-based nursing<br>pflegerische Instrumente und Konzepte nutzen | | | Gesundheit fördern | biografisch arbeiten<br>Normalität fördern | (re-) aktivierung arbeiten<br>Alltagskompetenzen fördern | |
| **7 →**<br>**Aufgaben** | **Beobachten, Informieren, Pflege planen, durchführen und evaluieren, Beraten, Schulen, Koordinieren** | | | | | | |
| **8 →**<br>**Praxiskonzepte** | *primär körperbezogene Interaktion:*<br>Bobath-Konzept,<br>basale Stimulation, Kinästhetik | | | *primär psychosoziale Interaktion:*<br>psychobiografisches Arbeiten nach Böhm<br>(integrierte) Validation | | | |
| **9 →**<br>**pflegerische**<br>**Instrumente** | DRGs, Pflegestandards,<br>NOC, NIC, Pflegediagnosen | | | | Pflegeprozesse,<br>Pflegevisite, Pflegekompass | | |
| **10 →**<br>**Organisations-**<br>**formen** | sektoral: Funktionspflege<br>intersektoral: Care-/Case-Management | | | Bezugspflege | Überleitungspflege | | Primary Nursing |

- die Definition ihres Gegenstandes
- eine systematische Aufarbeitung, kritische Analyse und theoriegeleitete Weiterentwicklung des Wissensbestands der nationalen und internationalen Pflegepraxis und -theorie
- Forschung
- die Vermittlung theorie- und forschungsgeleiteter praktischer Urteils- und Handlungskompetenzen und
- die berufspolitische Interessenvertretung.

Ihr Ziel ist eine Optimierung der pflegerischen Versorgung und die Profilierung der Disziplin. Die Wege dazu sind die Weiterentwicklung von Theorie und Praxis auf der Basis von Forschung. Wie nachstehend argumentiert werden soll, hat die Pflegewissenschaft in erster Linie Aufgaben für die Pflegepraxis zu erfüllen und ist daher eine Praxiswissenschaft. (Moers, 2000)

*Aufgaben der Pflegewissenschaft*

Obwohl die bisherige Entwicklung der Pflegewissenschaft überwiegend unkoordiniert verlaufen ist, soll in diesem Kapitel heraus gearbeitet werden, dass es dennoch nachvollziehbare, historisch gewachsene Verbindungen zwischen den nachstehend zu beschreibenden Ebenen pflegewissenschaftlicher Grundelemente gibt. Zugleich soll die weiter oben formulierte Zielvorstellung jedoch nicht den Eindruck erwecken, als seien *alle* Elemente pflegewissenschaftlicher Erkenntnis nachweisbar miteinander verbunden, sondern es besteht vielmehr ein quer durch die Humanwissenschaften verlaufender Perspektivenwechsel von einer rein objektivierenden Sicht wissenschaftlichen Arbeitens zu einer Subjektivierung, der an ein ebenfalls verändertes Selbstbild der Berufsgruppe der Pflegenden anschließt, und damit verbunden, zu veränderten Fragestellungen und Praxishaltungen geführt hat.

*Grundelemente der Pflegewissenschaft*

Tabelle I 2-1 mit den «*Grundelementen der Pflegewissenschaft*» stellt die verschiedenen *pflegewissenschaftlich relevanten Erkenntnis- und Handlungsebenen* (so seien sie beschreibend bezeichnet) in Form einer Übersicht dar, auf die sich der folgende Text bezieht. Dabei soll nicht der Eindruck erweckt werden, als seien Wissenschaft und Praxis identisch, wohl aber sollen die Bezüge zwischen beiden deutlich werden. Die Darstellung wird durch ein Fallbeispiel unterstützt, das die Verbindung zwischen den einzelnen Ebenen exemplarisch verdeutlicht. In Tabelle I 2-1 sind etwas unterhalb der Mitte (aber da von zentraler Bedeutung, deutlich hervorgehoben), die *Aufgaben der Pflege* dargestellt. Darüber sind exemplarisch Elemente aufgeführt, die wichtige erkenntnis- und wissenschaftstheoretische Grundlagen bilden oder aus diesen entwickelt wurden; im unteren Teil finden sich die Elemente, die unmittelbar in der Praxis umgesetzt werden (sollten).

*Ebenen der Darstellung*

Auf Ebene 1 im oberen Teil werden die *erkenntnistheoretischen Ansätze* dargestellt, die im Wesentlichen Einfluss auf die Pflegewissenschaft und damit auf die Entwicklung von *Pflegetheorien/-modellen* (Ebene 2) und die Entwicklung der *theoretischen Konzepte* (Ebene 5) genommen haben. Die Ebene 1 mit den erkenntnistheoretischen Ansätzen gibt dabei eine inhaltliche Ausrichtung an, die auf den nachstehenden Ebenen in vertikaler Richtung fortgesetzt wird. So sind die Pflegetheorien/-modelle so angeordnet, wie sie sich tendenziell an die erkenntnistheoretischen Ansätze anschließen. Da Pflegetheorien/-modelle jedoch oft vielfältige erkenntnistheoretische Ansätze heranziehen, von denen nur die wichtigsten exemplarisch in der Übersicht aufgeführt werden können, kann diese Zuordnung nur eine annähernde sein. Die Pflegetheorien/-modelle enthalten wiederum bestimmte Forschungsperspektiven, die sich den *Forschungsfeldern* auf Ebene 3 zuordnen lassen. Letztere weisen über die in den Pflegetheorien/-modellen enthaltenen Perspektiven hinaus (z. B. die historische Pflegeforschung, die nicht unmittelbar in den Pflegetheorien/-modellen enthalten ist). Auf dieser Ebene ist daher eine direkte Zuordnung zu den einzelnen Pflegetheorien/-modellen *nicht* intendiert, da die meisten von ihnen mehr als nur eine Forschungsperspektive enthalten. Wichtige *Forschungsmethoden* nennt exemplarisch Ebene 4. Ebene 5 beinhaltet zentrale *theoretische Konzepte* der Pflege der Gegenwart, die aus den erkenntnistheoretischen Ansätzen wie aus den Pflegetheorien/-modellen abgeleitet sind und idealerweise für die Praxis handlungsleitend sein sollten. Die sich anschließenden *pflegetheoretischen Prinzipien* (Ebene 6) lassen sich als Konsequenzen der verschiedenen zuvor genannten Erkenntnisebenen formulieren. Sie sind darüber hinaus eng mit den verschiedenen *Aufgaben der Pflege* verbunden (Ebene 7). Bestimmte *Praxiskonzepte* eignen sich in besonderer Weise dazu, die direkte Pflege auf gesundheitsförderliche Weise durchzuführen und dabei therapeutische Akzente zu setzen (Ebene 8). Die Einordnung und Systematisierung pflegerischen Handelns wird schließlich durch spezifische *Instrumente* mit unterschiedlichen Zielsetzungen ermöglicht, die auf Ebene 9 ausgewiesen sind. Die direkte oder indirekte Umsetzung all dieser Elemente in die Pflegepraxis bedarf schließlich adäquater *Organisationsformen*, dargestellt auf Ebene 10. Die inhaltliche Gestaltung des Ebenen hat, das sei betont, exemplarischen Charakter und erhebt keinen Anspruch auf Vollständigkeit. Die vertikalen Zuordnungen besitzen eine prinzipielle inhaltliche Logik, die jedoch im Einzelfall nicht immer durchgehalten werden kann. Die Übersicht versucht den augenblicklichen Erkenntnisstand der Pflegewissenschaft zu erfassen, der – wie Wissenschaft allgemein – ständiger Weiterentwicklung unterliegt.

Die Darstellung wird durchgängig von einem Fallbeispiel begleitet, das den Zusammenhang der Ebenen aus der Modellskizze exemplarisch verdeutlicht. Das heißt, dass im folgenden Text nicht alle genannten Elemente ausführlich dargestellt werden, sondern diejenigen, die für das Fallbeispiel, den wissenschaftlichen Diskurs und die Argumentationsführung wichtig sind. Die Begründung wird im Einzelnen im jeweiligen Teilkapitel dargelegt. Das Fallbeispiel enthält Besonderheiten, die bei der Betrachtung der Patientin Frau B. als Person in den Blick kommen und in der Pflegepraxis häufig Probleme bereiten, weil sie nicht mit naturwissenschaftlich geprägten Handlungsroutinen und den Erklärungskonzepten empirisch-analytisch perspektivierter Diagnose und Therapie auflösbar sind. Damit wird die «Schnittstellenproblematik» der Pflege zwischen Naturwissenschaften und Humanwissenschaften zum Gegenstand der nachstehenden Teile dieses Beitrags, der die Auswahl der im Folgenden näher beschriebenen «Grundelemente der Pflegewissenschaft» wesentlich bestimmt und auch die Auswahl der Elemente, die durch das Fallbeispiel erläutert werden. Das Fallbeispiel beruht auf einer fiktiven Mischung einer realen Krankengeschichte auf der Basis von Böhme (2001) und einem Beispiel von Fiechter/Meier (1981).

Fallbeispiel

**Fallbeispiel / Einführung**

Einweisungssituation: Frau B. (52 J.) ist alkoholkrank. Sie kommt in Begleitung eines Sozialarbeiters durch Einweisung ihres Hausarztes in die Klinik. Sie ist adipös, wirkt ungepflegt, hat einen leichten Tremor, erscheint aber nicht betrunken oder durch Medikamente beeinträchtigt. Ihren Alkoholismus bagatellisiert sie weitgehend, wünscht aber im Rahmen des Erstgespräches eine Schlafkur, um ihre innere und äußere Ruhelosigkeit abzubauen. Sie ist sehr schweigsam, erzählt wenig von sich aus und weicht konkreten Fragen der Pflegeperson öfter aus. Sie verhält sich insgesamt eher passiv bei (zumindest nach außen hin) gleichgültiger Stimmung. Von den Schwierigkeiten der letzten Zeit zeigt sie sich äußerlich wenig beeindruckt: Tod des Ehemannes, Verlust des Arbeitsplatzes, Geldprobleme.

Vorläufige Diagnose: Chronischer Alkoholmissbrauch und -abhängigkeit bei sozialer Verwahrlosung.

## 2.2
## Pflegewissenschaftliche Grundbegriffe und Metaparadigma: einführende Auseinandersetzung

«Aufräumtätigkeiten sind das, was die meisten Wissenschaftler während ihrer gesamten Laufbahn beschäftigt, und sie machen das aus, was ich […] normale Wissenschaft nenne.» (Kuhn, 1973: 45).

Pflegewissenschaftliche Theoriebildung

In diesem ersten Abschnitt soll eine Positionsbestimmung erfolgen, die sich kritisch mit zentralen pflegewissenschaftlichen Grundbegriffen und den Begrifflichkeiten, wie sie den theoretischen Vorstellungen von Fawcett (1989, 1996) zugrunde liegen, auseinandersetzt, da letztere international von großem Einfluss sind. Zur Kritik an der Verarbeitung von Fawcetts erkenntnistheoretischer Position siehe Draper (1997). Die pflegewissenschaftliche Theoriebildung, hierzulande vor allem orientiert an britischen und US-amerikanischen Ansätzen, beschäftigt sich nach wie vor mit der Entwicklung der eigenen Disziplin und der Erarbeitung wissenschaftstheoretischer Positionen im Diskurs innerhalb der *scientific community*.

War die US-amerikanische Pflegewissenschaft, bis in die 1970er-Jahre noch dem Logischen Empirismus verbunden (wissenschaftstheoretischer Ansatz, der nach den Gesetzen der formalen Logik objektive und allgemeingültige Aussagen aus der exakten Beschreibung tatsächlich gegebener Sachverhalte generiert), so beginnt in den 1980er-Jahren eine wissenschaftstheoretische Diskussion, die sich für die Dimension einer historischen Wissenschaftstheorie (Kuhn, 1973) öffnet und ihr Selbstverständnis als Praxisdisziplin sowie die theoretischen Rahmenbedingungen ihrer Professionalisierung diskutiert (Steppe, 1993). Im Bereich metatheoretischer

Systematisierungs-versuche

Überlegungen wurden für die vorliegenden Pflegetheorien/-modelle Systematisierungsversuche unternommen, die jedoch wissenschaftshistorisch insgesamt verfrüht anmuten und zudem eher unbefriedigend geblieben sind (Gortner, 1983; Meleis, 1986, 1991, 1999; Marriner-Tomey, 1994; Rizzo-Parse, 1987; Aggleton/ Chalmers, 1989). Dies, weil sie den Entstehungskontext der Pflegetheorien/-modelle an der Schnittstelle zwischen Verwissenschaftlichung und Professionalisie-

*Verkürzte Zuordnung*

rung vernachlässigen und weil sie aspekthaft verkürzende Zuordnungen vornehmen, so zum Beispiel bei der Differenzierung in bedürfnis-, interaktions- und ergebnisorientierte Modelle (Gortner, 1983; Meleis, 1986, 1991) oder bei der Unterscheidung nach den Themenbereichen a) Klienten von Pflege, b) Mensch-Umwelt-Beziehung, c) Interaktion, d) pflegetherapeutisches Handeln (Meleis, 1999). Beide Einteilungen ignorieren, dass Pflegetheorien/-modelle nicht nur je einen dieser Aspekte thematisieren.

*Kategorisierung bei Fawcett*

Die weltweit rezipierte Pflegewissenschaftlerin Fawcett (1989, 1996) vertritt, unter der Zielperspektive einer Identitätsbildung und Legitimierung der Pflegewissenschaft, mit ihrer Systematisierung (s. **Abb. I 2-1**) eine Erkenntnishaltung, die sonst üblichen widerspricht, dabei aber weder im intradisziplinären Diskurs noch im interdisziplinären zu einer Klärung beiträgt. Zur Kritik an Begriffen und Funktion von Fawcetts Metagparadigma siehe insbesondere Greb (1997a, b) sowie Schaeffer et al. (1997: 281 ff.). Fawcetts Arbeit (1989, 1996) ist die bekannteste, die ein geeignetes terminologisches Instrument zu bieten scheint, das zur theoretischen Fundierung der Pflege beiträgt (z. B. Flaskerud/Halloran, 1980; Fitzpatrick/Whall, 1982; Marriner-Tomey, 1994). Der Einfluss von Fawcetts Kategorisierungen von Pflegetheorien/-modellen reicht bis in die Curricula bundesdeutscher Hochschulen und bedarf daher dringend einer kritischen Betrachtung. Diese soll zugleich genutzt werden, zentrale epistemologische (erkenntnistheoretische) Begriffe einzuführen.

Während lange Zeit darüber debattiert wurde, dass die Pflegewissenschaft nicht die Theorien, Methoden und Instrumente anderer Disziplinen übernehmen dürfe, wolle sie sich nicht der Möglichkeit berauben, die eigene Disziplin pflegegenuin zu prägen, hat sich inzwischen die Einsicht durchgesetzt, dass die Wissensbestände anderer Disziplinen zum einen zum Teil selbst einem «interdisziplinären Pool» entstammen und zum anderen durchaus Wertvolles zur Bearbeitung pflegewissenschaftlicher Fragestellungen beisteuern, ohne dass die Fragestellungen selbst oder die Forschungsresultate ihren pflegebezogenen Charakter verlieren. Ähnliches war übrigens bei den Erziehungswissenschaften in den 1960er-Jahren zu beobachten, als diese sich im Prozess der Etablierung als akademische und sozialwissenschaftliche Disziplin befanden. Roth konstatiert

«… die Erziehungswissenschaft (hat, d. V.) die Eigenständigkeit der pädagogischen Fragestellung herausgearbeitet und praktisch gegen jeden philosophischen Zweifel gesichert. […] Der ängstliche Kampf um die Eigenständigkeit der Pädagogik kann nun abgelöst werden durch einen offenen und produktiven Dialog mit allen Wissenschaften vom Menschen, vorab mit der Psychologie und Soziologie.» (1977: 253).

*Zentrale Begriffe bei Fawcett*

Die große Akzeptanz und weite Verbreitung von Fawcetts theoretischen Überlegungen in *«Pflegemodelle im Überblick»* gehören hierzulande in die Phase der kritisch-fragenden bis ablehnenden Haltung bezüglich einer Übernahme «pflegefremder» theoretischer Ansätze. Tatsächlich aber ist der Dienst, den Fawcett der Pflegewissenschaft erwiesen hat, ebenfalls kritisch einzuschätzen, und die Beschäftigung mit der von ihr verwendeten Terminologie auf wissenschaftstheoretischer Ebene ist durchaus «Aufräumarbeit» im Sinne Kuhns (1962: 45), will heißen, ein Teil der weiteren Denkarbeit, die zur Entwicklung einer Disziplin und ihrer Paradigmata geleistet werden muss. Die nachstehenden Ausführungen setzen sich daher kritisch mit den Definitionen in Fawcetts erstem Kapitel auseinander, das die für die Pflegewissenschaft relevanten, wissenschaftlichen Termini fundieren

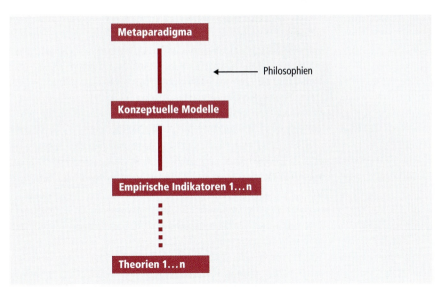

**Abbildung I 2-1:** «Hierarchische Struktur des aktuellen Pflegewissens» (Fawcett, 1996: 17)

möchte, und hier insbesondere mit den Begriffen «*Konzept*», «*Modell*», «*Theorie*», «*Annahme*», «*Metaparadigma*» und «*Philosophie*» wobei – um es vorwegzunehmen – «Bedeutung und Abstraktionsgrad (dieser Termini, d.V.) diametral zur sonst üblichen Verwendung sind.» (Schaeffer et al., 1997: 284, ähnlich argumentiert Greb, 1997a, 1997b). Diesem Sachverhalt soll im Folgenden im Einzelnen nachgegangen werden.

### Konzept

Begriffsdefinition  Das Wort stammt von dem lateinischen ‹conceptus› (Gedanke, Begriff) ab, womit seine beiden wesentlichen Bestandteile bereits genannt sind. Das deutsche Wort «Begriff» entspricht in etwa dem englischen «*concept*» und wird in so zahlreichen pflegewissenschaftlichen Übersetzungen aus dem Englischen mit «Konzept» wiedergegeben, dass es sich eingebürgert hat und daher hier beibehalten wird. Die eigentliche, geläufigere Verwendung von Konzept im deutschen Sprachraum im Sinne von «Entwurf, Plan» ist in diesem Zusammenhang nicht von Bedeutung. Konzepte gibt es im alltäglichen wie im wissenschaftlichen Bereich. Während Alltagskonzepte unsystematisch sind und ihre Orientierungsfunktion auf Alltagserfahrungen fußt, sind wissenschaftliche Konzepte systematische Konstrukte, die «die verallgemeinerten Züge und wesentlichen Merkmale eines Phänomens» beinhalten (Schröck, 1996: 55). Aufgrund ihres Erfahrungsbezugs sind Konzepte empirisch fundiert und zugleich abstrakt, weil sie kognitive Repräsentationen unserer Interpretationen von Wirklichkeit darstellen. So umfasst das Konzept «Haus» die grundlegende Vorstellung von vier Wänden, einem Dach, Fenstern und Türen – sowie die ganze Bandbreite möglicher Häuser: von der Hütte bis zum Palast. Das Konzept «Patient» umfasst die Vorstellung von einem kranken Menschen, der professionell versorgt wird; und auch hier sind alle möglichen PatientInnen enthalten: vom Säugling bis zum Greis, vom Hausmann mit Schnittwunde durch ein Küchenmesser bis zur multimorbiden AIDS-Patientin.

Konzept-Begriff
bei Fawcett

Der Konzept-Begriff bezieht sich also ebenso auf reale Gegenstände oder Personen wie auf Abstrakta, zum Beispiel «Personenorientierung», «Coping-Strategie», «Stress» oder «Krankheit». Während Fawcett (1996: 12) ihre Definition von Konzept zu Recht beginnt: «Konzepte sind Worte, die geistige Vorstellungen von Phänomenen beschreiben [...]» fährt sie weiter unten fort: «Die Konzepte und Annahmen beziehungsweise Aussagen konzeptueller Modelle werden häufig mit Hilfe ganz bestimmter Termini formuliert.» (Fawcett, 1996: 13). Hier wird eine

Verwirrende Tautologie

zuvor klare Aussage eine halbe Buchseite später zu verwirrender Tautologie, denn: Wie anders sollten Konzepte etc. kommuniziert werden, wenn nicht mittels Sprache? Während in den Geistes- wie in den Sozialwissenschaften das «Konzept» als kleinste Einheit und «niedrigstufige Darstellungsebene» (Schaeffer et al., 1997: 284) gilt, gefolgt von dem komplexeren «Modell»-Begriff und schließlich der «Theorie» als der höchsten Abstraktions- und Komplexitätsstufe, wird das Verhältnis dieser Begriffe zueinander bei Fawcett umgedreht beziehungsweise werden ihre Inhalte vermischt.

Konzeptbegriff

Der Begriff des «Konzepts» als allgegenwärtiger Baustein sprachlichen Austausches muss für seine Verwendung in fachspezifischen Kontexten mit sprachlichen Zusätzen versehen werden, die diese fachliche Besonderheiten formulieren. In der pflegewissenschaftlichen Fachliteratur gibt es bislang keine einheitliche Einteilung fachspezifischer Konzepte. Allein Käppeli unternimmt eine Ableitung aus dem englischen «nursing concepts» und bezeichnet damit «wesentliche Themen, mit denen sich Pflegende im beruflichen Alltag auseinander setzen müssen» (Käppeli, 1993: 9). Darunter fasst sie dann «Abschiednehmen im Alter», «Bedeutung von Hoffnung», «Bedeutung von Ungewissheit», «Schmerz», «Angst» u. ä., die zwar wichtige Aspekte im Umgang mit Patienten darstellen, jedoch keine fachspezifischen Konzepte sind.

Im Rahmen des Strukturierungsversuchs diese Beitrags wird, davon abweichend, zwischen *theoretischen Konzepten* (Symptomorientierung, Personen-/Familienorientierung und umfassender Pflege) sowie *Praxiskonzepten* (Bobath-Konzept, Basale Stimulation, Kinästhetik, psychobiografisches Arbeiten nach Böhm und Validation) unterschieden, die implizit (theoretische Konzepte) oder explizit (Praxiskonzepte) handlungsleitende Funktionen für die Pflegepraxis erfüllen. Diese Unterscheidung erhebt weder Anspruch auf Endgültigkeit noch auf Vollständigkeit, sondern möchte den Diskurs zu dieser (fachsprachlichen) Problemstellung anregen.

## Modell

Begriffsdefinition

Konzepte sind, dies lässt sich aus dem Gesagten entnehmen, die Basiseinheiten von Modellen und Theorien. Modelle sind vereinfachte, auf das Wesentliche reduzierte Darstellungen von Sachverhalten oder empirischen Erfahrungen. Sie strukturieren Realität mit dem Ziel, «sie dadurch unmittelbar erfassbarer, erklärbarer und voraussehbarer zu machen.» (Schröck, 1996: 55) Modelle bilden Wirklichkeitsausschnitte nicht komplett ab, sondern beschränken sich zielgerichtet auf die Abbildung der Eigenschaften und Merkmale des Originals, die für ihren Entwickler oder Verwender relevant sind (Stachowiak, 1965: 118) und beschreiben die wechselseitigen Bezüge zwischen ihren verschiedenen Bestandteilen. Pflegemodelle verknüpfen Elemente der Realität überwiegend nicht deskriptiv (also als Ist-Darstellung), sondern präskriptiv, also als Soll-Vorstellung mit dem Ziel der Legitimation und Profilierung der Disziplin.

Modellbegriff
bei Fawcett

Bei Fawcett (1996: 11 ff.) erscheint der Terminus nur in der Verbindung «konzeptuelles Modell» (engl.: *conceptual model*). Diese Kombination ist der gleiche semantische Unfug wie beispielsweise «kranker Patient» – und hat bereits viel Verwirrung gestiftet. Es gibt keine Modelle, die nicht Konzepte enthalten, wie auch keine Patienten, die nicht krank sind. Zudem impliziert die Attribuierung «konzeptuell», dass es noch weitere Typen von Modellen geben müsse. Diese erscheinen bei Fawcett jedoch nicht. Fawcett versteht in Anlehnung an Lippitt (1973) und Nye/Berardo (1981) unter einem konzeptuellen Modell «eine Reihe abstrakter, allgemeiner Vorstellungen, ergänzt durch inhaltliche Annahmen, die diesen Vorstellungen eine bedeutsame Form verleihen.» (Fawcett, 1996: 12). Auf den Modellbegriff bezogen, ist diese Definition zumindest unvollständig. Darüber hinaus wäre zu fragen, was denn eine «be-deut-same Form» ist, da es nun einmal die spezifische Funktion von Sprache ist, Be-Deutungen zu transportieren.

Kritik

Anders als sonst in den Humanwissenschaften üblich, schließt Fawcett Abstrakta aus ihrem Konzept-Begriff aus, ordnet sie dem Begriff des «konzeptuellen Modells» zu und formuliert: «Die einem konzeptuellen Modell zugrunde liegenden Konzepte sind so abstrakt und allgemein, dass sie weder in der realen Welt direkt beobachtet noch auf eine bestimmte Person, Gruppe oder Situation beschränkt werden können.» (Fawcett, 1996: 12). Auch dies widerspricht der oben genannten allgemein gültigen Auffassung von «Konzept», die beide Merkmale, empirische Fundierung wie Abstraktheit, beinhaltet. Zusammenfassend formuliert sie: «Eine abstrakte, allgemeine und umfassende Diskussion des Metaparadigmas der Pflege ist als konzeptuelles Modell anzusehen.» (Fawcett, 1996: 42). Womit sie die babylonische Begriffsverwirrung komplett macht. Fawcetts Begriff «konzeptuelles Modell» beinhaltet somit zum einen Aspekte, die wissenschaftstheoretisch traditionell zum Konzept-Begriff gehören, und andere, die dem Modell-Begriff zuzuordnen sind. In dieser Mischung und in Fawcetts eigenwilliger Hierarchisierung der Termini, in der dem «konzeptuellen Modell» der höchste Abstraktionsgrad zugesprochen wird, ist er nicht haltbar, wenig hilfreich und interdisziplinär nicht kompatibel.

**Theorie**

Begriff der Theorie
bei Fawcett

Der Abbildung I 2-1 entsprechend bezeichnet Fawcett Theorien als «weniger abstrakt als die konzeptuellen Modelle, die ihnen zugrunde liegen.» (Fawcett, 1996: 37) Auch hier ist der von ihr gewählte Abstraktionsgrad und die von ihr konstruierte hierarchische Abhängigkeit der Theorien von einem übergeordneten «konzeptuellen Modell» gegenläufig zur üblichen Bestimmung. Fawcett unterscheidet zwischen allgemeinen Theorien, die «einen Aspekt eines konzeptuelles Modells weiterentwickeln» (Fawcett, 1996: 37; Beispiele: Newman (1986), Parse (1992)) und konkreten Theorien, die Phänomene beschreiben, erklären oder vorhersagen (Beispiel: Peplau, 1952; 1992). Die Kriterien, die bei Fawcett speziell für «konkrete Theorien» aufgeführt werden, gelten jedoch für Theorien allgemein.

Dagegen weicht ihre Differenzierung von Theorien von der geläufigen Darstellung ab. Üblicherweise werden sie unterschieden

■ zum einen nach ihrem Erkenntnisbereich in Theorien großer Reichweite (Makrotheorien mit allumfassender, globaler Dimensionierung der Aussagen, zum Beispiel die Systemtheorie und Pflegetheorien von Newman (1980, 1986) oder Rizzo Parse (1981)), Theorien mittlerer Reichweite (Mesotheorien, sie erfassen in Bezug auf einen je spezifischen Zusammenhang eingegrenzt die Komplexität der jeweiligen Fragestellung; dazu zählen die meisten Pflegetheorien, so zum Beispiel Peplau 1952, 1995) und Theorien geringer Reichweite (Mikrotheorien, die einen spezifischen Untersuchungsaspekt in den Mittelpunkt stellen, zum Beispiel Bosch (1998), die eine Theorie zur Lebenswelt dementierender alter Menschen aufgestellt hat). (Schröck, 1996: 62 f.)

- ▪ zum anderen nach Kriterien der Generierung: in normative Theorien, die als Resultat philosophisch-konzeptioneller Gedankenarbeit beschrieben werden können, und in empirische Theorien, die empirisch testbare Hypothesen über die Beziehung zwischen Daten sind. (Luhmann, 1988: 7) Eine Theorie wirkt auf die Verbindung von Begriffen und Phänomenen (sinnlich erfahrbaren Aspekten der Wirklichkeit), indem sie aufgrund von Gemeinsamkeiten und Unterschieden zwischen beiden «Differenzerfahrungen und damit Informationsgewinnung organisiert und dafür adäquate Eigenkomplexität ausbildet. Dabei muss der Wirklichkeitsbezug gewahrt bleiben.» (Luhmann, 1988: 13).

*Begriffsdefinition Theorie*

Eine (Pflege-)Theorie lässt sich grundsätzlich als erdachtes System definieren, das aus einer Gruppe von zusammenhängenden Konzepten besteht und der Beschreibung, einheitlichen Erklärung oder Voraussage spezifischer Abläufe oder eines Phänomenbereichs und der ihnen zugrunde liegenden Beziehungen mittels wissenschaftlich begründeter Aussagen, Definitionen und Grundannahmen dient, mit dem Ziel, eine systematische Ordnung zu begründen. Begreift man Theorien letztlich als Interpretationen der Realität, ist es leichter der Versuchung zu widerstehen, sie *eins zu eins* in Wirklichkeit, also die Pflegepraxis, umsetzen zu wollen. Beispiele für Pflegetheorien in diesem Sinne sind die systemischen Theorien von B. Neuman oder King, die Theorie transkultureller Pflege von Leininger oder die familien- und umweltbezogene Theorie von Friedemann.

### Annahme

*Begriffsdefinition «Annahme» bei Fawcett*

In ihrer Definition des «konzeptuellen Modells» verwendet Fawcett den Begriff der «Annahme». Annahmen definiert sie als «inhaltliche Aussagen, die einzelne Konzepte beschreiben oder miteinander verbinden.» (Fawcett, 1996: 12). Auch diese Aussagen widersprechen dem allgemeinen wissenschaftlichen Verständnis. Zunächst einmal beschreiben Annahmen nicht Konzepte: Dass ein «Haus» vier Wände, ein Dach, Türen und Fenster besitzt oder dass ein «Patient» ein kranker Mensch in professioneller Fürsorge ist, sind keine Annahmen, sondern Aussagen/ Merkmalsbeschreibungen über die mit den Begriffen verbundenen Inhalte. Sprachwissenschaftler differenzieren darüber hinaus zwischen zwei Merkmalskomponenten von Begriffen: «Denotationen» und «Konnotationen»:

> «Denotation bezeichnet die kontext- und situationsunabhängige, konstante begriffliche Grundbedeutung eines sprachlichen Ausdrucks im Unterschied zu konnotativen, d. h. subjektiv variablen, emotiven Bedeutungskomponenten.» (Lexikon der Sprachwissenschaft, 1983: 86).

Konnotationen wären hier also die persönlichen Vorstellungen, die ein Individuum mit «Haus» beziehungsweise «Patient» verbindet, die aus biographischen Erfahrungen und Wissensbeständen heraus entwickelt werden, während die Denotation die ganz allgemein in einer Sprachgemeinschaft mit diesen Termini verbundenen Bedeutungselemente beinhaltet. Fawcett fährt in ihrer Definition von «Annahmen» fort: «Auch sie sind so abstrakt und allgemein, dass sie der direkten empirischen Beobachtung oder Überprüfung nicht zugänglich sind.» (Fawcett, 1996: 12) Es ist im Gegenteil gerade die Funktion von Annahmen, empirisch auf ihre Richtigkeit oder Falschheit hin untersucht zu werden (z. B. durch Beobachtung, durch Befragungen oder Experimente). Abhängig von dem Ergebnis der Untersuchung wird eine Annahme verifiziert beziehungsweise falsifiziert.

In der Medizin herrschte zum Beispiel lange die Annahme eines Zusammenhangs zwischen der Entwicklung eines Lungenkarzinoms und der Einwirkung von Faktoren wie Rauchen oder chemischen Schadstoffen in der Atemluft vor. Da jedoch nicht alle Menschen, die diesen Faktoren ausgesetzt sind, ein Lungenkarzinom entwickeln, stellt sich die Frage nach anderen Erklärungszusammenhängen. Die traditionelle Annahme einer solchen Kausalbeziehung wurde daher zugunsten der Annahme einer Wechselbeziehung zwischen verschiedenen beteiligten Faktoren (u. a. Nikotin und sonstige toxische Substanzen) und der Krebsentstehung in Frage gestellt. (LoBiondo-Wood/Haber 1996: 57)

## Metaparadigma

*Begriff des Paradigmas*

Zumindest in den europäischen Sozialwissenschaften wird der Begriff des Paradigmas mittlerweile als problematisch, da unpräzise, betrachtet, aber dennoch ist er weit verbreitet. Er lässt sich definieren als Bündel von Überzeugungen und grundlegenden Positionen, die einer Wissenschaft zugrunde liegen und ihre Denkrichtung in grundsätzlicher Weise bestimmen. Ein Paradigma umfasst fachspezifisches Wissen, Theorien, praktische Orientierungen, Erfahrung durch Lernprozesse sowie die Forschungsmethodologie und Literatur einer Fachwissenschaft. (Kuhn, 1974)

*Metaparadigma bei Fawcett*

Da Fawcett auf Kuhn zurückgreift, der erstmalig zeigte, dass wissenschaftliche Entwicklungen in einem sozialen und politischen Kontext vonstatten gehen, sollen ihre Ausführungen auch in Anlehnung an Kuhn diskutiert werden. In ihrem Bemühen, pflegewissenschaftliche Denkansätze zu ordnen und mittels eines übergreifenden theoretischen Rahmens hierarchisch zu strukturieren, entwickelt Fawcett ein «Metaparadigma», auf das sie – recht dogmatisch – die vorliegenden Pflegetheorien/-modelle zu verpflichten sucht. Es enthält als zentrale Konzepte «Person», «Umwelt», «Gesundheit», «Pflege» und «fungiert als eine Art begrenzte Einheit, als Rahmen, innerhalb dessen sich die untergeordneten, beschränkteren […] Strukturen entwickeln können.» (Eckberg/Hill, 1979: 927, zit. n. Fawcett 1989: 16). Unter «Person» fasst Fawcett ausschließlich die Pflegeempfänger, Pflegende bleiben ausgeschlossen, wodurch das Konzept von vornherein zu knapp konturiert ist. Unter «Gesundheit» wird implizit «Krankheit» subsumiert: «Unter Gesundheit verstehen wir den jeweiligen gesundheitlichen Status der Person – von völligem Wohlbefinden bis zur unheilbaren Erkrankung.» (Fawcett, 1989: 18). Dies ist problematisch, weil in Situationen völligen Wohlbefindens kein Pflegebedarf besteht und «Pflege» daher mit ausschließlich diesem Begriff nicht den notwendigen Kontextbezug zu Krankheit erhält. Das Konzept «Krankheit» spielt auch deswegen eine besondere Rolle, weil es die Beziehung zwischen Pflegekraft und Gepflegtem bestimmt: Die professionelle Pflegesituation ist durch ein Gefälle in Form einseitiger Abhängigkeit charakterisiert, weil zwei (oder mehrere) einander fremde Menschen sich begegnen, von denen der eine (die Pflegekraft) die bestehenden Probleme des anderen (des Patienten) mittels fachlicher Kompetenz zu lindern versucht, weil dieser hilfebedürftig ist und daher Zutritt zu seinen persönlichsten Bereichen gewähren muss. «Krankheit» kann zudem als Resultat verschiedenster Einflussfaktoren (bakterieller, individueller, sozioökonomischer etc.) beschrieben werden. Krankheiten geben damit auch Hinweise auf spezifische soziale Missstände und Belastungen, die der Gesundheitsbegriff ausschließt. Die Problematik ihrer Begriffswahl scheint auch Fawcett selbst deutlich geworden zu sein, denn in einer Aussage, die «Person und Gesundheit verbindet» (Fawcett, 1989: 18), formuliert sie: «Pflege ist mit den Prinzipien und Gesetzen befasst, die für den Lebensprozess, das Wohlergehen und die optimale Funktion kranker wie gesunder Menschen von Bedeutung sind». (Fawcett, 1989: 18). Die Autorin nennt die folgenden vier «Anforderungen an ein Metaparadigma».

Anforderungen an ein Metaparadigma nach Fawcett

1. Es muss «einen Geltungsbereich benennen, der sich von den Geltungsbereichen anderer Disziplinen grundlegend unterscheidet».
2. Es muss «in knapper Form alle für die Disziplin relevanten Phänomene umfassen».
3. Es muss «perspektivneutral» sein.
4. Es muss «internationale Gültigkeit besitzen». (Fawcett, 1989: 17 f.).

Kritik an Fawcetts Begriffverständnis

Von ihren eigenen Kriterien trifft nur das letztgenannte auf Fawcetts Metaparadigma zu. Mit den Geltungsbereichen «Person», «Gesundheit» und «Umwelt» sind Konzepte genannt, die nicht pflegespezifisch, sondern für viele andere Disziplinen ebenfalls zentral sind. In Anlehnung an Kim (1989) schreibt Fawcett dem Metaparadigma die Funktionen Eingrenzung und Zusammenfassung der Aufgaben einer Disziplin zu. (Fawcett, 1989: 17) Ein Paradigma hat jedoch keine dieser Funktionen, sondern es subsumiert die theoretischen Grundlagen einer Disziplin, die von der *scientific community* zeitgebunden als gültig und verbindlich betrachtet werden (Kuhn, 1974). Umso weniger gelten Fawcetts Vorstellungen für ein *Meta*paradigma, das auch nicht «alle für die Disziplin relevanten Phänomene umfassen» (Fawcett, 1989: 17) kann, da dies zu detailliert wäre und den übergreifenden Charakter des *Meta*paradigmas sprengen würde. Auch Fawcetts Anforderung, ein Metaparadigma müsse «perspektivneutral» (Fawcett, 1989: 17) sein, ist unhaltbar: jeder kognitive Zugriff auf Welt – gleich welcher Couleur – beinhaltet immer eine bestimmte Perspektive, und Wissenschaft bildet hier keine Ausnahme. Das Wissen um die «Perspektiviertheit» gedanklicher Anstrengungen leiten die Geistes- und Sozialwissenschaften aus der Hermeneutik ab sowie, anders und radikaler gesehen, in neuerer Zeit aus dem Konstruktivismus. Kuhns (1974) Ausführungen zu der krisenhaften Entwicklung von Paradigmata, die er exemplarisch anhand der Geschichte der Naturwissenschaften beschreibt, basieren auf Husserls Phänomenologie und insbesondere auf seinem Konzept der Lebenswelt. Zum einen versäumt es Fawcett, die Verbindung zwischen Pflegetheorien/-modellen und ihrem «Metaparadigma» theoretisch zu fundieren. Dies dürfte in der Tat schwierig werden, weil die Pflegetheorien/-modelle eben nicht aus dem Metaparadigma abgeleitet sind, sondern dieses, wie Greb (1997b: 62) treffend ausführt, «eine bloße Setzung» darstellt. Zum anderen haben Leininger (1988) wie auch Meleis (1991) zu bedenken gegeben, dass Pflege nicht «Pflege» als eine der sie definierenden Subkategorien verwenden könne, da dies tautologisch sei. Fawcett setzt sich mit diesen Aspekt sowie alternativen Arbeiten ausgiebig auseinander (Fawcett, 1989: 19–25). Dabei steht außer Frage, dass «Pflege» ein für PflegewissenschaftlerInnen zentrales Konzept ist. Weniger klar ist aber, warum «Pflege» ein zentrales Konzept von «Pflege» sein soll, anstatt von Pflegewissenschaft. Da Metatheorien, Paradigmata und ähnliche von Hause aus keine Praxisprobleme darstellen, darf man sie getrost auch der Wissenschaft überlassen. Wenn man nicht mit Schnepp (1997) darin übereinstimmt, dass ein Metaparadigma nicht nur überflüssig, sondern sogar schädlich sei, so scheint mir das Problem mit der vorgeschlagenen Änderung einfach zu lösen. Schnepp (1997) nennt insbesondere drei Aspekte, die das Metaparadigma als bindenden Referenzrahmen für Pflegetheorien/-modelle problematisch machen:

- «Diskriminierung»; gemeint ist der Ausschluss solcher Pflegemodelle/-theorien, die sich nicht primär am Metaparadigma orientieren (z. B. die von Leininger (1991) oder Watson (1985)). Bereits das Vorhandensein solcher Ansätze zeigt, dass die einem Metaparadigma eigende übergreifende, subsumierende Funktion hier nicht erfüllt wird, es sich also nicht um ein Metaparadigma handelt, sondern eher, wie Schnepp formuliert, um «längst nicht vollständige, taxonomische Kriterien». (Schnepp, 1997: 98).
- Mit Kuhns Worten, wobei hier «Natur» durch «Pflege» zu ersetzen wäre: «Bei näherer Untersuchung […] erscheint dieses Unternehmen als Versuch, die Natur in die vorgeformte und relativ starre Schublade, welche das Paradigma darstellt, hineinzuzwängen.» (Kuhn, 1973: 45).
- «Mangel an Deutlichkeit» aufgrund des Allgemeinheitscharakters der Konzepte des Metaparadigmas, die Fawcett selbst als «global» bezeichnet. (Schnepp, 1997: 96)
- «Mangel an Kontextbezogenheit im Sinne von Zeit und Notwendigkeit». (Schnepp, 1997: 9).

Kritik an der Verknüpfung von Begriffen bei Fawcett

Problematisch ist schließlich die Verknüpfung der Begriffe «konzeptuelles Modell», «Paradigma» und «Metaparadigma» bei Fawcett: «Wie in anderen Disziplinen auch stellen die konzeptuellen Pflegemodelle verschiedene Paradigmen dar, die vom spezifischen Metaparadigma der Pflege abgeleitet wurden.» (Fawcett, 1996: 25). Ein Paradigma ist nicht mit «Modell» gleichzusetzen, sondern im Kuhnschen Sinne mit einer Theorie, die sich (zeitlich befristet) gegenüber anderen Entwürfen allgemein durchsetzen konnte. «Paradigmata erlangen ihren Status, weil sie bei der Lösung einiger Probleme, welche ein Kreis von Fachleuten als brennend erkannt hat, erfolgreicher sind als die mit ihnen konkurrierenden.» (Kuhn, 1973: 44). Kuhn betont, «daß es wissenschaftliche Forschung auch ohne Paradigmata geben kann oder zumindest ohne solche, die […] unzweideutig und bindend sind.» (Kuhn, 1973: 30). Was Kuhn hier so trefflich in Worte fasst, ist die Denk- und Experimentierarbeit, die geleistet werden muss, wenn sich innerhalb einer Disziplin Paradigmata entwickeln. Er nennt zwei Merkmale von Paradigmata:

> «Ihre Leistung […] (ist, d. V.) beispiellos genug, um eine beständige Gruppe von Anhängern anzuziehen, hinweg von den wetteifernden Verfahren wissenschaftlicher Tätigkeit, und gleichzeitig […] noch offen genug, um der neubestimmten Gruppe von Fachleuten alle möglichen Probleme zur Lösung zu überlassen.» (Kuhn, 1973: 28).

Zur weiteren kritischen Auseinandersetzung mit den Kernkonzepten des «Metaparadigmas» sei auf Grebs (1997a und b) detaillierte Ausführungen verwiesen.

### Philosophie

Begriff der Philosophie

Fawcett ordnet den Bereich «Philosophie» unterhalb von und nicht in direkter Verbindung zu «Metaparadigma» an. Dazu führt sie aus, Philosophien «folgen […] nicht direkt aus dem Metaparadigma einer Disziplin und gehen auch den konzeptuellen Modellen nicht direkt voraus. Vielmehr werden durch das Metaparadigma einer Disziplin erst die Phänomene benannt, über die philosophische Aussagen getroffen werden.» (Fawcett, 1996: 37). Akzeptiert man die hermeneutische Prämisse des Vorverständnisses, ist dies nicht schlüssig. Überzeugungen, Ziel- und Wertvorstellungen, Weltbilder, ethische Prinzipien und die Wesensbestimmung von Pflege liegen dann auf einer einem Metaparadigma vorgeordneten Ebene (s. Abb. I 2-1). Obwohl in der pflegewissenschaftlichen Literatur häufiger von «Pflegephilosophie» gesprochen wird, handelt es sich dabei nur in seltenen Fällen tatsächlich um philosophische Abhandlungen. Meist beinhalten sie erkenntnistheoretische oder ethisch-moralische Fragestellungen. Der Begriff der Pflegephilosophie sollte tunlichst nur dann verwendet werden, wenn ihm inhaltlich auch entsprochen wird.

### Abschließende Überlegungen

Jeder Versuch einer Systematisierung der Pflegetheorien/-modelle entspricht nicht ihrer Genese, sondern stellt ein im Nachhinein entwickeltes Ordnungssystem dar, welches das Ziel verfolgt, Einflüsse nachvollziehbar und Strukturen erkennbar zu machen. Dies gilt selbstverständlich auch für die vorliegende Darstellung. Es wird, so hoffe ich, die Notwendigkeit einer kritischen Perspektive deutlich, die den Sinn wissenschaftlicher Prozeduren für das eigene Wissenschaftsverständnis wie auch für die Praxis hinterfragt. Wie diese Debatte zeigt, ist die Sichtweise, dass Pflegewissenschaft eine empirische Disziplin und eine Handlungswissenschaft ist, nicht allgemein gültig. Dennoch bezieht sie hauptsächlich daraus ihre gesellschaftliche Legitimation: So lässt sich international nachweisen, dass der zentrale Beweggrund für die Einrichtung von Pflegestudiengängen eine Verbesserung der pflegerischen Versorgung der Bevölkerung ist.

Die internationale Pflegewissenschaft ist nicht nur durch ständige Umbruchs- und Reorientierungsprozesse gekennzeichnet, sondern darüber hinaus durch Globalisierungstendenzen und zugleich durch unterschiedliche Geltungsansprüche in den einzelnen Ländern sowie je spezifische Handlungsorientierungen und Ausgangsbedingungen, die sich Vereinheitlichungsbestrebungen widersetzen. Die Komplexität des Objektbereichs zeigt sich zudem in zahlreichen Überlappungen mit angrenzenden Humanwissenschaften wie auch in heterogenen Anliegen und Zielsetzungen. Die Pflegewissenschaft ist damit ein aktuelles Beispiel dafür, dass Wissenschaftsentwicklung nicht kumulativ verläuft (Kuhn, 1973) und auch dafür, dass die verwendeten erkenntnistheoretischen Ansätze von einer multidimensionalen und polyvalenten Problemdynamik bestimmt werden, die sich in den subjektiven wissenschaftlichen Perspektiven der Theoretikerinnen und ForscherInnen spiegelt.

## 2.3
# Erkenntnistheoretische Ansätze (Ebene 1)

Verschiedene erkenntnistheoretische Ansätze aus unterschiedlichen Disziplinen haben Einfluss auf die Entwicklung der Pflegetheorien/-modelle, auf Forschung, auf theoretische und Praxiskonzepte sowie auf weitere Grundelemente der Pflegewissenschaft genommen. Dies zum einen, weil sich aus den Praxisfeldern der Pflege klare Bezüge zu anderen Wissenschaften ergeben, zum anderen weil die

Pflegewissenschaft historisch neueren Datums ist und ihre WissenschaftlerInnen der ersten Generationen ihre wissenschaftliche Vorprägung aus anderen Disziplinen mitbrachten.

Da die verschiedenen erkenntnistheoretischen Ansätze selten in ihren unmittelbaren Bezügen zur Pflegewissenschaft dargestellt werden, soll dies hier ausführlicher geschehen. Allerdings beschränken sich die Ausführungen auf die empirisch-analytischen Wissenschaften, bestimmte Ansätze der Verstehenden Soziologie und die Systemtheorie, da im Zusammenhang mit ihnen die entscheidenden Kontroversen in der Pflegewissenschaft geführt werden. Das Fallbeispiel wird für die empirisch-analytischen Wissenschaften, die Verstehende Soziologie und die Systemtheorie entwickelt.

### Empirisch-analytische Wissenschaften

Positivismus

Die empirisch-analytischen Wissenschaften basieren auf der Annahme, dass aus der exakten Beschreibung von in der Wirklichkeit vorfindbaren Sachverhalten objektive und allgemeingültige Aussagen generiert werden können. Diese wissenschaftstheoretische Position wird als «Positivismus» bezeichnet, deren wichtigster Vertreter für die Sozialwissenschaften Comte (1798 bis 1857) ist, der die philosophischen Grundsätze und Methoden der Naturwissenschaften auf die Sozialwissenschaften übertrug. Der Positivismus beinhaltet drei zentrale Lehrsätze:

> «Der erste ist der methodologische Monismus oder die Idee von der Einheit der wissenschaftlichen Methode inmitten der diversen Gegenstandsbereiche der wissenschaftlichen Forschung. Der zweite ist die Ansicht, daß die exakten Naturwissenschaften […] einen Standard setzen, an dem der Entwicklungsgrad aller anderen Formen des Wissens beurteilt werden kann. Der dritte Lehrsatz besagt, daß die Entdeckung der Ursachen- und Wirkungszusammenhänge Erklärungen bietet, die, wenn man sie als Gesetze formuliert, auch individuelle Fälle erklären können.» (Draper, 1997: 74).

Naturwissenschaftlich-mechanistische Auffassung vom Menschen

Die positivistische Schule kann als Weiterentwicklung des Weltbildes des französischen Philosophen und Mathematikers Descartes (1596 bis 1650) gelten und hat bis heute Bestand. Descartes naturwissenschaftlich fundierte, mechanistische Auffassung vom Menschen ist dualistisch, das heißt sie erklärt alles Seiende als Polarität von geistig-seelischer, denkender Substanz und materieller Substanz. Das so genannte biomedizinische Modell, das bis heute die Pflege maßgeblich beeinflusst, beruht ideengeschichtlich auf seinen Vorstellungen. Descartes Sichtweise veränderte die allgemeine Perspektive des 17. Jahrhunderts auf den Homo sapiens grundlegend und gab auch dem Denken in der Medizin eine neue Richtung (Girtler, 1979: 20), die von der Pflege adaptiert wurde. Die Prämissen dieser medizinischen Perspektive sind: wissenschaftliche Rationalität, da Leben und Universum strengen Gesetzmäßigkeiten von Ursache und Wirkung folgen; eine Betonung objektiver, numerischer Messungen; eine Trennung von Körper und Seele; eine Zergliederung des Körpers in kleine und kleinste Einheiten zum Zweck der Analyse; eine Betrachtung von Krankheit als in sich geschlossene Einheit, die ebenfalls nach einem strengen Ursache-Wirkungsprinzip erklärt wird – und somit ein reduktionistischer Fokus (Helman, 1994: 101), welcher der Person des Patienten wenig Beachtung schenkt. Wenngleich diese Fragmentierung ursprünglich von Descartes nicht intendiert war. Aus klinisch-naturwissenschaftlicher Perspektive werden Schilderungen eines Patienten von seinen Erfahrungen und Gefühlen bezüglich Krankheit und Gesundheit aus dem Alltagswissen dieser Person «in einen kontrollierbaren, gänzlich intersubjektiven Raum überführt» (Nerheim,

2001: 36), wo ihnen aufgrund kausaler, gesetzmäßiger Zusammenhänge eine Bedeutung zugeschrieben wird, die auf physiologisch nachweisbaren Prozessen beruht.

*Dies ist der Weg, auf dem Kranksein zu Krankheit wird.* Da Begriffe – und Theorien – in den Naturwissenschaften den Kriterien Allgemeingültigkeit, Präzision und Intersubjektivität zu entsprechen suchen, wird unmittelbar deutlich, dass das individuelle Erleben, die persönliche Färbung der Erkrankungserfahrung und ihre psychosoziale Bezüge in dieser Form der Begrifflichkeit entfallen und damit wesentliche Merkmale, die auf den Entstehungs- wie auch auf den Linderungs-

Kritik  und Heilungsprozess einwirken. Orientiert sich die Pflege allein an naturwissenschaftlichen Parametern, so gehen die subjektiven Bedürfnisse des Patienten schnell verloren; orientiert sie sich in erster Linie am Patienten, so gerät sie eventuell in Konflikt zur hochtechnisierten, objektivierenden Medizin. Wie diese Argumentationslinie zeigt, ist die gewichtige naturwissenschaftliche Perspektive ergänzungsbedürftig. Die Naturwissenschaften bieten ein strukturierendes Gerüst für die Diagnose von Symptomen und eine daraus abgeleitete Therapie. Der «Regelfall» (hier: eine alkoholkranke Patientin) wird jedoch von vielschichtigen psychologischen, ökonomischen, soziokulturellen und anderer Faktoren beeinflusst, die wiederum den «Normalfall» (hier: die alkoholkranke Frau B.) ausmachen. Die *Varianz des Regelfalls* ist also das täglich Brot, das neben dem naturwissenschaftlichen einen hermeneutisch-phänomenologischen Zugang seitens der Pflegenden erfordert.

Aus biomedizinischer Sicht leidet Frau B. unter chronischem Alkoholabusus bei sozialer Verwahrlosung sowie unter Adipositas. Symptomatik: Ruhelosigkeit, verbunden mit chronischer Schlaflosigkeit und häufigen Kopfschmerzen mit synkopalen Attacken, morgendliches Erbrechen. Labormedizinische Befunde: Leberwerte GPT und GOP erhöht, Urinstatus: o. B.

Mit diesen Informationen entsteht ein dürres Gerüst, das zwar wichtige Daten liefert, aber keine Annäherung an die Person erlaubt.

Im Rahmen der therapeutischen Maßnahmen kann sich das jedoch dort ändern, wo die Person Frau B. in den Mittelpunkt rückt, zum Beispiel in der Informationsgruppe oder der testpsychologischen Abklärung:

- Beschäftigungstherapie
- Informationsgruppe zur Suchtproblematik
- Bewegungstherapie
- Testpsychologische Abklärung
- Medikation mit Luminal und Becozym forte, bei Entzugserscheinungen n. B. Entumin.

Im Falle eines Alkoholabusus hängen physische und psychische Abhängigkeit sowie soziale Folgen eng zusammen. Kliniken, die einen nur medikamentös gesteuerten Entzug ohne psychische Begleitung durchführen und anschließend mit Antabus arbeiten, um physiologische Barrieren gegen Alkohol aufzubauen, weisen hohe Rückfallquoten auf. (Harsch, 1993: 26)

### Erkenntnistheoretische Ansätze der Verstehenden Soziologie

Entdeckung der
Subjektivität

Die Entdeckung der Subjektivität in den Sozialwissenschaften ist mit der Erkenntnis in den späten 70er-Jahren des 20. Jahrhunderts verbunden, dass die Gesellschaft nicht mehr einfach als «Klassengesellschaft», «Industriegesellschaft», «Erlebnis- oder Bildungsgesellschaft» beschrieben werden kann, sondern eine Pluralität individueller Lebensentwürfe konstatiert werden muss, die auch auf institutioneller Ebene eine Entsprechung hat (man denke nur an die Etablierung der verschiedenen alternativen medizinischen Therapieformen).

Lange wurde die Pflege über die Weisungsgebundenheit an die Medizin ausschließlich von den Naturwissenschaften bestimmt. Deren impliziter wissenschaftlich-objektivierender Anspruch steht jedoch im Widerspruch zu einer Versorgung, die das Individuum als solches in den Blick nimmt und damit Zielgrößen wie Subjektivität, biopsychosoziale Faktoren sowie spezifische Bedürfnisse und Ressourcen. In der Pflegeforschung und -wissenschaft der letzten beiden Jahrzehnte haben sich daher systemische und kontextualistische Erklärungsmodelle aus den Humanwissenschaften gegenüber linear-kausalen Ansätzen zunehmend durchgesetzt.

Hermeneutik

Dieser veränderte Blickwinkel setzt einen geeigneten Zugangsweg zur Person des einzelnen Patienten voraus. Einen solchen bietet die Hermeneutik mit ihrem Begriff des «Verstehens». Sie ist zum einen eine wissenschaftliche Methode, zum anderen aber eine Grundlagenwissenschaft «in Bezug auf eine totale Wirklichkeitsorientierung des Menschen». (Nerheim, 2001: 13). Beide Wissenschaftsperspektiven (naturwissenschaftliche und humanwissenschaftliche) erfüllen wichtige Funktionen; daher steht die Pflege vor der Herausforderung, an der Schnittstelle zwischen Labor- und Medizintechnik sowie Statistik einerseits und der psychosozialen Dimension individueller Versorgung andererseits, beide Perspektiven miteinander zu verbinden, um ihre Arbeit sinnvoll zu gestalten und gesellschaftlich zu legitimieren.

Da insbesondere die verschiedenen Ansätze der Verstehenden Soziologie (Hermeneutik, Symbolischer Interaktionismus, (Sozial-)Phänomenologie, Ethnomethodologie) das menschliche Individuum und die Bedeutung seines Handelns in den Mittelpunkt stellen und eine Fokussierung von Interaktion und Kommunikation bewirkt haben, bilden sie eine wichtige Basis für die wissenschaftstheoretische Fundierung einer personenorientierten Pflege. Nachstehend werden daher einige dieser Ansätze exemplarisch skizziert, um daraus Konsequenzen für die Pflegetheoriebildung und die Pflegepraxis ableiten zu können.

### Hermeneutik

Die Hermeneutik ist keine einheitliche Theorie, sondern durch eine Vielzahl historischer und zeitgenössischer Ansätze gekennzeichnet. Wichtige Vertreter sind Schleiermacher, Dilthey und Gadamer (vgl. die systematische, kritische Darstellung der Entwicklungsgeschichte der Hermeneutik bei Gadamer (1965)).

Allgemein gilt die Hermeneutik seit Dilthey (1958) als *die* wissenschaftliche Methode zur Erfassung von Bedeutungen. Dilthey stellt das menschliche Erleben sowie die Bedeutungshaltigkeit und Sinnhaftigkeit menschlichen Handelns in den Mittelpunkt seiner Überlegungen. Sie können von den abstrahierenden naturwissenschaftlichen Methoden nicht erfasst werden, da nicht Kausalzusammenhänge, sondern Sinnzusammenhänge hier Ziel des erkenntnisleitenden Interesses sind, die daher eigener Methoden bedürfen.

«Verstehen», das zentrale Theorem bei Dilthey (1958: 191), wird als das «Wiederfinden des Ich im Du» beschrieben. Das Verstehen eines anderen wird uns durch die gemeinsamen anthropologischen Grunderfahrungen möglich. Hermeneutik basiert auf der Überzeugung, dass Geschichte sich in subjektiv vermitteltem Sinn konstituiert, weshalb eine eigene Methode des Verstehens für die Geistes- und Sozialwissenschaften erforderlich ist. Sie zielt auf die *Be-Deutung* von (zwischenmenschlichen) Vorgängen – auf die Pflege bezogen also auf die Frage, um welche Art von Beziehung (z. B. funktions- oder personenbezogen) es sich zwischen Pflegeperson und Patient handelt und ob sie für den Patienten förderlich oder schädlich ist.

Verstehen als Interpretationsleistung beinhaltet eine Kernaussage der Hermeneutik: es gibt kein allgemeingültiges Verstehen: Individuen eignen höchst unterschiedliche Erfahrungs- und Wissensbestände und über Menschen lassen sich letztlich keine allgemeingültigen Aussagen treffen. Dies gilt mit Ausnahme universaler anthropologischer Grunderfahrungen wie geboren und erwachsen werden, Krankheit erleben oder sterben. – Somit ist das hermeneutische Verstehen ein Weg, Menschen als Individuen gerecht zu werden. Allgemeingültigkeit dagegen ist ein (natur-)wissenschaftliches Ideal, dem sich die Individualität des einzelnen Menschen entzieht. Verbindlichkeit von Erkenntnis im hermeneutischen Sinne kann daher nur über die *Angemessenheit der Erkenntnis in Bezug auf ihren Gegenstand* (also die individuelle Person) bestehen.

Verstehen beruht auf einer historisch und kulturell begründeten gemeinsamen Sinnebene, auf Vorwissen als notwendiger Voraussetzung für Verstehensleistungen. Mit diesem Vorwissen und seinen Auswirkungen auf die (Pflege-)Situation, mit der Vertiefung des Verstehens als Folge des Erlebens dieser (Pflege-)Situation selbst sowie mit den Auswirkung solch erweiterten Verstehens auf künftige Situationen und Informationen ist charakterisiert, was unter «hermeneutischem Zirkel» verstanden wird: eine (eher spiralförmige) Bewegung der Wissensvermehrung beziehungsweise des vertieften Verstehens.

Vielzahl hermeneutischer Ansätze

Dennoch bleibt im Allgemeinen das Verstehen in irgendeiner Weise unvollkommen («hermeneutische Differenz», Gadamer, 1965). Diese Unvollkommenheit entsteht durch die Subjektivität der Erfahrung und Wahrnehmung sowie durch deren geschichtliche Gebundenheit. Gadamer (1965: 280) schreibt dazu: «Es genügt zu sagen, daß man *anders* versteht…» Im Falle einer Pflegeperson ist dieses «andere Verstehen» unter anderem von ihrer professionellen Sichtweise geprägt. In seiner Weiterentwicklung der Hermeneutik grenzt sich Gadamer (1965) mit seiner Hermeneutik von der historizistischen Auffassung Schleiermachers und – in dessen Nachfolge – Diltheys ab, nach der Verstehen nur gelingen kann, wenn der Verstehende die ursprüngliche Situation wiederherstellt.

Bedeutung der Hermeneutik für die Pflegewissenschaft

Die Bedeutung der Hermeneutik für die Pflegewissenschaft und -praxis liegt im Begriff des Verstehens und in der geschichtlichen Dimension des zu Verstehenden, deren Berücksichtigung die Hermeneutik einfordert. Pflege als komplexes Geschehen muss in einen historischen – wie auch soziokulturellen – Zusammenhang gestellt und aus diesem heraus verstanden und untersucht werden. Für die Pflegewissenschaft wurde dies zum Beispiel durch Henderson (1969) geleistet, die die Pflegende als eine vom Patienten Lernende betrachtet oder durch die «Culture Care Diversity and Universality Theory» von Leininger (1978), die einen veränderten Blickwinkel und neue Inhalte fokussierte und damit die Dimension des (kulturellen) Verstehens in den pflegewissenschaftlichen Horizont hob. Der hermeneutische Ansatz geht davon aus, dass ein Wissenschaftler sein Vorverständnis nicht ausklammern kann, sondern dass dieses die conditio sine qua non für alles Verstehen bildet. – Der Vollständigkeit halber sei erwähnt, dass der Sachverhalt des «Vorverständnisses» von verschiedenen theoretischen Positionen verneint wird, zum Beispiel vom Szientismus (beziehungsweise Reduktionismus), der den Menschen und sein Handeln auf der Basis von Naturgesetzen zu erklären sucht. Er postuliert die ausschließliche Gültigkeit von Erkenntnissen, die durch Experiment und äußere Beobachtung gewonnen werden, und lässt die Tatsache außer Acht, dass menschliches Handeln auch und insbesondere durch unser Bewusstsein gelenkt wird. Der Verstehende bringt jedoch nicht nur ein Vorverständnis mit, sondern hat im Allgemeinen zugleich Distanz zur Situation einer anderen Person. Diese Distanz ermöglicht ihm, wie dies auch notwendig ist, die Bedingungen, unter denen sich ein Phänomen darstellt, zu reflektieren und damit den spezifischen Zusammenhang zu eruieren, der es ausmacht.

Pflege wird innerhalb eines sozialen, politischen, kulturellen und ökonomischen Kontextes ausgeübt. Dieser Kontext wiederum wirkt sich funktional wie auch mit den Sinn- und Deutungsstrukturen seiner verschiedenen Teilbereiche auf Pflege und ihr Selbstverständnis aus, weshalb er Teil des Verstehensprozesses sein muss.

Für die Pflegewissenschaft lassen sich aus Sicht der Hermeneutik folgende Aussagen ableiten:

**Konsequenzen für die Pflegewissenschaft**

Es gibt keine allgemeingültigen Pflegeziele, -methoden und -denkansätze. Sie alle sind in einem spezifischen historisch-gesellschaftlichen Zusammenhang entstanden, durch den ihnen bestimmte Bedeutungen zugewiesen werden. Daraus lässt sich als Aufgabe für die Pflegepraxis zunächst die Notwendigkeit eines Verstehens der Wirklichkeitsperspektive eines Patienten ableiten. Die emotionale Qualität einer Pflegesituation ist dabei nur bedingt beobachtbar und muss aus dem Gesamtzusammenhang von verfügbaren Daten interpretiert werden.

**Zusammenfassende Würdigung**

Die Hermeneutik hinterfragt das Wissenschaftskonzept der Naturwissenschaften als einzig gültiges, da die Bedeutungszuschreibungen, die menschlichem Handeln zugrunde liegen, mit dem naturwissenschaftlichen Denkansatz und seinen Methoden nicht erfasst werden. Sie kritisiert die These von der Allgemeingültigkeit von Normen, womit – übertragen auf pflegewissenschaftliche Fragestellungen – einseitige Setzungen von Seiten der Pflege ohne Berücksichtung der Perspektive des Patienten fragwürdig werden. In der angloamerikanischen Forschungstradition wird der Gewinn durch die Hermeneutik für die Pflegewissenschaft und -praxis darüber hinaus begründet mit:

- ihrem Verständnis, dass Erfahrung in der Lebenswelt dem Verstehen vorangeht,
- der Vielfalt der Bedeutungsebenen in der Pflegepraxis,
- der umfassenden Berücksichtigung verschiedener Perspektiven (Geschichte, Tradition, ursprüngliche Intention etc.) und
- dem Bewusstsein, dass die Gegenwart erst in Bezug zu Vergangenheit und Zukunft verstehbar wird. (Reeder, 1985: 193 ff.)

Innerhalb der Sozialwissenschaften wiederum ist die Hermeneutik in verschiedenen Konzeptionen weiterentwickelt worden, die unter dem Oberbegriff «Verstehende Soziologie» (oder auch «Interpretatives Paradigma») zusammengefasst werden. Hierzu gehören zum Beispiel der Symbolische Interaktionismus (Mead, Blumer, Goffman und Krappmann), Methoden der Ethnomethodologie

(Garfinkel, Cicourel) und die Sozialphänomenologie (Schütz). Gemeinsames Anliegen dieser Ansätze ist die Analyse von Funktion, Struktur und Inhalten des Alltagswissens im Zusammenhang mit der subjektiven Konstruktion von Wirklichkeit durch die Mitglieder einer Gesellschaft (AG Bielefelder Soziologen, 1973).

### Symbolischer Interaktionismus

Der Symbolische Interaktionismus wird, da er die Ausgangsbasis für die Sozialphänomenologie bildet (Schütz, 1971; Berger/Luckmann, 1972) themenbezogen zusammenfassend unter dem Aspekt seines Wirklichkeits- und seines Rollenbegriffs betrachtet. Er baut auf Theoremen von H. G. Mead (1863 bis 1931) auf. Blumer (1938, 1969), ein Schüler Meads, führte den Begriff «Symbolischer Interaktionismus» ein und formulierte dessen Prämissen:

*Prämissen des symbolischen Interaktionismus*

- Menschen handeln prinzipiell «Dingen» (z. B. Menschen, Situationen, Gegenständen) gegenüber aufgrund der Bedeutung, die diese für sie besitzen.
- Die Bedeutung der Dinge entsteht als Folge sozialer Interaktion.
- In Auseinandersetzung mit der Umwelt werden Bedeutungen stets situationsbezogen interpretiert und ggf. verändert. (Blumer, 1969: 81)

Blumer steht in der Tradition des amerikanischen Pragmatismus für das Theorie- und Methodenverständnis der Chicagoer Schule (Thomas, Park, Cooley, Mead), deren Ansätze er selbst (Blumer, 1969) wie auch die Soziologen Glaser/Strauss (1967), Denzin (1988, 1989) und Becker (1986) weiterentwickelten. Der Symbolische Interaktionismus hebt den aktiven Anteil der Individuen bei der Konstruktion und Interpretation sozialer Situationen und ihrer Bedeutungen hervor. Soziale Interaktion vollzieht sich symbolisch und in Situationen, die von den Interaktionspartnern unter Rekurs auf geteilte/nicht geteilte Bedeutungen definiert werden. Verlauf und Ergebnis sind vom Prozess der Definition und Redefinition der jeweiligen Situation abhängig. Die zentrale These, das so genannte Thomas-Theorem, besagt, dass eine Situation real ist, wenn eine Person sie als real definiert (Flick, 1996: 30). Daher arbeitet dieser Ansatz mit Methoden, die die Rekonstruktion subjektiver Sichtweisen ermöglichen. Reflektierend verwandelt der Mensch die soziale Wirklichkeit in seine subjektive Erfahrungswirklichkeit, indem er ihr Bedeutung verleiht (Mead, 1968; Blumer, 1969). Diese Bedeutungszuweisungen sind Produkte sozialisatorischer Erfahrungen im Rahmen von Interaktionsprozessen mit signifikanten Bezugspersonen. Sie werden im Prozess der persönlichen Reifung individueller und kreativer. Unmittelbare Interaktion wird zunehmend von symbolischer Interaktion abgelöst. Ähnlich argumentiert die Ethnomethodologie (Cicourel, 1970; Garfinkel, 1967), die sowohl die Interpretationsleistungen des Individuums als auch die der Gesellschaft betont – auf sie kann jedoch hier nicht näher eingegangen werden. Reflexion und Selbstkommunikation sind die Mittel, die das Individuum in die Lage versetzen, Bedeutungen zu prüfen und zu modifizieren. In der Interaktion mit anderen werden die eigenen Handlungsentwürfe aus der Perspektive anderer erneut beleuchtet und ggf. neu gestaltet.

All diese Aspekte lassen sich – wie auch der Rollenaspekt – unmittelbar auf Pflegesituationen übertragen und deren Chancen und Risiken bezüglich gelungener oder misslungener Interaktion erkennbar werden.

*Kommunikatives Handeln bei Mead*

Nach Mead ist kommunikatives Handeln nicht auf ein Reiz-Reaktions-Schema zurückzuführen, sondern bedeutet Rollenübernahme («role-taking»), das heißt den Versuch, die Erwartungen der Umwelt zu antizipieren und in Verhaltensstrategien für die kommunikative Interaktion innerhalb eines gemeinsamen Symbolsystems (vorrangig der Sprache) umzubauen (Mead, 1968: 216 ff.). Dabei nimmt Mead für jede Kommunikationssituation eine objektiv gegebene Wirklichkeit und eine subjektiv konstituierte Wirklichkeit an – eine Ansicht die der Konstruktivismus ablehnt (s. Kap. I 1). Vom Individuum wird daher in Kommunikationssituationen die Fähigkeit erwartet, sich selbst zugleich Subjekt und Objekt zu sein. Diese fasst Mead in seiner zentralen These vom «generalisierten Anderen» zusammen, nach der der Mensch zu Selbstwahrnehmung und Verhaltensantizipation in der Lage ist, die sich in der Distanz des Individuums zu sich selbst zeigt, mit der es sich bei der Einnahme von Rollen beobachtet und beurteilt.

**Rollen**
**Rollen-Erwartungen**
**Rollen-Distanz**

Die Rollen werden ihm durch die Gesellschaft angetragen und enthalten bereits die Kriterien zu ihrer Erfüllung. Mit dem «generalisierten Anderen» formuliert Mead «[...] die Schnittstelle zwischen individueller und gruppenbezogener Perspektive». (Treibel, 1995: 112). Die verschiedenen Facetten der Identität («self») beschreibt Mead (1968: 216 ff.) als das «I» und das «me». Beim «me» handelt es sich um die innere kognitive Struktur, die beinhaltet internalisierte Erfahrungen mit dem Rollenverhalten anderer und basiert auf der Fähigkeit zur Rollenübernahme. Der Gegenspieler des «me» ist das «I», das spontan, undifferenziert und individuell auf eine gegebene Situation reagiert. Das «I» ermöglicht es dem Individuum, sich von anderen abzugrenzen und von Rollenerwartungen zu distanzieren. Goffman (1961: 85–152) greift diesen Gedanken im Begriff der «Rollendistanz» auf, definiert als individuelle Abgrenzung von Rollenanforderungen. Krappmann (1972: 10) geht einen Schritt weiter als Mead, indem er Identität auf soziale Interaktion bezieht, die er als offenen, dynamischen, interpretationsbedürftigen Prozess begreift. Er unterscheidet zwischen angetragenen und akzeptierten Rollen, zwischen denen das Individuum eine «Identitätsbalance» finden müsse. Die soziologische Kategorie der sozialen Rolle – nach Krappmann beschreibbar als «sozial definierte und institutionell abgesicherte Verhaltenserwartungen, die komplementäres Handeln von Interaktionspartnern ermöglichen» (Krappmann, 1972: 98) – stellt einen Schnittpunkt zwischen Individuum und Gesellschaft dar.

Der Symbolische Interaktionismus geht davon aus, dass Rollenerwartungen vom Rollenträger interpretiert werden müssen, um konfligierende Erwartungen innerhalb einer Kommunikationssituation reflektieren zu können und dafür einen persönlichen Handlungsspielraum zu wahren. Widersprüchliche gesellschaftliche Gegebenheiten sind als die Bedingung der Möglichkeit, Identität zu behaupten, und diese wiederum als Voraussetzung für erfolgreiche soziale Interaktion zu betrachten. (Krappmann, 1972: 10)

Sozialisation beinhaltet also eine flexible Rollenidentität in Kommunikationssituationen und das Hinterfragen gesellschaftlicher Normen und Werte. Der hinter diesem Modell stehende emanzipatorische Anspruch ist jedoch nur innerhalb eines gesellschaftlichen Systems einlösbar, das Kommunikationsstrukturen, die autonomes Rollenhandeln fördern, zulässt.

Der Rollenbegriff der drei letztgenannten Wissenschaftler (Mead, Goffman, Krappman) beinhaltet die Möglichkeit strategischer Entscheidungen und einer situationsabhängigen, auch spielerischen Nutzung des (familien-, sozialschicht- und kulturabhängigen) Rollenrepertoires.

**Rollenbegriff**
**in der Pflege**

Der Begriff der Rolle ist in der Pflege von großer Bedeutung, weil die berufliche Rolle der Pflegeperson eine ihrer gesellschaftlichen Rollen ausmacht, die entsprechend auch in verschiedenen Pflegemodellen zentral ist (obwohl sie ein jeweils unterschiedliches Verständnis von der Rolle der Pflegeperson – und damit von den Zielen der Pflege – beinhalten). Gleichermaßen erlangt die Patientenrolle als Teil der Gesamtpersönlichkeit eines Menschen in der Pflegesituation Gewicht und bestimmt die Pflegebeziehung zwischen Pflegeperson, Patient und seiner Familie. Die Diskussion des Rollenbegriffes des Symbolischen Interaktionismus verdeutlicht dessen soziokulturelle und institutionelle Gebundenheit sowie das Vorhandensein von Interpretationsspielräumen. Er verweist die Pflegenden auf ihre eigenkulturelle Perspektive und die Notwendigkeit einer Öffnung derselben.

### Sozialphänomenologie und Lebensweltansatz

Ein Zeitgenosse Meads war Edmund Husserl, der – in Abgrenzung zum rationalistisch-empirischen Erkenntnisansatz der so genannten Wiener Schule – «[…] die *erkennende Subjektivität als Urstätte aller objektiven Sinnbildungen und Seinsgeltungen*» postuliert und «[…] die seiende Welt als Sinn- und Geltungsgebilde (versteht, um, d. V.) auf diese Weise *eine wesentlich neue Art der Wissenschaftlichkeit und der Philosophie* auf die Bahn zu bringen.» (Husserl, 1962: 102, Hervorh. i.Orig.).

Dimension der Intersubjektivität

Die Dimension der Intersubjektivität ist für Husserl – ebenso wie für Mead, wenn auch mit anderer Begründung – im Rahmen der Interaktionen des Individuums in seiner Lebenswelt von zentraler Bedeutung. Lebenswelt wird hier definiert als «[…] die raumzeitliche Welt der Dinge, so wie wir sie in unserem vor- und außerwissenschaftlichen Leben erfahren und über die erfahrenen hinaus als erfahrbar wissen». (Husserl, 1962: 141).

An Husserls Begriff der Lebenswelt knüpft insbesondere der Sozialphänomenologe Schütz an, dessen Ansatz von der Konstitution der Grundstrukturen der alltäglichen Lebenswelt Verstehensprozesse in Pflegesituationen weiterführend zu beschreiben vermag.

Konstruktivistische Erkenntnistheorie

Seine Vorstellungen basieren auf konstruktivistischen Erkenntnistheorien, die Fragen nach der Produktion von Wirklichkeit aufwerfen. Obwohl auf den Konstruktivismus als vielleicht radikalster Weiterführung der Verstehenden Soziologie hier nicht näher eingegangen werden soll (Knorr-Cetina, 1989), postuliert er zusammenfassend, dass politische, soziale und kulturelle Perspektiven jegliche Aussagen über die Wirklichkeit bestimmen und damit, dass es eine Subjekt unabhängige Wirklichkeit nicht gibt. Entsprechend sind auch «Krankheit» und «Pflege» innerhalb gesellschaftlicher Machtverhältnisse sozial konstruiert und entsprechend inter- und intrakulturell variabel. Diese Konstruktionen verlaufen jedoch unbewusst oder werden unhinterfragt übernommen, wie Schütz in seinem Lebensweltansatz ausführt (s. **Abb. I 2-2**). Er beschreibt die Lebenswelt als selbstverständlich empfundene Grundstruktur alltäglicher Erfahrung, die das Subjekt räumlich, zeitlich und sozial situiert und definiert sie als:

- «jenen Wirklichkeitsbereich, den der wache und normale Erwachsene in der Einstellung des gesunden Menschenverstandes schlicht als gegeben vorfindet.» (Schütz/Luckmann, 1979: 25).
- Dieser Wirklichkeitsbereich differiert schicht- und regionsbezogen, geschlechts-, bildungs- oder berufsspezifisch. Die Lebenswelt bildet den Rahmen, innerhalb dessen das Subjekt aus mittelbaren und unmittelbaren Erfahrungen einen Wissensvorrat anlegt und sinngebunden und deutungsbezogen mit anderen Subjekten koexistiert und interagiert. Nach Schütz bewältigen wir im «Alltagsdenken» die Differenzen individueller Sichtweisen durch zwei grundlegende

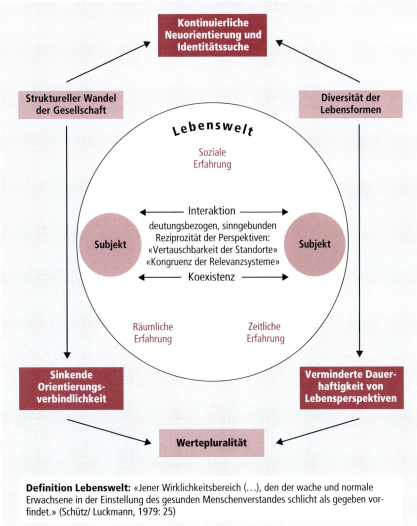

**Definition Lebenswelt:** «Jener Wirklichkeitsbereich (...), den der wache und normale Erwachsene in der Einstellung des gesunden Menschenverstandes schlicht als gegeben vorfindet.» (Schütz/ Luckmann, 1979: 25)

**Abbildung I 2-2:** «Lebensweltansatz» (Zielke-Nadkarni, 2003)

soziale Regeln, die gemeinsam seine Generalthese von der «Reziprozität der Perspektiven» stützen: zum einen die «Vertauschbarkeit der Standorte», die besagt, dass man die Sichtweise eines anderen in ihren typischen Aspekten übernähme, tauschte man den eigenen Platz mit seinem; zum anderen die «Kongruenz der Relevanzsysteme» – will heißen, dass in einer Interaktionssituation Relevanzstrukturen bestehen, die Vorrang gegenüber den unterschiedlichen Perspektiven der Beteiligten haben. (Schütz/Luckmann, 1979: 25)

■ «Die alltägliche Lebenswelt ist die Wirklichkeitsregion, in die der Mensch eingreifen und die er verändern kann, indem er in ihr durch die Vermittlung seines Leibes wirkt. Zugleich beschränken die in diesem Bereich vorfindlichen Gegenständlichkeiten und Ereignisse, einschließlich des Handelns und der Handlungsergebnisse anderer Menschen, seine freien Handlungsmöglichkeiten.» (Schütz/Luckmann, 1979: 25).

Interpretation
der Lebenswelt

Schütz interessiert die Art und Weise, in der Handlungen im Alltag zustande kommen und Sinn erhalten. Er unterscheidet drei Verfahren, nach denen Individuen die Lebenswelt interpretieren, indem sie:

- bewusst und unbewusst auf *Wissensvorräte* zurückgreifen,
- im Vertrauen auf Kontinuität, auf *Erfahrungen* zurückgreifen, die jedoch in neuem Zusammenhang von der Realität unterlaufen werden können: «Vertrautheit ist lediglich Vertrautheit mit Bezug auf Typisches». (Schütz/Luckmann, 1979: 34),
- Typisches selektieren (*«typisieren»*) und dadruch Welt klassifizieren, was Sicherheit und Orientierung schafft, solange nichts «Unpassendes» neue Typisierungsprozesse anstößt. (Schütz/Luckmann, 1979: 139 ff.)

Verschiedene Formen
des Wissens

Aus sozialphänomenologischer Sicht stellen die verschiedenen Formen des Wissens (vom Alltagswissen bis hin zur Wissenschaft) unterschiedliche Wege der Welterzeugung dar. Jeder von uns kann an sich selbst beobachten, dass wir Alltagswissen und -erfahrungen in Erzählungen transformieren und auf diese Weise mit Bedeutungen versehen. Das Alltagswissen bildet daher einen bedeutsamen Ausgangspunkt für Überlegungen zur Wirklichkeitskonstruktion in den Sozialwissenschaften. Aus dieser Perspektive werden Alltagswissen und Alltagserfahrungen auch zu einer theoretischen Grundlage der Pflegewissenschaft, weil sie subjektive und soziale Konstrukte von Krankheit, Gesundheit und Pflege liefern, und damit patientenorientiertes Pflegewissen zur Verfügung stellen, dessen Informationsgehalt für eine professionelle Pflege jeweils auf das spezifische Handlungsfeld in der Pflegepraxis transformiert werden muss.

Eine Lebensweltorientierung bietet sich als theoretisches Rahmenkonzept zur Verankerung einer personenbezogenen Pflege an, weil sie auf theoretischer Ebene den Anschluss an die Erfahrungen und den sozialisatorischen Hintergrund von PatientInnen auf persönlicher, sozialer und politischer Ebene ermöglicht. Dies betrifft sowohl die Erfahrungen, die PatientInnen in eine Pflegesituation hinein tragen als auch den persönlichen Hintergrund, vor dem die Rekonvaleszenz erfolgen muss. Die kollektiven Deutungsstrukturen und Handlungsmuster spezifischer Zielgruppen bilden die Ansatzpunkte für die Strukturierung solch personenbezogenen pflegerischen Handelns.

Die Realität in den Lebensgeschichten heutiger Patienten ist durch Werteprulalität, eine Diversität der Lebensformen sowie permanente strukturelle gesellschaftliche Veränderungsprozesse gekennzeichnet, die ihre Lebensentwürfe zum Teil zahlreichen Proben unterworfen haben (man denke nur an Kriegserfahrungen, Nachkriegszeit oder die Wiedervereinigung). Die Folgen sind eine verminderte Dauerhaftigkeit von Lebensperspektiven und vielfältige Unsicherheiten.

Die für die Pflege zentrale Arbeit mit der Biographie von Patienten zentriert sich entsprechend um die individuelle Lebensgeschichte vor dem Hintergrund der Historie der Bezugsgruppe im Kontext der familien- und gruppenspezifischen Bedeutungsfindung und der Bewältigungsstrategien im salutogenetischen und pathogenetischen Sinne.

Rahmenkonzept für
prozessbezogene Pflege

Hermeneutik, Symbolischer Interaktionismus und sozialphänomenologische Ansätze bilden die Argumentationslinie für eine Perspektive, aus der der Patient epistemologisch als Individuum betrachtet und ein verstehendes, biographie-, subjekt- und kontextorientiertes Denken und Handeln in der Pflege begründet wird.

Die obigen theoretischen Ausführungen bedeuten für unser Fallbeispiel, dass Frau B. einen Entzug nur erfolgreich durchstehen kann, wenn ihre individuelle psychosoziale Situation verstanden und mit bedacht wird. Der Bezugspflegeperson gelingt es, Folgendes zu erheben:

Frau B. begann bereits einige Jahre nach ihrer Heirat zu trinken, weil sie mit der Erkrankung ihres Mannes an Morbus Bechterew nicht fertig wurde. Sie selbst bezeichnet dies als Folge von Selbstmitleid, aber auch als «Erleichterungstrinken», da sie sich von der zunehmenden Verschlimmerung der Erkrankung sehr belastet fühlte. Ihr persönlicher Grund für die Einweisung ist, wie sich nach einigen Tagen herausstellt, der Verlust ihres Arbeitsplatzes als Kassiererin, weil zuletzt immer wieder Fehlbeträge entstanden. Der Tod ihres Mannes dagegen hatte zunächst nicht zu einer Veränderung ihres Trinkverhaltens geführt. Auch stellt sich heraus, dass sie sich des Alkoholabusus und des damit verbundenen öffentlichen Bildes einer «Schlampe» (Frau B.s Formulierung) sowie ihrer äußerlichen Verwahrlosung schämt. Allerdings hofft sie, den Entzug mittels einer Schlafkur bewältigen zu können. Sie hat zu Lebzeiten ihres Mannes bereits mehrfach zu Hause eigene mehrwöchige Entzugsversuche unternommen, die alle gescheitert sind. Da sie ihre Alkoholabhängigkeit streng geheim zu halten versucht hat, hat sie nach und nach alle sozialen Kontakte abgebrochen. Eine Verbindung besteht nur noch zu ihrer Tochter, die sie regelmäßig besucht. Frau B. hat große Angst vor einem Rückfall. Sie hat auch Todessehnsucht, weil ihr Zustand für sie unerträglich geworden ist. Sie fühlt sich jedoch nicht in der Lage, sich selbst Gewalt anzutun, würde aber gern «einfach nicht mehr aufwachen», weil sie nicht sicher ist, ob der Entzug in der Klinik ihr helfen wird.

Versteht man, wie Frau B. ihre Krankheit begründet und erlebt, so verändert sich das eher negative Bild, das unsere Gesellschaft und damit auch Pflegepersonen von alkoholmiss-brauchenden Frauen haben. Sozialphänomenologisch gesprochen, kommt es im Austauschprozess zwischen Bezugspflegeperson und Frau B. zu einem Abgleich der geteilten beziehungsweise nicht geteilten Bedeutungen des Trinkens. In Bezug auf die Ziele «erfolgreicher Entzug» und «ästhetisches Äußeres» lässt sich von einer «Kongruenz der Relevanzsysteme» beider Personen sprechen. Ein Verständnis für die persönlichen Ursachen des Alkoholabusus von Frau B. ermöglicht der Pflegeperson ein Abrücken von der Attribuierung «Schlampe» und das daraus resultierende veränderte Verhalten der Pflegenden gibt Frau B. das Gefühl, auf dem richtigen Weg zu sein und den Entzug erfolgreich beenden zu können.

Zusammenfassend ergeben sich folgende pflegerische Maßnahmen:

- Aufbau einer Vertrauensbeziehung
- Klärung der Motivation für den Entzug
- Erhebung der Pflege mit Symptomen, biografischen und psychosozialen Daten
- Verhaltensbeobachtung/Pflegeprozess
- Erläuterung des Behandlungskonzepts.

## Systemtheorie

Der erweiterte Kontext, innerhalb dessen die Alltagswelt des Individuums besteht, das heißt die Gesellschaft kann mittels der Systemtheorie einer Beschreibung unterzogen werden, die die wechselseitigen Einflüssen von Makro-, Meso- und Mikroebene verdeutlicht (Kap. I 1).

*Austausch zwischen Individuum und Umwelt*

Das Individuum steht, systemisch betrachtet, mit seiner Umwelt, das heißt anderen Systemen des Sozialsystems, mittels symbolischer Codes in kontinuierlichem Austausch. Art und Weise sowie die Bedingungen dieses Austausches werden durch Symbole (vor allem die Sprache) vermittelt. Symbole und Bedeutungssysteme bilden den integrierenden Teil des Selbsterschaffungsprozesses von sozialen Systemen (Moskovici, 1991: 246) und somit eine in diesen angelegte und zugleich zu ihnen querliegende, systemvernetzende Struktur mit unterschiedlichen, einander überlappenden Codes, die intersystemische Kommunikation ermöglichen. Die Sprache hat als hervorragendes symbolisches Kommunikationssystem und Medium des Austauschs von Deutungsangeboten zugleich bedeutungsgenerierende Funktion, die auf den unterschiedlichen Sprach- und Kommunikationsebenen der Pflege relevant sind. So können wir als Beobachter mittels Sprache sowohl Beschreibungen von den inneren Zuständen eines Individuums erstellen als auch von der Interaktion des Individuums mit seiner Umwelt. Als Resultat der Beobachtung, die für die Pflegepraxis von zentraler Bedeutung ist, stellt sich für Pflegesituationen die Aufgabe des Erkennens und der Dokumentation eines komplexen Beziehungszusammenhangs zwischen Konfigurationen der Umwelt sowie Struktur- und Funktionsveränderungen beim Individuum. Dieser Beziehungszusammenhang muss zum einen für den professionellen Informationsaustausch versprachlicht werden, zum anderen müssen die Beobachtungen der Pflegeperson an die Patienten rückgemeldet und von diesen bestätigt oder modifiziert werden.

Die Systemtheorie bietet für die Pflegewissenschaft mit ihrer mehrdimensionalen Sicht auf die Umwelt-Person-Interaktion einen geeigneten Orientierungsrahmen. Eine systemische Perspektive ermöglicht der Pflege, ihre Interaktionsprozesse zwischen den verschiedenen Subjekten und mit der Umwelt im gesellschaftlichen Kontext neu zu konturieren. Insbesondere in den nicht-stationären Bereichen der Pflege mit ihren unterschiedlichen Organisationsformen wie Familienpflege, betreutes Wohnen, Wohngemeinschaften für psychisch Kranke oder Behinderte usw. hat die Pflege nur begrenzten Einfluss auf die Umwelt des Patienten. Sie muss sich daher zwangsläufig mit anderen Systemen und den Möglichkeiten und Grenzen des eigenen Systems auseinandersetzen.

*Systemtheorie als Orientierungsrahmen für die Pflegewissenschaft*

Die Systemtheorie offeriert darüber hinaus ein Begriffssystem zur Beschreibung sozialer Situationen, das zentrale theoretische Konzepte der Pflege (Personen-/ Familienorientierung, umfassende Pflege) stützt, indem gesundheitliche Probleme nicht mehr aus Reiz-Reaktions-Zusammenhängen erklärt werden, wie dies zum Beispiel in Stresstheorien zur Ursachenattribution für Erkrankung geschieht (Selye, 1950) oder wie sie dem biomedizinischen Modell zugrunde liegen, sondern indem sie als Resultat multifaktorieller Einwirkungen begriffen werden. Eine multiperspektivische Sichtweise auf gesundheitliche Probleme, die Gesundheit – in Verknüpfung mit biologischen, psychischen und sozialen Faktoren – nicht mehr in Gegensatz zu Krankheit stellt, sondern als gelungene Adaptationsfähigkeit des Menschen an systeminterne und -externe Belastungen versteht, erbringt konsequenterweise auch eine Erweiterung (in diesem Kontext: eine Individualisierung) der möglichen Lösungsansätze.

Systemtheoretisch gesprochen, zielt das gesellschaftliche Teilsystem Pflege darauf ab, seine Leitkonzepte (Symptomorientierung, Personen-/Familienorientierung und umfassende Pflege) auch für gesellschaftliche Subsysteme wie sozial benachteiligte Gruppen (hier exemplarisch: alkoholabhängige Frauen), fruchtbar werden zu lassen, um der Differenziertheit von gesellschaftlichen Gruppen und Individuen gerecht zu werden. Personale Systeme beziehungsweise psychische Systeme (= Personen) sind von ihrer Umgebung abgegrenzt und tendieren infolge eines lebenslangen Entwicklungsprozesses zu zunehmender Komplexität und Vielfalt. Sie sind selbstreferentiell, das heißt sie können strukturell ausschließlich an die eigenen Operationsweisen anknüpfen. Dies wird bei Frau B. an der nach außen geleugneten Alkoholabhängigkeit deutlich und den daraus abgeleiteten Aktionen ihrer Tochter, um die Sucht der Mutter zu kaschieren.

Dennoch sind personale Systeme zu Operationen mit anderen Systemen fähig und darauf angewiesen, wofür Luhmann den Begriff der «Interpenetration» prägt, der «wechselseitige Ermöglichung» meint und «[...] daß die Grenzen des einen Systems in den Operationsbereich des anderen übernommen werden können». (Luhmann, 1984: 294f.). Dies geschieht durch Kommunikation. Frau B.s Tochter vermittelt den Nachbarn für diese – zumindest an der Oberfläche – akzeptable Erklärungen für die suchtbedingten Ausfälle ihrer Mutter. Zugleich schützt sie dadurch ihre Mutter vor der Einsicht, dass sie Bescheid wissen, also vor verstärkten Schamgefühlen, aber sie hat damit auch einen früheren Klinikaufenthalt behindert. In der Kommunikation während der Pflege wird eine Annäherung der Systeme erreicht, indem Haltungen und Einstellungen zwischen Frau B., ihrer Tochter und der Bezugspflegenden ausgetauscht und als Konsequenz daraus Verhaltensweisen angepasst werden.

Geht man mit Luhmann (1988: 295) davon aus, dass die Grenzen sozialer Systeme vom Bewusstsein personaler Systeme bestimmt werden, so ist die Einbeziehung von Frau B. in Entscheidungs- und Handlungsprozesse der Pflege eine logische Konsequenz der Personenorientierung.

Zur Umwelt gehört unter systemischen Gesichtspunkten alles, was nicht Teil eines bestimmten Systems Mensch ist. Mit ihr steht der Mensch in permanenter Interaktion. Aus der gesamten Umwelt sind aber nur spezifische Teilsysteme für eine konkrete Pflegesituation, die hier Frau B., ihre Tochter und die sie betreuenden Pflegenden umfasst, relevant. So zum Beispiel das soziale Netz, für Frau B. ihre Tochter, ihre Nachbarn, ihre ArbeitskollegInnen und künftig die Mitglieder der AA-Gruppe; die Umgebung, in der die Pflege ausgeübt wird; die Wohnumgebung (Wunsch nach gemütlichem Heim); unter Umständen der Arbeitsplatz – wenn dieser, wie bei Frau B., dauerhaft gefährdet ist; Kontakte zu Behörden außerhalb des Gesundheitssystems (hier: zum Sozialamt) sowie die Freizeitumgebung mit ihren spezifischen soziokulturellen Strukturen und Bedeutungen aus der Perspektive der Prävention und Erholung.

Mit der Kategorie des «Sinns» beschreibt die Systemtheorie die Verbindung von personalen und sozialen Systemen. (Luhmann, 1988: 64) Über den Weg der Kommunikation werden Sinnkriterien bewusst und der Kommunika-

tionsprozess selbst wird beschreibbar. Die Produktion von Sinn wird damit
zu einer wichtigen systemischen Operation, mit der die Komplexität verarbeitet wird, die sich aus der Unterschiedlichkeit der beteiligten Systeme und ihrer
vielfältigen Umweltbeziehungen ergibt. Der Sinn-Begriff ermöglicht es, «Systemgrenzen und Umwelten in sinnhafte Strukturen und Prozesse einzubeziehen» (Luhmann, 1988: 64). Die drei von Luhmann (1988: 112 ff.) unterschie-
denen Sinndimensionen, haben auch für die Pflege von Frau B. Bestand:

- die Sachdimension, die «alle Gegenstände sinnhafter Intentionen (in psychischen Systemen) oder Themen sinnhafter Kommunikation (in sozialen
  Systemen)» (Luhman,1988: 112 ff.) betrifft,
- die Sozialdimension, die sich auf die an der Kommunikation Beteiligten
  bezieht, und
- die Zeitdimension, die Kommunikation vor dem Doppelhorizont Vergan-
  genheit/Zukunft temporalisiert.

In der Sachdimension kommuniziert Frau B. die Krankheit ihres Mannes als
Ursache ihrer Sucht; in der Sozialdimension vermittelt sie Schamgefühle und
schuldhaftes Verhalten am Arbeitsplatz sowie den Rückzug aus persönlichen
Beziehungen. In der Zeitdimension hat sie verschiedene eigeninitiierte Entzugsversuche unternommen, die ebenfalls die Bedeutung der Geheimhaltung
ihrer Sucht unterstreichen.

Sinnkriterien selektieren auch das Erleben und Handeln, womit einmal
mehr deutlich wird, dass sie Bestandteil pflegerischer Kommunikationsprozesse sein müssen, wenn Pflege erfolgreich sein will. Auf die Zukunft
gerichtete Sinnkriterien sind hier der von allen Beteiligten als unhaltbar begriffene Zustand der Alkoholabhängigkeit von Frau B. und die gemeinsame
Zielsetzung «erfolgreicher Entzug».

Weitere erkenntnistheoretische Ansätze, auf die hier nicht näher eingegangen werden kann, werden in der Pflegewissenschaft ebenfalls, wenn auch
am Rande, diskutiert: der kritische Realismus (Allen, 1985; Hedin, 1987),
die Dialektik (Moccia, 1986) und die feministische Wissenschaftstheorie
(MacPherson, 1988; Hagell, 1989).

## 2.4
# Pflegetheorien/-modelle (Ebene 2)

«If we cannot name it, we cannot finance it, research it, teach it or put it into public policy.»
(June Clark, Norma Lang)

Weltweit werden vor allem die rund 25 US-amerikanische Pflegetheorien/-modelle rezipiert sowie die «Elemente der Krankenpflege» der Schottinnen Roper, Logan und Tierney (1987). Darüber hinaus wurden jedoch zum Beispiel in den skandinavischen Ländern (Kirkevold, 1997) oder in Deutschland (Krohwinkel, 1972) weitere entwickelt, die der spezifischen Situation im jeweiligen Land eher gerecht werden.

An dieser Stelle soll und kann auf diese vielen Pflegetheorien/-modelle nicht im Einzelnen eingegangen werden. Überblicksdarstellungen verschiedener Art finden sich zum Beispiel bei Meleis (1991), Steppe (1993), Mischo-Kelling/Wittneben (1995), Hunink (1997), Schaeffer et al. (1997) oder Osterbrink (1998). Marriner-Tomeys Werk (1994) zeichnet sich dagegen durch eine völlig unzureichende Übersetzung aus. Lange das einzige seiner Art und von historischer Bedeutung für den deutschsprachigen Raum, ist es heute nur noch aufgrund der biografischen Angaben zu den einzelnen Pflegetheoretikerinnen interessant.

Vielfalt pflege-<br>wissenschaftlicher<br>Theorien/Modelle

Weltweit gibt es bis dato keine Untersuchung, die die vorliegenden Ansätze dahingehend analysiert, ob sie als Theorien oder Modelle zu bezeichnen sind. Eingebürgert hat sich daher die Kombination Pflegetheorien/-modelle – auch einzeln synonym verwendet –, die wohl solange bestehen wird, bis sich jemand an diese Analysearbeit macht. Da sie nicht Anliegen dieses Beitrags ist, wird auch hier auf die übliche Weise verfahren. Dennoch sind die unter Punkt 2-1 vorgetragene Kritik an Fawcett und die Definitionen wichtig, weil sie etwas über die Verfahrensweisen mit Terminologien in der Pflegewissenschaft aussagen, auf die auch dieses Teilkapitel noch kritisch eingehen wird. Betrachtet werden sollen darüber hinaus die Funktionen von Pflegetheorien/-modellen.

Pflegewissenschaftliche Theorien/Modelle wurden überwiegend von WissenschaftlerInnen verfasst, die in der fachöffentlichen Auseinandersetzung um ihre Ansätze selbst mit diskutieren und diese weiterhin modifizieren. Folglich gibt es beinahe ausschließlich «vorläufige Klassiker», die intradisziplinäre Denktraditionen aufbauen und strukturieren. Ursprünglich wurden viele von ihnen zur Legitimisierung von Pflegestudiengängen in den USA entwickelt, und die Pflegetheoretikerinnen nutzten die Gunst der Stunde, die als unhaltbar empfundenen Zustände einer rein funktionspflegerischen Versorgung durch einen humanistischen Anspruch in ihren Pflegetheorien/-modellen öffentlich zu hinterfragen. Damit provozierten sie – primär in Auseinandersetzung mit der Medizin – einen aber im Wesentlichen innerhalb der Pflege ausgetragenen Disput zweier miteinander in Wettbewerb liegender Denktraditionen: der empirisch-analytischen Wissenschaften und der humanistischen.

Zentrale Funktionen von<br>Pflegetheorien/-modellen

Als zentrale Funktionen von Pflegetheorien/-modellen sind aufzuführen, dass sie den Objektbereich der Pflegewissenschaft, also pflegerische Vorgänge, in seinen verschiedenen zeitlichen und räumlichen Ausprägungen nachvollziehbar beschreiben beziehungsweise präskriptiven, also vorschreibenden Charakter haben sowie die Interventionen der Pflege begründen, erklären beziehungsweise vorhersagen. Sie haben Wegweiserfunktion, indem sie die Wissensbestände systematisieren und die fachsprachlichen Mittel bereitstellen, durch die Pflegeleistungen beschrieben,

Effektivitätsnachweise erbracht werden und ein Austausch über grundlegende Annahmen, Werte und Ziele initiiert wird. Sie fördern die Selbstreflexion der Disziplin und damit die Autonomie und Identität des Berufstandes.

Pflegetheorien/-modelle ermöglichen kompetente Handlungsentscheidungen, nicht zuletzt angesichts sich stetig verändernder Krankheitsbilder, aber sie sind prinzipiell allgemeiner als der Einzelfall und daher zugleich nie vollständig. Ihr impliziter Allgemeingültigkeitsanspruch wird jedoch immer noch als Konkurrenz-verhältnis rezipiert und weniger als komplementäres Angebot: Die Komplexität und Vielfalt von Pflegesituationen spiegelt sich in der Vielzahl unterschiedlicher Pflegetheorien/-modelle, die entsprechend verschiedenen Paradigmata zuzu-ordnen sind (z. B. dem phänomenologischen, systemischen, ethnologischen etc.). Lukes argumentiert nachvollziehbar, «[...] daß verschiedene Theorien nicht mit-einander übereinstimmen müssen und doch alle mit den verfügbaren Daten kompatibel sein können». (Lukes, 1981, zit. n. Rolfe, 1997: 52).

*Unterschiedliche Terminologien*  Die Verwirrung, die diese Theorienvielfalt gelegentlich stiftet, ist kein alleinig pflegewissenschaftliches Phänomen, sondern in den Sozialwissenschaften ebenso bekannt. (Balog, 2001: 5f.) Parallel zu ihrer paradigmatischen Herkunft weisen Pflegetheorien/-modelle unterschiedliche Terminologien auf, die von der jewei-ligen Perspektive bestimmt sind. Während dies einerseits notwendig und sinnvoll ist, gibt es andererseits manchmal Wortschöpfungen, die recht eigenwillig an-muten (z. B. Watson, 1985). Dass es dafür andere Gründe als die Weiterentwicklung der Pflegewissenschaft geben kann, formuliert Schröck pointiert: Ihrer Ansicht nach

> «besteht die Versuchung – ob bewusst wahrgenommen oder nicht –, sich durch eine gewisse intellektuelle Akrobatik zu profilieren. Es ist dann beinahe unerlässlich, Ansprüche auf theoretische Innovationen mit der Verbindung des eigenen Namens zu untermauern. So sind ‹Watson's Ten Carative Factors› zu einem Aushängeschild geworden, das [...] nichts über die Nützlichkeit des Inhalts aussagt, sondern eher ein reines akademisches Statussymbol ist.» (Schröck, 1997: 28 f.).

Dieser «geistige Exhibitionismus», der auch in anderen Disziplinen zu beobachten ist (siehe Luhmanns (1984) nicht ganz unzweideutigen Begriff der «Interpenetra-tion» oder Kösels (1997) pädagogische Verbalakrobatik mit «Creode», «Discoun-ting», «Äquifinalität» etc.), trägt mit dazu bei, dass «die Nützlichkeit der Pflege-theorien für die Praxis, Bildung und Forschung in der Pflege oftmals in Frage gestellt (wird, d. V.). Sie werden zugleich als zu abstrakt und zu begrenzt, aber auch als elitär beurteilt.» (Schröck, 1997: 27). Diese Kritik resultiert nicht zuletzt aus dem mangelnden Theorieverständnis der Praxis, die von Pflegetheorien/-modellen unmittelbar übertragbare Arbeitshinweise und Verfahrenswege erwartet. Moers macht plausibel, dass dies eine falsche Grundhaltung ist: «Die Wissenschaft [...] muß zu den Problemlagen (der Praxis, d. V.) Erkenntnisse gewinnen und als unab-hängige Wahrheitsbeschaffungsinstanz Maßstäbe setzen. Die Praktiker wiederum können und müssen die Eignung von wissenschaftlichen Erkenntnissen für die Praxis beurteilen.» (Moers, 2000: 23). Sieht man davon ab, dass Wissenschaft so unabhängig nicht ist (man denke nur an die Interessen der Finanziers von For-schungsaufträgen oder Stipendien) sowie auch an ihren gesellschaftlichen Hand-lungsauftrag, konstatiert Moers zu Recht, dass beide Bereiche (Wissenschaft und Praxis) eben diesen Handlungsauftrag unter ihren eigenen Prämissen erfüllen. Dabei kommt der Wissenschaft und damit der Theoriebildung die Aufgabe einer kritischen Begleitung zu, die sich jedoch den «wissenschaftsimmanenten Gesetzmäßigkeiten» stellen muss. (Moers, 2000: 22) Die Praxis ihrerseits ist aber ebenso von bestimmten Faktoren abhängig: von den Rahmenbedingungen und den (normativen) Bewertungsmaßstäben, die an eine Pflegesituation angelegt werden. Das heißt die Verbindung zwischen den Pflegehandlungen und dem Pflegebedarf, auf den sie sich beziehen, ist durch verschiedene Zwänge (z. B. institutionelle Regeln und Hierarchien, soziale Ungleichheit, offener oder beschränkter Zugang zu gesellschaftlichen Ressourcen u. a.) determiniert; durch die soziale Definition des Pflegeproblems, durch die Bindung von Handlungen an Interessenkonstellationen und Traditionen sowie durch die soziokulturell geprägten Handlungsmuster der Beteiligten.

Beziehungen der einzelnen Pflegetheorien/-modelle zueinander

Es gibt bislang keine Untersuchung, die die Beziehung der einzelnen Pflegetheorien/-modelle zueinander unter der Fragestellung betrachtet, inwiefern sie miteinander kompatibel sind oder sonstige Bezüge aufweisen. Zugleich lässt sich konstatieren, dass sich die einzelnen Pflegetheorien/-modelle gegenüber der empirischen Pflegeforschung weitgehend verselbständigt haben, das heißt es gibt wohl in geringem Umfang Forschung zur empirischen Untermauerung der Pflegetheorien/-modelle, praxisbezogene Forschung wird dagegen selten auf der Basis von Pflegetheorien/-modellen durchgeführt. (Silva, 1986) Daher wird die Existenzberechtigung insbesondere der Makrotheorien von PflegewissenschaftlerInnen in Frage gestellt, die die Pflegewissenschaft als empirische Disziplin verstehen (z. B. Schröck, 1998; Moers, 2000). Makrotheorien erfüllen jedoch meines Erachtens die oben genannte Funktion als Rahmentheorien.

Dagegen wird die forschungs- und handlungsleitende Funktion von Meso- und Mikrotheorien bestätigt:

Meso- und Mikrotheorien

- «Zur Fundierung der Pflegepraxis braucht es Theorien geringer oder mittlerer Reichweite und einen theoretischen Pluralismus.» (Schröck, 1997: 32).
- «Leitkriterium der so entstehenden Erklärungsansätze ist ihre Fähigkeit, das jeweils vorliegende Praxisproblem zu lösen.» (Schröck, 1997: 31).

Um Theorie und Praxis zu verknüpfen, werden Ansätze benötigt, die pflegerische Phänomene und Sachverhalte integriert in Handlungszusammenhängen abzubilden vermögen. Ein Handlungszusammenhang kann aus einer offenen Struktur mit wechselnden Teilnehmern und diffusen Grenzen bestehen (wie z. B. im Rahmen einer Versorgung per Casemanagement, wo nach Bedarf wechselnde Akteure in die Versorgung integriert werden, wenngleich hier der Casemanager als Konstante fungiert) oder aus einer geschlossenen Struktur (wie der formalen Organisationsstruktur einer Klinik). Pflegerische Phänomene beinhalten Ereignisse, Zustände, Prozesse oder auch Regelsysteme, die in unterschiedlicher Weise Handlungen (z. B. fallspezifische Pflegemaßnahmen) auslösen.

Aufgrund der Vielfalt der in der Pflege zu berücksichtigenden Aspekte, die sowohl die Mikroebene der konkreten Pflegesituation selbst als auch die sie beeinflussende Meso- und Makroebene betreffen, erscheinen Theorien, die einen offenen Bezugsrahmen bieten besonders geeignet, da sie einerseits aufgrund ihres Abstraktionsniveaus allgemein gültig sind (wie z. B. das Trajectory Work Model) und dadurch Anschlussmöglichkeiten für handlungsfeldspezifische Theorien (z. B. Peplau) offerieren und andererseits eben aufgrund ihres Abstraktionsgrades fallbezogenen Besonderheiten integrieren können.

Theorie kann Forschung leiten, aber Forschung kann auch zu Theoriebildung führen. Durch ihre Forschungspraxis ist die Pflegewissenschaft heute «Produzent eines neuen und erweitertes Modells für das Verständnis von Gesundheit und Krankheit beim ‹modernen› Menschen». (Nerheim, 2001: 12).

*Pflegewissenschaft hat Integrationsaufgaben*

Pflegewissenschaft hat Integrationsaufgaben: Sie muss die Wissensbestände und Methoden der verschiedenen Referenzdisziplinen für ihre Fragestellungen nutzen und unter der eigenen Perspektive aufeinander beziehen. Sie muss auch den Rückkopplungsprozess zwischen der Disziplin des Wissenssystems und der Profession als Handlungssystem organisieren und evaluieren. Ziel ist, wissenschaftliche Erkenntnisse der Pflegewissenschaft in berufliches Handeln zu transformieren und zugleich Felderfahrungen der PraktikerInnen in die Wissenschaft und Forschung aufzunehmen. Dies formuliert Moers prägnant:

> «Die Praktiker müssen zwischen allgemeiner Wissensbasis und individuellem Fallverstehen vermitteln, die Wissenschaftler […] zwischen unabhängiger Wahrheitsfindung und Problemlösungsaufträgen eine Balance herstellen und insgesamt muß die Erfüllung des gesellschaftlichen Auftrags sichergestellt werden. Die Handlungslogik jedes einzelnen Bereiches muß jedoch erhalten bleiben.» (Moers, 2000: 23).

Da bei Frau B. neben den physischen Symptomen des Alkoholabusus, und nachfolgend vor allem psychosoziale Betreuungsaspekte im Vordergrund stehen, bietet sich die Pflegetheorie «Interpersonale Beziehungen in der Pflege» von Peplau (1952/1992, 1995) an. Peplau unterscheidet unter anderem vier Phasen der Pflegebeziehung:

In der «Orientierungsphase» stehen das gegenseitige Kennenlernen und der Beginn einer vertrauensvollen Beziehung im Mittelpunkt. Zugleich erhält Frau B. Informationen zur Station und dem allgemeinen Ablauf des Entzugs. Frau B. erfährt, dass nicht eine Schlafkur das Mittel der Wahl ist, sondern ein bewusster, medikamentös gesteuerter Entzug mit psychosozialer Begleitung. Frau B. braucht mehrere Tage, ehe sie der Bezugspflegeperson ausreichend vertraut, um ihr erste Einzelheiten zu sich selbst und ihrem Krankheitserleben zu erzählen.

In der «Identifizierungsphase», die ein Symbol für reichliche und bedingungslose Fürsorge darstellt, erfährt Frau B. Verständnis für ihre Reaktion auf die chronische Krankheit ihres Mannes, und dass sie sich in der Klinik nicht schämen muss. Sie signalisiert den Wunsch nach aktiver Mitarbeit und gibt ihre Zustimmung zu einem offenen Gespräch mit ihrer Tochter.

In der «Nutzungsphase» ist Frau B. bereit, alle Therapieangebote der Klinik und die Kontaktanbahnung zu den AA für sich zu nutzen. Es ist die Phase guter Zusammenarbeit zwischen Frau B. und den Pflegenden.

Die «Ablösephase» beginnt mit ersten Schritten der Vorbereitung auf die Entlassung, das heißt mit dem Kennenlernen der Sozialarbeiterin, die sie im Rahmen des Entlassungsmanagements betreuen wird, mit einer stundenweise Rückkehr in ihre Wohnung, wo gemeinsame Aufräumarbeiten mit der Tochter stattfinden und schließlich einem ersten Wochenende zu Hause, an dem sie sich selbst regelmäßig bekocht und ein AA-Treffen besucht. In der Woche darauf findet der abgesprochene Besuch bei ihrem Arbeitgeber in Begleitung der Sozialarbeiterin statt. Frau B. hat Glück: Da sie in der Vergangenheit eine beliebte und zuverlässige Kollegin war, will man sie probeweise wieder einstellen.

## 2.5
# Forschungsfelder (Ebene 3)

Bandbreite der
Forschungsfragen

Die Pflegeforschung in Deutschland gewinnt allmählich und zunehmend Gestalt. Ähnlich wie in den USA ist eine Entwicklung von Fragestellungen zu den Arbeitsbedingungen der Pflegenden hin zu Fragestellungen der direkten Pflege erkennbar. Insbesondere in der klinischen Pflegeforschung und der Entwicklung der Pflege als Teil des sich restrukturierenden Gesundheitssystems sieht Schaeffer (2002) den vordringlichen Forschungsbedarf der Zukunft.

Grundlagenforschung

Bislang fand Forschung überwiegend im Rahmen individueller Qualifikation (Promotionen, Habilitationen) statt, andererseits institutionalisiert sich die Pflegeforschung schrittweise zum Beispiel an den Universitäten Bielefeld, Witten/Herdecke, Bremen, Humboldt Universität Berlin, der FH Osnabrück oder der KHF Köln. Insgesamt jedoch besteht ein Bedarf an finanzieller und politischer Förderung von Strukturbedingungen, die insbesondere an den Fachhochschulen, die mit rund 45 Studiengängen den umfangreichsten institutionellen Rahmen für Forschung bieten, geeignete Voraussetzungen für Forschung und die Förderung des wissenschaftlichen Nachwuchses schaffen. Auf die einzelnen Forschungsfelder kann hier nur kurz eingegangen werden. Für eine detaillierte Darstellung sei auf die jeweils exemplarisch angegebene Literatur verwiesen.

Ein wichtiges Forschungsfeld der Pflegewissenschaft ist zunächst die Grundlagenforschung, also theoriebildende und -testende Forschung, unter anderem beispielsweise Transferforschung in Bezug auf Pflegetheorien/-modelle aus dem angloamerikanischen Raum. (Silva, 1986)

Effektivitäts- und
Evaluationsforschung

An Bedeutung gewinnen Effektivitäts- und Evaluationsforschung, durch die pflegerisches Handeln überprüft, abgesichert und modifiziert wird (King, 2000; Görres et al., 1997) sowie nutzerbezogene Forschung, die sich mit den Bedürfnissen der Patienten an die Pflege (Koch-Straube, 1997; Bosch, 1998; Elsbernd, 2000) und mit den Auswirkungen des inneren und äußeren Strukturwandels der Pflege auf die Patienten befasst. (Bartholomeyczik et al., 1993; Holenstein, 1997)

Implementations- und
Umsetzungsforschung

Die Implementations- und Umsetzungsforschung trägt dazu bei, dass vorliegende Befunde handlungsleitend für die Praxis werden können. (McDaniel, Campbell/Seaburn, 1990)

Die Biografieforschung (Ruhe, 1998) stellt Ansätze und Methoden zur Verfügung, die für Fragen nach den persönlichen Strategien zur Bewältigung von Krisen oder dem individuellen oder gruppenspezifischen Gesundheits-/Krankheitsverständnis genutzt werden können.

Die historische Pflegeforschung arbeitet systematisch die Geschichte der Pflege mit geschichtswissenschaftlichen Methoden auf, um Erkenntnisse für die Gegenwart zu gewinnen, um Zusammenhänge aufzuzeigen und Entwicklungsprozesse nachzuzeichnen. (Steppe, 1993: 168)

In Frage kommende Forschungsfelder für unser Fallbeispiel wären a) in der Tradition der empirisch-analytischen Wissenschaften Ergebnisse der Effektivitätsforschung zu erfolgreicher Suchttherapie und b) im Rahmen der Verstehenden Soziologie nutzerbezogene Forschung zum Erlebens der Suchterkrankung bei alkoholabhängigen Frauen.

## 2.6
# Forschungsmethoden (Ebene 4)

**Methoden der empirisch-analytischen Wissenschaften**

*Quantitatives und deduktives Vorgehen*

Forschungsmethoden leiten prinzipiell zum einen die Forschung, zum andere die Praxis, sie bestimmen den Blickwinkel auf beide mit, wie die folgenden Ausführungen zeigen. Die empirisch-analytischen Wissenschaften arbeiten quantitativ und überwiegend deduktiv, das heißt sie leiten aus Theorien oder allgemeinen Sachverhalten Hypothesen über einen Forschungsgegenstand ab. Diese werden operationalisiert, das heißt ihre Begriffe werden einer präzisen Bedeutungsanalyse unterzogen, in verschiedene Variablen unterteilt und überprüfbare Fragestellungen entwickelt. (Bortz/Döring, 1995) Das Ziel ist in erster Linie die Verifikation oder Falsifikation von Theorien/Hypothesen. Für die Forschungsergebnisse wurden bestimmte Überprüfbarkeitsprinzipien aufgestellt:

1. das der Wertneutralität, das besagt, dass persönliche Interessen des Forschers sein Vorgehen nicht beeinflussen dürfen,
2. die Standardisierung der Messsituation, die für die Vergleichbarkeit und Verallgemeinerbarkeit von Ergebnissen wichtig ist sowie
3. eine intersubjektive Überprüfbarkeit, die durch eine konsequente Dokumentation des Forschungsprozesses erreicht wird.

Wichtige Methoden sind Experiment, standardisierte Interviews, Tests, physiologische Messungen oder kontrollierte Beobachtungsverfahren. Nicht alle Fragestellungen sind jedoch überprüfbar: so zum Beispiel das Schmerzerleben oder Einstellungen zu Gesundheit ebenso wenig wie Norm- und Wertvorstellungen. Des Weiteren ist intersubjektive Überprüfbarkeit ein nicht für jede Fragestellung geeignetes Prinzip (z. B. Erleben des Sterbeprozesses). Auch ist Wertneutralität eine unrealistische Forderung, da natürlich mit jeder Forschung bestimmte Interessen verknüpft sind, diese sollten daher offen gelegt und dadurch nachvollziehbar werden.

> Für die Pflege von Frau B. könnten randomisierte Kontrollstudien, die standardisierte Interviews, kontrollierte Beobachtung und/oder Tests einsetzen und die Erfolge verschiedener therapeutischer Ansätze bei Alkoholkranken untersuchen, heran gezogen werden. Auch könnte Frau B. selbst an einer klinischen Studie zu dieser Problemstellung teilnehmen.

**Methoden der Verstehenden Soziologie**

Die Entwicklung der Forschungsmethoden in der Pflegewissenschaft folgt die seit Anfang der 70er-Jahre des 20. Jahrhunderts international zu beobachtenden Hinwendung zu hermeneutischen Verfahren, die in Deutschland seit den späten 1980-Jahren rezipiert und übernommen wurden und aus denen sich methodisch, zunächst in den Sozialwissenschaften, das Konzept der «Qualitativen Forschung» entwickelte.

*Qualitatives und induktives Vorgehen*

Zu den qualitativen Forschungsmethoden der Pflegewissenschaft mit überwiegend induktivem Vorgehen zählen als wichtigste die verschiedenen Formen des qualitativen Interviews (narratives Interview, problemzentriertes Interview, fokussiertes Interview, episodisches Interview, ethnografisches Interview, halbstandardisiertes Leitfadeninterview), biografische Methoden, teilnehmende Beobachtung (offen, verdeckt) und ethnografische Beschreibung (Flick, 1996). Eine Sonderstellung als Methode einerseits und theoretischer Ansatz andererseits nimmt die Grounded Theory ein. (Glaser/Strauss, 1967: 199)

Aus der – in der Pflegewissenschaft geteilten – Sicht der qualitativ arbeitenden Sozialforscher wird, wie bereits theoretisch erläutert, Wirklichkeit von verschiedenen Instanzen konstruiert. Für die Rekonstruktion dieser Wirklichkeiten auf der Basis von empirisch gewonnenen Daten vertreten sie als Erkenntnisprinzip das Verstehen der Sinnzusammenhänge und Perspektiven der beforschten Personen oder sozialen Gruppen, die Ausdruck subjektiver oder kollektiv geteilter Wahrheiten sind. (Flick, 1996: 40ff.; Denzin/Lincoln, 1994) Im Prozess der Rekonstruktion dieser subjektiven und kollektiven Sichtweisen werden Daten produziert, die analysiert und interpretiert werden.

Leitbild der qualitativen, interpretativen Sozialforschung

Das Leitbild der qualitativen, interpretativen Sozialforschung begreift den Menschen als ein potentiell reflektiertes, selbständig agierendes und selbstbestimmtes Individuum, das sich in sozialen Bezügen bewegt und als Forschungssubjekt innerhalb dieser Kontexte betrachtet werden muss. Qualitative Sozialforschung zeichnet sich durch eine Subjekt-Subjekt-Beziehung aus, in der die Befragten als Experten ihrer Situation agieren und damit eine Position als kompetente Interaktionspartner innehaben. Dieses Forschungsparadigma hat sich in Reaktion auf die Entwicklung in den modernen Industriegesellschaften etabliert (Bruner, 1987), da die Diversifikation der vorfindlichen Lebenswelten Forschungsansätze erfordert, die alltagsrelevantes Wissen und Erfahrungen spezifischer gesellschaftlicher Gruppen erschließen, also kontextbezogen und induktiv vorgehen. Die Ausklammerung subjektiver Anteile am Forschungsprozess bei Forschern und Beforschten in der quantitativen Forschung kann als gegenläufig zu bestimmten pflegewissenschaftlichen Fragestellungen, wie zum Beispiel der nach dem Erleben von Krankheit oder Behinderung, bezeichnet werden. Hier wird der Patient selbst zur Ressource für sein Krankheitserleben. Ein empirisch-analytischer Zugang wird daher nicht mehr als allein gültiges Forschungsparadigma und einziger Weg der Erkenntnisgewinnung betrachtet, sondern eine der Fragestellung angemessene Wahl zwischen quantitativen und qualitativen Methoden beziehungsweise eine Kombination beider Verfahrenstypen (Methodentriangulation) befürwortet. Beide Forschungsrichtungen müssen methodischen Standards genügen, indem zum Beispiel Interpretationsergebnisse methodisch abgesichert werden. (Lamnek, 1988; Bortz/Döring, 1995; Flick, 1996)

Ethnografische Interviews

Aus den verschiedenen Forschungsmethoden wird das ethnografische Interview nach der Developmental-Research-Sequence Methode (Spradley, 1979) gewählt, weil diese eine vielfach in der Pflege erprobte Methode ist (Zielke-Nadkarni, 2003), theoretisch auf den beschriebenen Ansätzen der Verstehenden Soziologie, insbesondere auf den Prämissen des Symbolischen Interaktionismus, fußt und auf diese Weise die Verbindung zwischen den verschiedenen pflegewissenschaftlichen Erkenntnis- und Handlungsebenen deutlich werden lässt.

Die Ethnographie ist vor allem an der im Datenmaterial enthaltenen Binnensicht der Befragten oder Beobachteten interessiert. Bedeutungszuweisungen werden nicht von den ForscherInnen vorgenommen, sondern von den InformantInnen selbst. Ziel der Methode ist die Beschreibung kultureller Bedeutungssysteme aus der Perspektive der untersuchten Kultur mittels semantischer Symbole (Spradley, 1979: 92), da Beschreibung als erster Schritt zum Verstehen bezeichnet werden kann.

Charakteristische Merkmale sind:

Charakteristische Merkmale

■ die Sammlung von Daten mit Hilfe individueller InformantInnen einer Kultur über diese Kultur
■ die Perspektivierung kultureller Phänomene aus dem Blickwinkel der InformantInnen, wobei die Datensammlung im Lebensbereich der InformantInnen stattfindet und nicht auf experimentellen Simulationen beruht
■ das Aufzeigen kulturellen Wissens
■ die detaillierte Untersuchung von Mustern sozialer Interaktion
■ die holistische Analyse von Gesellschaften.

Der US-amerikanische Ethnologe Spradley (1979) stellt im Rahmen seines Kulturbegriffs den Aspekt des Erlernten aus der Perspektive des einzelnen beim Erwerb kultureller Wertbestände und Praxen sowie die damit einhergehende kulturspezifische Sicht von Welt in den Vordergrund. Er betrachtet kulturelle Phänomene als komplexe «Zeichensysteme» und Sprachsysteme als kognitiven Ausdruck kultureller Weltsicht. Nach Spradley entwickeln Menschen innerhalb jeder Gesellschaft komplexe Bedeutungssysteme, mittels derer sie ihr Verhalten organisieren und sinnhafte Bezüge zu anderen herstellen. Diese bilden die Essenz ethnographischer Forschung. Sprache, Kultur und soziale Realität stehen dabei in Wechselwirkung miteinander. (Spradley, 1979: 5) Daher werden für Forschungszwecke folgende Forderungen erhoben:

Forderungen für Forschungszwecke

■ den Blickwinkel der jeweils untersuchten Kultur einzunehmen
■ das Bewusstsein zu bewahren, dass eine solche Annäherung an eine fremde Kultur nie vollständig gelingen kann und dass in die Rekonstruktion der anderen Kultur immer Reflexionen der eigenen eingehen
■ die Ablehnung geschlossener Systeme und das Bestehen darauf, dass alle kulturellen Systeme miteinander in Beziehung stehen
■ die Akzeptanz von Konflikten und Widersprüchen innerhalb der kulturellen Systeme
■ die Betonung der Bedeutung von Weltbildern und der unterschiedlichen Arten, wie Kulturgruppen Wirklichkeit klassifizieren, die sich in der Sprache widerspiegeln und
■ die Einsicht in die Existenz eines hinter den kulturellen Phänomenen liegenden mentalen Lebens.

Die Developmental Research Sequence Methode ermöglicht eine klar strukturierte, systematische Erhebung, Kategorisierung und Auswertung des Datenmaterials. Sie berücksichtigt damit zentrale Kriterien für die Reliabilität qualitativer Forschung: die Explikation des Zustandekommens der Daten, die Berücksichtigung und Analyse unterschiedlicher Perspektiven, die Explikation des Vorgehens im Feld, die Gegenstandsangemessenheit von Methoden und Theorien sowie die reflektierende Dokumentation des Forschungsprozesses in toto.

Das Forschungsdesign der DRS-Methode ist *nicht* durch ein Nacheinander bestimmter Schritte gekennzeichnet, sondern durch parallel zueinander verlaufende Untersuchungsstufen. (Spradley, 1979: 93 f.)

Daneben fließen Aufzeichnungen aus dem «Feldtagebuch», die die Interviewdaten kontextualisieren, und Informationen aus verschiedenen Dokumenten, die die InformantInnen den Forschern zur Verfügung stellen (z. B. Fotos, Arztberichte etc.), in die Interpretation ein. Bei den Interviews nach der DRS-Methode handelt es sich um ein offenes, semistrukturiertes Erhebungsinstrument, das mit einem Leitfaden arbeitet, um eine Themenorientierung zu fördern.

Die Methode kann zur Erhebung und Beschreibung von Handlungs- und Prozessmustern des Krankheitserlebens von Frau B. und weiterer alkoholabhängigen Frauen eingesetzt werden, und damit zur Erforschung der Sinngebungsstrukturen dieser Frau(en), die deren Handeln steuern und der sozialen Interaktionen, Normen und Interessen, die damit verbunden sind. Die «Kultur alkoholabhängiger Frauen» wird insbesondere durch gruppenspezifische Begriffe transparent (z. B. «eine nasse Phase haben», «den Spiegel auffüllen», «zwangstrocken sein», «den Boden treffen», «Sponsor suchen» (Böhme, 2001)), auf deren Erhebung die Methode besonderen Nachdruck legt, weil sie den Zugang zum Denken und Fühlen der Zielgruppe erschließen und für die Pflege somit zu den Motivationslagen führen, die therapeutisch Erfolg versprechen.

## 2.7
# Theoretische Konzepte (Ebene 5)

Von den aus den erkenntnistheoretischen Ansätzen ableitbaren theoretischen Konzepten der Pflege sind die nachstehend beschriebenen als die wichtigsten zu betrachten, wenn auch nicht als die einzigen (Käppeli, 1993). Der Konzeptbegriff ist, wie bereits unter Punkt 2-2 ausgeführt, sehr offen und bedarf zu seiner Spezifizierung einer näheren Festlegung, deren Durchsetzungsfähigkeit der intradisziplinäre Diskurs erweisen muss. Um die Verbindung zwischen den Ebenen 1 und 5 zu verdeutlichen, und in Bezug auf das Konzept der «Ganzheitlichkeit» kritische Akzente zu setzen, werden die vier aufgeführten theoretischen Konzepte beschrieben, wenngleich sich die Weiterführung des Fallbeispiels auf die Symptomorientierung und die Personen-/Familienorientierung beschränkt, da in der Kombination von beiden das Konzept «umfassende Pflege» beinhaltet ist.

### Symptomorientierung

*Krankheitsorientierung ist das zentrale theoretische Konzept der empirisch-analytischen Medizin*

Das wissenschaftlich-rationalistische Paradigma, welches das derzeitige Krankheitsverständnis der etablierten naturwissenschaftlichen Medizin und in ihrem Gefolge – der Pflegepraxis – noch immer weitgehend bestimmt, konnte sich im historisch-gesellschaftlichen Diskurs als dominante Sichtweise durchsetzen, nach der Krankheit als objektivierbare Störung definiert ist, weitgehend unter Ausblendung subjektiver Gefühle und Erfahrungen. Symptomorientierung (Krankheitsorientierung) ist das zentrale theoretische Konzept der empirisch-analytischen Medizin, das sich aus der oben beschriebenen Entwicklung des biomedizinischen Modells herleiten lässt. Der Blick der Pflegenden wird über die Symptomorientierung auf Veränderungen derselben durch Besserung oder Komplikationen gerichtet. Symptomorientierung ist eine wichtige Voraussetzung für Pflegediagnosen und -maßnahmen. Allerdings entfallen die psychosozialen Bezüge, unter denen sich Symptome entwickeln. Hierzu entwickelt Herzlich interessante Überlegungen: Nach ihr wird Krankheit durch Verständigungsprozesse innerhalb sozialer Gruppen zum «Gegenstand eines kollektiven Diskurses» und repräsentiert zum Beispiel Beeinträchtigungen, die sowohl durch die industrielle als auch durch die «soziale Umweltverschmutzung» hervorgerufen werden, sie «verkörpert und kristallisiert […] die soziale Aggression» (Herzlich, 1991: 294). Damit werde durch Kranksein nicht primär die Krankheit als solche ausgedrückt, sondern «unsere Vorstellung von der Gesellschaft und unsere Beziehung zu ihr» (Herzlich, 1991: 294). Herzlich interpretiert Krankheit/Gesundheit als Schema einer doppelten Gegensätzlichkeit: nämlich als Gegensatz zwischen Gesundheit und Krankheit, der den Gegensatz zwischen Individuum und Gesellschaft verstärke und vergegenständliche. (Herzlich, 1991: 294)

> Aus symptomatischer Perspektive steht der chronische Alkoholabusus von Frau B. im Vordergrund sowie die Begleitsymptome Ruhelosigkeit, chronische Schlaflosigkeit, häufige Kopfschmerzen und morgendliches Erbrechen und schließlich die Adipositas. Das Beispiel zeigt aber zugleich zwingend die Auswirkungen des gesellschaftlichen Hintergrunds von Frau B.s Krankheit: die sozialen Wertungen, die mit ihr einhergehen (Verachtung und Tabuisierung), haben Frau B. lange den Ausbruch aus dem Teufelskreis verwehrt, in dem sie seit ihrer Kindheit steckt.
>
> Die Berücksichtigung patientenspezifischer Merkmale und soziokultureller Faktoren spielt deshalb eine wesentliche Rolle für das Gelingen professioneller Pflegebemühungen.

### Personenorientierung

Definition — Der Terminus «Patientenorientierung» ist im Rahmen des innerdisziplinären Diskurses zum festen Bestandteil eines veränderten Pflegeverständnisses der Berufsgruppe geworden, die damit die eigene Professionalisierung auch im Hinblick auf angemessenere Interaktionsbeziehungen zu den Patienten vorangetrieben hat. Er wurde aus dem Englischen «patient-centered», erstmalig von Abdellah (1960) verwendet, in der Mitte der 1980er-Jahre nach Deutschland importiert (Bischoff, 1984). In diesem Beitrag wird jedoch der Begriff der Personenorientierung bevorzugt, da zum Beispiel auch Heimbewohner in die Überlegungen mit eingeschlossen sind. Im Anschluss an Wittnebens (1991) Begriff der Patientenorientierung wird «Personenorientierung» definiert als empathisches, verantwortungsbewusstes Zugehen einer professionellen Pflegeperson auf einen Patienten, wobei der Patient als Partner und damit als zu selbstbestimmtem, kompetentem und sinnhaftem Handeln in Selbstverantwortung fähig, sowie als gleichberechtigt Beteiligter an Entscheidungen über die ihm zuteilwerdende Pflege betrachtet wird und die Pflegeperson im Zusammenhang mit pflegebezogenen Problemen dort Verantwortung für ihn übernimmt, wo er diese selbst nicht tragen kann. Diese erweiterte Definition beinhaltet als Kernkomponenten Autonomie/Empowerment, Expertentum, Ressourcenorientierung und eine Partizipation wie sie auch Borsi/Schröck

(1995) fordern, die altersspezifisch, entwicklungsbezogen und soziokulturell angemessen umzusetzen sind.

Den wissenschaftstheoretischen Hintergrund der bereits angedeuteten Veränderungen, die die Pflege – zumindest auf der Theorieebene – von der traditionellen Medizin entfernt haben, bilden vor allem Hermeneutik und Phänomenologie, die zunehmend das Wissenschaftsverständnis der Pflegewissenschaft beeinflusst haben. Als erfahrungswissenschaftlich orientierte Humanwissenschaft, die sich der Erkenntnisse aus geisteswissenschaftlichen, sozialwissenschaftlichen und naturwissenschaftlichen Disziplinen bedient (Schröck, 1989; Bartholomeyczik, 1996; Krohwinkel, 1992; Bienstein, 1990; Schnepp, 1998), hat die Pflegewissenschaft begonnen, als einen der Kerne ihrer Theorie- und Forschungsperspektive das Verstehen des subjektiven Erlebens von Krankheit, Schädigung, Einschränkung oder Behinderung in ihrer jeweiligen Bedeutung für Patienten im lebensweltlichen Kontext ihrer Biographie und ihrer aktuellen Situation zu begreifen und als Grundlage pflegerischer Aktivitäten zu betrachten. Krankheit und Gesundheit werden nunmehr als soziogenetische Prozesse mit individueller Prägung aufgefasst, die das individuelle Erfahrungswissen prägen. Aus dem Verstehen der Bedeutung lebensgeschichtlicher und aktueller Erfahrungen lassen sich situationsvariante (für eine besondere Situation gültige) Normen gewinnen, die ihrerseits innerhalb ihres historischen Entstehungskontextes verstehbar sind und Veränderungsprozessen unterliegen. Parallel dazu wurde, subsumiert unter dem Konzept «Ganzheitlichkeit» und unter dem Einfluss humanistischer Auffassungen (C. Rogers, 1973; Paterson/Zderad, 1976), ein Gegenmodell zum cartesianischen Menschenbild entwickelt und in den 1980er und frühen 1990er-Jahren eine Reorientierung der Pflege initiiert. (Wanner, 1993)

Einschränkend ist jedoch zu sagen, dass knappe stationäre Liegezeiten und Abrechnungsmodi im Minutentakt im ambulanten Bereich zugleich eine mangelnde Kenntnis der Persönlichkeit des einzelnen Patienten bedingen und die (erneute) Hinwendung zu einem physio-chemisch und naturwissenschaftlich legitimierten Pflege- und Krankheitsverständnis provozieren.

*Verstehen des subjektiven Erlebens von Krankheit*

### Familienorientierung

*Auswirkungen familiärer Prozesse auf Gesundheit und Krankheit*

Die Familienorientierung in der Pflege ist neueren Datums und gehört zu den zukunftsträchtigen Entwicklungen, wie auch die Einrichtung eines entsprechenden Lehrstuhls am Pflegewissenschaftlichen Institut der Universität Witten/Herdecke unterstreicht. Damit werden die Auswirkungen familiärer Prozesse auf Gesundheit und Krankheit fokussiert, so dass Verhaltensfaktoren sowie soziale und Umweltfaktoren verstärkt in den Blick kommen und zum konzeptionellen Bestandteil der Pflege in Forschung und Praxis werden (McHugh/Cotroneo, 2000). Dies entspricht der gesteigerten Aufmerksamkeit, die im letzten Jahrzehnt, nicht zuletzt durch gesundheitspolitische Vorgaben, der ambulanten Versorgung von Patienten gewidmet wird. Nur wenn das familiäre Umfeld gesund ist beziehungsweise Strategien zur Gesunderhaltung kennt und einsetzt, kann Familienpflege die Gesellschaft entlasten. Das Potenzial der Familie für pflegerische Belange zeigt sich in der Vermittlung von Einstellungen zu Gesundheit/Krankheit, der genauen Kenntnis der persönlichen Umstände von Patienten und der Bereitstellung von Fürsorge. Es stellt eine wichtige soziale Ressource dar und wird konzeptionell mit dem Begriff der «Pflegepartnerschaft zwischen Familie und Professionellen» verknüpft. Theoretisch ist die Familienpflege mit der Familiensystemtheorie verbunden

(Satir, 1973; Bateson, 1982; Ruesch/Bateson, 1995; Friedemann, 1996). Für die Pflege wird es wichtig sein, nicht nur die Ressourcen von Familien zu sehen, sondern auch die innerfamiliären Belastungen und Problemstellungen, die Pflegeleistungen erschweren oder unmöglich machen, um so zu einer gerechten Inanspruchnahme beizutragen.

> Die Familie einer Alkoholkranken ist immer mitbetroffen: Frau B. konnte ihrer Tochter keine ausreichende Fürsorge und die notwendigen Entwicklungsmöglichkeiten im Schutz eines sicheren Zuhause bieten. Auch sie selbst hat diese in ihrer Kindheit nicht ausreichend erfahren. Ihr Mann, selbst erkrankt, war offensichtlich weder für seine Frau noch für seine Tochter eine wirkliche Stütze. Die Tochter, als Kind selbst hilfsbedürftig, sah sich genötigt, das Rollenverhältnis umzukehren und ihre Mutter zu schützen: vor beschämenden Vermutungen der Nachbarn, vor sich selbst (Verletzungsgefahren im Haushalt) und vor einer kompletten Verwahrlosung des Haushalts durch die Übernahme von Pflichten der Mutter. Gemeinsame Gespräche mit der Tochter sollen die familiären Interaktionsmuster verstehbar und veränderbar machen.

### Umfassende Pflege (Ganzheitlichkeit)

Die Forderung nach ganzheitlicher Pflege wird in den USA seit den 1960er-Jahren erhoben, es gibt jedoch keine einheitliche Definition oder gar Theorie der Ganzheit. Da die Forderung nach Ganzheitlichkeit auch zum Standardrepertoire der deutschsprachigen pflegewissenschaftlichen Literatur gehört, aber problematisch ist, soll sie hier kritisch betrachtet werden. Pflegewissenschafterinnen wie Rogers, Johnson, Roy, King, Roper und andere vertreten in ihren Pflegetheorien/-modellen eine pflegerische Grundhaltung, die die Dichotomie von Körper und Geist aufhebt. Die hiesige Fachliteratur durchzieht seit den 1970er-Jahren «Ganzheitlichkeit», häufig synonym mit «Holismus» oder «Patientenorientierung» verwendet, als pflegerischer Versorgungsanspruch, der jedoch ebenfalls nicht einheitlich definiert und in seinen Anforderungen sehr weit reichend ist (Meier, 1989; Richter, 1998). Der Begriff «Holismus» stammt aus den USA der 1920er-Jahre, wo er in der Biologie und Anthropologie diskutiert wurde und von dort aus – wie auch der Begriff des «Systems» – Eingang in die Soziologie fand (Bueno Martínez, 1990). Wie der «Ganzheitlichkeit» liegt ihm keine einheitliche Definition zugrunde, allerdings umfasst er Spiritualität und alle, auch magisch-mystische Heilungsformen, womit einem Missbrauch Tor und Tür geöffnet ist. (Bischoff, 1996)

*Begriffserklärung «Ganzheitlichkeit»*

«Ganzheitlichkeit» bezeichnet, so lässt sich zusammenfassend sagen, das Bemühen, die Pflege eines Patienten umfassend auf seine biologischen, psychischen und sozialen Bedürfnisse unter Berücksichtigung seiner Biographie und aktuellen Lebensumwelt hin auszurichten und vorhandene Ressourcen sowie die medizinisch-technischen Arbeitsaspekte einzubeziehen. Im Gegensatz hierzu steht die fragmentarisierend und reduzierend arbeitende Funktionspflege, die als Organisationsform analog zum biomedizinischen Modell wirkt. Berufspolitisch kann man vom «identitätsstiftenden Charakter» (Richter, 1998: 255) des ganzheitlichen Ansatzes sprechen, der sein Pendant in der Organisationsform der Bezugspflege hat. Dennoch wird das Konzept kontrovers debattiert (Bischoff, 1984, 1996; Meier, 1989; Bienstein, 1990) und die Frage ist zu stellen, ob die Pflege sich damit nicht hoffnungslos überfordert. Zusammenfassend lassen sich mit Richter (1998) folgende Gegenargumente darstellen:

Im gesellschaftlichen Kontext, so Richter, dominiere immer ein Rollenverhalten, das die Gesamtpersönlichkeit ausgrenze und bestimmte Rollenaspekte im Rahmen gesellschaftlicher Funktionen des Individuums in den Vordergrund rücke; er zitiert Luhmann:

> «Die Funktion der Familie ist […] die gesellschaftliche Inklusion der Vollperson. […] Die Familie lebt von der Erwartung, dass man hier auf alles, was einen angeht, ein Recht auf Gehör, aber auch eine Pflicht hat, Rede und Antwort zu stehen.» (Luhmann, 1990: 208 zit. n. Richter, 1998: 259).

*Bezugspflege als Pendant des ganzheitlichen Ansatzes*

Richter gibt zu bedenken, dass professionelle Pflege im Gegensatz zu Angehörigenpflege eine bezahlte Tätigkeit auf der Basis einer Ausbildung und eines wissenschaftlichen Hintergrundes sei. Gegenseitigkeit beim Austausch von Problemen und Befindlichkeiten sei kein Merkmal der Pflegebeziehung, und auf das soziale System könne durch die Pflege kaum Einfluss genommen werden.

Richters Argumente sind bedenkenswert. Ganzheitlichkeit im vollen Umfang der Wortbedeutung ist als Pflegeziel weder leistbar noch bezahlbar, weder organisierbar noch wünschenswert. Wer möchte schon, nimmt man den Anspruch aus Patientensicht ernst, dass Pflegepersonal familientherapeutisch tätig wird oder sich für finanzielle, sexuelle etc. Bedürfnisse zuständig erklärt. Und welche Pflegende könnte Arbeitslosigkeit beenden oder soziale Probleme lösen. Selbst Gesundheitsförderung ist nur in Form von Beratung und Anleitung praktizierbar; die dazu notwendige Einstellung zur eigenen Person oder die finanziellen Voraussetzungen werden nur selten mit Hilfe der Pflege geschaffen.

Bereits in der griechischen Antike (Euklid, Aristoteles) gab es eine philosophische Tradition, die den Terminus «Ganzheit» verwendete und damit sowohl die Einheit des Ganzen als auch die Gesamtheit seiner Teile meinte (Luhmann, 1984: 20). Mit Luhmann kann dagegen heute als weitgehend akzeptiert gelten, dass der Mensch die Gesellschaft, in der er lebt, nicht mehr als Ganzes erkennen kann, sondern sie in Teilausschnitten erfährt. Damit ist Ganzheitlichkeit – auch in der Pflege – a priori unmöglich. Auch aus epistemologischer Sicht erscheint der Begriff der Ganzheitlichkeit obsolet: Wenn Diversifikations- und Individualisierungsprozesse als zentrale gesellschaftliche Strömungen zu werten sind, denen die Pflege gerecht werden muss, werden Konzepte der Unterscheidung beziehungsweise der Differenz (Luhmann, 1984) wichtig.

*Kritische Würdigung des Konzepts*

Als allgemeinen Konsens betrachtet auch die Pflege «Ganzheitlichkeit» inzwischen nicht mehr als pflegepraktisch unmittelbar umsetzbares Konzept, sondern vielmehr als Leitbegriff, der auf die «Integration von Vielfalt» (Juchli, 1994) sowie vernetzte Denkansätze verweist, die Pflege eingebettet in ihren soziokulturellen Kontext betrachten. Auf dieser Basis ist eine Eingrenzung notwendig. Nicht allein was die Pflege in ihre Versorgung mit einschließen sollte muss daher überlegt sein, sondern auch das, was auszuschließen ist. Zur Konkretisierung sei mit Wittneben (1991) anstelle von «ganzheitlicher» von «umfassender Pflege» die Rede und zum einen der Krankheitsbezug, zum anderen die Personenorientierung der Pflege unterstrichen, wobei der Begriffsteil «Orientierung» bereits auf Grenzen verweist.

## 2.8
# Pflegetheoretische Prinzipien (Ebene 6)

*Ableitung von Handlungsprinzipien aus Theorien und Konzepten*

Aus den beschriebenen erkenntnistheoretischen Ansätzen und den theoretischen Konzepten sind bestimmte Handlungsprinzipien ableitbar, die ich aus diesem Grund als «pflegetheoretisch» bezeichnen möchte (s. **Abb. I 2-3**). So ist *Symptomorientierung* mit «*evidence-based nursing*» und «*Gesundheit fördern*» verbunden, *Personen-/Familienorientierung* und *umfassende Pflege* sind mit «biografisch arbeiten», «reaktivierend arbeiten», «Normalität fördern» und «Alltagskompetenzen fördern» verknüpft. Allen verbunden ist das Prinzip «*pflegerische Instrumente/ Konzepte nutzen*». (Pflegepraktische Prinzipien wären demgegenüber «Hände waschen», «steril arbeiten» u. ä.) Exemplarisch lässt sich diese Verbindung wie folgt darstellen:

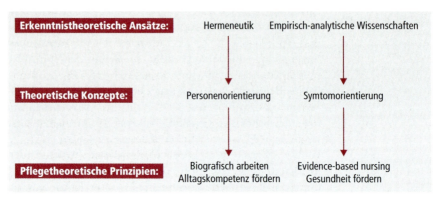

**Abbildung I 2-3:** «Verbindung zwischen erkenntnistheoretischen Ansätzen, theoretischen Konzepten und pflegetheoretischen Prinzipien» (Zielke-Nadkarni, 2003)

«*(Re-)aktivierend pflegen*» wird nicht ausführlich dargestellt, da dieses Prinzip sowohl sehr bekannt ist als auch bei Krohwinkel (1992) nachgelesen werden kann. Für das Prinzip «*Gesundheit fördern*» verweise ich auf Brieskorn-Zinke (1998). Das Prinzip «*pflegerische Instrumente/Konzepte nutzen*» sollte inzwischen eine Selbstverständlichkeit darstellen, wird aber im Pflegealltag noch zu wenig beachtet und im Ausbildungsbereich zu wenig berücksichtigt. Dies liegt zum einen an der Komplexität der Instrumente, zum anderen am geringen Verbreitungsgrad (z. B. Nursing Intervention Classification (NIC), Nursing Outcome Classification (NOC), Pflegekompass oder Pflegevisite). Da das Prinzip sich von selbst erklärt, unterbleiben weitere Ausführungen.

Das Fallbeispiel wird für zwei pflegetheoretische Prinzipien, die zum einen dem empirisch-analytischen Wissenschaften entstammen und zum anderen der Verstehenden Soziologie, weitergeführt.

### Evidence-based nursing

«Was wir heute als Fortschritt bezeichnen, ist der Irrtum von morgen.» (Jakob von Uexküll)

In den 1960er- und 1970er-Jahren wurde in der Pflegewissenschaft im angloamerikanischen Raum die Verantwortung der Pflege für ihre Ergebnisse zum

Thema. In den 1980er-Jahren wurden Qualitätssicherungsprogramme entwickelt und der Begriff «outcome» wurde populär. In den 90ern stand die kontinuierliche Qualitätsverbesserung auf dem Programm (King, 2000). All diese Entwicklungen wurden – sehr zum Leidwesen der Praxis – im Schnelltempo auch in Deutschland nachvollzogen, und nun haben wir einen neuen Terminus, «evidence-based-nursing» (EBN, evidenzbasierte Pflege), der in der englischsprachigen Fachliteratur erstmals 1992 erschien, international seit etwa 1995 boomt und den Gebrauch des Begriffes «research» nachweislich reduziert hat (French, 2002: 252).

Er ist bereits Teil der Anforderungen des Sozialgesetzbuches (SGB V §137e Nr. 1, seit 1.1.2000) geworden, das die Entwicklung evidenzbasierter Leitlinien fordert. Die Pflege greift hier auf die evidenz-basierte Medizin zurück, die von dem britischen Internisten Sackett (Sackett et al., 1996) begründet wurde, der zwischen *«internal evidence»* (der individuellen Erfahrung des Arztes) und *«external evidence»* (valide Ergebnisse klinischer Forschung) unterscheidet, wobei erstere mit großer Skepsis betrachtet wird.

Definition
«Evidence based nursing»

Was ist nun EBN? EBN beinhaltet einen Entscheidungsprozess, der Forschung und Praxis verbindet und der für die gezielte Anwendung der besten verfügbaren forschungsbasierten Pflege steht. Er möchte zur Qualitätssicherung beitragen, umschließt die gesamte Bandbreite und Hierarchie von randomisierten Kontrollstudien bis zu Expertenmeinungen (Newell, 2002) und ist damit nicht eindeutig (French, 2002).

French (2002: 253) hält EBN kritisch für einen Euphemismus, der für verschiedene Bereiche wie Informationsmanagement, klinische Einschätzungen, die Weiterentwicklung der professionellen Praxis oder Managed Care populär geworden ist, der jedoch als Konstrukt oder Prozess nicht von seinen Parallelbegriffen (Forschung, best practice, evidence-based practice) unterschieden werden könne. Entscheidender aber als die neue Wortschöpfung ist, dass sie ihren Versprechungen zumindest zur Zeit nicht genügt: Schon für die Medizin konstatiert Ulrich (2002: 28) «oft sehr widersprüchliche Resultate klinischer, am EBM-Standard orientierter Studien», nennt Probleme randomisierter Verfahren und gibt die hinter medizinischen Studien stehenden ökonomischen Interessen zu bedenken. Auch stellt er das Methodenideal der empirisch-analytischen Wissenschaften in Frage, das «klinische Erfahrung» als Entscheidungsinstanz nicht mehr gelten lassen will. Seine Kritik ist unmittelbar auf die Pflege übertragbar: nicht nur, dass es weltweit nur wenige, systematisch aufeinander bezogene, randomisierte Kontrollstudien zu pflegerischen Aufgabenbereichen gibt, die Evidenz so evident also nicht ist. Auch werden mit der neuen Zielsetzung jüngere Errungenschaften der Pflege wieder zurück gedrängt: die Anerkennung des Subjekts als Partner von und Kontrollinstanz für externes Expertenhandeln (siehe die vorstehende Argumentation) und die Erkenntnis, das Expertise im Sinne von Benner (1994) sich unter anderem durch Intuition auszeichnet, die eben nicht durchgängig rational begründet werden kann, sondern auf einem durch Erfahrung geschärften Blick beruht, der ein Pflegeproblem situativ erfasst und es kontextuell beurteilt. Ähnlich sieht dies French, der betont: «[…] conceptual compartmentalization in science often leads to a dissociation with the previous work in the field». (French, 2002: 250f.).

Er schlägt daher vor, genauer von «forschungsbasierter Pflege» (French, 2002: 256) zu sprechen, für die es gute Gründe gibt, wenn auch mit den oben genannten gewichtigen Einschränkungen.

Kritische Einwände

Pflegeergebnisse sind von essentieller Bedeutung für Patienten; forschungs-basierte Pflege macht Pflegeeffizienz und -effektivität nachweisbar (Newell, 2002); der «*body of knowledge*» in der Pflege wächst und Pflege weist zunehmend interna-tionale Tendenzen auf; Qualitätssicherung ist nicht nur für die berufliche Identität und Autonomie erforderlich, sondern Teil der gesetzlichen Rahmenbedingungen.

> Evidenz- oder forschungsbasierte Pflege für Frau B. könnte, wie unter Kapi-tel I 2-6 bereits beschrieben, die Ergebnisse randomisierter Kontrollstudien zu den Erfolgen verschiedener therapeutischer Ansätze bei Alkoholkranken nutzen, um Frau B. eine darauf abgestimmte Pflege und Betreuung anzubie-ten und ihre Motivation zum Entzug zu stärken.

### Biografisch arbeiten

Einen erkenntnistheoretischen Ansatz und damit einen Begründungszusam-menhang für biografisches Arbeiten in der Pflege bildet der Lebenweltansatz (s. Kap. I 2-3). Darüber hinaus zeigt auch das Fallbeispiel, dass insbesondere in Fällen chronischer physischer und psychischer Erkrankungen nur eine in den Pflegeprozess integrierte biografische Orientierung (Scheidt, 1993a, b; Mader, 1994; Stracke-Mertes, 1994; Ruhe, 1998) eine individuelle, angemessene Einschätzung von Problemen und Ressourcen und eine dementsprechende Zielbestimmung, Maßnahmenplanung sowie Evaluation ermöglicht.

Im Rahmen des Assessment (Pflegeprozess, Kap. I 2-7) können folgende Bereiche angesprochen werden:

Lebensweltansatz und biographisches Arbeiten

- Lebensstationen: Welche für die Erkrankung wichtigen Lebensstationen hat der Patient durchlaufen?
- Soziokultureller Kontext: Welche Eß- und Schlaf-, Kleidungs-, Selbstpflege-gewohnheiten bestehen? Wie lassen sie sich in den Pflegeplan integrieren? Welche Rituale sollten wie beachtet werden?
- Interessen, Freizeitbeschäftigungen: Welche Selbstkompetenzen beinhalten Interessen und Freizeitbeschäftigungen des Patienten und seiner Familie? Sind Freiräume dafür vorhanden? Wo ist Förderbedarf (der eventuell zu delegieren wäre)?
- Ökonomische/ökologische Ressourcen: Welche stehen dem Patienten/der Fami-lie zur Verfügung? Wie können sie genutzt werden, um seine Lebensqualität zu steigern?
- Werte und Überzeugungen: Welche Werthaltungen und Normen sind zentral für das Gesundheits- und Pflegeverhalten des Patienten und seiner Familie? Wie wirken sich Religion und Lebensweise auf die Gesundheit aus? Welche besonderen Umgangsformen werden innerhalb der Familie gepflegt?
- Tabubereiche: Der Intimbereich und das Thema Sexualität können grundsätz-lich als Tabubereiche gelten, aber zum Beispiel auch Suchtprobleme. Von wem möchte der Patient bei Pflegemaßnahmen im Intimbereich versorgt werden? Welche spezifischen Aspekte möchte er dabei beachtet wissen? Wie sollten Sexualität etc. thematisiert werden? Welche Personen sollten bei dem Gespräch anwesend sein?

Wie das Assessment unter anderem ergibt, war auch der Vater von Frau B. alkoholabhängig, zudem im Rausch gewalttätig und beschimpfte dann Frau B.s Mutter als Schlampe, während er Frau B. gegenüber immer sanftmütig war. Ihre Mutter deckte, wie Frau B.s Tochter jetzt, den Alkoholkonsum ihres Mannes, der schließlich im Rausch einen Autounfall verursachte und starb. Frau B. hat nie den Führerschein gemacht. Die Informationen über die familiär bedingte Suchtdisposition von Frau B. werfen ein neues Licht auf ihre eigene Sucht. In ihnen erhalten von den oben genannten Assessment-Aspekten die folgenden Bedeutung: Lebensstationen (Sucht des Vaters – Kindheit), Werte und Überzeugungen (die Familie muss nach außen geschützt werden – Deckung des Alkoholabusus) und Tabubereiche (Geheimhaltung der Sucht). Die auf der Basis des Assessment gebündelten Probleme und Ressourcen ergeben die in (Tab. I 2-2) erstellte Pflegeplanung für Frau B.

**«Normalität fördern»**

An ein hermeneutisches Pflegeverständnis, das ein Verstehen des Patienten und seiner Lebensumstände beinhaltet, und an die Konzepte «Personenorientierung» und «umfassende Pflege» schließt das pflegetheoretische Prinzip «Normalität fördern» an, das ursprünglich aus der Behindertenpädagogik stammt. (Nirje, 1994) Es stellt nicht die Krankheit, sondern ihre Integration in einen normalisierten Alltag in das Zentrum der Betreuung. Nirje betont die Generalisierbarkeit des Prinzips, das die «Perspektive der Menschenrechte, der Lebensqualität und der Gleichwertigkeit aller Menschen» beinhalte. (Nirje, 1994: 16) Das Prinzip umfasst die folgenden acht Aspekte:

*Integration in einen normalisierten Alltag*

- *Tagesrhythmus:* Der Tagesrhythmus des Patienten sollte bei den Pflegeverrichtungen beachtet werden; dazu gehören auch Aufsteh- und Zubett-geh-Zeiten in der Woche beziehungsweise am Wochenende. Die Routinen der Pflege sollten dafür mit denen des Patienten/seiner Familie in Einklang gebracht werden.
- *Wochenrhythmus:* Für den normalen Wochenrhythmus betont Nirje die Bedeutung dessen, «wer man ist, was man tut und in welchen sozialen Bezügen man lebt und handelt». (Nirje, 1994: 18) Die Koordination der Pflege mit den alltäglichen Aktivitäten des Patienten und seiner persönlichen Bezugspersonen, die auch die sozialen Rollen umschließen, ist gerade im ambulanten Bereich zur Förderung der Ressourcen und zur Entlastung der primär Pflegenden wichtig.
- *Jahresrhythmus:* Die Berücksichtigung des Wechsels der Jahreszeiten, von (damit verbundenen religiösen) Bräuchen und Festen, gesellschaftlichen Ereignissen von regionaler oder nationaler Bedeutung sowie von persönliche/familiären Festen helfen, Normalität im Alltag zu etablieren.
- *Lebenszyklus:* Mit Normalität im Lebenszyklus ist besagt, dass Pflegende ihren Patienten auch die Möglichkeit altersgemäßer sozialer Erfahrungen einräumen sollten. Allerdings ist hier eine enge Kooperation zum Beispiel mit den zuständigen Sozialarbeitern anzustreben, da dies – von Ausnahmen abgesehen – eine Überlastung der Pflegenden bedeuten würde, die zudem nicht finanziert wird.
- *Selbstbestimmung:* Unser Gesundheitssystem erschwert es bereits geistig gesunden, autonomen Persönlichkeiten deutlich, ihr Recht auf Selbstbestimmung wahrzunehmen. Umso mehr gilt dies für alle Gruppen sozial Benachteiligter,

unabhängig davon, welcher Genese diese Benachteiligung ist. Um dieses Recht durchzusetzen, müssen pflegerische Instrumente (z. B. der Pflegeprozess) es enthalten.

- *Sexuelle Lebensmuster:* Das Recht auf die Verwirklichung sexueller Lebensmuster der eigenen Kultur beinhaltet Sinnlichkeit, Sexualität und Liebe, die «wichtige Elemente [...] der Entwicklung sozialer Kompetenz» (Nirje, 1994: 24) darstellen.
- *Ökonomische Standards:* Die Forderung, dass Patienten «Zugang zu normalen oder speziellen, generellen und spezialisierten Diensten, Leistungen (Renten, Versicherungen usw.) und Beihilfen haben, wie sie anderen Leuten unter gleichen Umständen in der gleichen Situation auch zur Verfügung stehen» (Nirje, 1994: 25), betrifft ein zentrales Anliegen aller, die einen chronisch kranken oder behinderten Angehörigen zu Hause betreuen. Ein fehlender Zugang zu wichtigen materiellen Ressourcen verhindert Normalisierung wesentlich.
- *Umweltmuster und -standards:* Nirje bezieht sich hier vor allem auf die Standards von Pflegeeinrichtungen, seine Überlegungen können jedoch ebenso auf Anforderungen an den privaten Wohnbereich transferiert werden. Auch hier kann sich soziale Benachteiligung bekanntermaßen gravierend auswirken. Allerdings fällt die Unterstützung bei der Beschaffung adäquaten Wohnraums nicht in die Zuständigkeit der Pflege, sondern der Sozialarbeit, mit Ausnahme von Finanzmitteln für «Maßnahmen zur Verbesserung des individuellen Wohnumfeldes». (SGB XI § 40, Abs. 4).

*Stärkung der Selbständigkeit des Patienten*

Schröck (1995, 1998b) war eine der ersten Pflegewissenschaftlerinnen, die über die psychiatrische Pflege hinaus, auch für den Bereich der Allgemeinen Krankenpflege für die Förderung von Alltagskompetenzen plädiert hat. Sie schließt damit an Pflegetheorien/-modelle zum Beispiel von Orem, Peplau, Leininger, Newman, King oder Roper et al. sowie an das theoretische Konzept der Personenorientierung an. Eine gezielte Förderung der Alltagskompetenzen stärkt die Autonomie von Patienten, stellt ihre Selbständigkeit wieder her, wirkt präventiv durch die Nutzung individueller Ressourcen und reduziert zudem Kosten. Alltagskompetenzen ermöglichen die für eine Normalisierung (s. o.) so wesentliche Strukturierung von Tages- und Wochenabläufen und verbessern die Lebensqualität eines Patienten durch eine Integration in sein soziales Umfeld. Allerdings kann sich die Aufnahme sozialer Beziehungen für bestimmte Personengruppen (z. B. chronisch Kranke, Suchtkranke, Psychotiker) schwierig gestalten.

Die Probleme einer Alkoholikerin sind mit dem Entzug nicht gelöst, da lange selbstverständliche Verhaltensweisen und Strategien überdacht und stark verändert werden müssen, ein Umstand der schon Gesunden schwer fällt. Der Umgang mit der Krankheit, die Bewältigung des fortbestehenden Wunsches nach Alkohol und das zerstörte Selbstwertgefühl sind die zentralen Ansatzpunkte für dieses pflegetheoretische Prinzip auch bei Frau B. Eine sinnvolle Strukturierung ihres Alltags, einschließlich der Erledigung von Aufgaben im Haushalt, deren Aufrechterhaltung ihr Erfolgserlebnisse vermittelt und Einsamkeitsgefühle und damit die Gefahr eines Rückfalls mindert, ist für Frau B. eine ganz entscheidende Voraussetzung für die Reintegration in Nachbarschaft und Berufsleben. Dazu gehört auch ein Zeitmanagement, das sie dazu befähigt, zum Beispiel pünktlich am Arbeitsplatz zu erscheinen und bei Leerlauf Kontakt zu Nachbarn oder den AA aufzunehmen. Hierbei hilft, dass die AA jedem Mitglied die Möglichkeit geben, sich einen «Sponsor» zu suchen, das heißt ein anderes Mitglied, das primärer Ansprechpartner ist. Frau B. muss lernen, zu ihrem Sponsor Vertrauen zu entwickeln und ihn im Bedarfsfall auch in Anspruch zu nehmen. Ein weiterer Bereich der Alltagskompetenz betrifft den Umgang mit Enttäuschungen: Gerade in der Nachbarschaft ist man möglicherweise nicht (sofort) bereit, Frau B.s Veränderungen wahrzunehmen, positiv zu bewerten und ggf. zu unterstützen. Hier liegt Rückfallpotenzial und damit Bedarf für Übungen zur Stärkung des Selbstwertgefühls und Kommunikationsübungen.

## 2.9
# Aufgaben der Pflege (Ebene 7)

Nachstehend werden die Aufgaben der Pflege dargestellt, die den pflegerischen Handlungsrahmen innerhalb der verschiedenen Arbeitsfelder (ambulant, (teil-) stationär) bestimmen. Das Fallbeispiel wird im Rahmen der Pflegeplanung weitergeführt, wo alle Einzelaufgaben der Pflegenden zusammenlaufen, sowie im Rahmen von «Beraten» und «Koordinieren», um die Funktion der Pflege bei diesen Aufgaben zu verdeutlichen. Pflege begleitet hilfsbedürftige Personen, das heißt sie leistet eine respektvolle empathische, fachkompetente Unterstützung über die Zeit, in der sich die Pflegeperson in kontinuierlicher Kommunikation mit dem Patienten und seiner Familie befindet, Gesprächspartnerin ist und situationsabhängig helfend eingreift. Kommunizieren als Medium der Vermittlung ist damit inhärenter Bestandteil aller pflegerischen Aufgaben. Die wichtigsten sind:

### Beobachten
Während «Wahrnehmung» einerseits den komplexen Vorgang der Aufnahme von Sinneseindrücken und die integrative Verarbeitung von Umwelt- und Körperreizen darstellt, ist sie andererseits eine unspezifische Reaktion auf interne und externe Impulse. Dagegen handelt es sich bei der «Beobachtung» in pflegerischen Kontexten um eine gezielte Aufnahme von Informationen aller Art (einschließlich der bewussten Verarbeitung der Gefühlseindrücke, die eine Pflegesituation vermittelt), die für die Festlegung pflegerischer Ziele und Interventionen analysiert und interpretiert werden. Analytische und interpretative Prozesse verlaufen in Abhängigkeit von den vorhergehenden Erfahrungen und den Wissens- und Deutungsstrukturen des Beobachters. Damit hängt pflegerische Leistung von geschulten, umfassenden und situationsadäquat interpretierten Wahrnehmungen und Beobachtungen ab, denn

Beobachten
- krankheitsbedingte Einschränkungen bei Patienten erfordern kompensatorische Wahrnehmungsleistungen der Pflegenden;
- je weniger Vorwissen einer Pflegekraft zur Verfügung steht und je begrenzter ihre Deutungsstrukturen angelegt sind, desto eingeschränkter wird die Perspektive sein, aus der sie die spezifische Lage eines Patienten einschätzt;

- je mehr eine Pflegekraft bereits während der Ausbildung dazu angehalten wird, jede Pflegesituation multiperspektivisch in den Blick zu nehmen, desto weniger wird sie sich mit monokausalen, oberflächlichen Interpretationen zufrieden geben;
- je weniger eine Pflegekraft in der Lage ist, all ihre Sinne zur Wirklichkeitsinterpretation einzusetzen, desto mehr ist sie für die Erklärung von Phänomenen im Pflegealltag auf Spekulationen angewiesen;
- eine pflegerische Beziehung mit lindernder oder heilender Wirkung setzt einen Interaktionsprozess voraus, in dem die Subjektivität des Patienten Gestalt gewinnen und in Bezug zur Subjektivität der Pflegekraft Wirkung entfalten kann. (Zielke-Nadkarni, 1999)

Dazu ist jedoch eine reziprok angelegte Beziehungsstruktur vonnöten, welche allein aber noch keine gelungene Verständigung garantiert: Nach Ruesch\Bateson (1995: 303) hängen die Übereinstimmungen und Abweichungen der Interpretationen einer Situation von bestimmten Prozessen ab:

- von der Wahrnehmung der Wahrnehmung des anderen, [...]
- von der Position jedes Teilnehmers und seinem Fungieren als berichterstattender Beobachter [...],
- von der Identifikation der Regeln, die in einer sozialen Situation gelten [...],
- von der Identifikation der Rollen in einer sozialen Situation.

Übereinstimmung als Voraussetzung für eine gemeinsame Fortführung des Dialogs gelingt nur auf der Basis eines gleichberechtigten Austausches. In der Beziehung zwischen Pflegekraft und Patient ist sie

> «[...] die einzige Möglichkeit, die wir besitzen, um auf die Existenz der wirklichen Welt zu schließen, [...], die Sichtweisen des Beobachters mit den Sichtweisen anderer Beobachter zu vergleichen.» (Ruesch\Bateson, 1995: 299).

### Pflegerische Interventionen planen, durchführen und evaluieren

*Pflegerische Interventionen planen, durchführen und evaluieren*

Eine *geplante* Pflege ist die Voraussetzung für nachvollziehbare Pflegeleistungen, eine umfassende Dokumentation, die mit der Einführung der DRGs zum entscheidenden Nachweis für Entgelte und Erlöse wird, und schließlich für die Personalplanung. Die Pflegeplanung muss unter Einsatz des Pflegeprozesses (s. u.) als *dem* Instrument, das eine Struktur für Planung, Durchführung und Evaluation bietet, und auf der Basis einer/s Pflegetheorie/-modells (hier: Peplau) erfolgen, da der Pflegeprozess als solcher ein Instrument ohne theoretische Einbettung darstellt und die Zielrichtung für seinen Einsatz durch Pflegetheorien/-modelle begründet wird.

Die wichtigsten Aspekte der Pflegeplanung für Frau B. werden in **Tabelle I 2-2** dargestellt.

*Informieren*

*Informieren:* Information zielte auf den Abbau von Distress, die Beseitigung von Unsicherheit und Linderung von Ängsten und eine Steigerung der Kooperations-, Entscheidungs- und Selbsthilfefähigkeiten des Patienten und seiner Familie.

*Beraten*

*Beraten:* Beratung wird hier als Problemlöseprozess verstanden, der den Zugang zu aktivierbaren Ressourcen und Kompetenzen eröffnet. Die Pflegenden stellen

**Tabelle I 2-2:** Übersicht über die wichtigsten Aspekte der Pflegeplanung für Frau B.

| | Probleme/Ressourcen | Pflegeziele | Pflegemaßnahmen |
|---|---|---|---|
| **Alkoholismus** | – seit Jahren Abusus rund um die Uhr<br>– mehrere eigene erfolglose Entzugsversuche<br>– möchte Entzug mittels Schlafkur<br>+ kommt selbst- und fremdmotiviert zum Entzug | – Bereitschaft zur Beschreibung von Suchtproblemen und -verhalten<br>– Bereitschaft zur Auseinandersetzung damit<br>– Bereitschaft zum Entzug bei vollem Bewusstsein<br>– Kooperationsbereitschaft im Entzug | – Einzelgespräche mit Bezugspflegeperson zur Sucht- und Sozialanamnese<br>– Therapeutische Angebote (s. o.)<br>– Einzelgespräche mit Bezugspflegeperson zu Stationsablauf, Krankheit, Entzug und AA |
| **Körperliche Symptome** | – Schlaflosigkeit<br>– Kopfschmerzen<br>– morgendliche Übelkeit<br>+ kompensiert Schlaflosigkeit durch Ruhepausen tagsüber | – angemessenen Tag-/Nachtrhythmus finden<br>– erträgliche Kopfschmerzen, letztendlich ohne Medikamente<br>– Übelkeit ist beseitigt | – vorbeugende Medikation, bei Besserung absetzen, Patient erhält gezuckerten Pfefferminztee<br>– Nackenmassage und Eisbeutel gegen Kopfschmerz<br>– Antiemetikagabe<br>– verabredete Bettzeiten werden eingehalten |
| **Selbstwertgefühl** | – ungepflegtes Äußeres<br>+ ästhetisches Bewusstsein bezüglich Aussehen, Kleidung und Körperpflege<br>+ Wunsch nach Rückgewinnung der alten Arbeitsstelle | – regelmäßige Körperpflege<br>– eigene Werte/Fähigkeiten schätzen<br>– Arbeitgeber ist informiert | – Ermutigung zur Körperpflege<br>– Lob<br>– Kontaktaufnahme mit Arbeitgeber durch Sozialarbeiter |
| **Soziale Isolation** | – mangelnde soziale Geborgenheit<br>– Familie muss Sucht geheim halten<br>– Koabhängige bei Sucht des Vaters<br>– erlebte Misserfolge am Arbeitsplatz<br>– Ängste<br>+ gute Beziehung zur Tochter | – mit Hilfe der AA konstruktive, tragfähige Beziehungen aufbauen<br>– eigene Erfolge konstruktiv erleben<br>– Lebensmut wiedergewinnen<br>– Beziehung zur Tochter aufrechterhalten | – Kontaktaufnahme mit AA<br>– Therapeutische Angebote<br>– täglich um 17.30 Uhr persönliche Erfolgs-/Misserfolgserlebnisse besprechen<br>– Einzeltherapie<br>– Möglichkeit zur Teilnahme an einer Angehörigengruppe wird angeboten und über ANON aufgeklärt |

dabei dem Patienten und seiner Familie ihr Expertenwissen zur Verfügung (Bamberger, 1999), während der Patient sein Wissen über seine persönliche Situation, Bewältigungsstrategien, soziales Netzwerk, bisherige Krankheitserfahrungen und seine Ressourcen in den Beratungsprozess einbringt. Es handelt sich somit um eine Mischung aus Expertenberatung und Prozessberatung (König\Volmer, 2000, 47 f.), weil die Lösungsvorschläge des Pflegeexperten das persönliche Expertenwissen des Patienten beinhalten müssen und der Patient aufgrund der Informationen, die er vom Pflegeexperten erhält, an der Entscheidung beteiligt ist. Das auf Bateson zurückgehende Wachstumsmodell von Satir «basiert auf der Annahme, dass das Verhalten der Menschen einem Veränderungsprozess unterworfen ist und daß dieser Prozess durch zwischenmenschliche Transaktionen ausgelöst wird». (Satir, 1973: 205).

Pflegerische Beratung sollte daher unter der Prämisse der Ermöglichung erfolgen, durch die dem Patienten das Lernen erleichtert und die Äußerung seiner Bedürfnisse und Wünsche gestattet wird.

Auf einzelne Beratungskonzepte kann in diesem Zusammenhang nicht eingegangen werden, verwiesen sei auf Schneider (Kap. II 5 in diesem Band) sowie weitere Literatur: Sander (1999), Rogers (1973), Bamberger (1999), Wolters (2000).

> Frau B. hat Angst, ihr Leben nicht bewältigen zu können. Diese zunächst diffuse Angst konkretisiert sich im Beratungsgespräch als Angst vor einem Leben ohne Alkohol, ohne Ehemann und ohne Arbeit.
>
> Daraufhin initiiert die Bezugspflegeperson eine Einzeltherapie, erzählt Frau B. von den Selbsthilfegruppen der Anonymen Alkoholiker (AA) und verspricht, ihr bei der Kontaktaufnahme mit ihnen zu helfen. AA-Mitglieder als selbst Betroffene können Frau B. darin bestärken, auch nach Verlassen der Klinik «trocken» zu bleiben, es können sich Freundschaften entwickeln, die sie beim Überwinden von Einsamkeit unterstützen, und die sozialen Aktivitäten der Gruppe helfen bei der Freizeitgestaltung.

**Schulen**    Die Pflegende vermittelt dem Patienten und seiner Familie im notwendigen Maße Kenntnisse und Fertigkeiten, die zu einer Veränderung ihres Verhaltens oder Wissens führen und ihre Pflegekompetenz erweitern. Der Schulungsprozess besteht aus den Schritten Einschätzung des Lernbedürfnisses, Einschätzung der Motivation des Patienten, Festlegung personenbezogener Lernziele, Durchführung der Schulung und Evaluation des Lernerfolgs. (Klug/Redman, 1996: 11 ff.) In diesen Prozess werden die Wünsche, Meinungen und Gefühle des Patienten/der Familie einbezogen. Auch hier wird die fachliche Kompetenz der Pflegenden durch das Wissen der Familie um ihre eigenen Belange ergänzt. Die Art und Weise der Schulung sollte die Selbstachtung von Patient und Familie aufbauen und ermutigend wirken (Satir, 1973: 185), da ein Lernerfolg nur bei motivierten Personen zu erzielen ist und diese häufig bereits für die Akzeptanz und Integration einer schweren (chronischen) Krankheit viel Energie und Veränderungsbereitschaft aufbringen müssen. In der Pflegepraxis sind Anleitungssituationen häufig; man könnte sie als Teilschulung bezeichnen, denn sie unterscheiden sich von Schulungen vor allem durch einen geringeren Umfang (z. B. Setzen einer Insulininjektion gegenüber einer umfassenden Diabetikerschulung) und durch eine zeitnahe Reaktion auf einen aktuellen Lernbedarf (im Vergleich zu einer planmäßig durchgeführten Schulung von Einzelpersonen oder Gruppen).

**Koordinieren**    Die koordinierende Funktion der Pflege, die im stationären Bereich recht ausgeprägt ist, steht im ambulanten Sektor noch am Anfang, sollte aber wegen der kontinuierlichen Nähe zum Patienten gestärkt und institutionalisiert werden, um eine bedarfsgerechte Zusammenarbeit zu erzielen und gegenseitige Abstimmungsprozesse zu etablieren. Hier muss Pflege die eigenen Aufgaben von denen anderer Gesundheitsfachberufe abgrenzen; zum Beispiel greift sie bei Entwicklungs- oder Milieustörungen nicht selbst ein, sondern koordiniert die Intervention durch Psychologen oder Sozialarbeiter. Dagegen ist sie im Rahmen von Care-/Casemanagement für die Organisation der transprofessionellen Teamarbeit zuständig.

Da der Arbeitgeber lange verständnisvoll war, bietet die Pflegeperson an, Kontakt zu einer Sozialarbeiterin der Klinik aufzunehmen, die Frau B. bei erfolgreichem Entzug kurz vor der Entlassung zu ihrem bisherigen Arbeitgeber begleitet und mit ihr ein Gespräch zur Rückgewinnung der Arbeitsstelle führt.

## 2.10
## Praxiskonzepte (Ebene 8)

Die in der Tabelle I 2-1 genannten Praxiskonzepte Bobath-Konzept (Bobath, 1993), Basale Stimulation (Bienstein/Fröhlich, 1991), Kinästhetik (Hatch, 1994), die primär die körperbezogene Interaktion stimulieren, und psychobiografisches Arbeiten nach Böhm (1999) sowie (integrierte) Validation (Feil, 1992; Richard, 1994; Scharb, 1999), die primär die psychosoziale Interaktion steuern, werden an dieser Stelle nicht ausgeführt, da ihre Meriten nicht grundsätzlich in Frage gestellt werden, wenngleich es durchaus kritische Anmerkungen, insbesondere bezüglich des psychobiografischen Arbeitens nach Böhm und der (integrierten) Validation gibt. Ich verweise auf die angegebene Literatur. Entscheidend für die Aufnahme der Praxiskonzepte in der Tabelle I 2-1 ist, dass sie, wenn sie umgesetzt werden, die Lebensqualität der Patienten und die Kommunikation zwischen Pflegenden und Patienten deutlich verbessern, die Arbeit der Pflegenden erleichtern (Kinästhetik, Bobath-Konzept) und therapeutische Wirkung haben (Basale Stimulation, Bobath-Konzept, psychobiografisches Arbeiten nach Böhm und (integrierte) Validation). Mit dem Begriff «Praxiskonzept» soll keinesfalls ausgesagt sein, dass sie keine theoretischen Grundlagen haben, sondern, dass die aufgeführten Konzepte konkrete Anweisungen für die praktische Pflegearbeit geben, wenn auch aus unterschiedlichen Anliegen heraus und für unterschiedliche Zielgruppen. Die Praxiskonzepte leisten einen wesentlichen und eigenständigen Beitrag für eine personenbezogene Pflege und zwar zum Teil auf der Basis naturwissenschaftlicher Erkenntnisse (Kinästhetik, Basale Stimulation, Bobath-Konzept), notwendig gepaart mit einem empathischen Eingehen auf den jeweiligen Patienten. Sie sind damit Beispiele für die Integration der sonst oft in Konkurrenz stehenden Denktraditionen (s. o.), auf die sie Bezug nehmen. Da keines für die Pflege von Frau B. benötigt wird oder geeignet ist, entfällt hier die Weiterführung des Fallbeispiels.

**Verbesserung der Lebensqualität der Patienten**

## 2.11
## Pflegerische Instrumente (Ebene 9)

Während Pflegestandards, Pflegediagnosen und DRGs (Lauterbach/Lüngen, 2001) dem naturwissenschaftlichen Prinzip der Allgemeingültigkeit entsprechen und Hilfen beziehungsweise Vorgaben zur pflegerischen Eingruppierung von Patienten sind, stellen NIC (Nursing Intervention Classification) und NOC (Nursing Outcome Classfication) (Bruggen v. d., 2002; Oud, 2002) Instrumente zur Evaluation von Pflegeleistungen dar. Pflegeprozess, Pflegevisite und Pflegekompass (ein Verfahren zur Einschätzung der Belastung pflegender Angehöriger (Blom/Duijnstee, 1999), sind dagegen unterschiedliche Instrumente zur Strukturierung einer individuellen Betreuung.

Die erstgenannten standardisierenden Instrumente sollen die Leistungen der Pflege vereinheitlichen und damit leichter formulierbar, überprüfbar wie auch abrechenbar machen. Eine Fortführung auf organisatorischer Ebene sind die «critical pathways», die die interdisziplinäre Versorgung steuern können (Dykes/Wheeler, 2002). Von diesen (standardisierten) Instrumenten sollen nachstehend nur Pflegediagnosen und Pflegeprozess skizziert und für das Pflegebeispiel verwendet werden, da die Pflegediagnosen mit Einführung der DRGs zunehmend Bedeutung in der Praxis erhalten könnten und der Pflegeprozess als Integrationsinstrument naturwissenschaftlicher und humanwissenschaftlicher Ansätze gelten kann. Für die übrigen Instrumente sei auf die angegebene Literatur verwiesen.

*Pflegediagnosen*

In den 1970er-Jahren wurden im Rahmen der Professionalisierung der Pflege in den USA neue «Praxis-Standards» entwickelt, die die Diagnose in den Verantwortungsbereich der Pflegenden hoben und zur Bildung der NANDA (North American Nurses Diagnosis Association) führten. Die NANDA erarbeitete eine kontinuierlich revidierte Taxonomie für Pflegediagnosen, definiert als

> «ein rechtlich legitimiertes Statement, das die menschliche Reaktion (Gesundheitsstatus oder aktuelle bzw. potentiell veränderte Interaktionsmuster) eines Individuums oder einer Gruppe beschreibt, die von der Pflegeperson identifiziert wurde und für die sie definitive Interventionen anordnen kann, um den Gesundheitsstatus zu erhalten oder Veränderungen zu reduzieren, zu bestätigen bzw. zu verhüten.» (Alfaro, 1990: 64).

*Aktuelle Pflegediagnosen diagnostizieren Defizite. Risiko- und Wellnessdiagnosen diagnostizieren Gesundheitsgefährdungen und Ressourcen.*

Pflegediagnosen identifizieren die Probleme, Bedürfnisse oder Reaktionen, die durch eine Erkrankung entstehen, um sie zu behandeln, den Gesundungsprozess zu unterstützen und Defizite zu kompensieren. Die weltweit beachteten und in der Praxis eingesetzten Pflegediagnosen haben folgende Vorzüge: Sie helfen bei der Vereinheitlichung und Standardisierung einer pflegerischen Fachterminologie, sie können in pflegerische Leistungserfassungssysteme integriert werden, sie ermöglichen einen qualitativen Vergleich von Pflegeleistungen und die durch sie eruierten Pflegedaten können Grundlage für Forschungsvorhaben sein. Allerdings verbinden sich mit Pflegediagnosen auch gewichtige Nachteile: Die theoretische Beschreibung von Pflegediagnosen unterscheidet sich beträchtlich in Ausführlichkeit und Qualität, viele sind inkonsistent und nicht empirisch überprüft sowie das Ergebnis von Konsensprozessen und daher umstritten. Für dieselbe medizinische Diagnose finden sich in der Literatur unterschiedliche Pflegediagnosen, und die Trennschärfe zwischen einzelnen Diagnosen ist unausgereift. *Aktuelle Pflegediagnosen diagnostizieren keine Ressourcen und sie sind defizitorientiert.* Auch verführen sie zur Übernahme vorgefertigter Formulierungen ohne Überprüfung, ob diese der individuellen Lage eines Patienten entsprechen. Schließlich korrespondieren sie mit den Aufgabenbereichen US-amerikanischer Pflegepersonen, die nicht mit den europäischen identisch sind. Daher wurden die Pflegediagnosen der NANDA für Europa im Rahmen eines internationalen Programms, des ICNP (International Classification for Nursing Practice), weiterentwickelt: Die Beta-Version des Programms wird zur Zeit für den deutschen Sprachraum erprobt.

Für das Fallbeispiel stehen nach Doenges/Moorhouse (1994) folgende Pflegediagnosen zur Verfügung: im Bereich «Sauberkeit/Bekleidung»: Selbstversorgungsdefizit beim Sich Sauberhalten, Kleiden; im Bereich «Schmerz»: chronischer Schmerz; im Bereich «Integrität der Person»: chronisch tiefes Selbstwertgefühl sowie ungenügende Bewältigungsformen; im Bereich «Soziale Integration»: soziale Isolation; bezüglich des Suchtverhaltens kann die Pflegediagnose «Machtlosigkeit» angewendet werden. Es fehlt eine Diagnose der Ressourcen von Frau B., wie zum Beispiel der Wunsch nach einem gepflegten Äußeren.

Von den «individualisierenden» pflegerischen Instrumenten wird nachstehend der Pflegeprozess erläutert, weil er das wichtigste Instrument ist und in ihn sämtliche pflegetheoretischen Prinzipien integriert werden können. Darüber hinaus soll seine Beschreibung im Hinblick auf die vorgenannten theoretischen Ansätze erfolgen.

Pflegeprozess    Der Pflegeprozess kann als Integrationsinstrument naturwissenschaftlicher und humanwissenschaftlicher Ansätze und Arbeitsweisen betrachtet werden. In den USA gab es bereits in den 20er und 30er-Jahren des letzten Jahrhunderts erste Ansätze zu einer individuellen Pflegeplanung. Ab den 50er-Jahren wurde Pflege als Prozess verstanden, der Individualisierung gestattet, psychosoziale Probleme einbezieht, wissenschaftliches Arbeiten ermöglicht und der Professionalisierung der Pflege dient. (Henderson, 1995: 201) Dieser Ansatz wurde in das Programm der WHO in Europa für das Krankenpflege- und Hebammenwesen (1976–1983) übernommen und verbreitet. (WHO/Euro, 1987) Alfaro (1990: 2) definiert den Pflegeprozess als

> «organisierte, systematische Methode für eine individualisierte Pflege, die auf die Identifizierung und Therapie einzigartiger Reaktionen von Individuen oder Gruppen gerichtet ist, um aktuelle oder potentielle Veränderungen des Gesundheitszustands herbeizuführen.»

Assessment    Unter Assessment, der ersten Phase des Pflegeprozesses, wird mit Gordon (1987) die bewusste, systematische und gezielte Anamnese von Daten verstanden, die nach ihrer Erhebung zum Zweck der Pflegeplanung neu strukturiert werden müssen. Die Pflegeanamnese ist von größter Bedeutung, weil sie die Voraussetzungen dafür liefert, dass Pflegeinterventionen mit der Lebenssituation des Patienten in Einklang gebracht werden. Aus konstruktivistischer Sicht hat der Mensch jedoch nicht nur *eine* Biographie, und diese präsentiert nicht primär Fakten, sondern Interpretationen und Selbstbeschreibungen, die im Rahmen der Pflege Bedeutung erlangen. In das Assessment können Fragestellungen aufgenommen werden, die neben den Fakten die Erlebensweise des Patienten erhellen. Der Pflegeprozess ermöglicht damit die Integration der persönlichen Relevanzstrukturen. Umgekehrt gilt, dass Pflegepersonen im Rahmen von Beratung, Aufklärung und Anleitung die besondere Lebensweise des Patienten bedenken und ihre Informationen für ihn entsprechend aufbereiten müssen.

Zentrale Aspekte des Assessment sind: aktueller Gesundheitszustand; aktuelle Lebenssituation; Biographie des Patienten (psychosoziale Vorgeschichte; soziokultureller Kontext); Krankheitsvorgeschichte des Patienten; Krankheitsgeschichte der Familie (soweit im Rahmen der Pflege des Patienten erforderlich); Erwartungen des Patienten/seiner persönlichen Bezugspersonen; Soziales Netz; Kommunikationssituation.

Zu diesen Aspekten werden, soweit möglich, die Hintergrundinformationen und Daten zur Ermittlung des Pflegebedarfs erhoben. Die Anamnese soll ausführlich, aber *pflege*bezogen sein. Der Pflegebezug ergibt sich aus der Verbindung der jeweiligen Information mit dem Krankheitsgeschehen. Besteht eine solche Verbindung nicht, kann auf diese Information verzichtet werden. Ausschlüsse sind wichtig, um das Informationsmaterial überschaubar zu halten.

Prinzipiell gilt, dass Assessments von unterschiedlicher Reichweite sein können, sich also auf ausgewählte Probleme beziehen (z. B. in der Chirurgie) oder genereller Natur sein können.

**Beschreibung der Probleme und Ressourcen**

Indem zusammengehörige Daten zusammengefasst werden, lassen sich Muster erkennen, die ein Problem, ein Bedürfnis oder eine Reaktion identifizieren beziehungsweise die Bestimmung einer Pflegediagnose erlauben.

Der Gesamtpool an Informationen bildet die Grundlage der anschließenden Ist-Analyse. Nach der Sammlung aller anfallenden Versorgungsthemen (Probleme), die, mündlichem Erzählen entsprechend, unsystematisch ist, muss eine Prioritätenliste erstellt werden, die sich sowohl an pflegefachlichen (und medizinischen/psychiatrischen) Dringlichkeitskriterien zu orientieren hat als auch an den individuellen Präferenzen und Problemlagen des Patienten.

> So stehen für Frau B. subjektiv der Verlust ihres Mannes, ihres Arbeitsplatzes und ihr Bild in der Öffentlichkeit im Vordergrund, während die Sucht als solche und die Schwierigkeiten, die mit einem Entzug verbunden sind, als sekundär erscheinen.

Um einen brauchbaren Überblick zu erhalten, werden die Probleme/Ressourcen in einer Weise gebündelt, die ihre Beziehungen untereinander erkennbar werden lässt, da in der Regel die Probleme, die im Assessment durch Fragen analytisch vereinzelt wurden, in engem Zusammenhang mit anderen stehen und auch Ressourcen *gebündelt* werden können. Mit diesem Vorgehen oder «Clustern», das an den inneren Zusammenhängen und Mustern von Problemlagen und Ressourcen orientiert ist, wird von einer Ordnungsstruktur in Anlehnung an die ATL, LA oder AEDL Abstand genommen. Während sie für analytische Zwecke nützlich sind und Orientierungshilfen bieten, geht es bei der Pflegeplanung um eine Synthese aller Informationen, die die Pflege übersichtlich, durchführbar und nachvollziehbar machen soll. Ein interpretatives Verfahren mit dem Ziel einer synthetisierenden Beschreibung der Pflegeprobleme vermeidet eine endlose Auflistung von Einzelaspekten ohne Angabe über ihre Bedeutung im Verhältnis zueinander.

Die Erstellung einer Problem*kette* ist auch deshalb nicht sinnvoll, weil damit große, unüberschaubare Datenmengen produziert werden. Hinzu kommen die bekannten Schwierigkeiten der mehrfachen Zuordbarkeit eines Problems zu unterschiedlichen Lebensaktivitäten beziehungsweise das zwangsweise Hineininterpretieren eines Problems in eine Lebensaktivität, zu der es nicht wirklich passt. Die innere Logik eines Problemzusammenhangs folgt nicht – wie die Systemtheorie plausibel macht – einer äußeren Struktur, sondern aus dem individuellen

Lebenskontext des Patienten, die andere Prioritäten setzen als eine an gleichrangig zugeordneten ATL, LA, AEDL orientierte allgemeine Kriterienliste.

> So gehören in der Lebenswirklichkeit von Frau B. zum Beispiel die Problembereiche «Erlebte Misserfolge am Arbeitsplatz», «Ängste», «Mangelnde soziale Geborgenheit», «Familie muss Sucht geheim halten» und «Koabhängige bei Sucht des Vater» zusammen. Anstelle von fünf Problemen lässt sich eins formulieren, in dem die anderen enthalten sind: Soziale Isolation.

Die Analyse von Problemen und Ressourcen mit Hilfe eines ausführlichen Aufnahmebogens bietet eine erste Ordnungsstruktur, die eine breite Erfassung der spezifischen Situation eines Patienten ermöglicht. Der zweite Schritt muss dann jedoch die Synthese sein, die den Kontext der Pflegeprobleme rekonstruiert und diese zusammenfassend prioritätensetzend darstellt. Dabei werden Interpretationsleistungen erbracht, deren Validierung durch den Patienten selbst erfolgen muss.

Hinweise auf sinnvolle Cluster von Einzelproblemen kann die Suche nach erkennbaren *Mustern* (Krankheitsmuster, Auslöser und Verläufe von Krisen, typische Bewältigungsstrategien u. ä.) geben, mit deren Hilfe die Daten reorganisiert und dokumentiert werden.

Planung der
Pflegeintervention

Die Pflegeplanung beinhaltet den Entwurf von Strategien, um die eruierten Probleme des Patienten zu reduzieren, zu lösen, zu vermeiden beziehungsweise um Bedürfnisse zu erfüllen. Die gemeinsame Arbeit an der Pflegeplanung setzt natürlich entsprechende Fähigkeiten und Interessen bei dem Patienten und seinen persönlichen Bezugspersonen voraus, wobei die «Fähigkeiten» auch vom Informationsstand des Patienten/der Familie abhängig sind und im Sinne eines «informed consent» erweitert werden sollten. Die Möglichkeit der aktiven Mitarbeit von Patient und Familie fördert deren «Identifikation mit den Zielen, die Selbstpflegekompetenz und das Selbstwertgefühl». (Buckley-Viertel, 1995: 20).

Durchführung
der pflegerischen
Intervention

«Pflegeinterventionen» sind spezifische Pflegehandlungen, die eine Pflegeperson entweder im Rahmen der pflegerischen Betreuung eines Patienten oder auf Anordnung des Arztes zur Förderung, Wiederherstellung oder Erhaltung der Gesundheit durchführt.

> «Ein umfassender Pflegeplan enthält ärztliche Verordnungen sowie pflegerische Verordnungen. Der kooperative Bereich in der Patientenversorgung ist groß und ärztliche Anweisungen bestimmen sehr oft pflegerische Aktionen. Diese Anweisungen werden in den Pflegeplan integriert und von der Pflegeperson verantwortlich ausgeführt.» (Buckley-Viertel 1995: 20).

Der Patient sollte immer informiert sein, welche Maßnahme warum, wann, von wem und wie lange durchgeführt wird, und ermutigt werden, Fragen zu stellen. Das Arrangement der Pflegeinterventionen ist kontinuierlich auf Prioritäten zu prüfen. Notwendige Abweichungen von der Planung sind zu dokumentieren und in der Prozessevaluation zu berücksichtigen. Alle Planungsschritte und Entscheidungen sollen, sofern sinnvoll, weitgehend mit dem Patienten abgesprochen, und seine Zustimmung soll eingeholt werden.

In jedem Fall hat der Patient, wenn er selbst aktiv sein möchte und kann, die Kontrolle über das Tempo und zum Teil über die Art und Weise der Durchführung von Pflegemaßnahmen. Dabei ist zu bedenken, dass die einzuplanende Pflegezeit sich dadurch verlängert.

**Evaluation/Prozessevaluation**

Im Rahmen der Durchführung der Pflegeinterventionen wird der Patient kontinuierlich beobachtet. Dazu gehört auch die Frage, ob eine Intervention noch angebracht ist, ob ein Ziel aufrechterhalten werden sollte oder ob Zustandsveränderungen beziehungsweise Wünsche des Patienten Alternativen erfordern.

**Ergebnisevaluation**

Die Ergebnisevaluation beinhaltet einen Abgleich der gesetzten Ziele (Soll-Bestimmung) mit dem zu einem bestimmten anvisierten Zeitpunkt Erreichten (Ist-Analyse). Es ist zu unterscheiden, ob Ziele teilweise oder vollständig erreicht wurden; fördernde beziehungsweise behindernde Faktoren sollten reflektiert und gegebenenfalls neue Ziele formuliert werden.

## 2.12
# Organisationsformen (Ebene 10)

**Funktionspflege**

Zu den verschiedenen Organisationsformen der Pflege soll nur wenig Grundsätzliches gesagt werden, da hier im Allgemeinen aus Praxis und Ausbildung genügend Informationen vorliegen. Die Funktionspflege ist die pflegerische Konsequenz des biomedizinischen Modells und damit des Blickwinkels der empirisch-analytischen Wissenschaften, was sich an der symptomorientierten Arbeitsweise mit zerstückelten Arbeitsabläufen, der Trennung von planenden und ausführenden Pflegepersonen, einer fehlenden Übersicht der einzelnen Pflegenden und fehlenden Ansprechpartnern für die Patienten zeigt. Ihr sollte heute nur noch eine Randfunktion aufgrund von Personalknappheit oder für bestimmte Tätigkeiten zukommen, die so zeitsparender ausgeführt werden können, ohne dass der individuelle Patient dabei vernachlässigt wird.

**Bezugspflege**

Die Organisationsform der Wahl ist die Bezugspflege, die jedem Patienten – im Sinne eines hermeneutischen Verstehens – eine für ihn verantwortliche Pflegeperson (generell oder zur Not pro Schicht) zuweist, wodurch Vertrauensbildung, Sicherheit und Kontinuität gewährleistet werden sollen (Schlettig von der Heide, 1993; Mühlbauer, 1994; Ekeles, 1997). Mit einer klaren Zuständigkeit für bestimmte Patienten, dem Blick auf die gesamte Person, einer sinnvollen Verbindung von Arbeitsabläufen und einer systematischen Planung und Dokumentation erfüllt diese Organisationsform Anforderungen, wie sie sich aus der Verstehenden Soziologie und der System- und Handlungstheorie ergeben. Ihre Verwirklichung gelingt aber nur, wenn diese Ideen auch gelebt werden, das heißt eine professionelle, persönliche Beziehung zum Patienten tatsächlich aufgebaut wird.

**Primary Nursing**

Die US-amerikanische Organisationsform des Primary Nursing ist einen Sonderform der Bezugspflege, bei der die Verantwortung und Koordination aller Pflegeleistungen sowie der notwendigen Außenkontakte durchgängig auf eine

Pflegeperson übertragen werden, die jedoch nicht notwendigerweise auch die direkte Pflege durchführt, sondern dabei von einem Team und einer Stellvertreterin unterstützt wird (Pittius, 1992; Kellnhauser, 1994). Diese Form ist bei uns in praxi häufiger auf Intensivstationen anzutreffen, ohne dass sie als Primary Nursing bezeichnet würde.

*Überleitungspflege*

Zunehmend wichtiger im Hinblick auf die Einführung der DRGs wird eine strukturierte Überleitungspflege, die die Nachsorge sichert und einer Rehospitalisierung vorbeugt. Von der Pflege diskutiert, aber auch von den Ärzten beansprucht und zum Teil bereits organisatorisch geplant sowie bei den Kassen angesprochen,

*Care-/Casemanagement*

ist die Struktur *des Care-/Casemanagements* (Ewers/Schaeffer, 2000), bei dem es nicht mehr um direkte Pflege, sondern um eine gezielte, kostengünstige Fallversorgung geht. Hier kann die Bezugspflegeperson zur wichtigen Ansprechpartnerin werden, die im Interesse des Patienten dafür sorgt, dass das Betreuungskonzept auch seine persönlichen Bedürfnisse umfasst.

Besondere Bedeutung kommt in unserem Fallbeispiel neben der Bezugspflegeperson, die als vertrauensbildende Ansprechpartnerin von entscheidender Bedeutung für den Therapieerfolg ist, der Überleitungspflege zu, die in diesem Fall im Rahmen des Entlassungsmanagements von der Bezugspflegeperson koordiniert und von dem Überleitungsteam, das klinikintern oder klinikextern bestehen kann, durchgeführt wird. In praxi sind für diese eigentlich pflegerische Aufgabe häufig SozialarbeiterInnen zuständig. Das Überleitungsteam nimmt bereits in der Klinik mit Frau B. Kontakt auf, klärt ihre Ängste in Bezug auf die anstehende Selbständigkeit bei der Alltagsgestaltung. Die zuständige Begleiterin unternimmt mit Frau B. Besuche in deren Wohnung, wo Frau B. mit ihrer Unterstützung zunächst stundenweise, dann über halbe Tage und schließlich ein ganzes Wochenende lang ein alkoholfreies Alltagsleben mit strukturiertem Tagesablauf ausprobieren kann. Zur Rückfallprophylaxe betreut die Begleiterin sie auch durch die ersten Tage nach der Entlassung und hält über einen abgesprochenen Zeitraum kontinuierlich telefonisch Kontakt.

## 2.13
# Zusammenfassung

Betrachtet man am Fallbeispiel von Frau B. den Zusammenhang der aufgeführten Grundelemente der Pflegewissenschaft, so zeigt sich, dass ein roter Faden durch die verschiedenen pflegewissenschaftlichen Erkenntnis- und Handlungsebenen läuft, der sich in dieser Form zwar nicht als Beschreibung einer konsequenten Gesamtentwicklung der Disziplin in der Fachliteratur wieder findet, der aber als Folge vieler unterschiedlicher Einzelentwicklungen nachweisbar ist. Dieser rote Faden soll nachstehend mittels einer Tabelle noch einmal die verschiedenen Grundelemente der Pflegewissenschaft mit den Anforderungen des Fallbeispiels verbinden (s. **Tab. I 2-3**) Dabei stehen die Forschungsfelder, -methoden und die Praxiskonzepte in Klammern, weil sie für die direkte Pflege von Frau B. keine Rolle spielen.

**Tabelle I 2-3:** Anwendung der Grundelemente auf das Fallbeispiel

| Grundelement | Konkretisierung | Anwendung auf das Fallbeispiel |
|---|---|---|
| 1. Erkenntnis-theoretische Ansätze | ■ Naturwissenschaften<br>■ Hermeneutik<br>■ Sozialphänomenologischer Lebensweltansatz | ■ Symptombehandlung<br>■ Verstehen der konkreten Lebensumstände von Frau B.<br>■ Erkennen ihrer Deutungs- und Handlungsmuster, d. h. ihrer Interpretation von Sucht u. Gesundheit als Frau in ihrer Lebenswelt |
| 2. Pflegetheorie Pflegemodell | Interaktionsmodell von Peplau | Der Prozess von Orientierung, Identifikation, Nutzung und Ablösung, als Grundlage der Pflegebeziehung, bietet einen Rahmen für verstehende, unterstützende, anleitende und beratende, individuell ausgerichtete Interventionen |
| 3. Forschungs-felder | ■ (Effektivitätsforschung)<br><br>■ (nutzerbezogene Forschung) | ■ (die Einbeziehung von Forschungsergebnissen zu erfolgreicher Suchttherapie, oder)<br>■ (die Teilnahme von Frau B. an einer klinischen Studie zur Erforschung eines speziellen therapeutischen Ansatzes) |
| 4. Forschungs-methoden | ■ (Einsatz quantitativer und qualitativer Methoden) | ■ (psychologische und labormedizinische Testreihen)<br>■ (ethnografische Interviews) |
| 5. Theoretische Konzepte | ■ Symptomorientierung<br><br>■ Personen-/Familienorientierung<br>■ umfassende Pflege | ■ richtet sich auf die Therapie der physischen Symptome (Kopfschmerz, Übelkeit, Tremor, Leberschaden)<br>■ befasst sich mit Tod des Ehemannes, soziale Lage<br>■ integriert biografische Informationen, informiert über AA als Suchthilfe, initiiert Kontakt, koordiniert Sozialarbeiter |
| 6. Pflege-theoretische Prinzipien | ■ evidence-based nursing<br>■ biografisch arbeiten<br><br><br><br><br><br>■ Alltagskompetenzen fördern | ■ kann Erfolg der Entzugstherapie steigern<br>■ Voraussetzung für «Trockenwerden» und soziale Reintegration von Frau B. Im Sinne einer reziproken Beziehung zwischen Verhältnissen (allein stehend, arbeitslos) und Verhalten (nicht trinken) sind hier Beratung (Pflege) und Begleitung (AA) notwendig.<br>■ Frau B. muss ihren Alltag neu zu bewältigen lernen: für dauerhaften Entzug, für ein gemütliches Heim, ihren Arbeitsplatz und den Kontakt zu anderen (AA). |
| 7. Aufgaben der Pflege | Beobachten, informieren, Pflege planen, durchführen und evaluie-ren; beraten, schulen, koordinieren | Tätigkeiten sind in den übrigen Abschnitten enthalten |
| 8. Praxiskonzepte | .....................................<br>.....................................<br>.....................................<br>..................................... | .....................................<br>.....................................<br>.....................................<br>..................................... |
| 9. Pflegerische Instrumente | ■ Pflegediagnosen<br><br><br><br>■ Pflegeprozess | ■ Mit Hilfe der für Frau B. geeigneten Pflegediagnosen erhalten die Pflegenden Formulierungshilfen und Vorschläge für Ziele und Maßnahmen, die sie jedoch individuell und unter Beachtung von Frau B.s Ressourcen abwägen müssen.<br>■ Sichert die Kontinuität des Informationsflusses zwischen Pflegeperson und Frau B. sowie deren Partizipation an und Kooperation bei Entscheidungen und Maßnahmen; er sichert die Systematisierung und Dokumentation der individuellen Pflege für Frau B. |
| 10. Organisations-formen | Bezugspflege | Voraussetzung für Vertrauensbildung bei Frau B., ihre Stabilisie-rung und für Betreuungskontinuität |

## 2.14
# Schlusswort

Abschließend sei noch einmal Kuhn zitiert, der den Prozess der Wissenschaftsentwicklung im Bereich der physikalischen Optik im 17. Jahrhundert vor den bahnbrechenden Entdeckungen Isaac Newtons zusammenfassend darstellt, da seine Beschreibung konstruktive Hinweise für die Pflegewissenschaft enthält wie auch ein treffendes Schlusswort zu diesem Beitrag darstellt:

> «Wer damals über physikalische Optik schrieb und eine der gängigen Auffassungsweisen nicht als gegeben hinzunehmen vermochte, sah sich genötigt, sein Fachgebiet von Grund auf neu zu entwickeln. Indem er das tat, konnte er relativ frei bestätigende Beobachtungen und Experimente wählen, denn es gab keine Standardreihe von Methoden oder Phänomenen, die anzuwenden bzw. zu erklären sich jeder Autor gezwungen fühlte. Unter diesen Umständen waren die entstehenden Bücher oft […] ein Dialog mit den Mitgliedern anderer Schulen. Dieses Schema ist einer Anzahl kreativer Fachgebiete auch heute noch vertraut, und es ist keineswegs unvereinbar mit bedeutenden Entdeckungen und Erfindungen.» (Kuhn 1973: 32).

## Literatur

Abdellah, F. G.: Patient-centered approaches to nursing. New York 1960

Aggleton, P.; Chalmers H.: Pflegemodelle und Pflegeprozeß. Deutsche Krankenpflegezeitschrift, H. 5 (1989) Beilage

Alfaro, R.: Applying nursing diagnosis and nursing process: a step-by-step guide. 2. Aufl. Philadelphia 1990

Allen, D. G.: Nursing research and social control: alternative models of science that emphasize understanding and emancipation. Image, 17 (1985) 2: 59–64

Arbeitsgruppe Bielefelder Soziologen (Hrsg.): Alltagswissen, Interaktion und soziale Wirklichkeit. Rowohlt, Opladen 1973

Balog, A.: Neue Entwicklungen in der soziologischen Theorie. Lucius & Lucius, Stuttgart 2001.

Bamberger, G.: Lösungsorientierte Beratung. Weinheim 1999

Bartholomeyczik, S.: Theoretischer Rahmen. In: Zentrale Arbeitsgruppe im Deutschen Berufsverband für Pflegeberufe (DBfK) (Hrsg): Leitfaden Pflegeforschung im Unterricht. : 13–26, Eschborn 1996

Bartholomeyczik, S.; Dieckhoff, T.; Drerup, E.; Korff, M.; Krohwinkel, M.; Müller, E.; Sowinski, Ch.; Zegelin, A.: Die Nacht im Krankenhaus aus der Sicht der Pflegenden. Hrsg. vom Agnes Karll-Institut für Pflegeforschung. Eschborn 1993

Bartholomeyczik, S.; Müller, E.: Pflegeforschung verstehen. Urban & Schwarzenberg, München 1997

Bateson, G.: Geist und Natur. 1. Aufl. 1979, Frankf./M. 1982

Becker, H. S.: Doing things together. Evanston, Ill. 1986

Benner, P.: Stufen zur Pflegekompetenz. Huber, Bern 1994

Berger, P.; Luckmann, T.: Die gesellschaftliche Konstruktion der Wirklichkeit. Fischer, Frankf./M. 1972

Bienstein, Ch.: Ganzheitliche Pflege – was ist das, was kann sie leisten? Krankenpflege, 44 (1990) 3: 152–155

Bienstein, Ch.; Fröhlich, A.: Basale Stimulation in der Pflege. Düsseldorf 1991

Bischoff, C.: Frauen in der Krankenpflege – zur Entwicklung von Frauenrolle und Frauenberufstätigkeit im 19. und 20. Jahrhundert. Frankf./M., New York 1984

Bischoff, C.: Zum Ganzheitsbegriff in der Pflege. In: Görres, S. et al. (Hrsg.) Innovation der Pflege durch Wissenschaft. Perspektiven und Positionen. Reihe: Forum Pflegewissenschaft 1.: 103–128, Bremen 1996

Blom, M.; Duijnstee, M.: Wie soll ich das nur aushalten? Huber, Bern 1999

Blumer, H.: Social psychology. In: E. Schmidt (Hrsg.) Man and society: 146–198, New York 1938

Blumer, H.: Der methodologische Standort des Symbolischen Interaktionismus. In: Arbeitsgruppe Bielefelder Soziologen 1973.: 80–146, Rowohlt, Opladen 1969

Bobath, B.: Die Hemiplegie Erwachsener. 5. Aufl., Stuttgart 1993

Böhm, E.: Psychobiographisches Pflegemodell nach Böhm. Bd. 1 und 2, Wilhelm Maudrich, Wien 1999

Böhme, E.: Krankheitserleben bei (trockenen) Alkoholikern – qualitativ-explorative Studie nach der Developmental Research Sequence Methode nach James Spradley (unveröffentlichte Diplomarbeit), Fachhochschule Münster 2001

Borsi, G. M.; Schröck, R.: Pflegemanagement im Wandel. Perspektiven und Kontroversen. Berlin 1995

Bortz, J.; Döring, N.: Forschungsmethoden und Evaluation für Sozialwissenschaftler. 2. Aufl., Springer, Berlin 1995

Bosch, C.: Vertrautheit. Studie zur Lebenswelt dementierender alter Menschen. Huber, Bern 1998

Brieskorn-Zinke, M.: Gesundheiten fördern ein zentrales Aufgabengebiet für die Pflegeberufe der Zukunft. Prävention, 4 (1998) 21: 115–119

Bruggen, v. d. H.: Pflegeklassifikationen. Huber, Bern 2002

Bruner, J. S.: Life as narrative. Social Research, 54 (1987): 11–32

Buckley-Viertel, D.: Der Pflegeprozeß. In: Managementhandbuch Krankenhaus MHK 1995, 1–26

Bueno Martinez, G.: Art. «Holismus» In: H.J. Sandkühler (Hrsg.): Europäische Enzyklopädie zu Philosophie und Wissenschaften. Hamburg 1990, 552–559

Bußmann v. H. (Hrsg): Lexikon der Sprachwissenschaft. Stuttgart 1983

Cicourel, A. V.: Methode und Messung in der Soziologie. Frankf./M. 1970

Denzin, N.; Lincoln, Y.: Introduction: entering the field in qualitative research. In: N. Denzin, Y. Lincoln (ed.): Handbook of qualitative research. London 1994, 1–17

Denzin, N. K.: The Research Act. 5. Aufl. Sage, Chicago 1975

Denzin, N. K.: Interpretive biography. Sage, London 1988

Denzin, N. K.: Interpretive interactionism. Sage, London 1989

Dilthey, W.: Der Aufbau der geschichtlichen Welt in den Geisteswissenschaften. Bd. VII (1928) Göttingen 1958

Doenges, M. E.; Moorhouse, M. F.: Pflegediagnosen und Maßnahmen. 2. erg. Aufl. Huber, Bern 1994

Draper, P.: Eine Kritik an Fawcetts "Konzeptionelle Modelle und Pflegepraxis: ihre Wechselbeziehung". In: Schröck, R.; Drerup, E. (Hrsg.): Pflegetheorien in Praxis, Forschung und Lehre. Lambertus, Freiburg i.B. 1997, 71–83

Dykes, P. C.; Wheeler, K.: (Hrsg.), Critical pathways – Interdisziplinäre Versorgungspfade. Huber, Bern 2002

Ekeles, T.: Kritik an der Funktionspflege. In: Büssing, A. (Hrsg.): Von der funktionalen zur ganzheitlichen Pflege – Reorganisation von Dienstleistungsprozessen im Krankenhaus. Göttingen 1997, 49–64

Elsbernd, A.: Pflegesituationen. Huber, Bern 2000

Ewers, M.; Schaeffer, D.: Case Management in Theorie und Praxis. Huber, Bern 2000

Fawcett, J.: Analysis and evaluation of conceptual models for nursing. 2. Aufl. Philadelphia 1989

Fawcett, J.: Pflegemodelle im Überblick. Huber, Bern 1996

Feil, N.: Validation. 4. verb. Aufl. Verlag Altern & Kultur, Wien 1992

Fiechter, V.; Meier, M.: Pflegeplanung. 3. Aufl. Recom. Basel 1981

Fitzpatrick, J. J.; Whall, A. L.: Nursing models and their psychiatric health applications. Bowie, MD 1982

Flaskerud, J. H.; Halloran, E. J.: Areas of agreement in nursing theory development. Advances in Nursing Science, 3 (1980) 1: 1–7

Flick, U.: Qualitative Forschung. Theorie, Methoden, Anwendung in Psychologie und Sozialwissenschaften. 2. Aufl. Rowohlt, Reinbek 1996

French, P.: What is the evidence on evidence-based nursing? An epistemological concern. Journal of Advanced Nursing, 37 (2002) 3: 250–257

Friedemann, M-L.: Familien- und umweltbezogene Pflege. Die Theorie des systemischen Gleichgewichts. Huber, Bern 1996

Gadamer, H. G.: Wahrheit und Methode, 2. Aufl. Tübingen 1965

Garfinkel, H.: Studies in ethnomethodology. Prentice Hall, Englewood Cliffs 1967

Girtler, R.: Kulturanthropologie. Entwicklungslinien, Paradigmata, Methoden. München, insbes. Kap. I,6: Der Fremde als Gegenstand der Kulturanthropologie, 1979: 39–44

Glaser, B. G.; Strauss A. L.: The discovery of grounded theory. Aldine, New York 1967

Goffman, E.: Encounters. Two Studies in the Sociology of Interaction. Indianapolis 1961

Gordon, M.: Nursing, diagnosis, process and application. 2. Aufl. New York 1987

Görres, S.; Luckey, K.; Stappenbeck, J.: Qualitätszirkel in der Alten- und Krankenpflege. Evaluationsstudie. Huber, Bern 1997

Gortner, S. R.: The history and philosophy of nursing science and research. Advances in Nursing Science, 5 (1983) 2: 1–8

Greb, U.: Das Metaparadigma der Krankenpflege. Erste Annäherung und Ergebnisse aus der Seminararbeit. Mabuse 109 (1997a) : 60–65

Greb, U.: Das Metaparadigma der Krankenpflege. Begründung und Funktion. Mabuse 110 (1997b) : 62–65

Hagell, S.: Nursing knowledge: women's knowledge. A sociological perspective. Journal of Advanced Nursing, 14 (1989) 3: 226-233

Haller, D. (Hrsg.): Grounded Theory in der Pflegeforschung. Huber, Bern 2000

Harsch, H.: Hilfe für Alkoholiker und andere Drogenabhängige. 9. Aufl. Gütersloh 1993

Hatch, F.; Maietta, L.; Schmidt, S.: Kinästhetik. 3. Aufl. DBfK-Verlag, Frankf./M. 1994

Hedin, B. A.: Nursing education and social constraints: an indepth analysis. International Journal of Nursing Studies, 24 (1987) : 261–270

Helman, C. G.: Culture, health and illness. An introduction for health professionals. 3rd ed., Butterworth-Heinemann, Oxford 1994

Henderson, V.: The nursing process – is the title right? In: E.J. Halloran (ed.): A Virginia Henderson Reader. Excellence in Nursing, 1995 : 199–212

Henderson, V.: The basic principles of nursing care. International Council of Nurses, Geneva 1969

Herzlich, C.: Soziale Repräsentationen von Gesundheit und Krankheit und ihre Dynamik im sozialen Feld. In: U. Flick (Hrsg.): Alltagswissen über Gesundheit und Krankheit. Subjektive Theorien und soziale Repräsentationen. Asanger, Heidelberg 1991 : 293–302

Holenstein, H.: Spielräume in der Pflege. Huber, Bern 1997

Hunink, G.: Pflegetheorien: Elemente und Evaluation. Bocholt 1997

Husser, l. E.: Husserliana – Edmund Husserls gesammelte Werke, Bd. III, Ideen zu einer reinen Phänomenologie und phänomenologischen Philosophie. Erstes Buch. Den Haag 1962

Juchli, L.: Pflege. Praxis und Theorie der Gesundheits- und Krankenpflege. 7. neubearb. Aufl. Thieme, Stuttgart 1994

Käppeli, S. (Hrsg.): Pflegekonzepte. Huber, Bern 1993

Kellnhauser, E.: Primary Nursing – ein neues Pflegemodell. Die Schwester/Der Pfleger, 9 (1994): 747–752

Kim, H. S.: Theoretical thinking in nursing: Problems and prospects. Recent Advances in Nursing, 24 (1989): 106–122

King, I. M.: Evidence-based nursing practice. Theoria – Journal of Nursing Theorie, 9 (2000) 2: 4–9

Kirkevold, M.: Pflegetheorien. München 1997

Klug Redman, B.: Patientenschulung und -beratung. Hrsg. v. J. Osterbrink, Berlin Wiesbaden 1996

Knorr-Cetina, K.: Spielarten des Konstruktivismus. Soziale Welt, 40 (1989): 86–96

Koch-Straube, U.: Fremde Welt Pflegeheim. Eine ethnologische Studie. Huber, Bern Göttingen 1997

König, E.; Volmer, G.: Systemische Organisationsberatung. 7. Aufl. Weinheim 2000

Kösel, E.: Die Modellierung von Lernwelten: ein Handbuch zur subjektiven Didaktik. 3. Aufl. Laub, Elztal-Dallau 1997

Krappmann, L.: Soziologische Dimension der Identität. Strukturelle Bedingungen für die Teilnahme an Interaktionsprozessen. Stuttgart 1972

Krohwinkel, M. (Hrsg.): Der pflegerische Beitrag zur Gesundheit in Forschung und Praxis. Baden-Baden 1992

Kuhn, T. S.: 1962 The structure of scientific revolutions. University of Chicago Press: Chicago

Kuhn, T. S.: The structure of scientific revolutions. University of Chicago Press, Chicago 1962

Kuhn, T. S.: Die Struktur wissenschaftlicher Revolutionen. (1962) Suhrkamp: Frankfurt/M 1973

Kuhn, T. S.: Second thoughts on paradigms. In: F. Suppe (ed.) The structure of scientific theories. Urbana, 1974: 13–34

Kuhn, T. S.: Die Entstehung des Neuen. Suhrkamp: Frankfurt/M 1978

Lamnek, S.: Qualitative Sozialforschung, Bde. 1 u. 2, 3. korr. Beltz: Aufl. Weinheim 1988

Lauterbach, K.; Lüngen, M.: DRG-Fallpauschalen: eine Einführung. Stuttgart 2001

Leininger, M. M. (ed.): Transcultural nursing care of the elderly: Proceedings from the Second National Transcultural Nursing Conference. Salt Lake City 1978

Leininger, M. M.: Leininger's theory of nursing: Cultural care diversity and universality. Nursing Science Quarterly, 1988: 152–160

Leininger, M. M.: The theory of cultural care diversity and universality. In: M. M. Leininger (ed.): Cultural Care Diversity and Universality: A Theory of Nursing. New York 1991: 5–72

Lippitt, G. L.: Visualizing change: Model building and the change process. Fairfax, VA 1973

LoBiondo-Wood, G.; Haber, J.: Pflegeforschung. Methoden – kritische Einschätzung – Anwendung. Ullstein Mosby, Berlin Wiesbaden 1996

Luhmann, N.: Soziale Systeme. Grundriß einer allgemeinen Theorie. Frankf./M 1984

Luhmann, N.: Was ist Kommunikation? In: F.B. Simon (Hrsg.): Lebende Systeme. Wirklichkeitskonstruktionen in der Systemischen Therapie. Berlin Heidelberg New York 1988: 10–18

MacPherson, K. I.: The missing piece: women as partners in feminist research. Advances in Nursing Science, 5 (1988) 2: 208–230

Mader, W. (Hrsg.): Altwerden in einer alternden Gesellschaft – Kontinuität und Krisen in biografischen Verläufen. O. O. 1994

Marriner-Tomey, A. (1994) Pflegetheoretikerinnen und ihr Werk. Recom: Basel

McDaniel, S.; Campbell, T. L.; Seaburn, D. B.: Family-oriented primary care. Springer, New York 1990

McHugh, M.; Cotroneo, M.: Die Familiengesundheitspflege in der Pflegewissenschaft. Pflege Aktuell, 3, 2000: 146–149

Mead, G. H.: Geist, Identität und Gesellschaft (1934). Frankf./M 1968

Meier, M.: Die Bedeutung des Begriffs Ganzheitlichkeit der Pflege bei verschiedenen Autoren. Pflege, 2 (1989) 1: 27–35

Meleis, A. I.: Theory development and domain concepts. In: P. Moccia, 1986: 10–25

Meleis, A. I.: Theoretical nursing: Development and progress. 2. Aufl. Philadelphia 1991

Meleis, A. I.: Pflegetheorie. Gegenstand, Entwicklung und Perspektiven des theoretischen Denkens in der Pflege. Huber, Bern 1999

Mischo-Kelling, M.; Wittneben, K.: Pflegebildung und Pflegetheorien. Urban & Schwarzenberg, München 1995

Moccia, P.: New approaches to theory development. New York 1986

Moers, M.: Pflegewissenschaft: Nur Begleitwissenschaft oder auch Grundlage des Berufes. Pflege & Gesellschaft, 5 (2000) 1: 21–25

Moscovici, S.: Die prälogische Mentalität der Zivilisierten. In: U. Flick (Hrsg.): Alltagswissen über Gesundheit und Krankheit. Subjektive Theorien und soziale Pepräsentationen. Heidelberg 1991: 245–268

Mühlbauer, B.: Bereichs- und Bezugspflege im Spannungsfeld zwischen Theorie und Praxis. Die Schwester/Der Pfleger, 6 (1994): 456–473

Nerheim, H.: Die Wissenschaftlichkeit der Pflege. Huber, Bern 2001

Newell, P.: Research and its relationship to nurse education. Nurse Education Today, 22 (2002) 4: 278–284

Newman, M. A: Theory development in nursing. F. A. Davis, Philadelphia 1980

Newman, M. A: Health as expanding consciousness. C. V. Mosby, St.Louis 1986

Nirje, B.: Das Normalisierungsprinzip – 25 Jahre danach. Vierteljahreszeitschrift für Heilpädagogik und ihre Nebengebiete, 63 (1994): 16–28

Nye, F. I.; Berardo, F. N. (Hrsg.): Emerging conceptual frameworks in family analysis. New York 1981

Osterbrink, J. (Hrsg.): Erster internationaler Pflegetheorienkongreß Nürnberg. Huber, Bern 1998

Oud, N. (Hrsg.): ACENDIO 2002. Huber, Bern 2002

Parse, R. R.: Man-living-health: a theory of nursing. John Wiley, New York 1981

Parse, R. R.: Human becoming: Parse's theory of nursing. Nursing Science Quarterly, 5 (1992): 35–42

Paterson, J.; Zderad, L.: Humanistic Nursing. John Wiley, London 1976

Peplau, H. E: Interpersonal relations in nursing. Putnam, New York 1952

Peplau, H. E: Interpersonal relations: A theoretical framework for application in nursing. Nursing Science Quarterly, 5 (1992): 13–18

Peplau, H. E: Interpersonale Beziehungen in der Pflege. Recom, Basel Eberswalde 1995

Pittius, G.: Primary Nursing – ein Erfahrungsbericht. Die Schwester/Der Pfleger, 3 (1992): 250–253

Reeder, F.: Hermeneutics. In: Sarter, B. (Hrsg.): Paths to knowledge: Innovative research methods for nursing. New York 1985: 193–238

Richard. N.: Validation – Licht im Nebel der Verwirrtheit finden. Altenpflege, 3 (1994): 196–199

Richter, D.: Ganzheitliche Pflege – Trauen die Pflegenden sich zuviel zu? Pflege, 11 (1998): 255–262

Rizzo-Parse, R.: Nursing Science: Major paradigms, theories and critiques. Saunders: Philadelphia 1987

Rogers, C. R.: Die klientbezogene Gesprächstherapie. München 1973

Rolfe, G.: Ein Pflegepraxismodell zur Überbrückung der Theorie-Praxis-Diskrepanz. In: Schröck, R.; Drerup, E. (Hrsg.): Pflegetheorien in Praxis, Forschung und Lehre. Lambertus, Freiburg i.B. 1997: 50–60

Roper, N.: Pflegeprinzipien im Pflegeprozeß. Huber, Bern 1997

Roper, N.; Logan, W. W.; Tierney, A. J.: Die Elemente der Krankenpflege. Recom, Basel 1987

Roth, H.: Erziehungswissenschaft zwischen Psychologie und Soziologie. In: Götz, B.; Kaltschmid, J. (Hrsg.): Erziehungswissenschaft und Soziologie. Darmstadt 1977: 252–275

Ruesch, J.; Bateson, G.: Kommunikation: die soziale Matrix der Psychiatrie. 1. Aufl. 1951, Heidelberg 1995

Ruhe, H-G.: Methoden der Biographiearbeit. Weinheim Basel 1998

Sackett D. L.; Rosenberg, W. M. C.; Gray J. A. M.; Haynes, R. B.; Richardson, S.: Evidence-based medicine: What it is and what it isn't. British Medical Journal, 312 (1996): 71–72

Sander, K.: Personenzentrierte Beratung. Weinheim Basel 1999

Satir, V.: Familienbehandlung, Kommunikation und Beziehung in Theorie und Erleben. Freiburg i. B 1973

Schaeffer, D.: Pflegeforschung: aktuelle Entwicklungstendenzen und Herausforderungen. Pflege & Gesellschaft, 3 (2002) 7: 73–79

Schaeffer, D.; Moers, M.; Steppe, H.; Meleis, A. (Hrsg.): Pflegetheorien. Beispiele aus den USA. Huber, Bern 1997

Scharb, B.: Spezielle validierende Pflege. Springer, Wien 1999

Scheidt, J.: Das Heute durch das Gestern verstehen lernen – Zum Umgang mit Lebenslaufdaten in der Pflege (Teil 1). In: Forum Sozialstation, 64 (1993a): 16 ff.

Scheidt, J.: Das Heute durch das Gestern verstehen lernen – Zur Praxis biographischen Handelns (Teil 2). Forum Sozialstation, 65 (1993b): 44 ff.

Schlettig, H.J.; Heide, v. d. U.: Bezugspflege. Berlin 1993

Schnepp, W.: Perspektiven der Pflegewissenschaft. Theoriebildung in einer Praxisdisziplin. Pflege, 10 (1997): 96–101

Schnepp, W.: Zur Kritik an Leiningers Theorie transkultureller Pflege. Vortrag gehalten anlässlich des Stipendiaten-Kolloquiums der Robert Bosch Stiftung, Wittenberg 1998

Schröck, R.: Forschung in der Krankenpflege: Methodologische Probleme. Pflege, 2 (1989). 5–8

Schröck, R.: Zum moralischen Handeln in der Pflege. Pflege, 4 (1995): 315 ff.

Schröck, R.: Konzepte, Modelle und Theorien. In: Schädle-Deininger, H.; Villinger, U. (Hrsg.): Praktische psychiatrische Pflege. 1996: 53–63

Schröck, R.: Des Kaisers neue Kleider? Bedeutung der Pflegetheorien für die Entwicklung der Pflegewissenschaft in Deutschland. In: Osterbrink, J. (Hrsg.): Erster internationaler Pflegetheorienkongreß Nürnberg. Huber, Bern 1998a: 22–35

Schröck, R.: Milieu und soziale Kompetenz in der Pflege psychisch kranker Menschen. Psych. Pflege heute. 1 (1998b) 4: 16–19

Schütz, A.: Das Problem der Relevanz. Frankf./M. 1971

Schütz, A.; Luckmann, T.: Strukturen der Lebenswelt. Frankf./M. 1979

Schütze, F.: Das narrative Interview in Interaktionsfeldstudien. Bd. 1, Kurseinheit der Fern-Universität Hagen, Hagen 1987

Selye, H.: The physiology and pathology of exposure to stress. Montreal 1950

SGB (Sozialgesetzbuch): XI Pflegeversicherung. 31. Aufl. dtv, München (2004): 389

Silva, M. C.: Research testing nursing theory: state of the art. Advances in Nursing Science, 9 (1986) 1: 1–11

Spradley, J. P.: You owe yourself a drunk: an ethnography of urban nomads. Brown, Boston 1970

Stachowiak, H.: Denken und Erkennen im kybernetischen Modell. Wien New York 1965

Steffens, W.: Spielen mit Sprache. Frankf./M. 1981

Steppe, H.: Pflegewissenschaft und Geschichte. In: Seidl, E. (Hrsg.): Betrifft Pflegewissenschaft, 1993: 158–170

Stracke-Mertes, A.: Was der alte Mensch heute ist, ist er geworden – Biographiearbeit und ihre Umsetzung im pflegerischen Prozeß. Altenpflege, 3 (1994): 173 ff.

Treibel, A.: Einführung in die soziologischen Theorien der Gegenwart. 4. verb. Aufl. UTB, Opladen 1995

Ulrich, G.: Medizin – eine exakte Wissenschaft? Mabuse, 137 (2002) 27: 27–32

Vester, F.: Denken, Lernen Vergessen. dtv: München 2001

Wanner, B.: Lehrer zweiter Klasse? Historische Begründung und Perspektiven von Lehrerinnen und Lehrern der Pflege. 2. überarb. Aufl. Frankf./M. 1993

Watson, J.: Nursing: Human science and health care. Appleton-Century-Crofts, Norwalk, Conn 1985

WHO: Charta der 1. Internationalen Konferenz zur Gesundheitsförderung – Ottawa. In: Franzkowiak P.; Sabo P.: Dokumente der Gesundheitsförderung. Mainz 1993: 96–101

WHO/EURO (ed.): People's needs for nursing care. A European study. Copenhagen 1987

Wittneben, K.: Pflegekonzepte in der Weiterbildung zur Pflegelehrkraft. Über Voraussetzungen und Perspektiven einer kritisch-konstruktiven Didaktik der Krankenpflege. Frankfurt Berlin Bern 1991

Wolters, U.: Lösungsorientierte Kurzzeitberatung. Rosenberger Fachverlag, Leonberg 2000

Zielke-Nadkarni, A.: Das Kompetenzentwicklungsmodell nach Benner als Grundlage von Wahrnehmungs- und Beobachtungsschulung. Unterricht Pflege, 3 (1999): 2–5

Zielke-Nadkarni, A.: Individualpflege als Herausforderung in multikulturellen Pflegesituationen. Huber, Bern 2003

# 3
# Handlungstheoretische Grundlagen

Bodo de Vries

## 3.1
## Einleitung

Die Auseinandersetzung mit den handlungstheoretischen Grundlagen, die das menschliche Miteinander organisieren und strukturieren, gehört zu den grundsätzlichen Forschungsfragen und Diskussionen in der Soziologie überhaupt. Mit der Darstellung der handlungstheoretischen Grundlagen, wie sie die «Verstehende Soziologie» Max Webers und die Lebensweltanalyse aus der Perspektive von Alfred Schütz, Peter L. Berger und Thomas Luckmann vorsieht, wurden zwei klassische Ansätze der Soziologie ausgewählt. Für die Analyse des Arrangements der Pflege leisten beide Ansätze unterschiedliche Beiträge.

Die «Verstehende Soziologie» geht von Handlungsorientierungen aus, wobei das soziale Handeln den menschlichen Beziehungen als Sinnvorgabe immanent ist. Das gesamte gesellschaftliche Gefüge wird durch die «Verstehende Soziologie» analysiert. Der Ansatz bildet ausgehend vom sozialen Handeln des Einzelnen komplexe gesellschaftliche Beziehungen ab, die das Gruppengefüge, das gesellschaftliche Gemeinwesen und Organisationen beziehungsweise das Handeln in Pflegeeinrichtungen berücksichtigen beziehungsweise «verstehen» lassen. Dies gilt auch für Veränderungen und den Wandel von Beziehungsgeflechten, die diesen Beziehungen zugrunde liegen. Der auf Alfred Schütz zurückgehende soziologische Ansatz der Lebensweltanalyse entfaltet hingegen sein analytisches Potential bei der Betrachtung der Beziehung selbst, das heißt bei den Handlungsvoraussetzungen, die sich in der Vis-à-vis-Situation der handelnden Akteure belegen lassen. Insofern die Handlungsvoraussetzungen zum besonderen Gegenstand der Betrachtung der Lebensweltanalyse werden und damit die konstruktiven Voraussetzungen des Handelns selbst Gegenstand der Betrachtung sind, leitet sich das «Verstehen» aus einer «Mikro-Betrachtung» des gesellschaftlichen Handelns ab. Das «Verstehen» in der Soziologie Webers kann vor diesem Hintergrund als makro-soziologischer Ansatz gedeutet werden, der die Beziehungsgeflechte gesellschaftlicher Gruppen und Organisationen analysiert.

Für die Analyse des Arrangements der Pflege sind gerade diese unterschiedlichen Schwerpunkte von besonderem Interesse. Das Management und die Steuerung von Pflegeprozessen ist sowohl auf die Mikro-Betrachtung der Konstruktion der Pflegesituation angewiesen wie auch auf die umfassendere Analyse von Handlungsvoraussetzungen, wie sie sich in der Makro-Betrachtung des Gesundheitswesens und seiner Pflegeeinrichtungen belegen lassen. Mit den handlungstheoretischen Grundlagen der «Verstehenden Soziologie» Max Webers und der Lebensweltanalyse aus der Perspektive von Alfred Schütz, Peter L. Berger und Thomas Luckmann werden beide soziologischen Sichtweisen möglich und zum Gegenstand der Handlungsanalyse.

## 3.2
## Die Bedeutung der Handlung in der Soziologie

Mit der menschlichen Handlung befassen sich mehrere Wissenschaftsdisziplinen. Die Betriebswirtschaft fokussiert ihr Forschungsinteresse auf die Analyse der Wirtschaftlichkeit menschlicher Handlungen, während die Pädagogik versucht, ihre Steuerung durch geeignete Konzepte sicherzustellen. Der Rechtswissenschaft hingegen geht es um Abweichungen von gesetzlichen Handlungsnormen und der Psychologie um die im menschlichen Bewusstsein manifestierten Handlungsvoraussetzungen. Die Bemühungen der genannten Wissenschaften zielen auf einen spezifischen Ausschnitt aus der dem Menschen zugänglichen Wirklichkeit (Realität), in dessen Kontext die Deutungen der Handlungsbezüge gestellt werden. So erscheinen die Wirtschaft, die Schule oder der Gerichtssaal als Örtlichkeiten, in denen sich die spezifischen Handlungsbezüge konkretisieren. Der Handlungsbezug, auf den die Soziologie ihr Augenmerk richtet, ist die Gesellschaft selbst. Hier konkretisiert sich in der Orientierung an einer anderen Person, an einer Gruppe, an einer Organisation oder Institution jener spezifische Handlungsbezug, der als allgemeiner Forschungsgegenstand der Soziologie definiert werden kann. Damit wird die von der Soziologie zu erklärende beziehungsweise zu verstehende Wirklichkeit, das «soziale Handeln», in allen seinen Dimensionen und seinen vorstrukturierten Beziehungsmustern in den Mittelpunkt gestellt. Das Soziale entsteht in diesem Zusammenhang ausschließlich durch den Bezug beziehungsweise die Orientierung am Mitmenschen (lat. socius – Gefährte) und weist eine Bewertung oder Deutung einer spezifischen Handlungsorientierung zunächst von sich. Eben diese entsteht als Forschungsergebnis einer soziologischen Analyse der sozialen Handlungsbezüge oder der lebensweltlichen Zusammenhänge, in denen sich das soziale Handeln konstituiert hat.

Helfen, Betreuen und Pflegen sind als sozialhistorisches Ergebnis eines Prozesses oder einer Entwicklung zu verstehen, das sich aus den Handlungsbezügen und -orientierungen von Menschen erklären und verstehen lässt. Es hat sich im Kontext des gesellschaftlichen Wandels zu einem spezifischen Arrangement von Pflege, das heißt zu einem Pflegearrangement, konkretisiert. Das bedeutet, dass sich die Handlungsbezüge, in die sich die Pflege konkretisiert, an anderen Personen (z. B. Patienten/Pflegebedürftigen), an Gruppen (z. B. dem Pflegeteam) oder an Organisationen beziehungsweise Institutionen (z. B. Pflegeeinrichtungen) festmachen lassen. In diesem Zusammenhang erscheint die konkrete Pflegesituation eines Pflegenden und zu Pflegenden als Ausgangspunkt und Ergebnis sozialen Handelns, aus dem das Arrangement der Pflege einer Gesellschaft gedeutet, erklärt und verstanden werden kann. Es baut auf (gesellschaftlich) vorgegebenen Handlungsbezügen auf und kann selbst Motor oder Produzent eines gesellschaftlichen Wandels beziehungsweise einer veränderten sozialen Wirklichkeit im sozialen Gefüge einer Gesellschaft werden.

Das folgende Kapitel stellt die «Verstehende Soziologie» Max Webers und die Lebensweltanalyse von Alfred Schütz, Peter L. Berger und Thomas Luckmann in den Mittelpunkt der Betrachtung. Unter Berücksichtigung der Konzepte dieser Soziologen soll das Pflegearrangement auf das «Verstehen» und die lebensweltlichen Bezüge des handelnden Individuums, des Pflegeteams und der Pflegeorganisationen übertragen werden. Wenngleich die Übertragung keinesfalls als flächendeckende Analyse des Pflegearrangements zu deuten ist, beziehen sich die punktuellen Dimensionen der spezifischen soziologischen Konzepte auf das gesellschaftliche Arrangement der Pflege des beginnenden 21. Jahrhunderts. Hierbei leistet die «Verstehende Soziologie» Max Webers unter Berücksichtigung empirischer beziehungsweise statistischer Methoden insofern einen besonderen Beitrag, als dieses Konzept am subjektiv gemeinten Sinn des handelnden Individuums verankert ist. Die Lebensweltanalyse hingegen widersetzt sich statistischen Methoden, welche Kategorien, Klassen oder Typen von Handlungen bilden, ohne die gesellschaftlichen Konstruktionsprozesse ihrer Entstehung nachzuzeichnen, das heißt verstanden zu haben. Insofern stehen sich zwar mit der «Verstehenden Soziologie» und der Lebensweltanalyse zwei Ansätze gegenüber, die beide auf das Verstehen sozialer Handlungen gerichtet sind; sie gestalten jedoch den soziologischen Forschungsprozess mit eigenen Konzepten sowie Methoden zu spezifischen Formen und Deutungen menschlicher Handlungen aus.

## 3.3
# Die «Verstehende Soziologie» Max Webers

«Man braucht nicht Cäsar zu sein, um Cäsar zu verstehen.» (Weber, 1985: 2) Diese Behauptung von Max Weber (1864–1920) ist als Aufforderung zur Anwendung seiner auf das «Verstehen» ausgerichteten Soziologie zu verstehen und durchaus provozierend gegen andere wissenschaftliche Ansätze seiner Zeit gerichtet. Übertragen bedeutet diese Provokation: *Man braucht nicht krank oder pflegebedürftig zu sein, um kranke oder pflegebedürftige Menschen zu verstehen.*

Und dennoch stellt sich die Frage, wie es zum «Verstehen» von kranken und pflegebedürftigen Menschen kommt und aus welchen wissenschaftlichen Rahmenbedingungen Konzepte abgeleitet werden können, die das Handeln und Agieren in Beziehungsgeflechten mit kranken und pflegebedürftigen Menschen fördern, steuern und managen.

Verständnis vom Handeln

Max Weber bietet mit seiner «Verstehenden Soziologie» ein Konzept des «Verstehens», das auf das «soziale Handeln» gerichtet ist und als Objektbereich seiner Forschungen definiert ist. Ziel der soziologischen Forschung ist es, durch deutendes Verstehen den «Sinn» unter Berücksichtigung der Kategorienlehre seines Konzeptes zu erklären und zu verstehen.

Der «Sinn», den eine handelnde Person (Cäsar, ein kranker Mensch) mit seinem Handeln verbindet, ist dabei nicht als eine «Idealität», sondern als ein realer Faktor menschlichen Handelns vorgegeben. Der Ansatz unterstellt insofern jedem Handelnden einen «subjektiven» Sinn seines Handelns, berücksichtigt aber auch die relativierende Formel, dass dieser Sinn weder der sein muss, der das aktuelle Handeln tatsächlich bestimmt, noch dass Cäsar oder der Kranke sich seiner «wirklichen» für das Handeln tatsächlichen wirkungsvollen Motive bewusst sein muss.

Verstehen und Erklären

Die Besonderheiten der «Verstehenden Soziologie» Webers leiten sich nicht nur vor dem Hintergrund anderer Forschungsansätze seiner Zeit ab, sondern aus dem einzigartigen Bemühen um das Verstehen menschlicher Handlungen. Dieses Bemühen kann als allgemeines Forschungsinteresse jener Zeit deklariert werden

**Exkurs 1:**
**Der wissenschaftsgeschichtliche Entstehungskontext der «Verstehenden Soziologie» Max Webers**

Motivation, menschliches Verhalten und Handeln wissenschaftlich zu verstehen und erklären zu wollen, unterscheidet Max Weber nicht von anderen Geistes- und Sozialwissenschaftlern seiner Zeit. Auch die Tatsache der Konzeptionierung von Forschungsansätzen, die auf das Verstehen menschlichen Verhaltens gerichtet sind, war für das ausgehende 19. und beginnende 20. Jahrhundert keine singulare Erscheinung, sondern eher Bestandteil eines umfassenden deutschen und europäischen Diskussionsprozesses, der die Genese und Entstehung der Geistes- und Sozialwissenschaften darstellt.

Weber setzt sich differenziert mit den konkurrierenden Forschungsansätzen im deutschsprachigen Raum auseinander, die beispielsweise von Wilhelm Dilthey, Edmund Husserl und Georg Simmel vertreten wurden. Die bestimmende Kontroverse um die «richtige Methode des Verstehens», die gleichzeitig die Trennungslinie zwischen Natur- und Geisteswissenschaften markieren sollte, lässt sich insbesondere auf Max Weber, Wilhelm Dilthey, Wilhelm Windelband und Heinrich Rickert beziehen. Fast zeitgleich haben sich beispielsweise Vilfredo Pareto in der Schweiz und Italien sowie Emile Durkheim in Frankreich mit Konzepten, also auch Theorien befasst, die auf das Deuten und Erklären menschlichen Verhaltens gerichtet sind und hierfür spezifische soziologische Wissenschaftskonzepte vorgelegt. In dem weitgehend national geprägten wissenschaftlichen Transfer jener Zeit ist die Ursache begründet, dass ein Austausch und eine gemeinsame Entwicklung beziehungsweise Zusammenarbeit jener bedeutenden Klassiker des soziologischen Denkens nicht entstanden ist.

Die soziologischen Ansätze Max Webers, Vilfredo Paretos und Emile Durkheims weisen spezifische Gemeinsamkeiten auf, ohne dass sich ein intellektueller Austausch dieser Klassiker des soziologischen Denkens belegen ließe. Jeder von ihnen hat sich am Ende des 19. beziehungsweise am Anfang des 20. Jahrhunderts mit wissenschaftstheoretisch begründeten Ansätzen befasst, die durch die Definition von Kategorien des menschlichen Verhaltens entstehen oder entstanden sind und wissenschaftliche Instrumente zur Erforschung des Verhaltens als «Werkzeuge» der soziologischen Forschung vorgeben. Eben diese entstehen innerhalb einer Vielzahl ineinander greifender und aufeinander aufbauender Konzepte, die auch der soziologischen Kategorienlehre Webers zugrunde liegen und diese darstellen. In der vorliegenden Fassung können nicht alle Konzepte und Kategorien betrachtet werden, sondern nur jene, die für das Gesamtverständnis der «Verstehenden Soziologie» von besonderer Bedeutung sind.

(s. o.). Die besondere Leistung Webers besteht in der Konzeptionalisierung eines Ansatzes, welcher auf das Verstehen des subjektiv gemeinten Sinns des Handelns gerichtet ist und gleichzeitig als empirische Wissenschaft (auch statistische) Möglichkeiten der Validierung zum Bestandteil der Soziologie erhebt. «Sinnhaft gedeutetes Handeln» steht hier im Spannungsfeld der Erforschung eines individuellen Nachempfindens des Eigenerlebens Handelnder und der Forschungsmotivation, Kausalketten als rationale Hypothesen aus der Wirklichkeit abzuleiten und zu deuten. Beide Merkmale sind untrennbar auf das Verstehen ausgerichtet und Grundlage der Soziologie im Sinne Webers:

> «Kausalketten, in welche zweckrational orientierte Motivation durch deutende Hypothese eingeschaltet sind, sind [...] direkt der statistischen Nachprüfung und [...] also einem (relativ) optimalen Beweis ihrer Gültigkeit als ‹Erklärungen› zugänglich. Und umgekehrt sind statistische Daten [...], wo immer sie den Ablauf oder die Folgen eines Verhaltens angeben [...] für uns erst dann ‹erklärt›, wenn sie auch wirklich im konkreten Fall sinnhaft gedeutet sind.» (Weber, 1968: 437)

Damit wird das «Verstehen» und «Erklären» des Handelns zur besonderen Zielvorgabe der Soziologie Max Webers.

### 3.3.1
## Der Objekt- und Forschungsbereich der Soziologie

Die «Verstehende Soziologie» Max Webers leitet sich wesentlich aus der soziologischen Kategorienlehre ab. (Weber, 1985) Diese, in Paragraphen dargestellten Grundlagen eines soziologischen Zugangs zum Verständnis gesellschaftlicher Wirklichkeit, Abläufe, Beziehungsgeflechte und Organisationen werden von Weber selbst als

> «[...] unvermeidlich abstrakt und wirklichkeitsfremd wirkende Begriffsdefinitionen [...]» betrachtet. (Weber, 1985: 1)

Deshalb stellt die Kategorienlehre Webers in der Gesamtschau auch keine Theorie der «Verstehenden Soziologie» dar, sondern Grundbegriffe eines spezifischen auf das Verstehen des sozialen Handelns gerichteten Konzeptes. Weber definiert zunächst den Objektbereich seiner Soziologie:

> «Soziologie [...] soll heißen: eine Wissenschaft, welche soziales Handeln deutend verstehen und dadurch in seinem Ablauf und seinen Wirkungen ursächlich erklären will.» (Weber, 1985: §1).

Diese Definition grenzt die Soziologie Webers von anderen gesellschaftswissenschaftlichen Ansätzen ab und geht von einer erfahrungswissenschaftlichen, verstehenden Wissenschaft aus, deren Ziel das «deutende Verstehen» und «ursächliche Erklären» des Forschungsgegenstandes des «sozialen Handelns» ist. Hierbei geht der Ansatz von einem Konzept des «sozialen Handelns» aus, das sich von anderen Formen menschlichen Verhaltens wie folgt unterscheidet:

- Menschliches Verhalten ist eine umfassende Kategorie, die «[...] äußeres oder innerliches Tun, Unterlassen oder Dulden» (Weber, 1985: §1) umfasst.
- Handeln ist als ein Teilbereich dieser Kategorie zu betrachten. Es erschließt sich, «[...] wenn und insofern als der oder die Handelnden mit ihm einen subjektiven Sinn verbinden.» (Weber, 1985: §1)

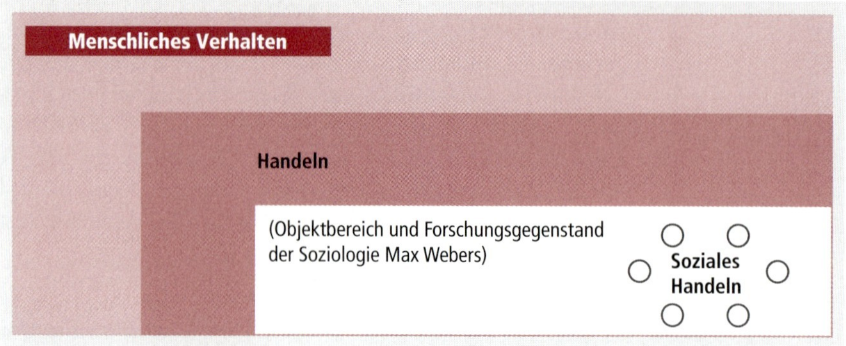

**Abbildung I 3-1:** «Menschliches Verhalten» (Käsler, 1978: 123)

■ Soziales Handeln «soll ein solches Handeln heißen, welches seinem […] gemeinten Sinn nach auf das Verhalten anderer bezogen wird und daran in seinem Ablauf orientiert ist». (Weber, 1985: §1) (s. **Abb. I 3-1**).

In der Gesamtschau des ersten Paragraphen erschließen sich bereits erste methodische Grundlagen des soziologischen Ansatzes.

> «§ 1 […] Soziologie (im hier verstandenen Sinn dieses sehr vieldeutig gebrauchten Wortes) soll heißen: eine Wissenschaft, welche soziales Handeln deutend verstehen und dadurch in seinem Ablauf und seinen Wirkungen ursächlich erklären will. ‹Handeln› soll dabei ein menschliches Verhalten (einerlei, ob äußeres oder innerliches Tun, Unterlassen oder Dulden) heißen, wenn und insofern als der oder die Handelnden mit ihm einen subjektiven Sinn verbinden. ‹Soziales› Handeln aber soll ein solches Handeln heißen, welches seinem von dem oder den Handelnden gemeinten Sinn nach auf das Verhalten anderer bezogen wird und daran in seinem Ablauf orientiert ist.» (Weber, 1985: §1)

### 3.3.2
## Die Methodologie des Sinnverstehens

Sinn des Handelns    Die «Verstehende Soziologie» stellt den Begriff des «Sinns» in das Zentrum der Analyse und betont ausdrücklich dessen Konstruiertheit: Das soziologische Sinnverstehen führt nicht zu einem «objektiv richtigen» und zu einem «metaphysisch ergründeten wahren Sinn». Weber definiert die «Verstehende Soziologie» als empirische Wissenschaft, die durch eine typenbildende Betrachtung entsteht, das heißt Forschungsergebnisse auf der Grundlage von Erfahrung unter Berücksichtigung vorgegebener Kategorien (z. B. des sozialen Handelns) deutet. Damit zielt der Ansatz auf die Erforschung der rational verständlichen, das heißt der «unmittelbar und eindeutig intellektuell sinnhaft» erfassbaren Anteile des menschlichen Handelns. Hierbei geht Weber nicht davon aus, dass eine typenbildende rationale

Betrachtung des Sinns einer tatsächlichen «Vorherrschaft des Rationalen über das Leben» entspricht, sondern sich aus einer «methodischen Zweckmäßigkeit» begründet, die seinem soziologischen Ansatz entspricht.

In diesem Zusammenhang ist der Sinn

«a) der tatsächliche,
α) in einem historisch gegebenen Fall von einem Handelnden oder
β) durchschnittlich und annähernd in einer gegebenen Masse von Fällen von den Handelnden oder
b) in einem begrifflich konstruierten reinen Typus von dem oder den als Typus gedachten Handelnden subjektiv gemeinte Sinn.» (Weber, 1985: 4).

Den gemeinten Sinn des Handelns gilt es zu «verstehen». Weber berücksichtigt in seinen methodologischen Ausführungen unterschiedliche Formen des Verstehens, die sich auf den Sinn des Handelns beziehen und wiederum typenbildend sind durch eine

«deutende Erfassung
a) des im Einzelfall real gemeinten […] oder
b) des durchschnittlich und annäherungsweise gemeinten […] oder
c) des für den reinen Typus (Idealtypus) einer häufigen Erscheinung wissenschaftlich zu konstruierenden (idealtypischen) Sinnes oder Sinnzusammenhangs.» (Weber, 1985: 4).

Abermals betont Weber die Konstruiertheit seines Ansatzes, die er nunmehr auf das Verstehen bezieht:

«Solche idealtypische Konstruktionen […] stellen dar, wie ein bestimmt geartetes, menschliches Handeln ablaufen würde, wenn es streng zweckrational, durch Irrtum und Affekte ungestört, und wenn es ferner ganz eindeutig nur an einem Zweck […] orientiert wäre. Das reale Handeln verläuft nur in seltenen Fällen […] und auch dann nur annäherungsweise so, wie im Idealtypus konstruiert.» (Weber, 1985: 4).

Idealtypisches
Verstehen
des Handelns

Weber betont, dass das Ergebnis seines methodologischen Vorgehens, bei dem ein konkretes beobachtbares menschlichen Handelns mit einem idealtypischen «Sinn» unterlegt wird, nicht zu einer «kausal gültigen Deutung» führt, sondern zu einer «besonders evidenten kausalen Hypothese» des menschlichen Handelns.

Das Verständnis dieses Ansatzes des «Idealtypus» ist für die «Verstehende Soziologie» von elementarer Bedeutung. Das Sinnverstehen in der Soziologie Webers wird aus der Perspektive des Idealtypus zu einem methodischen Mittel, das als gedankliche Ordnung in einer als «ungeordnet begriffenen Wirklichkeit» eingesetzt wird. Bei diesem Vorgehen entsteht der Idealtypus durch eine einseitige Steigerung von Merkmalen und durch die systematische Verknüpfung einer Vielzahl von Einzelerscheinungen, die sich den einseitig vom Forscher herausgehobenen Gesichtspunkten fügen und ein einheitliches Gedankengebilde erzeugen.

### 3.3.3
## Die wechselseitige Bezogenheit des sozialen Handelns

Abgrenzung des
sozialen Handelns

Mit der Definition des Objekt- und Forschungsbereichs der Soziologie als das «soziale Handeln» ist keineswegs ein aus dem heutigen Alltagsverständnis politisch oder moralisch erwünschtes oder gefordertes Verhalten einzelner Individuen oder

Gruppen gemeint. Der Zugang zum Verständnis des «sozialen Handelns» Webers leitet sich nicht aus Abgrenzungen ab, die von Bezeichnungen wie «sozial», «unsozial» oder «sozial unverträglich» zu gewinnen wären. Der Begriff des «sozialen» bezeichnet ausschließlich die wechselseitige Bezogenheit sinnhaft verständlichen Handelns von Menschen. Das bedeutet im Umkehrschluss, dass menschliches Handeln wie das reflektierende Nachdenken und Problemlösen des Wissenschaftlers, Dichters oder Malers kein «soziales Handeln» darstellt und damit durch die definierten Kategorien der «Verstehenden Soziologie» nicht erfasst wird. Auch das bloß räumliche Zusammensein von Menschen zur selben Zeit muss keineswegs zur Folge haben, dass dies «soziales Handeln» ist.

Das gleichzeitige Warten im Wartezimmer des Arztes ist ebenfalls nicht zwangsläufig als soziales Handeln zu deuten. Auch das gleichzeitige beziehungsweise gleichmäßige Handeln bei der Medikamenteneinnahme mehrerer Patienten ist eher als reaktives Handeln zu deuten und stellt kein soziales Handeln im Sinne der Soziologie Webers dar.

Auf der Grundlage dieses Verständnisses entwickelt Weber die Bestimmungsgründe des „sozialen Handelns". In seinem zweiten Paragraphen der Kategorienlehre führt Weber die idealtypische Differenzierung des sozialen Handelns ein, die von vier möglichen typischen Orientierungen ausgeht:

*Bestimmungsgründe des sozialen Handelns*

1. «zweckrational: durch Erwartungen des Verhaltens von Gegenständen der Außenwelt und von anderen Menschen und unter Benutzung dieser Erwartungen als ‹Bedingungen› oder als ‹Mittel› für rational, als Erfolg, erstrebte und abgewogene eigene Zwecke, [...]». (Weber, 1985: 12).
   Damit ist das zweckrationale Handeln auf die nähere oder fernere Zukunft ergebnisorientiert ausgerichtet, wobei die Wahl zwischen den Zwecken selbst wertrational begründet sein kann.
2. «wertrational: durch bewußten Glauben an den [...] unbedingten Eigenwert eines bestimmten Sichverhaltens rein als solchen und unabhängig vom Erfolg». (Weber, 1985: 12).
   Damit handelt jemand wertrational, der ohne Rücksicht auf die vorhersehbaren Folgen im Dienst seiner ethischen, ästhetischen, religiösen oder politischen Überzeugungen agiert.
3. «affektuell, insbesondere emotional: durch aktuelle Affekte und Gefühlslagen» motiviert. (BdV).
4. «traditional: durch eingelebte Gewohnheiten.» (Weber, 1985: 12).

Dieser Typus orientiert sich unbewusst an der regelhaft geübten Gewohnheit: Es wird heute so gehandelt, wie eh und je gehandelt wurde, das heißt das traditionale Handeln bezieht sich auf ein unreflektiertes Alltagshandeln, bei dem der Handelnde über den subjektiv gemeinten Sinn seines Handelns innerhalb seiner Umwelt keine Rechenschaft abgeben muss. Aus der Tatsache, dass diese Bestimmungsgründe des sozialen Handelns als «idealtypisch» definiert sind, leitet sich ab, dass Weber keinen dieser Typen als reales konkretes soziales Handeln beziehungsweise als realen Handlungsablauf ansieht. Handlungsorientierungen, die nur dem einen oder anderen Typus entsprechen, hält Weber für irreal. Vor allem die absolute Zweckrationalität bezeichnet Weber als einen «konstruktiven Grenzfall». (Weber, 1985: 13) Damit gilt für alle Handlungstypen, dass sie zum Handlungsrepertoire eines jeden Menschen gehören.

### 3.3.4
## Das Konzept der sozialen Beziehung

Merkmale der
sozialen Beziehung

Konsequent überträgt Weber in einem weiteren Schritt die Merkmale des sozialen Handelns auf die soziale Beziehung:

> «‹Soziale Beziehung› soll ein, seinem Sinngehalt nach, aufeinander gegenseitig eingestelltes und dadurch orientiertes Sichverhalten mehrerer heißen.» (Weber, 1985: 13).

Für Weber bestehen damit soziale Beziehungen dann, wenn Menschen mit einer empirisch quantifizierbaren Wahrscheinlichkeit in einer angebbaren Art sozial handeln. Damit wird das sinnhafte Handeln und die wechselseitige Orientierung an den Anderen Voraussetzung für die Existenz einer sozialen Beziehung.

Die Soziologie Webers macht die soziale Beziehung, die durch Empirie und eine angebbare Art des Handelns gekennzeichnet ist, an einem Mindestmaß von Häufigkeit, Dauer und Intensität des aufeinander bezogenen Handelns fest.

Soziale Beziehungen entstehen nicht (ausschließlich) im Sinne ethisch positiv bewerteter zwischenmenschlicher Kontakte. Weber macht deutlich, dass außer der Freundschaft, der Ehe, religiöser Gemeinschaften auch Feindschaft, Kampf und Konkurrenz den Sinngehalt und die wechselseitigen Einstellungen der handelnden Akteure innerhalb einer sozialen Beziehung determinieren können.

Bedeutung der
wechselseitigen
Bezogenheit

Wichtig ist die Bemerkung zur wechselseitigen Bezogenheit: Die an einer sozialen Beziehung beteiligten Partner müssen nicht immer am selben Sinngehalt orientiert sein, sondern können durchaus «einseitig» so handeln, «als ob» auch der andere ebenso wie er selbst auf die Beziehung «eingestellt» wäre. Wenn die eigenen Motive zur normativen Orientierung werden und bei dem Gegenüber vorausgesetzt und erwartet werden, kann die notwendige «Wechselseitigkeit» gleichermaßen existieren: Der Handelnde kann sich täuschen oder kann absichtlich oder unabsichtlich getäuscht werden. Es gilt dann ein spezifisch anderer Sinngehalt als jener für die weiteren Akteure. Die «Verstehende Soziologie» Webers setzt insofern nicht konsequent auf ein wechselseitiges absolutes Verständnis beziehungsweise Verstehen der Handelnden innerhalb einer sozialen Beziehung.

Hinzu kommt die Tatsache, dass die soziale Beziehung selbst einem Wandel unterliegen kann, die den Sinngehalt beziehungsweise den ursprünglichen Anlass der Entstehung verändert. Diese Veränderungen unterscheidet Weber von spezifischen Formen, die Regelmäßigkeiten in sozialen Beziehungen hervorbringen und beobachtbar sind.

Abermals differenziert die typenbildende Soziologie für diese Regelmäßigkeiten Kategorien beziehungsweise Typen, die er in den «Brauch» (dazu gehört auch die Mode), in die Sitte (dazu gehört auch die Konvention) und das «Recht» abgrenzt. (Weber, 1985: 15)

### 3.3.5
## Das soziale Handeln und die sozialen Beziehungen
## in einer Organisation

Die Betrachtung sozialer Beziehungen innerhalb einer Organisation setzt ein spezifisches Verständnis dieser besonderen Organisationsform sozialen Handelns voraus. In der Organisation handeln Menschen, die sich wechselseitig und sinnhaft aneinander orientieren und deshalb auf der Grundlage sozialer Beziehungen existieren.

Organisationen wie Kirchen, Gewerkschaften, Krankenhäuser oder Altenheime, Gesangvereine, Behörden, Verbände oder Fernsehanstalten basieren auf der Grundlage der Existenz sozialen Handelns der beteiligten Akteure und auf der Tatsache, dass die Handelnden in soziale Beziehungen treten.

Für das Verständnis der sozialen Handlungen in Organisationen sind deshalb verschiedene Kategorien von entscheidender Bedeutung:

*Handeln in Organisationen*

- Die Handelnden in den Organisationen sind sich bewusst, dass diese meist auch planvoll zur dauerhaften Erreichung eines bestimmten Zieles oder eines bestimmten Zweckes gebildet wurden.
- Die Handelnden orientieren sich gedanklich an einer allgemeinverbindlichen Ordnung, die sich auf angebbare Maximen des Handelns beziehen lassen.
- Es existieren Mittel, die das Erreichen von Zielen auf Dauer gewährleisten.

Weber definiert die Organisation im Kontext seiner Soziologie der Herrschaft. Das bedeutet, er analysiert die Organisation aus der Perspektive der Steuerung beziehungsweise der Herrschaft einer angebbaren Gruppe von Menschen, die spezifischen Befehlen gegenüber in ihrem Handeln Gehorsamkeit zeigen. In diesem Zusammenhang geht er davon aus, dass in Organisationen ein «Verwaltungsstab» existiert, der eine spezifische Vertretungsgewalt der Organisation besitzt und damit über die «Regierungsgewalt» der Organisation verfügt. (Weber, 1985: 26)

*Definition der Organisation*

«Bei allen Herrschaftsformen ist die Tatsache der Existenz des Verwaltungsstabes und seines kontinuierlich auf Durchführung und Erzwingung der Ordnungen gerichteten Handelns für die Erhaltung der Fügsamkeit vital. Die Existenz dieses Handelns ist das, was man mit dem Wort ‹Organisation› meint.» (Weber, 1985: 154).

Wir können festhalten, dass die Regierungsgewalt in Organisationen von Verwaltungsstäben ausgeht, die für die Durchführung und Erzwingung der Ordnungen zuständig sind. Damit stellt sich in diesem Zusammenhang die Frage nach der Entstehung von Ordnungen, die hier für das Handeln zur existenziellen Grundlage von Organisationen werden.

*Soziale Ordnung als Sinngehalt sozialer Beziehungen*

Voraussetzung für die Existenz der Organisation ist das Vorhandensein einer sozialen Ordnung. Die «Ordnung» wird von Weber als Sinngehalt einer sozialen Beziehung definiert, wenn das Handeln an angebbaren Maximen orientiert ist. (Weber, 1985: 16) Das konstituierende Merkmal der Ordnung ist hier in den «angebbaren Maximen» zu sehen, die hier «normativ» der Existenz der sozialen Beziehung vorgegeben sind. Das heißt, sie werden von den Interaktionspartnern nicht spontan im Interaktionsverlauf «erfunden», sondern sie «gelten» unabhängig von den handelnden Personen.

Zu dieser Geltung der Ordnung kann es durch ethisch-religiöse oder pragmatische Maximen oder durch rechtliche Normen kommen. Hierbei kann sich die Geltung einer Ordnung unterschiedlich ausprägen. Voraussetzung für die Geltung der Ordnung ist damit der Glaube an die Legitimität der angebbaren (Handlungs-) Maximen. So mag beispielsweise die Organisation des Pflegeprozesses durch Standards die Abläufe und den Sinngehalt des Handelns durch «angebbare Maximen» determinieren. Die Ordnung entsteht hier durch verschriftlichte Handlungsmaximen, welche dem pflegerischen Handeln eine Ordnung unterlegen und Satzung existieren. Die Geltung dieser Vorgaben für das tatsächliche pflegerische Handeln oder gar die Pflegequalität leitet sich jedoch von der tatsächlichen Orientierung der handelnden Pflegekräfte an diesen Standards ab. Das bedeutet, die belegbaren Handlungsmaximen können sich unterschiedlich ausprägen, das heißt eine differenzierte (empirische) Geltung hervorbringen. Für einige Pflegekräfte gelten die Standards als handlungsdeterminierend, andere orientieren sich an der Ordnung durch ihre bewusste Ignorierung beziehungsweise Distanzierung. Damit könnte die Ausprägung der Geltung dieser Ordnung in der stationären Altenpflege beispielsweise durch die Qualitätsprüfung des Medizinischen Dienstes der Krankenkasse erhoben werden.

Das bedeutet, die Geltung von Ordnungen ist verbunden mit der tatsächlichen Verbindlichkeit der Handlungsmaximen, die sich differenziert in den Ordnungen ausprägen können. Das nächtliche Warten vor einer roten Ampel, bei der auf weiter Flur kein weiterer Verkehrsteilnehmer zu sehen ist, kann in diesem Zusammenhang durch einen großen Legitimitätsglauben an die Straßenverkehrsordnung erklärt werden.

In diesem Kontext drückt sich die soziologische Bedeutung der «Geltung» einer Ordnung aus. Die Geltung ist hier nicht als ein normativer, sondern ein empirischer Begriff zu verstehen. Für die Frage nach der soziologischen Geltung ist nicht die juristische Fragestellung, was rechtens beziehungsweise normativ ist von Bedeutung (Quid iuris?), sondern ob und in welchem empirisch feststellbaren Ausmaß eine bestimmte Ordnung beachtet oder missachtet wird (Quid facti?). Der Bezug der Ergebnisse einer solchen Analyse im Sinne Webers auf das, «was gelten soll» entzieht sich dem soziologischen Erkenntnisinteresse im Sinne Webers.

*Grundlagen der Geltung einer sozialen Ordnung*

Für die Organisation ist die Grundlage der Geltung ihrer Ordnung jedoch nicht gleichgültig. Weber geht davon aus, dass eine rein faktisch geltende Ordnung im Sinne ihrer Befolgung aus rein «zweckrationalen» Motiven «weit labiler» ist als eine, an der sich die Handelnden wegen ihres Glaubens an deren «Legitimität» orientieren. Eine solche Legitimität kann einer Ordnung aus vier idealtypischen Gründen zugeschrieben werden:

> «a) kraft Tradition: Geltung des immer Gewesenen;
> b) kraft affektuellen (insbesondere emotionalen) Glaubens: Geltung des neu Offenbarten oder des Vorbildlichen;
> c) kraft wertrationalen Glaubens: Geltung des als absolut gültig Erschlossenen;
> d) kraft positiver Satzung, an deren Legalität geglaubt wird.» (Weber, 1985: 19).

Vor dem Hintergrund dieser Merkmale, Kategorien und Konzepte lässt sich die Komplexität der Organisation zusammenfassen: Für das «Verstehen» und «Erklären» der Handlungsabläufe in Organisationen bedarf es einer Erforschung der Ursachen der Legitimität, die für die Geltung der Ordnung von Bedeutung ist, auf die sich der Verwaltungsstab zur Steuerung und Herrschaft der Organisation bezieht.

## 3.4
# Die Relevanz der Soziologie Webers für ein Pflegearrangement

Die «Verstehende Soziologie» ist ein Konzept, das auf das Verstehen der handelnden Akteure in Pflegearrangements gerichtet ist. Zum Verstehen des Handelns von Pflegebedürftigen und Pflegenden kommt es, weil ihrem Handeln ein orientierend wirkender Sinn immanent ist, der durch deutendes Verstehen zugänglich wird. Das Handeln aller Akteure in einer konkreten Pflegesituation wird dadurch verstanden und erklärt, dass dieser subjektiv gemeinte Sinn aus der Orientierung der Handelnden auf eben diese bezogen und erforscht wird.

*Verstehen von Handlungsabläufen in Pflegearrangements*

Für das Verstehen der Handlungsabläufe in Pflegearrangements lässt sich damit ableiten, dass aus dem Verhalten der Akteure jene sinnhaften Handlungen analysiert werden, die sich als Teilmengen des menschlichen Verhaltens zum Beispiel von Pflegenden und zu Pflegenden als soziale Handlungen in einer Pflegesituation konkret belegen lassen. Das Verständnis des Pflegearrangements erschließt sich damit durch die Analyse sozialer Handlungen in konkreten Pflegesituationen. Die Pflegesituation verweist auf motivationelle Voraussetzungen und Sinnzusammenhänge und lässt sich über das empirische Erklären auf das Arrangement der Pflege in einem konkreten räumlichen und zeitlichen gesellschaftlichen Kontext beziehen, deuten und damit verstehen.

Für die Analyse konkreter Pflegesituationen entsteht damit ein soziologischer Ansatz, der sich auf ein Handeln in sozialen Kontexten richtet, das heißt wenn es dem «[…] von dem oder den Handelnden gemeinten Sinn nach auf das Verhalten anderer bezogen wird und dadurch in seinem Ablauf orientiert ist.» (Weber, 1985: 2). Hierbei leitet sich zum Beispiel das pflegerische Handeln aus den sinnhaften Kontexten ab, die für die Pflegesituation und das -arrangement relevant sind.

*Soziales Handeln in Pflegesituationen*

Für das soziale Handeln in Pflegesituationen müssen sich so (Handlungs-) Abläufe darstellen lassen, welche ihrem gemeinten Sinn nach zum Beispiel auf das Verhalten des zu Pflegenden bezogen werden und sich in ihrem Verlauf an den Pflegenden orientieren.

Der Handlungsablauf, beispielsweise bei der Durchführung der Pflege, wird dann zum sozialen pflegerischen Handeln, wenn der Pflegebedürftige nicht als Objekt zum Beispiel der Körperreinigung verstanden wird, sondern wenn der Pflegende sein Handeln ausrichtet an der Reihenfolge der Handlungsschritte, der Berücksichtigung von Ritualen oder der Orientierung an dem kommunikativen Austausch.

Aus der Perspektive der Soziologie Webers richtet sich das Verstehen des Handelns in Pflegearrangements *auf den subjektiv gemeinten Sinn der handelnden Akteure.*

*Soziale Beziehungen in Pflegesituationen*

Das soziale Handeln in Pflegearrangements ist seinem gemeinten Sinn nach auf das Verhalten des zu Pflegenden und weiterer Akteure bezogen, nämlich auf den Pflegenden. Es orientiert sich in seinem Ablauf am Verhalten des zu Pflegenden und weiterer Akteure und ist als ein Teilbereich des menschlichen Verhaltens zu verstehen, das auch pflegerisches Handeln berücksichtigt. Letztere entstehen durch mit Sinn belegte Handlungen, die sich nicht am Pflegenden orientieren. Die soziologische Kategorie des Verhaltens der zu Pflegenden lässt sich gleichermaßen in Handlungen und soziale Handlungen differenzieren. Nur wenn der Pflegende und zu Pflegende sozial handeln, ist die Chance für eine soziale Beziehung innerhalb von Pflegesituationen und Pflegearrangements gegeben. Sie ergibt sich durch die wechselseitige Orientierung der Akteure, die den Ablauf und die Bezüge des Handelns erklären und deuten lässt.

## 3.4.1
## Das soziologische Verstehen von Handlungsabläufen in Pflegearrangements

Die Übertragung der Kategorien des Sinns und des Verstehens stellen unterschiedliche Fragen und Anforderungen an die Pflegewissenschaft und deren Theoriebildung. Zunächst ist zu fragen, welche Voraussetzungen die Pflegebegriffe und Handlungskategorien des pflegerischen Handelns haben:

Stellen die Handlungskategorien der Pflegewissenschaft und Pflegetheorien ihrem Sinn nach

Handlungskategorien
in Pflegesituationen

- ein im Einzelfall gemeintes Verstehen des Handelns dar, das sich auf den Pflegenden beziehungsweise Gepflegten beziehen lässt oder
- ein auf empirischer Grundlage erforschtes arithmetisches Mittel, welches das Verständnis des Handelns deutend erfasst, oder
- einen Idealtypus, der sich als pflegerische Erscheinung auf einen wissenschaftlich konstruierten Sinn oder Sinnzusammenhang im Pflegearrangement beziehen lässt?

**Exkurs 2:**
**Die Methodologie der «Verstehenden Soziologie» als Messlatte der Theoriebildung**

Die Grundlage der nunmehr fast 100 Jahre alten «Verstehenden Soziologie» Webers gibt hier eine Messlatte der Theoriebildung vor, an der die pflegetheoretischen Ansätze und Konzepte abzuarbeiten und zu bewerten wären. Dieser Vorgang kann an dieser Stelle nicht geleistet werden. Außerdem bleibt anzumerken, dass sich die Übertragung dieser Kategorien auf Webers Forschungen durch Weber selbst nicht vollständig belegen lässt. Ursache hierfür ist auch die Tatsache, dass Webers Kategorienlehre – biographisch betrachtet – nicht am Anfang seiner soziologischen Forschungen gestanden hat, sondern eher am Ende.

Dennoch ist die Methodologie der «Verstehenden Soziologie» in der Lage, Konzepte zu qualifizieren, die für die Ausrichtung des pflegerischen Handelns von Bedeutung sind. Es stellt sich beispielsweise die Frage, welchen Stellenwert das Konzept von Kübler-Ross (Interviews mit Sterbenden. Stuttgart, 1971) aus der Perspektive dieser Betrachtung hat, ohne dieses Konzept als pflegewissenschaftlichen Beitrag der Theoriebildung klassifizieren zu wollen. Das dargestellte Syndrom beziehungsweise der Prozess Sterbender leitet sich nicht aus einer «gegebenen», das heißt auf eine im Einzelfall real zurückzuführende Begleitung eines Schwerstkranken ab, sondern aus einer Mehrzahl von Sterbefällen. Dennoch lassen sich keine «durchschnittlich und annähernd» belegten

Handlungen empirisch nachvollziehen. Damit bleibt die Möglichkeit der Einschätzung des Syndroms als ein konstruierter Idealtypus. Das würde aber bedeuten, dass der Verlauf des von Kübler-Ross dargestellten Sterbeprozesses einseitig hervorgehobene Gesichtspunkte berücksichtigt. Insofern diese nicht definiert sind, lässt sich auch das Konzept des Idealtypus an dieser Stelle nicht belegen. Schlussfolgernd müsste man vor dem Hintergrund der weberischen Voraussetzungen des Verstehens feststellen, dass das Konzept von Kübler-Ross nicht zur deutenden Erfassung der Sinnzusammenhänge führt, welche geeignet wäre, den subjektiv gemeinten Sinn des Handelns Schwerstkranker beziehungsweise Sterbender zu verstehen. Aus der Perspektive der soziologischen Betrachtung fehlt zum Verstehen hierzu die Grundlage.

Die «Verstehende Soziologie» richtet sich auf den subjektiv gemeinten Sinn

**Subjektiv gemeinter Sinn in der Pflegesituation**

a) in einer konkreten Pflegesituation (realer Einzelfall),

b) auf einen empirisch belegbaren durchschnittlichen Sinn, der das Handeln in einer angebbaren Anzahl beziehungsweise typischen Pflegesituation deutend erfasst oder

c) auf eine systematische Verknüpfung einer Vielzahl von Merkmalen aus konkreten Pflegesituationen (Einzelerscheinungen), die einseitig hervorgehoben werden und ein einheitliches Gedankengebilde darstellen.

Letzteres Vorgehen führt nicht zu einer kausalen Deutung des subjektiv gemeinten Sinns Handelnder in Pflegesituationen. Dieses Merkmal erfüllt das methodische Vorgehen der ersten beiden Möglichkeiten (a und b). Das idealtypische deutende Erfassen des Handelns in Pflegesituationen führt zu einer «besonders evidenten kausalen Hypothese», die eine «gedankliche Ordnung in die als ungeordnet begriffene Wirklichkeit» (Weber, 1985: 4) der Pflegesituation bringt.

**Typen sozialer Handlungen in Pflegesituationen**

Das soziale Handeln in Pflegesituationen wird durch verschiedene Handlungstypen bestimmt, welche die konkrete Handlungsmotivation in Kontexte stellen und auf das Pflegearrangement verweisen (biographische Prägung des Pflegenden und Pflegebedürftigen, religiöse Haltung der Handelnden, Prägung des Krankheitsverhaltens durch das Gesundheitssystem und dessen Verhaltenserwartungen u. a. m.).

Die Handlungsorientierungen der Akteure innerhalb der Pflegesituation können zweckrational, wertrational, affektuell oder traditional begründet sein, wobei die idealtypische Konstruktion die Zusammenführung dieser Handlungsmotive zu einem pflegenden Ablauf unterstellt und diese theoriebildend zusammenfasst. Das bedeutet beispielsweise, dass eine spezifische ethische beziehungsweise christliche Handlungsorientierung idealtypisch konstruiert werden kann und durch ihre zweckrationalen, wertrationalen oder affektuellen Handlungsanteile begründet wird, ohne die Behauptung aufzustellen, dass eine konkrete Pflegekraft derartig handelt beziehungsweise gehandelt hat. Für das Verständnis von Pflegesituationen kann eine solche wissenschaftliche idealtypische Konstruktion dennoch von Bedeutung sein, da sie die sozialen Bezüge des Handelns auf die Pflegesituation fokussiert und die Sinnzusammenhänge und motivationalen Voraussetzungen des Handelns in der konkreten Gesellschaft, in der die Pflege arrangiert wird, deutet, erklärt und zum Verstehen der Handlungsabläufe aufbereitet.

Bestimmungsgründe
sozialer Handlungen in
Pflegesituationen

Gerade diese Bestimmungsgründe des sozialen Handelns beziehen die aktuelle Pflegesituation auf Handlungsmotive, die ursächlich aus der sozialen Umwelt oder aus biographischen beziehungsweise historischen Kontexten abgeleitet werden und damit auf das Pflegearrangement verweisen. So orientiert sich das traditionale Handeln an einer eingeübten Gewohnheit, die zum Beispiel die Pflegesituation dahin determiniert, dass bestimmte Handlungsabläufe zu bestimmten Tageszeiten oder Wochentagen durchgeführt werden, die ihrerseits in der Determination des Pflegearrangements begründet sind. Letzterer Begründungszusammenhang kann sich zum Beispiel auf tarifvertragliche Regelungen berufen, die auf die Pflegearrangements und -situationen wirken. So können Handlungsabläufe und -schwerpunkte in Pflegeeinrichtungen hergeleitet werden, die ihre spezifische Häufigkeit und Ausprägung an Vormittagen begründen und ihre reduzierte Dauer beziehungsweise reduzierte Häufigkeit an den Wochenenden belegen. Pflegerische Abläufe im Kontext operativer Eingriffe lassen sich vermehrt zwischen montags und freitags belegen und auf den Vormittag beziehen. Diese Typik hat neben traditionalen Bezügen einen wertrationalen Begründungszusammenhang, der auf christliche Merkmale und Arbeitszeiten verweist, aber auch auf rationale Handlungskategorien.

Die Orientierung an Ritualen und damit an traditionalen Handlungen in konkreten Pflegesituationen kann aber auch gerade für Pflegebedürftige Ursache für Handlungssicherheit bedeuten. So ist gerade diese Orientierung für desorientierte und verwirrte Menschen aus der Perspektive des Pflegenden als zweckrationale Orientierung zu deuten. Sie ist pflegerisch relevant und kann aus dem Blickwinkel des Pflegenden eine traditionale oder sogar wertrationale Bedeutung haben.

### 3.4.2
### Das Verstehen der handelnden Akteure in Pflegesituationen

Handelnde Akteure

Die handelnde Persönlichkeit in der «Verstehenden Soziologie» ist als historisch und biographisch gewachsenes Individuum zu deuten, das bezogen auf eine konkrete (Pflege-) Situation sinnhaft handelt. Hierbei wirken sich die historischen und biographischen Sinnzusammenhänge auf die konkrete Situation durch verschiedene Bestimmungsgründe des Handelns aus (siehe oben), die sich zum Beispiel durch unbewusstes Festhalten an der regelhaft geübten Gewohnheit als traditionales Handeln zeigen. Das traditionale Handeln in Pflegesituationen wird zum Beispiel auch durch Medien transportiert, die in Fernsehsendungen Begegnungen in konkreten Pflegesituationen darstellen und damit das gewöhnliche Handlungsrepertoire für Pflegende und Gepflegte im unreflektierten Alltagshandeln verankern, wie auch der Ansatz Berger/Luckmann belegt. Damit könnten Handlungsvoraussetzungen für potentielle Pflegebedürftige, die noch nie gepflegt worden sind, für diese Situationen schon ein traditionales Handlungsverständnis für konkrete Pflegesituationen vorhalten und in die Pflegeeinrichtung tragen. Dieser «Import» determiniert die konkrete Persönlichkeit und damit die Pflegesituation, in der sich das konkrete Handeln manifestiert. Gleichzeitig ist dieser Zusammenhang Beleg für die gesellschaftliche und kulturelle Determination von Pflegearrangements: Man weiß, wie sich Pflegende verhalten, ohne je einer in dieser Eigenschaft begegnet zu sein.

Affektuelles Handeln

Die *wertrationale* Verankerung der Persönlichkeit stellt sich in der pluralen Gesellschaft zunehmend differenziert beim Arrangement der Pflege in den konkreten

Pflegesituationen dar: Wie wirkt sich die muslimische wertrationale Prägung eines zu Pflegenden in einem katholischen Krankenhaus aus, in dem in einer konkreten Pflegesituation protestantische Pfleger die Pflegearrangements steuern? Diese Fragestellung wirft einerseits Überlegungen auf, die im Zusammenhang mit der Organisation von Pflegearrangements stehen (siehe unten); andererseits werden hier die persönlichen Verankerungen und Handlungsvoraussetzungen angedeutet, welche das soziale Handeln zum Beispiel im Kontext von Schamgefühlen, Verständnis von Gesundheit, Einbindung von Familie bei Krankheiten, die ethische Bindung und Prägung von Pflege u. a. m. beeinflussen. Gerade aktuelle Effekte und Gefühlslagen lassen sich als *affektuelles Handeln* im Kontext religiöser Bindungen aus diesen Sinnzusammenhängen häufig herleiten.

Zweckrationales Handeln

Die Relevanz *zweckrationalen Handelns* in Pflegesituationen stellt sich als ein besonderer Bestandteil der Verhaltensanalyse dar. Gerade durch Analogien der definitorischen Voraussetzungen dieses Typus zu naturwissenschaftlichen und medizinischen Abläufen, wird die Übertragung dieser Handlungen auf die Pflegearrangements vor besondere Anforderungen gestellt. Das zweckrationale Handeln orientiert sich an der Außenwelt und an Gegenständen, die ergebnisorientiert und unter Berücksichtigung der Bedingungen rational vollzogen werden. Diese Merkmale für sich betrachtet entsprechen dem naturwissenschaftlichen Vorgehen, das auf der Grundlage von Forschungsergebnissen Gesetze ableitet, die zum Beispiel medizinisches Handeln wie operative Eingriffe als Wirkung definierter Ursachen (Krankheiten) festlegen. Weber definiert dennoch dieses Handeln als den «konstruktiven Grenzfall» (Weber, 1985: 13), der in der Übertragung auf das Arrangement der Pflege gleichermaßen zu der Annahme führt, dass von einer Vorherrschaft des Rationalen im pflegerischen Handeln nicht auszugehen ist. Das bedeutet, dass von einer Gleichartigkeit, die von einer spezifischen Morbidität zweckrationales medizinisches Handeln und gleichermaßen zweckrationales pflegerisches Handeln ableitet, nicht ausgegangen werden kann. Die naturwissenschaftliche Gesetzmäßigkeit der Medizin ist in ihren rationalen Handlungskategorien nur als Grenzfall auf das pflegerische Handeln und damit auf die Pflegesituation übertragbar und auch in der Medizin nicht die ausschließliche Handlungskategorie. So lässt sich beispielsweise belegen, dass sich medizinisches Handeln auch nach sozialen Faktoren wie Alter, Bildung, Geschlecht, Einkommen oder Versicherung des Patienten differenzieren lässt. Das medizinische Handeln wird deshalb nicht (nur) durch eine objektiv gegebene krankheitsbedingte ärztliche Intervention des Handelns ausgelöst, sondern durch die Deutung des Handelns und Verhaltens der Kranken durch den Arzt gleichermaßen. Die gleichen Zusammenhänge lassen sich auf das pflegerische Handeln übertragen: Es ist davon auszugehen, dass auch bei medizinisch gleichartigen Tatbeständen ein differenziertes pflegerisches Handeln erfolgt. Diese Vermutung leitet sich aus der Andersartigkeit des medizinischen Handelns und des pflegerischen Handelns im Sinne der «Verstehenden Soziologie» ab. Das medizinische Handeln kann zum Beispiel durch ein gebrochenes Bein ausgelöst werden. Das pflegerische hingegen leitet sich aus den Handlungseinschränkungen beziehungsweise den Kompetenzeinbußen ab, die ursächlich auf ein gebrochenes Bein zurückzuführen sein mögen, sich jedoch als soziales Handeln mit verschiedenen Handlungsmotivationen und Sinnzusammenhängen ausprägen. Das Handeln des Patienten in der Pflegesituation leitet sich aus dem Umgang mit Verlusten oder Kompetenzeinbußen ab und wird damit aus den umfassenden vier Bestimmungsgründen des sozialen Handelns verstehbar. Das bedeutet, dass ein einseitiges zweckrationales pflegerisches Handeln als einseitige Orientierung in einer solchen Beziehung problematisch und pflegerisch nicht geboten erscheint. Die Subjektivität in der Schmerzausprägung als affektuelle Handlung, die Auswirkung der religiösen, wertrationalen Prägungen des Patienten u. a. m. würden das «Verstehen» des Patienten ausschließen und das pflegerische Handeln disqualifizieren.

### 3.4.3
### Das Handeln im Team innerhalb einer Pflegesituation

Das Handeln im Team aus der Perspektive der «Verstehenden Soziologie» soll an dieser Stelle auf das pflegende Team übertragen werden. Hierbei werden die bereits dargestellten Kategorien der «Verstehenden Soziologie» und des Handelns in Pflegearrangements und -situationen auf die Merkmale der sozialen Beziehung hin analysiert. Für das Verständnis des Teams müssen die Merkmale der sozialen Ordnung hinzugezogen werden, die nachstehend jedoch aus der Perspektive der Organisation diskutiert werden.

Das Handeln des Pflegeteams basiert auf einem aufeinander eingestellten und dadurch orientierten Sichverhalten aller Teammitglieder. Diese Bezogenheit im Team wird im Verhältnis zur Dauer, Häufigkeit und Intensität durch das Pflegearrangement determiniert und realisiert sich in der Pflegesituation. Das bedeutet, dass dem Team ein Repertoire an pflegerischem Verhalten zugrunde liegt, welches die wechselseitige Bezogenheit der Pflegefachkräfte determiniert und die Regelmäßigkeiten der sozialen Beziehungen in der beobachtbaren Pflegesituation hervorbringt. Dazu gehören Begegnungen, die durch (Pflege-) Standards festgelegt sind und Regelmäßigkeiten im Sinne einer sozialen Ordnung bewirken, aber auch soziale Beziehungen, die sich durch Konventionen oder eine Sitte belegen lassen. So kann der Regelverstoß der Konvention, der darin besteht, dass der Frühdienst für die Übergabe zum Spätdienst vergisst den Kaffee zu kochen, ähnlich sanktioniert werden wie die Nichtbeachtung definierter Handlungsabläufe im Rahmen der ordnungsgemäßen Durchführung von Pflegestandards. Letzter Aspekt regelt das Handeln im Team an der Schnittstelle zur Organisation und ist aus der Perspektive der Verstehenden Soziologie nicht vom Handeln im Team zu trennen. Der Regelverstoß im Rahmen der ordnungsgemäßen Durchführung von Pflegestandards berücksichtigt darüber hinaus auch besondere (reglementierte) Sanktionen, die sich durch einen Verwaltungsapparat erklären, der über die Regierungsgewalt auf die Einhaltung der Ordnung im Team drängt (Qualitätssicherungsbeauftragte, Medizinischer Dienst der Krankenkasse, Verwaltungsdirektion der Pflegeeinrichtung, Pflegedienstleitung u. a. m.).

### 3.4.4
### Das Handeln in Organisationen der Pflege

Das Handeln in Organisationen wird für die vorliegenden Überlegungen auf das Handeln in Pflegeeinrichtungen transformiert. In diesem Kontext werden die Pflegeeinrichtungen verstanden als Handlungskomplexe, die auf der Grundlage sozialer Beziehungen agieren und sich an angebbaren Handlungsmaximen orientieren. Die Handlungsmaximen gehen normativ der Existenz der sozialen Beziehungen in der Pflegeeinrichtung voran und werden zum Beispiel durch Pflegeausbildung und die Sozialisation neuer Mitarbeiter in der Einrichtung gesichert. Damit stellt sich die Frage, welche normativen Handlungsmaximen für die Pflegeeinrichtung gelten. Ohne Zweifel lassen sich in diesem Zusammenhang Regelmäßigkeiten aus den sozialen Beziehungen zu Pflegebedürftigen und Patienten als Handlungsmaximen ableiten, die auf die Gesundung gerichtet sind: Pflegekräfte orientieren ihr Handeln an Handlungsmaximen, welche die Gesundung von Patienten fördern, beziehungsweise den Umgang mit spezifischen Kompetenzeinbußen im sozialen Kontakt zu einem hinreichenden Maß an Lebensqualität und -zufriedenheit führen.

Die sozialen Ordnungen, welche die Pflege häufig durch Standards vorgeben und aus dem Gesundheits- und Pflegewesen abgeleitet sind, existieren zum großen Teil verschriftlicht und determinieren das Pflegearrangement kraft gesatzter Ordnung (Gesetze). Sie wirken sich auf die Handlungsabläufe in der Pflegesituation direkt aus. An dieser Pflegeordnung orientieren sich die Pflegefachkräfte gedanklich und nutzen über Standards, Personaleinsatzplanung, Pflegehilfsmittel u. a. m. alle Möglichkeiten, um die Ziele der Pflegeordnung auf Dauer zu gewährleisten. Die Organisation der Pflegeeinrichtung gibt jedoch nicht nur durch die Pflegeordnung angebbare Handlungsmaximen vor, sondern auch eine Wirtschaftsordnung. Die Wirtschaftsordnung gibt Handlungsmaximen vor, die auf Effizienz, Ressourcenoptimierung und Konkurrenzverhältnisse zu anderen Formen und Einrichtungen der medizinischen und pflegerischen Versorgung gerichtet sind. Der Verwaltungsstab der Organisation, welcher über die Regierungsgewalt in der Pflegeeinrichtung verfügt (Chefärzte, Verwaltungsleitung, Pflegedienstleitung, Geschäftsführung, Vorstand u. a. m.), ist damit mehreren Ordnungen verpflichtet und bindet kraft Regierungsgewalt auch alle Pflegekräfte an die relevanten verschiedenen sozialen Ordnungen. Die sozialen Ordnungen, die für eine Pflegeeinrichtung relevant sind, können sich in ihren Handlungsmaximen zudem konkurrierend darstellen. So kann die Pflegeordnung für den Verbleib eines Patienten sprechen, während die Wirtschaftsordnung genau das Gegenteil befürwortet. Wirtschaftliche Voraussetzungen im Pflegearrangement können beispielsweise durch Fallpauschalen, welche die medizinische und pflegerische Versorgung finanzieren, für die Entlassung eines Patienten sprechen, da sein Versorgungsbudget aufgebraucht ist, während die pflegerische Versorgung für eine weitere Zuwendung plädiert. Der Weltgesundheitsbericht 2000 (World Health Report, 2000) belegt die Probleme dieser angelegten Widersprüche von Handlungsmaximen innerhalb der Pflegeorganisationen und hebt eine spezifische Hierarchie der Ordnungen hervor. Der Weltgesundheitsbericht stellt dar, dass die Gesundheitssysteme die Gesundheit der Bevölkerung zum Ziel haben, nicht aber die Schaffung von Arbeitsplätzen für Ärzte und Pflegekräfte oder den Absatz von Waren. Die Entwicklung der Pflegeeinrichtungen wird zeigen, welche Ordnungen der Einrichtungen beziehungsweise welche angebbaren Handlungsmaximen die Pflegearrangements determinieren werden.

## 3.5
# Die Analyse der Lebenswelt

Die Analyse der Lebenswelt in der Tradition von Alfred Schütz (1899–1959), Peter Berger (geb. 1929) und Thomas Luckmann (geb. 1927) geht nicht von einer sozialen Wirklichkeit aus, die aus fixen Strukturteilen besteht, wie Rolle, Position, Norm oder Institutionen beziehungsweise Organisationen. Auch regelmäßige soziale Handlungen innerhalb einer sozialen Beziehung (Max Weber) lassen auf keine Gesetzmäßigkeiten schließen, die in differenzierten Kategorien typologisiert werden könnten, wie es das Konzept der Verstehenden Soziologie Webers vorsieht. Die Gesetzmäßigkeiten und Strukturteile erscheinen nur als solche; sie sind – aus der Perspektive der Lebensweltanalyse – tatsächlich jedoch als Ergebnis ständiger neuer Interpretations- und Deutungshandlungen zu verstehen. Deshalb baut die Lebensweltanalyse auch nicht auf einer scheinbaren Stabilität auf, die durch Gesetzmäßigkeiten und Strukturteile entsteht, sondern postuliert – wie für alle Theorieansätze des symbolischen Interaktionismus –, dass die «Bedeutungen» der Handlungen eben nicht stabil sind. Deshalb besteht die wissenschaftliche Auseinandersetzung darin, sich mit den Interpretationsprozessen zu befassen, um die Alltagstypisierungen und -interpretationen, die letzten «Idealisierungen», die allen Deutungen von Interpretationen immer schon zugrunde liegen, quasi als «Tiefengrammatik» von Sprachspielen zu ermitteln. Dieser wissenschaftliche Prozess vollzieht sich nicht über eine distanzierte, neutrale Positionierung des Forschers im Forschungsprozess, der durch die Beachtung von Regeln Objektivität, Reliabilität und die Intersubjektivität seiner Ergebnisse herstellt. Das «Verstehen» der Welt, in der Kranke und Pflegebedürftige leben, entsteht durch teilnehmende Beobachtung und das Eintauchen in die Hermeneutik der natürlichen Lebenswelt.

**Exkurs 3:**
**Die Kritik der Lebensweltanalyse an dem «normativen Paradigma» kausaler und empirisch-analytischer Erklärungsansätze der sozialen Wirklichkeit**
Für die Herleitung eines besonderen Verständnisses der sozialen Welt, das der Lebensweltanalyse zugrunde liegt, bedarf es eines erweiterten Begründungszusammenhangs, den die Lebensweltanalyse selbst bietet und als Kritik an den kausalen und empirisch-analytischen Forschungsansätzen formuliert hat. Für die soziologische Beschreibung der Wirklichkeit aus der Perspektive der Verstehenden Soziologie Webers oder weiterer sozialwissenschaftlicher Ansätze, die empirisch quantitative und statistische Methoden innerhalb ihres Forschungsprozesses nutzen (z. B. der kritische Rationalismus u. a. m.), ist ein «normatives Paradigma» des menschlichen Verhaltens zwingende Voraussetzung. Diese Forschungsansätze gehen von einem menschlichen Verhalten aus, welches letztlich determiniert wird (evtl. auch vorhersagbar) durch spezifische Dispositionen der Handelnden in der Umwelt (Rolle, Status, Verhaltenserwartungen). Voraussetzung hierfür ist immer die Annahme eines reibungslosen kommunikativen Austausches und einer stabilen allgemeinen Verhaltensmotivation. Die Stabilität und Strukturiertheit von sozialen Beziehungen ergibt sich nun daraus, dass Interaktionssituationen und soziales Handeln als Konkretisierungen beziehungsweise Exemplifizierungen von stehenden Rollen- und Normstrukturen er-

lebt werden und in konkreten Situationen mit Verhalten und Handeln «gefüllt» werden. Daran wird unübersehbar deutlich, dass diese kausalen und statistischen Forschungsansätze von einem gesellschaftlichen Handlungsmodell ausgehen, das Erklärungen der sozialen Regelhaftigkeit innerhalb der sozialen Welt auf der Grundlage eines kognitiven und normativen Konsensus ableitet, sowie eine vollständige («übersozialisierte») Sozialisation der handelnden Individuen impliziert. Alfred Schütz kritisiert dieses Handlungsmodell insofern, als er hervorhebt, dass den handelnden Individuen nicht stabile und eindeutige gesellschaftliche Strukturelemente zugewiesen werden können. Handelnde Individuen sind nicht nur Produkt, sondern auch Produzent der sozialen Wirklichkeit und damit der Strukturelemente, die ihnen immanent sind. Insofern die kausalen und qualitativen Erklärungsansätze diesen Prozess der Wirklichkeitskonstitution nicht abbilden, ist das «normative Paradigma» eng mit diesen soziologischen Theoriebildungen verknüpft, die wissenschaftstheoretisch als empirisch-analytische sozialwissenschaftliche Verfahren definiert sind und sich von der Lebensweltanalyse innerhalb des symbolischen Interaktionismus unterscheiden.

Mit den Ansätzen von Schütz, Berger und Luckmann lässt sich damit gleichermaßen die von Weber abgeleitete These vertreten, dass man nicht krank und pflegebedürftig sein muss, um kranke und pflegebedürftige Menschen zu verstehen. Das «Verstehen» vollzieht sich hier jedoch nicht unter zur Hilfenahme eines objektivierbaren Regelwerks oder der Einordnung von Handlungssequenzen in ein Kategoriensystem. Das Verstehen wird durch die Interpretation der Welt möglich, in welcher der Handelnde lebt. Die Nutzung spezifischer Verfahren für diese Interpretation stellt das spezifische Konzept des Verstehens in der «mundanen Soziologie» von Alfred Schütz dar. Die «mundane Soziologie», das heißt die weltliche Soziologie, versteht Schütz als eine weiterentwickelte und angewendete Phänomenologie (Wesenswissenschaft), die Edmund Husserl (1859–1938) als spezifischen Ansatz der Philosophie hervorgebracht hat.

### 3.5.1
### Die grundlegende Ausgangsidee der Lebensweltanalyse von Alfred Schütz

Fremdverstehen in der Lebensweltanalyse

Die grundlegende Ausgangsidee der Lebensweltanalyse von Alfred Schütz und des symbolischen Interaktionismus besteht darin, dass gesellschaftliche Makrostrukturen, wie sie sich in Institutionen, Organisationen, Rollen und Normen widerspiegeln, aus nichts anderem als aus Mustern spezifischer Interaktionen beziehungsweise sozialer Handlungen von Individuen bestehen. Besonderes Merkmal dieser Interaktionen ist aber, dass die Individuen nicht einfach – je nach Situation – passiv eine Rolle nach einem «wohlgeordneten Satz von Regeln und Normen» annehmen; innerhalb des Interaktionsprozesses entwerfen die Handelnden ständig ihr Handeln neu. Dieser Prozess vollzieht sich über die Wahrnehmung, Interpretation und Antizipation des Verhaltens der anderen Interaktionsteilnehmer nach Maßgabe der in der Situation gesendeten (und ihrerseits gedeuteten) Symbole. Vor diesem Hintergrund kommt Schütz konsequent zu der Annahme, dass Interaktionen (und damit letztlich auch die Makrostrukturen einer Gesellschaft) aus wechselseitigen Interpretationen und Definitionen prinzipiell neuartiger Inhalte bestehen, obwohl sich diese auf der Grundlage einiger allgemeiner und invarianter Unterstellungen vollziehen, die Schütz als «Idealisierungen» bezeichnet. (Schütz, 1971: 12 ff.)

Die besondere Leistung, die Schütz vom Sozialwissenschaftler erwartet, ist eine spezifische «Interpretationsleistung». Eben diese führt zum Verstehen einer menschlichen Handlung und wird von ihm als «Methode des Fremdverstehens» definiert. Insofern sich der Wissenschaftler dieser Methode durch teilnehmende Beobachtung widmet (siehe oben), sind die Übergänge zwischen dem wissenschaftlichen und alltäglichen Verstehen fließend:

> «Denn die fremden Bewusstseinserlebnisse werden […] bei der naiven Erfassung im täglichen Leben anders gedeutet, als bei ihrer Bearbeitung durch die Sozialwissenschaften. […] Hier überschneiden sich jedoch die Kreise. Denn auch im täglichen Leben bin ich in gewissem Sinne ‹Sozialwissenschaftler›, nämlich dann, wenn ich meinen Mitmenschen und ihrem Verhalten nicht erlebend, sondern reflektierend zugewendet bin.» (Schütz, 1981: 198 f.).

Schütz konkretisiert den Forschungsbereich seiner mundanen Soziologie, wenngleich die Parallelen zu Husserl erkennbar bleiben. Er definiert die Lebenswelt als eine fraglos gegebene Wirklichkeit, die als Schauplatz und Ziel des individuellen Handelns definiert werden kann:

> «Die alltägliche Wirklichkeit der Lebenswelt schließt also nicht nur die von mir erfahrene ‹Natur›, sondern auch die Sozial- und Kulturwelt, in der ich mich befinde, ein.» (Schütz/Luckmann, 1979: 29).

Unter diesen Voraussetzungen wird die Lebenswelt des Alltags nicht zu einer «Privat-Welt», sondern ist intersubjektiv und damit sozial. Die Lebenswelt in diesem Sinne existiert nicht nur, sondern muss ausgelegt werden. Erst dadurch, dass die handelnden Individuen vergangene Erlebnisse ausleben/verwerten, findet sich der Handelnde in der Lebenswelt zurecht und «produziert» Sinn.

Die drei Formen der Weltauslegung Alfred Schütz differenziert in seiner Lebensweltanalyse *Fertigkeiten,* als das am stärksten automatisierte Gewohnheitswissen, von Gebrauchswissen, das weitgehend den Charakter von Handlungen verloren hat (z. B. Kopfrechnen, Eier braten). Das Rezeptwissen ist das am wenigsten automatisierte und standardisierte Gewohnheitswissen, wozu er das Spurenlesen eines Jägers zählt, der sich auf Wetterveränderungen einstellen muss. Alle drei Wissensarten sind für Schütz Formen des Gewohnheitswissen (Schütz/Luckmann, 1979: 139 ff.), die sich prinzipiell von einem zweiten Verfahren zur Auslegung der Welt unterscheiden: den Erfahrungen. (Schütz/Luckmann: 1979: 141 f.)

*Erfahrungen* basieren auf dem Mechanismus, dass der Handelnde darauf vertraut, dass frühere Erfahrungen gültig bleiben, das heißt die Struktur der Welt konstant bleibt. Das handelnde Individuum vertraut darauf, dass viele Prozesse immer wieder gleich oder ähnlich ablaufen werden. In Handlungssituationen, in denen diese Vertrautheit «enttäuscht» beziehungsweise nicht gegeben ist, werden die Erfahrungen «brüchig»: «Vertrautheit ist lediglich Vertrautheit mit Bezug auf Typisches». (Schütz/Luckmann, 1979: 34)

Genau an dieser Stelle setzt das dritte Verfahren der Auslegung der Welt an. Es zielt auf *Typisierungen,* die sowohl in der Natur vorkommen, als auch in der

Sozialwelt als Typenhaftigkeiten belegbar sind. Ganz ähnlich wie Bäume, Sträucher und Unterholz als Typenhaftigkeiten belegt werden, können Patienten und Ärzte als Typisierungen bei einem Besuch in einem Krankenhaus erscheinen oder hilfs- und pflegebedürftige alte Menschen für ein Altenpflegeheim betrachtet werden.

Und trotzdem: Sowohl im Wald wie auch in der Kranken- und Altenpflegeeinrichtung kann ich feststellen, dass mein Wissensvorrat aus der Kulturwelt (Politik, Medien etc.) nicht ausreicht beziehungsweise neue Erfahrungen die ursprünglich fraglos gegebene (natürliche) Einstellung zur Lebenswelt stören. Die Lebensweltanalyse im Sinne von Alfred Schütz zielt eben auf jene «Brüche», die entstehen, wenn zum Beispiel das «allgemeine Waldsterben» natürliche Typisierungen des Waldes korrigiert, weil Wälder mit blattlosen Zweigen und zurückgehenden Baumbeständen sich ausweiten. Ebenso kann das (Kultur-) Wissen über Alten- und Krankenpflegeeinrichtungen durch die persönlichen Konfrontationen oder individuelle Hilfs- und Pflegebedürftigkeit sich neu konstituieren und die alltägliche Lebenswelt determinieren.

---

**Exkurs 4:**
**Die wissenschaftsgeschichtliche und wissenschaftstheoretische Verortung der Lebensweltanalyse**

Die Phänomenologie Husserls entstand Anfang des 20. Jahrhunderts als Gegenposition zu sog. «positivistischen Ansätzen» in der Philosophie. Sie sollte eine Alternative zu den Zielsetzungen und Methoden darstellen, die Erkenntnisse durch rationale und empirische Verfahren ableiten. Husserl vertrat die Position, dass ein Objekt notwendig auf ein Subjekt bezogen ist: Die Realität verliert ihre Eigenständigkeit vor dem «reinen Bewusstsein», wenn sie nicht interpretierend, sondern analysierend mit empirischen, rationalen und statistischen Verfahren erforscht wird. Die Welt ist für Husserl nur in ihrem Bezug zum Welt-erlebenden Subjekt phänomenologisch zugänglich.

Husserl versteht seine Methode selbst als «Wesensschau». Er unterscheidet zwischen «äußerlich-zufälligen» und «wesentlichen» Eigenschaften. In diesem Zusammenhang interessiert ihn das Erfahrungswissen der Handelnden nicht, sondern nur die Wesenserkenntnis. Diese leitet sich aus dem Bewusstsein der Handelnden ab, das immer intentional ist, das heißt «Bewusstsein von etwas» darstellt. Das Forschungsfeld, auf das die Phänomenologie sich bezieht, ist die Lebenswelt, welche die Gegebenheiten der bloßen Wahrnehmungswelt als vorwissenschaftliche Basis einschließt: Die Lebenswelt.

---

«[…] ist die raumzeitliche Welt der Dinge, so wie wir sie in unserem vor- und außerwissenschaftlichen Leben erfahren und über die erfahrenen hinaus als erfahrbar wissen.» (Husserl, 1962: 141).

Die «mundane Soziologie» von Alfred Schütz beansprucht für sich, die transzendentale Phänomenologie «verweltlicht» zu haben und durch konkrete Verfahren als gesellschaftswissenschaftlich, das heißt soziologisch anzuwenden. Wissenschaftstheoretisch ist die mundane Soziologie als Ansatz des symbolischen Interaktionismus zu verstehen, die durch Berger/Luckmann ergänzt und in einen wissens-soziologischen Ansatz überführt wurde. (Berger/Luckmann, 1969)

Berger und Luckmann waren Schüler von Schütz und prägten eine Wissens-soziologie, welche die Beziehung zwischen Bewusstseinsstrukturen und institu-tionellen Strukturen differenziert (siehe unten). Das von Alfred Schütz veröffent-lichte Hauptwerk «Der sinnhafte Aufbau der sozialen Welt» erschien bereits 1932 (deutsche Neu-Auflage, 1981). Gemeinsam mit Ilse Schütz, dessen Frau, veröffent-lichte Luckmann nach dem Tod von Schütz, aufbauend auf Notizen, Skripten und einer detaillierten Gliederung, die Schütz noch zu Lebzeiten entworfen hatte, die «Strukturen der Lebenswelt». (Schütz/Luckmann, 1979)

### 3.5.2
### Die gesellschaftliche Konstruktion der Wirklichkeit von Peter L. Berger und Thomas Luckmann

Der wissenssoziologische Ansatz von Peter L. Berger und Thomas Luckmann analysiert aus der Perspektive der handelnden Gesellschaftsmitglieder, wie sich Wirklichkeit darstellt, das heißt wie die «Gesellschaftliche Konstruktion der Wirk-

*Die Bedeutung der Alltagswelt* lichkeit» (Berger/Luckmann, 1969) überhaupt entsteht. Konsequent übertragen beide Soziologen wesentliche Forschungsergebnisse von Schütz auf ihren Ausgangs-punkt, der subjektiven Aneignung der Gesellschaft auf die «alltägliche Lebenswelt» (Schütz), die in ihrer Wissenssoziologie zur «Alltagswelt» wird: «Unter den vielen Wirklichkeiten gibt es eine, die sich als Wirklichkeit par excellence darstellt. Das ist die Wirklichkeit der Alltagswelt.» (Berger/Luckmann, 1969: 24). Diese besondere Wirklichkeit zeichnet sich dadurch aus, dass hier das Bewusstsein des handelnden Individuums am stärksten angespannt ist, weil die Alltagswelt sich in der massiv-sten, aufdringlichsten und intensivsten Weise installiert. Damit bezieht sich die Alltagswelt auch auf Handlungseinstellungen eines «Jedermanns-Bewusstsein» und «Jedermanns-Wissen» eben weil sie sich auf eine Welt bezieht, die für jeder-mann eine gemeinsame ist. «Jedermannswissen ist das Wissen, welches ich mit anderen in der normalen, selbstverständlich gewissen Routine des Alltags gemein habe.» (Berger/Luckmann, 1969: 26).

Neben der Alltagswelt erscheinen andere umgrenzende Wirklichkeiten als Sinnpro-vinzen, «[…] als Enklaven in der obersten Wirklichkeit. Ihre Grenzen sind markiert durch fest umzirkelte Bedeutungs- und Erfahrungsweisen.» (Berger/Luckmann, 1969: 28). So stellt sich beispielsweise das Pflegewesen als eine gesellschaftliche Sinnprovinz dar, die eigene Relevanzstrukturen des Handelns, der Sprache und des kommunikativen Umgangs «institutionalisiert» und über eigene Rollen der han-delnden Akteure «Subsinnwelten» innerhalb der Alltagswelt konstituiert hat.

### 3.5.3
### Die Bedeutung der Vis-à-vis-Situation für die gesellschaftliche Interaktion in der Alltagswelt

Ausgehend von der Alltagswelt, in der wir die Wirklichkeit mit anderen teilen, geht der Ansatz Berger/Luckmanns von der fundamentalen Bedeutung der «Vis-à-vis-Situation» aus, bei der «mein und sein», «Jetzt und Hier» zusammenfallen, solange die Situation andauert. In dieser «face-to-face-relation» ist der andere «völlig wirklich» und mit mir Teil der Alltagswelt, die auf den wechselseitigen Handlungsbezügen dieser Beziehung aufbaut. «Die fundamentale Erfahrung des Anderen ist die von Angesicht zu Angesicht. Die Vis-à-vis-Situation ist der Prototyp aller gesellschaftlichen Interaktion. Jede andere Interaktionsform ist von ihr abgeleitet.» (Berger/Luckmann, 1969: 31)

Im normalen Handlungsablauf des Alltags werden die Wirkungen der Vis-à-vis-Situation typisiert. Aus der wechselseitigen Deutung der handelnden Akteure werden Typen abgeleitet, die in weiteren Situationen handlungsanleitend sind: «Wenn Typisierungen […] nicht auf diese oder ähnliche Weise in Frage gestellt werden, so halten sie sich bis auf weiteres und bestimmen mein Verhalten in der jeweiligen Situation.» (Berger/Luckmann, 1969: 33).

Für die gesellschaftliche Interaktion ist es von Bedeutung festzuhalten, dass die Typisierungen in einem steigenden Maße anonymer werden, je weiter sie sich von der Vis-à-vis-Situation entfernen. Diese Tendenz entsteht beispielsweise bei der Übertragung von Merkmalen auf einen Patienten/Pflegebedürftigen, die sich nicht aus der konkreten Vis-à-vis-Situation ableitet, sondern aus der Tatsache, dass zusätzliche Typen die Interaktion determinieren. Wenn ein englischer Patient in einem deutschen Krankenhaus ist, könnten durch Pflegende zum Beispiel Manieren, Gefühlsreaktionen, Vorlieben für Speisen u. a. m., die dem Typus eines «Engländers» entsprechen und nie Gegenstand einer Vis-à-vis-Situaiton beziehungsweise Pflegesituation waren, dennoch die Interaktion mit dem Patienten (mit-)steuern.

Die Objektivation als Manifestation in der Vis-à-vis-Situation

Diese besondere Vis-à-vis-Situation wird durch eine Form der Anonymisierung möglich. Sie entsteht durch die Kraft der Objektivation, welche für das Verständnis der Konstitution der Wirklichkeit elementar ist. «Das menschliche Ausdrucksvermögen besitzt die Kraft der Objektivation, das heißt es manifestiert sich in Erzeugnissen menschlicher Tätigkeit, welche sowohl dem Erzeuger als auch anderen Menschen als Elemente ihrer gemeinsamen Welt ‹begreiflich› sind.» (Berger/Luckmann, 1969: 36) So wirkt die Begreifbarkeit objektiviert, weil sie Merkmale eines englischen Patienten in einer konkreten Pflegesituation in einem deutschen Krankenhaus als typisch deklariert und manifestiert. Die Pflege eines Engländers in einem englischen Krankenhaus hätte im Kontext der gleichen Pflegesituation auf gleiche Manifestationen beziehungsweise auf gleiche Objektivationen zurückgreifen können.

Die gesellschaftliche Interaktion und die konkrete Interaktion in der Pflegesituation beziehungsweise der Vis-à-vis-Situation wird vor dem Hintergrund von Objektivationen möglich. Diese entstehen über Sprache, gestische und mimische Zeichensysteme oder ein System von Körperbewegungen, die mich mit «Wissen» ausstatten und mich als Akteur der Alltagswelt qualifizieren.

> «Für die Alltagswelt des Normalverbrauchers bin ich mit gewissen Normalrationen an Wissen ausgerüstet. Zudem weiß ich, daß andere mindestens partiell auch wissen, was ich weiß. Sie umgekehrt wissen wiederum, daß ich das weiß. Unsere Interaktionen in der Alltagswelt werden daher immer auch davon mitbestimmt, daß wir – der Andere und ich – Nutznießer und Teilhaber desselben Wissensvorrates sind oder mindestens sein können.» (Berger/Luckmann, 1969: 43).

Vertrautheit und
Fremdheit des
Alltagswelt-Wissens

Das gesellschaftliche Wissen beziehungsweise der individuelle Wissensvorrat lässt sich in Zonen der Vertrautheit und der Fremdheit differenzieren, die das gesellschaftliche Wissen als Ganzes darstellen und es dennoch für den Einzelnen undurchsichtig machen. Diese Tatsache ergibt sich daraus, dass mein Alltagswelt-Wissen sich nach Relevanzstrukturen unterteilen lässt. «Man» weiß, dass man sich mit dem Arzt oder der Pflegekraft über seinen Gesundheitszustand unterhält und den Informationsbedarf zum Thema Geldanlage bei einem Bankangestellten einholt. Der Bankangestellte wird mir im Umgang mit meinem Magengeschwür nicht helfen. Deshalb zielen die Relevanzstrukturen, die auf das Wissen und die Objektivationen im Kontext Gesundheit aufbauen, auf Ärzte und Pflegekräfte.

Als Pflegekraft weiß ich auch, dass ich mein Berufswissen mit meinen Berufskollegen teile, nicht aber mit meiner Familie und deshalb mein Alltagswissen in unterschiedlichen Vis-à-Vis-Situationen eine differenzierte Relevanz hat.

Die Relevanzstrukturen des Wissens können sich sogar noch weiter differenzieren. Sie berücksichtigen beispielsweise die schlichte Tatsache, dass ich nicht alles weiß, was meine Mitmenschen wissen und bauen sich zu höchst komplizierten und geheimnisvollen Zusammenhängen der Expertenschaft auf. Bei dem Umgang mit meinem Magengeschwür

> «[…] weiß ich nicht nur nicht, was gewußt werden muß, um mich von einem Leiden zu heilen. Ich weiß sogar nicht, wer aus einer verwirrenden Vielzahl von Spezialisten rechtens entscheiden kann, was mir fehlt. In solchen Fällen brauche ich nicht nur den Experten, sondern den Experten für Experten.» (Berger/Luckmann, 1969: 47).

Damit wird das Wissen um die grobe Verteilung des gesellschaftlichen Wissens zur Voraussetzung der Zugänglichkeit zum gesellschaftlichen Wissensvorrat und damit zur Handlungsfähigkeit in der Alltagswelt.

### 3.5.4
### Die Wechselbeziehung des Individuums mit der gesellschaftlichen Welt

Das Paradoxon der gesellschaftlichen Welt besteht darin, dass sie sich ausschließlich als Produkt des Menschen darstellt. Dennoch erlebt der Mensch dieses Produkt anders, als er es selbst geschaffen hat. Die Deutungen, die ich aus Vis-à-vis-Situationen ableite, die mich zu Typisierungen und durch Bestätigungen meines Gegenübers zu Objektivationen motivieren, können in weiteren Situationen «Brüche» erfahren. Diese «Brüche» können mich dazu veranlassen, neue Deutungen und Typisierungen aus der Alltagswelt abzuleiten. Berger und Luckmann heben hervor, dass diese Wechselbeziehung zwischen dem Menschen und der gesellschaftlichen Welt zwangsläufig ein dialektisches Verhältnis ist und bleibt:

> «Das Produkt wirkt zurück auf seinen Produzenten. Externalisierung und Objektivation – Entäußerung und Vergegenständlichung – sind Bestandteile in einem dialektischen Prozeß.» (Berger/Luckmann, 1969: 65).

Das dialektische
Verhältnis der
Externalisierung,
Internalisierung
und Objektivation

Das dritte Element – neben der Externalisierung und Objektivation – ist die Internalisierung der sozialen Wirklichkeit. Hiermit ist buchstäblich die Einverleibung der vergegenständlichten gesellschaftlichen Welt gemeint, welche den dialektischen Prozess durch das Zurückholen der gedeuteten Wirklichkeit ins Bewusstsein absichert. Internalisierung, Externalisierung und Objektivation stellen sich damit als Merkmale der sozialen Welt dar, die das einzelne Individuum als Produkt und Produzent der objektiven sozialen Wirklichkeit erscheinen lassen. Diese Überlegungen bringen Berger/Luckmann zu folgender Feststellung: «Gesellschaft ist ein menschliches Produkt. Gesellschaft ist eine objektive Wirklichkeit. Der Mensch ist ein gesellschaftliches Produkt.» (Berger/Luckmann, 1969: 65). So mag der Umgang mit einem Engländer (siehe oben), den ich in einer Vis-à-vis-Situation hervorbringe, einer Objektivation meiner gesellschaftlichen Welt entspringen, deren Produkt ich darstelle. Die Beziehung in der Pflegesituation zu dem englischen Patienten und zu seinen englischen Angehörigen kann mich aber auch zum Produzenten einer alternativen Wirklichkeit machen. Dieser Prozess wird dann eingeleitet, wenn «Brüche» im direkten Kontakt mich zu Korrekturen veranlassen, die zu der Internalisierung (Einverleibung) und Objektivation (Vergegenständlichung) eines «neuen Bildes von Engländern» motiviert. Damit kann aus der Wechselbeziehung zur objektiven Wirklichkeit das handelnde Individuum als Produkt und Produzent der sozialen Welt gleichermaßen verstanden werden. Für die Konstruktion der Wirklichkeit in Pflegesituationen lässt sich bereits an dieser Stelle die Frage formulieren, ob der Pflegebedürftige eher Produkt oder Produzent der sozialen Wirklichkeit in der Pflege ist.

### 3.5.5
### Die gesellschaftliche Konstituierung von Institutionen und Organisationen

Der Prozess der Habitualisierung von Handlungen

Institutionen entstehen aus der Perspektive des wissenssoziologischen Ansatzes im Rahmen eines Prozesses der «Institutionalisierung». Voraussetzung für diesen Prozess ist aber ein vorgeschalteter Prozess der «Habitualisierung». Dieser leitet sich aus dem «Gesetz der Gewöhnung» ab, dem alles menschliche Tun unterworfen ist. Die Darstellung dieser Prozesse kann weitgehend an pflegerischen Handlungsabläufen dargestellt werden und gilt dennoch und darüber hinaus als gesellschaftliche Konstituierung von Institutionen beziehungsweise Organisationen im Sinne Webers.

> «Jede Handlung, die man häufig wiederholt, verfestigt sich zu einem Modell, welches unter Einsparung von Kraft reproduziert werden kann […]. Habitualisierung in diesem Sinne bedeutet, daß die betreffende Handlung auch in Zukunft ebenso und mit eben der Einsparung von Kraft ausgeführt werden kann.» (Berger/Luckmann: 1969: 56).

So kann sich die Vis-à-vis-Situation bei der Pflege durch einen Laienpfleger dadurch habitualisieren, dass der Laienpfleger und Gepflegte sich bei einer zweiten oder dritten Durchführung «modellartig» durch das gemeinsame Wissen beziehungsweise die «Einigung» auf Reihenfolge, Segmente der Handlungsabläufe und unterstützende Handreichungen auf die Gesamtprozedur einstellen.

Die «Einigung» des Gepflegten und Laienpflegers auf das habitualisierte Modell der Pflege stellt selbst keinen Prozess der Institutionalisierung dar. Hierzu fehlt dem Modell ein wesentliches Merkmal. Habitualisierte Handlungen können nur dann Institutionen begründen, wenn das Modell oder die Typik des Handlungsablaufs Allgemeingut wird. Dieses Merkmal wurde im dargestellten Beispiel durch die Einzigartigkeit der Unterstützungsleistungen, der «Einigung» auf Reihenfolge und Segmente der Handlungsabläufe bei der Pflege ausgeschlossen. Dieses spezielle Wissen hat der Patient individuell mit dem Laienpfleger modelliert und habitualisiert.

Institutionen hingegen

Die Entstehung von
Institutionen

«[…] sind für alle Mitglieder der jeweiligen gesellschaftlichen Gruppe erreichbar. Die Institution ihrerseits macht aus individuellen Akteuren und individuellen Akten Typen. […] Durch die bloße Tatsache ihres Vorhandenseins halten Institutionen menschliches Verhalten unter Kontrolle. Sie stellen Verhaltensmuster auf, […] ohne ‹Rücksicht› auf die Richtungen, die theoretisch möglich wären. Dieser Kontrollcharakter ist der Institutionalisierung als solcher eigen.» (Berger/Luckmann, 1969: 58).

Vor diesem Hintergrund können die Berücksichtigung von Pflegestandards als Instrumente der Institutionalisierung von habitualisierten Handlungsabläufen in der Pflege betrachtet werden. Ihre Berücksichtigung führt beispielsweise dazu, dass die Reihenfolge oder die Berücksichtigung von Konzepten der aktivierenden Pflege Prioritäten in das Modell der Pflege bringen und unter dem Wissen über Sanktionsmechanismen für Pflegenden und Gepflegten auf Einhaltung durch soziale Kontrollsysteme drängen. Wenngleich es dem Laienpfleger möglich sein mag, dieses institutionalisierte Modell zu ignorieren, stellt sich ein definierter Pflegestandard für eine Pflegefachkraft als bedeutende Relevanzstruktur der Vis-à-vis-Situation mit einem Patienten dar.

**Die eigene Wirklichkeit der Institution**

Durch das Vorfinden von Pflegestandards und einer Vielzahl weiterer Handlungsmodelle im Sinne dieses Ansatzes (z. B. Tagesablaufstrukturierung auf der Station, Merkmale/Standards der Pflege, Dokumentation, Pflegeplanung u. a. m.) in einer Pflegeeinrichtung, wird die (Pflege-) Wirklichkeit beispielsweise durch einen Pflegeschüler übernommen beziehungsweise sozialisiert. Der Pflegeschüler hatte nicht Teil an der Gestaltung dieser Wirklichkeit, sie steht ihm als objektiv gegebene Wirklichkeit gegenüber und wirkt als Institution, die eine eigene Wirklichkeit hat und dem Pflegeschüler als äußeres, zwingendes Faktum gegenübersteht. Der Zwangscharakter dieser Institution kann dem Pflegeschüler – bei mangelhafter Übernahme beziehungsweise Sozialisationsbereitschaft an dieser Wirklichkeit – das Verbleiben oder die Teilhabe an den Handlungsmodellen verwehren, indem die Examinierung als Pflegefachkraft vorenthalten wird. Die Pflegewirklichkeit wirkt damit als Institution mit Verhaltenskontrolle und Zwangsmaßnahmen zur Kontrolle des pflegerischen Verhaltens, als objektive Welt, die ihr soziales Gebilde an neue Generationen von Pflegekräften weitergibt.

### 3.5.6
## Die Typisierung von Handlungsabläufen und die Zuweisung von sozialen Rollen und Rollentypologien innerhalb einer Institution

Das Konzept der Wirklichkeitsanalyse geht von Handlungsmodellen aus, die sich als objektivierte und habitualisierte Handlungsabläufe belegen lassen; von Handlungsmodellen, die sich im Sinne Berger/Luckmanns von der in der Pflegewissenschaft genutzten Begrifflichkeit unterscheiden. Die Übernahme Bekanntheit der Aktion und des Akteurs. Das bedeutet, die Nachvollziehbarkeit der Pflege (durch die Pflegefachkraft) als allgemein bekannter und anerkannter Handlungsablauf vollzieht sich für den Pflegeschüler durch eine Identifikation mit dem objektiven Sinn der Handlung/Pflege. «Die vor sich gehende Handlung bestimmt für den Augenblick ihres Vollzuges die Selbstauffassung des Handelnden, und zwar in eben dem objektiven Sinn, der ihr von der Gesellschaft zugeschrieben wird.» (Berger/ Luckmann, 1969: 77). Damit wird die Identifikation mit den pflegerischen Handlungsabläufen und -modellen zur Voraussetzung der Rollenübernahme als Pflegefachkraft. Vor diesem Hintergrund wird verständlich, dass es die Rollen und ihre spezifische Typologie (z. B. als Pflegefachkraft) sind, mittels deren Institutionen die Handlungsmodelle ihres spezifischen Verhaltens und der individuellen Erfahrung (z. B. durch Pflegeschüler) einverleiben beziehungsweise internalisieren. Damit repräsentiert die Rolle der Pflegefachkraft die Institution Krankenhaus/ Altenpflegeeinrichtung. Sie steht in Verbindung mit anderen Rollen (z. B. der Hauswirtschaftsleitung oder Verwaltungsleitung), die in ihrer Gesamtheit die Institution Pflege ausmachen. Dieser Zusammenhang leitet sich aus der Tatsache ab, dass jede durchzuführende Rolle in der Pflegeeinrichtung auf den objektiven Sinn der Institution Pflege als Ganzes Bezug nimmt.

Die Berücksichtigung differenzierter Rollentypologien in der Pflegeeinrichtung (Pflegefachkraft, Hauswirtschaft, Verwaltung u. a. m.) setzt die besondere Zuteilung von Wissen und einen Wissensvorrat in der Institution Pflege voraus, welches je nach Relevanz für alle oder für besondere Rollen in der Einrichtung verteilt ist. Die Verwaltungsleitung muss nicht das gleiche Wissen wie die Pflegefachkraft haben. Beide sollten jedoch über einen gemeinsamen Wissensvorrat bezüglich der Leitbilder der Pflege ihrer Einrichtung verfügen.

Das rollenspezifische Wissen innerhalb der Institution ergibt sich in der Pflege – wie in anderen Institutionen – durch die Zuweisung von Sonderaufgaben. Damit entsteht eine Typologie von Experten innerhalb der Institution, die einen Teil ihres Wissens als allgemein relevanten und greifbaren Wissensvorrat besitzen, während das Wissen des Expertentums nicht allgemein verbindlich und greifbar für jeden ist (Wissen der Pflege, Abrechnung der Pflegeinterventionen mit den Kostenträgern). Es resultieren «praktische Schwierigkeiten, die sich daraus ergeben, daß zum Beispiel konkurrierende Richtungen von Expertentum auftreten oder daß die Spezialisierung so weit getrieben wird, dass kein Laie sich mehr zurechtfindet [...].» (Berger/Luckmann, 1969: 83). So können im Gesundheits- und Pflegewesen Spezialisierungen entstehen, die sich beispielsweise aus Handlungsmodellen ableiten, die auf die Gesundung des Patienten ausgerichtet sind und sich von wirtschaftlichen Handlungsmodellen unterscheiden oder ihnen widersprechen. Ethische Handlungsmodelle und die dazugehörigen Rollen können eine weitere konkurrierende Richtung von Experten hervorbringen, die eine zum Beispiel eigene Objektivation einer Palliativpflege entwickelt haben. Zunehmend spezialisieren sich auch Interessenverbände von Patienten und Angehörigen, die im Bereich der Medizin und Pflege eigene Handlungsmodelle umgesetzt sehen möchten. Hinzu kommen Modelle, die abweichend von schulmedizinischen Formen der Medizin und Versorgung Alternativen zu der institutionalisierten Wirklichkeit der gesellschaftlichen Versorgung mit Gesundheit und Pflege darstellen.

Berger/Luckmann gehen davon aus, dass die Institutionalisierung mit der dazugehörigen Zuteilung von Wissen zu einer institutionalen Ordnung der Gesellschaft führt, die zu Schwierigkeiten führen muss. Es entsteht das Problem, integrationsfähige Bedeutungen zu schaffen, die für die ganze Gesellschaft gelten und einen allgemeinverbindlichen Zusammenhang objektiver Sinnhaftigkeit für die bruchstückhafte Erfahrung des Einzelnen und sein bruchstückhaftes Wissen darstellen.

*Rollentypologien und*
*Wissensvorrat*
*in Institutionen*

Vor dem Hintergrund des dargestellten Prozesses gliedert sich die Alltagswelt und damit die gesellschaftliche Wirklichkeit in eine Vielzahl von Institutionen. Die Rollenträger sind damit Repräsentanten einer institutionalen Auffächerung der Gesellschaft in abgetrennte Subsinnwelten. Diese können nach Alter, Beruf, religiöser Überzeugung und ähnlichen Merkmalen konstituiert sein. Subsinnwelten entstehen aus Rollenspezialisierungen, die sich aus spezifischen Relevanzstrukturen von Spezialisten ableiten, bei denen das rollenspezifische Wissen, gemessen am allgemeinen Wissensvorrat, «völlig esoterisch wird». (Berger/Luckmann, 1969: 90) Die Subsinnwelten entwickeln sogar eine eigene Vielfalt der Perspektiven, unter denen sich die Gesamtgesellschaft betrachten lässt. Die Alltagswelt wird von jeder Subsinnwelt aus einem anderen Blickwinkel gesehen.

> «Der Chiropraktiker sieht die Gesellschaft anders als der Professor der Schulmedizin, der Dichter anders als der Geschäftsmann, der Jude anders als der Christ. […] Jede Perspektive mit all ihrem Zubehör an Theorien oder gar Weltanschauungen ist aufs engste verknüpft mit handfesten Interessen ihrer Trägergruppe.» (Berger/Luckmann, 1969: 91).

*Die institutionalisierte*
*Auffächerung der Gesell*
*schaft in Subsinnwelten*

Wenngleich hieraus nicht der mechanische Reflex gesellschaftlicher Interessen von Trägergruppen dem Handeln zugeordnet werden darf und kann, weil dieser nicht von biographischem und gesellschaftlichem Wissen losgelöst werden kann, stellt die Auffächerung der Gesellschaft in Subsinnwelten bedeutende Probleme und Anforderungen an die Integrationsleistung der Alltagswelt. «Die Vielfalt der Perspektiven erschwert es natürlich, die gesamte Gesellschaft unter ein Dach, das heißt unter ein integriertes Symbolsystem zu bringen.» (Berger/Luckmann, 1969: 91). Deshalb ist in Gesellschaften, in denen Wissen ungleich verteilt ist und sich in der Alltagswelt nach Subsinnwelten differenziert, eine fortgesetzte Sozialisation zur Internalisierung der Werte und Normen erforderlich.

## 3.6
# Die Relevanz der Lebensweltanalyse
# für das Pflegearrangement

Die Darstellungen der Analyse der Alltagswelt (Berger/Luckmann), beziehungsweise der alltäglichen Welt (Schütz), beziehungsweise der Lebenswelt (Husserl) haben es bereits erlaubt, einige beispielhafte Differenzierungen im Kontext von Pflegearrangements darzustellen. Diese exemplarischen Übertragungen einzelner Merkmale des Ansatzes sollen nunmehr auf das gesellschaftliche Arrangement der Pflege betrachtet werden, so dass ein ganzheitlicher Zusammenhang entsteht, der die gesellschaftliche Konstruktion der Pflege darstellt.

Das Arrangement der Pflege innerhalb einer Gesellschaft lässt sich aus der Perspektive der Lebensweltanalyse als Ergebnis und Prozess der Institutionalisierung von Handlungsmodellen verstehen, welche die Institution Pflege als Gesamtheit repräsentieren. Hinter dieser Gesamtinstitution Pflege verbergen sich Typologien von Rollen, die in differenzierten Subsinnwelten als Spezialisten agieren, das heißt in verschiedenen Pflegeeinrichtungen, welche die Alltagswelt für Pflegebedürftige determinieren. Berger/Luckmann stellen die gesellschaftliche Funktionalität der medizinischen Subsinnwelt dar. Wenngleich die Pflege längst eine eigene Wirklichkeit institutionalisiert hat, lässt die Institution Pflege sich nicht losgelöst von der Medizin als gesellschaftliche Wirklichkeit konstruieren. Eine gesellschaftliche Subsinnwelt der Medizin oder Pflege lässt sich nicht losgelöst von der Überzeugung des Laien schaffen, dass pflegerisches oder medizinisches Handeln richtig ist und der allgemeinen Wohltätigkeit entspricht. Das Pflegearrangement baut auf dieser Akzeptanz auf und sichert der Subsinnwelt (Pflege und Medizin) besondere Anerkennung als Subsinnwelt. Außenseiter dieser Subsinnwelt werden von den Spezialisten (z. B. Krankenkassen, Ärztekammern, Ärzten, Pflegefachkräften) ferngehalten.

*Selbsterhaltung zur Spezialisierung in der Pflegewirklichkeit*

Es besteht die notwendige Tendenz zur Selbsterhaltung der spezialisierten Pflegewirklichkeit, sie vor Angriffen von Laienpflegern zu schützen. Im Bereich der Medizin wird der Selbstschutz der Subsinnwelt bereits differenziert praktiziert. «Die vollakkreditierten Bewohner der medizinischen Subsinnwelt werden zugleich an jeder ‹Quacksalberei›, das heißt, am Abfall von der Subsinnwelt in Gedanken und Taten gehindert.» (Berger/Luckmann, 1969: 94). Ärztekammern oder die Diffamierung von «Möchtegern-Abweichlern» durch die Spezialisten der Subsinnwelt sichern den Selbsterhalt in Form einer Legitimationsmaschinerie. Im Bereich der Institution Pflege ist die Subsinnwelt weniger abgesichert beziehungsweise legitimiert und institutionalisiert. Vergleichbare Pflegekammern sowie ein eigenes der Subsinnwelt entsprechendes Symbolsystem (Sprache, Prestigesymbole) stellen die Legitimation vor größere Schwierigkeiten, als sich dies für die Medizinwelt belegen lässt.

Berger/Luckmann gehen davon aus, dass «der eigene Horror vor Krankheit und Tod […] die Arztgläubigkeit» (Berger/Luckmann, 1969: 94) erleichtert. Dies gilt für pflegerische Interventionen in ähnlicher Weise. Symbole, wie die der weißen Kleidung, oder die zunehmende Adaption der Pflege an die medizinische «Geheimsprache» und die Institutionalisierung einer eigenen Sprache (z. B. der Entwicklung von Pflegezielen u. a. m.) sind Beleg für die Existenz einer eigenen Subsinnwelt der Pflege. Damit ist das gesellschaftliche Arrangement der Pflege als eigene Institution erkennbar, die ihrerseits zunehmend differenzierte Rollentypologien hervorbringt. Dies leitet sich aus der zunehmenden gesellschaftlichen Bedeutung dieser Institution für die Alltagswelt ab.

*Pflege in der Sphäre des «Jedermannswissens»*

Die Versorgung von Menschen mit Pflege differenziert sich nicht nur qualitativ im Kontext von Subsinnwelten, sondern auch quantitativ. In der Alltagswelt war die allgemeine Präsenz der Institution Pflege noch nie so präsent wie heute. Pflege wird zunehmend zu einer Wirklichkeit, die von einer randständigen Relevanzstruktur der Alltagswelt (im Sinne Berger/Luckmanns) in die Sphäre des permanenten «Jedermannswissens» aufsteigt. Die steigende Anzahl pflegebedürftiger alter Menschen, die Diskussion gesamtgesellschaftlicher Anpassungsleistungen an die Bevölkerungsentwicklung (Absicherung der Pflege, Krankheit und Rente, Erneuerung der Versorgungssysteme für Pflegebedürftige) sind Merkmale dieser Konstitutionalisierung der Pflege als gesellschaftliche Wirklichkeit der Alltagswelt.

## 3.6.1
## Die individuelle Alltagswelt im Kontext der Pflege

Die Institution Pflege begegnet dem Einzelnen als objektive Welt und Wirklichkeit. Für den Pflegenden ist bereits darauf verwiesen worden, dass die Subsinnwelt über

Symbole verfügt (Kleidung/Sprache), die von anderen Relevanzstrukturen der Alltagswelt abweicht. Ich rede und kleide mich innerhalb meiner Familie oder im Kontext meines Freundeskreises anders als in der Rolle der Pflegefachkraft. Differenzierter stellt sich die Pflegewirklichkeit beziehungsweise Subsinnwelt der Pflege für den Pflegebedürftigen dar. Pflegebedürftigkeit entsteht aus der Perspektive der Alltagswelt immer im Kontext eines «Bruches», bei dem die Typisierungen und der individuelle Wissensvorrat für die Handlungsfähigkeit als Patient beziehungsweise Pflegebedürftiger nicht ausreichen. Die vergegenständlichten Objektivationen, die den Handlungsmodellen der Alltagswelt zugrunde liegen, müssen dem «Hier» und «Jetzt» der Institution Pflege angepasst werden. Diese Anpassungsleistungen vollziehen sich beim Pflegebedürftigen auf der Grundlage des allgemeinen Wissensvorrats und der allgemeinen Handlungsmodelle der Alltagswelt, die auf der Grundlage von «Jedermannswissen» existieren. Die Hinwendung und die Auseinandersetzung mit der Subsinnwelt Pflege, das heißt Ableitungen aus den Vis-à-vis-Situationen mit den Pflegenden, stellen die veralltäglichten Handlungsmodelle in Frage und konstituieren in einem dialektischen Prozess der Internalisierung pflegerelevanter Merkmale eine alternative Objektivation der Pflegewirklichkeit. Diese wiederum führt zu einer spezifischen Handlungssicherheit in der Pflegesituation, indem ein externalisiertes Verhalten des Pflegenden als Handlung durch den Gepflegten gedeutet und dem Repertoire der Handlungsmodelle in Pflegesituationen hinzugefügt wird.

Patienten als Produkt und Produzent der Pflegewirklichkeit

Die Handlungsabläufe einer ersten Pflege des Patienten vollziehen sich deshalb mit einer größeren Handlungsunsicherheit des Patienten, als dies bei weiteren der Fall ist. Diese Konstruktion der Internalisierung der Pflegesituation durch einen Patienten stellt natürlich einen gewissen Idealfall dar und setzt voraus, dass der Patient in der Pflegesituation eher als Produkt zu begreifen ist und nicht als Produzent der sozialen Wirklichkeit. Was geschieht hingegen, wenn der oben dargestellte «Bruch» in der Alltagswelt, als der die Pflegebedürftigkeit erlebt wird, nicht zu einer Habitualisierung des Verhaltens führt, die die Pflege des Patienten sichert? Was ist, wenn es sogar zu demonstrierten Verweigerungshandlungen oder unangemessenen beziehungsweise abweichenden Handlungsreaktionen kommt, welche pflegerische Handlungsmodelle und die Einbindung in den besonderen Wissensvorrat der Pflegewirklichkeit unmöglich machen? Für diese Fälle hält die Institution Pflege besondere (therapeutische) Hilfestellungen vor, welche die Adaption an die Wirklichkeit der Pflege fördern (Gesprächsführung, Psychopharmaka u. a. m.) oder Reglementierungen, welche zu alternativen Pflegesituationen in spezifischen Institutionen führen, die über (Pflege-) Spezialisten verfügen. So kann beispielsweise eine psychiatrische Pflege in einer entsprechenden Einrichtung als Instrument der Reglementierung von abweichendem Verhalten in Pflegesituationen verstanden werden. Die konsequenteste Verneinung der Pflegewirklichkeit durch den Patienten führt zu einer suizidalen Konstruktion der Wirklichkeit. (de Vries, 1996) Der Abbruch aller Pflegesituationen, Vis-à-vis-Situationen, sozialer Beziehungen durch eine Selbsttötung des zu Pflegenden, lässt sich als Verneinung der sozialen Wirklichkeit und misslungene Adaption/Sozialisation des Pflegebedürftigen an seine Alltagswelt verstehen, die aufgrund eines «Bruchs» durch Pflege geprägt ist.

Ursache dieses differenzierten Umgangs mit diesem «Bruch» liegt in der subjektiven Deutung der Vis-à-vis-Situation, die einerseits zu einer Internalisierung der Pflegewirklichkeit führt, zum Beispiel weil ein vorübergehender Krankenhausaufenthalt eine durch «Heilung» besetzte Zukunftsperspektive verspricht. Hier ist von einer gelingenden Sozialisation des Pflegebedürftigen auszugehen und die Identifikation mit der bisherigen biographisch geprägten Wirklichkeit wird «[…] allein schon durch das Gefühl gewahrt, dass man ja zu gelegener Zeit wieder zurückkehren kann.» (Berger/Luckmann, 1969: 174). Im Kontrast dazu ist die Konfrontation mit der Pflegewirklichkeit, die durch den chronischen Umgang mit Kompetenzeinbußen gekennzeichnet ist, durch eine ganz andere Konstruktion der subjektiven Wirklichkeit eines Pflegebedürftigen darzustellen.

Resozialisation an der Pflegewirklichkeit

Wenn die Identifikation des Pflegebedürftigen in konkreten Pflegesituationen mit der bisherigen (biographisch geprägten) Wirklichkeit nicht durch eine Adaption möglich ist, sondern durch eine Transformation der Vergangenheit auf das «Hier» und «Jetzt» ist nicht von einer Sozialisation an die Pflegewirklichkeit auszugehen, sondern von einer «Resozialisation». Wenn beispielsweise nicht ein gebrochenes Bein oder ein gebrochener Arm die Pflegesituation prägt, sondern die Tatsache, dass ich weder Bein noch Arm wieder in der bisherigen Form einsetzen kann, könnte eine Sozialisation an die Pflegewirklichkeit und Alltagswelt gefährdet sein. Hier könnte durch die Orientierung an die (neue) Gegenwart ein Prozess greifen, den Berger/Luckmann «Resozialisation» nennen. Bei dieser wird die Vergangenheit uminterpretiert, um diese an die gegenwärtige Wirklichkeit anzupassen, wobei sogar Elemente in die Vergangenheit eingeschmuggelt werden, die seinerzeit subjektiv nicht möglich waren. Im oben genannten Beispiel könnte die primäre Bindung an den eigenen Haushalt, die primären sozialen Kontakte zu Pflegekräften und zur Familie die vorherigen lebensweltlichen Zusammenhänge eines in der Arbeitswelt integrierten Menschen, der sein Appartement eher als Örtlichkeit zur Übernachtung definiert hatte, transformieren. Die Behinderung und Pflegebedürftigkeit könnten hier Tendenzen der Resozialisation auslösen, weil eine Sozialisation an die Pflege- und Lebenssituation nicht erfolgt.

Resozialisation und Pflegearrangement

Es ist davon auszugehen, dass die Resozialisation eine besondere Relevanz für die Pflegearrangements der Altenpflege beziehungsweise für alte Menschen besitzt. Der zwingende Umgang mit lebenslangen Kompetenzeinbußen (z. B. Mobilitätsverlust, Inkontinenz u. a. m.) kann die Alltagswelt zum Beispiel an eine Pflegeeinrichtung binden und die Autonomie im Lebensvollzug einschränken oder gar weitgehend aufheben. Diese Relevanz der (neuen) Alltagswelt ist in der subjektiven Wirklichkeit vieler Menschen nicht nur nicht vorgesehen, sondern sogar als negativ und ungewollt objektiviert. Dennoch belegt der Umgang mit hospitalisierten pflegebedürftigen Menschen, dass diese sogar zu Formen der Lebenszufriedenheit finden, ihr Selbstbild aus dem «hier» und «jetzt» der Pflegewirklichkeit ableiten und ihr vorheriges Leben aus der Perspektive und den Entfaltungspotentialen eines Pflegebedürftigen interpretieren. So kann die mangelhafte Mobilität den Einkaufsbummel in der Stadt unmöglich machen, jedoch durch das Internet eine neue Form des «Shoppings» weltweit eröffnen. Die Reduzierung sozialer Kontakte beziehungsweise von Vis-à-vis-Situationen durch das Fernbleiben von der Arbeitswelt kann bei einem Pflegebedürftigen durch eine neue Bedeutung sozialer Beziehungen und Vis-à-vis-Situationen transformiert werden, die neue «Qualitätsansprüche» an Gesprächspartner richten.

### 3.6.2
### Die Konstruktion der Wirklichkeit im Pflegeteam

Pflegeteam in der Institution Pflege

Das Pflegeteam agiert in einer Subsinnwelt der Institution Pflege und leitet – wie an mehreren Stellen bereits belegt – die Wirklichkeit der Pflege aus typischen Handlungsmodellen der Pflegewirklichkeit ab. Die Subsinnwelten der Pflege differenzieren sich in Rollentypologien, die durch Pflege-Spezialisten gekennzeichnet sind. Der zunehmende Prozess der Institutionalisierung der Pflege lässt sich an einer zunehmenden Differenzierung dieser Rollentypologien belegen, die im Kontext eines steigenden gesellschaftlichen Bedarfs an Pflege eine zunehmende spezialisierende Versorgung sichert und ein sich quantitativ ausweitendes Kollektiv an Pflegenden produziert. Der zunehmende gesellschaftliche Bedarf wird durch die Zunahme an Vis-à-vis-Situationen erkennbar, in denen die Pflegewirklichkeit greift und sich konstituiert.

Rollendifferenzierung im Pflegeteam

Die Abstraktion pflegerischer Handlungsabläufe in einem Pflegeprozess mit einem dazugehörigen Pflegemanagement können in diesem Zusammenhang als wesentliche Merkmale der Rollendifferenzierung betrachtet werden, die über Funktionszuweisungen (verantwortliche Pflegefachkraft, Bereichs-, Stationsleitung, Pflegefachkraft), eine zunehmende Differenzierung in der Strukturierung der Pflege- und Vis-à-vis-Situation selbst berücksichtigt (Pflegefachkräfte für die Palliativpflege, Psychiatrie, u. a. m.). Die Differenzierung der Rollentypologien in der Institution Pflege geht mit dem Regulierungsbedarf der Wirklichkeit des Pflegeteams einher. Dieser leitet sich durch die Vis-à-vis-Situationen ab, in denen das Pflegeteam steht. Reguliert und integriert beziehungsweise sozialisiert werden vom Pflegeteam Patienten/Pflegebedürftige durch das Aufnehmen der sozialen Wirklichkeit der Pflege in die subjektive Wirklichkeit des Patienten. Diese Handlungsalternative entsteht vor allem für jene Patienten, für die eine Gesundung als gedankliche Perspektive handlungsanleitend gedeutet wird. Weiterer Regulierungsbedarf entsteht in Kontexten mit anderen Subsinnwelten, die sich aus der Wirklichkeit der Medizin ableiten lassen. Eine differenzierte Analyse der Pflegewirklichkeit – die an dieser Stelle nur angedeutet werden kann – könnte auch die Verwaltung (die «Bürokratie» im Sinne Webers) als Subsinnwelt belegen beziehungsweise die hauswirtschaftliche Versorgung in einer Pflegeeinrichtung. Der Pflege kommen per Definition besondere Integrationsleistungen des Patienten/Pflegebedürftigen an die Pflegewirklichkeit zu, welche das arbeitsteilige Pflegeteam zu erbringen hat: Zur Pflege gehören mit der Förderung der Gesundheit und Lebenszufriedenheit (beziehungsweise eines hinreichenden Maßes an Lebensqualität) die Adaption der Patienten/Pflegebedürftigen an die Alltagswelt. Hier muss die Pflegebedürftigkeit als besondere Relevanzstruktur «platziert», das heißt objektiviert werden. Die Herstellung der Lebenszufriedenheit bedeutet eine Adaption einer Kompetenzeinbuße (evtl. zeitlich begrenzt) an die Alltagswelt, geht damit über die (ärztliche) Anforderung der Gesundung hinaus und bedarf einer besonderen Auseinandersetzung mit der Alltagswelt des zu Pflegenden.

### 3.6.3
### Die Wirklichkeit der Pflegeorganisation

Die Organisation und damit die Pflegeorganisation ist nicht Gegenstand einer besonderen Typologie des wissenssoziologischen Ansatzes beziehungsweise der

Lebensweltanalyse. Die Pflegeeinrichtung entsteht als Ergebnis beziehungsweise als Organisationsform spezifischer Institutionen, die sich für die Versorgung pflegebedürftiger Menschen konstituiert haben. Dies unterscheidet die Lebensweltanalyse von der typenbildenden Soziologie Webers. Die Wirklichkeit der Pflegeorganisation leitet sich damit aus spezifischen Subsinnwelten und den dazugehörigen Institutionen ab. Diese sind für die Versorgung von konkreten Demenzerkrankten, Schlaganfallbetroffenen oder von sterbenden Menschen in der sozialen Wirklichkeit einer Gesellschaft institutionalisiert. Das bedeutet gleichzeitig, dass die verschiedenen Subwelten – beispielsweise einer palliativ-pflegerischen Einrichtung – eine je eigene Wirklichkeit hervorbringen beziehungsweise einen eigenen Bezug zur Alltagswelt herstellen (palliativ-pflegerische Wirklichkeit, medizinisch-schmerztherapeutische Wirklichkeit, hospizliche Wirklichkeit).

Formen der Kommunikation in den Subwelten

Insofern die Subwelten spezifische Formen der Kommunikation entwickelt haben, welche den Umgang miteinander typisieren, institutionalisieren die Rollenträger der Subwelten in der Pflegeeinrichtung eine Relevanzstruktur. Die Schnittstellen der Subwelten werden durch Absprachen, Vereinbarungen zwischen dem Arzt und der Pflegefachkraft typisiert und es entstehen Handlungsabläufe und -modelle, die als Relevanzstruktur den Spezialisten beziehungsweise Rollenträgern in der Pflegeeinrichtung zugänglich sind. Die Pflegeeinrichtung stellt sich dem Pflegenden nicht zwangsläufig in ihrer Vielfalt der Subwelten dar. Die Rollentypologien der agierenden Subwelten können über die vereinbarten Handlungsmodelle im Idealfall einen Pflege- und Gesundungsprozess verwirklichen, der zwar als arbeitsteiliger Ablauf von Arzt und Pfleger wahrgenommen wird, nicht aber diese als Vertreter spezifischer Subwelten erscheinen lässt. Der Patient deutet die agierenden Akteure als Mitarbeiter einer Organisation, beziehungsweise des Krankenhauses. Berger/Luckmann schenken dieser Möglichkeit keine besondere Beachtung, berücksichtigen diese Wahrnehmung eines Patienten/Pflegebedürftigen jedoch durch eine spezifische Konstruktion der Wirklichkeit zwischen Subsinnwelten (z. B. Pflege und Medizin). Diese agieren durch eigene Handlungen und Interaktionen und können in der Alltagswelt des Pflegebedürftigen durch eine besondere Relevanzstruktur als Krankenhaus oder Altenpflegeheim existieren. Über spezifische Vereinbarungen kommt es zu gemeinsamen Handlungsmodellen, welche die Schnittstelle der Subsinnwelten regulieren und zum Beispiel auf die Gesundung von Patienten in einem Krankenhaus ausgerichtet sind.

Institutionalisierung der Pflege im Ländervergleich

Bei der Betrachtung der Institutionalisierung der Pflege fällt im Ländervergleich deutlich auf, dass die Konstruktion der Pflegewirklichkeit sich in der Alltagswelt unterschiedlich konstituiert hat. Ein Vergleich der Pflegeinstitutionen in Europa zeigt, dass beispielsweise die pflegewissenschaftliche Ausprägung der Pflegewelt unterschiedlich beziehungsweise in einigen Ländern nur im Ansatz erkennbar ist. In diesem Zusammenhang kann die Ausstattung der Pflege mit Hochschulabschlüssen auch als Privilegierung gedeutet werden, welche die Institution Pflege neben der Institution Medizin aufwertet. Konstitutionell und sozialhistorisch hat sich die Pflege zunächst als Relevanzstruktur neben der Institution Medizin entwickelt, welche sich wesentlich zur Sicherung ihrer Subsinnwelt Pflegekräfte vorgehalten hat. Die Spezialisierung dieser Relevanzstruktur hat über die Differenzierung eigener pflegerischer Rollentypologien innerhalb der Pflegeorganisation eine Subwelt entstehen lassen, die im Ländervergleich unterschiedlich ausgeprägt ist. So hält die Bundesrepublik beispielsweise als das einzige europäische Land eine dreijährige Altenpflegeausbildung als pflegerische Erstausbildung vor, die zu einer spezifischen Subsinnwelt der Altenpflege geführt hat. Für die Institution Pflege muss diese Form der Qualifizierung und Differenzierung von Rollentypologien Konsequenzen haben, die sich in der Subsinnwelt Pflege ausprägen und beispielsweise dem Pflegenden als besondere Relevanzstruktur in der Alltagswelt begegnen. Insofern alle Industriestaaten vor der demographischen Herausforderung stehen, eine zunehmende Anzahl von Pflegebedürftigen versorgen zu müssen, ist davon auszugehen, dass die gesellschaftliche Konstruktion der Pflege und Altenpflege und damit die Institution Pflege und die Einrichtungen, in denen gepflegt wird, sich zurzeit in einem umfassenden Wandel befinden. Aus der Perspektive der Lebensweltanalyse ist dieser Wandel ein Prozess der Institutionalisierung und Differenzierung weiterer Subsinnwelten, der aus dem Blickwinkel der Pflegewirklichkeit oder des zu Pflegenden analysiert werden kann und muss.

## Literatur

Berger, P. L.: Einladung zur Soziologie. Eine humanistische Perspektive; München 1977, (amerikan. Original von 1963)

Berger, P. L.; Luckmann, T.: Die gesellschaftliche Konstruktion der Wirklichkeit – Eine Theorie der Wissenssoziologie. Frankfurt 1984, 1969, (amerikan. Original 1966)

Grathoff, R.; Schütz, A.: In: Käsler, D.: Klassiker des soziologischen Denkens. Bd. 2, München 1978: 388–416

Husserl, E.: Die Krisis der europäischen Wissenschaften und die transzendentale Phänomenologie. Eine Einleitung in die phänomenologische Philosophie. Den Haag 1962, Original von 1936

Käsler, D.: Klassiker des soziologischen Denkens. Bd. 2. München 1978

Käsler, D.: Einführung in das Studium Max Webers. München 1979

Schütz, A.: Der sinnhafte Aufbau der sozialen Welt. Eine Einleitung in die «Verstehende Soziologie». Frankfurt /M 1981, (amerikan. Original 1932)

Schütz, A.: Gesammelte Aufsätze: Studien zur soziologischen Theorie. Bd.2. Den Haag 1971

Schütz, A.; Luckmann, T.: Strukturen der Lebenswelt. 2 Bde. Frankfurt/M 1984, 1979

de Vries, B.: Die suizidale Konstruktion der Wirklichkeit alter Menschen. Hamburg 1996

Weber, M.: Gesammelte Aufsätze zur Wissenschaftslehre. Tübingen 1968, 1922

Weber, M.: Gesammelte Aufsätze zur Religionssoziologie. Tübingen 1985, 1921

World Health Organization: World Health Report 2000. Genf 2000, http://www.woh.int/whr/previous/en

# 4
# Berufspädagogische und didaktische Grundlagen

Hannelore Muster-Wäbs, Kordula Schneider

## 4.1
## Einleitung

Das folgende Kapitel ist sowohl Anfängern und Anfängerinnen gewidmet, die im Bereich der Aus-, Fort- und Weiterbildung unterrichtlich beziehungsweise seminaristisch tätig werden, als auch Lehrenden, die bereits über Unterrichts- und Seminarerfahrungen verfügen und sich neueren didaktischen sowie berufspädagogischen Herausforderungen stellen wollen. Für Berufsanfänger und -anfängerinnen greifen in der Regel meist die «traditionellen Ansätze», die dadurch gekennzeichnet sind, dass Lehrende die gesamte Planung des Unterrichtsgeschehens vorwegnehmen und sich für die Vermittlung der Inhalte verantwortlich fühlen.

Traditionelle Ansätze

Bei diesen Ansätzen stehen meist nicht die Instruktionen der Lehrenden im Vordergrund, sondern vielfach kommt es zu einer Vermittlung von trägem Wissen («inert knowledge»). (Keuchel et al., 2003: 295) Der Blick ist häufig bewusst oder unbewusst auf die Vermittlung von Wissen gerichtet, wobei je nach gewählten didaktischen Ansatz die Perspektive der Lernenden mit berücksichtigt wird. Das «Herzstück», die Unterrichtsplanung, in der sich sämtliche Überlegungen wiederfinden, wird in der Regel verkürzt in einem Artikulationsschema beziehungsweise Verlaufsschema dargestellt. Dies lässt sowohl die lernpsychologische Akzentuierung erkennen als auch die einzelnen Handlungsschritte der beteiligten Akteure: Lehrende und Lernende im Unterrichtsgeschehen. Anfänger und Anfängerinnen brauchen zu Beginn ihrer Unterrichts- und Seminartätigkeit diese Sicherheit, indem sie alle Planungsunsicherheiten im Vorfelde versuchen abzuklären, und mögliche Unwegsamkeiten mit zu berücksichtigen. Diese der traditionellen Unterrichtsphilosophie verschriebenen Prinzipien, die darauf abzielen, Wissen aufzubereiten, zu veranschaulichen, zu reduzieren sowie zu vermitteln, sind wichtige und grundlegende Fähigkeiten und Regeln, die Unterrichtsanfänger und -anfängerinnen zu Beginn ihrer Berufstätigkeit lernen müssen.

Deshalb werden wir im Folgenden einige ausgewählte sowie pragmatische Instrumente beziehungsweise Hilfsmittel zur Planung und didaktischen Gestaltung von Lernarrangements vorstellen:

- Methoden zur Gestaltung einer Lerneinheit
- sowie didaktische Ansätze und Gestaltungsmöglichkeiten zur Grobgestaltung von Lerneinheiten. Hierbei greifen wir auf die klassische Phasierung von Unterrichts- und Seminareinheiten in Form von Handlungsschritten wie Einstieg, Erarbeitung, Sicherung sowie Transfer zurück.

Problem-Based Learning

Fortgeschrittene Anfänger und Anfängerinnen werden mit konstruktivistischen Merkmalen des Unterrichts- und Seminargeschehens konfrontiert. Exemplarisch greifen wir das Problem-Based Learning heraus, da diese übergeordnete Theorie der Gestaltung von Lehr-Lern-Prozessen nicht nur international verbreitet ist, sondern auch umfangreich überprüft und sowohl für schulische als auch für betriebliche Aus- und Weiterbildung geeignet ist.

Action-Learning

Im zweiten Teil des Aufsatzes greifen wir einen Ansatz heraus, der diesen Ansprüchen des konstruktivistischen Lernens gerecht wird. Wir haben uns für das Action-Learning entschieden, weil es alle wesentlichen Elemente des konstruktivistischen Lernens vereint. Erwachsene lernen am besten, wenn die Inhalte für sie persönlich relevant, nützlich und neu sind, und wenn sie den Lernprozess selbst aktiv steuern können. Nachhaltig wird also gelernt, «was in biographische und soziale Kontexte eingebettet ist, was in die eigene Identität passt, was in Lebenssituationen verwendbar ist». (Siebert, 1996: 31). Vorratslernen hingegen hat sich in motivationaler, fachlicher, sozialer und finanzieller Hinsicht als wenig wirksam erwiesen: Häufig sind die erarbeiteten Inhalte weder nachhaltig handlungsleitend noch motivierend, oft fehlt auch der konkrete Anwendungsbezug.

In solchen Bildungsveranstaltungen oder Seminaren wird in einem sozialen Kontext gelernt, der nicht dem am Arbeitsplatz entspricht. Soziale Prozesse im Lerngeschehen sind von daher nur geringfügig wirksam für soziale Prozesse am eigenen Arbeitsplatz.

Die Erkenntnis, dass eine Institution oder Organisation nur dann ihrer Aufgabe gerecht wird und möglicherweise auch nur dann überlebt, wenn ihr Lerntempo größer oder zumindest genauso groß ist wie das Tempo der Veränderungen im Umfeld (Donnenberg, 1999: 79 f.), zwingt zur Suche nach neuen Lernkonzepten und der Entwicklung einer kollektiven Lernkultur in Institutionen oder Organisationen. Ein möglicher und sinnvoller Ansatz stellt nach unserer Meinung das Action Learning dar. Dieses Konzept bietet eine Verschränkung von Theorie und Praxis, weil Lernen und die Anwendung des Gelernten am Arbeitsplatz integriert sind. Darüber hinaus bietet sich Action Learning für jede Form des Lernens am Arbeitsplatz an. Im Bereich des Pflegemanagements gilt das zum Beispiel bei der Durchführung von Innovationsprojekten, weil der Kostendruck steigt oder Effizienzprobleme zu lösen sind. In der Fort- und Weiterbildung von Pflegepädagogen kann damit beispielsweise den Veränderungen in den Pflegeberufen konstruktiv entgegen getreten werden.

## 4.2
# Didaktik für Anfänger und Anfängerinnen

Planungsarbeit

Für die Gestaltung und Durchführung von Lernarrangements ist der Lehrende verantwortlich. Er muss eine hypothetische Vorbereitung – häufig auch als Planung bezeichnet – vorwegnehmen, die sowohl den Lernenden als auch die zu erwerbenden Kompetenzen und Intentionen in den Mittelpunkt des Geschehens

**Tabelle I 4-1**: Beispiele für Abstraktionsebenen didaktischen Handelns

| Didaktische Ansätze und Konzepte | Zum Beispiel:<br>■ Motivations- und problemorientiertes Konzept (H. Roth)<br>■ Kognitionsorientiertes Konzept (M. Grell/J. Grell)<br>■ Erfahrungsbezogenes Konzept (I. Scheller)<br>■ Persönlichkeitsentwickelndes Konzept (A. Tausch/R. Tausch)<br>■ Handlungsorientiertes Konzept (H. Meyer) |
|---|---|
| | **Methodische Grundformen** |
| **Makromethoden** | Zum Beispiel:<br>■ Rollenspiel, Projekt, Strukturlegeplan, Gruppenpuzzle |
| **Mikromethoden** | Zum Beispiel:<br>■ Blitzlicht, Abschiedsgeologie, Sortieren und Clustern, Kugellager |

setzt. Andererseits sollte die Planung aber auch so offen sein, dass Lehrende und Lernende im Prozess diese Gestaltungsaufgaben gemeinsam übernehmen können. Es hat sich in der Unterrichts- und Seminarpraxis gezeigt, dass es gerade für Anfänger und Anfängerinnen hilfreich ist, zu Beginn auf bestehende Konzepte, aber auch Methoden zurückzugreifen, die die Planungsarbeit enorm erleichtern und damit den Ablauf des Lerngeschehens steuern.

Dabei sollte die Planungsidee stets nur als Vorbereitungsidee gesehen werden. (Sloane, 1999: 11) Im Unterrichtsgeschehen selbst sind Offenheit, Flexibilität und Neugestaltung die zu berücksichtigenden Prämissen.

Bei den folgenden Ausführungen handelt es sich nicht um ein umfassendes und vollständig erfasstes Bild der berufspädagogischen Konzepte, Prinzipien und Methoden; es wird lediglich eine kleine Auswahl getroffen, die einerseits neue didaktische Trends aufgreift und diese nach bestimmten advance organizers kurz und knapp wiedergibt, so dass Lehrende ein grundlegendes Verständnis für ihre Seminar- und Unterrichtsarbeit erwerben. Sie erhalten erste Anregungen, welche Faktoren handlungsleitend für die Planung, Durchführung und Evaluation von Lernarrangements sein können.

*Abstraktionsebenen des didaktischen Handelns*

Um didaktische und berufspädagogische Entscheidungen treffen zu können, greifen wir zwei Abstraktionsebenen des didaktischen Handelns für die Seminar- und Unterrichtstätigkeit heraus. Hierbei handelt es sich um methodische Grundformen und um Ansätze beziehungsweise Konzepte (s. **Tab. I 4-1**).

## 4.2.1
## Methodische Grundformen

Methoden als Verfahrensweisen steuern und gestalten als solche den Unterricht beziehungsweise ein Seminar und bestimmen damit den Handlungsspielraum von Lehrenden und Lernen. (Muster-Wäbs/Schneider, 2001: 2) Klafki sieht die Unterrichtsmethode «... als Inbegriff der Organisations- und Vollzugsformen zielorientierten unterrichtlichen Lehrens und Lernens» an. (1993: 131) Nach ihm umfassen Methoden sowohl die Akte der Unterrichtsorganisation auf Seiten der Lehrenden, aber auch die erstrebten und zu ermöglichenden Lernprozesse der Lernenden. Er stellt kritisch die Frage, «ob die Organisations- und Vollzugsformen des Lehrens adäquates Lernen ermöglichen». (Klafki, 1993: 131).

Unterrichtsmethoden

Das Ziel von Unterrichtsmethoden besteht demzufolge nicht nur darin, Lernende zu motivieren und lernfördernde Effekte zu erreichen, sondern auch eine Steigerung der Methodenkompetenz bei Lernenden zu bewirken. Gerade durch Selbsterschließungsmethoden (Arnold/Schüßler, 1998: 125), wie zum Beispiel Texte lesen, Inhalte strukturieren und Sachverhalte präsentieren, werden die Lernenden in den Stand versetzt, ihr Lernen selbst zu steuern, sie werden zunehmend selbständiger und entwickeln sich darüber hinaus unabhängiger von den Vorgaben der Lehrenden. Methoden sollten immer für die Aneignung von Inhalten eingesetzt werden. Sie sollten dabei jedoch nicht nur als Mittel zum Zweck gesehen werden, sondern als eine eigenständig zu erwerbende Kompetenz, die Lernenden hilft, Wissen aufzunehmen, zu verarbeiten und anzuwenden. «Wenn Lernende die Chance erhalten sollen, methodenkompetent zu werden, so ist selbstredend die Methodenkompetenz der Lehrenden die Voraussetzung dafür». (Muster-Wäbs/ Schneider, 2001: 5).

Makro- und Mikromethoden

Bei den methodischen Grundformen werden Makromethoden von Mikromethoden unterschieden. «Makromethoden haben eine größere zeitliche und strukturierende Reichweite». (Pahl/Ruppel, 2001: 34).

Sie verfügen in der Regel über eine eigene in sich schlüssige Phasierung und geben damit dem Lehrenden eine gute Orientierungshilfe für seine Aktionsanteile sowie für die Spielräume der Lernenden. In den meisten Fällen lassen sich die Makromethoden den drei klassischen Schritten des Handlungszyklus – Planung, Durchführung und Bewertung – zuordnen. Innerhalb der Makromethoden selbst wiederum steuern einzelne Mikromethoden, wie zum Beispiel Blitzlicht, Sortieren, Partnerinterview etc. nicht nur die Interaktion zwischen den Lernenden, sondern zum Teil auch zwischen Lehrenden und Lernenden. Es gibt eine Fülle von Methoden, die zu der Kategorie der Makromethoden gehören, unter anderem das Projekt, das Planspiel sowie das Rollenspiel. Aus Platzgründen können hier nicht alle Methoden näher beschreiben werden. Exemplarisch wird das Projekt mit seinen eigenen Schritten und Merkmalen nach Gudjons (2003: 2) herausgegriffen.

Projektmethode

Diese methodische Grundform weist bereits eine hohe Affinität zu didaktischen Ansätzen auf. (Bastian/Gudjons, 1988: 15ff.) Auch wenn die Projektmethode nicht gerade zu den Methoden gehört, die Anfänger zu Beginn ihrer Unterrichtstätigkeit umsetzen sollten, so haben wir uns dennoch für diese Methode entschieden, weil sie für uns folgende Prämissen realisiert:

- sie beinhaltet eine eigene Phasierung, die dem handlungsorientierten Unterrichten sehr nahe kommt
- es ist ein hoher Grad von Selbständigkeit und Selbsttätigkeit der Lernenden möglich
- es lassen sich unterschiedliche Mikromethoden in den vier Handlungsschritten der Projektmethode realisieren (s. **Tab. I 4-2**)
- es werden die drei Handlungsschritte Planung, Durchführung und Evaluation realisiert
- es handelt sich um eine offene Unterrichtsform, die den Lehrenden und Lernenden bestimmte Rollen abverlangt
- es wird eine Produktrealisierung angestrebt, die gesellschaftliche Relevanz haben sollte und damit eine Art der Öffentlichkeitsarbeit darstellt
- sie vereinigt sowohl soziales als auch fächerintegratives Lernen. (Gudjons, 2003: 2 ff.)

**Tabelle I 4-2:** Phasen und Merkmale des Projektunterrichts mit ausgewählten Mikromethoden

| Phasen eines Lernarrangements | Projektschritte und Projektphasen | Merkmale | Ausgewählte Mikromethoden |
|---|---|---|---|
| **Einstieg** Einführung oder Hinführung in eine Lernsequenz mit verschiedenen Funktionen: ■ neugierig machen ■ Fragehaltung erzeugen ■ thematischen Überblick verschaffen ■ Mitbestimmung und Mit-verantwortung ermöglichen ■ Ziele und Vorgehensweise klären | 1. Eine für den Erwerb von Kompetenzen geeignete sowie problemhaltige Sachlage auswählen. | ■ Situationsbezug ■ Orientierung an den Interessen der Beteiligten ■ gesellschaftliche Praxis-relevanz | ■ Kreativitätsrunde ■ Brainstorming ■ Brainwriting |
| **Erarbeitung** Arbeitsphase, in der eine inhaltliche Auseinandersetzung beziehungsweise Vertiefung der Thematik erfolgt. | 2. Gemeinsam einen Plan zur Problemlösung entwickeln. | ■ zielgerichtete Projekt-planung ■ Selbstorganisation ■ Selbstverantwortung | ■ Zielscheibe ■ Mehrpunktabfrage ■ Bilanzierungswaage |
| | 3. Sich mit dem Problem handlungsorientiert auseinandersetzen. | ■ Einbeziehen aller Sinne ■ soziales Lernen | ■ Strukturlegeplan ■ Gruppenpuzzle ■ Freiflug |
| **Sicherung/Transfer** Sicherung = Überprüfung der Prozess- und Ergebnisfaktoren Transfer = Wissensübertragung auf andere Anwendungssituationen | 4. Die erarbeitete Problem-lösung anderen mitteilen, nutzen und reflektieren. | ■ Produktorientierung ■ Interdisziplinarität ■ Grenzen des Projekt-unterrichts | ■ Feedbackrunde ■ Kartenabfrage ■ Abschiedsgeologie |

**Hinweis:** Literatur zur Vertiefung der Mikro- und Makromethoden: Greving, J.; Paradies, L.: Unterrichts-Einstiege. Ein Studien- und Praxisbuch. Cornelsen Scriptor, Berlin 1996; Meyer, H.; Rüller, H.: Einstiegsvarianten mit Beispielen. In: Unterricht Pflege, 2 (1997) 4: 8–22; Methodenrepertoire, Unterricht Pflege, 6. (2001) 4; Muster-Wäbs, H.; Pillmann-Wesche, R.: Gruppen und Teams leiten und anleiten. Neue Pädagogische Reihe Bd. 1, Prodos Verlag, 1. Aufl., Brake 2003

Methodenentscheidungen sind, wie oben bereits dargestellt, von einer Vielzahl von Implikationen abhängig. Die Entscheidung für die eine oder andere Methode er-folgt nicht nur intentional und thematisch, sondern in starkem Maße werden auch die Lernbedürfnisse sowie die Lernvoraussetzungen der Teilnehmenden berück-sichtigt. Dies spiegelt sich entsprechend in der Unterrichtsplanung wider, deren Bestandteil ein didaktisches Konzept sein kann, welches diese Entscheidungen ex-plizit berücksichtigt.

Die **Tabelle I 4-2** versucht, die Schritte der Projektmethode den vier übergeord-neten Phasen von Unterricht beziehungsweise Seminar – Einstieg, Erarbeitung, Sicherung und Transfer – zuzuordnen. Ebenso werden einige ausgewählte Mikro-methoden in den einzelnen Projektphasen aufgeführt.

### 4.2.2
## Didaktische Ansätze beziehungsweise Konzepte

Hierfür finden sich in der Literatur eine Fülle von synonymen Begriffen wie zum Beispiel Unterrichtsmodelle, Unterrichtsansätze, Seminarkonzeptionen und Me-thodenkonzeptionen. Ganz im Gegensatz zu didaktischen Modellen (wie z. B. die bildungstheoretische Didaktik von Klafki oder die kritisch kommunikative Didaktik von Winkel), die stark theoriegesteuert sind, verfolgen Konzepte unterrichtspraktische Ziele. Das vordergründige Ziel didaktischer Ansätze liegt darin, Unterrichtsinhalte didaktisch zu strukturieren und damit gleichzeitig lernpsychologisch – je nach gewähltem Ansatz – aufzubereiten. Keine Hilfe allerdings bieten sie in der Auswahl der Unterrichtsinhalte. (Schneider, 1998: 40)

Hierin liegt auch gleichzeitig ihr Manko begründet, denn bestimmte theoretische Probleme werden ausgeklammert. Häufig stehen Fragen der Methodik oder alltägliche Unterrichtsprobleme im Vordergrund der Überlegungen. In den meisten Unterrichtskonzepten wird der Zusammenhang zwischen Zielen, Inhalten, Methoden und Medien didaktisch begründet aufgeführt und mögliche Phasierungen beziehungsweise Handlungsschritte von Unterrichtsstrukturen sind vorgegeben. (Jank/Meyer, 1991: 290) Diese wurden erstmals durch die lerntheoretische Didaktik von Heimann, Otto, Schulz (1965) thematisiert. Unterrichtsprinzipien und gewünschtes Lehrerinnen- und Schülerinnenverhalten runden häufig das Konzept ab. Darüber hinaus werden auch organisatorische Rahmenbedingungen thematisiert. Wie die Pluralformen «Didaktische Ansätze» und «Konzepte» vermuten lassen, gibt es nicht *den* didaktischen Ansatz oder *das* didaktische Konzept. Ein Lehrender in der Aus-, Fort- und Weiterbildung entscheidet über Auswahl und Wertigkeit der verschiedenen Ansätze, Prinzipien und Methoden, die meist auf der Basis verschiedenster Bedingungen wie Inhalt/Thema, Zielgruppe, Intentionen, Zeit usw. getroffen wurden. (Schneider, 1998: 39)

Zusammenfassend lassen sich für die didaktischen Ansätze folgende Vorteile skizzieren:

Didaktische Ansätze
und Konzepte
- Sie geben Anfängern und Anfängerinnen Hilfestellung für die Planung und Durchführung von Unterricht beziehungsweise Seminaren.
- Sie sind nicht fachgebunden und können demzufolge für alle Thematiken und Fragestellungen genutzt werden; einschränkend ist jedoch anzumerken, dass bestimmte Themenbereiche eine gewisse Affinität zu didaktischen Konzepten aufweisen.
- Sie besitzen normativen Charakter.
- Sie erleichtern die Auswahl der Methoden.
- Sie geben dem Lernarrangement eine Struktur und Abfolge.
- Sie gestalten den Unterricht abwechslungsreich, lerntypengerecht und geben Lernenden die Möglichkeit, die Unterrichtsschritte nachzuvollziehen. (Martens/Schneider, 1996: 65 f.)

Die folgende **Tabelle I 4-3** zeigt übersichtsweise einige wichtige Unterrichtskonzepte, die bei der Realisierung von Seminaren und Unterrichten zum Tragen kommen. Die fünf ausgewählten Konzepte mit unterschiedlich stark ausgeprägter didaktischer und lernpsychologischer Akzentuierung haben sich bislang in der Unterrichts- und Seminarpraxis für Anfänger und Anfängerinnen erfolgreich bewährt. Wir ordnen diese fünf didaktischen Ansätze den vier Phasen beziehungsweise Strukturelementen: Einstieg, Erarbeitung, Sicherung und Transfer einer Lerneinheit zu. Ebenso stellen wir das damit verbundene unterschiedlich ausgerichtete Lernverständnis der Ansätze dar und führen einen Vergleich durch.

Durch die Entscheidung für einen didaktischen Ansatz wird gleichzeitig auch der didaktische Fokus der thematischen Umsetzung gewählt.

**Tabelle I 4-3:** Gemeinsamkeiten und Unterschiede ausgewählter didaktischer Konzepte (Martens/Schneider, 1996: 39, 59; stark verändert)

| Allgemeine Phasen | Didaktische Ansätze | | | | |
|---|---|---|---|---|---|
| | **Motivations- und problemorientiertes Konzept (H. Roth)** | **Kognitions-orientiertes Konzept (M. Grell/J. Grell)** | **Erfahrungsbezogenes Konzept (I. Scheller)** | **Persönlichkeits-entwickelndes Konzept (A.Tausch/R.Tausch)** | **Handlungs-orientiertes Konzept (H. Meyer)** |
| **Einstieg** | 1. Stufe der Motivation 2. Stufe der Schwierigkeit | 1. Positiv reziproke Affekte 2. Informierender Unterrichtseinstieg | 1. Aneignung von Erfahrungen | 1. Arbeitsbeginn, persönliches Kennenlernen der Aufgabe | 1. Vorbereitungsphase 2. Handlungsorientierter Einstieg 3. Einigung auf das Handlungsprodukt |
| | **Lerndefizit** | **Zielvorgabe** | **unstrukturierte oder unbewusste Erlebnisse** | **Mitbestimmung** | **gemeinsame Planung** |
| **Erarbeitung** | 3. Stufe der Lösung 4. Stufe des Tuns und Ausführens | 3. Informationsinput 4. Anbieten von Lernaufgaben 5. Selbstständige Arbeit an Lernaufgaben | 2. Verarbeitung von Erlebnissen und Phantasien | 2. Fachgerechtes Erarbeiten und Untersuchen der Teilaufgaben | 4. Erarbeitungsphase |
| | **eigenes Problemlöseverhalten** | **Lernerfahrungen** | **verdichtete Deutungen** | **selbstständige oder arbeitsgleiche Erarbeitung** | **Erarbeitung mit allen Sinnen** |
| **Sicherung** | 5. Stufe des Behaltens | 6. Auslöschung | 3. Veröffentlichung von Erfahrungen | 3. a) Abschließen, Ordnen und Verwerten | 5. Auswertungsphase |
| | **Lösungsbewertung** | | **Haltungen** | **Persönlichkeitsentwicklung** | **Handlungskompetenz** |
| **Transfer** | 6. Stufe des Bereitstellens, der Übertragung und der Integration | 7. Feedback und Weiterverarbeitung oder Rendezvous mit Lernschwierigkeiten 8. Verschiedenes oder Gesamtevaluation | | 3. b) weiterführendes Klären und Anwenden | |
| | **Verhaltensänderung** | **Generalisierung** | | **Persönlichkeitsentwicklung** | |
| **Verständnis von Lernen** | Motivation und das zu bewältigende Problem führen zu Lösungsversuchen und verändern das Handlungsrepertoire. | Aus strukturierten Informationen werden selbstständig anhand von Lernaufgaben Lernerfahrungen konstruiert. | Erlebnisse und Erfahrungen werden mit Wissen anderer (Lehrer, Schüler, Wissenschaftler) verarbeitet und führen zu Haltungen. | Konstruktive Mitbestimmung über Inhalte, Methoden und Ergebnisse fördert die Persönlichkeitsentwicklung | Gemeinsame Planung, Erarbeitung mit allen Sinnen und gemeinsame Reflexion fördern den Erwerb der Handlungskompetenz |

Anmerkung: Zur Vertiefung der didaktischen Ansätze siehe hierzu: Martens, M.; Sander, K.; Schneider, K. (Hrsg.): Didaktisches Handeln in der Pflegeausbildung. Dokumentation des 1. Kongresses zur Fachdidaktik der Gesundheit. Prodos Verlag, Brake 1996

Im Folgenden werden kurz die didaktischen Akzentuierungen innerhalb der Ansätze erläutert.

### Motivations- und problemorientierter Ansatz nach Roth

Motivations- und problemorientierter Ansatz nach Roth

Durch ein vom Lehrenden konstruiertes Problem, das real oder simulativ sein kann, werden die Lernenden mit einer Aufgaben- beziehungsweise Problemstellung konfrontiert, die nicht nur motivierenden Charakter hat, sondern auch eine gewisse Herausforderung an die Lernenden darstellt. Der damit verbundene Lernwiderstand, der häufig durch ein Lerndefizit gekennzeichnet ist, stellt den Motor für die weiteren Lernanstrengungen der Lernenden dar. Entweder entwickeln die Lernenden selbst aufgrund ihres Vorwissens entsprechende Lösungsstrategien oder der Lehrende hilft bei der Lösungsfindung. Die gefundenen Lösungsstrategien können entweder durch praktisches Tun oder durch kognitives Probehandeln geprüft werden. Entscheidend ist das eigenständige Tun und Handeln der Lernenden. Dieses soll letztendlich auf die berufliche Realität übertragen werden. (Roth, 1963; Martens/Schneider, 1996: 40 ff.)

### Kognitionsorientierter Ansatz nach Grell/Grell

Kognitionsorientierter Ansatz nach Grell/Grell

Bei diesem Ansatz steht zu Beginn der Lernsequenz beziehungsweise des Seminars eine umfassende Aufklärung der Lernenden über die Thematik, die Ziele und methodische Vorgehensweise. Die Teilnehmer/innen erhalten anhand von W-Fragen (Was wird gemacht? Wie wird es gemacht? Warum wird es gemacht?) eine strukturierte Übersicht über das Lernarrangement. Je nach Kompetenz und Selbständigkeit der Lernergruppe können hier Mitentscheidungen oder Voten eingebracht werden. In Form eines gut visualisierten Wissensinputs, der durch einen Lehrervortrag, durch Medien wie Film, Informationsblätter oder Experten gestaltet sein kann, ist die Grundvoraussetzung gelegt, dass Lernende auf der Basis dieses Wissensinputs anhand von Lernaufgaben ihre Lernerfahrungen machen können. In diesem Ansatz wird auf die klassische Auswertungsphase verzichtet. Der Erarbeitungsphase folgt entweder eine Weiterverarbeitung oder wenn erforderlich eine Reflexion beziehungsweise eine Feedbackrunde zu dem Unterrichtsprozess und Unterrichtsergebnis. (Grell/Grell, 1983; Martens/Schneider, 1996: 44 ff.)

### Erfahrungsbezogener Ansatz nach Scheller

Erfahrungsbezogener Ansatz nach Scheller

Der erfahrungsbezogene Ansatz geht davon aus, dass Lernen in verschiedenen Situationen stattfindet und von den Sinnen aufgrund der eigenen biographischen Prägung unterschiedlich wahrgenommen wird. Damit sind die Erfahrungen auch unterschiedlich bewusst präsent. (Scheller, 1996: 4) Für einen erfahrungsbezogenen Ansatz steht nicht nur die Vermittlung und Aneignung von thematischen Schwerpunkten im Mittelpunkt des Unterrichtsgeschehens, sondern die bereits vorhandenen Erfahrungen mit dem Wissen sind von zentraler Bedeutung. Diese sollen bewusst gemacht werden, damit sie sich mit den Aspekten der Verarbeitung zu Haltungen verdichten können. (Scheller, 1987; Martens/Schneider, 1996: 48 ff.)

### Persönlichkeitsorientierter Ansatz nach Tausch/Tausch

Persönlichkeitsorientierter Ansatz nach Tausch/Tausch

Der persönlichkeitsorientierte Ansatz setzt auf Wertschätzung und Empathie aller Beteiligten im Unterrichtsprozess. Von Anfang an sollen die Lernenden (je nach Kompetenzstand) an der Unterrichtsgestaltung mitbeteiligt sein. Dies kann in Form von inhaltlichen oder methodischen Mitentscheidungen passieren oder in Form von spontanen, persönlichen Gedanken oder Gefühlen zu der Thematik. Der Lehrende nimmt während des gesamten Unterrichtsgeschehens fördernde

Tätigkeiten wahr, die den vier psychosozialen Grundwerten des didaktischen Ansatzes entsprechen:

- Selbstbestimmung der Person
- Achtung der Person
- Förderung der seelischen und körperlichen Funktionsfähigkeit einer Person
- sowie soziale Ordnung.

Diese Ziele werden vor allen Dingen in der selbständigen Erarbeitung, die immer arbeitsgleich zu bestimmten Teilaspekten erfolgt, von den Lernenden verwirklicht. Durch die gegenseitige ergänzende Erklärung, die überschauende Ordnung und die Verwertung der gemeinsam erarbeiteten Ergebnisse sehen Tausch/Tausch die Möglichkeit verwirklicht, zu einer Persönlichkeitsentwicklung beigetragen zu haben. (Tausch/Tausch, 1979; Martens/Schneider, 1996: 52 ff.)

*Handlungsorientierter Ansatz nach Meyer*

Handlungsorientierter Ansatz nach Meyer

Der handlungsorientierte Ansatz setzt auf gemeinsame Planung der Lernenden mit den Lehrenden. Durch die gemeinsame Vereinbarung eines Handlungsproduktes, das sowohl gegenständlich-materiell als auch geistig-immateriell sein kann, verifizieren sich die Ziele der Lehrenden wie auch die Ziele der Lernenden. Das gemeinsam zu erstellende Handlungsprodukt wird damit nicht nur angestrebtes Ergebnis des Unterrichts, sondern auch gleichzeitig zum Handlungsleitfaden der Vorgehensweise. Bei der Realisierung eines derartigen Ansatzes werden außerdem bestimmte Merkmale des Unterrichtens erfüllt. Dazu gehören unter anderem:

- Verschränkung von personalen mit inhaltlichen Aspekten
- Ausgewogenheit zwischen Führung und Selbständigkeit sowie Selbsttätigkeit
- Berücksichtigung subjektiver Schülerinteressen
- Beteiligung der Lernenden an Planung, Durchführung und Evaluation des Lernarrangements
- Ausgewogenheit zwischen Kopf-, Herz- und Handarbeit.
  (Meyer, 1996: 9 ff.; Martens/Schneider, 1996: 55–58)

Ansatz von Grell/Grell für Anfänger

Aus der Erfahrung mit Pflegepädagogikstudenten und -studentinnen als auch in der Begleitung von Referendaren in verschiedenen Ausbildungsschulen hat sich gezeigt, dass die Anwendung des didaktischen Konzeptes von Grell/Grell gerade zu Beginn der Lehrertätigkeit hilfreich ist. Folgende Gründe sprechen dafür:

- hohe Planungssicherheit im Vorfeld
- durch den Informationsinput ist eine starke Lehrerlenkung möglich
- durch die Abstimmung von Informationsinput und Lernaufgaben kann das Lerngeschehen stark gelenkt und gesteuert werden, demzufolge sind die Fragen und Probleme seitens der Lernenden kalkulierbar und einschätzbar und können während der Betreuung der Gruppenarbeit gut begleitet werden
- der wesentliche Anteil der Lehrertätigkeit liegt in der eigentlichen Vorplanung und der didaktischen Gestaltung der Infoinputs inkl. Lernaufgaben
- der aktive Teil des Lehrenden liegt in der ersten Hälfte des Unterrichts, wobei der Infoinput nicht als Unterrichtsgespräch angelegt ist. Demzufolge ist im ersten Teil keine umfangreiche Interaktionssteuerung beziehungsweise sofortiges Reagieren im Prozess erforderlich. Der Lehrende legt zu Beginn eine Wissensbasis für alle Lernenden, die in Form eines Vortrages erfolgen kann. Die eigentliche Auseinandersetzung erfolgt dann in der selbständigen Bearbeitung der Lernaufgaben.

Aus diesen besagten Gründen haben wir uns dazu entschieden, den Ansatz von Grell/Grell etwas näher darzulegen. Im Folgenden beschreiben wir kurz die einzelnen Phasen und geben darüber hinaus sowohl didaktische Hinweise als Begründungszusammenhänge (s. **Tab. I 4-4**).

**Tabelle I 4-4:** Das kognitionsorientierte Unterrichtskonzept nach Grell/Grell (Grell/Grell, 1983: 103 ff.; Martens/Schneider, 1996: 44–47)

| | Unterrichtsphase | Beschreibung | Didaktische Hinweise und Begründung |
|---|---|---|---|
| **Einstieg** | **Phase 0:** **Direkte Vorbereitung** | Lehrender (L.) trifft die notwendigen Vorbereitungen für den Unterricht (z. B. Arbeitsmaterial zusammenstellen, Wandzeitung vorbereiten, Tafelbild anfertigen, OHP bzw. Beamer prüfen). | Gibt dem Lehrenden Sicherheit, indem er sich die Struktur des Unterrichtsverlaufs noch mal vergegenwärtigt und unnötige Störquellen im Vorfeld ausschaltet |
| | **Phase 1:** **Positiv reziproke Affekte** (wenige Minuten) | L. bemüht sich, positiv reziproke Affekte bei den Schülern auszulösen. Kann sowohl themenbezogen (z. B. Erwartungen, Interesse am Thema) als auch nicht themenbezogen (z. B. positives Feedback, etwas Persönliches äußern) sein | ■ Kontaktaufnahme zu den Lernenden ■ Einstieg bestimmt maßgeblich den weiteren Unterrichts- bzw. Seminarablauf ■ angenehme Lernatmosphäre hat positiven Einfluss auf das Lernen |
| | **Phase 2:** **Informierender Unterrichtseinstieg** (2 bis 5 Minuten) | L. teilt den Lernenden mit, **was** sie im folgenden Unterricht lernen können, **warum** sie es lernen und **wie** der Unterrichtsverlauf geplant ist: ■ L. gibt Thema und Ziele der Stunde bekannt und begründet beides; er gibt eine grobe Übersicht über den geplanten Unterrichtsverlauf ■ L. visualisiert die Elemente des informierenden Unterrichtseinstieges ■ L. bittet die Lernenden um Stellungnahme (ggf. müssen L. und Lernende gemeinsam einen alternativen Unterrichtsverlauf entwerfen) | ■ Informationen bilden die Grundlage, um die **willkürliche Lernbereitschaft** zu wecken. Annahme: Menschen sind bereit zu lernen, wenn sie Ziel und Sinn der Arbeit erkennen. ■ Intentionen des L. werden dadurch transparent gemacht ■ Der informierende U.-E. dient dem L. als Instrument für die eigene Planung, denn er muss sich mit Zielen und Ablauf im Vorfeld auseinandersetzen ■ Lernende werden angeregt, Lernaktivitäten zu mobilisieren |
| **Erarbeitung** | **Phase 3** **Informationsinput** (5 bis 10 Minuten) | L. gibt didaktisch reduzierte, strukturierte und visualisierte Informationen an die Lernenden weiter. Wichtig hierbei ist, dass nur Infos gegeben werden, die zur Bearbeitung der Lernaufgaben erforderlich sind. Vier mögliche Formen des Infoinputs gibt es: 1. **Vormachen, zeigen, erklären, demonstrieren** (Lernen am Modell) … | ■ Effizienz der Informationsaufbereitung ■ Hiermit wird die Vorbedingung für Lernen geschaffen. ■ Wer Output erwartet, muss Input geben. ■ Informationen sind die Grundlage dafür, dass die Lernenden die Lernaufgabe daran ausführen können. Nur dann ist es möglich, Lernerfahrungen zu machen. … |

**Tabelle I 4-4:** (Fortsetzung)

| | Unterrichtsphase | Beschreibung | Didaktische Hinweise und Begründung |
|---|---|---|---|
| **Erarbeitung** | | 2. **Set** (Reduzierung der Reize und Konzentration auf das Wesentliche)<br>3. **Erklären** (in Form eines Lehrervortrages oder kurzer Erläuterungen, die visualisiert sind und mit advance organizer versehen sind). Verständlichkeit wird durch Einfachheit, Ordnung, Prägnanz und Stimulanz gewährleistet.<br>4. Gut strukturiertes **Infomaterial**, mit dessen Hilfe sich die Lernenden die notwendigen Informationen selbst erschließen<br><br>Diese Phase kann in die 4. Phase übergehen | ■ Lernen: Informationen und Erfahrung |
| | **Phase 4**<br>**Anbieten von Lernaufgaben**<br>(zirka 5 Minuten) | L. stellt den Lernenden eine oder mehrere interessante Lernaufgaben, die wenig Reaktanz auslösen:<br>■ L. demonstriert an einem Beispiel, wie die Aufgabe bearbeitet werden kann<br>■ L. bittet die Lernenden, die Lernaufgabe einzeln, zu zweit oder in Gruppen zu bearbeiten<br>■ L. teilt den Lernenden mit, wie das Ergebnis aussehen soll und wie viel Zeit zur Bearbeitung der Lernaufgabe vorgesehen ist<br>■ L. informiert die Lernenden darüber, wie das Arbeitsergebnis weiterverarbeitet werden soll | ■ Lernaufgaben stellen die «Herzstücke» des Unterrichtsgeschehens dar.<br>■ Lernende werden angeregt, Lernaktivitäten auszuführen, damit sie Lernerfahrungen machen können. |
| | **Phase 5**<br>**Selbständige Arbeit an den Lernaufgaben**<br>(bis 35 Minuten und länger) | Lernende setzen sich selbständig mit der Lernaufgabe auseinander. L. lässt die Lernenden selbständig arbeiten und übernimmt, wenn nötig, beratende Funktionen für einzelne Lernende oder Gruppen. | ■ wichtigste Phase des Unterrichtsgeschehens<br>■ wesentliche Ziele des Unterrichtsgeschehens werden hier erreicht.<br>■ anschließende Plenumsphase ist nicht immer notwendig, (sie entfällt, wenn die Lernenden in dieser Phase ihre Ziele erreicht haben) |

*(Fortsetzung)*

**Tabelle I 4-4:** (Ende)

| | Unterrichtsphase | Beschreibung | Didaktische Hinweise und Begründung |
|---|---|---|---|
| **Transfer** | **Phase 6** **Auslöschung** (wenige Minuten) | Eine Auslöschphase (Umstellung von der selbständigen Arbeit auf die Arbeit im Plenum) ist dann angezeigt, wenn nach der Lernaufgabenphase noch eine Weiterverarbeitungsphase im Plenum erfolgen soll. Möglichkeiten, eine Auslöschung herbeizuführen, sind: ■ alte Plätze einnehmen ■ für eine andere Sitzordnung sorgen ■ kleine Pause einlegen organisatorische Aspekte klarstellen ■ alle Dinge, die nicht auf die inhaltliche Arbeit bezogen sind, klären | ■ Das Bedürfnis, in der Gruppe weiterzuarbeiten, wird ausgelöscht, ■ Die Aufmerksamkeit wird auf das Plenum gelenkt. |
| | **Phase 7** **Feedback und Weiterverarbeitung oder Rendezvous mit Lernschwierigkeiten** (je nach Bedarf) | In dieser Phase stehen die Lernenden im Mittelpunkt des Unterrichtsgeschehens. Der L. ist offen für ihre Belange und Fragen: ■ Lernende bekommen eine **Rückmeldung** über ihre Arbeitsergebnisse und ggf. über ihre Arbeitsweise. ■ Sind die gewünschten Lernerfahrungen in Phase 5 gemacht worden, so können in der **Weiterverarbeitung** neue Aspekte der bearbeiteten Inhalte behandelt werden (anwenden, übertragen, festigen, kritisch prüfen, durchdenken, weiterführend fragen etc.). ■ Sind die gewünschten Lernerfahrungen in Phase 5 **nicht** gemacht worden, so wird diese Phase für die Aufarbeitung der aufgetretenen **Lernschwierigkeiten** genutzt. | Die Weiterverarbeitungsphase verfolgt nachstehende Ziele: ■ Lernende können überprüfen, ob Arbeitsergebnisse richtig und angemessen sind. ■ Gelerntes kann praktisch angewendet werden. ■ Gelerntes wird auf neue Situationen übertragen. ■ Gelerntes wird kritisch überprüft. ■ Auf der Basis des Gelernten können neue Lernschritte erfolgen. ■ Vereinbarte Ziele können in dieser Phase vollständig erreicht werden. |
| | **Phase 8** **Verschiedenes oder Gesamtevaluation** (je nach Bedarf) | L. reflektiert mit den Lernenden den Unterricht; es kann eine Gesamtevaluation der Lerneinheit erfolgen. Die Evaluation kann sich sowohl auf das Ergebnis als auch auf den Prozess beziehen. **Oder:** L. nutzt die Zeit, um den Tagesordnungspunkt «Verschiedenes» zu behandeln. | L. und Lernende erhalten durch das Gespräch eine Rückmeldung über das Unterrichtsgeschehen. Sie ziehen Rückschlüsse für die Gestaltung der nachfolgenden Unterrichtstunden. |

## 4.3
# Didaktik für Fortgeschrittene

Die Forderung nach einer stärkeren Beteiligung der lernenden Teilnehmer am Unterrichts- und Seminargeschehen ist in den letzten Jahren nicht nur aufgrund der veränderten Gesetze, Rahmenrichtlinien und Ausbildungs- und Prüfungsverordnungen verstärkt worden, sondern auch im Zuge der Handlungsorientierung wurden derartige Hinweise deutlich. Hinzu treten gravierende Defizite von Lernenden, die nicht dazu in der Lage sind, das gelernte Wissen zu abstrahieren und in den jeweiligen Arbeits- und Berufskontext einzubinden. Diese Tatsache bezieht sich nicht nur auf die Ausbildungseinrichtungen, sondern gilt auch für Fort- und Weiterbildungsinstitute. Immer stärker stellt sich Berufspädagogen als auch Didaktikerinnen die Frage, wie Lernende ihr Wissen konstruieren und welcher Kontext erforderlich ist. Auf der Suche nach geeigneten Lösungen wurden die klassischen instruktionalen Ansätze durch zum Teil konstruktivistische abgelöst, indem sie das problemorientierte und situierte Lernen mehr in den Vordergrund rückten und hier den Ort sahen, in dem «Experten am ehesten ihre impliziten Strategien explizieren und die Lerner entsprechend das anwendungsbezogene Wissen aufbauen (können)». (Mandl et al., 1992: 135). Hierbei geht es nicht nur um das domänenspezifische Wissen, sondern auch um Handlungsstrategien, die sowohl Lernkompetenzen als auch Heurismen einschließen. Alle Ansätze, die dem situierten Lernen verschrieben sind, «verzichten insofern auf eine didaktische Reduktion im Sinne der Vorgaben von Regeln und Prinzipien, sondern nutzen die Komplexität der Situation, um eine reflexive Handlungs- und Gestaltungsfähigkeit zu fördern». (Keuchel et al., 2003: 295).

Als eine mögliche Reaktion auf diese unterrichtlichen Herausforderungen kann die Entwicklung des Ansatzes «Problem-Based Learning» gesehen werden. Sich diesen Herausforderungen zu stellen, gehört sicherlich in das Arbeitsfeld von fortgeschrittenen Pädagoginnen und Pädagogen sowie Pflege- beziehungsweise Berufspädagogen, die bereits über bestimmte Grundlagen bei der Planung, Durchführung und Evaluation von Unterrichts- und Seminargeschehen verfügen.

## 4.3.1
# Problem-Based Learning (PBL)

Entstehungshintergrund

H. S. Barrow (1986) entwickelte das Problemorientierte Lernen in den 1950er- und 1960er-Jahren in den USA für die Medizinerausbildung. Übergeordnetes Ziel war vorrangig das eigenständige Problemlösen auf der Basis der Interdisziplinarität. (Klauser, 1998: 274) Das PBL wurde international weiterentwickelt, wobei verschiedene methodische Ansätze heute in der beruflichen Aus-, Fort- und Weiterbildung zum Tragen kommen. Diese Ansätze werden im weiteren Text näher spezifiziert. Problem-Based Learning ist den konstruktivistischen Ansätzen der Instruktionspsychologie zuzuordnen. Deshalb ist es nicht verwunderlich, dass die Diskussion um den veränderten Wissenserwerb, den verbesserten Wissenstransfer und die Förderung von expertenhaftem Handeln im Berufs- und Alltagsleben auch Eingang in die Instruktionspsychologie gefunden hat. Die herkömmlichen instruktionalen Ansätze wurden durch Merkmale sowie Prinzipien des situierten Lernens (Collins et al., 1989) ergänzt. Im Fokus steht dabei «die Nutzung des Wissens in realen Problemsituationen, die für die Praxis von Experten charakteristisch ist». (Mandl, 1992: 135) In der Literatur werden drei Arten von Lernumgebungen unterschieden: systemorientierte, problemorientierte und adaptive Lernumgebungen. (Backes-Haase, 2001: 226)

Im Folgenden wird die problemorientierte Lernumgebung herausgegriffen, die sich durch folgende Prinzipien des situierten Lernens näher beschreiben lässt (Mandl et al., 1993: 67 f.):

*Problemorientierte Lernumgebung*

- Orientierung an komplexen, authentischen Problemstellungen
- (sprachliche) Artikulation der Problembearbeitung
- multiple Perspektiven der Problembehandlung
- kooperatives Lernen.

*Zielperspektiven*

Für das Problem-Based Learning stellt die Denk-, Arbeits- und Handlungsweise von Experten den Bezugspunkt für die curriculare und didaktische Gestaltung des veränderten Wissenserwerbs dar. Das Expertenwissen und dessen Kultur werden zum Ausgangspunkt von Lernsituationen gemacht. Damit besteht eine große Nähe zu den bislang vorliegenden Ergebnissen der psychologischen Experten-/Novizenforschung. (siehe u. a.: Hacker, 1992: 22 ff.; Rauner, 1999: 430 ff.; Benner, 1994: 26 ff.)

Einige wesentliche Ergebnisse der Expertenforschung werden kurz skizziert (Klauser, 1998: 277; Hacker, 1992: 22 ff.):

- Experten verfügen über ein gut vernetztes und strukturiertes Fachwissen sowie über Heuristiken ihrer Domäne. Darüber hinaus besitzen sie umfangreiche Problemlösetechniken, die sie jederzeit transformieren können.
- Experten besitzen über das situationsbezogene Wissen hinaus auch problembezogenes Wissen, welches sie in verschiedenen Kontexten generieren können.
- Expertenwissen ist tätigkeitswirksamer, weil Experten besser über ihre Heurismen verfügen können und auf Konzepte ihres fachwissenschaftlichen Wissens zurückgreifen.

Hacker (1992: 26) fasst die Fähigkeiten von «Spitzenkönnern» wie folgt zusammen:

- Sie können komplexe Aufgaben erfolgreicher bewältigen.
- Sie führen das Selbstmanagement besser und ökonomischer durch.
- Sie zeigen eine kooperative Arbeit, die effektiv und kompetent ist.

*Grundannahmen*

Dem PBL-Ansatz lassen sich mehrere Teilkonzepte beziehungsweise situierte Lernmethoden zuordnen. Allen gemeinsam sind die nachfolgend «gemäßigt» konstruktivistischen Grundannahmen. Sie beziehen sich «sowohl auf die veränderte Funktion von Schule (hier Berufsschule) als auch auf die veränderten Lernprozesse». (Gerstenmaier/Mandl, 1995: 874; Klauser, 1998: 275)

- Lernende sind aktive Gestalter ihres Lernens; sie eigenen sich aus entsprechenden Problemstellungen Wissen an. Damit ist Lernen ein konstruktiver Prozess, der in der Interaktion mit materiellen und sozialen Kontexten entsteht.
- Wissen und Können sind individuelle Konstruktionen und an Individuen gebunden.
- Lernen, das heißt die Verknüpfung von Vorwissen und neuen Informationen, findet nur dann statt, wenn der Kontext für den Lernenden bedeutsam und relevant ist.

- Problemlösefähigkeiten und Selbststeuerungsmechanismen sind einerseits Voraussetzung für konstruktivistisches Lernen, andererseits sollen sie in derartigen Lernumgebungen erworben werden. (Backes-Haase, 2001: 226; Klauser, 1998: 275 f.)

Reetz (1996: 183 f.) differenziert die allgemein dargestellten konstruktivistischen Grundannahmen von Dubs (1995: 893 f.) und Gerstenmaier/Mandl (1995: 879) unter drei verschiedenen Perspektiven: der Lernenden, der Lehrenden und der Wissensstruktur.

**Perspektive auf die Wissensstruktur und den Wissenstransfer:**

Konstruktivistische Grundannahmen

- Authentizität und Situiertheit: Der Rahmen der Lernumgebung wird durch realistische Probleme beziehungsweise authentische Fälle vorgegeben.
- Multiple Kontexte: Ein Problem wird aus verschiedenen Perspektiven betrachtet, damit das Wissen nicht auf einen Kontext beschränkt bleibt, sondern auch auf andere Problemkontexte übertragen werden kann.
- Multiple Perspektiven: Probleme und damit verbundene Fragestellungen werden unter variierenden Blickwinkeln bearbeitet.
- Sozialer Kontext: Durch die problemorientierte Lernumgebung können Lernende in Lerngruppen mit Unterstützung von Experten kooperativ und gemeinsam Lernen und Arbeiten.

**Perspektive der Lernenden:**

- Eröffnung von Autonomie und Freiheitsgraden: Die neu zu vermittelnden Inhalte dürfen nicht eine in sich geschlossene Erkenntnis widerspiegeln, sondern sollen dem Lernenden eigene Erschließungsmöglichkeiten offenbaren.
- Wahrnehmung und Nutzung von Freiheitsgraden: Sie müssen von Lernenden erkannt und genutzt werden.
- Realisierung von Vorwissen, Vorerfahrungen sowie Interessen und Bedürfnisse: Sie müssen aktiviert werden und zum Tragen kommen.
- Anwendung von Handlungsspielräumen: Lernende sollten dies als Chance für sich und den Wissensprozess sehen.

**Perspektive der Lehrenden:**

- Autonomie und Freiheit im Lernprozess werden nicht nur akzeptiert, sondern auch ermöglicht.
- Kognitive und emotionale Befindlichkeiten der Lernenden werden bei der Problembewältigung berücksichtigt.
- Wahrheiten werden in Frage gestellt, Fehler und Widersprüche diskutiert.
- Situierte Erkenntnisse werden durch Perspektivenwechsel und Anwendung in anderen Kontexten ermöglicht.

Für die Umsetzung und praktische Realisierung der konstruktivistischen Grundannahmen werden zurzeit drei verschiedene Ansätze (in der Literatur auch häufig als Methode beschrieben) erprobt und diskutiert. Sie unterscheiden sich lediglich in der spezifischen methodischen Ausrichtung und Ausgestaltung der Lernumgebung. «Dabei werden unter dem Begriff ‹Lernumgebung› Arrangements von Unterrichtsmethoden und -techniken sowie von Lernmaterialien und Medien verstanden». (Brettschneider et al., 2000: 403). Für die Pflegeausbildung wurden von Holoch (2002: 131 ff.; 2003: 246 ff.) drei Modelle für situiertes Lernen entwickelt. Hierbei handelt es sich um:

*Drei Modelle situierten Lernens*

1. Narrativa zu Fürsorgesituationen (aus Geschichten lernen).
2. Das Erstgespräch als Lernsituation (Lernen von und mit Pflegeexpertinnen).
3. Interaktion in komplexen Pflegesituationen (Lernen selbständig [planend] zu handeln).

Wie nachfolgend ersichtlich, beinhalten ihre entwickelten Modelle verschiedene Aspekte der im Folgenden beschriebenen drei Ansätze: Cognitive Apprenticeship, Anchored Instruction und Cognitive Flexibility Theory. Die ausführlichen Evaluationsergebnisse können ihrer Dissertation entnommen werden. (Holoch, 2002)

### 4.3.1.1
### Cognitive Apprenticeship

*Cognitive Apprenticeship*

Dieser Ansatz der «kognitiven Lehre» (Backes-Haase, 2001: 227) ist am weitesten ausgearbeitet und wird von vielen Autoren auch als «Expertenkulturansatz» bezeichnet. (Keuchel et al., 2003: 295) Schwarz/Govaers und Brühlmann (2000: 82) sprechen auch von einem Modell der kognitiven Berufslehre. Backes-Haase (2001: 230) spricht in diesem Zusammenhang auch von «Meister» als Modell. Collins et al. (1989), die Begründer dieses Ansatzes, befürworten dieses Konzept vor allen Dingen für die Erwachsenenbildung. Dieses Konzept ist sowohl für schulisches als auch für betriebliches (organisationales) Lernen geeignet, ebenso für die Einzel- als auch für Gruppenunterweisung.

*Definition*

Der eigentlich aus der traditionellen Handwerkslehre stammende Ansatz, in dem es um die Vermittlung von implizitem Praxiswissen geht (Gerstenmaier/ Mandl 1995: 877), greift auf bewährte Elemente der praktischen Ausbildung zurück und überträgt diese auf die Bewältigung von kognitiven Problemen, indem für Novizen eine konkrete und authentische Problemsituation, die für die Domäne spezifisch ist, als Ausgangspunkt gesetzt wird. Der Anfänger wird durch den Experten in die eigens dafür existierende professionelle Kultur (mit allen Regeln, Tricks und Tipps) eingewiesen. (Backes-Haase, 2001: 227) Sowohl «leicht explizierbares Fachwissen (Gegenstandswissen)» als auch implizites strategisches Handlungswissen lassen «sich am besten situativ und in Interaktion mit dem Experten erwerben». (Reetz, 1996: 181).

*Ziele*

Vordergründig scheint das Konzept dem Prinzip «Vormachen – Nachmachen» zu entsprechen. Bei genauem Hinsehen lassen sich jedoch wesentliche Unterschiede erkennen. Der Cognitive-Apprenticeship-Ansatz geht von einem Menschenbild aus, das den Lernenden als wissendes und selbstgestaltendes Subjekt sieht und der in den Lernprozess eine Fülle von eigenen Erfahrungen als wertvolle Ressource mit einbringt. Hinzu kommt das Prinzip des «Tutoring», das ein Grundelement des Problem-basierten Lernens darstellt. Tutoring bedeutet eine Unterstützung und Begleitung durch Experten im Problemlöse- und Lernprozess. Tutorielle Funktionen können von verschiedenen Personen wie Lehrenden, Mitschülern oder Experten eingenommen werden; in letzter Zeit werden diese häufig durch computergestützte Systeme ersetzt beziehungsweise ergänzt. (Klauser, 1998: 279) Ein grundlegendes Merkmal des Cognitive-Apprenticeship-Ansatzes ist die Eingebundenheit der Lernenden in eine Expertenkultur. (Gerstenmaier/Mandl, 1995: 877)

Der methodische Ablauf führt den Lernenden von der Beobachtung über das selbständige Denken und Handeln bis hin zur Reflexion der Aufgabenstellung. (Mazzi, 2000: 24 f.) Damit weist dieser Ansatz viele inhaltliche Parallelen zu folgenden Weiterbildungskonzepten wie zum Beispiel autodidaktisches Lernen, projektorientiertes Lernen, Action-Learning, Lernstatt usw. auf.

Sie finden vor allem in der Weiterbildung sowie in der Organisations- und Arbeitspsychologie Verwendung. Allen Ansätzen gemeinsam ist die veränderte Lehrerrolle. Nicht mehr nur die Vermittlung von Wissen steht im Vordergrund, sondern eine hilfreiche und angemessene Begleitung, Beratung und Unterstützung in der authentischen Problemsituation sind die neuen Aufgabenbereiche der Lehrenden, die sich diesem Ansatz verpflichtet fühlen. (Mandl/Prenzel/Gräsel, 1992: 137)

Für die praktische Umsetzung hat der Cognitive-Apprenticeship-Ansatz eine eigens dafür entwickelte Vorgehensweise entfaltet, die sich in verschiedenen Phasen widerspiegelt:

*Phasen des Cognitive-Apprenticeship-Ansatzes:*

Wie aus der **Tabelle I 4-5** (s. Seite 174) ersichtlich, stellt der Ansatz eine Kombination von Instruktion und Konstruktion dar. Dörig (1994) bezeichnet ihn als Übergang von den instruktional zu den mehr konstruktivistisch ausgerichteten Unterrichtsmodellen. Es könnte fast von einem Paradigmenwechsel die Rede sein, in dem eine Veränderung von der «Instruktion zur Steuerung des Lernens» zu einer «Instruktion zur Förderung des Lernens« stattgefunden hat. (Gerstenmaier/Mandl, 1995: 881)

*Modeling*

Zu Beginn wird der Lernende durch Modeling in die Expertengedanken beziehungsweise Unternehmenskultur eingeführt. Hier liegt eine starke Lenkung des Lehrenden vor, Reetz (1996: 181) spricht von einer «dominanten Anfangsrolle». Erst im nächsten Schritt kann der Lernende selbständig tätig werden, indem er versucht, die Aufgabenstellung eigenständig zu lösen. Hierbei wird er durch den

*Coaching/Scaffolding*

*Fading*

Experten begleitet und unterstützt (coaching, scaffolding). Im weiteren Verlauf des Lernprozesses zieht der Experte zunehmend seine Hilfestellungen zurück (fading). Erst durch den Vergleich der eigenen Vorgehensweise mit zum Beispiel der Varian-

*Articulation/Reflection*

te des Experten (articulation und reflection), vertieft der Lernende seine metakognitiven Fähigkeiten und gelangt mit zunehmender Übung zu einer selbständigen

*Exploration*

Problembearbeitung (exploration). (Mandl et al., 1992: 136) Schritt für Schritt wird der Lernende in die «Lernselbständigkeit» entlassen. (Backes-Haase, 2001: 230)

Besonderes Augenmerk wird der Phase «Scaffolding» (Einrüstung) und «Fading» gewidmet. Zwischen beiden existiert eine dialektische Beziehung, die zwischen dem Aufbau eines Lerngerüstes durch den Experten (Lehrenden) und seiner schrittweisen Entfernung liegt. (Backes-Haase, 2001: 230)

Dubs (1999: 165) schreibt Scaffolding folgende Funktionen zu:

> «Die Lehrkraft unterstützt die Lernenden bei ihrem Lernen, indem sie Anstöße und Anregungen bei der Konstruktion von Wissen sowie zum Aufbau von Lern- und Denkstrategien (aber keine Lösungen und Arbeitsanweisungen) gibt. Scaffolding umfasst also Techniken der Lernberatung durch die Lehrkraft beim konstruktivistischen individuellen Lernen sowie beim Lernen in Gruppen oder mit der ganzen Klasse.»

**Tabelle I 4-5:** Methodisches Konzept des Cognitive Apprenticeship nach Collins et al., 1989 (Inhalte aus: Schwarz Govaers, 2000: 78 ff.; Schwarz Govaers, Brühlmann, 2000: 82 f.; Klauser, 1998: 281; Mandl et al., 1992: 136 f.)

| Phasen | Beschreibungen | Handlungsmuster des Lehrenden (Experten) | Handlungsmuster des Lernenden |
|---|---|---|---|
| 1. Modeling | Hier wird die Vorgehensweise des Experten offen gelegt. Das Denken und Handeln wird durch «lautes Denken = Aussprechen» veröffentlicht. Dadurch kann implizites Experten-wissen zugänglich und beobachtbar gemacht werden. Es findet Lernen am Modell statt. | **Vorzeigen und «Vordenken» durch Verbalisieren**<br>■ zeigt die Herangehensweise zur Aufgabenbewältigung<br>■ erläutert die einzelnen Schritte durch «lautes Denken = Aussprechen»<br>■ begründet die einzelnen Handlungsschritte | **Beobachten und Nachdenken durch «inneres, gedankliches» Nachvollziehen**<br>■ beobachtet sehr genau die Vorgehensweise<br>■ baut ein inneres Modell der Handlung auf: das äußere Handeln wird zum inneren Handeln |
| 2. Coaching | Hier liegt der Schwerpunkt auf der Beratung in Form von Begleitung und Anleitung. Nicht wahrgenommene oder verinnerlichte Aspekte werden über ein Feedback realisiert. | **Begleiten und Anleiten**<br>■ beobachtet die Vorgehensweise der Problembewältigung<br>■ bietet je nach Lernbedarf Hilfestellung und Lernberatung an<br>■ unterstützt bei weiteren Problembewältigungen | **Erproben und Ausprobieren unter Anleitung**<br>■ versucht, die Aufgabenstellung zu lösen<br>■ überprüft das innere Handlungsschema<br>■ übt und korrigiert das eigene Handlungsrepertoire |
| 3. Scaffolding und Fading | Hier steht die eigenständige Problembewältigung des Lernenden im Mittelpunkt. Je nach Lernstand wird Unterstützung angeboten oder zurückgenommen. | **Unterstützen und Abgeben**<br>■ unterbreitet eine Aufgabenstellung<br>■ erstellt eine Checkliste mit Regeln, Tipps und Hinweisen<br>■ unterstützt bei Bedarf | ■ **Bewältigen**<br>löst anhand der Vorgaben selbständig die Aufgabenstellung<br>■ übt und trainiert einzelne Teilaspekte<br>■ stellt bei Bedarf Fragen |
| 4. Articulation | Hier geht es um die «Veräußerung» der inneren Handlung. Der Lernende expliziert seine Vorgehensweise. | **Sprechanlässe schaffen und Zuhören**<br>■ hört zu und korrigiert eventuell | **Artikulieren**<br>■ versucht, die eigenen Wahrnehmungen und Überlegungen in Worte zu fassen |
| 5. Reflection | Hier steht der inhaltliche Austausch und Abgleich mit anderen Lernenden oder Experten im Mittelpunkt. | **Vergleichen und Hinterfragen**<br>■ moderiert den Lernprozess<br>■ bewertet, korrigiert und stellt Vertiefungsfragen | **Reflektieren**<br>■ vergleicht das eigene Ergebnis mit anderen Ergebnissen<br>■ zieht Konsequenzen für sich und den Lernprozess |
| 6. Exploration | Hier werden verschiedene Lösungsstrategien ausprobiert und das eigenständige Problemlösen erweitert. | **Evaluieren**<br>■ zeigt Möglichkeiten zur Weiterentwicklung und Vertiefung auf<br>■ bewertet Ergebnis und Prozess | **Weiterentwickeln**<br>■ vertieft das Repertoire der Lösungsmöglichkeiten<br>■ bewertet Ergebnis und Prozess |

## 4.3.1.2
## Anchored Instruction

Ziele Das übergeordnete Ziel dieses Ansatzes ist die Überwindung von «trägem Wissen», was häufig mit traditionellen Instruktionsmethoden in Zusammenhang gebracht wird. Dieses Konzept, auch als «verankerte Instruktion» bezeichnet, arbeitet mit «komplexen (multimedialen) Ankern». (Backes-Haase, 2001: 227)

Der Forschungsansatz wurde neben Bransford u. a. (1990) von der Vanderbilt-gruppe (The Cognition and Technology Group at Vanderbilt, 1992) vor allen Dingen für unterrichtliche Zwecke erprobt. Innerhalb dieses Lehr- Lernmodells haben sie unterschiedliche Gestaltungsprinzipien für den Unterricht untersucht, die auf der Basis des Anchored Instruction Ansatzes beruhen. Die zu kristallisierenden Inhalte, Fragestellungen und Erkenntnisse sind in bedeutungsvollen und problemhaltigen Kontexten verankert. (Reetz, 1996: 182) Das als narrativer Anker fungierende Medium in Form von Bildern oder Videofilmen präsentiert eine authentische, komplexe Problemsituation, die erst einmal die Motivation und das Interesse der Lernenden auf sich lenken soll. Die damit verbundenen Geschichten enthalten nicht nur die komplexe Problemstellung, sondern auch die mehrperspektivischen Betrachtungsmöglichkeiten, die zur Lösung von Problemen im Sinne einer konstruktivistischen Lernumgebung wichtig sind. Die Lernenden werden dann angehalten, anhand des Ankers selbständig die Problembearbeitung und -lösung

Definition vorzunehmen. Die Forschergruppe geht davon aus, dass videobasierte Anker das Problem vielfältiger, dichter und reichhaltiger präsentieren als herkömmliche Printmedien. (Gerstenmaier/Mandl, 1995: 875)

Dubs (1995: 891) sieht in dem Anchored Instruction Ansatz folgende Vorteile verwirklicht:

- Videobasierte Anker beinhalten sehr reichhaltige und lebensnahe Informationen, die den Lernenden stärker animieren und anregen, sich mit der Problematik auseinander zu setzen und sich Wissen anzueignen. Außerdem wird er dazu angeregt, die Problembearbeitung immer wieder aus verschiedenen Perspektiven zu beleuchten.
- Da Filme dynamische Prozesse wiedergeben können, erleichtern sie deren Wahrnehmung und fördern das Verstehen.
- Durch die im Film enthaltenen visuellen und auditiven Hinweise erfolgt eine Verbesserung von Mustererkennungsprozessen, die förderlich sind für Anwendungssituationen.
- Schwächere Schüler, vor allen Dingen mit einer Leseschwäche, werden gezielter angesprochen und damit gefördert.

## 4.3.1.3
## Cognitive Flexibility

Ziele Der Schwerpunkt dieses Ansatzes liegt auf den multiplen Perspektiven, die bei der Problemlösung vom Lernenden eingenommen werden. Ein charakteristisches Merkmal der Cognitive flexibility theory sind die Hypertextmedien. Sie sind Ausschnitte aus komplexen Situationen eines Falles oder einer Geschichte, die in Form

Definition von Texten oder Videofilmen wiedergegeben werden. (Spiro/Jehng, 1990: 166) In der Literatur werden die beiden Begriffe «Cognitive Flexibility» und «Random access instruktion» häufig synonym verwendet. Da es sich bei der «Random access instruktion» eher um ein methodisches Vorgehen handelt und der «Cognitive

Flexibility»-Ansatz sich schwerpunktmäßig mit übergeordneten Gestaltungs- und Unterrichtsprinzipien beschäftigt (Spiro/Jehng, 1990: 163), verwenden wir im weiteren Text den Begriff «Cognitive Flexibility». Dieser Ansatz kam hauptsächlich bei fortgeschrittenen Lernern in den Bereichen Medizin und Literaturwissenschaften zum Tragen. (Gerstenmaier/Mandl, 1995: 876) Durch diesen Ansatz erhält der Lernende die Möglichkeit, überschaubare, nicht zu komplexe aber auch nicht zu vereinfachte Situationen unter verschiedenen Perspektiven zu betrachten, zu deuten und in der Auseinandersetzung mit anderen Lernenden zu gemeinsamen Lösungen zu kommen.

### 4.3.1.4
### Phasierung problembasierten Lernens

Wie die Ausführungen weiter oben gezeigt haben, weisen die drei Ansätze zur multiplen Gestaltung der Lernumgebung zum Teil ähnliche, aber auch unterschiedliche methodische Hinweise zur Umsetzung des situierten Lernens auf.

Alle Ansätze werden bislang sowohl in der Unterrichts- und Seminararbeit eingesetzt als auch in der betrieblichen Fort- und Weiterbildung, wobei unklar ist, nach welchen Strukturierungsmerkmalen und Planungsschritten sie umgesetzt werden. Am deutlichsten ist dies sicherlich bei dem Cognitive apprenticeship nachzuvollziehen. Damit sowohl Anfänger als auch fortgeschrittene Anfänger und Anfängerinnen in der Bildungsarbeit auf derartige Konzepte zurückgreifen können, fehlt es an praktikablen Phasierungen und Prozessschritten, die die Durchführung erheblich erleichtern könnten. Kania (2002) hat einen Versuch unternommen, Phasen eines situierten Unterrichts auf der Basis der Prozesskategorien des Wissensmanagement nach Reinmann-Rothmeier/Mandl (2000) zu entwickeln. In die Phasen des situierten Unterrichts integriert er die Wissensarten, die es gilt, im Sinne des situierten Lernens zu fördern. Da das Lernen in der beruflichen Ausbildung, also auch in der Pflegeausbildung, an zwei Lernorten stattfindet (community of learning und community of practice), bindet die Phasierung demzufolge beide Lernorte mit ein.

Die **Abbildung I 4-1** verdeutlicht sowohl die Prozessschritte des Wissensmanagement mit seinen verschiedenen Wissensarten als auch die darauf abgestimmten Unterrichtsphasen wie:

- Phase der Gestaltung
- Phase der Stimmigkeit
- Phase der Wissenskonstruktion
- Phase der Wissensverteilung.

**Phase der Gestaltung:**
Die Lernenden treten in eine Interaktion mit der Lernumgebung. Die Lernumgebung wird im Verlauf der weiteren Unterrichtsphasen durch diese Interaktion modifiziert und damit optimiert. Eine Lernumgebung sollte möglichst authentisch, narrativ und komplex sein. Die Lernenden und Lehrenden bringen ihr Erfahrungswissen in die Lernumgebung ein, die distributiertes Wissen enthalten kann.

**Phase der Transparenz:**
Die Lernenden bewerten die Bedeutung der Lernumgebung. Die lernförderlichen und lernbegrenzenden Bedingungen der Lernumgebung müssen transparent sein.

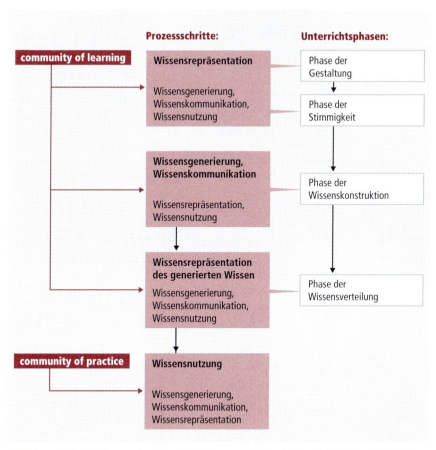

**Abbildung I 4-1:** Die Prozessschritte und die Phasen situierten Unterrichts (Kania, 2002: 32)

**Phase der Wissenskonstruktion:**
Es wird aktiv neues Wissen konstruiert. Erkennen die Lernenden die Bedeutung der Lernumgebung, so wird aktiv neues Wissens konstruiert. Wichtige Prinzipien für die Konstruktion transferfähigen Wissens sind Wissensaustausch, Selbststeuerung und Kontextwechsel.

**Phase des Transfers:**
Das konstruierte Wissen wird auf seine Transferfähigkeit überprüft. Dazu wird den Lernenden die Anwendung des erworbenen Wissens im beruflichen Handlungsfeld oder einem anderen authentischen Kontext ermöglicht. Ist das erworbene Wissen transferfähig, so kann es als Handlungswissen genutzt werden.

In einer sehr ausführlichen Analyse hat er die verschiedenen Prinzipien, die bei den drei Ansätzen: Cognitive apprenticeship, Anchored instruction und Cognitive flexibility zum Tragen kommen, den vier Unterrichtsphasen zugeordnet. **Tabelle I 4-6** zeigt die Ergebnisse der Synopse.

Die ausführliche Beschreibung zur Umsetzung der einzelnen Prinzipien für einen situierten Unterricht kann der Diplomarbeit entnommen werden.

**Tabelle I 4-6:** Synopse und Auswertung der methodischen Prinzipien (Kania, 2002: 50)

| Unterricht | Lernmethode, Auswertung | | | | |
|---|---|---|---|---|---|
| | **Anchored instruction** | **Random access instruction** | **Cognitive Apprenticeship** | **Primäre methodische Prinzipien**[1] | **Sekundäre methodische Prinzipien**[2] |
| **Phase der Gestaltung** | ■ Authentizität | ■ Alltagsnähe | ■ Authentizität | ■ Authentizität | |
| | ■ Komplexität | ■ Komplexität<br>■ Mehrdimensionalität<br>■ Nicht-Linearität | | | ■ Komplexität |
| | ■ Computer-basierung | ■ Computer-basierung | | | ■ Computer-basierung |
| | ■ Videobasierung | ■ Hypertext-basierung | | | ■ Hypertext-basierung |
| | ■ Narrativität | ■ Ausschnitte aus komplexen Situationen, z. B. Geschichte | ■ Austauschen von Geschichten | ■ Narrativität | |
| | ■ Problem-orientierung | | | | |
| | | ■ offener Zugang | | | |
| | | ■ Unstrukturiertheit | | | |
| | | | ■ sprachliche Erläuterung | | |
| **Phase der Stimmigkeit** | ■ Selbständigkeit | ■ Selbst-steuerung | | | ■ Selbststeuerung der Lernenden |
| | ■ Identifizierung von Problem- und Fragestellungen | ■ Auswahl von Themen | | | ■ Problem- oder Themenwahl |
| | ■ Anknüpfen an persönlicher Erfahrungswelt | | ■ Identifizierung undAktivierung von Erfahrungswissen | | ■ Identifizierung von Erfahrungswissen |
| | ■ Erkennen von Bedeutungen | | ■ Wahrnehmung von Bedeutungen der Aktivitäten | | ■ Transparenz von Bedeutungen |
| | | ■ Überforderung des Lernenden bei peripherer Partizipation | ■ für Lernanfänger Restriktion | | ■ Beachtung des Partizipationsgrades der Lernenden |
| | | ■ Exploration | | | |
| | | | ■ legitime Partizipation des Lernenden | | |

**Tabelle I 4-6:** (Fortsetzung)

| | | | | |
|---|---|---|---|---|
| **Phase der Wissens- konstruktion** | ■ Selbständigkeit | ■ Aktivität Selbststeue- rung | ■ selbständiges Trainieren ■ Eigenverant- wortlichkeit, Autonomie | ■ Selbststeuerung |
| | ■ Einnahme un- terschiedlicher Perspektiven | ■ Vielzahl von Perspektiven | ■ Einsicht in verschiedene Rollen | ■ Perspektiv- wechsel |
| | ■ Austausch in der Lerngruppe | ■ Vergleichen der Sichtweise mit anderen Lernenden | ■ Einüben kollaborativer Aktivitäten ■ Finden von Lösungen mit anderen Teilnehmern | ■ Wissensaus- tausch in der Lerngruppe |
| | ■ Begleitung des Lernprozesses durch Lehren- den | ■ Lehrender als Lernbegleiter | ■ Unterstützung durch Lehren- den, zuneh- mendes Zurück- ziehen aus Lernprozess | ■ Lehrender als Lernbegleiter |
| | | ■ Exploration | | |
| | | ■ Problembe- schreibung, Bedeutungs- einschätzung | | |
| | | ■ Überforderung des Lernenden | | |
| | | | ■ Explizieren von Wahrnehmung | |
| **Phase der Wissensver- teilung** | ■ Sichtbar- machung der Bedeutung des erworbenen Wissens | ■ Visualisierung neu erworbe- nen Wissens | | ■ Transparenz des Wissenserwerbs |
| | ■ Anwendung in neuen Situationen | ■ flexible Anwen- dung in neuen Situationen | ■ neue Anwendungs- situationen | ■ Ermöglichung neuer Anwen- dungssituationen |
| | | | ■ Entwicklung von Zielen, Qualitätsnor- men und Beurteilungs- kriterien | |

1 «besonders relevant»; 2 «relevant»

#### 4.3.1.5
### Gestaltung von instruktionalen Anleitungen

In allen drei konstruktivistisch ausgerichteten Lernarrangements wird dem Lehrenden eine neue Lern- und Arbeitsform abverlangt, die unter dem Überbegriff «Lernberatung» zu fassen ist. Formen der Lernberatung sind vor allen Dingen dann gefordert, wenn Lernende in Gruppen eigenständig und selbständig Problemstellungen bearbeiten sollen. Dubs (1999: 163) beschreibt, dass Lehrkräfte sich «nicht mehr richtig in den Unterricht einzubringen vermögen». Häufig fallen sie in altgewohnte Muster zurück, wenn sie die Betreuung von Gruppenarbeiten übernehmen, indem sie belehrende Hinweise geben.

*Instruktionale Anleitungen*     Viele Pädagogen und Berufspädagogen sind sich über die Bedeutung instruktionaler Anleitungen für eine lerneffektive Bearbeitung in Gruppen bewusst. Bevor selbstgesteuertes Lernen praktiziert und lernwirksam werden kann, muss eine gezielte Anleitung für Gruppenarbeit erfolgen. Lehrende vollziehen in ihrer Tätigkeit den Wechsel von Instruktion zu Konstruktion beziehungsweise von Anleitung zu Lernberatung. Stark et al.(1995) sprechen von einem «geleiteten Problemlösen in multiplen Lernkontexten». Wie eine derartige Anleitung aussehen kann, beschreiben Brettschneider et al. (2000: 405) sowohl für individuelles Lernen als auch für das Lernen in Gruppen. Der Lehrende beziehungsweise Experte sollte zu Beginn ein Problemlöseschema bekannt geben, anhand dessen die Lernenden die Aufgabenbewältigung vornehmen. Dieses Schema ist so offen angelegt, dass die Lernenden eigene Denkweisen entwickeln können. Darüber hinaus spielen die Arbeitsaufträge für die Gruppenarbeit eine weitere wichtige Rolle. Hier ist es von außerordentlicher Wichtigkeit, bestimmte Kriterien zu berücksichtigen:

- klare, ziel- und problemorientierte Formulierung des Arbeitsauftrages, um Rückfragen und Verständnisschwierigkeiten so gering wie möglich zu halten
- eindeutige und klare Struktur des Auftrages, um damit einzelne Arbeitsschritte im Hinblick auf Lösung grob zu skizzieren.

Brettschneider et al. (2000: 405) unterteilen den Arbeitsauftrag in Arbeitsaufgabe und Arbeitsanweisung.

*Arbeitsaufgabe*     Eine Arbeitsaufgabe beinhaltet nach ihnen zwei Elemente: ein Statement und einen Auftrag. Durch das Statement wird die Denkrichtung der Problembearbeitung grob vorgegeben. Der Auftrag beinhaltet die Vorgehensweise, die nach Möglichkeit von den Lernenden selbst zu lösen ist. (Brettschneider et al., 2000: 405)

*Arbeitsanweisung*     Arbeitsanweisungen sind komplexer Natur und in ihrem Aufbau sowohl umfangreicher als auch differenzierter. Die Arbeitsanweisung ist im Grunde genommen nach dem Handlungszyklus aufgebaut, bei dem es darum geht, Lernenden die Ablaufschritte der Informationsverarbeitung zu verdeutlichen, auf Arbeitstechniken hinzuweisen sowie metakognitive Prozesse zu initiieren. Nach Brettschneider et al. (2000: 405 f.) besteht eine Arbeitsanweisung aus wenigstens fünf Aspekten:

- Eingangsstatement: führt in die Problematik ein
- Auftrag: beschreibt den groben Weg zur Problembearbeitung
- Arbeitsschritte: leiten zur Vorgehensweise an
- Lernhilfen: können als Hilfsmittel genutzt werden
- Hinweise auf Problemstellen: zeigen auf mögliche Lernschwierigkeiten hin.

Sollen die oben beschriebenen gemäßigt konstruktivistisch geprägten Ansätze zum selbstbestimmten und selbstgesteuerten Lernen beitragen, müssen die Kompetenzen, die dazu erforderlich sind, sukzessive im Unterricht aufgebaut beziehungsweise angeleitet werden. In allen drei Ansätzen finden sich sowohl Formen der belehrenden Vermittlung als auch Formen der Anleitung von Lernen wieder. Die Realisierung dieser Ansätze stellt somit eine Verbindung zwischen traditionellen Basiselementen der Wissensvermittlung und Wissensaufbereitung mit Grundannahmen des gemäßigten Konstruktivismus dar.

## 4.3.2
## Action Learning – ein ausgewählter Ansatz

Action Learning wird in Organisationen eingesetzt, um anstehende Problem- und Aufgabenstellungen zu bewältigen, zu deren Lösung die Mitarbeiterinnen und Mitarbeiter sich einem Lernprozess in Form einer Aus-, Fort- oder Weiterbildung unterziehen müssen. Ausgangspunkt ist also immer ein Entwicklungsbedarf. Um diesen Bedarf zu decken, leitet die Führung den Prozess ein und legt die Rahmenbedingungen, zum Beispiel Zeitrahmen, Personen sowie Ressourcen fest. Lernende sind beim Action Learning Personen, die in ihrer Institution bereit sind, eine Problembearbeitung als Projekt- oder Teamleiter/in zu übernehmen sowie sich persönlich und fachlich weiter entwickeln zu wollen.

Lernende fungieren als Multiplikatoren, weil Gelerntes sofort am Arbeitsplatz mit Kolleginnen und Kollegen umgesetzt wird. Hinzu kommen regelmäßige Gespräche mit der vorgesetzten Person und einer weiteren Person des Vertrauens, die als Förderer oder Coach fungiert. Für die Lerngruppenarbeit sowie die Reflexion und die Gespräche gibt es eine Reihe effektiver Vorgehensweisen und Instrumente, die weiter unten erläutert werden. Allgemein lassen sich die Ziele (Donnenberg, 1999: 61) des Action Learning aus der Sicht der Organisation wie folgt beschreiben:

Lernen im konkreten Arbeitszusammenhang

■ Beitrag zur Organisationsentwicklung durch Projektarbeit
■ Entwicklung einer Lernkultur durch Verstärkung des selbstgesteuerten Lernens
■ Integration von Arbeit und Lernen
■ Entwicklung von Handlungskompetenz (hauptsächlich Personalkompetenz) bei Mitarbeiterinnen und Mitarbeitern durch die Übernahme von Verantwortung, Erkenntnisse über die Dynamik sozialer Systeme sowie Reflexion eigener Verhaltensmuster und sachlichem und methodischem Lernzuwachs.

Wie die nachfolgende **Tabelle I 4-7** zeigt, lässt sich der Lernprozess innerhalb vereinbarter organisationeller Rahmenbedingungen durch drei Dimensionen kennzeichnen:

Dimensionen des Lernprozesses

1. Objektive Dimension: Ziel und Ergebnis
2. Subjektive Dimension: persönliche Entwicklungsmöglichkeiten der Mitarbeiterinnen und Mitarbeiter
3. Intersubjektive Dimension: soziale Beziehungen.

Darüber hinaus wird der Lernprozess durch den Einsatz bestimmter Methoden und Instrumente strukturiert. Wesentliche Methoden und Instrumente werden nachfolgend zur Veranschaulichung aufgeführt.

**Tabelle I 4-7:** Dimensionen des Lernprozesses

| Intersubjektive Dimension | Objektive und subjektive Dimensionen | | |
|---|---|---|---|
| | Objektive Dimension: Ziel und Ergebnis | Subjektive Dimension: persönliche Entwicklungsmöglichkeiten | Methoden und Instrumente |
| Leiterin oder Leiter eines Projektteams | Verbindliche Bearbeitung einer Aufgaben- oder Problemstellung mit definierten Rahmenbedingungen in einem ergebnisoffenen Prozess | Leitungserfahrung, Projektmanagement, Übernahme von Verantwortung | Methoden des Projektmanagements (wird hier nicht näher ausgeführt), Logbuch, Reflexionsmethoden, Evaluationsmethoden |
| Teilnahme an einer Lerngruppe mit Lernberater | ■ Lernen von und mit anderen bei der Planung, Durchführung und Bewertung eines Projektes<br>■ Teilname an Lernveranstaltungen, z. B. zu fachlichen Fragestellungen, Führung<br>■ Kommunikation oder Projektmanagement | ■ Fehler als Lernchance nutzen<br>■ fachliche Weiterentwicklung<br>■ Handeln und Reflexion als Lernkonzept verinnerlichen<br>■ eigene Gestaltungsmöglichkeiten als Chance erfahren<br>■ Einnehmen unterschiedlicher Perspektiven als Bereicherung erfahren und nutzen | Strukturierung der Treffen, Kontextanalyse, Kräftefeldanalyse, Abstraktionsleiter, Logbuch, Reflexionsmethoden |
| Gespräche mit vorgesetzter Person | ■ Feedback, Unterstützung und Begleitung bei der Steuerung des Prozesses<br>■ Personalentwicklungsgespräche | ■ Regelhaftes Feedback von Vorgesetzten<br>■ Selbst- und Fremdabgleich von Wahrnehmung | Kontextanalyse, Kräftefeldanalyse |
| Gespräche mit fördernder Person | Beratungs- und Unterstützungsgespräche | ■ Feedback von einem «kritischen Freund»<br>■ Fehler als Lernchance nutzen | Kontextanalyse, Kräftefeldanalyse, Logbuch |

Der Ansatz des Action Learning gestaltet bewusst und methodisch kontrolliert die Beziehungen zwischen Theorie, Praxis und den lernenden Subjekten. Es wird in Gruppen gelernt, womit der Anspruch auf lebenslanges Lernen realisiert wird. Für die Projektleitung als lernende Person bedeutet diese Vorgehensweise, subjektorientiertes und entwicklungslogisches Lernen zu akzeptieren und zuzulassen. Ebenso wird ihr Flexibilität und Innovationsbereitschaft abgefordert. Allerdings muss die Organisation selbst dafür die geeignete Plattform bieten.

### 4.3.2.1
### Merkmale des Action Learning

Zu den Merkmalen des Action Learning gehören ein bestimmtes Lernverständnis, eine entsprechende individuelle und institutionelle Lernkultur, die Bereitschaft zur Beteiligung von relevanten Personengruppen und die Einhaltung bestimmter Prinzipien.

*Lernen durch Handeln und Reflexion* Beim Action Learning wird die aktuelle Arbeit zum Anlass des Lernens genommen. Personen, die ein komplexes Problem zu bearbeiten haben oder ein Projekt durchführen müssen, werden durch unterschiedliche Lernpartner unterstützt und treffen sich in Lerngruppen, um von- und auch miteinander zu lernen. (Donnenberg, 1999: 54) Die Ergebnisse des Lernens fließen direkt in das Arbeitsgeschehen ein. Damit sind die theoretisch zu erarbeitenden Inhalte für die momentane Situation passend sowie von Bedeutung und ihr Wert ist unmittelbar einsichtig. Es wird kein träges Wissen erzeugt, das an einen bestimmten Lernkontext gebunden bleibt, sondern das Lernen erfolgt über das zielgerichtete Lösen relevanter Probleme.

**Reflektiertes Lernen**

Die Reflexion der aus dem Lernprozess resultierenden Handlungen erfolgt geregelt und zeitnah in unterschiedlichen Arbeitszusammenhängen. Dies ist kennzeichnend für den Ansatz. Action-Learning schafft Raum für Reflexion und trägt auch dazu bei, die Qualität der Reflexion zu steigern. Dies gilt sowohl für die Handlungen und deren Folgen als auch für das Aufspüren der eigenen mentalen Modelle. Dieser inneren Programmierung, seinen eigenen Wahrnehmungsfiltern und Deutungsmustern auf die Spur zu kommen, ist besonders schwierig und wichtig. «Mentale Modelle sind tief verwurzelte Annahmen, Verallgemeinerungen oder auch Bilder und Symbole, die großen Einfluss darauf haben, wie wir die Welt wahrnehmen und wie wir handeln.» (Senge, 1996: 17). Viele Erkenntnisse werden von Menschen nicht umgesetzt, weil sie im Widerspruch zu machtvollen mentalen Modellen stehen. Zur Herausbildung einer individuellen Lernkultur, die wesentlich durch die Reflexion gekennzeichnet ist, gehört zwingend die Auseinandersetzung mit den eigenen mentalen Modellen. Dazu wird der Spiegel sozusagen nach innen gekehrt, um die inneren Bilder von der Welt aufzudecken, sie kritisch zu betrachten und auch umzubilden. Eine Methode zur Entwicklung einer Bewusstheit über eigene Wahrnehmungsfilter und Möglichkeiten zur Umbildung, die Abstraktionsleiter, wird später dargestellt.

Hervorzuheben ist, dass Action Learning in hohem Maße die Entwicklung der Persönlichkeit fördert. Dies wird einerseits durch die eingegangene Verbindlichkeit ermöglicht, andererseits durch die (Lern-) Gespräche. In diesen Gesprächen liegt auch ein Schlüssel zum Erfolg des Ansatzes: Das damit deutlich werdende Interesse an der Arbeit des Projektleiters durch Vorgesetzte und andere Personen sowie die produktive Auseinandersetzung um die richtige Lösungsstrategie vermittelt eine große Wertschätzung der Leistungen und ist für die Lernenden in höchstem Maße motivierend und aufbauend.

**Lernkultur von Individuen und Organisationen**

Eine Lernkultur im Bildungsbereich deutet auf zwei Entwicklungsrichtungen des Lernens, «nämlich ‹erstens› jener der ständigen Modifikation des Lehr-Lern-Arrangements und ‹zweitens› jener der dazugehörigen Anpassung der Organisationsstrukturen» (Spöttl et al., 2003: 19) oder auch Organisationsentwicklung. Als wesentliche Kennzeichen einer neuen Lernkultur können Eigenverantwortung, Selbststeuerung, Autonomie, Reflexivität und die Übernahme gesellschaftlicher Verantwortung angesehen werden. Der Begriff Lernen beinhaltet also einen Entwicklungsprozess. Wenn dieses Lernen zu einer Kultur werden soll, weist das auf zwei Aspekte hin, nämlich

1. dass die beteiligten Individuen eine entsprechende Haltung und Wertvorstellung entwickeln müssen, weil diese den Erfolg bei der Gestaltung der Praxis ausmachen, der nicht mit einer – vielleicht sogar opportunistischen – Anwendung bloßer Techniken zu bewerkstelligen ist.
2. dass «die leitenden Haltungen und Wertvorstellungen nicht nur individuell, sondern kollektiv ausgebildet sind und einer kommunikativ vermittelten Sicht der Wirklichkeit entsprechen». (Landwehr, 2003: 15)

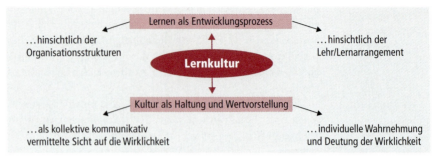

**Abbildung I 4-2:** Die Bedeutung der Lernkultur

Haltungen und
Wertvorstellungen
prägen Handeln

Die oben angesprochenen Haltungen und Wertvorstellungen der Individuen prägen deren Handeln (Landwehr, 2003: 15 f.), weil sie

■ die Wahrnehmung und Deutung der Wirklichkeit steuern. Damit sind Haltungen verantwortlich dafür, ob etwas als bedeutsam angesehen oder als Problem gedeutet wird, das nach bestimmten Techniken zur Bewältigung verlangt.

■ die individuelle Handlungsmotivation steuern. Sie bestimmen, ob eine Person aktiv wird. Haltungen sind also immer dann bedeutsam, wenn eine Person eigenverantwortlich handeln kann.

■ die Wahl des Handlungsziels steuern. Dies bedeutet, dass eine Lösung für ein praktisches Problem nicht auf der Grundlage des zur Verfügung stehenden technischen Instrumentariums entwickelt wird, sondern auf der Basis einer Zieldiskussion.

Von Kultur wird dann gesprochen, wenn diese Haltungen oder Werte sowohl individuell als auch kollektiv ausgebildet sind. Dann entsprechen die Denkhaltungen und Wertvorstellungen über soziale Normen dem Gruppenkonsens und somit einer gemeinsamen Sicht der Wirklichkeit. «Die ‹Kultur›, die innerhalb einerer Institution vorherrscht, definiert gewissermaßen eine ‹kollektive Erwartungshaltung›, innerhalb der sich das Handeln der einzelnen Person bewegen soll und bewegen darf.» (Keuffer, 1998: 15).

Eine Lernkultur ist die Voraussetzung für eine lernende Organisation. Dazu gehört zunächst die individuelle Lernkultur mit der entsprechenden Haltung und der Kenntnis von Methoden. Herrscht in der Organisation die Übereinkunft darüber, dass lebenslanges Lernen und die Weiterentwicklung der Organisation zu den originären Aufgaben gehören, kann von einer Lernkultur im oben abgeleiteten Sinne gesprochen werden (s. **Abb. I 4-2**).

Beteiligte Lernpartner

Innerhalb des Action-Learning wird eine Projektleiterin beziehungsweise ein Projektleiter mit einer Problemlösung betraut. Sie beziehungsweise er ist Mitglied einer Lerngruppe, die für 4 bis 7 Personen gegründet wird, die ebenfalls Projektleitungen für andere Problemstellungen übernommen haben. Der Lernprozess in der Gruppe geschieht durch die Bearbeitung von offenen Fragestellungen, Feedback und Reflexion. Erkenntnisse werden in der Realität überprüft und beim nächsten Treffen deren Erfolge oder Nichterfolge kommuniziert. Die Gruppe trifft sich sehr regelmäßig alle 2 bis 4 Wochen für einen oder einen halben Tag, wobei die Zeit, in der die Gesamtgruppe sich mit den jeweils einzelnen Projekten beschäftigt, gleich verteilt wird. Das bedeutet, dass sich jede Person in der Gruppe mit ihrem

Anliegen verständlich machen muss. Außerdem muss sie sich mit Fragen konfrontieren lassen, die von anderen Personen mit ganz anderen Perspektiven gestellt werden. Dieser Austausch trägt zur Klärung bei und deckt Wissensdefizite auf, die zu bearbeiten sind. Die Leitung der Lerngruppe übernimmt eine Lernberaterin oder ein Lernberater. Sie oder er koordiniert die Arbeit der Lerngruppe, liefert das methodische Know-how für die unterschiedlichen Reflexionsgespräche und moderiert die Treffen der Lerngruppe. Außerdem sorgt diese Person auch für notwendige theoretische Inputs, indem sie sie entweder selbst leisten kann oder externe Fachleute dafür organisiert. Lernpartner sind sowohl die Projektleitungen aus der Lerngruppe als auch Personen der Lernberatung.

Lernpartner sind außerdem der Auftraggeber oder auch Kunde, der den Nutzen von der Projektarbeit hat, weil eine Problemlösung für ihn erarbeitet wird. Wenn der Auftraggeber nicht zugleich die vorgesetzte Person ist, kann letztere ebenfalls als Lernpartner fungieren. Hinzu kommt ein Förderer, der in der Regel der Führungsriege der Institution angehört und die Projektleitung unterstützt oder auch coacht. Förderer sollte eine Person sein, die als Führungskraft die Organisations- und Personalentwicklung im Unternehmen oder in der Institution vorantreibt und kein direktes Interesse am Projekt, wohl aber an der Entwicklung der Person und der Institution hat.

Vorgesetzter und Förderer sind das Sicherheitsnetz des Projektleiters zur Vermeidung gravierender Fehleinschätzungen und Fehler. Sie sichern zugleich die Verbindlichkeit.

Prinzipien des Action Learning

Action Learning ist also eine Art «des Erfahrenslernens, das direkt den Prozess des Problemlösens mit dem Prozess des Lernens kombiniert». (Donnenberg/Lazeron, 1999: 114) Die besondere Qualität dieses Lernens besteht in der Verbindlichkeit, weil das Ergebnis gebraucht wird, und in der mit den Gesprächen mit den Lernberatern verbundenen Wertschätzung. Diese Dialoge sind als Lern-(und auch Personal-) entwicklungsgespräche zu verstehen.

Für die erfolgreiche Umsetzung des Action Learning sollten in jedem Fall die folgenden Prinzipien gelten (s. **Abb. I 4-3**):

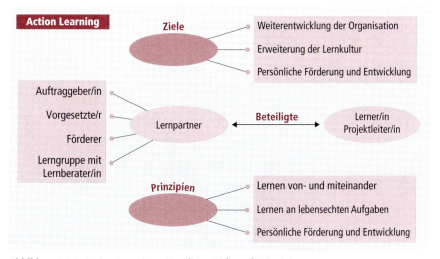

**Abbildung I 4-3**: Action Learning – Beteiligte, Ziele und Prinzipien

«1. *Lernen von und miteinander*, vor allem durch die Reflexion des Tuns mit Hilfe von Fragen und Rückkoppeln;

2. Lernen an lebensechten Aufgaben und Projekten, für die der Teilnehmer persönlich Verantwortung übernimmt;

3. Lernen mit funktional aufeinander bezogenen Lernpartnern.» (Donnenberg/Lazeron, 1999: 61)

### 4.3.2.2
### Theoretische Grundlagen

*Aktionsforschung – eine Grundlage*

Die Verknüpfung von Aktion und Lernen wird zurückgeführt auf die Aktionsforschung (oder Handlungsforschung), die als problemorientierte und problemlösende Forschungsstrategie unter anderem auf Kurt Lewins Feldforschung basiert. Kennzeichnend ist, dass die Problemauswahl und -definition sich an konkreten gesellschaftlichen oder institutionellen Bedürfnissen orientiert und nicht an wissenschaftlichen Erkenntniszielen. Die Aktionsforschung baut auf der «pragmatischen Tradition auf, Wege zur Verbindung von Theorie und Praxis zu finden, so dass Wissen durch Handlung begründet sein kann und sich aus der Praxis ableitet, statt in wissenschaftlichen Laboratorien oder durch abstrakte Forschungsmethoden erzeugt worden zu sein.» (Morgan, 1998: 329). Die Sichtweise der Aktionsforschung ist nicht die Beziehung von Forscher und Proband als Subjekt-Objekt-Beziehung, sondern die Forscher begleiten einen Problemlösungsprozess im Feld und arbeiten mit den Beteiligten an einer Problemlösung.

*Instruktions- und Entdeckungslernen*

Der Lernweg lässt sich als Entdeckungsweg im Gegensatz zum Instruktionsweg beschreiben (s. **Abb. I 4-4**). Letzterer findet durch Belehrungen statt: Informationen werden aufgenommen, mehr oder weniger gut verarbeitet und, wenn es gut gelaufen ist, auch angewendet. Der Entdeckungsweg geht von einer Erfahrung aus: Die Erfahrung wird bearbeitet, das heißt reflektiert, dabei wird Wesentliches herausgefiltert, also eine Erkenntnis daraus zu gewonnen, die theoretisch untermauert wird. Beides, reflektierte verallgemeinerte Praxiserfahrungen und Theorie, wird verarbeitet, um es anzuwenden. Hierbei werden neue Erfahrungen gemacht. Diese Art des Lernens bietet sich beim Lernen am Arbeitsplatz an. Das zugrunde gelegte

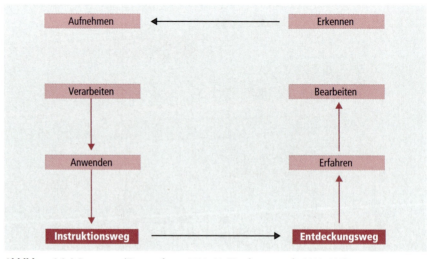

**Abbildung I 4-4:** Lernwege (Donnenberg, 1999: 81; Korthagen et al., 2002: 203)

Verständnis vom Lernen entspricht dem heutigen Erkenntnissen der Lerntheorie, das sich zum Beispiel auch in Konzepten für handlungsorientierten Unterricht oder Überlegungen zum subjektorientierten Lernen finden.

### 4.3.2.3
### Beispielhafte Umsetzung

Wenn sich eine Lernkultur hin zu einer lernenden Organisation entwickeln soll, macht es Sinn, auch die Aus-, Fort- und Weiterbildung entsprechend zu organisieren. So lässt sich die theoretische Bearbeitung von Lernsituationen aus der praktischen Arbeit ableiten (s. **Abb. I 4-5**).

Der Ansatz des Action Learning lässt sich sowohl in der beruflichen Erstausbildung als auch im Fort- und Weiterbildungsbereich einsetzen. Für Pflegemanager können für durchzuführende Innovationsprojekte, wie zum Beispiel die Leitbildentwicklung oder der Aufbau von Qualitätszirkeln, Projektleiter bestellt werden. Am Beispiel einer Fortbildungsmaßnahme für Pflegepädagogen soll der Action Learning Ansatz konkretisiert werden:

Die Lernpartner einer *Lerngruppe* sind beispielsweise fünf Lehrerinnen und Lehrer an Pflegeschulen. Sie sind Projektleitungen von Vorhaben wie zum Beispiel Lernfeldumsetzung in der Schule, Vorbereitung von Mentorinnen und Mentoren auf das Lernfeldkonzept, Entwicklung von Beurteilungs- und Bewertungskonzepten im Rahmen der Lernfeldarbeit, Gestaltung von Teamarbeit bei der Umsetzung des Lernfeldkonzeptes und Erarbeitung von Evaluationskonzepten zur Professionalisierung von Lehrerinnen und Lehrern. Diese fünf Personen haben als *Auftraggeber* eine Arbeitsgruppe im Ministerium oder in einem Berufsverband. An ihren Schulen leiten sie verantwortlich eine Arbeitsgruppe von Kolleginnen und Kollegen. Die *Lernberatung* in der Lerngruppe führt eine Person durch, die professionell moderieren kann und zusätzlich Systemkenntnisse und pädagogische Kenntnisse besitzt. Als *Förderer* kann eine Hochschullehrerin oder ein -lehrer fungieren. Die den Projektleitungen *vorgesetzte Person* steht ebenfalls als Lernpartner für unterstützende Gespräche zur Verfügung. Wie das Lernen organisiert werden kann, zeigen die folgenden Ausführungen zur methodischen Umsetzung.

Die folgenden methodischen Elemente beziehen sich auf die Durchführung der Lerngruppentreffen, auf die Vorbereitung und Durchführung der Dialoge mit

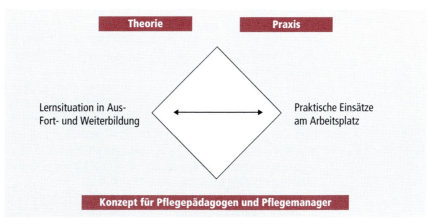

**Abbildung I 4-5:** Umsetzung von Action Learning in Pflegeberufen

den Lernpartnern, auf Möglichkeiten zur Selbstreflexion und auf unterstützende Vorgehensweisen in der Projektarbeit. Manche Methodenelemente ergänzen sich und andere stellen Alternativen dar. Sie lassen sich miteinander kombinieren und ganz sicher auch noch durch andere sinnvolle Vorgehensweisen anreichern.

### Struktur der Lerngruppentreffen

Lerngruppentreffen

Die Lerngruppen bleiben über die gesamte Projektzeit bestehen. Ihre Treffen sollten alle zwei Wochen stattfinden. Inhaltlich geht es um die Projektarbeit jedes einzelnen Mitglieds. Die Projektleitungen sollen in den Treffen neue Erkenntnisse aus ihren Erfahrungen erhalten, Beratung und Unterstützung erfahren, Lernstoff aus eventuellen Seminaren verarbeiten und sich in selbstgesteuerter Arbeit unterstützen. Es sollten nach Möglichkeit folgende Prämissen gewährleistet sein (Donnenberg/Lazeron, 1999: 134):

- Vertraulichkeit
- verbindliche Teilnahme an den Treffen
- Pünktlichkeit
- nach Möglichkeit gleicher Aufmerksamkeitsgrad
- Zeit für jeden
- rotierende Gesprächsleitung
- und unter Umständen auch eine rotierende Protokollantenrolle.

Der Gewinn solcher Lerngruppen liegt darin, dass jedes Gruppenmitglied auf die Problemstellungen anderer mit einem eigenen Blick schaut. So wird eine Vielzahl von möglichen Perspektiven deutlich. Zudem muss jedes Mitglied seine Gedanken, Probleme oder Vorhaben so kommunizieren, dass alle ein Verständnis der Situation bekommen. Dies zwingt zur Klarheit in der Gedankenführung und ist manchmal schon der Weg zur Lösung. Zur Problemlösung tragen auch die Fragen und Gedanken der Lernpartner bei. Der damit verbundene Austausch mentaler Modelle, zum Beispiel über das Verständnis von Lernen und damit verbunden die Haltung zum Lernfeldkonzept, bietet die Chance, das eigene Projekt und ausgeführte oder geplante Handlungen unter anderem Blickwinkel zu betrachten (s. **Tab. I 4-8**).

### Gespräche mit der vorgesetzten Person oder dem Förderer

Gespräche mit Vorgesetzten

Diese Gespräche, die auch als Personalentwicklungsgespräche zu betrachten sind, ermöglichen den Abgleich von Selbst- und Fremdwahrnehmung und führen zu einem tieferen Verständnis der möglicherweise unterschiedlichen Sichtweisen. Sie bieten die Gelegenheit, Arbeitsschwerpunkte festzulegen und Unterstützungsmöglichkeiten auszuloten. Sie dienen dazu, Fehler zu vermeiden. Die lernenden Projektleitungen werden ernst genommen und auch zurückhaltenden Menschen bietet sich die Chance für einen intensiven Kontakt. In diesen Einzelgesprächen können auch Verhaltensweisen leichter angesprochen werden. Ziel der Gespräche sollte es sein, die Stärken deutlich herauszustellen und ebenso klar die Entwicklungsrichtungen zu benennen. Eine wertschätzende und sich auf konkretes Verhalten und erbrachte oder nicht erbrachte Leistungsergebnisse beziehende Rückmeldung versteht sich von selbst. Es geht nicht um die Beurteilung einer Person!

Ein weiterer Aspekt ist für das Gelingen des Gesprächs von großer Bedeutung: Es geht um ein «Gespräch», in das die Rückmeldungen eingebunden werden. Zu einem Gespräch gehört immer auch das Zuhören. Das gilt auch für die vorgesetzte

**Tabelle I 4-8:** Handlungsleitfaden für die Lerngruppentreffen (Donnenberg/Lazeron, 1999: 134)

---

Für die Gestaltung der Treffen bietet sich folgender Ablauf an:

1. Kurze Eröffnungsrunde zur Befindlichkeit, zu mitgebrachten Themen und für aktuelle und relevante Mitteilungen.
2. Vereinbarung der Tagesordnungspunkte, das heißt Abgleich der geplanten Tagesordnung mit den derzeitigen Bedürfnissen.
3. Jede Teilnehmerin und jeder Teilnehmer erhält für ihr bzw. sein Projekt eine gleich lange vereinbarte Zeit und stellt kurz dar:
   Was habe ich im Sinne der Verabredungen seit dem vorhergehenden Treffen unternommen?
   Welche Erfahrungen habe ich damit gemacht? Was ist der Entwicklungsstand in meinem Vorhaben?
   Was entwickelt sich gut? Womit habe ich Schwierigkeiten?
   Rückmeldungen der Zuhörenden:
   Was löst das an Empfindungen oder Assoziationen bei mir aus? Welche Fragen habe ich? Welche Lösungen fallen mir ein? Wo kann ich dich bestärken? Welche Stolpersteine sehe ich?
   Austausch und gemeinsames Nachdenken
4. Vertiefende Behandlung ausgewählter Punkte, die für alle bedeutsam sind oder auch fachlicher Input der Lernberatung.
5. Einzelarbeit mit Selbstreflexion mit anschließender Runde:
   Was nimmt sich jeder bis zum nächsten Mal vor?
6. Prozessevaluation:
   Was habe ich für meine Arbeit und über mich gelernt? Welche Fragen bleiben für mich offen?
   Wo und wie können wir unser gemeinsames Lernen verbessern? Welche Lernergebnisse anderer haben mich beeindruckt?
7. Festlegung der Tagesordnung für das nächste Treffen.

---

Person. Es mag sein, dass der Projektleiter manche Dinge ganz anders sieht und dass vielleicht Missverständnisse vorliegen. Die beiden Sichtweisen anzuschauen, mögliche Missdeutungen auszuräumen und dabei die Anforderungen an Leistungen und Kompetenzerwerb nicht aus dem Auge zu verlieren, ist die Kunst und die Chance solcher Gespräche.

Aus Gründen der Transparenz und einer gleichberechtigten Aussprache ist es sinnvoll, die Gespräche gut vorzubereiten. Die anzusprechenden Aspekte sollten auch im Vorfeld schon mit den Lernenden kommuniziert werden. Dies ist mit Hilfe der im nächsten Abschnitt vorgestellten Methoden möglich. Zusätzlich bietet sich ein Vorbereitungsbogen an (s. **Tab. I 4-9**), den beide Gesprächsteilnehmer vor dem Dialog ausfüllen, um sich auf den Austausch gut vorbereiten zu können. Dieser Vorbereitungsbogen sollte die bis zum Projektende anzustrebenden Kompetenzen ausweisen. Sie sind die Richtschnur für die Gespräche.

Ein auf diese Weise vorbereitetes Gespräch wird konkret und kann gezielte Hilfestellungen bieten. Zudem wird auch Positives anerkannt und wertgeschätzt. Die Vereinbarungen (letzter Punkt) werden im Gespräch selbst als Ergebnis erst festgelegt und sind die Basis für das folgende Treffen.

**Tabelle I 4-9:** Gesprächsvorbereitungsbogen

| Gesprächsvorbereitungsbogen | | | | | | |
|---|---|---|---|---|---|---|
| **Kompetenzen** | **Einschätzung** | | | | | |
| Selbstorganisation der Arbeit: | −3 | −2 | −1 | +1 | +2 | +3 |
| Führung eines Teams: | −3 | −2 | −1 | +1 | +2 | +3 |

Besondere Stärken:

1.

2.

3.

Begründung für die Wahrnehmung (z. B. Rückmeldungen oder spezielle Situationen):

zu 1.

zu 2.

zu 3.

Positive Auswirkungen:

1.

2.

3.

Entwicklungsbedarf:

1.

2.

3.

Begründung für die Wahrnehmung (z. B. Rückmeldungen oder spezielle Situationen):

zu 1.

zu 2.

zu 3.

Negative Auswirkungen:

1.

2.

3.

Ziele und Lösungsmöglichkeiten:

Vereinbarung über nächste Schritte und zu erzielende Ergebnisse:

1.

2.

3.

#### 4.3.2.4
### Ausgewählte Methoden

Nachfolgend werden ausgewählte Methoden vorgestellt und hinsichtlich ihrer Einsatzmöglichkeiten und ihres Vorgehens näher beschrieben.

Arbeit mit Kernfragen

| | |
|---|---|
| **Methode:** | **Arbeit mit Kernfragen** |
| Ziel: | Selbstreflexion und/oder Vorbereitung auf Lerngespräche Einsatz als Leitfaden für die Gespräche möglich |
| Ergebnis: | Selbstklärung und Erstellung eines Leitfadens für Gespräche mit Lernberatern |
| Beteiligte: | Lernende Projektleitung, Lernpartner |
| Vorgehen: | Schriftliche Bearbeitung nachfolgender Fragen, zum Beispiel im Logbuch |

- Was ist notwendig für meine Lerngruppe/für mein Team/die Weiterentwicklung der Institution? Welche Probleme sehe ich? Welche Probleme wurden an mich herangetragen?
- Wofür übernehme ich die Verantwortung?
- Was ist mein Ziel?
- Was tue ich dafür konkret?
- Was hindert und was fördert mein Tun?
- Wie gehe ich mit den hinderlichen und förderlichen Aspekten um?
- Wie lerne ich daraus?

Wandering, capturing, sharing

| | |
|---|---|
| **Methode:** | **Wandering, capturing, sharing** (Donnenberg/Lazeron, 1999: 130) |
| Ziel: | Strukturierte Reflexion |
| Ergebnis: | Selbstklärung und zielorientierter Austausch im Lernduo, neue Denkanstöße durch Gruppenreflexion |
| Beteiligte: | Lernende Projektleitung und Lernpartner in der Lerngruppe |
| Vorgehen: | *1. Wandering (Erkunden):* Individuelle Reflexion durch unstrukturiertes Denken, Stichworte notieren, Malen von Bildern, Aufzeichnen von Beziehungsgeflechten, Auflisten von Eindrücken und Einsichten ohne Beurteilung und Selektion. |

*2. Capturing und Sharing (Erfassen und Mitteilen):* Reflexion im Lernduo, Schlussfolgerungen und Erkenntnisse herausarbeiten, Handlungsalternativen und deren Folgen diskutieren, überragende Einsichten formulieren, Einfälle im Logbuch festhalten.

*3. Sharing (Mitteilen):* Reflexion in der Gruppe, kurzer Bericht jedes Mitglieds über inhaltliche Lernergebnisse, konkrete Vorhaben und darüber, was jede einzelne Person über sich selbst gelernt hat.

Einzuhaltende Regeln:
- Sich für andere Perspektiven und Aspekte interessieren Während der Einzelreflexion nicht sprechen, in Ruhe über alles nachdenken und andere zu Ende denken lassen

- Selbstverantwortung übernehmen über das, was berichtet wird
- Berichterstattung in der Gesamtgruppe auf 30 Sekunden beschränken
- Vertraulichkeit und Respekt wahren.

Lerndokumentation oder Logbuch

| | |
|---|---|
| **Methode:** | **Lerndokumentation oder Logbuch** |
| Ziel: | Reflexion in Form von «schriftlichem Nachdenken» |
| Ergebnis: | Hilfe, unausgesprochenes Wissen zugänglich zu machen und/oder noch zu klärende Fragen zu formulieren oder Wissen zu ordnen, Grundlage für Gespräche mit Lernpartnern erarbeiten |
| Beteiligte: | Lernender Projektleiter unter Umständen Lernpartner |
| Vorgehen: | Einsatz sowohl vorstrukturierter Fragen als auch allgemeiner Hinweise möglich |

Nachfolgend finden sich Beispiele mögliche Fragen, die beantwortet werden können, wenn a) ein Arbeitstag, b) eine Sitzung oder c) ein Lerngespräch reflektiert werden soll.

Reflexion eines bedeutsamen *Arbeitstages* anhand der folgenden Fragen:

- Was ist passiert? Was wurde besprochen?
- Welche Gedanken waren mir persönlich wichtig?
- Welche Vorstellungen und Ideen sind entstanden?
- Welche offene Fragen gibt es?
- Welche Arbeitsweise war bemerkenswert?
- Wie war die Stimmung?
- Welche Wünsche und Anregungen sind aufgetaucht?

Eine Aufforderung zu einem *Sitzungsrückblick* der Lerngruppe könnte auch lauten:

Notieren Sie bitte im Folgenden einige Sätze zum Beispiel darüber, was Ihnen neu oder persönlich wichtig war; was Sie verwundert hat; Fragen, die offen geblieben sind; Beobachtungen, die Sie zur Arbeitsweise gemacht haben; Dinge, die Sie gestört haben; Beiträge, die Sie geleistet haben; Schritte oder Arbeitsaufgaben, die Sie sich vornehmen u. a. m.

Es sind hier Ihre eigenen Gedanken zur Sitzung und ihren Inhalten gefragt. Schreiben Sie in ganzen Sätzen und keine Stichworte! Auf freiwilliger Basis kann daraus vorgelesen werden. (Winter, 2003: 21)

Fragen zu einem Rückblick auf ein Lerngespräch:

- Um welche Inhalte ging es?
- Was war für mich neu?
- Was war mir heute wichtig?
- Was will ich noch wissen?
- Was war mein Beitrag?
- Wie habe ich das Gesprächsklima gefunden?
- Was nehme ich mir vor?

Kontextanalyse

**Methode:** **Kontextanalyse** (Donnenberg/Lazeron, 1999: 128)
**Ziel:** Klärung von Einflussfaktoren und Rahmenbedingungen für ein Projekt
**Ergebnis:** Verortung und Netzwerk des Projektes ist deutlich
**Beteiligte:** Projektleitung und fördernde und/oder vorgesetzte Person
**Vorgehen:** folgende Fragen zu reflektieren und mit der fördernden und/oder vorgesetzten Person zu diskutieren:

**Sachlicher Kontext:** Welche Projekte/Vorhaben werden zurzeit noch durchgeführt und können Einfluss auf mein Projekt/Vorhaben haben?

- 
- 
- 
- 
- 

**Zeitlicher Kontext:** Was ist vor dem Projekt/Vorhaben passiert und beeinflusst es unter Umständen? Was ist für die Zeit nach Abschluss geplant, auf das schon Rücksicht genommen werden muss?

Vorher:                                    Nachher:

**Sozialer Kontext:** Welche Personen und Personengruppen haben Einfluss auf mein Projekt/Vorhaben? Wie intensiv ist der Einfluss hinsichtlich Haltung und Bedeutung? Ist er eher förderlich oder hinderlich?

Personen                vermutete Haltung            förderlich/hinderlich

Was für **Schlussfolgerungen** ergeben sich daraus für meine konkrete Vorgehensweise? In welcher Reihenfolge werde ich vorgehen?
1.
2.
3.
4.
5.
6.

Kräftefeldanalyse

**Methode:** **Kräftefeldanalyse** (Donnenberg/Lazeron, 1999: 139)
**Ziel:** Selbstreflexion, Gesprächsgrundlage oder Leitfaden mit Lernpartner
**Ergebnis:** Analyse der Einflussfaktoren und begründeter Aktionsplan
**Beteiligte:** Lernende Projektleitung und Lernpartner
**Vorgehen:** Reflexion der folgenden Aspekte

**1. Problem:**
Mich stört, dass …

**2. Ziel:**
Ich will erreichen, dass …

**3. Weg:**
Mögliche Schritte sind, dass …

**4. Einflusskräfte und Bedingungen**

| Die Zielerreichung wird gefördert durch … | Die Zielerreichung wird gehemmt durch … |

**5. Gewichtung der Einflusskräfte**

| Der am meisten fördernde Faktor ist: | Der am meisten hemmende Faktor ist: |

**6. Ideen zur Veränderung:**

| Fördernde Faktoren werden verstärkt durch: | Hemmende Faktoren werden vermindert durch: |

**7. Aktionplan**

| Ziel | Maßnahme | Indikator der Überprüfung | Termin |
|------|----------|---------------------------|--------|
| …. | …. | …. | …. |

---

Analyse-Quadrat

| **Methode:** | **Analyse-Quadrat** |
|---|---|
| Ziel: | SOFT-Analyse (Landwehr, 2003: 63) der Projekt- oder Lerngruppenarbeit hinsichtlich der Inhalts- und der Beziehungsebene, Evaluationsmethode, die zugleich den individuellen Reflexionsprozess unterstützt |
| Ergebnis: | Kommunikation über Stärken, Schwächen, Chancen und Gefahren der Arbeit in der Gruppe und Schlussfolgerungen für die zukünftige Arbeit |
| Beteiligte: | Mitglieder der Lerngruppe oder Mitglieder des Projektteams |
| Vorgehen: | Arbeit mit vier Analysebereichen: |

- **S**atisfaction (zurückblickend: positiv beurteilte und zufrieden stellende Aspekte)
- **O**pportunities (vorausblickend: positiv auszubauende Möglichkeiten)
- **F**aults (zurückblickend: negativ beurteilte Fehler)
- **T**hreats (vorausblickend: negativ beurteilte mögliche Gefahren) (s. **Tab. I 4-10**)

Jedes Teammitglied schreibt Karten zu den Aspekten, wobei die Zahl der Karten nicht begrenzt wird. Anschließend stellt jeder seine Karten vor. In einer Diskussion werden dann Vereinbarungen getroffen, die dazu dienen sollen, dass die Chancen genutzt und die Gefahren minimiert werden.

**Tabelle I 4-10:** Analysequadrat

|  | **zurückblickend** | **vorausblickend** |
|---|---|---|
| **positiv** | **Stärken/Erfolge (Satisfaction)**<br>Wo sehe ich die Stärken des Teams?<br>Was ist gut gelungen?<br>Worauf können wir uns verlassen?<br>Woher nehmen wir unsere Energie?<br>Welche Erwartungen wurden erfüllt? | **Hoffnungen/Chancen (Opportunities)**<br>Worauf freue ich mich?<br>Was stimmt mich zuversichtlich?<br>Wo sehe ich positive Möglichkeiten, die wir ausbauen können? |
| **negativ** | **Schwächen/Misserfolge (Faults)**<br>Wo sehe ich die Schwächen unseres Teams?<br>Was ist weniger gut gelungen oder schwierig?<br>Womit bin ich unzufrieden?<br>Welche Erwartungen wurden nicht erfüllt? | **Befürchtungen/Gefahren (Threats)**<br>Wo sehe ich in naher Zukunft Schwierigkeiten und Stolpersteine?<br>Wo habe ich Befürchtungen?<br>Wo sind besondere Anstrengungen nötig?<br>Wo liegen Risiken? |

Abstraktionsleiter

**Methode:** **Abstraktionsleiter** (Ross, 1996: 279 ff.)

**Ziel:** Dieses Instrument hilft die Abstraktionssprünge in unserem Denken nachzuvollziehen und unsere mentalen Modelle aufzuspüren. Grundgedanke ist, dass ein Prozess, der zu einer Schlussfolgerung und Handlung führt, mit einer konkreten selektiven Wahrnehmung beginnt, die individuell aus einer Fülle von zu beobachtenden Daten und Erfahrungen in einer Situation ausgewählt wird. Die Interpretation der Wahrnehmung, die Annahmen, die daraus mit Hilfe hinzugefügter Deutungen gezogen werden, die Schlussfolgerungen und auch daraus entwickelten Überzeugungen in Bezug auf die Welt entziehen sich meist der bewussten Wahrnehmung. Dieser blitzschnelle innere Prozess wird, wenn überhaupt, als diffuses Gefühl wahrgenommen. Die Handlung stützt sich dann auf die Schlussfolgerungen, derer sich die Person oft gar nicht wirklich bewusst ist. Hinzu kommt, dass die in dem Prozess entwickelten Überzeugungen in Bezug auf die Welt zu einer reflexiven Schleife führen, das heißt diese Überzeugungen bestimmen wesentlich mit, welche Daten wir in der nächsten Situation auswählen. Obwohl es sich hierbei um einen dynamischen Prozess handelt, klingt das doch alles recht unveränderlich. Die Aufdeckung der Abstraktionsleiter im Kopf macht es zwar nicht möglich, dass wir zukünftig ohne zusätzliche Deutungen oder Schlussfolgerungen leben, ermöglicht es uns aber, die Kommunikation zu verbessern (s. **Abb. I 4-6**).

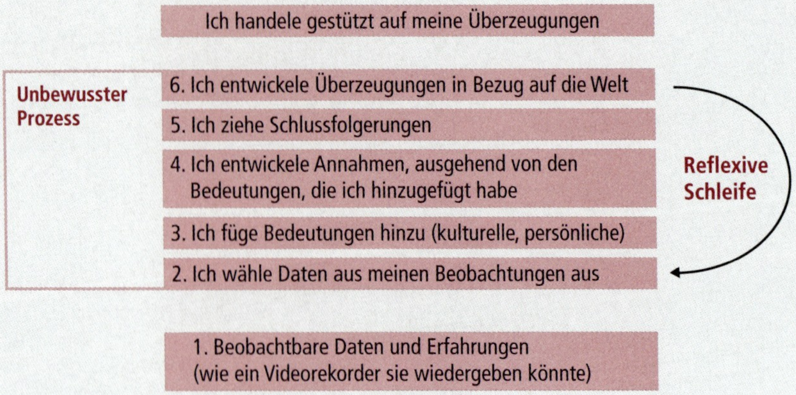

| Ich handele gestützt auf meine Überzeugungen |
| --- |

| **Unbewusster Prozess** | 6. Ich entwickele Überzeugungen in Bezug auf die Welt | **Reflexive Schleife** |
| --- | --- | --- |
| | 5. Ich ziehe Schlussfolgerungen | |
| | 4. Ich entwickele Annahmen, ausgehend von den Bedeutungen, die ich hinzugefügt habe | |
| | 3. Ich füge Bedeutungen hinzu (kulturelle, persönliche) | |
| | 2. Ich wähle Daten aus meinen Beobachtungen aus | |

| 1. Beobachtbare Daten und Erfahrungen (wie ein Videorekorder sie wiedergeben könnte) |
| --- |

**Abbildung I 4-6:** Abstraktionsleiter (Ross, 1996: 280)

Dabei wird diese Abstraktionsleiter auf drei Weisen genutzt:

- «um sich das eigene Denken und Schlussfolgerungen bewusster zu machen (Reflexion),
- um das eigene Denken und Schlussfolgerungen sichtbarer für andere zu machen (Plädieren),
- um das Denken und die Schlussfolgerungen anderer zu erkunden (Erkunden).» (Ross, 1996: 283)

Ergebnis:   Den unbewussten Anteilen dieses Prozesses kann man auf die Spur kommen und damit auch seine mentalen Modelle verändern. Der mögliche Umgang mit den Reflexionserkenntnissen kann zum Beispiel sein, dass man zukünftig in der Situation selbst schneller Zugang auch auf seine «linke Spalte» hat und diese offen kommuniziert. Zum Beispiel: Ich habe gehört, gesehen (Daten), dass… Das habe ich so verstanden (Bedeutung und Annahme), dass… Meine Schlussfolgerungen daraus sind… Auch ein Innehalten in einem Gespräch, von dem man das Gefühl hat, dass es nicht stimmig ist, bietet sich an. Es könnten zum Beispiel folgende Fragen gestellt werden: Worauf stützt sich deine Aussage? Sind andere derselben Meinung? Erkläre mir bitte, wie du zu den Schlussfolgerungen kommst? Als Du … sagtest, meintest du da … (Interpretation desjenigen, der das Innehalten im Gespräch bewirkt hat).

Beteiligte:   Lernende Projektleiter, Austausch im Lernduo, unter Umständen Einbeziehen der Lerngruppe

Vorgehen:   Selbstreflexion

Mehrere Blätter Papier werden in zwei Spalten geteilt.

Was ich gedacht habe…     Was wir gesagt haben…

Es werden mehrere Schritte durchgeführt (Zeitbedarf 2 bis 4 Stunden):

*Schritt 1:* Ins Gedächtnis rufen eines Gesprächs, das nicht stimmig war und mit einer unangenehmen Erinnerung verbunden ist. Falls keines stattgefunden hat, Entwicklung einer Vorstellung darüber, wie es verlaufen würde, wenn es stattfinden würde.

*Schritt 2:* Die rechte Spalte, der (mögliche) Ablauf des Gesprächs wird nun vollständig ausgefüllt.

*Schritt 3:* In die linke Spalte wird eingetragen, was dabei von der reflektierenden Person gedacht wurde.

Als Beispiel siehe **Tabelle I 4-11**:

**Tabelle I 4-11:** Methode der Abstraktionsleiter – Beispiel für die Selbstreflexion

| Was ich gedacht habe… | Was wir gesagt haben… |
|---|---|
| ■ Jetzt will sie mir wieder ihre Themen aufzwingen und die Planung so organisieren, dass keine Freiräume bleiben, um entsprechend der Bedürfnisse der Lernenden zu arbeiten. | ■ **Kollegin A:** Wir müssen einen Termin machen, um uns abzustimmen, damit in unseren parallel verlaufenden Lerngruppen inhaltlich gleich gearbeitet wird. |
| ■ Ich kann ja nicht gegen Abstimmung sein. Wenn ich es rausschiebe, vergisst sie es vielleicht. | ■ **Ich:** Ja, das ist sicher sinnvoll. Allerdings kann ich in den nächsten drei Wochen keinen Termin mehr unterbringen. |
| ■ Auch das noch. Ich glaube, sie will mich wirklich kontrollieren. Ich traue ihr nicht. | ■ **Kollegin A:** Ok, dann könnten wir bis dahin aufschreiben, was wir bisher gemacht haben und noch vorhaben. |
| ■ Wie komme ich da raus? Ich will das nicht machen. Sie hat eine völlig andere Vorstellung von Fortbildung. | ■ **Ich:** Ich hoffe, ich schaffe das. Im Moment bin ich wirklich stark eingebunden. |

*Schritt 4:* Reflexion durchführen

Ziel der Reflexion ist es, eigenes Denken zu beobachten. Dazu helfen die folgenden Fragen: (Ross/Kleiner, 1996: 286)

- ■ Was hat mich wirklich zu diesen Gedanken und Gefühlen veranlasst?
- ■ Wie bin ich die Abstraktionsleiter heraufgeklettert?
- ■ Was war meine Absicht? Was wollte ich erreichen?
- ■ Haben meine Äußerungen zu den Schwierigkeiten beigetragen?
- ■ Warum habe ich nicht gesagt, was in der linken Spalte steht?
- ■ Welche Mutmaßungen stelle ich über die andere Person oder die Personen an?
- ■ Was hat mich mein Verhalten gekostet?
- ■ Was habe ich dadurch gewonnen?
- ■ Wie kann ich meine linke Spalte als Ressource für eine bessere Kommunikation nutzen?

Ein Umschreiben des Gesprächs, wie man es gern geführt hätte, hilft, zukünftig klarer und für einen selbst befriedigender zu kommunizieren.

## 4.4
# Zusammenfassung

Diese Form der Lernbegleitung bietet die Chance einer individuellen entwicklungslogischen Unterstützung. Es ist davon auszugehen, dass der Prozess der Professionalisierung sich in der Regel in erstaunlich großen Schritten vollzieht und von viel weniger Ängsten, Empfindungen von Bedrohung oder Zweifeln begleitet ist. Die Chance, dass die Erfahrung, mit anderen auf eine so reflektierte Art zu lernen, auf die tägliche Arbeit übertragen wird, ist groß. Somit wächst auch die Chance, dass die Projektleitungen sich Innovationsbereitschaft sowie Flexibilität erhalten, um zu einer lernenden Organisation beizutragen.

Das Konzept des Action Learning mit konkreten Unterstützungsmöglichkeiten durch Lernberater beziehungsweise Lernberaterinnen bietet realistische Möglichkeiten, sich im Bereich der Aus-, Fort- und Weiterbildung von Pflege- und Gesundheitsberufen durchzusetzen. Klare Aufträge an Projektleitungen, Verbindlichkeit und Verantwortungsübernahme für die Ergebnisse aller Beteiligten sowie wertschätzende Dialoge und Interesse der Vorgesetzten und Förderer an die geleistete Arbeit lassen Motivation und Einsatz der Akteure wachsen. Anzumerken bleibt, dass das Konzept des Action Learning von freiwilligen Lernenden als Projektleitern ausgeht. Auch dies lässt sich auf den Bildungsbereich übertragen, denn erstens ist ein Schneeballeffekt zu vermuten und zweitens sind die Ressourcen begrenzt und sollten nicht an Personen vergeben werden, die mit Widerständen behaftet wenig leistungsfähig sind!

## Literatur

Arnold, R.; Schüßler, I.: Wandel der Lernkulturen. Ideen und Bausteine für ein lebendiges Lernen. Wissenschaftliche Buchgesellschaft, Darmstadt 1998

Backes-Haase, A.: Konstruktivismus als didaktischer Aspekt der Berufsausbildung. In: Bonz, B.: Didaktik der beruflichen Bildung. Berufsbildung konkret. Bd. 2, herausgegeben von Bernhard Bonz und Heinrich Schanz. Schneider-Verlag Hohengehren, Baltmannsweiler 2001: 220–238

Bastian, J.; Gudjons, H. (Hrsg.): Das Projektbuch. Theorie – Praxisbeispiele – Erfahrungen. Bergmann + Helbig Verlag, 2. Aufl., Hamburg 1988

Benner, P.: Stufen zur Pflegekompetenz. From Novice to Expert. Aus dem Engl. übers. von Matthias Wengenroth. Verlag Hans Huber, Bern 1994

Bransford, J.; Sherwood, R.; Hasselbring, T.; Kinzer, C.; Williams, S.: Anchored Instruction: why we need it and how technology can help. In: Nix, D.; Spiro, R.: Cognition, education, multimedia. Exploring ideas in high technology. Hillsdale, New Jersey 1990: 115–141

Brettschneider, V.; Gruber, H.; Kaiser, F.-J.; Mandl, H.; Stark, R.: Anleitung komplexer Problemlöse- und Entscheidungsprozesse zur Unterstützung des Erwerbs kaufmännischer Kompetenz. Zeitschrift für Berufs- und Wirtschaftspädagogik, 90 (2000) 3: 399–418

Collins, A.; Brown, J.S.; Newman, S.E.: Cognitive apprenticeship. Teaching the crafts of reading, writing and mathematics. In: Resnick, L.B. (Hrsg.): Knowing, Learning and Instruction. Essay in Honor of Robert Glaser. Hillsdale, New Jersey 1989: 453–494

Dörig, R.: Das Konzept der Schlüsselqualifikationen. Ansätze, Kritik und konstruktivistische Neuorientierung auf Basis der Erkenntnisse der Wissenspsychologie. Rosch-Buch, Hallstadt 1994

Donnenberg, O. (Hrsg.): Action Learning. Ein Handbuch. Klett-Cotta, Stuttgart 1999

Donnenberg, O.: Action Learning taucht auf. In: Donnenberg, O. (Hrsg.): Action Learning. Ein Handbuch. Klett-Cotta, Stuttgart 1999: 44–47

Donnenberg, O.; Lazeron, N.: Wie organisiere und gestalte ich ein Action-Learning-Programm? In: Donnenberg, O. (Hrsg.): Action Learning. Ein Handbuch. Klett-Cotta, Stuttgart 1999: 108–145

Dubs, R.: Konstruktivismus: Einige Überlegungen aus der Sicht der Unterrichtsgestaltung. Zeitschrift für Pädagogik, 41 (1995) 6: 889–903

Dubs, R.: Scaffolding – mehr als ein neues Schlagwort. Zeitschrift für Berufs- und Wirtschaftspädagogik, 95 (1999) 1: 163–167

Gerstenmaier, J.; Mandl, H.: Wissenserwerb unter konstruktivistischer Perspektive. Zeitschrift für Pädagogik, 41 (1995) 6: 867–888

Grell, J. u. M.: Unterrichtsrezepte. Beltz Verlag, Weinheim und Basel 1983

Greving, J.; Paradies, L.: Unterrichts-Einstiege. Ein Studien- und Praxisbuch. Cornelsen Scriptor, Berlin 1996

Gudjons, H.: Schritte und Merkmale eines Projektes. Unterricht Pflege, 6. (2003) 1: 2–7

Hacker, W.: Expertenkönnen. Erkennen und Vermitteln. Verlag für Angewandte Psychologie. Stuttgart 1992

Heimann, P.; Otto, G.; Schulz, W.: Unterricht – Analyse und Planung. Schroedel, Hannover 1965

Herold, G.: Methoden zu Reflexion, zum Abschluss, zum Rückblick. Unterricht Pflege, 6 (2001) 4: 26–32

Holoch, E.: Situiertes Lernen und Pflegekompetenz. Entwicklung, Einführung und Evaluation von Modellen Situierten Lernens in der Pflegeausbildung. Verlag Hans Huber, 1. Aufl., Bern 2002

Holoch, E.: Lernen in und aus beruflichen Pflegesituationen. PR-Internet, (2003) 12: 246–253

Jank, W.; Meyer H.: Didaktische Modelle. Cornelsen Verlag Sricptor, 1. Aufl., Frankfurt am Main 1991

Kania, C.: Situiertes Lernen in der Pflegeausbildung. Diplomarbeit (unveröffentlicht), Münster 2002

Kania, C.: Situiertes Lernen – ein Ansatz zur Gestaltung einer fächerintegrativen Lernumgebung. Unterricht Pflege, 8 (2003) 2: 7–9

Keuffer, J. (Hrsg.): Schulkultur als Gestaltungsaufgabe. Deutscher Studien Verlag, Weinheim 1998

Klauser, F.: Problem-Based Learning. Zeitschrift Erziehungswissenschaft, 1 (1998) 2: 273–293

Kaiser, A.; Kaiser, R.: Studienbauch Pädagogik. Grund- und Prüfungswissen. Cornelsen Verlag Scriptor, 7. Aufl., Frankfurt am Main 1991

Keuchel, R.; Roes, M.; Görres, S.: Wissenstransfer in der Pflege: Herausforderungen an eine moderne Pflegeausbildung. In: Falk, J.; Kerres, A. (Hrsg.): Didaktik und Methodik der Pflegepädagogik. Handbuch für innovatives Lehren im Gesundheits- und Sozialbereich. Juventa Verlag, Weinheim und München 2003: 285–322

Klafki, W.: Neue Studien zur Bildungstheorie und Didaktik. Zeitgemäße Allgemeinbildung und kritisch-konstruktive Didaktik. Beltz Verlag, 3. Aufl., Weinheim und Basel 1993

Korthagen, F. A.J.; Kessels, J.; Koster, B.; Lagerwerf, B.; Wubbels, T.: Schulwirklichkeit und Lehrerbildung. Reflexion der Lehrertätigkeit. EB-Verlag, Hamburg 2002

Kron, F. W.: Wissenschaftstheorie für Pädagogen. Ernst Reinhardt Verlag, München Basel 1999

Landwehr, N.: Grundlagen zum Aufbau einer Feedback-Kultur. Konzepte, Verfahren und Instrumente zur Einführung von lernwirksamen Feedbackprozessen. hep-verlag, Bern 2003

Mandl, H.; Prenzel, M.; Gräsel, C.: Das Problem des Lerntransfers in der betrieblichen Weiterbildung. In: Unterrichtswissenschaft, 20 (1992) 20: 126–143

Mandl, H.; Gruber, H.; Renkl, A.: Das träge Wissen. Psychologie heute, 20 (1993)9: 64–69

Martens, M.; Sander, K.; Schneider, K. (Hrsg.): Didaktisches Handeln in der Pflegeausbildung. Dokumentation des 1. Kongresses zur Fachdidaktik der Gesundheit. Prodos Verlag, Brake 1996

Martens, M.; Schneider, K.: Didaktisches Handeln im Pflegeunterricht. In: Martens, M.; Sander, K.; Schneider, K. (Hrsg.): Didaktisches Handeln in der Pflegeausbildung. Dokumentation des 1. Kongresses zur Fachdidaktik der Gesundheit. Prodos Verlag, Barke 1996: 31–69

Mazzi, A.: Arbeitsplatzintegriertes Lernen im Stadtspital Triemli Zürich. In: Brühlmann, Ludwig; Schwarz Govaers (Hrsg.): Der Arbeitsort als Lernort in der Ausbildung für Pflegeberufe. Instrumente und Konzepte. 1. Aufl., Verlag Sauerländer, Aarau/Schweiz 2000: 24–25

Meyer, H.: Handlungsorientierter Unterricht. Unterricht Pflege, 1 (1996) 1: 4–12

Meyer, H.; Rüller, H.: Einstiegsvarianten mit Beispielen. Unterricht Pflege, 2 (1997) 4: 8–22

Muster-Wäbs, H.; Schneider, K.: Methodenkompetenz – zukunftsorientiertes Rüstzeug für Lehrende und Lernende. Unterricht Pflege, 6 (2001) 4: 2–9

Muster-Wäbs, H.; Pillmann-Wesche, R.: Gruppen und Teams leiten und anleiten. Neue Pädagogische Reihe Bd. 1, Prodos Verlag, 1. Aufl., Brake 2003

Morgan, Gareth: Löwe, Qualle, Pinguin – Imaginieren als Kunst der Veränderung. Klett-Cotta, Stuttgart 1998

Pahl, J.P.; Ruppel, A.: Bausteine beruflichen Lernens im Bereich Technik. Teil 1: Unterrichtsplanung und didaktische Elemente. Leuchtturm-Verlag, 2. überarb. und geänd. Aufl., Alsbach/Bergstraße 2001. In: Schriftenreihe: Erziehen – Beruf – Wissenschaft, Bd. 13, herausgegeben von F. M. Kath

Rauner, F.: Entwicklungslogisch strukturierte berufliche Curricula: Vom Neuling zur reflektierten Meisterschaft. Zeitschrift für Berufs- und Wirtschaftspädagogik. 95 (1999) 3: 424–446

Reetz, L.: Wissen und Handeln. – Zur Bedeutung konstruktivistischer Lernbedingungen in der kaufmännischen Berufsausbildung. In: Beck, K.; Müller, W.; Deißinger, T.; Zimmermann, M. (Hrsg.): Berufserziehung im Umbruch. Didaktische Herausforderungen und Ansätze zu ihrer Bewältigung. Deutscher Studien Verlag, Weinheim 1996: 173–188

Reinmann-Rothmeier, G.; Mandl, H.: Individuelles Wissensmanagement. Strategien für den persönlichen Umgang mit Information am Arbeitsplatz. Verlag Hans Huber, 1. Aufl., Bern 2000

Ross, R.: Die Abstraktionsleiter. In: Senge, P. M.; Kleiner, A.; Smith, B.; Roberts, R.: Das Fieldbook zur Fünften Disziplin. Klett-Cotta, Stuttgart 1996: 279–284

Ross, R.; Kleiner, A.: Die linke Spalte. In: Senge, P. M.; Kleiner, A.; Smith, B.; Roberts, R.: Das Fieldbook zur Fünften Disziplin. Klett-Cotta, Stuttgart 1996, 284–288

Roth, H.: Pädagogische Psychologie des Lehrens und Lernens. Schroedel Verlag, 7. neu gestaltete und durchgesehene Aufl., Hannover 1963

Scheller, I.: Erfahrungsbezogener Unterricht. Planung, Theorie. Scriptor Verlag, 2. Aufl., Frankfurt am Main 1987

Scheller, I.: Erfahrungsbezogener Unterricht. Unterricht Pflege, 1 (1996) 2: 2–9

Schneider, K.: Abstraktionsebenen didaktischen Handelns. Unterricht Pflege, 3 (1998) 4: 39–42

Schwarz Govaers, R.: Arbeiten mit dem Modell der Kognitiven Berufslehre. In: Brühlmann, Ludwig, Schwarz Govaers (Hrsg.): Der Arbeitsort als Lernort in der Ausbildung für Pflegeberufe. Instrumente und Konzepte. 1. Aufl., Verlag Sauerländer, Aarau/Schweiz 2000, 78–81

Schwarz Govaers, R.; Brühlmann, J.: Beispiel zu Lehr- Lernmethoden nach dem Modell der Kognitiven Berufslehre (Cognitive Apprenticeship). In: Brühlmann, Ludwig, Schwarz Govaers (Hrsg.): Der Arbeitsort als Lernort in der Ausbildung für Pflegeberufe. Instrumente und Konzepte. 1. Aufl., Verlag Sauerländer, Aarau/Schweiz 2000: 82–83

Senge, P. M: Die Fünfte Disziplin. Klett-Cotta, Stuttgart 1996

Senge, P. M.; Kleiner, A.; Smith, B.; Roberts, R.: Das Fieldbook zur Fünften Disziplin. Klett-Cotta, Stuttgart 1996

Siebert, H.: Bildungsarbeit konstruktivistisch betrachtet. Reihe: Wissenschaft in gesellschaftlicher Verantwortung Bd. 41. VAS Verlag für Akademische Schriften, Frankfurt/Main 1996

Sloane, P. F. E.: Situationen gestalten. Von der Planung des Lehrens zur Ermöglichung des Lernens. Eusl Verlag, Markt Schwaben 1999

Spiro, R.J.; Jehng, J.-C.: Cognitive Flexibility and Hypertext: Theory and technology for the Nonlinear and multidimensional traversal of complex subject matter. In: Nix, D.; Spiro, R.: Cognition, education, multimedia. Exploring ideas in high technology. Hillsdale, New Jersey 1990: 163–205

Spöttl, G.; Dreher, R.; Becker, M.: Eine kompetenzorientierte Lernkultur als Leitbild in der Lehrerbildung an beruflichen Schulen. Diskussionspapier für die Steuerungsgruppe des BLK-Modellversuchs UbS. Final. Flensburg 2003

Stark, R.; Graf, M.; Renkl, A.; Gruber, H.; Mandl, H.: Förderung von Handlungskompetenz durch geleitetes Problemlösen und multiple Lernkontexte. Zeitschrift für Entwicklungs-psychologie und Pädagogische Psychologie, 4 (1995) 27: 289–312

Tausch, R.; Tausch, A.: Erziehungspsychologie, Begegnung von Person zu Person. Verlag für Psychologie Dr. C.J. Hogrefe, 9. Aufl., Göttingen, Toronto, Zürich 1979

Welling, K.: Bewegungsspiele. Unterricht Pflege, 6 (2001) 4: 37–44

Winter, F.: Lerntagebücher. Lernende Schule, 6 (2003) 21: 38–41

# Teil 2
# Theorie-Praxis-Transfer

# Die Lernebene
# des Individuums

# 1
# Selbstreflexion und Selbstklärung

Märle Poser

## 1.1
## Einführung in die Thematik

Gute Führung beginnt bei der Führung der eigenen Person. Und dies gilt nicht nur für Führungskräfte im engeren Sinne, sondern für alle Aufgabenbereiche, in denen Einfluss auf Menschen genommen wird, Menschen Rat suchen oder Hilfe brauchen. Verbunden ist damit jeweils eine große Verantwortung, da die Beziehungen durch Status- und Rollenunterschiede von unterschiedlich ausgeprägter Abhängigkeit bestimmt sind.

Die Ausbildung von Führungskräften, Lehrern, Beratern etc. umfasst nur in einem ganz geringen Ausmaß Inhalte, die die Entwicklung der personalen und sozialen Kompetenz als wichtigste Voraussetzungen für den Umgang mit Menschen in den Mittelpunkt stellen. Vieles an meinem Gegenüber kann ich besser verstehen, begreifen und akzeptieren, wenn ich einen Zugang zu meinen eigenen Gefühlen, Wünschen und Vorstellungen habe. Führung der eigenen Person setzt daher an der Persönlichkeits- und Selbstentwicklung an, an dem Ausloten eigener Schwächen und Stärken, Grenzen und Möglichkeiten. Im Verlauf unserer Entwicklung und unserer Erfahrung entsteht in uns ein Bild von uns selbst und von der Umwelt. Dieses Selbstbild ist sehr individuell und nur in Teilen deckungsgleich mit dem Bild, das andere von uns haben. Da wir jedoch unsere individuellen Vorstellungen als «wahr» und «richtig» einstufen, sind Kommunikationsstörungen vorprogrammiert. Um das Miteinander und Zwischenmenschliche im Führungsalltag

kompetent managen zu können, muss die Bereitschaft zur Reflexion des eigenen Selbstbildes und die Bereitschaft zur Selbstklärung als Grundlage jeglicher Führungsarbeit an erster Stelle stehen. Kommunikationspsychologische Modelle können hier als handlungsleitende Theorien die Entwicklung der geforderten beruflichen Handlungskompetenz anleiten und unterstützen.

Im Folgenden werden relevante Modelle vorgestellt und auf ein exemplarisches Fallbeispiel aus einem ausgewählten Arbeitsfeld von Pflegemanagern angewendet, wobei ihre jeweilige Erklärungsreichweite verdeutlicht wird. Das Kapitel schließt mit der Beschreibung eines weiteren Fallbeispiels aus einem ausgewählten Arbeitsfeld von Pflegepädagogen, das dann nach dem vorgestellten Analyseverfahren selbst bearbeitet werden kann.

## 1.2
## Fallbeispiel: «Kritik an mangelnder Kundenorientierung»

**Tabelle II 1-1:** Einordnung der Thematik in die Studienschwerpunkte und Arbeitsfelder

|  | **Pflegemanagement** | **Pflegepädagogik** |
|---|---|---|
| **Arbeitsfelder** | Leitung | Ausbildung |
|  | Weiterbildung | Weiterbildung |
|  | Beratung | Beratung |
|  | Forschung und Entwicklung | Forschung und Entwicklung |

Die Pflegedirektorin eines Krankenhauses hat als eine ihrer wichtigen Aufgaben festgelegt, regelmäßig über die Stationen zu gehen. Ziel ist dabei, den Kontakt zu den Mitarbeiterinnen in der Pflege zu intensivieren, ansprechbar für Probleme zu sein und die Situation vor Ort besser einschätzen zu können. Von den Mitarbeiterinnen der Pflege wird dieses Verhalten einerseits honoriert und geschätzt, auf der anderen Seite erzeugt es aber auch Druck im Sinne eines Sich-kontrolliert-Fühlens. Das Gefühl der Kontrolle hängt dabei mit der direkt formulierten Kritik der Pflegedirektorin zusammen, wenn sie Mängel in der Qualität der Arbeit entdeckt. Andererseits spart sie aber auch nicht mit Lob und Anerkennung und spricht den Pflegekräften Mut in schwierigen Situationen zu. Die Mitarbeiterinnen des Hauses wissen, dass die Pflegedirektorin ganz besonders stark auf ein kundenorientiertes Arbeiten in der Pflege achtet. Immer wieder betont sie, dass der Patient im Mittelpunkt zu stehen hat und ein bewusstes Wahrnehmen beziehungsweise Anerkennen seiner Person die Basis pflegerischen Handelns ist. Im Umgang mit den Patienten ist sie vorbildhaft und will auch Vorbildfunktion übernehmen in der Erwartung, dass hierdurch Lernprozesse bei den Mitarbeiterinnen gefördert werden.

Auf einem ihrer regelmäßigen Besuche auf einer Station trifft sie auf eine Patientin, die neu auf die Station gekommen ist. Dieser Patientin wurde bislang nur ihr Zimmer gezeigt, und sie wartet nun schon länger auf die Pflegende, die für sie zuständig ist. Die Pflegedirektorin spürt spontan Enttäuschung, Verärgerung und einen Impuls, die Mitarbeiterin zurechtzuweisen. Wie oft hatte sie mit ihren Mitarbeiterinnen über kundenorientiertes Arbeiten gesprochen?! Und ist nicht auf ihre Veranlassung hin ein Standard für die Aufnahme von neuen Patienten auf der Station erarbeitet worden? Gleichzeitig kommen ihr aber auch Zweifel: Vielleicht ist die Mitarbeiterin nicht fähig, den hohen Anforderungen gerecht zu werden, vielleicht muss sie noch mehr unterstützt und motiviert werden. Gehe ich vielleicht doch nicht richtig mit den Mitarbeiterinnen um? Ich habe das nie richtig gelernt. Dann schwenkt die Stimmung wieder um: Was ich von mir erwarte, kann ich auch von meinen Mitarbeiterinnen erwarten, schließlich erhalten sie jede denkbare Unterstützung! Andererseits gibt es vielleicht Gründe für dieses Fehlverhalten. Ich muss versuchen, das herauszufinden.

All diese Gedanken gehen der Pflegedirektorin in Sekundenschnelle durch den Sinn, während sie nach der zuständigen Pflegenden sucht. Sie trifft sie vor dem Fahrstuhl an, abgehetzt von einem Patiententransport zurückkommend, und sagt kurz angebunden: «Die neue Patientin wartet auf Sie, bitte kümmern Sie sich gleich darum. Sie wissen ja, dass wir in unserem Haus sehr viel Wert auf Kundenorientierung legen.» Die Pflegende bekommt einen hochroten Kopf. Sie spürt Ärger, sieht sich überfordert und ungerecht behandelt. Aber sie fühlt sich auch verunsichert. Sie antwortet: «Ich versuche wirklich mein Bestes, ich weiß schon nicht mehr, wo mir der Kopf steht. Wir sind so knapp besetzt, und dann fällt heute noch eine Kollegin aus.»

### Intuitive Bearbeitung

Die Bearbeitung der Problemstellung erfolgt zunächst ohne handlungsleitende Theorien auf der Grundlage eines vierschrittigen Bearbeitungsrasters, wobei hier nur die Ebene beziehungsweise Variable *Person* untersucht wird (s. **Tab. II 1-2**). Im Vordergrund der Analyse steht dabei das kommunikative Handeln der Pflegedirektorin, da in diesem Kapitel der Schwerpunkt auf der individuellen Selbstklärung und Selbstreflexion liegt.

Analyse/Diagnose: Person (PDL)

Im Hinblick auf den Handlungsschritt *Analyse/Diagnose* kann zunächst für die Person/PDL festgehalten werden, dass sich der persönliche Führungsstil der Pflegedirektorin unter anderem durch eine regelmäßige Präsenz vor Ort auszeichnet, wo sie durch eigenes vorbildhaftes Verhalten, insbesondere Patienten gegenüber, positiven Einfluss auf die Einstellungen und das Verhalten ihrer Mitarbeiterinnen nehmen will. Das festgestellte Qualitätsdefizit ihrer Mitarbeiterin kritisiert sie zeitnah. Gleichzeitig schwingt eine Zurechtweisung mit, mögliche Gründe für das Verhalten – zum Beispiel spezifische Situationsfaktoren – finden keine Berücksichtigung. Weder wird nach dem Grund für die Verzögerung der Neuaufnahme

**Tabelle II 1-2:** Analyseraster zur intuitiven Bearbeitung des Fallbeispiels: «Kritik an mangelnder Kundenorientierung»

| Handlungsschritte | Variablen | |
| --- | --- | --- |
| | **Person: PDL** | **Person: MA** |
| **Analyse, Diagnose** | ■ zeitnahe Kritik<br>■ unterschwellige Zurechtweisung<br>■ keine Berücksichtigung von Situationsfaktoren<br>■ Emotion und Motivation der Mitarbeiter wird erfasst | ■ fühlt sich ungerecht behandelt<br>■ reagiert mit Verteidigung |
| **Soll-Zustand** | ■ gleichberechtigter Dialog | |
| **Interventionen** | ■ Klärung der Kommunikationsstörung<br>■ Wahrnehmung der eigenen Gefühle, Interessen, Wünsche, Erwartungen<br>■ differenziertes Feedback<br>■ Reflexion der Kommunikationsstörung und des Beziehungsgeschehens<br>■ Respekt und Akzeptanz untereinander<br>■ gemeinsame konstruktive Problemlösung | |
| **Evaluation** | ■ Überprüfung der Wirkung der Intervention in Bezug auf den gewünschten Soll-Zustand | |

der Patientin gefragt noch wird die Emotions- und Motivationslage der Mitarbeiterin erfasst.

Analyse/Diagnose:<br>Person (MA)

Die Mitarbeiterin geht in der Konfliktsituation in die Verteidigungshaltung (Handlungsschritt *Analyse/Diagnose, Variable Person/MA*). Sie fühlt sich ungerecht behandelt.

Soll-Zustand:<br>Person (PDL, MA)

Der *Soll-Zustand* muss im Hinblick auf die Kategorie «Person» auf einen gleichberechtigten Dialog abzielen.

Interventionen:<br>(PDL, MA)

Die *Interventionen* auf der Ebene der Person müssen auf eine Klärung der Kommunikationsstörung abzielen. Bei beiden Interaktionspartnern geht es dabei zunächst einmal um die Wahrnehmung der eigenen Gefühle, gerade auch von ambivalenten Gefühlen. Was geht in mir vor? Was sind meine Interessen, Wünsche, Erwartungen? Dies ist relevant für die gemeinsame Reflexion der Kommunikationssituation und des Beziehungsgeschehens und erfolgt über ein wechselseitiges differenziertes Feedback. Wichtige Grundlagen sind dabei Respekt und Akzeptanz des Anderen, die Herstellung einer gleichberechtigten Gesprächssituation und das Vorantreiben gemeinsamer konstruktiver Problemlösungen.

## 1.3
## Handlungsleitende Theorien zur Analyse von Kommunikation

Es ist hilfreich, kommunikationspsychologische Modell heranzuziehen, um Kommunikationsprozesse – und hier speziell die eigenen Einstellungs- und Handlungsorientierungen – untersuchen und diagnostizieren zu können, die sich mit der Auswirkung und Interdependenz verschiedener individueller psychologischer Dimensionen und Dispositionen in Kommunikationsprozessen beschäftigen. Die ausgewählten Modelle stehen dabei nicht losgelöst einander gegenüber, sondern können als sich ergänzende handlungsleitende Theorien verstanden werden.

Sender-Empfänger-Modell

Ein vielbeachtetes und mittlerweile häufig rezipiertes Modell ist das Sender-Empfänger-Modell von Schulz von Thun (1999). Im Mittelpunkt steht hier die Analyse einer Nachricht, die auf verschiedene Arten gesendet und empfangen werden kann, was zugleich die Vielfältigkeit möglicher Kommunikationsprobleme in das Zentrum der Aufmerksamkeit rücken lässt. Auch das Strukturmodell des Werte- und Entwicklungsquadrats, das anschließend vorgestellt wird, wurde von Schulz von Thun (1999) konstruiert. Es zielt vor allem auf die Möglichkeit eines positiven Einwirkens auf soziale Kompetenz in Kommunikationsprozessen ab. Dabei geht es um die Analyse und Weiterentwicklung eigener Werte, die die grundlegenden Motive für das Handeln darstellen. In dem Modell vom Inneren Team, das ebenfalls von Schulz von Thun (1998) entwickelt wurde, wird nach der Stimmigkeit von Kommunikation im Sinne einer doppelten Übereinstimmung mit sich selbst und mit den äußeren Bedingungen, das heißt mit anderen Systemen, gefragt. Kann mit dem Sender-Empfänger-Modell eine «Äußerung» aufgeschlüsselt werden, so wird mit dem Modell vom Inneren Team die Entsprechung für die «Innerung» geschaffen, das heißt für eine Aufschlüsselung von inneren Bestrebungen und Motiven, die als innere Teammitglieder Gestalt erhalten (Schulz von Thun, 1998: 17). Die Möglichkeiten zur Analyse von Kommunikationsstörungen werden mit dem Modell vom Inneren Team damit im Hinblick auf die Erfassung von subjektiven Persönlichkeitsausprägungen weiter differenziert. Dies gilt auch für das Modell der

Werte- und<br>Entwicklungsquadrat

«Inneres Team»

Transaktionsanalyse

Transaktionsanalyse von Berne (1970), das den Grad des Gelingens einer Interaktion untersucht, ausgehend von unterschiedlichen Ich-Zuständen, aus denen heraus der Sender kommuniziert und bei seinem Gegenüber ebenfalls auf einen bestimmten Ich-Zustand abzielt.

Bei der folgenden Darlegung der einzelnen Modelle wird immer wieder auf das Fallbeispiel mit Schwerpunktsetzung auf das kommunikative Handeln der Pflegedienstleitung (PDL) Bezug genommen. Es soll mittels der einzelnen Modelle unter Verwendung des bereits eingeführten und angewandten Bearbeitungsrasters jeweils neu interpretiert werden, um auf diese Weise die Komplexität von Kommunikationsprozessen in den Blick zu bekommen. Dabei gilt hier natürlich die Einschränkung, dass Modelle immer Erklärungsversuche von Wirklichkeit darstellen und niemals die Realität vollständig abbilden können (Kapitel I 1).

## 1.3.1
## Sender-Empfänger-Modell

Eine denkbare Reaktion der Mitarbeiterin auf die wahrgenommene Vorwurfshaltung der Pflegedirektorin im Fallbeispiel könnte ein Rückzug sein mit dem Vorsatz, so wenig wie möglich Gelegenheit für weitere Gespräche zu geben. Ein solcher Rückzug hätte natürlich seine Grenzen durch die spezifische Beziehung Vorgesetzte – Mitarbeiterin beziehungsweise durch die Autorität, die die PDL allein aufgrund ihres Status und ihrer Führungsrolle hat. Aber auch dann, wenn diese Grenzen nicht gegeben wären, ist eine Verweigerung von Kommunikation – so verständlich dieser Wunsch auch im Einzelfall sein mag – nicht möglich. Diese Erkenntnis hat Watzlawick in einem ersten von fünf pragmatischen Axiomen folgendermaßen formuliert: «Man kann nicht nicht kommunizieren.» (Watzlawick, 1985: 53). Er weist damit auf die Gestaltungsvielfalt von Kommunikation hin, die sich eben nicht nur in Worten erschöpft, sondern auch paralinguistische Phänomene wie Sprachgeschwindigkeit und Betonung sowie nonverbale Ausdrucksformen wie Körperhaltung, Mimik, Lachen, Weinen usw. umfasst (Watzlawick, 1985: 51). Diese Gestaltungsvielfalt von Kommunikation entspricht einer Mehrdimensionalität der Kommunikation selbst. Watzlawick unterscheidet in seinem zweiten Axiom einen *Inhalts- und einen Beziehungsaspekt* der Kommunikation. (Watzlawick, 1985: 53 ff.) Schulz von Thun entwickelt anknüpfend an diese Theorie von Paul Watzlawick sowie an Arbeiten von Karl Bühler und Alfred Adler ein Nachrichtenquadrat, indem er die zwischenmenschliche Kommunikation von vier unterschiedlichen Dimensionen aus betrachtet, die er als «Sachaspekt», «Beziehungsaspekt», «Selbstoffenbarungsaspekt» und «Appellaspekt» bezeichnet (s. **Abb. II 1-1**).

Sach-Aspekt einer
Nachricht

Jede Nachricht enthält eine Sachinformation. Eine störungsfreie Übermittlung von Informationen ist in jeder Organisation die Grundvoraussetzung für qualitativ hochwertige Leistungen und Produkte, da die vorauslaufenden (Arbeits-)Prozesse optimal aufeinander abgestimmt und aufeinander bezogen sein müssen. Werden Nachrichten sachlich falsch, unzureichend oder unverständlich dargestellt, kann dies zu weitreichenden negativen Konsequenzen des betrieblichen Handelns führen. Dies gilt natürlich gleichermaßen für das Manipulieren oder vollständige Vorenthalten von Informationen.

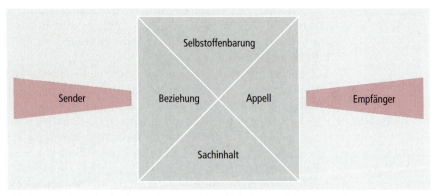

**Abbildung II 1-1:** Die vier Seiten einer Nachricht (Schulz von Thun, 1999: 30)

Selbstoffenbarungs-Aspekt einer Nachricht

Neben der Sachinformation enthält eine Nachricht immer zugleich auch eine Information über die Person des Senders. Schulz von Thun schließt in den Begriff der Selbstoffenbarung dabei sowohl die Ebene der gewollten Selbstdarstellung als auch die Ebene der unfreiwilligen Selbstenthüllung ein. (Schulz von Thun, 1999: 27) Der Empfänger bekommt ein Stück Einblick in die «Gefühlswelt» des Senders, kann aus dessen aktueller emotionaler Verfassung Rückschlüsse ziehen und erhält darüber hinaus einen Eindruck von den besonderen Fähigkeiten und Eigenschaften seines Gegenübers. In Betrieben und Organisationen gewinnt vor dem Hintergrund der starken Leistungsorientierung in unserer Gesellschaft die Ebene der Selbstoffenbarung immer mehr an Bedeutung. So gibt es zum Beispiel weit verbreitete Ängste, Fehler zu machen und/oder Einschränkungen der eigenen Leistungsfähigkeit einzugestehen. Beides wird häufig im Konkurrenzdenken als Schwäche eingestuft, wobei als Pendant zum Verbergen von Schwächen imponierhaftes Verhalten und Sich-Produzieren genannt werden können. Beide Verhaltensorientierungen lassen keinen Raum für offene und produktive Kommunikation.

Beziehungs-Aspekt einer Nachricht

Die Beziehungsseite einer Nachricht gibt Auskunft darüber, wie Sender und Empfänger zueinander stehen und was sie voneinander halten. Durch Beziehungssignale des Senders kann sich der Empfänger zum Beispiel bestätigt, bevormundet oder abgewertet fühlen. Dabei erfolgt der Austausch von Beziehungssignalen zumeist nonverbal. Der Ebene der Gestaltung von Beziehungen muss in Organisationen eine besondere Wichtigkeit beigemessen werden, da die Beziehungen beziehungsweise die emotionale Atmosphäre den tragenden Boden für sachbezogene Kommunikation darstellt. Vermittelt der Sachinhalt die Daten, die untereinander ausgetauscht werden müssen, so gibt die Beziehungsseite darüber Aufschluss, wie diese Daten aufzufassen sind. Sachliche Zusammenarbeit kann nur hergestellt werden, wenn die Beziehungsebene geklärt ist, wenn die «emotionale Atmosphäre» als störungsfrei erlebt wird. Dies schließt ein, dass Beziehungen nicht sozialtechnisch verwaltet werden können, sondern Aufrichtigkeit und Echtheit den Kommunikationsstil prägen müssen.

Appell-Aspekt einer Nachricht

So gut wie immer haben Nachrichten auch die Funktion, auf den Empfänger der Nachricht Einfluss zu nehmen, das heißt der Sender will mit einem Appell den Empfänger zu einem bestimmten Tun veranlassen. Grundsätzlich besteht hierbei die Möglichkeit, den Appell eher offen oder eher versteckt auszudrücken.

Im letzteren Fall handelt es sich um Manipulationsabsichten. Bei dem offenen Appell – dies gilt gleichermaßen für den verdeckten Appell – geht natürlich nicht immer eine Realisierung der eigenen Absichten in Erfüllung.

Bei der Erläuterung seiner einzelnen Aspekte wurde das Nachrichtenquadrat bislang immer nur aus der Sicht des Senders dargestellt. Der Empfänger dekodiert die Nachricht, wobei der Dekodierungsprozess ganz stark von den subjektiven Erwartungen und Befürchtungen sowie biografischen Vorerfahrungen abhängig ist. Die Fragen, die dabei im Hinblick auf die einzelnen Aspekte des Nachrichtenquadrats von Bedeutung sind, lauten:

«Vierohriger Empfänger»

- Sachaspekt: Wie ist der Sachverhalt zu verstehen?
- Selbstoffenbarungsaspekt: Was ist das für einer? Wie geht es ihm?
- Beziehungsaspekt: Wie steht er zu mir? Welche Art der Beziehung will er aufnehmen?
- Appell: Wie soll ich handeln, denken, fühlen?

Schulz von Thun spricht in diesem Zusammenhang von einem «vierohrigen Empfänger». (Schulz von Thun, 1999: 45).

Störanfälligkeit der Kommunikation

Bei der Nachrichtenübermittlung treten immer wieder Komplikationen auf. Diese sind meist dadurch bedingt, dass Sender und Empfänger auf unterschiedlichen Ebenen eine Nachricht austauschen, also «auf verschiedenen Wellen funken». Wird eine Nachricht zum Beispiel vom Sender auf der Sachebene vermittelt und vom Empfänger auf der Beziehungsebene entschlüsselt, kommt es zwangsläufig zu einer Störung in der Kommunikation. Schulz von Thun betont, dass die prinzipiell freie Auswahl des Empfängers, auf eine Seite (auf einen Aspekt) der Nachricht zu reagieren, zwischenmenschliche Kommunikation so störanfällig macht. Häufige Störquellen sind einseitige Empfangsgewohnheiten im Sinne einer besonderen Aufmerksamkeit nur eines Empfangsohres vor dem Hintergrund einer spezifischen Ausprägung des Selbstbildes des Empfängers und/oder im Zusammenhang mit dem Bild, das der Empfänger vom Sender hat.

Wechselseitigkeit der Einflussnahme der Kommunikationspartner

Da die Kommunikationsteilnehmer in dem Prozess der Kommunikation ständig zwischen den Rollen Sender und Empfänger wechseln, nehmen beide aufeinander Einfluss. Dies bedeutet,

- dass das Verhalten nicht individuumsspezifisch erklärt werden kann, sondern immer als Ergebnis eines Interaktionsprozesses zu verstehen ist und
- das die bipolare Zuordnung von Opfer und Täter sowie von richtig und falsch im Sinne moralisierender Wertungen zu Gunsten einer Sichtweise von der gemeinsam erzeugten Situation und der daraus erwachsenden Verantwortung für Kommunikationsstörungen abgelöst wird.

Watzlawick formuliert diese interaktionistische Sichtweise in seinem dritten Axiom als «die Interpunktion von Ereignisfolgen». (Watzlawick, 1985: 57). Er beschreibt beispielhaft das Problem eines Ehepaares. Der Mann verharrt in einer passiv-zurückgezogenen Haltung, und die Frau neigt zu übertriebenen Nörgeleien. Der Mann fasst seine Haltung als Reaktion und Verteidigung auf ihre Nörgelei auf, während die Frau ihre Kritik (Nörgelei) mit seiner distanzierten Haltung begründet: «Ich meide dich, weil du nörgelst.» und «Ich nörgele, weil du mich meidest.» (Watzlawick, 1985: 58). Für Vicco von Bülow, bekannter als Loriot, ist diese Interpunktion der Kommunikationsabläufe der Stoff, aus dem viele seiner Beziehungssatiren gearbeitet sind.

Klärung von Störungen
durch
Metakommunikation

Um Kommunikationsstörungen klären zu können, muss nach Schulz von Thun (1999: 91) über die Kommunikation kommuniziert, also eine Metakommunikation geführt werden. Im Vordergrund stehen dabei Überlegungen, wie beide Interaktionspartner miteinander umgehen und die Verständigung darüber, wie eine Botschaft vom Sender gemeint ist, in welcher Weise sie vom Empfänger entschlüsselt wird und welche Reaktionen sie bei ihm auslöst. Metakommunikation setzt immer Mut zur Selbstoffenbarung voraus und die Fähigkeit, differenziert Feedback zu geben. Für ein differenziertes Feedback ist dabei von großer Bedeutung, drei verschiedene Vorgänge im Zusammenhang mit den eigenen inneren Gefühlen zu unterscheiden:

Drei wichtige Vorgänge
im Feedback

- *Wahrnehmung*
  Hier geht es um die Wahrnehmung der äußeren Welt, also um alles, was mit den Sinnen erfassbar und erfahrbar ist.
- *Interpretieren*
  Den Wahrnehmungsinhalten wird eine Bedeutung zugeschrieben, die sich sinnhaft mit den subjektiven (Vor-)Erfahrungen, Erwartungen und Bedürfnissen verbindet.
- *Fühlen*
  Die Wahrnehmungen und die Interpretationen lösen schließlich Gefühle aus, wobei Art und Ausprägung der Gefühle immer abhängig sind von den spezifischen individuellen psychischen Reaktionsmustern.

Schulz von Thun entwickelt diesen «inneren Dreierschritt» in Anlehnung an Ellis Überlegungen zu einer rational-emotiven Therapie, in welcher das innere Selbstgespräch eine zentrale Schlüsselstellung einnimmt (Ellis, 1977). Er geht davon aus, dass die bewusste Unterscheidung des «inneren Dreierschritts» eine wesentliche Voraussetzung für die innere Klarheit ist und dem Empfänger deutlich macht, «dass seine Reaktionen immer seine Reaktion ist – mit starken eigenen Anteilen». (Schulz von Thun, 1999: 73).

Um Kommunikationsprobleme gering zu halten beziehungsweise die Voraussetzungen für einen störungsfreien Austausch zu schaffen, stellt Schulz von Thun schließlich verschiedene Wegweiser der Kommunikationspsychologie für den Umgang mit den vier Seiten des Nachrichtenquadrats vor.

Kongruenz und
Authentizität

Für die Selbstoffenbarungsseite geht es dabei vor allem um Kongruenz und Authentizität. Kongruenz meint dabei die Übereinstimmung des inneren Erlebens mit dem Bewusstsein von diesem Erleben und der Kommunikation darüber. Die Authentizität umfasst das Gewahrwerden der eigenen Gefühle, Motivationen und Vorstellungen und die Klarheit, mit der das eigene Anliegen zum Ausdruck gebracht wird. Der Grad der Offenheit ist dabei abhängig von der Intensität und der Intimität der Beziehung.

Verbindung von
Sachlichkeit und
Emotionalität

Bei der Sachseite stehen die beiden Themen und Trainingsziele «Sachlichkeit» und «Verständlichkeit» im Vordergrund. Der Aspekt der Sachlichkeit scheint zunächst die Ausschaltung der emotionalen Seite von Kommunikation nahe zu legen. Schulz von Thun betont jedoch, dass emotionale Aspekte untrennbar mit der Sachseite verbunden sind, da die sachbezogene Kommunikation nur auf emotionaler Ebene zu leisten ist. Er folgert daraus, dass die Bearbeitung von Störungen auf der Beziehungsebene den Vorrang haben muss. Bei der Verständlichkeit ist im Sinne einer Anpassung an das Bildungsniveau und an das Informationsverhalten des Empfängers auf einfachen und prägnanten Ausdruck zu achten.

Klärung von
Beziehungen

Bei der Beziehungsseite steht die Beziehungsklärung im Vordergrund. Schulz von Thun verweist in diesem Zusammenhang noch einmal auf den Kardinalfehler zwischenmenschlicher Kommunikation, Beziehungsprobleme auf der Sachebene auszutragen. Neben der Herstellung geeigneter atmosphärischer Bedingungen muss es bei der Klärung von Beziehungsstörungen vor allem darum gehen,

■ explizite Beziehungsaussagen zu treffen (Beziehungsaspekt)
■ Ich-Botschaften zu senden (Selbstoffenbarungsaspekt)
■ Wünsche und offene Appelle zu formulieren (Appellaspekt).

Offenlegung von
Motiven

Für die Appellseite formuliert Schulz von Thun den «offenen Appell als Heilmacher einer kranken Kommunikation» (Schulz von Thun, 1999: 249). Einen Appell offen zu senden, bedeutet, einen Wunsch direkt zu äußern. Dies setzt voraus, dass der Sender Klarheit über seine Motive und Ziele hat. Des Weiteren ist es notwendig, dass der Appell Informationscharakter hat und auf diese Weise der Empfänger über die Motive und Ziele informiert wird, das heißt eine transparente Situation entsteht. Und schließlich ist mit einem offenen Appell auch die Wertschätzung der Antwort des Empfängers verbunden, auch wenn dieser dem Appell nicht nachkommt. Denn ein offener Appell ist erst dann möglich, wenn sichergestellt ist, dass der Empfänger wirklich das meint, was er sagt.

Abschließend werden jetzt die kommunikationspsychologischen Erkenntnisse des Sender-Empfänger-Modells für das Fallbeispiel konkretisiert. Die Grundlage bildet wieder das bereits bekannte Bearbeitungsschema. Dass sich die kommunikationspsychologische Analyse vor allem auf das Verhalten beziehungsweise auf die Handlungen von Personen bezieht, wird – wie weiter oben bereits erwähnt – in dem Bearbeitungsschema nur die Ebene/Variable *Person* berücksichtigt.

Für den Handlungsschritt der *Analyse* und *Diagnose* soll zunächst herausgearbeitet werden, welche Botschaften die Pflegedirektorin mit ihrer Nachricht gesendet hat und welche Botschaften davon bei der Mitarbeiterin angekommen sind. Der Sachinhalt lautet für Sender und Empfänger gleichermaßen: «Die neue Patientin wartet auf Sie, bitte kümmern Sie sich gleich darum. Sie wissen ja, dass wir in unserem Haus sehr viel Wert auf Kundenorientierung legen.» Auf der

Analyse/Diagnose:
Person (PDL)

Ebene der Selbstoffenbarung könnte bei der Pflegedienstdirektorin die Botschaft lauten: «Ich lege viel Wert auf qualitativ gute Arbeit.» In der Wahrnehmung der Mitarbeiterin ist die PDL unzufrieden und ungeduldig, die wahrgenommene Botschaft entspricht dem und könnte lauten: «Ich lege viel Wert auf Qualität.» Auf der Beziehungsebene schwingen bei der PDL Ärger und Enttäuschung mit. Die unterschwellige Botschaft könnte lauten: «Ich bin enttäuscht und verärgert, dass du nicht deinen Aufgaben nachkommst.» Die Reaktion der Mitarbeiterin lässt vermuten, dass sie sich auf der Beziehungsebene angegriffen fühlt: «Du leistest nicht genug!» Der Appell schließlich ist bei der PDL eindeutig: «Kümmern Sie sich gleich um die Patientin, setzen Sie unsere Prinzipien der Kundenorientierung um.»

Analyse/Diagnose:
Person (MA)

Aus der Reaktion der Mitarbeiterin kann geschlossen werden, dass sie den Appell sehr viel umfänglicher wahrnimmt, da sie sich auf der Beziehungsebene angegriffen fühlt. Die wahrgenommene Botschaft lautet vermutlich: «Ich erwarte, dass du meinen hohen Ansprüchen genügst.» Mit der Antwort: «Ich versuche wirklich mein Bestes, ich weiß schon nicht mehr, wo mir der Kopf steht. Wir sind so knapp besetzt, und dann fällt heute noch eine Kollegin aus.» reagiert die Mitarbeiterin vor allem auf der Beziehungsebene. Ihre Wahrnehmung (Enttäuschung und Verärgerung der PDL), ihre Interpretation (sie ist unzufrieden mit meinen Leistungen)

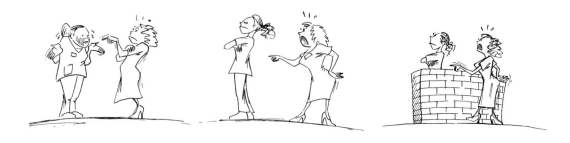

und ihr Gefühl (Verärgerung, ungerecht behandelt zu werden, und Verunsicherung) verschmelzen zu einer Verteidigungs- und Abwehrreaktion. Die Folge ist eine Kommunikationsstörung mit einem Beziehungskonflikt als Schwerpunkt.

*Soll-Zustand: Person (PDL, MA)*

Der *Soll-Zustand* zielt auf die Herstellung einer störungsfreien Atmosphäre für die Kommunikation ab, wobei beide Interaktionspartner sowohl getrennt als auch gemeinsam ihre Anteile an der Kommunikationsstörung zu reflektieren haben.

*Interventionen: Person (PDL)*

Auf der Ebene der *Intervention* ergibt sich daraus für die Pflegedienstleitung, dass sie einen Klärungsprozess im Hinblick auf ihre inneren Gefühle und ihre Vorstellungen einleitet. Vielleicht überdenkt sie noch einmal ihre hohen Ansprüche an die Qualität der Arbeitsleistungen, die sie als absoluten Maßstab für ihre Einschätzung und Bewertung zugrunde legt, ohne situationsspezifische Bedingungen (knappes Personal, krankheitsbedingter Ausfall) zu berücksichtigen. Damit würde es zugleich auch um eine Klärung gehen, wie situationsadäquat ihre Reaktion ist.

Vor dem Hintergrund des Selbstklärungsprozesses kann nun der Prozess der Metakommunikation eingeleitet werden. Hierbei ist die Fähigkeit, differenziert Feedback zu geben, besonders wichtig; auch die Bereitschaft zur Offenheit ist von wesentlicher Bedeutung. Bei der Metakommunikation geht es also vor allem um einen reflektierten und mutigen Umgang mit der Selbstoffenbarungsseite im Nachrichtenquadrat.

Für die Selbstreflexion und Selbstklärung als Voraussetzung für ein kompetentes Management von Kommunikation im Führungsalltag bietet das Sender-Empfänger-Modell insgesamt die Möglichkeit, die Qualität der gesendeten Nachricht im Hinblick auf den Beziehungsaspekt, den Selbstoffenbarungsaspekt und den Appellaspekt zu analysieren und zu verbessern.

### 1.3.2
## Das Modell des Werte- und Entwicklungsquadrats

Das Modell des Werte- und Entwicklungsquadrats wurde ebenfalls von Schulz von Thun (1999) entwickelt. In seiner allgemeinen Struktur geht das Wertequadrat auf Aristoteles zurück, der von der Vorstellung ausging, dass jede Tugend sich dialektisch aus zwei fehlerhaften Extremen herausbildet. Helwig (1967) hat in seinem Werk «Charakterlogie» diesen Gedanken aufgegriffen und ein Wertequadrat entwickelt, das Schulz von Thun als gedankliches Werkzeug für kommunikations-psychologische Analysen ausgebaut hat. Er geht dabei von folgender zentraler Prämisse aus:

**Werte und Tugenden befinden sich in einer Spannung zu einem positiven Gegenwert**

«Um den dialektisch strukturierten Daseinsforderungen zu entsprechen, kann jeder Wert (jede Tugend, jedes Leitprinzip, jedes Persönlichkeitsmerkmal) nur dann zu einer konstruktiven Wirkung gelangen, wenn er sich in ausgehaltener Spannung zu einem positiven Gegenwert, einer ‹Schwesterntugend› befindet. Statt von einer ausgehaltenen Spannung lässt sich auch von Balance sprechen. Ohne diese ausgehaltene Spannung (Balance) verkommt ein Wert zu seiner ‹Entartungsform› (Helwig) – oder sagen wir lieber: zu einer entwertenden Übertreibung.» (Schulz von Thun, 1999: 38).

Diese Entartungsform kann auch als Unwert bezeichnet werden.

**Gegenwerte bestimmen als Konfliktpole die menschliche Entwicklung**

Die psychoanalytische Entwicklungstheorie geht davon aus, dass der Konflikt «Abhängigkeit versus Autonomie» ein zentraler Konflikt ist, der sich in jeder Entwicklungsphase neu stellt. In dem langen komplizierten Individuierungs- und Separierungsprozess zentriert sich dieser Konflikt jeweils auf verschiedenen Reifungsniveaus unter anderem um das fundamentale Bedürfnis nach Liebe beziehungsweise Bindung und Anerkennung. Vertrauen und Misstrauen, Festhalten und Loslassen, Nehmen und Geben kennzeichnen dabei Konfliktpole, die die Entwicklung und Auseinandersetzung lebenslang bestimmen. Liebe als ein wichtiger und wesentlicher Wert lässt sich als Wertequadrat wie in **Abbildung II 1-2** konstruieren.

Die Begriffe ordnen sich zu einer Gesamtheit von Werten und Unwerten. Die oberen Werte bilden ein positives Spannungsverhältnis, die unteren Werte stellen eine Überkompensation dar, und die Diagonalen kennzeichnen die konträren Positionen. Liebe verkommt zu einem Unwert von Selbstaufgabe, wenn sie nicht in ausgewogener Balance beziehungsweise in einem positiven Spannungsverhältnis zu dem positiven Gegenwert Kampf steht. Ebenso verkommt Kampf ohne Liebe zu einem Unwert von Vernichtung.

**Überkompensation von Werten erfordert Beschreiten von Entwicklungsrichtungen**

Das Wertequadrat wird nun von Schulz von Thun genutzt, um zugleich Entwicklungsrichtungen zu beschreiben, die aufgrund einer Überkompensierung von

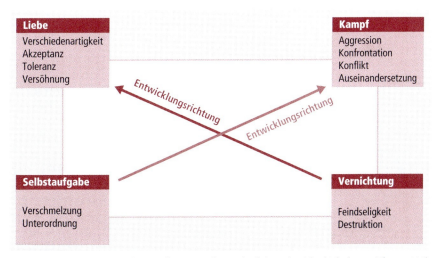

**Abbildung II 1-2:** Wertequadrat zu dem zentralen Bedürfnis nach Liebe (Schulz von Thun, 1999)

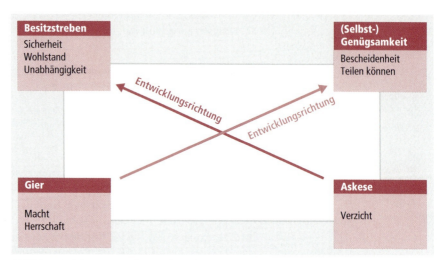

**Abbildung II 1-3:** Wertequadrat zu dem Thema Macht und Besitz (Schulz von Thun, 1999)

Werten wünschenswert sind. Die Diagonalen kennzeichnen dann die Richtungen. Je nach Selbstanalyse ist entweder die eine oder die andere Entwicklungsrichtung zu beschreiten. Ist in dem obigen Beispiel eine Tendenz zur Selbstaufgabe in einer Liebesbeziehung erkennbar, so kann eine positive Entwicklung diagonal in Richtung des Wertes Kampf eingeleitet werden. Dominieren Vernichtungsimpulse, Feindseligkeit und Destruktion, so ist die Entwicklung auf den Wert Liebe ausgerichtet. Da alle Werte und Unwerte immer als eine Gesamtheit begriffen werden, löst sich die Sichtweise von «nur guten» oder «nur schlechten» Tugenden auf. So enthält beispielsweise die Tendenz zur Selbstaufgabe immer einen Kern von reifer Liebesfähigkeit.

Ein für zwischenmenschliche Beziehungen genauso grundlegender und mit Liebe eng verbundener Wert kreist um das Thema Macht und Besitz. Ein Wertequadrat wie in **Abbildung II 1-3** kann hier konstruiert werden.

*Acht Kommunikationsstile*

Die Themen Unabhängigkeit und Autonomie, Liebe und Kampf, Besitzstreben und (Selbst-) Genügsamkeit sind Grundthemen in der menschlichen Entwicklung. In vielerlei Variationen lassen sie sich auch im zwischenmenschlichen Kontakt im Führungsalltag identifizieren. In der Anwendung des Werte- und Entwicklungsquadrats auf typische Kontakt- und Beziehungsmuster unterscheidet Schulz von Thun acht verschiedene Kommunikations- und Interaktionsstile. Sie sollen im Folgenden kurz vom Erscheinungsbild her charakterisiert werden, ohne weiter auf die ihnen zugrunde liegenden psychischen Ursachen und Dispositionen einzugehen. Im Vordergrund stehen mehr die Richtungen der Persönlichkeitsentwicklung mittels der Werte- und Entwicklungsquadrate. Damit werden noch einmal wichtige und fundamentale Werte in das Blickfeld der Aufmerksamkeit gerückt, die motivationsbildend und für menschliches Handeln konstitutiv sind und die eine besondere Relevanz für das Handeln von Führungskräften haben.

*Der bedürftig-abhängige Stil*

Im Vordergrund des bedürftig-abhängigen Stils steht die Selbstdarstellung als überfordert und hilflos mit offenen und/oder verdeckten Appellen an den Anderen, helfen zu sollen, Entscheidungen und Verantwortung abzunehmen. Das Werte- und Entwicklungsquadrat wird wie in **Abbildung II 1-4** dargestellt.

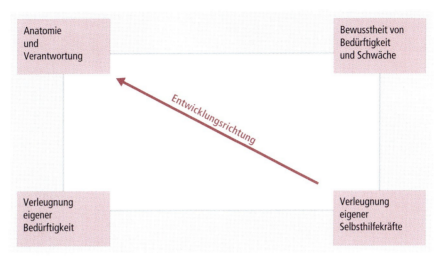

**Abbildung II 1-4:** Wertequadrat des bedürftig-abhängigen Stils (Schulz von Thun, 1999: 71)

Der helfende Stil    Der helfende Stil (s. **Abb. II 1-5**) stellt eine komplementäre Entsprechung zu dem bedürftig-abhängigen Stil dar. Das Verhalten ist geprägt durch die ständige Bereitschaft zu helfen, für andere einzuspringen, Lasten abzunehmen, Konflikte fern zu halten usw. Aus verschiedenen Entwicklungsrichtungen, die mit Hilfe von Werte- und Entwicklungsquadraten herausgearbeitet sind, wird hier die Entwicklungsrichtung herausgegriffen, die den Schwerpunkt auf das Spannungsverhältnis von Behütung und Herausforderung legt.

Der selbst-lose Stil    Der selbst-lose Stil ist dem helfenden Stil ähnlich. Anders als der Helfer, der in der Beziehung durch sein Handeln für den anderen Machtzuwachs erfährt, ist der selbst-lose Stil eher durch Aufopferung und durch eine Tendenz zur Unterwürfigkeit charakterisiert. Für den Aspekt des Spannungsverhältnisses zwischen Selbst-

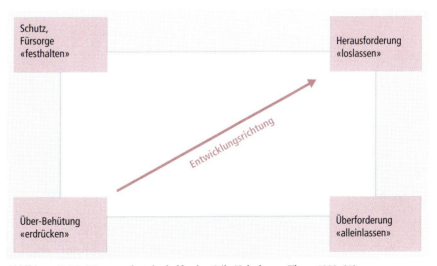

**Abbildung II 1-5:** Wertequadrat des helfenden Stils (Schulz von Thun, 1999: 89)

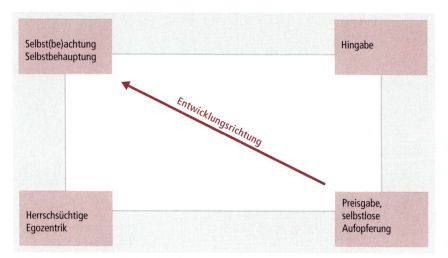

**Abbildung II 1-6:** Wertequadrat des selbstlosen Stils (Schulz von Thun, 1999: 104)

behauptung und Hingabe, der hier wieder beispielhaft herausgegriffen wird, stellt sich das Werte- und Entwicklungsquadrat wie in **Abbildung II 1-6** dar.

Der aggressiv-entwertende Stil
Die Grundstimmung des aggressiv-entwertenden Stils ist geprägt durch Feindseligkeit mit der Absicht, den anderen zu verkleinern, ihm Schuld zuzuweisen und das Gefühl der Wertlosigkeit zu vermitteln. Angriff, Anklage und Aggression bestimmen die Kommunikation. Im Hinblick auf den ausgewählten Aspekt des Spannungsverhältnisses Konfrontation und Anerkennung wird die Richtung der Persönlichkeitsentwicklung wie in **Abbildung II 1-7** ausgewiesen.

Der sich beweisende Stil
Im Vordergrund steht bei dem sich beweisenden Stil die Anstrengung, sich kompetent und liebenswert und in jeder Hinsicht ohne Tadel darzustellen. Dieses Bemühen ist getragen von der Angst, Fehler zu machen, sich eine Blöße geben

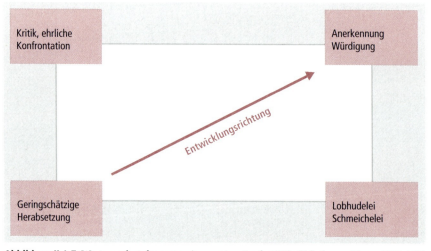

**Abbildung II 1-7:** Wertequadrat des aggressiven-entwerteten Stils (Schulz von Thun, 1999: 141)

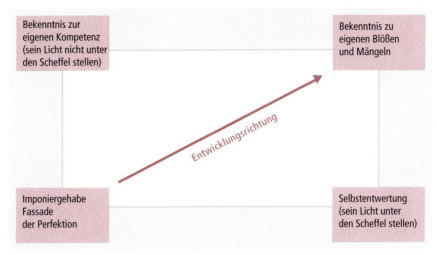

**Abbildung II 1-8:** Wertequadrat des sich beweisenden Stils (Schulz von Thun, 1999: 166)

zu können, als Versager zu gelten. Ehrgeiz und Leistungsdruck bei fortwährenden Selbstzweifeln dominieren das Verhalten. Das Ziel der Persönlichkeitsentwicklung kann sich wie in **Abbildung II 1-8** gestalten.

Der bestimmende-
kontrollierende Stil

Der bestimmende-kontrollierende Stil ist geprägt durch das Bedürfnis nach Zugriff, Beeinflussung und Kontrolle, um die Dinge (und Menschen) nach den eigenen Vorstellungen zu lenken. Dahinter steht häufig eine große Angst vor Unberechenbarkeiten, vor Überraschungen und Veränderungen, denen sich die Betroffenen nicht gewachsen fühlen. Rituale, starre Normen und Prinzipien sowie ein ausgeprägtes (Vor-)Planungsbedürfnis beherrschen die Kommunikation. Das Wertequadrat des bestimmenden-kontrollierenden Stil in **Abbildung II 1-9** enthält eine mögliche Entwicklungsrichtung.

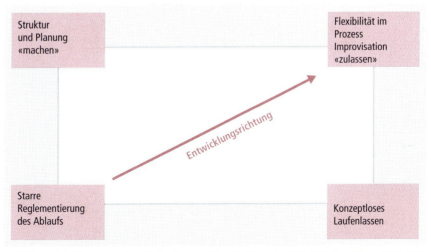

**Abbildung II 1-9:** Wertequadrat des bestimmend-kontrollierenden Stils (Schulz v. Thun, 1999: 188)

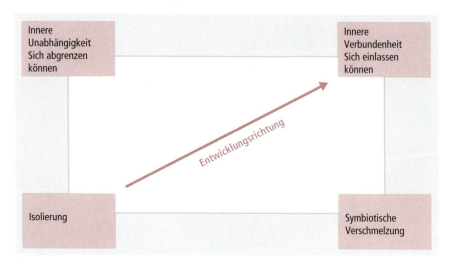

**Abbildung II 1-10:** Wertequadrat des sich distanzierenden Stils (Schulz von Thun, 1999: 223)

Der sich
distanzierende Stil

Der sich distanzierende Kommunikationsstil ist vor allem durch das Vermeiden von Nähe geprägt und ist im Ausdruck überwiegend förmlich und unpersönlich. Verstand und Vernunft überwiegen im Kontakt, der Sachbezug dominiert alle anderen Ebenen der Kommunikation. In **Abbildung II 1-10** soll beispielhaft eine Entwicklungsrichtung herausgegriffen werden.

Der mitteilungsfreudig-
dramatische Stil

Der mitteilungsfreudig-dramatische Stil steht in starkem Kontrast zu dem eben genannten Stil. Er ist durch einen intensiven Gefühlsausdruck, durch eine ausdrucksvolle Darstellungskraft und Kontaktreichtum charakterisiert. Lebendigkeit, Spontanität und Erlebnisintensität stehen im Vordergrund, die Fähigkeit zur Improvisation und Ideenreichtum treten häufig an die Stelle festgelegter Planungen und Regeln. Die Entwicklungsrichtung ist in **Abbildung II 1-11** markiert.

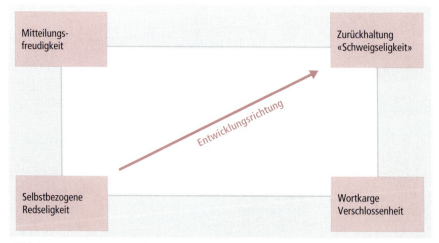

**Abbildung II 1-11:** Wertequadrat des sich mitteilungsfreudig-dramatischen Stils (Schulz von Thun, 1999: 240)

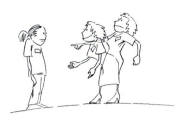 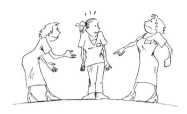

Kommen wir wieder zu unserem Fallbeispiel zurück. Da hier nur ein Ausschnitt des Führungsstils der Pflegedirektorin erfasst ist, kann keine klare Zuordnung zu einem der acht typischen Kontakt- und Kommunikationsstile vorgenommen werden. Die Grundhaltung, die beschrieben ist, und die spezielle Interaktionssequenz umfassen Elemente des bestimmend-kontrollierenden Stils, jedoch nicht in der dort aufgeführten starken Ausprägung. Es kann also nur für die geschilderte Situation das Bearbeitungsraster zugrundegelegt werden, um damit schließlich ein Werte- und Entwicklungsquadrat zu konstruieren, das ein Ausbalancieren von Grundhaltungen ermöglicht.

*Analyse/Diagnose: Person (PDL)*

In der *Analyse* und *Diagnose* wird deutlich, dass die Handlungsorientierung der Pflegedirektorin um die Spannungspole «Fördern» und «Fordern» zentriert sind. Sie hat einerseits hohe Ansprüche – auch an sich selbst –, die sie auf ihre MitarbeiterInnen überträgt, andererseits steht sie bei Problemen zur Verfügung, sie unterstützt und motiviert ihre MitarbeiterInnen und regt Auseinandersetzung und Entwicklungen an. In der Interaktionssequenz überwiegt allerdings die fordernde Seite und schlägt (im Erleben der Mitarbeiterin) in Überforderung um. Der *Soll-Zustand* kann zunächst einmal allgemein bestimmt werden als ein Ausbalancieren der beiden Spannungspole «Fördern» und «Fordern». Die *Intervention* zielt dann entsprechend auf die Regulierung der «entwertenden Übertreibung» des Poles «Fordern» in die Entwicklungsrichtung «Fördern». Ein Werte- und Entwicklungsquadrat wie in **Abbildung II 1-12** lässt sich konstruieren.

*Soll-Zustand: Person (PDL)*

*Interventionen: (PDL)*

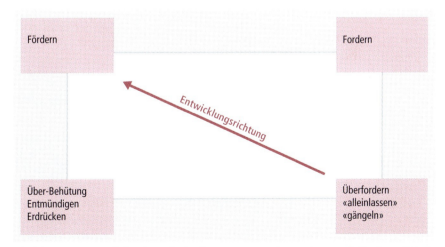

**Abbildung II 1-12**: Ausbalancieren der beiden Spannungspole «Fördern» und «Fordern» (Schulz von Thun, 1999)

Für die Selbstklärung und Selbstreflexion bietet das Werte- und Entwicklungsquadrat die Möglichkeit, die Motive für kommunikatives Handeln und die sie tragende Wertebasis wahrzunehmen und zu analysieren. Professionelles Management und kompetentes Führen (Stile) werden somit gefördert und weiterentwickelt.

### 1.3.3
## Das Modell vom Inneren Team

In dem Modell vom Inneren Team, das Schulz von Thun als Ergänzung und Weiterentwicklung des Werte- und Entwicklungsquadrates versteht (Schulz von Thun, 1998), ist die Aufmerksamkeit nach innen gerichtet. Es wird hier vor allem der innere Kontext des kommunizierenden Subjekts in den Vordergrund der Betrachtung gerückt, welches eingebettet ist in ein Geflecht systemischer Zusammenhänge. Schulz von Thun verbindet dabei die Denkschule der Humanistischen Psychologie mit ihrem Ideal der autonomen und nach Selbstverwirklichung strebenden Persönlichkeit mit der Systemtheorie und ihrer Erkenntnis, dass der Mensch Teil eines Ganzen ist und sich seine Identität im Kontext unterschiedlicher (Sub-)Systeme herausbildet. Das Modell vom Inneren Team ist phänomenologisch orientiert, das heißt, unabhängig von theoretischen Konstrukten über die psychische Organisation und den Aufbau der Persönlichkeit, richtet sich das Interesse auf die seelischen Teilmitglieder, die eine Person fühlen und wahrnehmen kann. Schulz von Thun gliedert seine Überlegungen in sechs Lehren vom Inneren Team.

Sechs Lehren vom «Inneren Team»

- Die Lehre von der inneren Pluralität des Menschen
- Die Lehre von der inneren Führung
- Die Lehre vom «inneren Konfliktmanagement»
- Die Lehre vom Aufbau der Persönlichkeit
- Die Lehre von der Variation innerer Aufstellungen
- Die Lehre vom Inneren Team und dem Gehalt einer Situation.

Im Folgenden werden nur die Lehren näher beschrieben, die schwerpunktmäßig für die Selbstklärung ohne Berücksichtigung des dialogischen und systemischen Kontextes von Relevanz sind.

### 1.3.3.1
### Die Lehre von der inneren Pluralität des Menschen

In vielen Situationen melden sich innerlich zwei oder mehrere Stimmen zu Wort, die die äußere Reaktion beherrschen wollen. Dies wird vom Menschen als Hin- und Hergerissensein empfunden, als uneindeutige und/oder gemischte Gefühlsreaktion, als ambivalente oder schwankende Reaktion. Schulz von Thun sieht hier eine Analogie zu der Gruppendynamik in Arbeitsteams und kommt so zu dem Begriff des seelischen beziehungsweise Inneren Teams. Untersuchungen von Gruppenverhalten im Rahmen der Gruppendynamik haben unter anderem zu der Erkenntnis geführt, dass bei der Arbeit im Team einige unterschiedliche typische Rollen der Mitglieder zu berücksichtigen sind, insbesondere informelle Rollen wie zum Beispiel die Rolle des Anführers, des Wortführers, des Kritikers, des

Parallelität zwischen äußerer und innerer Teamentwicklung

Ausführers, des Mitläufers, des Zurückhaltenden unter anderem. (Neuland, 1999: 86 ff.) Das Innere Team kann ebenfalls eine Vielfalt von Mitgliedern aufweisen, die mehr oder weniger stark wahrgenommen und berücksichtigt werden. Für Schulz von Thun ist die äußere Teamentwicklung ein «situationsübergreifendes Langzeitprojekt mit all seinen Aspekten wie Zusammenfinden und Zusammenraufen, Kommunikations- und Streitkultur, Wir-Gefühl bei gleichzeitigem Ich-Bewusstsein, Herausbildung von anerkannten Regeln, Normen und Kooperationsstilen» (Schulz von Thun, 1998: 65). Und entsprechend versteht er die innere Teamentwicklung «als situationsübergreifendes Langzeitprojekt für die ‹Persönlichkeitsentwicklung›. Der Begriff des ‹Inneren Teams› versteht sich als Kompasswort, lässt ein Ideal, eine Entwicklungsrichtung anklingen. Real finden wir zunächst oft eine innere Gruppe vor, in der ein Gegeneinander (Rivalität und Feindseligkeit), Durcheinander (Mangel an Struktur), Nebeneinander (Mangel an Kontakt und Koordination) vorherrschend ist». (Schulz von Thun, 1998: 65).

Das Gewahrwerden der inneren Stimmen der Teammitglieder entspricht in unserem Bearbeitungsraster dem ersten Schritt, der *Analyse/Diagnose* des (inneren) Problems, bezogen auf die Person. Folgende innere Teammitglieder lassen sich für die Pflegedirektorin benennen:

Analyse/Diagnose: Person (PDL)

- *Die Enttäuschte:* Wie oft habe ich mit meinen Mitarbeiterinnen über kundenorientiertes Arbeiten gesprochen.
- *Die Strenge:* Sie wissen ja, dass in unserem Haus viel Wert auf Kundenorientierung gelegt wird.
- *Die Selbstzweiflerin:* Vielleicht gehe ich doch nicht richtig mit den MitarbeiterInnen um, ich habe das nie richtig gelernt.
- *Die Fürsorgliche:* Muss ich die MitarbeiterInnen noch mehr unterstützen und motivieren?
- *Die Perfektionistin:* Was ich von mir erwarte, kann ich auch von meinen MitarbeiterInnen erwarten.
- *Die Professionelle:* Ich muss herausfinden, ob oder welche Probleme diesem Verhalten zugrunde liegen.

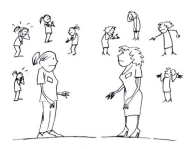

Das Innere Team der Mitarbeiterin könnte aufgrund der Beschreibung der Gefühle und aufgrund der Antwort folgende Mitglieder umfassen:

Analyse/Diagnose: Person (MA)

- *Die Überforderte*: Ich kann nicht alles gleichzeitig machen, es ist zu viel Arbeit und zu viel Anforderung.
- *Die Verärgerte:* Ich tue schon mein Bestes und dann ist es immer noch nicht genug.
- *Die Verunsicherte:* Wie kann ich es denn noch besser machen?
- *Die Verteidigerin:* Ich kann nichts dafür, dass das Personal so knapp ist.

Diese innere Pluralität des Menschen führt zu der Frage, wie die verschiedenen inneren Teammitglieder zu einem «Wir» im Sinne einer authentischen Reaktion des «Ich» nach außen zusammenwachsen können. Dies ist der zentrale Inhalt der zweiten Lehre vom Inneren Team.

### 1.3.3.2
### Die Lehre von der inneren Führung

Aufgaben bei der Entwicklung des Inneren Teams entsprechen den Aufgaben einer Führungskraft beziehungsweise Leitung eines äußeren Teams. Sie umfassen die Einzelaufgaben Selbstkontrolle und Selbstbeherrschung, die Moderation von Teambesprechungen, die Integration der Teammitglieder und die synergetische Zusammenführung von Einzelbeiträgen. Ferner geht es um das Klären von Konflikten und Krisen, um die Personal- und Teamentwicklung im Sinne der Förderung der einzelnen Mitglieder sowie um die Förderung der Kooperation und schließlich um die Personalauswahl und die Einsatzleitung mit dem Ziel der Übereinstimmung von Handlungskompetenz und Problemstellung der Aufgabe. Diese Teamentwicklung verfolgt das Ziel, zu einer wirksamen Selbst-Führung im Sinne einer souveränen Metaposition zu gelangen. Das «Oberhaupt» des Inneren Teams (Schulz von Thun, 1998: 67) integriert alle inneren Teammitglieder, ohne sich in den Interessenverschiedenheiten zu verlieren oder zu verstricken.

Um zu einer solchen souveränen Metaposition zu gelangen, bedarf es nach Schulz von Thun einer Abfolge von sechs Schritten. (Schulz von Thun, 1998: 92 ff.) Im ersten Schritt geht es um die Identifikation der Teilnehmer. Hier stehen die Fragen im Vordergrund, welche Teammitglieder sich zu Wort melden, welche Botschaften von ihnen gesendet werden und wie die Teammitglieder zu benennen sind. In dem zweiten Schritt werden die einzelnen Teammitglieder angehört. Während es im ersten Schritt um die Vorstellung der inneren Teammitglieder geht, kommt es hier darauf an, dass die Botschaften ausführlich und differenziert dargelegt werden und nicht unterdrückt, disqualifiziert oder kommentiert werden. Anders also als in «wildwüchsiger» äußerer wie innerer Gruppendynamik geht es hier um die Anerkennung und Akzeptanz von Verschiedenartigkeit und Pluralität. Erst in dem dritten Schritt wird die Diskussion zugelassen, wobei es in der Natur der Sache liegt, dass verschiedene Standpunkte aneinander geraten können. Diese konfrontativen Ausprägungen in der Diskussion einschließlich der damit verbundenen Redundanzen werden hier zugelassen und als Phase des «stormings» produktiv in den gesamten Ablauf integriert. Der vierte Schritt umfasst eine solche Integrationsabsicht. Das Oberhaupt des Inneren Teams fasst nun das Ergebnis der Diskussion zusammen, indem die Hauptlinien der Interessenunterschiede und kontroversen Fragen herauskristallisiert werden. Daran anknüpfend wird im fünften Schritt ein Brainstorming für die Suche nach Lösungsideen initiiert. Hierbei sind heuristische Strategien hilfreich. Sie zielen einmal darauf ab, Elemente von Vorschlägen herauszufiltern, die für eine Gesamtlösung brauchbar sein können. Eine weitere Strategie richtet sich auf das Erkennen des hinter einer Position stehenden Interesses mit dem Bemühen um (Teil-)Berücksichtigung. Und schließlich geht es hier auch um die Erweiterung der kognitiven Struktur durch erweiterte Handlungsspielräume, indem an die Zusage oder an die Absage weitere Bedingungen geknüpft werden. Der sechste Schritt leitet schließlich die integrierte Stellungnahme ein. Sie stellt den Versuch dar, die jeweils positive Absicht und damit den produktiven Kern aller Aussagen der Teammitglieder zu einer Aussage zusammen-

**Aufgaben der Leitung des Inneren Teams**

**Innere Ratsversammlung**

**Oberhaupt moderiert den Prozess**

Oberhaupt trifft
abschließend
Entscheidung

Interventionen:
Person (PDL)

zufassen. Da eine vollständige Einigkeit fast nie erreicht werden kann, tritt das Oberhaupt des Inneren Teams nun aus seiner Moderatorenrolle heraus und trifft die Entscheidung.

Die dargestellten sechs Schritte, die durch die Führung des Oberhauptes in die Entwicklung einer souveränen Metaposition einmünden, entsprechen in unserem Bearbeitungsraster dem dritten Handlungsschritt, der Intervention. Es geht hier um die Reflexion der Stimme, die sich in der äußeren Reaktion durchgesetzt hat und die zum Oberhaupt geworden ist und darum, inwieweit die anderen Teammitglieder ebenfalls Anerkennung finden und integriert werden können.

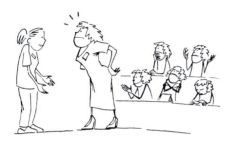

Ergebnis der
Ratsversammlung

Bei der Pflegedirektorin hat sich die Stimme der Strengen im Bündnis mit der Stimme der Perfekten durchgesetzt. Nicht zum Ausdruck kommen die Enttäuschte, die Fürsorgliche, die Professionelle und die Skeptikerin. Wenn alle diese Stimmen angehört würden und Beachtung fänden, wäre folgende integrierte Reaktion denkbar:

«Frau Meier, ich finde es so wichtig, dass wir uns immer sofort um neue Patienten kümmern. Ich habe eben eine neu eingetroffene Patientin gesehen, die schon länger wartet, und war im Moment verärgert und enttäuscht, weil wir schon so oft darüber gesprochen haben. Ich sehe, dass Sie gerade mit etwas anderem beschäftigt sind und kann nicht genau einschätzen, ob diese Arbeit nicht auch hätte warten können. Ich würde gerne kurz mit Ihnen darüber sprechen, warum Sie die Patientin haben warten lassen und ob Sie vielleicht irgendeine Unterstützung brauchen.»

Der Klärungsprozess in sechs Schritten, der hier exemplarisch mit seinem Ergebnis dargestellt worden ist, kann sicher nicht in jeder Kommunikationssituation durchlaufen werden, in der eine innere Zerrissenheit oder ein Schwanken in der eigenen Reaktion gespürt wird. Die äußeren Bedingungen, wie zum Beispiel Zeit lassen dies gar nicht zu. Diese Klärung kann aber immer dann hilfreich sein, wenn ein Konflikt sich festgefahren hat, also anhält, oder wenn es um eine grundsätzliche Bearbeitung von Verhaltensmustern geht, die einer Weiterentwicklung entgegenstehen.

### 1.3.3.3
### Die Lehre vom Aufbau der Persönlichkeit

Innere Teammitglieder:
Stammspieler – Haupt-
spieler – Antipoden

Im Mittelpunkt der Betrachtung der Lehre vom Aufbau der Persönlichkeit steht die Annahme, dass nicht alle inneren Teammitglieder gleichermaßen stark im «Außendienst» – als sichtbare Akteure im zwischenmenschlichen Kontakt – tätig sind. Schulz von Thun unterscheidet hier einmal die «Stammspieler» und «Hauptspieler», die auf der Vorderbühne stehen, und die Antipoden. «Stammspieler» stehen für die dominierenden Persönlichkeitsmerkmale, die «Hauptspieler» für spezifische Ausprägungen dieser Persönlichkeitsmerkmale. Jemand, der überwiegend distanziert und unnahbar im Kontakt ist, kann sich in bestimmten Situationen zu einer «Stimmungskanone» entwickeln. Zwei Lerntypen spielen bei der lebensgeschichtlichen Entwicklung von Stamm- und Hauptspielern einer Person eine Rolle. Ein erster Typ gründet sich auf das Lernen am Modell, das heißt, frühe wichtige Bezugspersonen werden zu Mitgliedern des Inneren Teams. Der zweite Typ beruht auf dem Lernen am Erfolg, und zwar in zweierlei Richtungen: als Erfolg nach außen im Sinne einer geglückten Anpassung an die Anforderungen an die Umwelt und als Erfolg nach innen im Sinne einer erwünschten Abwehr von unerträglichen Konflikten. Stammspieler und Hauptspieler sind «Überlebenshelfer im Kampf ums soziale Dasein und Garanten eines zivilisierten Umgangs miteinander». (Schulz von Thun, 1998: 194). Jedes innere Teammitglied hat jedoch auch einen Antipoden, der den Gegenpol verkörpert. Wenn ausschließlich Stamm- und Hauptspieler die Bühne (den sozialen Kontakt) dominieren, werden die Antipoden auf die unsichtbare Rückseite der Persönlichkeit verbannt. Schulz von Thun unterscheidet dabei drei Stufen der Verbannung:

> «Die erste Stufe der Verbannung traf Antipoden, die von ihrem «Besitzer» prinzipiell als wertvolle Mitglieder der inneren Gesellschaft angesehen werden, aber in einer gegebenen Situation aus Opportunität oder mangels Angemessenheit zurückgehalten werden. Die zweite Stufe widerfuhr abgelehnten Außenseitern und war durch das Verbot gekennzeichnet: ‹So sollte ich nicht sein!›. Die dritte Stufe trifft verleugnete, nicht wahrgenommene Mitglieder: ‹So bin ich nicht!›» (Schulz von Thun, 1999: 226).

*Verbannung der Antipoden führt zu Konflikten*

Bleiben die Antipoden verbannt und abgespalten, so führt dies neben vielfachen Kommunikationskonflikten zur Devitalisierung und zur Psychomatisierung. Ihre Reintegration verlangt von dem Oberhaupt als Entwicklungshelfer des Inneren Teams eine Herausforderung, die widersprüchlich ist. Zum einen geht es um eine optimale Anpassung an äußere (Leistungs-)Ansprüche im Sinne unserer Funktionstüchtigkeit in der Gesellschaft. Auf der anderen Seite ist die Entfaltung des ganzen Menschen gefordert, in der das Streben nach Selbstverwirklichung und Lebenssinn seinen Raum bekommt.

*Analyse/Diagnose: Person (PDL)*

Wie stellen sich nun die Überlegungen der Stamm- und Hauptspieler und ihrer Antipoden in Bezug auf unser Beispiel dar?

Bei der Pflegedirektorin sind die dominanten Stimmen die der Strengen und der Perfektionistin. Die zunächst einmal verbannten Stimmen, die Antipoden, haben indes ebenfalls eine wichtige Bedeutung, wie bereits ausgeführt worden ist. So schwingt in der Stimme der Enttäuschten auch ein Moment der Bedürftigkeit mit, Wünsche, dass die eigenen Bemühungen Anerkennung finden und Früchte tragen mögen. Sie stellt damit einen wichtigen Gegenpol zur Perfektionistin dar, die immer nur treibt und fordert. Auch die Selbstzweiflerin bildet einen Gegenpol zur Perfektionistin; in ihr kommt die unsichere, überforderte Seite zum Ausdruck, sie braucht mehr Raum und Zeit, fühlt sich nicht durchgehend leistungsstark. Die Stimme der Fürsorglichen bildet einen wichtigen Gegenpol zur Stimme der Strengen. Achtet die Strenge auf Einhaltung von Regeln und Vereinbarungen, so richtet die Fürsorgliche ihr Augenmerk darauf, ob genügend Unterstützung und Versorgung gegeben wird, um diese Anforderungen leisten zu können. Die Professionelle schließlich wägt ab, was zu tun ist, nimmt die gesamte Situation in den Blick und stellt damit ebenfalls ein sinnvolles Korrektiv zwischen ihr und der Perfektionistin dar.

Die dominanten Stimmen auf der einen Seite und ihre Gegenpole auf der anderen Seite bilden ein untrennbares Ganzes. Sie sind aufeinander bezogen und ergänzen sich jeweils in wichtigen Aspekten. Eine bewusste Wahrnehmung und ein intensiver Selbstklärungsprozess kann dazu beitragen, die verschiedenen inneren Stimmen in ihrer Bedeutung zu erkennen und ihnen entsprechend Geltung zu verleihen.

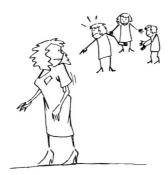

Das Modell des Inneren Teams legt den Schwerpunkt auf die Wahrnehmung der inneren Vielstimmigkeit. Für die Selbstreflexion und Selbstklärung als Voraussetzung für kompetentes Management von Kommunikation im Führungsalltag kann mit Hilfe dieses Modells die Arbeitsweise des Inneren Teams und seines Oberhauptes ständig entwickelt und verbessert werden.

### 1.3.4
## Transaktionsanalyse

Die Transaktionsanalyse wurde etwa ab 1945 von Eric Berne entwickelt (Berne, 1970). Ihre Wurzeln gehen auf die Theorien und Erkenntnisse der Psychoanalyse zurück und verbinden diese mit den Ansätzen der Humanistischen Psychologie und der Lerntheorie. Die Transaktionsanalyse umfasst vielfältige spezielle Modelle und Konzepte, wobei das Herzstück die Strukturanalyse darstellt. In Anlehnung an das Strukturmodell Freuds, das von der Gliederung des psychischen Organismus durch die drei Instanzen Es, Ich und Über-Ich ausgeht, postuliert die Transaktionsanalyse drei Ich-Zustände – das Eltern-Ich, das Erwachsenen-Ich und das Kind-Ich –, welche die Gesamtheit einer Person ausmachen. Im Unterschied zu dem Strukturmodell von Freud, das ein theoretisches Konstrukt darstellt, begreift Berne die Ich-Zustände als phänomenologische Realität, die sich in den Handlungsorientierungen einer Person erkennen lassen und sowohl die Analyse innerer Dialoge als auch von Kommunikationsprozessen ermöglichen.

*Strukturanalyse postuliert drei Ich-Zustände*

Berne betont dabei, dass die verschiedenen Ich-Zustände alle ihre Berechtigung haben, es also keinen idealen Ich-Zustand gibt, sondern dass vor allem die Balance der drei Ebenen anzustreben ist. Folgende Inhalte werden den verschiedenen Ich-Zuständen zugeschrieben (**s. Abb. II 1-13**).

Eltern-Ich

Das *Eltern-Ich* (EL) bildet einen Speicher für alle von den Eltern oder anderen Autoritätspersonen vermittelten Botschaften und Erfahrungen. Es prägt das Denken, Fühlen und Verhalten in der Weise, wie insbesondere die Transaktionen zwischen Mutter und Vater und zwischen Mutter und Kind sowie Vater und Kind in den ersten Lebensjahren erfahren werden, also in der Zeit, in der ein Kind aufgrund seiner Abhängigkeit noch schutzlos den Umwelteinflüssen ausgesetzt

Kritisches Eltern-Ich

ist. Dieses Eltern-Ich umfasst zwei Aspekte: das *kritische Eltern-Ich* (kEL) und das *nährende Eltern-Ich* (nEL). Das kritische Eltern-Ich ist mit Verboten, Kontrollen, Zurechtweisungen, strenger Moral und Abwertungen verbunden. In dem nähren-

Nährendes Eltern-Ich

den Eltern-Ich sind demgegenüber Eigenschaften und Verhaltensmuster gespeichert, wie sie durch die nährende Mutter repräsentiert werden. Sie umfassen Fürsorge, Schutz, Zärtlichkeit, positive Spiegelung, Ermutigung etc.

Erwachsenen-Ich

Das *Erwachsenen-Ich* (ER) birgt die Fähigkeit in sich, in Eigenverantwortung zu entscheiden, welche Reaktionen und welches Handeln im Hinblick auf das eigene Lebenskonzept angemessen sind. Realität wird wahrgenommen und geprüft, Informationen werden verwertet, verarbeitet und in Zusammenhänge gebracht, (Handlungs-)Folgerungen werden antizipiert und abgewogen, um auf dieser Grundlage Entscheidungen fällen zu können. Implizit wächst damit auch die Fähigkeit, die Differenzen zwischen dem eigenen Lebenskonzept und der Nachahmung von Botschaften und Erfahrungen der Eltern sowie den Gefühlen des Kind-Ichs wahrzunehmen. Das Erwachsenen-Ich repräsentiert damit die rationale Autonomie des Subjekts.

Kind-Ich

Das *Kind-Ich* (K) bildet den Speicher für alle inneren Ereignisse und inneren emotionalen Reaktionen auf Erfahrungen mit Umwelteinflüssen, die in der frühen

Freies Kind

Kindheit prägend sind. Das Kind-Ich umfasst drei Aspekte: das *freie Kind* (fK), das angepasste Kind (aK) und das rebellische Kind (rK). Das freie Kind ist der

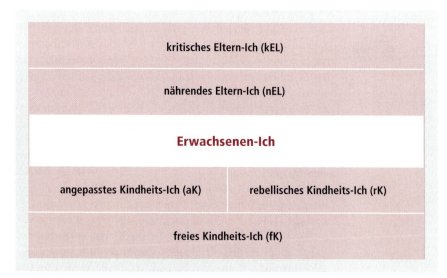

**Abbildung II 1-13:** Das funktionale Ich-Zustands-Modell (Berne, 1970)

ursprünglichste Persönlichkeitsteil, der geprägt ist durch eine Unmittelbarkeit von Bedürfnissen und Gefühlen. Das Lustprinzip und expansive Neugier stehen im Mittelpunkt, wobei Liebe und Aggression, Rücksichtnahme und Egozentrik in rascher Folge wechseln können.

**Angepasstes Kind**

Das *angepasste Kind* bildet sich ebenfalls in der frühen Kindheit heraus, und zwar im Zusammenhang mit den wachsenden Autonomiebedürfnissen und darauf – im positiven Falle aus Schutzgründen – ausgerichteten Ge- und Verboten der Eltern. Es geht in dieser Kindheitsphase darum, die vitalen Impulse zu Gunsten einer lebensnotwendigen Anpassung an die Umwelt einzuschränken. Gleichzeitig gilt es aber auch die lebensnotwendige Zuwendung der Eltern zu sichern.

**Rebellisches Kind**

Das *rebellische Kind* reagiert ebenfalls auf die Ge- und Verbote der Eltern, lehnt sich aber gegen diese auf. Aggressives und/oder verweigerndes Verhalten steht im Vordergrund und ist für eine besonders ausgeprägte Trotzphase charakteristisch. Abbildung II 1-13 zeigt das funktionale Ich-Zustands-Modell mit den drei Ich-Zuständen.

Die psychoanalytische Entwicklungstheorie unterteilt die Entwicklung des psychischen Organismus im Laufe der Individualentwicklung in fünf große Phasen:

**Die fünf psycho-sexuellen Entwicklungsphasen**

- die *orale Phase* mit der zentralen Aufgabe des Aufbaus eines Bindungssystems (1. Lebensjahr)
- die *anale Phase* mit der zentralen Aufgabe des Aufbaus eines Autonomiesystems (2. und 3. Lebensjahr)
- die *ödipale Phase* mit der zentralen Aufgabe des Aufbaus der psychosexuellen und sozialen Identität (3. bis 6. Lebensjahr)
- die *Latenzzeit*, in der die sekundäre Sozialisation mit einer kontinuierlichen Entwicklung von Lernprozessen, praktischem Können und der Entfaltung des Selbst im Vordergrund steht (6. bis 11. Lebensjahr) und
- die *Pubertät* beziehungsweise *Adoleszenz*, in der die Ablösung der frühkindlichen Bindungen zu Gunsten einer eigenen Identitätsbildung und eigener intimer Beziehungen stattfindet (Menzos, 1991).

**Zuordnung der Ich-Zustände zu psychosexuellen Entwicklungsphasen**

Während sich das Eltern-Ich und das Kind-Ich in den frühen Entwicklungsphasen (bis zum 5. Lebensjahr) herausbilden, entwickelt sich das Erwachsenen-Ich in den späteren Phasen mit wachsender Fähigkeit zur Auseinandersetzung mit den Umwelteinflüssen. In dem gesamten Prozess werden sowohl Handlungs- und Kommunikationssysteme der primären Bezugspersonen aufgenommen und verinnerlicht als auch kritische Auseinandersetzungen mit Vorbildern und Autoritätspersonen geführt, die im Ergebnis in die für jede Person unterschiedlich ausgeprägten Ich-Zustände einmünden. Mit Hilfe der Strukturanalyse der drei Ich-Zustände richtet die Transaktionsanalyse ein erstes Erkenntnisinteresse auf die Wahrnehmung, das Beschreiben und das Verstehen einer Persönlichkeit und ihrer spezifischen Ausdrucksweisen. Es geht dabei um die Analyse des inneren Dialoges einer Person, um eine genaue Selbstbeobachtung, die in eine Verhaltensdiagnose einmündet. In diese Analyse müssen verschiedene Ebenen einbezogen werden: die des Inhalts, des sprachlichen Ausdrucks wie zum Beispiel Wortwahl, Satzbau, Redeweise und schließlich die Ebene der nonverbalen Signale wie Mimik, Gestik, Körperhaltung und Klang der Stimme.

Analyse/Diagnose:
Person (PDL)

Im Folgenden soll diese Strukturanalyse auf das Fallbeispiel angewendet werden, hier zunächst nur auf der Ebene der Analyse des inneren Dialogs der Pflegedirektorin. Zu unterscheiden sind dabei folgende Ich-Zustände:

*Kritisches Eltern-Ich (kEL):*
■ Wie oft habe ich mit meinen MitarbeiterInnen über kundenorientiertes Arbeiten gesprochen!
■ Ist nicht auf meine Veranlassung hin ein Standard für die Aufnahme von Patienten auf der Station erarbeitet worden?
■ Was ich von mir erwarte, kann ich auch von meinen MitarbeiterInnen erwarten, schließlich erhalten sie ja jede denkbare Unterstützung!

*Nährendes Eltern-Ich (nEL):*
■ Vielleicht sind die MitarbeiterInnen noch nicht fähig, den Anforderungen gerecht zu werden.
■ Vielleicht habe ich die MitarbeiterInnen noch nicht genügend motiviert.

*Erwachsenen-Ich (ER):*
■ Vielleicht gibt es Gründe für dieses Fehlverhalten. Ich muss versuchen, das herauszufinden.

*Angepasstes Kind (aK):*
■ Vielleicht gehe ich doch nicht richtig mit den MitarbeiterInnen um, ich habe das nie richtig gelernt.

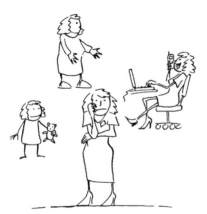

Im Verlauf des Fallbeispiels wird deutlich, dass sich in der äußeren Reaktion der Pflegedirektorin der Ich-Zustand des kritischen Eltern-Ichs durchsetzt. Die Klärung der daraus folgenden Kommunikationsstörungen ist ein weiteres wichtiges Anwendungsgebiet der TA.

Drei Grundmuster von
Transaktionen

Im Vordergrund steht hier zunächst die Wahrnehmung, das Beschreiben und das Verstehen von Transaktionen zwischen den einzelnen Ich-Zuständen innerhalb einer Person und von Person zu Person. Berne geht in diesem Zusammenhang davon aus, dass jeder Stimulus eines Ich-Zustands von einem Sender eine Reaktion eines Ich-Zustands auf Seiten des Empfängers auslöst. (Berne, 1970: 32ff.) Transaktion ist dabei der Begriff für die kleinste vollständige Interaktionseinheit. Berne benennt drei Grundmuster von Transaktionen:

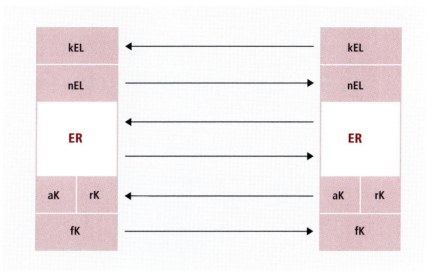

**Abbildung II 1-14:** Beispiel für eine Komplementäre Transaktion (Berne, 1970)

■ *Die komplementäre (parallele) Transaktion*

Spielformen der komplementären Transaktion

Eine komplementäre Transaktion erfolgt dann, wenn der Stimulus aus einem Ich-Zustand erfolgt und auf einen Ich-Zustand des Gegenübers gerichtet ist, der dann erwartungsgemäß reagiert. Möglich ist hier eine komplementäre Transaktion von Erwachsenen-Ich zu Erwachsenen-Ich, die als gelungene, anregende und ergiebige Kommunikation zum Beispiel in gemeinsamen Arbeitssituationen erlebt wird. Weniger produktiv verläuft meistens eine komplementäre Transaktion von kritischem Eltern-Ich zu kritischem Eltern-Ich, da der Inhalt zumeist durch Vorurteile, Moral und abwertende Haltungen getragen ist. Demgegenüber kann eine komplementäre Transaktion von freiem Kind zu freiem Kind emotional sehr anregend sein, da hier die spielerische, kreative und gefühlsbetonte Kommunikation im Vordergrund steht. Insgesamt sind sechs verschiedene Formen der komplementären Transaktion denkbar (s. **Abb. II 1-14**).

■ *Die gekreuzte Transaktion*

Spielformen der gekreuzten Transaktion

Von einer gekreuzten Transaktion wird dann gesprochen, wenn der Empfänger nicht mit dem Ich-Zustand reagiert, auf den der Ich-Zustand des Senders gerichtet war. Rein rechnerisch sind dreißig verschiedene Formen der gekreuzten Transaktion denkbar, wobei jedoch im Kommunikationsalltag zwei Formen besonders häufig vorkommen und einen besonders unproduktiven Gesprächsverlauf erzeugen. Ausgangsstimulus ist jeweils das Erwachsenen-Ich.

Bei der ersten Form reagiert B mit dem Kind-Ich, da er den Ausgangsstimulus als Vorwurf, also aus dem Eltern-Ich kommend, erlebt hat. Diese Übertragung internalisierter Elternbotschaften «verführt» wiederum A zu einer Art Gegenübertragung beziehungsweise Reaktion aus dem Eltern-Ich (s. **Abb. II 1-15**). Bei der zweiten Form reagiert B ebenfalls nicht mit dem Erwachsenen-Ich, sondern mit dem kritischen Eltern-Ich. Das heißt, B reagiert maßregelnd und mit Strenge auf A und zielt damit auf dessen Kind-Ich. Ist A nun ansprechbar auf dieser

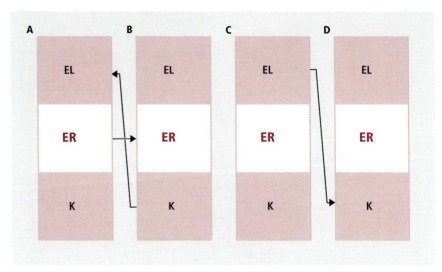

**Abbildung II 1-15:** Verlauf einer gekreuzten Transaktion zwischen Erwachsenen-Ich und Kind-Ich (Berne, 1970)

Ebene im Sinne einer Mobilisierung internalisierter Elternbotschaften, reagiert er entsprechend und regrediert damit auf die Position der Abhängigkeit. **Abbildung II 1-16** gibt ein Beispiel für diesen Kommunikationsverlauf.

■ *Die verdeckte Transaktion*

Zwei Grundformen der verdeckten Transaktion

In der verdeckten Transaktion sind zwei Transaktionen zugleich enthalten: eine, die oberflächlich und identifizierbar ist und eine, die auf einer tieferen, verdeckten Ebene mitschwingt. Damit sind zwei Ich-Zustände in einer Transaktion

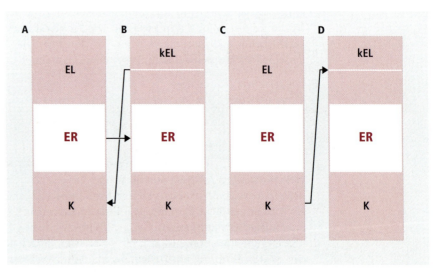

**Abbildung II 1-16:** Verlauf einer gekreuzten Transaktion zwischen Erwachsenen-Ich und Eltern-Ich (Berne, 1970)

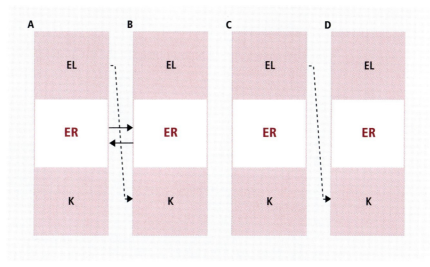

**Abbildung II 1-17:** Verlauf einer verdeckten Transaktion (Berne, 1970)

enthalten. Die Transaktionsanalyse unterscheidet dabei zwischen zwei Ebenen der verdeckten Transaktion: die soziale (offene) und die psychologische (verdeckte) Ebene. Die eigentliche Absicht oder die eigentliche Haltung wird nicht offen gelegt, sondern ist nur indirekt über den Tonfall und/oder die Gestik zu erschließen. Diese indirekte Kommunikation ist dann unproblematisch, wenn beide Kommunikationsteilnehmer verdeckte Transaktionen bewusst einsetzen, etwa bei einem Flirt oder bei Ironisierungen. Kritisch wird es dann, wenn zum Beispiel eine verdeckte Transaktion aus dem kritischen Eltern-Ich mitschwingt. Die psychologische Ebene der verdeckten Transaktion ist dabei entweder gar nicht zu erkennen – manchmal auch nicht für den Sender – und führt dann zu Irritationen und zu Orientierungslosigkeit in der Kommunikation, oder sie wird deutlich erkennbar für den Empfänger, indem sie klar ausgedrückt wird. In diesem Falle liegt eine doppelte Botschaft vor. Die **Abbildung II 1-17** verdeutlicht dies.

*Regeln für gekreuzte Transaktionen*

Die Transaktionsanalyse formuliert einige grundlegende Regeln für den Umgang mit gekreuzten und verdeckten Transaktionen. Danach können gekreuzte Transaktionen produktiv gewendet werden, wenn der Ich-Zustand bewusst gewechselt wird vom:

- Erwachsenen-Ich zum Erwachsenen-Ich, indem direkt Wünsche, Gefühle und Erwartungen transparent gemacht und angesprochen werden und an eine gemeinsame Lösungssuche appelliert wird.
- Erwachsenen-Ich zum nährenden Eltern-Ich, indem Anregungen zur Selbsterlaubnis und zum Selbstschutz gegeben werden.
- nährenden Erwachsenen-Ich zum freien Kindheits-Ich, indem Verständnis, Akzeptanz und positive Zuwendung ausgedrückt wird.
- freien Kindheits-Ich zum freien Kindheits-Ich, wobei auf die Stimmigkeit der Wünsche und des spielerischen Umgangs zu achten ist.

- Erwachsenen-Ich zum rebellischen Kindheits-Ich, wenn das Gegenüber in dem Zustand des angepassten Kindheits-Ich «festsitzt» und eine Ermutigung benötigt, mit der Kraft seines rebellischen Kindheits-Ich in Kontakt zu kommen.
- kritischen Eltern-Ich zum angepassten Kindheits-Ich, indem die Bereitschaft zur Unterwerfung und zur Verleugnung eigener Gefühle dem Anderen rückgekoppelt wird.

*Regeln für verdeckte Transaktionen*

Fünf Regeln für den Umgang mit verdeckten Transaktionen:

- auf doppelbödige Transaktionen verzichten
- die verdeckten Ebenen «außen vor» lassen und sich konsequent auf die offene Ebene beziehen
- durch Paraphrasieren und Nachfragen den Anderen zu einer direkten Botschaft veranlassen
- den Anderen mit der eigenen Wahrnehmung von Doppelbödigkeiten konfrontieren, das heißt, in ein offenes Feedback einzutreten
- bei fortdauernden verdeckten Transaktionen den Kontakt unterbrechen, wobei die Gründe dafür dem Anderen mitgeteilt werden sollten.

Nachdem die Strukturanalyse der TA nun auch im Hinblick auf ihre Möglichkeiten zur Analyse von Kommunikationsstörungen und der sich damit verbindenden Interventionsansätze dargestellt worden ist, erfolgt nun eine konkrete Anwendung auf die Fallbeispiele.

*Analyse/Diagnose: Person (PDL, MA)*

Bei dem Fallbeispiel zeigt sich in der *Analyse/Diagnose* zunächst einmal, dass die Pflegedirektorin vordergründig eine Nachricht von Erwachsenen-Ich zu Erwachsenen-Ich sendet. Unterschwellig enthält diese Nachricht aber eine kritische Zurechtweisung, die dem Eltern-Ich – konkret: dem kritischen Eltern-Ich – zuzurechnen ist. Diese verdeckte Transaktion «verführt» die Mitarbeiterin zu einer Antwort aus dem Kindheits-Ich. Der Rechtfertigungs- und Verteidigungscharakter der Antwort ermöglicht eine genauere Zuordnung zu dem rebellischen Kindheits-Ich. **Abbildung II 1-18** verdeutlicht die verdeckte Transaktion, die zu einer Kommunikationsstörung im partnerschaftlich-gleichberechtigten Umgang führt.

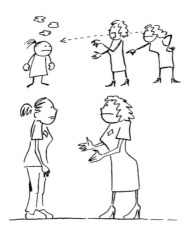

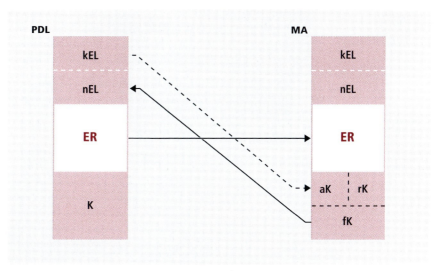

**Abbildung II 1-18:** Verdeckte Transaktion zwischen Pflegedirektorin und Mitarbeiterin

Soll-Zustand:
Person (PDL, MA)

Interventionen:
Person (PDL)

Der *Soll-Zustand* strebt die Wiederherstellung eines gleichberechtigten Umgangs an, eine komplementäre Transaktion von Erwachsenen-Ich zu Erwachsenen-Ich. Dies setzt voraus, dass auf der *Ebene der Intervention* zunächst einmal die Pflegedirektorin sich ihres inneren Dialogs gewahr wird und diesen kritisch reflektiert, um die verschiedenen Ich-Zustände zu identifizieren. Dabei können folgende Fragen relevant sein:

- Woher kommen meine hohen Erwartungen?
- Warum erwarte ich von anderen das Gleiche wie von mir?
- Welches Bild habe ich von meinem Gegenüber?
- Projiziere ich eigene Gefühle (Ärger) und Vorstellungen (Perfektion) auf mein Gegenüber?

Produktive Wendung
der Transaktion

Die Auseinandersetzung mit diesen Fragen ist eine Beschäftigung mit den eigenen Anteilen und hier speziell den eigenen Haltungen, wie sie sich in den frühen Entwicklungsphasen herausgebildet haben. Sie bilden schließlich die Grundlage für die Anwendung der grundlegenden Regeln im Umgang mit gekreuzten und verdeckten Transaktionen. Konkret anzustreben wäre hier:

- eine komplementäre Transaktion vom Erwachsenen-Ich zum Erwachsenen-Ich, indem die Erwartungen und Gefühle direkt angesprochen werden und
- eine gekreuzte Transaktion vom nährenden Erwachsenen-Ich zum freien Kindheits-Ich, indem Verständnis und Unterstützung signalisiert wird.

Interventionen:
Person (MA)

Die Mitarbeiterin hätte vor dem Hintergrund einer Reflexion ihrer Reaktion aus dem Ich-Zustand des rebellischen Kindheits-Ichs heraus folgende Möglichkeit, die verdeckte Transaktion zu durchkreuzen:

■ Reaktion aus dem Erwachsenen-Ich heraus, indem die Wahrnehmung, die Deutung und die Gefühle mitgeteilt werden

■ Reaktion aus dem kritischen Eltern-Ich heraus, indem der «Ball zurückgespielt» wird («Für die knappe Personaldecke bin ich nicht verantwortlich.»).

Eine produktive Wendung der Kommunikation ist jedoch nur durch die Reaktion aus dem Erwachsenen-Ich heraus zu erreichen. Beide Interaktionspartner können dann erneut miteinander ins Gespräch kommen.

Die Transaktionsanalyse legt den Fokus auf die Analyse der verschiedenen Ich-Zustände einer Person. Für die Selbstreflexion und Selbstklärung als Voraussetzung für kompetentes Management von Kommunikation im Führungsalltag rücken hier speziell die subjektiven Persönlichkeitsausprägungen in das Blickfeld. Störungen in der Kommunikation können über die Anwendung der Regeln im Umgang mit gekreuzten und verdeckten Transaktionen einer Lösung zugeführt werden.

## 1.4
# Zusammenfassendes Ergebnis

Im vorangegangenen Kapitel haben wir verschiedene kommunikationspsychologische Modelle vorgestellt. Als handlungsleitende Theorien können sie nutzbar gemacht werden für die Entwicklung der beruflichen Handlungskompetenz, hier speziell der personalen und sozialen Kompetenz. Mit Hilfe des vierschrittigen Bearbeitungsrasters sind die vorgegebenen Fallbeispiele jeweils vor dem Hintergrund der verschiedenen Aspekte und Erklärungsansätze der vorgestellten Modelle untersucht und interpretiert worden. Das Sender-Empfänger-Modell legt den Schwerpunkt auf die verschiedenen Botschaften, die in einer Nachricht enthalten sind, und auf die möglichen Differenzen sowie daraus resultierenden Kommunikationsstörungen zwischen Sender und Empfänger. Die Transaktionsanalyse stellt die unterschiedlichen Ich-Zustände in den Mittelpunkt der Betrachtung und fasst Kommunikationsstörungen vor allem als Ergebnis von gekreuzten und/oder verdeckten Kommunikationsstörungen auf. Geht die Transaktionsanalyse von einer Strukturanalyse aus, in der drei zentrale Ich-Zustände postuliert werden, so nimmt das Modell des Inneren Teams die Vielfalt innerer Impulse und Stimmen in den Blick, die durch ein Oberhaupt, welches das Ich vertritt, integriert werden und mit der äußeren Situation in Einklang gebracht werden müssen. Dabei führen innere Teamkonflikte und das Verbannen innerer Teammitglieder dazu, dass die Übereinstimmung mit uns selbst sowie mit den Belangen der äußeren Situationen aus der Balance gerät. Das Modell des Werte- und Entwicklungsquadrats legt schließlich das Hauptaugenmerk auf das Ausbalancieren von Grundhaltungen, wobei jeder Wert als ein Motiv zum Handeln einen positiven Gegenwert hat.

Die Zusammenfassung in **Tabelle II 1-3** enthält noch einmal eine Gegenüberstellung der verschiedenen Ansätze und ihrer Anwendung auf das Fallbeispiel. Hier wird deutlich, dass durch den Vergleich der Anwendung des Bearbeitungsrasters ohne handlungsleitende Theorien (s. Tab. II 1-2) immer weitere Differenzierungen möglich werden, die die Komplexität des Geschehens verdeutlichen können.

**Tabelle II 1-3:** Analyseraster zur sachgerechten Bearbeitung des Fallbeispiels «Kritik an mangelnder Kundenorientierung»

| Handlungsschritte | Sender-Empfänger-Modell | Modell des Werte- und Entwicklungsquadrates | Modell vom «Inneren Team» | Transaktionsanalyse |
|---|---|---|---|---|
| **Analyse, Diagnose** | Person: PDL<br>■ Selbstoffenbarung: Ich lege viel Wert auf qualitativ gute Arbeit.<br>■ Beziehungsebene: Ich bin enttäuscht von Dir.<br>■ Appell: Kümmere dich gleich um die Patienten.<br><br>Person: MA<br>■ Fühlt sich auf der Beziehungsebene angesprochen.<br>■ Verschmelzen von Wahrnehmen, Integrieren und Fühlen. | ■ Werte kreisen um Spannungspole Fördern und Fordern.<br>■ Fordern: qualitativ gute Arbeit<br>■ Der Wert Fordern verkommt zu dem Unwert Überfordern. | Person: PDL<br>■ Hauptstimmen: die Strenge, die Perfektionistin<br>■ verbannte Stimmen: die Enttäuschte, die Selbstzweiflerin, die Fürsorgliche und die Professionelle<br><br>Person: MA<br>■ Hauptstimmen: die Verteidigerin, die Verärgerte<br>■ verbannte Stimmen: die Überforderte, die Verunsicherte | Person: PDL<br>■ Identifizierung der Ich-Zustände: kritisches Eltern-Ich (kEL, nEL, ER, aK)<br>■ kritisches Eltern-Ich dominiert<br>■ Ich muss von meinem MA kundenorientiertes Arbeiten erwarten können.<br><br>Person: MA<br>■ Identifizierung der Ich-Zustände: Kindheits-Ich (rebellisches Kind dominiert)<br>■ Ich versuche mein Bestes. |
| **Soll-Zustand** | Person: PDL<br>■ Selbstklärung und Selbstreflexion | ■ Balance zwischen Spannungspolen Fördern und Fordern | Person: PDL<br>■ Integration der Hauptstimmen und der verbannten Stimmen<br>■ Anwendung des Sechs-Schritte-Modells der inneren Teamkonferenz | |
| **Interventionen** | Person: PDL<br>■ Selbstoffenbarung: Klärung der eigenen Ansprüche von Qualität.<br>■ Beziehungsebene: Austausch über Qualitätsansprüche.<br>■ Appell: Offenlegen der Ansprüche. | Person: PDL<br>■ Fördern: Schaffung von strukturellen Voraussetzungen und Kompetenzförderung der Mitarbeiter zur Realisierung der Qualitätsansprüche | Person: PDL<br>■ die Strenge: sofortiges Kümmern um neue Patienten<br>■ die Enttäuschte: Verärgerung, wenn Patienten warten müssen<br>■ die Selbstzweiflerin: Überfordere ich die MA?<br>■ die Fürsorgliche: Liefere ich genügend Hilfestellung?<br>■ die Professionelle: Bereitstellung der strukturellen Voraussetzungen bei gleichzeitiger Forderung der Qualität<br><br>Person: MA<br>■ die Verärgerte: gleicher Qualitätsanspruch, aber Realisierungsprobleme<br>■ die Verteidigerin: sehr hoher Arbeitsanfall<br>■ die Überforderte: Die Arbeit ist nicht zu schaffen.<br>■ die Verunsicherte: Unterstützung ist dringend erforderlich. | Person: PDL<br>■ komplementäre Transaktion von ER zu ER: Qualität ist wichtig<br>■ Enttäuschung bei Mängeln<br>■ gekreuzte Transaktion von nEL zu fK: Verständnis für die Situation und Bereitstellung von Hilfsangeboten. |

**1.5**

# Fallbeispiel zur Übung: «Kritik an mangelnder Selbstverantwortung von Auszubildenden»

**Tabelle II 1-4:** Einordnung der Thematik in die Studienschwerpunkte und Arbeitsfelder

|  | Pflegemanagement | Pflegepädagogik |
|---|---|---|
| **Arbeitsfelder** | Leitung | Ausbildung |
|  | Weiterbildung | Weiterbildung |
|  | Beratung | Beratung |
|  | Forschung und Entwicklung | Forschung und Entwicklung |

Frau Heißler hat vor rund einem Jahr ihr Studium als Diplom-Berufspädagogin mit Schwerpunkt Pflege abgeschlossen. Sie hat dieses Studium deshalb gewählt, weil sie von Anfang an davon überzeugt war, ihre pädagogischen Fähigkeiten und Überzeugungen in die Ausbildung zur Altenpflege einbringen zu wollen. Mit hohem Engagement und Zielstrebigkeit hat sie ihr Studium absolviert und startet mit großer Freude und «pädagogischer Leidenschaft» in ihr Berufsleben.

Seit einem halben Jahr ist sie als Kursleiterin (Klassenlehrerin) in einer Altenpflegeklasse im ersten Ausbildungsjahr tätig. Sie hat diese Klasse von einer Kollegin übernommen, weil diese sich familiär anders orientieren musste. Die Klasse hat bereits einen Theorieblock in der Schule absolviert sowie erste praktische Erfahrungen in einer stationären Einrichtung der Altenhilfe sammeln können. Die Klasse setzt sich aus 28 Schülerinnen und zwei Schülern zusammen. Die Altersspanne beträgt zwanzig Jahre, was allerdings für die Zusammensetzung einer Altenpflegeklasse nicht ungewöhnlich ist. Viele Teilnehmerinnen haben bereits Kinder, die sich ebenfalls in der Ausbildung befinden. Der überwiegende Anteil der weiblichen Auszubildenden ist noch relativ jung (zwischen 18 und 24 Jahren). Die zwei männlichen Teilnehmer, der eine ist 38 und der andere 28 Jahre alt, nehmen eine Außenseiterposition ein. Beide haben bereits eine technische Ausbildung abgeschlossen. Der eine Teilnehmer, Herr Huber, hat darüber hinaus ein Lehramts-Studium abgebrochen und fühlt sich von der Klasse nicht genügend beachtet beziehungsweise wertgeschätzt. Herr Huber ist verheiratet und hat einen zweijährigen Sohn, der tagsüber zu seiner Oma geht und dort von ihr betreut wird. Seine Frau verdient als Sekretärin den Unterhalt der Familie. Sie ist froh, wenn ihr Mann das Altenpflegeexamen hat und sie ein wenig kürzer treten kann, denn immerhin arbeitet sie jetzt schon, seitdem sie verheiratet sind. Nachdem Herr Huber seinen Job als technischer Zeichner verloren hatte, finanzierte sie ihm das Studium, was er dann aber aus persönlichen Gründen abgebrochen hat. Beide haben vereinbart, dass sie, wenn er als Altenpfleger arbeitet, mal wieder mehr für sich tun kann. Frau Heißler hatte die Möglichkeit, zu Beginn ihres Berufseinstieges an der Altenpflegeschule die Klasse in einigen Stunden zu hospitieren. Sie konnte sich deshalb ein genaues Bild über die verschiedenen Handlungsmuster machen, die zwischen der Klasse sowie einigen Schülern und den verschiedenen Kollegen existieren. Sie nimmt die Klasse als sehr wissbegierig wahr, gleichzeitig wollen die Auszubildenden aber auch stets ermutigt und ermuntert werden, damit sie zielgerichtet an der Sache arbeiten können. Frau Heißler hat den Eindruck gewonnen, dass bislang noch nicht klar und eindeutig mit der Klasse über bestimmte Regeln und Wertmaßstäbe gesprochen wurde beziehungsweise noch nicht zum Thema gemacht wurde, wie im Unterricht miteinander umgegangen werden soll.

Eine ihrer ersten Stunden möchte Frau Heißler nutzen, um Regeln und Rituale des gemeinsamen Arbeitens und Lernens mit den Teilnehmerinnen und Teilnehmern zu entwickeln.

Die Klasse zeigt sich gegenüber ihrer Idee sehr offen und ist auch bereit, sich für die nächste Stunde Gedanken dazu zu machen. Frau Heißler hat für sich selbst einen Katalog erstellt, wie sie sich das Arbeiten und den Umgang mit den Schülern und Schülerinnen vorstellt. Ihr ist es vor allen Dingen wichtig, dass die Lernenden eigenverantwortlich und selbständig ihren Lernprozess steuern und in Verantwortung sich und anderen Mitschülern gegenüber in der Lage sind, empathisch für die Bedürfnisse und Belange der älteren Menschen einzutreten. In der Schule beziehungsweise in den verschiedenen Lernsituationen soll damit ein Übungsfeld geschaffen werden, in dem es möglich ist, die Kompetenzen zu erwerben, die für ein späteres berufliches Handeln von Altenpflegerinnen und Altenpflegern außerordentlich wichtig sind. Sie signalisiert den Lernenden, dass sie stets ansprechbar für Probleme ist und dass sie alles tun wird, Stärken und Ressourcen der einzelnen zu fördern. Allerdings lässt sie auch keinen Zweifel daran aufkommen, dass sie Regelverstöße ahnden und sanktionieren wird. Damit aber auch die Ergebnisse der einzelnen Schüler einfließen können, erhalten diese die Möglichkeit, ihre Wünsche in Kleingruppen zu folgenden Schwerpunkten an die Arbeits- und Umgehensweise miteinander auf Karten zu schreiben:

- Wünsche und Ziele an mich
- Wünsche und Ziele an die Gruppe
- und Wünsche und Ziele an die Lehrerin Frau Heißler.

Die Klasse kommt zu folgenden Regeln:

- andere Meinungen tolerieren; sich nicht immer in den Vordergrund rücken
- gerecht im Umgang sein, vor allen Dingen in der Notengebung
- andere aussprechen lassen
- sich an Vereinbarungen halten (z. B. Protokoll führen, die Gruppenergebnisse weitergeben)
- auftretende Probleme offen ansprechen
- persönliche Beleidigungen und Angriffe vermeiden
- sich in Gruppenarbeiten gleichberechtigt eingeben und sich für das Gruppenergebnis verantwortlich fühlen
- nicht permanent zu spät kommen und früher gehen, usw.

Frau Heißler ist eigentlich sehr zufrieden mit dem Ergebnis, das sie und die Klasse zusammengetragen haben. Was ihr jedoch im Nachhinein bei einer anschließenden Reflexion des Unterrichts auffiel, ist, dass Herr Huber sich fast durchgängig nicht beteiligt hat, ja sogar stellenweise bestimmte Aspekte wie zum Beispiel nicht zu spät kommen, sich in Gruppenarbeit gleichberechtigt eingeben und verantwortlich für das Ergebnis zeigen torpediert hat. Sie will dies erst einmal nicht ansprechen, sondern schauen, wie sich die vereinbarten Regeln etablieren beziehungsweise leben lassen.

Die Klasse hat mittlerweile erfahren, dass Frau Heißler zwar einerseits sehr hohe Ansprüche in Bezug auf Inhalte, auf Gruppenprozesse und auf die persönliche

Auseinandersetzung mit der Thematik stellt, aber andererseits stets hilfsbereit und unterstützend wirkt, wenn sie angesprochen beziehungsweise um Hilfe gebeten wird. «Man kann sich echt auf sie verlassen, sie ist gerecht und ihr Bewertungsschema ist transparent.» Wer allerdings immer häufiger in letzter Zeit «aus der Reihe tanzt», ist Herr Huber. Heute Morgen kommt er eine dreiviertel Stunde zu spät, setzt sich ohne einen Kommentar hin und hat vor allen Dingen den Arbeitsauftrag, den er für die Gruppe übernommen hat, nicht erledigt. Dies ist deshalb für die Gruppe so dramatisch, weil er einen Fragebogen entwickeln wollte beziehungsweise sollte, der heute Morgen den Stationen zugeleitet werden sollte, damit dieser erprobt wird.

Frau Heißler ist förmlich außer sich. Es ist eine Mischung von Verärgerung, tiefer Enttäuschung und Verletzung, weil sie glaubt, von Herrn Huber nicht ernst genommen zu werden. Sie hatte es doch damals bei der Regelvereinbarung ganz deutlich gemacht, wie wichtig ihr die Übernahme von Verantwortung gegenüber anderen ist. Gleichzeitig gehen ihr aber auch Zweifel durch den Kopf. Vielleicht sind meine Erwartungen und Ansprüche noch viel zu hoch? Habe ich meine Vorstellungen vielleicht nicht genügend transparent gemacht? Vielleicht kann Herr Huber sie nur nicht erfüllen. Was ist bloß los mit Herr Huber? Warum spricht er nicht? Ich muss versuchen das herauszufinden.

All diese Gedanken gehen der Lehrerin, Frau Heißler, durch den Kopf, als sie Herr Huber in ihr Büro bittet: «Herr Huber, ihre gesamte Gruppe hat heute Morgen auf Sie gewartet. Zumal Sie ja vorgestern den Arbeitsauftrag übernommen haben, den Fragebogen für die beiden Heime zu entwickeln! Wie stellen Sie sich das vor? Wir hatten vor sechs Wochen eine Vereinbarung mit verschiedenen Regeln getroffen, wozu auch die Einhaltung von Vereinbarungen gehörte. So weit ich mich erinnern kann, waren Sie ebenfalls anwesend und haben damit auch die Verantwortung der Umsetzung übernommen. Sie wissen doch, wie wichtig Teamarbeit ist.» Herr Huber bekommt einen hochroten Kopf und fühlt sich einerseits nicht verstanden, andererseits ist er verärgert. Frau Heißler weiß doch gar nicht, unter welchem ernormen Druck er steht und welche Probleme er hat. Heute Morgen musste er seinen Sohn zu Freunden bringen, weil seine Mutter erkrankt war. Abends zuvor hatte er einen Streit mit seiner Frau, die seine stärkere Mitarbeit im Haushalt einforderte. «Ich weiß nicht mehr, wo mir der Kopf steht.»

**Tabelle II 1-5:** Analyseraster zur sachgerechten Bearbeitung des Fallbeispiels «Kritik an mangelnder Selbstverantwortung von Auszubildenden»

| Handlungsschritte | Variablen | | |
|---|---|---|---|
| | Person | Prozess | Struktur |
| Analyse, Diagnose | ■ | ■ | ■ |
| Soll-Zustand | ■ | ■ | ■ |
| Interventionen | ■ | ■ | ■ |
| Evaluation | ■ | ■ | ■ |

# Literatur

Berne, E.: Spiele der Erwachsenen. Rowohlt, Reinbek b. Hamburg 1970

Ellis, A.: Die rational-emotive Therapie. Das innere Selbstgespräch bei seelischen Problemen und seine Veränderung. Pfeiffer, München 1977

Menzos, S.: Neurotische Konfliktverarbeitung. Einführung in die psychoanalytische Neurosenlehre unter Berücksichtigung neuer Perspektiven. Fischer, Frankfurt a. Main 1991

Neuland, M.: Neuland-Moderation. 3. Aufl.. Neuland, Künzel 1999

Riemann, F.: Grundformen der Angst. Eine tiefenpsychologische Studie. E. Reinhard-Verlag, München 1987

Schulz von Thun, F.: Miteinander reden Band 1 und 2. Sonderausgabe Rowohlt Taschenbuch, Reinbek b. Hamburg 1999

Schulz von Thun, F.: Miteinander reden 3. Das «Innere Team» und situationsgerechte Kommunikation. Rowohlt, Reinbek b. Hamburg 1998

Watzlawick, P.; Beavin, J. H.; Jackson, D. D.: Menschliche Kommunikation. Formen, Störungen, Paradoxien. 7. Aufl. Huber, Bern, Göttingen, Toronto 1985

# 2
# Individuelle Lernfähigkeit

Anne Marx, Märle Poser

## 2.1
## Einführung in die Thematik

Um innovative Konzepte und erfolgversprechende Strategien für die Weiter-entwicklung von Organisationen im Gesundheits- und Pflegebereich entwickeln und umsetzen zu können, müssen die dafür verantwortlichen und zuständigen Personen mehr denn je kommunikative Kompetenzen sowie visionäres und systemisches Denken ausbilden und schulen. Die Auswirkungen von Entscheidungen und Handlungen zeigen sich aufgrund des hohen Grades an Komplexität und Vernetzung der Organisationen häufig indirekt sowie zeitlich verzögert. Eine einfache und direkte Ursache-Wirkungs-Analyse kann daher kaum die Vielschichtigkeit an Beziehungen und die Folgelastigkeit von Entscheidungen in diesem unübersichtlichen Beziehungsnetz erfassen. Erforderlich sind neue Instrumente und Modelle, die das Verständnis für die komplexen Organisationen und deren zugrunde liegenden Dynamiken erschließen können. Zentral geht es dabei um die Verbesserung der Problemlöse- und Handlungskompetenz der Mitglieder von Organisationen im Sinne eines lebenslangen Lernprozesses, der sich mit den Lernprozessen der Organisation verbindet.

In dem theoretischen Konzept der «Lernenden Organisation» (Sattelberger, 1996; Kline, 1997; Senge, 1997, 1998; Probst/Büchel, 1998; Argyris/Schön, 1999) wird organisationales Lernen als Prozess der Veränderung von Regelsystemen der Organisation beziehungsweise ihrer Wissensbasis definiert, der durch die Entwicklung neuer individueller Fähigkeiten und Interaktionen in Gang gesetzt wird. Dies bedeutet, individuelle Lernprozesse sind die Voraussetzung und Basis für institutionelle Lernprozesse, durch sie entsteht ein verändertes Ganzes mit neuen Fähigkeiten und Eigenschaften, wobei die Lernerfahrungen schließlich in Strukturen und Prozessen konserviert werden. Der Grad der Lernfähigkeit einer Organisation ist damit eng an den Grad der Lernfähigkeit der Individuen gebunden. Um die Lernfähigkeit der Organisationsmitglieder fördern zu können, müssen Führungskräfte und/oder externe Berater in besonderem Maße die Bereitschaft mitbringen, eigene neue Lernerfahrungen zu sammeln und neue Techniken und Methoden des Verstehens zu erlernen. Der theoretische Ansatz der fünften Disziplin von P. Senge (1998) ist in besonderer Weise geeignet, die Entwicklung und Schulung der neuen Kompetenzen und der Lernfähigkeit anzuleiten und zu unterstützen.

Im Folgenden soll sein Ansatz dargestellt werden, wobei ein exemplarisches Fallbeispiel aus einem ausgewählten Arbeitsfeld von Pflegemanagern vorgeschaltet wird, auf das die theoretischen Ausführungen dann jeweils Anwendung finden sollen. Mit der Beschreibung eines weiteren Fallbeispiels aus einem ausgewählten Arbeitsfeld von Pflegepädagogen, welches die Leser zu Übungszwecken selbst bearbeiten können, schließt das Kapitel ab.

## 2.2
# Fallbeispiel «Einführung eines Qualitätsmanagementsystems»

**Tabelle II 2-1**: Einordnung der Thematik in die Studienschwerpunkte und Arbeitsfelder

|  | **Pflegemanagement** | **Pflegepädagogik** |
|---|---|---|
| **Arbeitsfelder** | Leitung | Ausbildung |
|  | Weiterbildung | Weiterbildung |
|  | Beratung | Beratung |
|  | Forschung und Entwicklung | Forschung und Entwicklung |

Frau Ach ist als Pflegedirektorin in einem Krankenhaus beschäftigt. In diesem Krankenhaus sind im letzten Jahr zunehmende Schwierigkeiten aufgetreten, die sich besonders in rapide angestiegenen Krankheitsausfällen und sinkenden Belegungszahlen zeigen. In der monatlich festgesetzten Leitungskonferenz erfährt Frau Ach überraschend von ihrem Vorgesetzten, welche Ziele nun in der nächsten Zeit in ihrer Einrichtung angestrebt werden sollen. Allen Anwesenden wird vom Verwaltungsdirektor mitgeteilt: «Auch wir werden jetzt ein Qualitätsmanagementsystem einführen! Herr Blatt war bei einem Seminar und wird das in der Verwaltung umsetzen. Frau Ach, Sie verfügen ja über die Qualifikation, ein solches System einzuführen. Sie übernehmen das sicher für den Pflegebereich! – Wie Sie wissen, ist das Budget hier, wie überall, knapp. Sie sind aber gut ausgebildet, daher setzen wir volles Vertrauen in Sie!» Mit dieser Vorgabe wird die Pflegedirektorin also von ihrem Vorgesetzten darüber informiert, dass in naher Zukunft in ihrer Einrichtung ein Qualitätsmanagementsystem eingeführt werden soll. Frau Ach hatte etwa ein halbes Jahr zuvor eine Diskussion über Möglichkeiten der Implementierung eines Qualitätsmanagementsystem angeregt. Damals wurden ihre Vorschläge belächelt und als «nicht erforderlich» abgewiesen. In die jetzige Planung ist sie nicht einbezogen worden, sondern sie wird in der Leitungskonferenz damit völlig überrascht. Es dauert noch kurze Zeit, bis Frau Ach bemerkt, dass es keine übergreifenden und genaueren Planungen für die ganze Organisation geben soll, sondern dass jeder in seinem Bereich die «neu verkündete Strategie» Qualitätsmanagement umsetzen soll. Verärgert versucht sie ihre Bedenken gegen dieses Vorgehen einzubringen und kritisiert die Vorgehensweise. Mit der Anordnung des Verwaltungsdirektors, jeder solle in seinem Bereich ein Konzept erarbeiten, das «dann zusammengeschrieben» werde, wird auch dieser Beitrag abgeschmettert. Sie fühlt sich und ihre Bedenken nicht hinreichend ernst genommen. Dabei würde sie sich gerne an konzeptionellen Arbeiten beteiligen und das anstehende Projekt

«Qualitätsmanagement» mit ihren Mitarbeitern reflektieren und besprechen. Sie befürchtet, dass ein pro forma eingeführtes Qualitätsmanagementsystem in der Einrichtung nicht wirklich erfolgreich gelebt wird. Für den Rest der Sitzung ist sie nur noch körperlich anwesend und ärgert sich über die mangelnde Wertschätzung durch den Verwaltungsdirektor und über die fehlende Integration sowie Zusammenarbeit aller Bereiche.

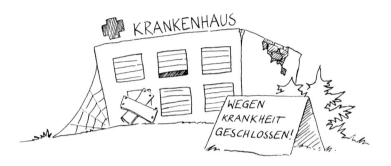

### Intuitive Bearbeitung

Die Problemstellung, die in dem Fallbeispiel dargestellt worden ist, wird im Folgenden auf der Basis des vierschrittigen Bearbeitungsrasters intuitiv analysiert (s. **Tab. II 2-2**). Es soll dadurch deutlich werden, was auf «den ersten Blick» sichtbar wird, um an späterer Stelle dann den Vergleich vornehmen zu können, welche weiteren Möglichkeiten der Erkenntnis sich ergeben, wenn systematisch auf den theoretischen Ansatz von Senge Bezug genommen wird.

In Bezug auf die Schnittstelle der Variablen «Analyse/Diagnose» und «Person» kann zunächst festgestellt werden, dass die Pflegedirektorin überraschend von ihrem Vorgesetzten über Veränderungen, die in der Einrichtung bevorstehen, unterrichtet wird. Sie wird an planerischen Entscheidungen nicht beteiligt, obgleich sie ein halbes Jahr zuvor bereits angeregt hatte, ein Qualitätsmanagementsystem aufzubauen. Sie ist enttäuscht und verärgert. Der Versuch, ihre Bedenken gegen ein «pro forma» eingeführtes QMS darzustellen, findet kein Gehör. Der Verwaltungsdirektor lässt einen autoritären Führungsstil erkennen und legt keinen Wert auf Partizipation sowie auf Wertschätzung der anderen Entscheidungsträger.

Der «Soll-Zustand» muss im Hinblick auf die Ebene der «Person» auf eine gleichwertige Beteiligung aller Betroffenen ausgerichtet sein. Es ist notwendig, dass der Verwaltungsdirektor über den bisherigen Verlauf des Projektes detailliert informiert, so dass die weitere Vorgehensweise gemeinsam geplant und abgestimmt wird (Partizipation), um auf dieser Basis in die Phase der Umsetzung einzusteigen.

Die Maßnahmen auf der Ebene der «Intervention» in Bezug auf die «Person» müssten auf die Klärung der Kommunikations- und Umgangsformen unter den beteiligten Entscheidungsträgern abheben. Die Wahrnehmung der Beziehungsstruktur, die Anerkennung und Akzeptanz des Anderen und die konstruktive gemeinsame Lösung des Problems würden hier im Vordergrund stehen.

In Bezug auf die Schnittstelle der Variablen «Analyse/Diagnose» und «Prozess» steht die Einführung eines Qualitätsmanagementsystems im Mittelpunkt, die in

**Tabelle II 2-2:** Analyseraster zur intuitiven Bearbeitung des Fallbeispiels: «Einführung eines Qualitätsmanagement-systems»

| Handlungsschritte | Variablen | | Prozess | Struktur |
|---|---|---|---|---|
| | **Person** | | **Prozess** | **Struktur** |
| **Analyse, Diagnose** | PDL<br>■ erfährt überraschend vom Vorgesetzten Veränderungen<br>■ keine Teilhabe an planerischen Entscheidungen<br>■ Enttäuschung und Verärgerung | Verwaltungsdirektor<br>■ autoritärer, unkoordinierter Führungsstil<br>■ legt keinen Wert auf Wertschätzung und Partizipation | ■ getrennte Einführung eines Qualitätsmanagement-systems in der Pflege und der Verwaltung<br>■ fehlende Absprachen über die konkreten Vorgehensweisen sowie über Kriterien der Ergebnis-bewertung | ■ sinkende Belegungszahlen<br>■ hohe Krankheits-quote |
| **Soll-Zustand** | ■ Partizipation und gemeinsame Umsetzung<br>■ gleichwertige Beteiligung aller vom Projekt Betroffenen | | ■ genaue Zieldefinition und Abgleich mit den vorhandenen Bedingungen<br>■ erfolgreiche Einführung des Projektes | ■ es erfolgt eine systematische Organisations- und Personal-entwicklung |
| **Interventionen** | ■ Reflexion und Klärung der Kommunikations-störungen<br>■ Wahrnehmung des Beziehungsnetzes<br>■ Anerkennung und Akzeptanz des Anderen<br>■ konstruktive partizipative Lösung des Problems | | ■ Klärung der einzelnen Schritte<br>■ Priorisierung | |
| **Evaluation** | ■ Überprüfung der Wirkung der Intervention in Bezug auf den angestrebten Soll-Zustand | | ■ Überprüfung der Wirkung der Intervention in Bezug auf den angestrebten Soll-Zustand | |

den Bereichen Verwaltung und Pflege getrennt vorgenommen werden soll. Es werden hier keine Absprachen über die Vorgehensweise getroffen und es finden auch keine Überlegungen darüber statt, nach welchen Gütekriterien das Ergebnis schließlich bewertet werden soll.

Um eine erfolgreiche Einführung eines Qualitätsmanagementsystems gewähr-leisten zu können, wären im Hinblick auf den «Sollzustand» des «Prozesses» genaue Zielformulierungen – einschließlich der Festlegung der Messbarkeit der Ziele – notwendig, sowie ein Abgleich dieser Zielformulierungen mit den vor-handenen Bedingungen.

Die Maßnahmen in dem Handlungsschritt der «Interventionen» im Hinblick auf den «Prozess» würden sich auf die Planung der einzelnen Schritte der Vor-gehensweise und der daraus resultierenden Abläufe beziehen.

Für den Handlungsschritt der «Analyse/Diagnose» in Bezug auf die «Struktur» ist dem Fall nur zu entnehmen, dass die Belegungszahlen sinken, dass das Budget sehr knapp ist und die Krankheitsquote angestiegen ist. Um trotz der begrenzten

Mittel eine erfolgreiche Einführung des Qualitätsmanagementsystems zu gewährleisten, müsste für den «Soll-Zustand» vor allem eine breite Beteiligung der Mitarbeiter im Sinne einer systematischen Entwicklung, Nutzung und Würdigung ihrer Ressourcen formuliert werden. Es ist zu erwarten, dass mit einem solchen Vorgehen (Interventionen) sich das Betriebsklima positiv entwickelt und die Krankheitsausfälle verringert werden.

## 2.3
# Theorie und Methodik der fünften Disziplin von P. Senge

P. Senge stellt in seinem Buch «Die V. Disziplin» (1998) eine Denkrichtung vor, die es Organisationen ermöglicht, sich aus dem Dilemma der einseitigen betriebswirtschaftlichen Sichtweise zu befreien und um die Dimensionen Verhaltens- und Wertorientierung zu ergänzen.

> «Es wird in Zukunft nicht mehr möglich sein, dass man «die Dinge oben ausknobelt» und dafür sorgt, dass alle anderen den Anweisungen des ‹großen Strategen› folgen. Die Spitzenorganisationen der Zukunft werden sich dadurch auszeichnen, dass sie wissen, wie man das Engagement und das Lernpotential auf allen Ebenen einer Organisation erschließt.» (Senge, 1998: 12).

*Ganzheitliche Betrachtung von Problemen*

Senge verdeutlicht, dass das Handeln jedes Einzelnen unsere Wirklichkeit erzeugt. Er unterstreicht die Wichtigkeit der ganzheitlichen Betrachtung von Problemen und Situationen, um erfolgreiche Strategien und umfassende Lösungsansätze entwickeln zu können. Es gilt dabei, eine lernfähige und lernende Organisation zu schaffen, in der sich das Lernen der Mitglieder sowie das der Organisation wechselseitig unterstützen.

Für den Aufbau einer lernenden Organisation entwickelt Senge folgende vier Kerndisziplinen des Lernens als Führungsgrundlage:

*Vier Kerndisziplinen*

- ◼ Mentale Modelle
- ◼ Personal Mastery
- ◼ Gemeinsame Visionen
- ◼ Team-Lernen.

*Systemdenken als konzeptionelle Grundlage*

Diese vier Kerndisziplinen stützen sich überwiegend auf bewährte Strategien der Mitarbeiter- und Teamentwicklung und stellen somit zunächst keine grundsätzlich neue Ideen dar. Die Neuerung besteht in dem Vorschlag, das Systemdenken zur konzeptuellen Grundlage zu machen. Die Menschen und ihr Handeln werden in den Mittelpunkt der Veränderungen gestellt. Das Systemdenken als konzeptuelle Grundlage ist die fünfte Disziplin. Durch sie werden die vier Grunddisziplinen transformiert und erhalten einen auf das Organisationssystem bezogenen ganzheitlichen Sinn. In der Anwendung greifen die Grunddisziplinen auf diese Weise wie Zahnräder ineinander und ergänzen sich.

Mit der Wahl des Begriffes «Disziplin» verdeutlicht Senge, dass es sich um eine «grundlegende Theorie und Methodik (handelt, d. Verf.), die man lernen und beherrschen muß» (Senge, 1998: 20). Eine Disziplin ist ein Entwicklungsweg, auf dem man bestimmte Fertigkeiten und Kompetenzen erwirbt. Eine Disziplin lässt sich nicht überstülpen, als Benchmark kopieren oder als «Modell» nachahmen.

Eine Disziplin auszuüben bedeutet, nie anzukommen und die Bereitschaft aufzubringen (und diese zu verinnerlichen) ein Leben lang zu lernen.

Jede einzelne Disziplin umfasst drei verschiedene Ebenen:

*Drei Ebenen in jeder Disziplin*

«– die Techniken: was man tut
– die Prinzipien: Leitgedanken und Einsichten
– die Essenzen: die Seinsweise jener, die einen hohen Grad an Meisterschaft in der Disziplin erreicht haben.» (Senge, 1998: 449).

Entscheidend ist, die Techniken zu üben, die Prinzipien zu verstehen und die Essenzen als individuelle Entfaltung zu leben und umzusetzen.

*Techniken*

Die Techniken sind die konkreten Aktivitäten jeder Disziplin. Sie sind das Zentrum der Betrachtungen und sinnvoller Weise der Anfang zur Meisterschaft in den einzelnen Disziplinen. Dem Anfänger fordern sie eine starke Selbstdisziplin mit beständigem Üben ab, da das Befolgen der Techniken erlernt sein will, bis es schließlich internalisiert wird. Die Techniken sind also das Tun und Handeln im Sinne der jeweiligen Disziplin.

*Prinzipien*

Die grundlegenden Prinzipien enthalten für jede Disziplin die zentralen Leitgedanken und Einsichten. Sie sind für den Anfänger genauso entscheidend wie für den Experten. Für den Anfänger verdeutlichen sie die Grundlage, auf denen die Disziplin aufbaut und machen die Techniken einsichtig und nachvollziehbar. Für die Experten, die in der Meisterschaft schon weit fortgeschritten sind, stellen sie die entscheidenden Bezugspunkte dar, an welchen sich die persönlichen Fähigkeiten in der jeweiligen Disziplin weiter entwickelt werden und anderen vermittelt werden können. Für die Anwendung einer Disziplin müssen fortwährend Anstrengungen unternommen werden, die Techniken zu üben sowie die Prinzipien zu verstehen. Nur auf diese Weise wird ein Lernprozess in Gang gesetzt, in dem sich neue Einsichten und Verhaltensweisen entwickeln können.

*Essenzen*

Die Essenzen einer Disziplin sind die «Seinsweisen» (Senge, 1998: 451), die erreicht werden, wenn eine Disziplin vollendet ausgeübt wird. Unter «Seinsweise» versteht Senge die persönliche Veränderung des Einzelnen, wenn die Disziplin mit ihren Techniken und Prinzipien meisterhaft beherrscht wird.

«So führt das Systemdenken zum Beispiel dazu, dass man mehr und mehr von der wechselseitigen Verbundenheit des Lebens erkennt und größere Zusammenhänge statt einzelner Teile sieht. Wenn Probleme auftauchen, in der Familie oder der Organisation, wird ein Meister des Systemdenkens automatisch erkennen, dass diese Probleme aus grundlegenden Strukturen resultieren und nicht aus individuellen Fehlern oder bösen Absichten.» (Senge, 1998: 451).

Senge betont, dass sich auf der Ebene der Essenzen die einzelnen Disziplinen annähern, da die Wechselwirkung von Zusammenhängen im Sinne eines übergeordneten Ganzes allen Teilfragen zugrunde liegt.

Im Folgenden wird es darum gehen, die einzelnen Disziplinen genauer darzustellen und ihre praktische Relevanz an der Fallbearbeitung zu verdeutlichen. Vor dem Hintergrund der Erläuterung ihrer Essenzen und Prinzipien werden insbesondere die Techniken in den Mittelpunkt der Aufmerksamkeit gerückt, weil sie das konkrete «Handwerkszeug» darstellen, mit dem Problemlösungen erfolgen können. Da es in diesem Abschnitt schwerpunktmäßig um Lern- und Entwicklungsprozesse auf der individuellen Ebene geht, wird hier neben dem Systemdenken als übergreifender Disziplin nur auf die Teildisziplinen der «Mentalen Modelle» und des «Personal Mastery» eingegangen (s. **Tab. II 2-3**). Die Kapitel II 6 und II 8 beschäftigen sich ausführlich mit der Lernebene des Teams.

**Tabelle II 2-3**: Die Disziplinen und ihre Ebenen

| | Disziplinen | | |
| --- | --- | --- | --- |
| **Ebenen** | **Systemdenken**[1] | **Mentale Modelle** | **Personal Mastery** |
| **Techniken** | ◾ | ◾ | ◾ |
| **Prinzipien** | ◾ | ◾ | ◾ |
| **Essenzen** | ◾ | ◾ | ◾ |

1 Systemdenken als konzeptuelle Grundlage der Disziplinen Mentale Modelle und Personal Mastery

## 2.3.1
## Systemdenken

Essenzen, Prinzipien und Techniken

Die Essenzen des Systemdenkens sind *Holismus* und *wechselseitige Verbundenheit*. Die Meisterschaft im Systemdenken verändert die Sichtweise auf Zusammenhänge und ermöglicht ganzheitliches Erkennen. Daraus resultiert die Fähigkeit, über die Symptomebene hinaus die grundlegende Struktur von Problemen zu erkennen. Diese Denkweise verhindert eine Schuld- und Fehlerzuweisung an Einzelne und löst Verstrickungen auf. Die Prinzipien als Gedanken und Einsichten beinhalten nach Senge im Einzelnen das Prinzip der Hebelwirkung, das Prinzip des Verfahrenswiderstandes und das Prinzip der Beeinflussung des Verhaltens durch die Struktur. Dahinter steht die Erkenntnis, dass komplexe Systeme eine Eigendynamik entfalten und sich Veränderungen widersetzen. Daraus folgt, dass die Realität nur dann wirklich beeinflusst werden kann, wenn die Strukturen erkannt werden, welche die Handlungen und Realitäten steuern. Am Verfahrenswiderstand etwa scheitern immer wieder Programme zur sozialen Sicherung, die durch kurzfristige Verbesserungsmanipulation eine Problematik langfristig verstärken. Das Systemdenken erfordert, dass man die Techniken der *Systemarchetypen* und der *Simulation* anwendet, um die Strukturen komplexer Situationen und Probleme verstehen zu können.

Systemdenken als Basisdisziplin

Das Systemdenken ist die Basisdisziplin, wodurch alle anderen Disziplinen miteinander verknüpft und zu einer ganzheitlichen Theorie und Praxis zusammengefügt werden. Zu der Disziplin des Systemdenkens gehört es, das Ganze und nicht nur seine Teile zu betrachten, wodurch effektive Urteils- und Handlungsweisen ermöglicht werden. Voraussetzung dafür ist die Fähigkeit die Welt als Ganzes, wie durch ein Weitwinkelobjektiv zu betrachten. Nur so wird es möglich sein zu erkennen, wie das eigene Handeln in wechselwirkendem Zusammenhang mit anderen Bereichen steht. Durch die Werkzeuge und Techniken des Systemdenkens – Archetypen und Simulation – ist es möglich, Wechselbeziehungen zu erkennen und in Schleifen und Hologrammen zu denken. Das wesentliche Merkmal dieses Umdenkens ist «die Wahrnehmung von Wechselbeziehungen statt linearer Ursache-Wirkungs-Ketten und die Wahrnehmung von Veränderungsprozessen statt von Schnappschüssen». (Senge, 1998: 94). **Tabelle II 2-4** zeigt noch einmal zusammenfassend die einzelnen Ebenen der übergreifenden Disziplin des Systemdenkens, wobei die Ebene der Techniken als konkrete Aktivitäten von Lernprozessen weiter ausgeführt werden soll.

**Tabelle II 2-4:** Techniken, Prinzipien und Essenzen des Systemdenkens

| Ebenen | Disziplin: Systemdenken |
|---|---|
| Techniken | ■ Systemarchetypen anwenden<br>■ Kausalitätskreise und Wechselbeziehungen wahrnehmen<br>■ «Die eigene Geschichte erforschen»<br>■ «Die fünf Warums» |
| Prinzipien | ■ Hebelwirkungen erkennen<br>■ Steuerung von Handlungen durch Strukturen berücksichtigen<br>■ Grundsätzliche von symptomatischen Lösungen unterscheiden |
| Essenzen | ■ Holismus: ganzheitliches Erkennen<br>■ wechselseitige Verbundenheit: Erkenntnis, wie Dinge einander wechselseitig beeinflussen |

*Feedbackprozesse als theoretische Grundlage*

Die Werkzeuge und Techniken des Systemdenkens bauen auf die theoretische Grundlage der Feedbackprozesse auf. Senge benennt hier die zwei grundlegenden Formen von Feedbackprozessen, das verstärkende und das ausgleichende Feedback sowie das Element der Verzögerungen in Feedbackprozessen (Senge, 1998: 102). Diese drei Elemente bilden die grundlegenden Bausteine des Systemdenkens und sollen im Folgenden erläutert werden.

### Verstärkende Feedbackprozesse

*Verstärkende Feedbackprozesse*

Verstärkende Feedbackprozesse beziehungsweise Verstärkungsschleifen entwickeln ein exponentielles Wachstum. Eine Verstärkungsschleife ist wie ein Schneeball, der einmal ins Rollen gekommen ist und sich zu einer Lawine aufbauen kann. In diesen Prozessen baut eine kleine Veränderung auf sich selbst auf, wobei sich eine enorme Dynamik und Sprengkraft entwickeln kann. Verstärkende Feedbackprozesse können sich sowohl als «Tugendkreise» (Wachstum) oder als «Teufelskreise» (Schrumpfung) darstellen. Ein «Tugendkreis» entwickelt sich zum Beispiel wenn durch positive Mund-zu-Mund-Propaganda die Verkaufsanzahl einer bestimmten Ware stark ansteigt, wogegen ein «Teufelskreis» entstehen würde, wenn durch negative Mund-zu-Mund-Propaganda die Verkaufsanzahl deutlich sinkt. Diese Teufels- oder Tugendkreise entstehen jedoch nie für sich allein, denn irgendwo werden sie auf wenigstens einen kompensatorischen Mechanismus treffen, der sie begrenzt (Senge, 1997: 134).

### Ausgleichende Feedbackprozesse

*Ausgleichende Feedbackprozesse*

Die Widerstände, die das Wachstum schließlich begrenzen, werden von Kompensations- oder Gleichgewichtsprozessen erzeugt. Diese Mechanismen, die in allen Systemen (auch in der Natur) vorkommen, lösen auch Probleme. Sie sorgen für Gleichgewicht und Stabilität, denn sie sichern, dass ein System die Grenzen seines gesunden Wirkungsbereiches nicht allzu weit überschreitet. Sie halten beispielsweise die Balance in einem Ökosystem aufrecht oder sie gleichen die Ausgaben eines Unternehmens aus, die bei einer Restriktion an der einen Stelle sofort an einer anderen Stelle massiv ansteigen. Bezogen auf das Beispiel ansteigender Verkaufszahlen einer Ware durch positive Mund-zu-Mund-Propaganda könnte zum Beispiel ein Kompensations- oder Gleichgesichtsprozess durch nicht ausreichende Produktionskapazitäten mit der Folge verlängerter Lieferzeiten ausgelöst werden.

Die kompensatorischen Schleifen finden sich zumeist in Situationen, die sich anscheinend wie von selbst korrigieren oder regulieren, ob nun zur Begeisterung oder zum Leid der Beteiligten (Senge, 1997: 135).

**Verzögerungen**

*Verzögerungen* Nicht nur bei verstärkenden, sondern auch bei ausgleichenden Feedbackprozessen kommt es oft zu Verzögerungen. Das bedeutet, dass es eine gewisse Zeit dauert, bis sich einzelne Maßnahmen auswirken. Die Verzögerungen können ein System entscheidend beeinflussen und steigern häufig die Wirkung anderer Kräfte. Dies ist möglich, weil Verzögerungen tückisch sind: Sie werden im Normalfall für selbstverständlich gehalten, vielfach vollständig verkannt und regelmäßig unterbewertet. Sich verstärkende Schleifen können die Zuversicht in den Erfolg von Projekten unterminieren, wenn positive Ergebnisse lange auf sich warten lassen. In dem Beispiel der steigenden Verkaufsanzahl einer Ware durch die positive Mund-zu-Mund-Propaganda wird die sinkende Nachfrage in dem Moment einsetzen, wo die Ware nicht zeitgemäß geliefert werden kann, während die Produktion noch auf «vollen Touren» läuft.

Bei kompensatorischen Schleifen können Verzögerungen grundsätzlich zu übereilten Handlungen führen, die sich kritisch auf das angestrebte Ziel auswirken. Denn werden Verzögerungen nicht als solche identifiziert, kann eine hektische Betriebsamkeit entstehen, die die Beteiligten ihre Anstrengungen verdoppeln lässt. Als Folge ergeben sich daraus Kräfte raubende Schwankungen (Senge, 1997: 137).

*Erkennen von Strukturen und Hilfe von Systemarchetypen* Die Prinzipien des Systemdenkens basieren auf der Erkenntnis, dass Strukturen das Verhalten beeinflussen und dass das Verhalten wiederum auf Strukturen zurückwirkt. Systemarchetypen sind neben Computersimulationen die entscheidenden Werkzeuge des Systemdenkens, um Strukturen zu erkennen und zu analysieren. Der Begriff Archetyp, der mit «Urform» übersetzt werden kann, geht auf C. G. Jung zurück und bezeichnet immer wiederkehrende Erfahrungen von universeller Bedeutung, die zwar in ihrem Detail unterschiedlich sein können, deren Prinzipien aber von gleicher Form und Ordnung sind. Nach Senge sind Archetypen Diagramme zur Klassifikation verschiedener Wirkungsweisen grundlegender Strukturen, denen die genannten Feedbackprozesse zugrunde liegen.

> «Wenn das verstärkende und ausgleichende Feedback und Verzögerungen so etwas wie die Verben und Substantive des Systemdenkens sind, dann gleichen die Systemarchetypen einfachen Sätzen oder kleinen Geschichten, die wieder und wieder erzählt werden.» (Senge, 1998: 119).

Entsprechend diesen sich immer wiederholenden Geschichten wird auch nur eine relativ geringe Anzahl von knapp einen Dutzend Systemarchetypen genannt, die aus dem Studium der Systemdynamik durch die Darstellung komplexer Regelkreise entwickelt wurden. Die Archetypen sind effektive Werkzeuge für den Umgang mit Problemen, mit deren Hilfe sich schlüssige Hypothesen über die Steuerungskräfte in einem System entwickeln lassen und die zugleich deutlich machen, «in welchen Bereichen Veränderungen mit hoher und niedriger Hebelwirkung möglich sind» (Senge, 1998: 120).

Senge benennt folgende Systemarchetypen (Senge, 1998: 455 ff.):

*Zehn zentrale Systemarchetypen*
- Gleichgewichtsprozesse mit Verzögerung
- Grenzen des Wachstums
- Problemverschiebung

- Sonderfall: Die Verschiebung des Problems auf den Intervenierenden
- Erodierende Ziele
- Eskalation
- Erfolg den Erfolgreichen
- Tragödie der Gemeingüter
- Fehlkorrekturen
- Wachstum und Unterinvestition.

Die von Senge ausführlich erläuterten Systemarchetypen sind wirksame Werkzeuge, mit deren Hilfe Wechselbeziehungen beziehungsweise Feedbackprozesse entschlüsselt werden können. Mit ihnen erkennt man die verschiedenen Wirkungsebenen von komplexen Situationen in Organisationen und die jeweiligen Verhaltensmuster. Dabei gibt es verschiedenen Arten von Komplexität: die Detailkomplexität und die dynamische Komplexität. Erstere umfasst eine einfache Addition von Prozessen, Analysen, Planungen etc. zur Erreichung eines bestimmten Ziels. Sie stellt eine uns bekannte Form der Komplexität dar. Die dynamische Komplexität ist eher unbekannt, nimmt allerdings an Bedeutung stark zu. Eine dynamische Komplexität liegt dann vor, wenn sich Entscheidungen kurzfristig völlig anders auswirken als langfristig beziehungsweise «wo Ursache und Wirkung subtil und die langfristigen Folgen von Interventionen nicht offensichtlich sind. Mit konventionellen Prognose-, Planungs- und Analysemethoden lässt sich diese dynamische Komplexität nicht bewältigen». (Senge, 1998: 92). Die Einführung des Gesundheitsstrukturgesetz mit all seinen nachhaltigen Folgen ist hierfür ein Beispiel.

Im Folgenden soll nun der Versuch unternommen werden, die in dem Fallbeispiel dargestellte Problematik mit Hilfe der Systemarchetypen zu analysieren und zu verstehen. Die Analyse, die Formulierung des Sollzustandes und die Intervention bezieht sich dabei vor allem auf das Verhalten beziehungsweise auf die Person, die in diesem Beitrag im Mittelpunkt der Betrachtung steht. Von besonderem Interesse ist hier die Analyse der Folgelastigkeit des Handelns und der Entscheidungen des Verwaltungsdirektors, welches Auswirkungen auf die Ebene des Prozesses und der Struktur hat und zugleich durch diese geprägt sind.

Während der Leitungskonferenz wird deutlich, dass der Verwaltungsdirektor *top-down* vermeintlich neue und offensive Strategien für die Zukunft des Krankenhauses «entwickelt» hat. Jetzt erwartet er funktionierendes Umsetzen «seiner» guten Ideen in unterschiedlichen Bereichen. Dieses Delegieren setzt nicht auf gemeinsames Erarbeiten oder auf gemeinsames Entwickeln von Visionen, sondern auf hierarchische Machtverteilung. Die Lösung «seines» Problems, die da etwa heißen könnte «wir müssen ein Qualitätsmanagementsystem einführen, weil wir am Markt bestehen müssen und einen zu hohen Krankenstand haben», setzt er per *top-down*-Dekret durch. Es geht damit nicht um grundlegende Wandlungs-

Dynamische Komplexität

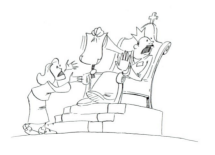

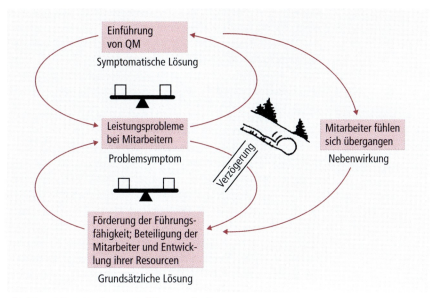

**Abbildung II 2-1:** Archetyp «Problemverschiebung»

und Veränderungsprozesse in der Organisation, sondern um kurzfristige Anpassungsstrategien.

Archetyp
«Problemverschiebung»

Dieses Konfliktlösungsmuster kann mit dem Archetyp «Problemverschiebung» analysiert werden: Um ein Problem zu lösen, wendet man eine kurzfristige Strategie an, die zunächst eine sofortige Besserung bewirkt. Greift man nun weiter zu dieser vermeintlich erfolgversprechenden Lösung, werden grundlegende und langfristige Korrekturmaßnahmen mehr und mehr in den Hintergrund gedrängt. Mit der Zeit nimmt die Fähigkeit zum Gebrauch einer grundsätzlichen Lösung ab oder sie verliert an Durchschlagskraft, was die Abhängigkeit von der symptomatischen Lösung noch weiter intensiviert. Auf das Fallbeispiel bezogen bedeutet dies, dass die Entwicklung der Ressourcen der Mitarbeiter im Sinne einer breiten und intensiven Beteiligung an den Veränderungsvorhaben vernachlässigt wird und so mittel- bis langfristig mit Kompetenzstagnation oder sogar -verlust zu rechnen ist, was häufig dann auch Demotivationsprozesse nach sich zieht (s. **Abb. II 2-1**).

Als Frühwarnsymptome der Problemverschiebung können folgende Aussagen gelten: «Diese Lösung hat doch bislang prima geklappt! Wie kommst du auf die Idee, dass wir auf eine Katastrophe zusteuern?» (Senge, 1998: 458).

Um die Konfliktspirale anzuhalten, formuliert Senge das Managementprinzip der Konzentration auf eine grundlegende Lösung. Ist eine symptomatische Lösung notwendig, etwa weil es Verzögerungen bei der grundlegenden Lösung gibt, so geht es darum, Zeit zu gewinnen, während beständig an der grundsätzlichen Lösung weiter gearbeitet werden muss. (Senge, 1998: 458)

Bezogen auf das Fallbeispiel wäre hier denkbar, dass der Verwaltungsdirektor *vorschlägt*, ein QMS zu installieren und dabei von Beginn an alle Beteiligten in die Planung sowie Umsetzung mit einbezieht. Sinnvoll wäre in diesem Zusammenhang auch die Erhebung einer Ist-Analyse, um sowohl die Schwächen wie aber auch die Stärken der Organisation zu ermitteln, die in dem Prozess der Einführung eines QMS von Bedeutung sind. Um auf diese Weise handeln zu können, ist eine hohe Führungskompetenz Voraussetzung. Werden nun die Führungsfähigkeiten des Verwaltungsdirektors (grundsätzliche Lösung) und eventuell die Führungsfähigkeiten der anderen Entscheidungsträger geschult, kann mit der Implementation eines QMS und der wirklichen Integration der Mitarbeiter dem Problemsymptom erfolgreich begegnet werden.

Systemarchetyp<br>«Erfolg den Erfolgreichen»

Neben dem Systemarchetyp der Problemverschiebung kann zur weiteren Analyse des Problems noch der Systemarchetyp «Erfolg den Erfolgreichen» herangezogen werden. Das grundlegende Charakteristikum dieses Archetyps besteht darin, dass eine Konkurrenz um begrenzte Ressourcen oder Unterstützung die Situation prägt. Diejenige Gruppe beziehungsweise Aktivität, die erfolgreich ist, erhält mehr Unterstützung, was im Ergebnis dazu führt, dass der anderen Gruppe oder der anderen Aktivität diese Unterstützung entzogen wird und sich nicht entwickeln kann.

Die begrenzte Ressource in dem Fallbeispiel ist das eingeschränkte Budget. Beide Bereiche (Pflege und Verwaltung) werden dazu tendieren, möglichst viel finanzielle Unterstützung zu erhalten. Der Verwaltungsdirektor bringt dabei mit seiner Aufforderung, dass sowohl die Pflege als auch die Verwaltung das Qualitätsmanagementsystem in ihren Bereich umsetzen sollen, langfristig beide Abteilung in einen konkurrierenden Konflikt um die begrenzten Mittel (s. **Abb. II 2-2**).

Die Frühwarnsymptome für das «Greifen» dieses Archetyps sind dann erkennbar, wenn eine der beiden Abteilungen das Projekt erfolgreich umsetzt, während die andere Abteilung immer mehr in die Defensive gerät.

Die Lösung für dieses Strukturproblem formuliert Senge in dem Managementprinzip der Suche nach dem übergreifenden Ziel, welches einen ungesunden Wettbewerb verhindert und dazu führt, einen ausgewogenen Erfolg sicherzustellen. Ein übergreifendes Ziel, bezogen auf den Fall, könnte sein, die Mitarbeiterzufrieden-

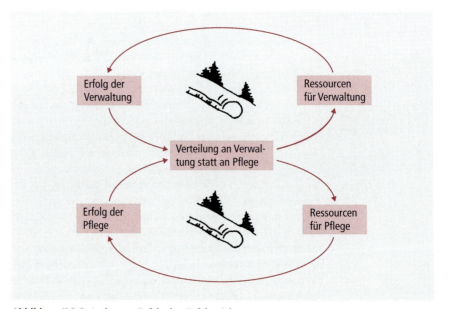

**Abbildung II 2-2:** Archetyp «Erfolg den Erfolgreichen»

heit in allen Bereichen des Krankenhauses zu erhöhen. Es könnte darauf hingearbeitet werden, dass die Mitarbeiter in abteilungsübergreifenden Kleingruppen (Qualitätszirkel) an der Umsetzung des QMS mitarbeiten, wodurch sich ein gemeinsames Interesse herstellen und die Konkurrenz um die knappen Ressourcen gemindert würde. Dabei sollte eine Würdigung der Initiativen und Ideen der einzelnen Mitarbeiter kontinuierlich erfolgen, denn zufriedene Mitarbeiter in allen Bereichen leisten hervorragende Arbeit, sind um Arbeitsschutz und um den guten Ruf des Hauses bemüht und haben ein ehrliches Interesse daran, den Patient im Mittelpunkt zu akzeptieren und zu respektieren.

Neben den bereits erwähnten Interventionen soll noch auf zwei verschiedene Techniken des Systemdenkens zurückgegriffen werden, die besonders effektive Interventionsmethoden darstellen. Als Auslöser für das Vorhaben, ein Qualitätsmanagement einführen zu wollen, werden in der Falldarstellung unter anderen die Probleme des Belegungsrückgangs und die rapide angestiegenen krankheitsbedingten Arbeitsausfälle genannt.

**Technik «Die eigene Geschichte erforschen»** Mit Hilfe der Technik «Die eigene Geschichte erforschen» (Senge, 1997: 118) kann das Management bei den Mitarbeitern Lernprozesse in Gang setzen, die ein systemisches Verständnis für die eigene Situation schaffen. Es ist nur wenig Zeit erforderlich, um ein akutes Problem so zu beschreiben, wie es sich momentan darstellt. Die Sätze beginnen mit: «Das Problem ist…»

Das Problem sollte wichtig für die betreffenden Personen und die Organisation sein. Es sollten keine abstrakten Überlegungen angestrengt werden, sondern es sollte ein Problem erforscht werden, das wirklich wichtig ist, und das gerne besser verstanden werden möchte. Es sollte sich dabei um ein chronisches und nicht um ein einmaliges Ereignis handeln. Der Umfang des Problems sollte begrenzt sein. Ist es nicht mit ein, zwei Sätzen zu beschreiben, sollte noch stärker fokussiert werden, da sonst die Beteiligten von der Feststellung überwältigt werden können, dass alles mit allem zusammenhängt. Später kann das Thema dann wieder ausgeweitet werden. Es sollte ein Problem gewählt werden, dessen Vorgeschichte bekannt ist. Menschen haben unterschiedliche Wahrnehmungen und Interpretationen von Entwicklungsmustern. Ein Konsens über einige Schlüsselvariablen ist hilfreich. Oft kann man die historische Entwicklung in einem einfachen Satz zusammenfassen. (Senge, 1997: 188 ff.)

Bezogen auf den Fall würde sich folgende Fokussierung anbieten:

- Das Problem ist: In den letzten zwei Jahren hatten wir eine konstante Belegung, nun aber im letzten halben Jahr haben wir einen deutlichen Rückgang.
- Das Problem ist: Die Krankheitsausfälle lagen bis vor etwa einem Jahr bei drei bis vier Prozent, jetzt sind sie rapide angestiegen.

**Technik «Fünf Warums»** Für die Bearbeitung der beiden Problemstellungen ist dann die Technik der «Fünf Warums» (Senge, 1997: 125) hilfreich.

Innerhalb eines Teams fragt man fünfmal «Warum» mit anschließender Diskussion. Bei vielen «Fünfmal-Warum»-Problemen erweisen sich die Lösungen als die eigentliche Problemursache. Dann liegt der Archetyp «Fehlkorrekturen» bislang unbemerkt dahinter, der bei Senge folgendermaßen beschrieben wird: «Eine Korrektur, die sich vorübergehend als erfolgreich erweist, hat unvorhergesehene langfristige Folgen, die unter Umständen weitere Korrekturen derselben Art erfordern.» (Senge, 1997: 469).

Für die Technik der «Fünf Warums» gilt folgendes Vorgehen:

### Schritt 1: Das erste «Warum»

Das Team wählt ein Symptom aus, mit dem es beginnen möchte, in unserem Fall die beiden oben genannten Problemstellungen, die natürlich nacheinander bearbeitet werden. Das Team stellt sich die Frage: Warum geschieht das und das? Höchstwahrscheinlich werden drei bis vier Antworten dabei herauskommen, die in großzügigem Platzabstand an eine Pinwand geheftet werden.

### Schritte 2, 3, 4, 5: Die folgenden «Warums»

Dieser Vorgang wird für jede Antwort wiederholt, indem bei jeder einzelnen Antwort nach dem «Warum» gefragt wird. Die Antworten werden zu ihren «Ursprüngen» geheftet. Das Team sucht intensiv nach weiteren Antworten, die einleuchtend erscheinen. Zum Teil werden die Antworten ineinander übergehen. Aus einem Dutzend verschiedener Symptome lassen sich oft zwei oder drei zentrale Ursachen herausfinden. Werden die «Warums» zu ihren Grundursachen zurückverfolgt, werden Dinge thematisiert, die nicht nur Einzelheiten betreffen, sondern die gesamte Organisation.

Um effektive Antworten zu erhalten, ist es notwendig, Schuldzuweisungen zu unterlassen und Ereignisfixierungen zu vermeiden. Wird ein «Schuldiger» gefunden, ist die naheliegendste Lösung, ihn zu sanktionieren. Damit ist die Chance auf bedeutungsvolle Veränderungen verbaut. Der große Erfolg der Übung der «Fünf Warums» besteht darin, dass Menschen daraus lernen, die Differenz zwischen ereignisorientierten Erklärungen und systemischen Erklärungen zu erkennen. Werden systemische Erklärung zurückverfolgt, führen sie zu den eigentlichen Ursachen und geben Aufschluss darüber, warum etwa der Krankenstand im Unternehmen so hoch ist. Folgender Durchlauf der Fragestellungen wäre hier konkret denkbar:

1. *Warum ist der Krankenstand so hoch?*
   Weil die Mitarbeiter in einzelnen Bereichen sehr belastet sind.
2. *Warum sind diese Mitarbeiter sehr belastet?*
   Weil verschiedene Stellen nicht besetzt sind.
3. *Warum sind diese Stellen nicht besetzt?*
   Weil Mitarbeiter in diesen Bereichen gekündigt haben.
4. *Warum haben diese Mitarbeiter gekündigt?*
   Weil sie keine berufliche Weiterentwicklung für sich sahen.
5. *Warum werden Mitarbeiter nicht in ihrer beruflichen Weiterentwicklung gefördert?*
   Weil wir keine Karriereplanung durchführen.

Es ergibt sich aus dieser Betrachtung der «Warums» als Ergebnis die Notwendigkeit des Aufbaus einer gezielten Personalentwicklung mit Karriereplanung und für den einzelnen Mitarbeiter. Selbstverständlich hätte jedes «Warum» weitere mögliche Antworten zur Folge haben können. Im Ergebnis wäre aus jeder Perspektive die Mitarbeiterorientierung in den Blickpunkt gelangt. Die eigentliche Ursache ist nicht die fehlende Karriereplanung. Sie ist nur ein Baustein, der zur Mitarbeiterpflege und -orientierung in das Qualitätsmanagement eingebaut werden kann und der nun handlungsfähig macht. Die eigentliche Problematik ergibt sich aus dem nächsten «Warum»: «Warum führen wir keine Karriereplanung durch?» – Die Wertschätzung der Mitarbeiter muss neu überdacht und gestaltet werden. Hierin liegt für die gesamte Organisation ein riesiges Entwicklungspotenzial.

## 2.3.2
## Mentale Modelle

Essenzen, Prinzipien und Techniken

Die Essenzen der mentalen Modelle sind die Wahrheitsliebe und die Offenheit. Menschen, die einen hohen Grad in der Disziplin der mentalen Modelle erreicht haben, zeichnen sich folglich durch eine klare Entscheidung zur Wahrheit und zur Offenheit aus. Die Prinzipien als Leitgedanken dorthin sind die «verlautbarte versus praktizierte Theorie», die «Leiter der Abstraktion» und das «Gleichgewicht zwischen Erkunden und Plädieren». (Senge, 1998: 453) Die Techniken zur Arbeit mit mentalen Modellen erfordert eine Unterscheidung zwischen Daten und den darauf aufbauenden Abstraktionen, indem Annahmen systematisch und fortlaufend überprüft werden.

> «‹Mentale Modelle› sind tief verwurzelte Annahmen, Verallgemeinerungen oder auch Bilder und Symbole, die großen Einfluß darauf haben, wie wir die Welt wahrnehmen und wie wir handeln. Sehr häufig sind wir uns dieser mentalen Modelle oder ihrer Auswirkungen auf unser Verhalten nicht bewußt.» (Senge, 1998: 17).

Mentale Modelle beeinflussen Handeln

Jeder Mensch verfügt über innere Bilder, Vorstellungen, Ansichten, Überzeugungen sowie Vorurteile. Dieser Vorrat an Vorstellungen über Denk- und Handlungsorientierungen ist fest internalisiert. Die Hypothese der Kognitionswissenschaft hierzu lautet: «Unsere ‹mentalen Modelle› bestimmen nicht nur, wie wir die Welt interpretieren, sondern auch, wie wir handeln». (Senge, 1998: 214). Gleichermaßen gibt es in Führungssituationen festgelegte Vorstellungen über Handlungsalternativen. Der Satz: «Wir haben das hier *schon immer* so gemacht!» verdeutlicht das Festhalten an gewohnten und vertrauten Handlungs- und Denkmustern, denn dieses «schon immer» ist tief verankert, so dass es ist undenkbar erscheint, etwas anders zu tun. Neue Erkenntnisse über Organisationsentwicklung oder Erkenntnisse über Markttrends werden nicht umgesetzt, weil sie diametral entgegengesetzt zu handlungsüblichen, stummen und verinnerlichten mentalen Modellen stehen. Mentale Modelle haben einen großen Einfluss auf die Wahrnehmung des Einzelnen. Betrachten zwei Menschen ein und dieselbe Begebenheit, etwa einen Streit, erzählen doch beide zwei völlig unterschiedliche Geschichten. Jeder Mensch hat seinen Betrachtungsschwerpunkt. Prinzipiell werden beide die unangenehmen Stimmungen wahrnehmen können, doch wird sie jeder in seiner Wahrheit sehen und anhand vorhandener Bilder sowie Vorurteile interpretieren. In der Psychologie wird dies mit dem Begriff der selektiven Wahrnehmung beschrieben. Auch in Führungskonflikten beeinflussen unsere mentalen Modelle unsere Wahrnehmung entscheidend. Dabei kommt dem Wunsch nach der Sicherheit, sich in einer vertrauten Welt zu bewegen, eine hohe Bedeutung zu. Die Scheu vor Veränderung tief verankerter mentaler Modelle kann die besten systemischen Ansätze und Einsichten zunichte machen.

Aufdecken und Kommunizieren der mentalen Modelle

Die Disziplin der mentalen Modelle beginnt mit dem Hinterfragen der inneren Bilder, Vorstellungen und Vorurteil. «Wahrheitsliebe» und «Offenheit», die Essenzen der Disziplin gelten hierbei als die höchsten Werte. Dort, wo die Bilder und Vorstellungen sichtbar und transparent einer kritischen Betrachtung unterzogen werden, wird es möglich, Situationen neu zu reflektieren sowie neu verstehen zu können. Die zentrale Aufgabe dieser Disziplin liegt neben dem Aufdecken von mentalen Modelle darin, sie zu kommunizieren. Dies erfordert insbesondere die Fähigkeit zum dialogischen Austausch, innerhalb dessen Lernprozesse möglich werden. In diesen Dialogen finden die Prinzipien der Disziplin Berücksichtigung, indem die Mitwirkenden ihre Denkmuster erforschen und für sie eintreten (plädieren), deutlich machen, was sie denken (verlautbarte Theorie versus praktizierte Theorie) und ihre gedanklichen Schlussfolgerungen (Leiter der Abstraktionen) anderen zugänglich machen. Viele Handlungsorientierungen des Systemdenkens stehen in deutlichem Gegensatz zu den tief verankerten mentalen Modellen. Wenn Haltungen nicht sicht- und überprüfbar gemacht werden, neigen Menschen zu Reaktionen, die einen klärenden Lösungsansatz zwar für sehr interessant, aber nicht für wirklich bedeutsam halten. So wird gewissermaßen, ohne gründlicher über die Auswirkungen nachzudenken, die Tür vor der Erkenntnis verschlossen.

**Reflexion und Erkundung**

Die Reflexion und die Erkundung sind zwei Fähigkeiten, die von zentraler Bedeutung für die Arbeit mit mentalen Modellen sind. Bei der Reflexion geht es vor allem um die Verlangsamung von Denkprozessen, um sich bewusst zu machen, welches die eigenen mentalen Modelle sind und woher sie kommen. Das Erkunden bezeichnet eine Fähigkeit, im Gespräch offen seine Ansichten auszutauschen und mehr über die Annahmen der Gesprächspartner zu erfahren. (Senge, 1997: 273)

Der Wert der Fähigkeiten zur Reflexion und Erkundung zeigt sich am offensichtlichsten, wenn sie fehlen. Menschen, die im reflexiven Denken nicht geschult sind, haben Schwierigkeiten zu verstehen, was andere wirklich sagen. Sie hören statt dessen, was sie hören möchten und zu hören erwarten. Ihre Toleranz für unterschiedliche Interpretationen von Ereignissen ist gering, weil sie häufig nur ihre eigenen Deutungen «sehen». Teams, die nicht über die Fähigkeit zur Erkundung verfügen, verbringen viel Zeit damit, ihre Standpunkte zu verfechten. Zum Schluss sind sie so frustriert und verbraucht, dass sie sich mit einem faulen Kompromiss zufrieden geben, von dem niemand profitiert – «oder sie beugen sich der ranghöchsten Person, die durch ihre Autorität gewinnt» (Senge, 1997: 274).

**Starke Praxisrelevanz**

Die Disziplin der mentalen Modelle ist wahrscheinlich die am stärksten auf die Praxis ausgelegte Disziplin. Denn mit dem Erlernen und der Anwendung von den Essenzen, Prinzipien und Techniken kann schon ein einzelner Mensch mentale Modelle in seine Arbeit einbeziehen. Diese haben einen direkten Einfluss auf die Fähigkeit, Probleme und Herausforderungen kreativ zu bewältigen. **Tabelle II 2-5** zeigt zusammenfassend die verschiedenen Ebenen der Disziplin. Die Ebene der Techniken sollen im Weiteren ausführlicher dargestellt werden, wobei bei Senge in der Disziplin der Mentalen Modelle zum Teil eine Überschneidung von Techniken und Prinzipien erfolgt.

**Tabelle II 2-5**: Techniken, Prinzipien und Essenzen der Disziplin «Mentale Modelle»

| Ebenen | Disziplin: Mentale Modelle |
|---|---|
| **Techniken** | ■ Unterscheidung zwischen Daten und darauf aufbauenden Abstraktionen<br>■ «linke Spalte»<br>■ Erkunden und Plädieren |
| **Prinzipien** | ■ verlautbarte versus praktizierte Theorie<br>■ die Leiter der Abstraktionen<br>■ Gleichgewicht von Erforschen und Plädieren |
| **Essenzen** | ■ Wahrheitsliebe<br>■ Offenheit |

Unterscheidung zwischen
Daten und darauf
aufbauenden Abstraktionen

Eine zentrale Technik in der Arbeit mit Mentalen Modellen ist die Identifizierung von Abstraktionssprüngen beziehungsweise die Unterscheidung zwischen den Daten und den darauf aufbauenden Abstraktionen. Viele spezifische Verhaltensweisen werden in unserem Denken durch Verallgemeinerungen ersetzt. Diese Verallgemeinerungen werden dann als Tatsache betrachtet. Die Abstraktion entsteht, wenn direkte Beobachtungen ohne weitere Prüfungen verallgemeinert werden. Abstraktionssprünge schränken das Lernen ein, weil sie zu unumstößlichen Annahmen werden. Was einmal eine Annahme war, wird Tatsache. Menschen, die nicht zwischen direkter Beobachtung und den daraus abgeleiteten Schlussfolgerungen unterscheiden, kommen nicht auf die Idee, ihre Verallgemeinerungen zu überprüfen. Das Prinzip der Abstraktionsleiter verdeutlicht in einzelnen Schritten, was im Kopf sehr schnell geschieht, und so vernünftig erscheint, dass man sich dessen gar nicht bewusst ist (s. **Abb. II 2-3**). Die «reflexive Schleife», welche das Urteil begründet, ist in Gang gesetzt, wobei persönliche Überzeugungen die grundsätzliche Datenauswahl sowie die nachfolgende Datenselektion wesentlich beeinflussen (Senge, 1997: 280).

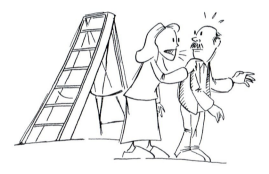

Technik
«linke Spalte»

Eine weitere Technik, die verborgene mentale Modelle aufdecken kann, nennt Senge die «linke Spalte» (Senge, 1998: 238). Mit der linken Spalte lässt sich der Ablauf eines misslungenen Gesprächs nachvollziehen, indem man sein eigenes Drehbuch dieses Gesprächs aufschreibt. Dazu wird ein Blatt in zwei Hälften geteilt. In der rechten Spalte werden die tatsächlich gesprochenen Sätze der Begegnung aufge-

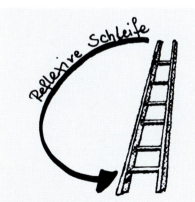

4. «Auf Thomas kann man sich nicht verlassen. Er ist unzuverlässig.»
3. «Thomas kommt immer zu spät.»
2. «Thomas weiß ganz genau, wann die Konferenz anfängt. Er kommt absichtlich zu spät.»
1. Die Konferenz war für 10 Uhr festgesetzt. Thomas kam um 10.20 Uhr und nannte keinen Grund für seine Unpünktlichkeit.

**Abbildung II 2-3:** Abstraktionsleiter (Senge, 1997: 280)

| Was ich gedacht habe | Was wir gesagt haben |
|---|---|
| ■ | ■ |
| ■ | ■ |
| ■ | ■ |
| ■ | ■ |

**Abbildung II 2-4:** Die linke Spalte (Senge, 1997: 285)

schrieben. In der linken Spalte schreibt man das dazu, was man bei den jeweiligen Äußerungen gedacht, aber nicht laut ausgesprochen hat (s. **Abb. II 2-4**).

Mit Hilfe dieser linken Spalte wird es möglich, versteckte Annahmen sichtbar zu machen. Es ist wichtig herauszufinden, wie durch das eigene Denken und Handeln sich eine Situation verschlechtern kann. Wenn deutlich wird, welche Grundannahmen vorliegen und wie sie verborgen das Handeln beeinflussen, kann die eigene Handlungsorientierung verändert werden, um die Situation positiv zu beeinflussen. Grundvoraussetzung dafür ist die Offenlegung der eigenen Annahmen sowie die offene Reaktion auf die Annahmen des Gegenüber. Dies schließt ein zu akzeptieren, dass mein Gegenüber weder meinen Standpunkt teilt, noch die Daten anerkennt, auf deren Grundlage die eigene Annahme entstanden ist.

*Gleichgewicht von Erkunden und Plädieren*

Um in einem Gespräch eine schöpferische Dynamik zu entwickeln, ist es wichtig, ein Gleichgewicht zwischen eigenem Behaupten und Nachfragen herzustellen. Senge bezeichnet dieses Prinzip als «das Gleichgewicht von Erkunden und Plädieren». (Senge, 1998: 240). Das ausgewogene Gleichgewicht von erkundendem und plädierendem Verhalten ist oft unvereinbar mit langgehegten Überzeugungen. Je stärker und eindringlicher eine Seite ihren Standpunkt vertritt, um so schwieriger und enttäuschender verläuft ein Gespräch. Der andere fühlt sich bedroht und versucht seinen Standpunkt noch heftiger zu vertreten. Dieser Teufelskreis kann durchbrochen werden, indem Daten und deren Interpretation hinterfragt werden, um sie zu verstehen. Es entsteht die Chance auf ein produktives Lernen, wenn Erkunden und Plädieren gleichgewichtig verbunden werden. Senge bezeichnet dies als «wechselseitiges Erkunden». (Senge, 1998: 244). Damit kein einseitiges Erkunden oder Plädieren entsteht, benötigt man die Entwicklung von «Fertigkeiten für eine ehrliche Untersuchung». (Senge, 1998: 227). Das Prinzip der Umsetzung des Gleichgewichtes von Erkunden und Plädieren beinhaltet, dass jeder seine Daten und seine Denkweise transparent macht und veröffentlicht.

*Verlautbarte versus praktizierte Theorie*

Wie weiter oben ausgeführt wurde, beruht ein wichtiges Prinzip der Mentalen Modelle auf der Fähigkeit zur Unterscheidung zwischen der verlautbarten Theorie (das, was man sagt) und der praktizierten Theorie (die im Handeln implizite Theorie). Die Lücke zwischen der verlautbarten Theorie («Offenheit ist erwünscht!») und der praktizierten Theorie («Kritik wird sanktioniert!») muss, um zu einer veränderten Einsicht und zu einem veränderten Handeln zu gelangen, erst einmal erkannt werden. Oft fällt der Umgebung eine solche Inkongruenz zwischen Reden und Handeln auf, aber es fehlt entweder das Interesse oder aber auch der Mut, die Betreffenden darauf hinzuweisen. Weil es aber so schwierig ist, eine praktizierte Theorie als nicht stimmige Verlautbarung selbst zu identifizieren, benötigt man oftmals externe Hilfe – «einen ‹schonungslos-mitfühlenden› Partner», wie Senge es sagt (Senge, 1998: 248).

Die dargestellten Techniken sollen nachfolgend wieder an Hand der Kasuistik verdeutlicht werden beziehungsweise auf sie angewendet werden. Im Mittelpunkt der Betrachtung steht nun die Person der Pflegedirektorin. Es geht dabei um die Fragestellung, inwieweit und in welcher Weise sie Einfluss nehmen kann auf den konkreten Gesprächsverlauf und auf die Entscheidungen, die getroffen werden.

In dem Fall fühlt sich die Pflegedirektorin als Person nicht wahrgenommen. Sie wurde nicht in die Planungen zur Einführung eines Qualitätsmanagementsystems einbezogen. Sie bekommt eine Aufgabe übertragen und es wird in dieser Sitzung deutlich gemacht, dass nur geringe finanzielle Mittel zur Verfügung stehen. Sie fragt nach, doch ihre Gedankengänge und die fehlende Integration in die Vorplanungen lassen deutlich werden, dass des öfteren Anfragen ihrerseits gescheitert sind. Die Haltung ihrer Vorgesetzten scheint auszudrücken: «Sie werden das doch schaffen?!» Die Verärgerung, welche die Pflegedirektorin am Ende der Sitzung spürt, kann im Sinne der Abstraktionssprünge beziehungsweise des Hinaufklettern der Abstraktionsleiter folgendermaßen zusammengefasst werden:

*Abstraktionsleiter*

1. aus der Aussage: «Frau Ach verfügt über die Qualifikation, ein Qualitätsmanagementsystem in der Pflege einzuführen.»
2. erfolgt die Datenauswahl: «Ich bekomme keine Unterstützung.»
3. die zu der Schlussfolgerung führt: «Meine Vorgesetzten bestehen auf nicht erfüllbare Vorgaben.»
4. und die Überzeugung entsteht: «Meine Vorgesetzten bringen mir keine Wertschätzung entgegen.»

*Reflexive Schleife*

Auf diese Überzeugung (mangelnde Wertschätzung) ist nun die Handlung der Pflegedirektorin gestützt. Die «reflexive Schleife» (Senge, 1997: 280), welche die Datenauswahl beim nächsten Mal beeinflusst, hat hier gegriffen. So zieht sich die Pflegedirektorin verärgert zurück und sagt wenig. Ihr mentales Modell («Meine Vorgesetzten bringen mir keine Wertschätzung entgegen.») hindert sie daran.

Neben der reflexiven Schleife lässt sich ein weiterer Abstraktionssprung ausmachen:

1. die Aussage des Verwaltungsdirektors: «Auch wir führen jetzt ein Qualitätsmanagementsystem ein.»
2. führt bei der Pflegedirektorin zu der Datenauswahl: «Zu den Vorbereitungen der Einführung eines Qualitätsmanagementsystems wurde ich nicht miteinbezogen.»
3. woraus sie schlussfolgert: «Diese Vorgehensweise zur Einführung eines Qualitätsmanagementsystems zeugt nicht von einem wirklichen Verstehen der Inhalte eines Qualitätsmanagementsystems.»
4. und schließlich die Überzeugung gewinnt: «Meine Vorgesetzten haben kein wirkliches Interesse an der Einführung von Qualitätsmanagement.»

Die Veränderungspotenziale liegen hier in der Aufschlüsselung des Denk- und Schlussfolgerungsprozesses. Durch die Bewusstwerdung dieses Prozesses entsteht

**Tabelle II 2-6:** Anwendung der Technik «linke Spalte» für die Rekonstruktion eines Gesprächs

| Was ich gedacht habe | Was gesagt wurde |
|---|---|
| ■ Endlich erkennen die auch die Zeichen der Zeit. Hat ja lange genug gedauert. Wir hätten schon viel früher damit anfangen können. Wurde da etwa wieder alles vorab ohne mich besprochen? | ■ Verwaltungsdirektor: «Auch wir führen jetzt ein Qualitätsmanagementsystem ein.» |
| ■ Jawohl, ich kann das, ich kann mich hier fachkundig einbringen. | ■ Verwaltungsdirektor: «Frau Ach verfügt über die Qualifikation, ein solches System einzuführen.» |
| ■ Klar übernehme ich das für die Pflege, aber ich brauche zur Unterstützung eine Stabsstelle! Alleine kann ich das nicht leisten! | ■ Verwaltungsdirektor: «Sie übernehmen das sicher für den Pflegebereich.» |
| ■ So einfach geht das nicht! Moment, davon hängt nicht alles ab! | ■ Verwaltungsdirektor: «Das Budget ist hier, wie überall, knapp.» |
| ■ Die ganze Organisation braucht Unterstützung für die Einführung eines Qualitätsmanagementsystems! Halt! | ■ Verwaltungsdirektor: «Sie sind gut ausgebildet, daher setzen wir volles Vertrauen in Sie.» |

die Möglichkeit, das eigene Denken und Schlussfolgern für Andere sichtbar zu machen. Die Pflegedirektorin kann die Abstraktionsleiter darüber hinaus nutzen, um die Denkprozesse und Schlussfolgerungen der Anderen zu erkunden und um mit ihnen darüber zu sprechen.

Eine weitere Möglichkeit, einen Gesprächsablauf und darin insbesondere den eigenen Anteil zu analysieren, bietet die Arbeit mit der «Linken Spalte». Die **Tabelle II 2-6** zeigt, wie eine solche Analyse für die Pflegedirektorin aussehen könnte. Dabei ist zuerst die rechte Spalte zu lesen.

Arbeit mit der Technik «linke Spalte»

Die linke Spalte kann die Pflegedirektorin verwenden, um zu hinterfragen:

- ■ «Was hat mich zu diesen Gedanken veranlasst?»
- ■ «Warum habe ich nicht gesagt, was in der linken Spalte steht?»
- ■ «Um was hat mich dieses Verhalten gebracht?»
- ■ «Was hat mich daran gehindert, anders zu handeln?» (Senge, 1997: 286)

Ebenso kann sie die «linke Spalte» als Ressource für eine bessere Kommunikation nutzen, in dem sie die Wechselwirkung zwischen ihrer Person, dem Prozess, der Struktur sowie externen Umwelt betrachtet. Die «Abstraktionssprünge» und die «linke Spalte» helfen ihr, die eigenen mentalen Modelle zu entdecken. Sie kann darauf aufbauend neu ihre Ziele und Visionen klären. So wird es für die Pflegedirektorin möglich, herauszufinden, wo in ihrer Realität der richtige Platz für Zielvorstellungen ist und wie sie diese einbringen kann.

Nach der bewussten Wahrnehmung und Untersuchung ihrer eigenen Denkprozesse kann die Pflegedirektorin nun entscheiden, welche Ziele sie hat und wo ihre Ansprüche liegen. Mit der Reflexion der Technik «linke Spalte» kann sie beginnen, die Verantwortung für ihren persönlichen Lernprozess zu übernehmen. Dieser weitere Selbstklärungsprozess ist mit den Fragen aufzuschlüsseln: «Was wäre die optimale Situation?» und «Wo soll es hingehen?»

Die Pflegedirektorin möchte gerne an Vorplanungen und konzeptionellen Arbeiten beteiligt sein. Sie wünscht sich systemorientiertes Denken und Zeit für die Betrachtung und Reflexion von Situationen. Sie möchte gern in einem Unternehmen arbeiten, das Wert auf Partizipation und Mitarbeiterorientierung legt. Sie möchte außerdem einen langfristigen Prozess mit initiieren, eine Flamme anzünden, die lange brennt und nicht in kürzester Zeit verpufft und Frustration und Enttäuschung hinterlässt. Sie möchte ihre Führungsposition würdig ausfüllen und bei sich selbst mit Veränderungen beginnen, denn in der Analyse konnte sie erkennen, dass auch sie durch ihr Verhalten ihre Realität gestaltet. Sie möchte die Voraussetzungen schaffen, um ihren eigenen und um den Lernprozess ihrer Mitarbeiter und ihrer Vorgesetzen voranzubringen. Sie entwickelt jetzt für sich die linke Spalte als Ressource, um ihre Ziele zu klären:

**«Was hat mich zu diesen Gedanken veranlasst?»**
Ich bin so frustriert gewesen, dass man mich bei den Vorgesprächen zur Einführung eines Qualitätsmanagementsystems nicht einbezogen hatte, dass ich richtig verärgert war. Außerdem hatte ich meinem Vorgesetzten schon vor längerer Zeit gesagt, dass es an der Zeit sei, sich mit einem solchen System zu befassen. Jetzt wird diese Einführung als neue Idee verkauft, und ich glaube, keiner weiß wirklich, was das bedeutet. Man kann zwar beschließen, ein Qualitätsmanagementsystem einzuführen, jedoch müssen alle Bereiche integriert und bei der Umsetzung beteiligt werden. Wenn ich Qualitätsmanagement im Pflegebereich umsetze, werde ich mir das immer wieder bewusst machen und mir ein Feedback von meinen Mitarbeitern holen.

**«Warum habe ich nicht gesagt, was in der linken Spalte steht?»**
Ich glaube, wenn ich in diesem Moment etwas gesagt hätte, wäre ich beleidigend geworden, damit hätte ich mich selbst ins Abseits gestellt. Ich fühlte mich übergangen und konnte gar nicht so schnell denken. Ich benötigte gute Argumente für eine unterstützende Stabsstelle, aber in der Situation habe ich nur das Gefühl gehabt: «Moment so geht das nicht! Ich brauche Unterstützung!» Hätte ich das so gesagt, hätte ich inkompetent gewirkt und mich der Lächerlichkeit preisgegeben. Also habe ich nichts gesagt und war einfach nur wütend. Ich möchte versuchen, bei zukünftigen derartigen Sitzungsverläufen um eine gedankliche Auszeit zu bitten, damit sich alle Anwesenden Gedanken über das anstehende Problem machen können. In Sitzungen, die ich leiten werde, möchte ich versuchen, immer wieder nach Meinungen und Bedürfnissen der Mitarbeiter zu fragen, weniger Richtungen zu verkünden und mehr Wert auf gemeinsame Meinungsbildung und Unterstützung zu legen.

**«Um was hat mich dieses Verhalten gebracht?»**
Dadurch, dass ich wenig sagen konnte, hat kaum einer der Anwesenden meine Verärgerung zu hören bekommen. Vielleicht hat es der eine oder andere ja gesehen oder gespürt. Aber keiner, der nicht wollte, musste das registrieren. Ich konnte nicht deutlich genug machen, dass ich mit dieser Vorgehensweise nicht einverstanden bin, und habe es verpasst, auf die Notwendigkeit fachlicher Unterstützung von außerhalb hinzuweisen. Dies sind die zwei Hauptversäumnisse, die ich mir anlasten muss. Es hat mich auch um die Chance gebracht, die anderen Teilnehmer für die Bedürfnisse des Pflegebereichs und für meine Bedürfnisse zu sensibilisieren.

In Zukunft werde ich versuchen, klar für meine Anliegen und für die Anliegen der Pflege einzutreten. Das ist mir wichtig, und das sollte ich auch deutlich machen.

**«Was hat mich daran gehindert, anders zu handeln?»**
Ich denke dadurch, dass meine Anliegen schon öfter niedergehalten wurden, bin ich so frustriert, dass ich mich nur noch ärgere. Fast immer ist bei mir ein «aber» dabei. Ich muss mich in Zukunft besser in Gespräche und Diskussionen einbringen, um einen nützlichen Beitrag zu leisten.

**«Was wäre für mich in künftigen ähnlichen Situationen veränderbar?»**
In kommenden Konferenzen wäre es für mich sicherlich wichtig, meine Ziele, Anforderungen, aber auch Bedenken deutlich zu äußern. Es wäre richtig, wenn ich zu meiner Meinung auch die Gründe dafür erläutern könnte. Entscheidend wäre auch, dass ich Standpunkte und Handlungen des Verwaltungsdirektors oder der Pflegemitarbeiter nicht als unveränderbar hinnehme, sondern es schaffe, nachzufragen, wie sie zu diesen gelangt sind.

Die Pflegedirektorin kann nun aus dem Abgleich zwischen den tatsächlichen und den erwünschten Werten konkrete Handlungsschritte planen. Hier könnte es zunächst darum gehen, Strategien für eine effektive Zusammenarbeit in Besprechungen, speziell mit dem Verwaltungsdirektor, zu entwickeln. Mit der «Abstraktionsleiter», der «Linken Spalte», dem «Gleichgewicht von Erkunden und Plädieren» und «verlautbarte Theorie versus praktizierte Theorie» kann in Vereinbarungen festgehalten werden, welche der bereits angedachten Maßnahmen wie umgesetzt werden können.

Mit der Abstraktionsleiter kann offen gelegt werden, wie die Pflegedirektion ihre Kommunikation verbessern kann. Die geschieht, indem sie:

Reflektieren
Plädieren
Erkunden

- reflektiert = das eigene Denken und Schlussfolgern überdenkt
- plädiert    = das eigene Denken und Schlussfolgern für andere sichtbar macht und
- erkundet  = das Denken und Schlussfolgern des Verwaltungsdirektors oder der Pflegemitarbeiter ermittelt (Senge, 1997: 283).

Sie kann den Verwaltungsdirektor offen um Daten bitten: «Wie viel finanzielle Mittel stehen für die Einführung von Qualitätsmanagement zur Verfügung?» Sie kann Annahmen überprüfen: «Es freut mich, dass Sie mir zutrauen, ein Qualitätsmanagementsystem im Pflegebereich einführen zu können. Denken Sie auch, es wäre sinnvoll, dass ich in die weiteren Planungen für die ganze Institution integriert werde?» Oder sie kann einfach die sichtbaren Daten überprüfen: «Wer wurde in die Planungen zur Einführung eines Qualitätsmanagements miteinbezogen?» Auch Kommunikationsstörungen kann die Pflegedirektorin aus wahrgenommenen Beobachtungen überprüfen: «Sie schauen so kritisch, sind Sie mit etwas nicht einverstanden?» Oder sie kann um Daten bitten: «Was denken Sie über die Einführung eines Qualitätsmanagementsystems in unserer Einrichtung?»

So hat sie eine Chance, Denkprozesse sichtbar zu machen, damit Unterschiede und Gemeinsamkeiten in der Wahrnehmung erkannt werden können. Durch die Fragen der Pflegedirektorin können offensichtliche Annahmen der Gesprächspartner neu beleuchtet werden. Allmählich kann klar werden, dass eine Tatsache erst durch mehr als die Beobachtung eines Menschen oder durch einen technischen Beweis sicher ist. «Wenn die ‹Leiter› zu einem festen Bestandteil der Teampraxis wird, kann sie ein äußerst nützliches Werkzeug sein. Sie werden feststellen, dass es etwas Belebendes hat, wenn Sie anderen Leuten die Verbindungsglieder ihrer Beweisketten zeigen. Gleichgültig, ob das Team mit diesen Schlussfolgerungen übereinstimmt oder nicht, es kann auf jeden Fall nachvollziehen, wie Sie zu ihrem Standpunkt gelangt sind.» (Senge, 1997: 284)

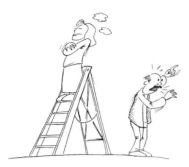

Weiterhin kann als Lösungsweg auf die Technik der linken Spalte zurückgegriffen werden. Hier lautet die konkrete Frage: «Wie kann ich meine linke Spalte als Ressource für eine bessere Kommunikation nutzen?» (Senge, 1997: 286).

Die Antwort der Pflegedirektorin könnte lauten: «Wenn ich mir das so überlege, wird mir klar, dass ich mich nicht nur verärgert und enttäuscht abwenden kann, denn von selbst wird mich niemand nach meiner Meinung fragen. Ich möchte in Zukunft versuchen, meine Meinung freundlich, aber bestimmt zu einem Thema zu sagen. Ich werde auch zulassen, dass andere meine Ansicht kritisieren oder abändern, um einen Kompromiss zu finden. Jedoch werde ich meine Meinung und meine Bedenken nicht mehr einfach vom Tisch wischen lassen!»

Mit der linken Spalte zu arbeiten bedeutet, sich anderen zu erklären. So könnte eine Ansprache der Pflegedirektorin an den Verwaltungsdirektor lauten: «Also, ich fühle mich, als säße ich zwischen zwei Stühlen. Der rechte Stuhl ist unser Gespräch, meine rechte Spalte. Sie sagen, dass sie ein Qualitätsmanagementsystem einführen wollen. Auf der anderen Seite sagen mir meine eigenen Gedanken, meine linke Spalte, dass kein erfolgreiches Qualitätsmanagementsystem eingeführt werden kann ohne eine breite Beteiligung von Pflegekräften und deren Leitung. Ich traue mich fast nicht das zu sagen, weil ich schon einige Male erfolglos versucht habe, meine Gedanken einzubringen. Jedoch ist es von entscheidender Bedeutung für meinen Einsatz für das ganze Projekt.»

Das Gespräch kann insgesamt eine zentrale Hebelwirkung erlangen. Der erste Schritt ist, das Gespräch in der gewünschten Richtung umzuschreiben. Gedanken aus der linken Spalte können das Gespräch so mitgestalten, dass wichtige Überlegungen aus der linken Spalte offen gelegt werden. Die Gedanken können das Gespräch in eine aufbauende Richtung führen, wenn sie positiv ausgedrückt werden. Gleichzeitig besteht die Chance, mehr über die linke Spalte des Gesprächspartners zu erfahren. **Tabelle II 2-7** zeigt einen möglichen Ablauf für ein solch «umgeschriebenes» Gespräch.

Auch die Anwendung des Prinzips «Gleichgewicht von Erkunden und Plädieren» ist nützlich für die Modellierung der Kommunikation im Sinne der verfolgten Ziele. Folgende Verhaltensformen bieten sich für die Pflegedienstleistung auch in künftigen Situationen an:

**Tabelle II 2-7**: Anwendung der Technik «linke Spalte» zur Neukonstruktion eines Gesprächs

| Was ich gedacht habe | Was gesagt wurde |
|---|---|
| ■ Endlich erkennen die auch die Zeichen der Zeit. Hat ja lange genug gedauert. Wir hätten schon viel früher damit anfangen können. Wurde da etwa wieder alles vorab ohne mich besprochen? | ■ Verwaltungsdirektor: «Auch wir führen jetzt ein Qualitätsmanagementsystem ein.» |
| ■ Jawohl, ich kann das, ich kann mich hier fachkundig einbringen. | ■ Verwaltungsdirektor: «Frau Ach verfügt über die Qualifikation ein solches System einzuführen.» |
| ■ Klar übernehme ich das für die Pflege, aber ich brauche zur Unterstützung eine Stabsstelle! Alleine kann ich das nicht leisten! | ■ Verwaltungsdirektor: «Sie übernehmen das sicher für den Pflegebereich.» |
| ■ So einfach geht das nicht! Moment, davon hängt nicht alles ab! | ■ Verwaltungsdirektor: «Das Budget ist hier, wie überall, knapp.» |
| ■ Die ganze Organisation braucht Unterstützung für die Einführung eines Qualitätsmanagementsystems! Halt! | ■ Verwaltungsdirektor: «Sie sind gut ausgebildet, daher setzen wir volles Vertrauen in Sie.» |

■ Dialog: Aufhebung aller Annahmen
■ Behaupten: «Dies ist meine Meinung und hier sind die Gründe.»
■ Klärung: «Auf welche Frage suchen wir eine Antwort?»
■ Fühlen: Gesprächsverlauf beobachten, wenig sagen, jedoch genau wahrnehmen, was geschieht. (Senge, 1997: 293)

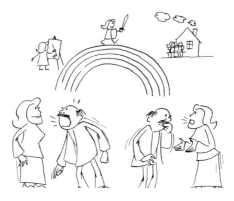

Wenn die Pflegedirektorin an dem Gleichgewicht zwischen Erkunden und Plädieren arbeiten möchte, kann sie zunächst auch nur für sich selbst beginnen. Sie braucht kein Budget und keine Erlaubnis dafür und wird «fast immer mit besseren Beziehungen und mit dem Ruf der Integrität belohnt werden» (Senge,1997: 294). Gesprächsrezepte sollen nach Senge dazu beitragen, dass:

«Menschen die Fähigkeiten erwerben, die zu einem ausgewogenen Erkunden und Plädieren erforderlich sind. Man kann jederzeit darauf zurückgreifen, wenn ein Gespräch Lernmöglichkeiten bietet – zum Beispiel, wenn ein Team mit einer schwierigen Frage konfrontiert ist, die das Wissen und die Teilnahme aller Teammitglieder verlangt.» (Senge, 1997: 294).

**Tabelle II 2-8**: Anwendung der Technik «linke Spalte» zur Neukonstruktion einzelner Gesprächssequenzen

| Den eigenen Denkprozess sichtbar machen (die Abstraktionsleiter hinunter klettern): | | Andere bitten, ihren Denkprozess sichtbar zu machen: | |
|---|---|---|---|
| **Was man tut** | **Was man sagt** | **Was man tut** | **Was man sagt** |
| ■ Annahmen darlegen, Daten beschreiben, die zu diesen Annahmen geführt haben.<br>■ Annahmen erklären | ■ «Ich denke, dass sie nicht viel von meiner Fachkompetenz halten.»<br>■ «Zu diesem Standpunkt bin ich gelangt, da ich an den Vorgesprächen zur Einführung eines Qualitätsmanagementsystems nicht beteiligt wurde.» | ■ Den Gesprächspartner die Stufen der Abstraktionsleiter «hinunterführen».<br>■ Aggressive Sprache vermeiden | ■ «Was führt Sie zu der Schlussfolgerung, dass ich kein Interesse an konzeptioneller Arbeit habe?»<br>■ «Welche Daten haben Sie?»<br>■ «Können Sie diesen Punkt noch einmal vertiefen, damit ich ihn besser verstehe?» |
| **Öffentliche Überprüfung der Annahmen und Schlussfolgerungen:** | | **Die eigenen Annahmen mit denen der anderen Gesprächspartner vergleichen:** | |
| **Was man tut** | **Was man sagt** | **Was man tut** | **Was man sagt** |
| ■ Den Gesprächspartner anregen, die eigenen Annahmen und Daten zu erforschen.<br>■ Zuhören, offen bleiben, andere ermutigen, eine andere Meinung zu haben. | ■ «Was halten Sie von dem, was ich gerade gesagt habe?»<br>■ Sehen Sie das anders?" | ■ Die Äußerungen der anderen überprüfen, indem man um Kontexterläuterungen und Beispiele bittet.<br>■ Überprüfen, ob das Gesagte richtig verstanden wurde. | ■ «Welche Auswirkungen hätte ihr Vorschlag für den Pflegebereich?»<br>■ «Könnten Sie ein typisches Beispiel beschreiben?»<br>■ «Verstehe ich das richtig? Sie meinen, weil es keine Beschwerden über die Pflegequalität gibt, ist auch keine Verbesserung und keine Weiterentwicklung notwendig?» |

**Tabelle II 2-8** zeigt Kommunikations- und Gesprächsformen, die für die Pflegedirektorin in Bezug auf Gespräche mit den Vorgesetzten von Bedeutung sein könnten.

### 2.3.3
### Personal Mastery

Essenzen, Prinzipien und Techniken

Die **Essenzen** des Personal Mastery sind *Sein, Schöpfungskraft und Verbundenheit*. Personal Mastery führt zu einem intensiven Gefühl der Selbstwahrnehmung und der Wahrnehmung der eigenen Beziehung zur Umwelt. Es weckt ein Bewusstsein für die Dinge, die in diesem Augenblick geschehen, wodurch schöpferische Kräfte freigesetzt werden. Als Leitgedanken und Einsichten führt Senge die **Prinzipien** «Vision», «Kreative versus emotionale Spannung» und «Unterbewusstsein» an. Die **Techniken** umfassen die «Klärung der persönlichen Vision», das «Halten der kreativen Spannung» und das «Wählen». Es geht um eine gleichzeitige Konzentration auf die Vision und auf die gegenwärtige Realität. Die aus dieser Spannung resultierende Energie wird für die Umsetzung der Vision benötigt.

Damit aus einer Organisation eine wirklich lernende Organisation wird, muss eine bestimmte Haltung existieren und gelebt werden, die sich auf die Essenzen der Disziplin des Personal Mastery stützt:

> «Organisationen lernen nur, wenn die einzelnen Menschen etwas lernen. Das individuelle Lernen ist keine Garantie dafür, daß die Organisation etwas lernt, aber ohne individuelles Lernen gibt es keine lernende Organisation.» (Senge, 1998: 171).

Lernen heißt in diesem Zusammenhang nicht, dass mehr Informationen aufgenommen werden, sondern dass man die Fähigkeit erweitert, die Ergebnisse zu erzielen, die man im Leben wahrhaft anstrebt. Lernen ist folglich ein lebenslanger schöpferischer und auch anstrengender Prozess. Um Lernen zu können, braucht man Personal Mastery, die Disziplin der Selbstführung und Persönlichkeitsentwicklung. Personal Mastery besteht aus mehr als Kompetenz und Fachwissen, obwohl sie auf Kompetenz und Fachwissen gründet. Sie umfasst mehr als geistige Entfaltung, auch wenn sie geistiges Wachstum voraussetzt. Personal Mastery bedeutet, dass man das Leben als schöpferisches gestaltbares Werk betrachtet und «daß man eine kreative im Gegensatz zu einer reaktiven Lebensauffassung vertritt». (Senge, 1998: 173).

> *Selbstführung und Persönlichkeitsentwicklung*

Die Disziplin des Personal Mastery umfasst vor diesem Hintergrund der Essenzen verschiedene Techniken und Prinzipien, die ständig praktiziert werden müssen und die sich, wie in **Tabelle II 2-9** deutlich wird, zu einem großen Teil überschneiden. Wie bei einem Musiker, der durch regelmäßig wiederkehrende Übung zum Meister seines Instrumentes wird, kann durch das Praktizieren der Verfahren und Prinzipien die Meisterschaft in der Selbstführung erreicht werden. Wenn Personal Mastery zu einer internalisierten Haltung wird, umfasst sie zwei prinzipielle Verhaltensweisen woraus als drittes eine «kreative Spannung» resultiert. (Senge, 1998: 184) Erstens wird regelmäßig versucht zu klären, was für einen selbst wirklich bedeutungsvoll ist, da oft nur eine sehr vage Vorstellung von dem, was wirklich wichtig ist, existiert. Zweitens wird kontinuierlich versucht, die «gegenwärtige Realität» zu ermitteln (Senge, 1998: 174).

### Die persönliche Vision

> *Die persönliche Vision*

«Die persönliche Vision kommt von innen». (Senge, 1998: 180). Diese Fähigkeit zur Selbstklärung, sich beständig zu fragen, was einem selbst wirklich wichtig ist, ist eine entscheidende Grundlage des Personal Mastery. Eine Vision ist eine ziel-

**Tabelle II 2-9:** Techniken, Prinzipien und Essenzen der Disziplin «Personal Mastery»

| Ebenen | Disziplin: Personal Mastery |
|---|---|
| Techniken | ■ Klärung der persönlichen Werte<br>■ Halten der kreativen Spannung – Erkennen der gegenwärtigen Realität<br>■ Wählen |
| Prinzipien | ■ Vision<br>■ Kreative versus emotionale Spannung<br>■ Unterbewusstsein |
| Essenzen | ■ Sein<br>■ Schöpfungskraft<br>■ Verbundenheit |

bewusste Vorstellung von einer ersehnten Zukunft. Die Vision ist das Ziel, das einen Menschen vorwärts treibt und ihn keine Mühe scheuen lässt. Die eigenen wirklichen Ziele und Visionen müssen fortlaufend immer wieder geklärt werden. Visionen umfassen verschiedene Aspekte wie zum Beispiel den materiellen beziehungsweise die Frage, wie viel Geld man haben möchte. Auch gibt es personenbezogene Aspekte wie Gesundheit und Freiheit. Dazu kommen soziale Aspekte wie Freunde zu haben und altruistische Aspekte, wie einen Beitrag für die Gesellschaft zu leisten. Es erfordert Mut an einer Vision festzuhalten, vor allem, wenn das unmittelbare soziale Umfeld oder der gesellschaftliche Konsens in eine andere Richtung gehen. Dieses Nicht-Mitschwimmen mit der Mehrheit erfordert ein couragiertes Eintreten für die eigenen Vorstellungen und zeichnet Menschen mit einem hohen Grad an Personal Mastery aus.

### Die gegenwärtige Realität erkennen

Erkennen der gegenwärtigen Realität

Neben der persönlichen Vision ist es wichtig, sich ein genaues Bild von der gegenwärtigen Realität zu machen. Dies erfordert die Bereitschaft, auch unangenehmen Realitäten ins Auge zu sehen. Menschen, die sich in kontraproduktive Beziehungen verwickeln lassen, bleiben darin gefangen, wenn sie diese nicht in Frage stellen wollen. Es gibt zum Beispiel Besprechungen, auf denen behauptet wird, «das Projekt läuft hervorragend», obwohl ein ehrlicher Blick auf die gegenwärtige Realität das Gegenteil beweisen würde. «Wer am Ziel seiner Wünsche ankommen möchte, muß wissen, wo er sich im Verhältnis zu diesem Ziel gerade befindet.» (Senge, 1998: 174). Menschen müssen lernen, die gegenwärtige Realität nicht als Feind, sondern als Verbündeten zu betrachten. In der Verpflichtung zur Wahrheit liegt die Chance, die Lücke zwischen Vision und gegenwärtiger Realität zu finden. Senge beschreibt diese Lücke als «Quelle kreativer Energie» und als «kreative Spannung» (Senge, 1998: 184, kursiv im Original).

### Halten der kreativen Spannung

Halten der kreativen Spannung

Das zentrale Prinzip des Personal Mastery ist das Prinzip der kreativen Spannung, das alle anderen Elemente dieser Disziplin eingliedert. Die kreative Spannung drückt sich in der Kraft und Energie aus, die entsteht, wenn die Diskrepanz zwischen Vision und gegenwärtiger Realität deutlich wird. Hierin liegt der Handlungsspielraum und letztendlich die Handlungsorientierung. Denn in der Bewusstwerdung der Spannung liegt der Anreiz, Maßnahmen zu ergreifen, um die Realität und die Vision in Einklang zu bringen.

Um die persönliche Vision herauszufinden und zu klären, genügt es, sich irgendwo hinzusetzen und die eigenen Ziele und Gedanken aufzuschreiben (Senge, 1997: 233). Dies klingt zunächst sehr einfach, aber die Entwicklung einer persönlichen Vision ist eine große Herausforderung. In dem Moment, in dem die Vision auf dem Papier steht und damit fest formuliert ist, kann sie nicht mehr verleugnet werden. Es ist wie eine große Verpflichtung gegenüber sich selbst und seinem Umfeld. Die entscheidende Frage ist: «Was will ich wirklich?» Diese Vision wird zur Orientierung und viele Entscheidungen werden im zukünftigen Handeln davon beeinflusst werden.

Vier Schritte zur Entwicklung der persönlichen Vision

Zur Entwicklung der persönlichen Vision empfiehlt Senge vier Schritte:

■ *Erster Schritt: Ein Ergebnis entwickeln*
  Hier folgt die Aufforderung sich vorzustellen, was man beruflich wie privat

erreichen möchte und welche Wünsche man immer schon hatte. Die Vorstellung von diesem Zustand soll so konkret wie möglich erfolgen.

■ *Zweiter Schritt: Reflexion über die erste Komponente der Vision*
Eine gedankliche Pause hilft, die Ergebnisse der ersten Frage zu reflektieren. Hierbei ist es wichtig, Begrenzungen und Beschränkungen der Vision aufzuspüren, die aufgrund der «Machbarkeitsprüfung» erfolgt sind. Die Frage der Realisierbarkeit steht in diesem Schritt noch nicht an.

■ *Dritter Schritt: Die Beschreibung der persönlichen Vision*
Mit verschiedenen Fragen, die das Selbstbild, das Lebensumfeld, das persönliche Bestreben und etwa den Lebenszweck beleuchten, wird versucht, die Vision umfassend zu beschreiben.

■ *Vierter Schritt: Erweiterung und Klärung der Vision*
Dieser Schritt ähnelt der Szenario-Planung. Es soll davon ausgegangen werden, dass sich die Vision erfüllt hat. Was bedeutet das im Einzelnen, was bringt mir das? Bei diesem Prozess kann sich zeigen, dass verschiedene Komponenten der Vision zu den eigentlichen Lebenszielen führen. Die beharrliche Frage «was bringt mir das» zwingt dazu, viel Zeit in eine genaue Analyse dessen, was man wirklich anstrebt, zu investieren.

*Erarbeitung der persönlichen Werte*

Für die Entwicklung der eigenen Visionen ist es hilfreich, eine Checkliste für persönliche Werte zugrunde zu legen, in der ein tieferes Verständnis für eigene Wertvorstellungen erarbeitet wurde. (Senge, 1997: 242) Werte und Haltungen sind tief verwurzelte Ansichten, die aus Traditionen, elterlicher Erziehung, Schule und aus dem Kulturkreis erwachsen. Doch – wie bei allen mentalen Modellen – gibt es eine Divergenz zwischen «verlautbarten» und «praktizierten» Werten. Die praktizierten Werte steuern das Verhalten und sind tief in das Bewusstsein eingeprägt. Sie sind dem Einzelnen oft nicht bewusst und es ist immer wieder notwendig, sie einer kritischen Betrachtung zu unterziehen. Senge schlägt folgende Schrittfolge vor (Senge, 1997: 243):

■ *Erster Schritt: «Mein höchster Wert ist…»*
Es folgt die Aufforderung aus einer Liste von verschiedenen (beruflichen und privaten Werten) zehn Werte auszuwählen, die einem persönlich besonders wichtig sind. Dies können materielle Werte oder Werte im Zusammenhang mit dem «Dienst an der Gesellschaft», mit der «Familie», der «Fachkompetenz», der eigenen «Kreativität» usw. sein.

■ *Zweiter Schritt: Werte streichen*
Zehn Werte stehen auf dem Papier, jetzt werden fünf davon gestrichen. Dann wird noch ein Wert gestrichen, jetzt stehen vier Werte auf dem Papier. Es folgt die Streichung eines weiteren Wertes, so dass am Ende drei Werte übrigbleiben.

■ *Dritter Schritt: Formulierung*
Es werden noch einmal die ersten drei Werte der Liste betrachtet. Was bedeuten diese Werte? Kann ich sie erfüllen, auch in schlechten Zeiten? Was ändert sich an meinem Leben, wenn es von diesen Werten beherrscht sein würde? Wie könnte eine Organisation aussehen, die diese Werte in ihren Mitarbeitern fördert? Spiegeln diese Werte die eigene persönliche Vision wider? Wenn nicht, sollte die persönliche Vision erweitert werden? Oder sollten die Werte neu überdacht werden? Bin ich bereit ein Leben und eine Organisation zu wählen, in der diese Werte an erster Stelle stehen?

Klärung der gegenwärtigen Realität

Nach der Visionsbildung, für die die Übung zur Entwicklung einer Checkliste für persönliche Werte zur Hilfe genommen werden kann, ist der nächste Schritt die Klärung der gegenwärtigen Realität. Auch hier ist Ehrlichkeit von besonderer Wichtigkeit, um den Ist-Zustand «ungeschönt» in den Blick nehmen und einschätzen zu können, wo man sich auf dem Weg zu seiner Vision gerade befindet. In der Verpflichtung zur Ehrlichkeit und zur Wahrheit liegt die Chance, die Lücke zwischen Vision und gegenwärtiger Realität zu finden, die Senge als «Quelle kreativer Energie» und als «kreative Spannung» bezeichnet. In dem Bewusstwerden der Diskrepanz zwischen Vision und gegenwärtiger Realität wird eine Spannung spürbar, die den Anreiz gibt, Maßnahmen zu ergreifen, um die Realität der Vision anzunähern.

Technik «Momente der Klarheit»

Zum Erkennen der gegenwärtigen Realität hilft die Übung der «Momente der Klarheit» (Senge, 1997: 250). Diese Übung kann jederzeit durchgeführt werden. Der Kunstgriff besteht darin, sie in dem Augenblick anwenden zu können, in dem man sie am dringendsten braucht – in Stresssituationen.

Senge empfiehlt, es sich zur Gewohnheit zu machen, einen Augenblick inne zu halten und sich selbst zu fragen:

- Was geschieht in diesem Moment? Was tue ich, was fühle ich, was denke ich?
- Was wünsche ich mir in diesem Moment?
- Was tue ich in diesem Moment, um mich selbst von dem abzuhalten, was ich mir wünsche?

In diesem Moment wird eine innere Entscheidung getroffen, mit der die Möglichkeit verbunden ist, das eigene Handeln zu korrigieren. (Senge, 1997: 251)

Technik «Wählen»

Für den Umgang mit Entscheidungen oder anderen schwierigen Situationen eignet sich des Weiteren die Technik «Wählen», die Senge unter der Bezeichnung die «Macht der Wahl» (Senge, 1997: 252) einführt und am Beispiel eines Teams darstellt, das an einer gemeinsamen Vision gearbeitet hat. Der Seminarleiter bittet einen Augenblick um Ruhe und stellt folgende Frage:

«Wenn Sie ehrlich sagen können, daß Sie diese Vision aus voller Überzeugung wählen und wahr machen möchten, dann stehen Sie bitte auf. Wenn nicht, bleiben Sie bitte sitzen.» (Senge, 1997: 253). Diese ernsthafte Frage hat zur Folge, dass sich viele Teilnehmer von ihren Stühlen erheben. Aber einige bleiben sitzen. Diese Teilnehmer erhalten dann die Chance, zu erklären, was noch getan oder verändert werden müsste, damit auch sie zu dieser Vision stehen können.

Solch eine Wahl kann alleine, vor einer einzelnen Person oder vor einer ganzen Gruppe getroffen werden. Es ist ein Moment der Verpflichtung, des «Dazustehens». Es bedeutet, dass man bereit ist, Kraft, Zeit und Energie zu investieren, um diese Vision zu verwirklichen. Durch die bewusste, eigenverantwortlich entschiedene Wahl wird die Vision ehrlicher und bereichernder und die anstehenden Aufgaben können kreativer gelöst werden. Es stellt sich wie bei den lebensgestaltenden Entscheidungen (Berufswahl, Partnerwahl, Entscheidung für Kinder) ein Gefühl der Verantwortung und der Teilhabe ein. So stellt man sich in den Dienst der Vision, die man «miterweckt» hat und wird Partizipierender in allen entscheidenden Prozessen.

Abschließend sollen nun wieder die vorgestellten Prinzipien und Techniken auf das Fallbeispiel angewendet werden. Im Vordergrund steht wieder das Verhalten beziehungsweise die Person der Pflegedirektorin und zwar hier speziell die Möglichkeiten, die ihr für ihre persönliche Entwicklung einschließlich der daraus folgenden Einflussnahme auf ihre Mitarbeiter sowie auf Prozessabläufe und organisatorische Strukturen zur Verfügung stehen.

Um ihre Handlungen auf ein langfristiges Ziel abstimmen zu können, wäre es sinnvoll, wenn die Pflegedienstleistung ihre «persönliche Vision» entwickelt und hier im Einzelnen die vier Schritte «Ergebnis entwickeln», «Reflexion über die erste Komponente der Vision», die «Beschreibung der persönlichen Vision» und «Erweiterung und Klärung der Vision» durchläuft.

Das Ergebnis dieses Prozesses könnte wie folgt aussehen:

- erfülltes berufliches und privates Leben
- Arbeitsumfeld, das Freiraum für kreative Ideen lässt
- persönliche Weiterentwicklung
- Weiterentwicklung der mir unterstellten Mitarbeiter
- Gesundheit
- Verbundenheit mit Familie und Freunden.

*Beschreibung der persönlichen Vision*

«Meine Vision ist, ein erfülltes berufliches und privates Leben wirklich leben zu können. Ich möchte in meinem Beruf ein Arbeitsumfeld schaffen, das Freiraum für kreative Ideen lässt und meine persönliche Weiterentwicklung wie auch die meiner Mitarbeiter fördert. Ich möchte gesund bleiben und wünsche mir eine tiefe Verbundenheit mit meiner Familie und Freunden.»

*Persönliche Werte*

Dieser Prozess der Visionsentwicklung könnte sinnvoll mit der «Entwicklung der persönlichen Wertvorstellung» verbunden werden. Die Pflegedirektorin nimmt sich ein Papier und schreibt die ersten, für sie entscheidenden Werte auf, die wie folgt lauten könnten:

- Arbeit mit anderen
- Integrität
- Kompetenz
- Sicherheit
- Unabhängigkeit
- Kooperation
- Anerkennung
- Freiheit
- Heiterkeit
- Kreativität.

In einem zweiten Schritt werden nun fünf Werte gestrichen und es bleiben folgende fünf Werte übrig:

- Arbeit mit anderen
- Integrität
- Sicherheit
- Kooperation
- Freiheit.

Die Pflegedienstleiterin würde nun zwei weitere Werte streichen und ihre letzten drei könnten lauten:

- Arbeit mit anderen
- Integrität
- Freiheit.

Der dritte Schritt bei der Arbeit mit der Checkliste für persönliche Werte ist die «Formulierung». Mit diesen persönlichen Ergebniswerten ist nun die Pflegedienstleiterin in der Lage, ihre eigene Werteposition zu bestimmen und in Gesprächen und für Prozessabläufe in der Organisation die Frage zu stellen, was ihr diese Werte jeweils bedeuten. Was ändert sich in ihrem Leben, wenn diese Werte entscheidende Wichtigkeit bekämen? Wie könnte eine Organisation aussehen, die diese Werte bei den Mitarbeitern fördert? Spiegeln diese Werte die persönliche Vision der Pflegedienstleiterin wider?

Klärung der
gegenwärtigen
Realität

Die Pflegedienstleiterin kann sich dann nach der Entwicklung und Reflexion ihrer persönlichen Visionen und ihrer Wertechecklist der Klärung ihrer gegenwärtigen Realität widmen. Mit der Übung «Momente der Klarheit» kann sie ihre Stresssituation erkennen und benennen, in diesem Fall rückwirkend-reflexiv. Sie fragt sich:

1. *Was geschieht in diesem Moment?*
   Ich erfahre überraschend von der Einführung eines Qualitätsmanagementsystems und ich wurde nicht an planerischen Entscheidungen beteiligt! Ich bin hier in einer Konfrontation!

   *Was tue ich?*
   Ich kritisiere verärgert die Vorgehensweise.

   *Was fühle ich?*
   Ich bin wütend und richtig sauer.

   *Was denke ich?*
   Ich finde den Verwaltungsdirektor unfähig und bösartig. Er versucht mich zu ignorieren!

2. *Was wünsche ich mir in diesem Moment?*
   Ich möchte mit meiner Meinung ernst genommen werden und ich möchte nicht respektlos behandelt und übergangen werden. Am liebsten wäre mir, er würde mir zuhören und meine Ansichten zur Einführung eines Qualitätsmanagementsystems ernst nehmen. Ich möchte, dass er aufhört zu reden und mir Raum lässt. Es ist schwierig ein Qualitätsmanagementsystem gut einzuführen. Ich bin wütend, weil meine Bedenken nicht gehört werden und ich weiß nicht, wie ich noch deutlicher werden soll. Durch die Missachtung meiner Person und meiner Ansicht hat der Verwaltungsdirektor mich an einer empfindlichen Stelle getroffen.

3. *Was tue ich in diesem Moment, um mich selbst von dem abzuhalten, was ich mir wünsche?*
   Na ja, jetzt beleidigt und wütend zu sein, ist vielleicht wenig hilfreich.
   «**Ich wähle meine eigene Kreativität!**»

   *Tief durchatmen und weitermachen:*
   Ich entschuldige mich für meine Verärgerung (damit mache ich auch deutlich, dass ich verärgert bin/war) und erkläre den anderen Anwesenden meinen Denkprozess.

Durch eine solche Reflexion könnte die Pflegedirektorin ihre Wut und Frustration artikulieren und gleichzeitig aufzeigen, wie entscheidend die Beteiligung und Anerkennung aller am Projekt Beteiligten ist. Mit Hilfe der geistigen Präsens

(Aufmerksamkeit) mittels der Übung «Momente der Klarheit» bleibt sie nicht in ihrer Wut, Frustration, Angst oder Verzweiflung stecken und kann ihren Konflikt, ihre Stresssituation, lösen.

Technik «Macht der Wahl»

Die Technik der «Macht der Wahl» lässt sich schließlich in der Kasuistik sowohl auf die Einzelperson – hier die Pflegedirektorin – als auch auf die Gruppen- und Teamebene anwenden. Die persönliche, individuelle Wahl erfolgt durch die Pflegedirektorin selbst. Sie könnte etwa lauten: «Ich wähle die Freiheit und die Integrität in meinem Denken und Handeln.» Damit trifft die Pflegedirektorin die bewusste Wahl für ihre eigene Verantwortung und befreit sich aus Sach- und Situationszwängen. Die Wahl der Gruppe – hier alle Prozess-Beteiligten der angestrebten Veränderungen – könnte abzielen auf offene Diskussion und Konsensbildung. Angestrebt werden könnte ein «Aufstehen» für die Vision, die hinter der Einführung eines Qualitätsmanagementsystems steht und als Leitbild formuliert wird. Das «Aufstehen» der Prozess-Beteiligten würde Zustimmung und Verpflichtung für die Vision («wir begegnen einander mit Achtung und verpflichten uns der Echtheit») ausdrücken. Auf diese Weise könnte bei solch einer wichtigen Entscheidung in einer Organisation eben nicht nur Zustimmung, sondern echte Beteiligung für Veränderungsprozesse entstehen.

Aus der bewusst wahrgenommenen Diskrepanz zwischen Vision und gegenwärtiger Realität erwächst Energie und Kraft, die zu einer kreativen Spannung führt. Das *«Halten der Kreativen Spannung»* bedeutet für die Pflegedirektorin ein Erkennen ihrer persönlichen Situation und ihrer Möglichkeiten.

Die Pflegedirektorin weiß um die Tatsache, dass verlautbarte Worte nicht immer unbedingt mit den Taten übereinstimmen. Sie kann sich nochmals mit ihrer persönlichen Vision, ihrer eigenen Realität und der Lücke zwischen beiden beschäftigen. Die Schwierigkeit liegt nicht an dem Vorhandensein der Lücke, sondern an der mangelnden Bereitschaft, sich mit der Wahrheit über die Existenz dieser Lücke ins Gesicht zu konfrontieren. Um das in der Lücke enthaltene Lernpotenzial sowie die kreative Spannung optimal nutzen zu können, stehen ihr drei Möglichkeiten offen. (Senge, 1998: 248)

- Die erste Offenbarungsfrage, «ist mir die verlautbarte Theorie (mit vollem Einsatz für die Belange der Pflege zu arbeiten) wirklich wichtig», sollte sie klären.
- Die zweite Offenbarungsfrage, «ist die verlautbarte Theorie tatsächlich Teil meiner Vision» ist ebenfalls genau zu klären
- und sie sollte sich einen Partner suchen, der bereit und offen ist, um gemeinsam mit ihr über Denkprozesse, praktizierte Theorien und mentale Modelle zu reflektieren.

## 2.4
# Zusammenfassendes Ergebnis

Nun hat die Pflegedirektorin genügend umsetzbares theoretisches Werkzeug. Sie kann reflektieren, ihre eigenen Gedankengänge und -sprünge nachvollziehen, sie kann ihre Gedanken offen legen, sie kann zuhören und die Meinungen und Ansichten anderer hinterfragen. Ist sie nun bereit, diese Techniken, die auf die jeweiligen Prinzipien und Essenzen gestützt sind, zu üben, wird sie in den nächsten Gesprächen ein Veränderungspotenzial in den Händen halten, das langsam zu wirken beginnt, andere «anstecken» kann und für sie selbst zu einer höheren Arbeitszufriedenheit führt. Die Fähigkeit, systemisch zu denken, sollte bei der Pflegedirektorin, den Vorgesetzten und den Mitarbeitern geschult werden. Ebenso könnten alle Unternehmensmitarbeiter mit Hilfe der Disziplin des Personal Mastery ihre eigene Vision klären. Die Lücke, die zwischen ihren Visionen und ihrer eigenen Realität besteht, kann der Erfassung des Lernbedarfs in der gesamten Organisation dienen. Die «kreative Spannung», die zur Erweiterung der Personal Mastery genutzt werden könnte, würde langfristig auch zu einer Prozessoptimierung führen und die Voraussetzungen für eine lernende Organisation schaffen.

Die **Tabelle II 2-10** zeigt noch einmal zusammenfassend die Techniken der Lerndisziplinen in Bezug auf die Analyse der Handlungen der beteiligten Personen, auf die Erarbeitung des Soll-Zustandes und die Interventionen, die auf die Erschließung von Lern- und Entwicklungspotenzialen abheben.

**Tabelle II 2-10:** Analyseraster zur sachgerechten Bearbeitung des Fallbeispiels «Einführung eines Qualitätsmanagementsystems»

| Handlungsschritte | Mentale Modelle | Personal Mastery |
|---|---|---|
| **Analyse, Diagnose** | **PDL** reflexive Schleife 1: Ich erhalte keine Wertschätzung von meinem Vorgesetzen.<br>**PDL** reflexive Schleife 2: Das Interesse meiner Vorgesetzten an der Einführung von QM ist gering.<br>→ fehlende Aufschlüsselung von Denk- und Schlussfolgerungsprozessen<br>→ fehlende Reflexion des misslungenen Gesprächs durch? | **PDL** Handlungen sind nicht in eine übergeordnete persönliche Zielvorstellung eingebunden.<br>→ fehlende Vision<br>→ Unklarheit der persönlichen Wertevorstellungen<br>→ Rückzug und Verärgerung durch das Gefühl, übergangen zu werden (Stresssituation). |
| **Soll-Zustand** | **PDL** klare Entscheidung für Wahrheit und Offenheit<br>→ Mentale Modelle werden hinterfragt und kommuniziert.<br>→ Ein dialogischer Austausch wird aktiv angeregt.<br>→ Abstraktionssprünge und reflexive Schleifen können vermieden werden. | **PDL** Differenziertes Gefühl der Selbstwahrnehmung und Wahrnehmung der eigenen Beziehung zur Umwelt ist ausgebildet.<br>→ Klärung der persönlichen Vision ist erfolgt.<br>→ Klärung von Zielen ist erfolgt.<br>→ Die persönliche Werteposition ist bestimmt. |
| **Interventionen** | **PDL** Aufdecken von mentalen Modellen mit Hilfe der Technik «linke Spalte»<br>→ Nutzung der «linken Spalte» als Ressource für eine bessere Kommunikation durch Betrachtung des eigenen Verhaltens, der Prozesse und der Struktur<br>→ Anwendung der Technik «Gleichgewicht von Erkunden und Plädieren»<br>→ Erforschung der Denkmuster durch Unterscheidung der verlautbarten von der praktizierten Theorie | **PDL** Klärungsprozess der persönlichen Werte und Visionen<br>→ Anwendung der vier Schritte: «Ergebnis entwickeln», Reflexion über die erste Komponente der Vision, die Beschreibung der persönlichen Vision und «Erweiterung und Klärung der Vision»<br>→ Bearbeitung der Checkliste für persönliche Werte<br>→ Klärung der gegenwärtigen Realität mit Hilfe der Technik «Momente der Klarheit»<br>→ Halten der kreativen Spannung durch Erkennen der Situation – Verhalten, Prozess und Struktur sowie darauf bezogener Möglichkeiten der Einflussnahme<br>■ Prozess-Beteiligte: Verantwortungsübernahme und echte Beteiligung an Veränderungen in der Organisation durch die Technik «Macht der Wahl»: «Aufstehen» |
| **Evaluation** | ■ Überprüfung der Ergebnisse in Bezug auf den gewünschten Soll-Zustand | ■ Überprüfung der Ergebnisse in Bezug auf den gewünschten Sollzustand |

## 2.5
# Fallbeispiel zur Übung: «Entwicklung eines Schulprogramms im Sinne eines Qualitätsmanagementsystems in der Ausbildung»

**Tabelle II 2-11:** Einordnung der Thematik in die Studienschwerpunkte und Arbeitsfelder

|  | Pflegemanagement | Pflegepädagogik |
|---|---|---|
| **Arbeitsfelder** | Leitung | Ausbildung |
|  | Weiterbildung | Weiterbildung |
|  | Beratung | Beratung |
|  | Forschung und Entwicklung | Forschung und Entwicklung |

Frau Möller hat seit einem Jahr die Schulleitung einer Zentralschule für Kranken- und Kinderkrankenpflege in Nordrhein-Westfalen übernommen. Sie hat zuvor schon in verschiedenen Bundesländern an Schulen des Pflege- und Gesundheitsbereiches gearbeitet, wobei sie die Möglichkeit hatte, Einblick in die unterschiedlichen Organisationsstrukturen von Pflege- und Bildungseinrichtungen zu gewinnen. Für sie bedeutet es eine besondere Herausforderung, ein schulinternes Planungsinstrument im Sinne eines Schulprogramms für die Ausbildung in der Gesundheits- und Krankenpflege sowie in der Gesundheits- und Kinderkrankenpflege nach dem neuen Ausbildungskonzept zu entwickeln. Da nun alle Schulen in NRW dazu aufgefordert sind, ein schulinternes Curriculum zu entwickeln, das sich vorrangig sowohl auf das Berufs- als auch auf das Bildungsverständnis der Pflegeeinrichtungen wie der Bildungseinrichtungen stützt, sieht Frau Möller darin eine große Chance, sich mit anderen Schulen zusammenzuschließen, um im ersten Schritt, der wesentlich und wichtig für die Einführung von Qualitätsmanagementsystemen ist, zu kooperieren. In der nächsten erweiterten Schulkonferenz trägt Frau Möller ihr Anliegen sowohl den Trägervertretern als auch der Pflegedirektorin, dem Verwaltungsdirektor und dem ärztlichen Direktor vor. Der Verwaltungsdirektor, Herr Westphal, ergreift sofort das Wort und berichtet: «Das trifft sich ja hervorragend, denn auch wir in der Klinik haben uns über die Einführung eines Qualitätsmanagementsystems geeinigt und haben bereits die entsprechenden Personen mit diesem Auftrag betraut. Ich würde vorschlagen, dass Sie ähnliche Arbeitsprozesse für ihren Bereich in Gang setzen. Bedingt durch die sehr angespannte finanzielle Situation ist einerseits Eile geboten, andererseits können Sie nicht auf personelle und strukturelle Unterstützung hoffen. Es wird jetzt vorrangig erst einmal wichtig sein, dass Sie für unsere Ausbildungsschulen, es sind ja immerhin drei, ein tragbares Konzept entwickeln, das die Qualität der schulischen Arbeit verbessert und längerfristig auch die Effektivität des Lernerfolges steigert.»

Frau Möller versucht noch einmal das Leitungsteam von ihrem übergeordneten Gedanken zu überzeugen, indem sie die Vorteile eines Schulnetzwerkes mit anderen Ausbildungseinrichtungen darstellt. Sehr engagiert trägt sie die Argumente vor, die vor allen Dingen in der Effektivität der Arbeit an der Entwicklung von Qualitätsmerkmalen und Qualitätsbereichen von Schulen liegen. Leider muss sie schon bei der Darlegung ihrer Argumente erkennen, dass ihr weder der Verwaltungsdirektor noch die anderen Personen im Leitungsteam die nötige Aufmerk-

**Tabelle II 2-12:** Analyseraster zur sachgerechten Bearbeitung des Fallbeispiels «Entwicklung eines Schulprogrammes im Sinne eines Qualitätsmanagementsystems in der Ausbildung»

| Handlungsschritte | Variablen | | |
|---|---|---|---|
|  | Person | Prozess | Struktur |
| Analyse, Diagnose | ■ | ■ | ■ |
| Soll-Zustand | ■ | ■ | ■ |
| Intervention | ■ | ■ | ■ |
| Evaluation | ■ | ■ | ■ |

samkeit schenken und sich bereits anderen TOP-Punkten zugewandt haben. Frau Möller kann sich einfach nicht vorstellen, dass die konzeptionelle Arbeit an der Entwicklung eines Qualitätsmanagementsystems für die Pflegeeinrichtungen parallel zu den Bildungseinrichtungen nicht koordiniert werden soll. Diese Herangehensweise stellt für sie eine Verschwendung sowohl personeller wie auch finanzieller Ressourcen dar. Außerdem haben alle Beteiligten die Vorzüge eines übergreifenden Schulnetzwerkes im Hinblick auf Qualitätssteigerung des Bildungsangebotes nicht verstanden. Von der Bildung einer Steuerungsgruppe für die Schulentwicklungsprozesse könnte nicht nur ihre Schule profitieren, sondern alle an dem Prozess beteiligten Kooperationspartner.

## Literatur

Argyris, C.; Schön, D. A.: Die Lernende Organisation. Grundlagen, Methode, Praxis. 1. Aufl., Klett-Cotta, Stuttgart 1999

Kline, P.; Saunders, B.: Zehn Schritte zur Lernenden Organisation. Das Praxisbuch. 2. Aufl., Junfermann, Paderborn 1997

Probst, G. J. B.; Büchel, B. S. T.: Organisationales Lernen. Wettbewerbsvorteil der Zukunft. 2. Aufl., Gabler, Wiesbaden 1998

Sattelberger, T. (Hrsg.): Die lernende Organisation. Konzepte für eine neue Qualität der Unternehmensentwicklung. 3. Aufl., Gabler, Wiesbaden 1996

Senge, P. M.: Die fünfte Disziplin. Kunst und Praxis der lernenden Organisation. 5. Aufl., Klett-Cotta, Stuttgart 1998

Senge, P. M.: Das Fieldbook zur fünften Disziplin. 2. Aufl., Klett-Cotta, Stuttgart 1997

# 3
# Selbst- und Zeitmanagement

Beate Loskamp, Karin Welling

## 3.1
## Einführung in die Thematik

Ein bekanntes Phänomen unserer Zeit ist, dass vielen Menschen Zeit und Muße fehlt. Der Ausspruch «Ich habe einfach zuwenig Zeit.» – ist in diesem Zusammenhang ein viel gehörter Satz. Manager und Lehrende sind gefährdet «sich in ihrer Arbeit zu verlieren» und private Ziele und Aktivitäten aus dem Auge zu verlieren. Studenten sind ebenfalls in arbeitsreichen Phasen, während der Diplomarbeit, den Prüfungen und den Praktika, betroffen. Die allseitige Relevanz des Themas verdeutlicht sich in der Flut der Zeitmanagementbücher, die mit ähnlichen Inhalten immer wieder neu auf dem Markt erscheinen. Zeitnot, Stress, Erschöpfungszustände, Arbeitssucht und Burn-out sind Probleme, die im Umgang mit der Zeit entstehen können. Diesen liegen sowohl gesellschaftliche als auch individuelle Ursachen zugrunde.

Fest steht, dass der Mensch die Zeit nicht managen kann, denn eine Stunde hat unabänderlich 60 Minuten und eine Minute hat 60 Sekunden. Tatsächlich kann der Mensch nur sich selbst und seinen Umgang mit der Zeit managen. In diesem Sinne ist Zeitmanagement als Selbstmanagement zu verstehen. Gelungenes Selbstmanagement ist dadurch charakterisiert, dass ein Mensch sich seiner Vision, seiner Ziele, bewusst ist und diese durch zielorientiertes Handeln anstrebt. Selbstmanagement beinhaltet die methodische und systematische Zusammenführung beruflicher und privater Aktivitäten auf die eigenen Lebensziele.

Zeitmanagement, wie es in vielen Zeitmanagementbüchern im Vordergrund steht, wird weniger umfassend verstanden und legt den Fokus bevorzugt auf die Organisation des Arbeitstages. Es folgt dem Vorsatz den Menschen zu befähigen, weitgehend selbst über die eigene Arbeit und Zeit zu verfügen und nicht über sich verfügen zu lassen. Diese Bücher beinhalten eine Vielzahl von Methoden und Organisationshilfen, um vom fremd- zum selbstbestimmten Umgang mit der Zeit zu gelangen.

In diesem Aufsatz geht es, auch vor dem Hintergrund der Gesundheitsförderung, um die Entwicklung eines effektiven Selbstmanagementprozesses. Dieser ist als eine Folge von logisch zusammenhängenden Schritten zu verstehen und spiegelt die Struktur eines Problemlösungsprozesses wider. Dementsprechend wird nach der Problemanalyse der Zielfindung ein großer Platz eingeräumt. Es werden exemplarisch einige Methoden des Zeitmanagements aufgegriffen und abschließend wird der Erfolg überprüft. Jeder dieser Schritte enthält zahlreiche Prinzipien und Methoden, welche die Leserin und den Leser dieses Aufsatzes unterstützen, sensibel für das eigene Handeln und den individuellen Umgang mit der Zeit in Hinblick auf seine Ziele zu werden. Zahlreiche Übungen regen an, über sich selbst und den eigenen Umgang mit der Zeit nachzudenken.

### 3.2
# Fallbeispiel: «Das Selbst- und Zeitmanagement einer Pflegepädagogin»

**Tabelle II 3-1:** Einordnung der Thematik in die Studienschwerpunkte und Arbeitsfelder

|                  | Pflegemanagement        | Pflegepädagogik         |
|------------------|-------------------------|-------------------------|
| **Arbeitsfelder** | Leitung                 | Ausbildung              |
|                  | Weiterbildung           | Weiterbildung           |
|                  | Beratung                | Beratung                |
|                  | Forschung und Entwicklung | Forschung und Entwicklung |

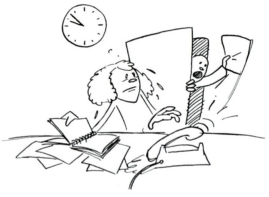

Frau Stelzer ist Pflegepädagogin und Mutter von zwei Kindern. Seit einem Jahr arbeitet sie als Schulleitung an einer Krankenpflegeschule. Das Team der Schule besteht aus drei weiteren Pflegepädagoginnen und einer Sekretärin, die an drei Vormittagen arbeitet. Die Schule ist nach dem Kursleiterprinzip organisiert, das bedeutet, dass alle pädagogischen Mitarbeiterinnen, auch Frau Stelzer, einen eigenen Kurs leiten.

Frau Stelzer ist eine sehr kreative Frau. Täglich gehen ihr neue Ideen durch den Kopf, was sie in der Schule ändern oder verbessern könnte. Ihr Beruf macht ihr Spaß, in ihrer Rolle als Schulleitung fühlt sie sich jeden Tag erneut herausgefordert. Obwohl Frau Stelzer gerne arbeitet, hat sie beruflich wie auch privat häufig das Gefühl, dass sie nie zu dem kommt, was ihr wichtig ist und am Herzen liegt. Wenn sie abends von der Arbeit nach Hause fährt, ist sie oft unzufrieden mit sich und ihrem Arbeitsergebnis. Nicht selten denkt sie: «Was habe ich heute den ganzen Tag gemacht? Richtig geschafft habe ich doch nichts.»

Der heutige Arbeitstag von Frau Stelzer beginnt damit, dass sie gestresst kurz vor Unterrichtsbeginn in ihrem Büro erscheint. Obwohl sie sich fast jeden Morgen vornimmt, frühzeitiger zur Arbeit zu fahren, gelingt ihr die Umsetzung nicht. Irgendwie kommt immer etwas dazwischen. Kaum hat sie ihr Arbeitszimmer betreten, klingelt das Telefon und der Anrufbeantworter blinkt mehrmals auf. Nachdem sie alle Telefonate erledigt, den Anrufbeantworter abgehört und sich um Ersatz für den Ausfall der nebenamtlichen Dozentinnen gekümmert hat, ist die erste Stunde ihres Arbeitstages vergangen.

Für den heutigen Tag hat sich Frau Stelzer viel vorgenommen, denn sie hat keine Unterrichtsverpflichtung. «Nun wird es aber Zeit, dass ich endlich mit der Vorbereitung meiner neuen Unterrichtsreihe zum Thema Sturzprophylaxe beginne», denkt sie. Mit Blick auf ihren Terminkalender wird ihr bewusst, dass der seit einem Jahr geplante Unterricht bereits nächste Woche beginnt. Zum Glück hat sie die Fachartikel, mit deren Hilfe sie sich inhaltlich vorbereiten will, schon herausgesucht und fotokopiert. Nach einer Weile findet sie die Aufsätze wieder und beginnt zu lesen. Es fällt ihr schwer, sich beim Lesen zu konzentrieren, da sie drei Mal von einer Mitarbeiterin unterbrochen wird. Zudem wird ihr bewusst, wie umfangreich das Thema ist. Sie stellt fest, dass die ausgewählte Literatur nicht ausreicht, um das Thema Sturzprophylaxe gründlich aufzubereiten. Außerdem ist gerade ein Buch mit neuen Aspekten zur Sturzprophylaxe erschienen. Da sie das Thema als wichtig für die Pflegeausbildung erachtet, bestellt sie das Buch und erfährt, dass es erst übermorgen geliefert werden kann. Trotz eines unguten Gefühls beruhigt sich Frau Stelzer: «Na ja, am Wochenende habe ich auch etwas Zeit für die Vorbereitung, dass wird schon klappen.»

Mit diesem Gedanken geht sie in die Teeküche, um sich einen Kaffee zu kochen. Dort trifft sie ihren neuen Mitarbeiter, Herrn Bayer, der ebenfalls Pflegepädagoge ist. Dieser berichtet ihr von einem dringenden Problem mit dem neuen Ausbildungskurs. In einem gemeinsamen Gespräch analysieren beide die Situation und erarbeiten eine Lösung für das Problem. Schnell ist eine dreiviertel Stunde vergangen und sie müssen sich beeilen, um rechtzeitig zur Teambesprechung, die jeden Montagmorgen um 10.30 Uhr im Büro von Frau Stelzer stattfindet, zu erscheinen. Frau Jost und Frau Drechsler warten bereits vor der Tür. Frau Stelzer hat ein schlechtes Gewissen. Eigentlich hatte sie sich am Wochenende auf die Besprechung vorbereiten wollen. «Na ja», überlegt sie, «es wird schon gehen, dann muss ich ein bisschen improvisieren und schließlich haben die anderen auch immer gute Ideen.» Die Kollegen warten geduldig bis Frau Stelzer die Unterlagen gefunden und noch zwei wichtige Telefonate erledigt hat. Zwischendurch wird die Besprechung durch zwei weitere Anrufe unterbrochen. Nach anderthalb Stunden endet die Besprechung planmäßig, obwohl wesentliche Tagesordnungspunkte nicht bearbeitet worden sind. Frau Stelzer ärgert sich, denn ihre Mitarbeiterinnen Frau Jost und Frau Drechsler hatten sich vor einiger Zeit darüber beschwert, dass die Besprechungen zu lange dauern und häufig ineffektiv sind. Frau Stelzer hatte die Kritik angenommen und zugesagt die Besprechungen in Zukunft kurz und effektiv zu gestalten.

Mit diesen Überlegungen setzt sich Frau Stelzer wieder an ihren Schreibtisch, um endlich die Dozentenabrechung, die sie schon länger vor sich herschiebt, zu erledigen. Sie hatte diese Tätigkeit, die eine hohe Konzentration erfordert, für den heutigen Arbeitstag geplant. Als sie alle Sachen für die Bearbeitung zusammengesucht hat, klingelt es zur Pause. Ein Schüler, der ziemlich hilflos wirkt, erscheint. Er benötigt eine Bescheinigung, die er in der Personalabteilung erhalten kann. Frau Stelzer bietet ihm an, sich darum zu kümmern und ihm die Bescheinigung später zu bringen. Frau Sommer, eine Sachbearbeiterin aus der Verwaltung ruft an, sie möchte die Namensliste des neuen Kurses zugesendet bekommen. Zwischendurch erledigt Frau Stelzer einige Anrufe von Schülern, die sich krank melden oder Schwierigkeiten in ihrem Praxiseinsatz haben.

Mittlerweile ist es Mittag. «Jetzt muss ich mich beeilen.», denkt Frau Stelzer, denn nachmittags hat sie um 16.00 Uhr einen Termin mit ihrer Kollegin vom Fachseminar für Altenpflege. Sie wollen den vorläufigen Projektplan für die Umsetzung der gemeinsamen Pflegeausbildung besprechen. Da sie sich hierauf noch inhaltlich vorbereiten muss, verschiebt Frau Stelzer die Dozentenabrechung auf den nächsten Tag. Während Sie die für die Besprechung notwendigen Unterlagen liest, fällt ihr ein, dass sie vergessen hat, der Schulsekretärin, die für diese Woche Urlaub hat, einen wichtigen Arbeitsauftrag zu geben. Die Einladungen zur Dozentenkonferenz, die übernächste Woche stattfindet, sind noch nicht geschrieben. Diese Arbeit muss sie jetzt selbst erledigen. Da sie sich mit dem Standardschreibprogramm nicht auskennt, benötigt Frau Stelzer für diese Tätigkeit unerwartet lange. Zudem ruft eine ehemalige Studienkollegin an und bittet sie, in der nächsten Woche, im Rahmen einer Jubiläumsveranstaltung, einen Vortrag zum Thema «Leben und Arbeiten mit Verwirrten» zu halten. Frau Stelzer fühlt sich geehrt und denkt: «Dieses Thema ist zwar relativ neu für mich, aber es interessiert mich.» Obwohl ihr Zweifel aufgrund der knappen Vorbereitungszeit kommen, sagt sie spontan zu. Nach dem Telefonat muss sie sich beeilen, um rechtzeitig zum Termin mit ihrer Kollegin vom Fachseminar für Altenpflege zu kommen.

Um 17.50 Uhr verlässt Frau Stelzer gehetzt ihr Büro, obwohl sie die Unterrichtsvorbereitung und die Dozentenabrechung nicht, wie geplant, erledigt hat. Sie muss sich beeilen. Sie hat versprochen, ihre Tochter vom Jazztanz abzuholen.

Nachdem ihre Kinder im Bett sind, bereitet Frau Stelzer sich auf den Unterricht für den nächsten Tag vor. Sie fühlt sich müde, ist deprimiert und unzufrieden mit sich selbst und ihrer Arbeit. Wieder hat sie das Gefühl, nichts geschafft zu haben und den ganzen Tag der Zeit hinterher gerannt zu sein. Sie ermahnt sich innerlich zur Ruhe, stellt aber fest: «Wenn ich an die unerledigten Aufgaben denke, kann ich wieder nicht schlafen. Wie schaffen andere das bloß?» Trotz ihrer vielen Überstunden bleibt für wichtige konzeptionelle Arbeiten und Aufgaben im Bereich der Schulentwicklung keine Zeit. Auch mit ihrem Privatleben ist Frau Stelzer schon lange nicht mehr zufrieden. Ihrer Familie gegenüber hat sie ständig ein schlechtes Gewissen. Den Wunsch nach mehr Zeit für sich selbst hat sie schon lange verdrängt. Wie oft hat sie den Gedanken gehabt, regelmäßig Sport zu treiben und ihrem alten Hobby der Malerei wieder einen Platz in ihrem Leben einzuräumen. «Woran liegt es nur, dass ich beruflich und privat nicht zu den Dingen komme, die mir wichtig sind? Ich fühle mich andauernd überlastet und gestresst.»

**Tabelle II 3-2:** Analyseraster zur intuitiven Bearbeitung des Fallbeispiels «Das Selbst- und Zeitmanagement einer Pflegepädagogin»

| Handlungsschritte | Person: Frau Stelzer |
|---|---|
| Analyse, Diagnose | Frau Stelzer ist trotz ihres hohen Arbeitseinsatzes unzufrieden mit sich selbst und ihrer Leistung. Sie wird ihren eigenen Ansprüchen nicht gerecht. Dieses gilt sowohl für den privaten als auch den beruflichen Bereich. Im Beruf kommt sie nicht zu den wesentlichen Aufgaben (z. B. Schulentwicklung, konzeptionelle Arbeit), die sie sich vorgenommen hat. Im Privaten hat sie das Gefühl, dass sie selbst, aber auch ihre Familie zu kurz kommt. Sie fühlt sich überlastet, gestresst und hat wenig Zeit. |
| Soll-Zustand | Frau Stelzer möchte mehr Zeit für sich selbst haben. Sie möchte im beruflichen und privaten Bereich Dinge verwirklichen, die ihr wichtig sind. Dazu gehört weniger Stress im Leben und mehr Zeit für die Familie. Sie wünscht sich ein ausgeglichenes Verhältnis zwischen beruflichem und privatem Leben. Bei der Arbeit möchte sie weniger häufig unterbrochen werden und mehr Zeit für die Unterrichtsvorbereitung und Organisationsentwicklung der Schule finden. |
| Interventionen | Frau Stelzer möchte die Dinge, die sie sich vorgenommen hat, endlich umsetzen. Sie will Pläne für die wichtigen Aufgaben erstellen, damit sie einen besseren Überblick gewinnt. Sie will überlegen, welche Aufgaben sie an Kollegen delegieren kann. Zudem möchte sie lernen «Nein» zu sagen und nicht mehr spontan zusätzliche Arbeit annehmen. Sie will nicht mehr sofort alle Telefonate entgegennehmen. |
| Evaluation | Frau Stelzer will die Pläne für die wichtigen Aufgaben neben ihrem Schreibtisch im Büro an die Wand hängen und regelmäßig nachschauen, ob sie die Aufgaben erledigt hat. Schließlich wird sie darauf achten, dass ihre Kollegen ihr Arbeit abnehmen. |

## 3.3

Prinzipien und Methoden

# Prinzipien und Methoden des Selbst- und Zeitmanagements

Der Aufsatz ist wie der Pflegeprozess nach der Struktur des Problemlöseprozesses aufgebaut. Ebenso wie der Pflegeprozess besteht der Selbstmanagementprozess

«aus einer Reihe von logischen, voneinander abhängigen Überlegungs-, Entscheidungs- und Handlungsschritten, die auf eine Problemlösung, also auf ein Ziel hin, ausgerichtet sind und im Sinne eines Regelkreises einen Rückkopplungseffekt (Feedback) in Form von Beurteilungen und Neuanpassung enthalten.» (Fiechter/Meier, 1990: 30).

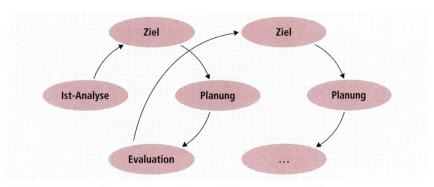

**Abbildung II 3-1:** Verfahrensstruktur: Selbst- und Zeitmanagement-Zyklus

Im Sinne einer Ist-Analyse wird zu Beginn der eigene Zeitmanagementtyp und die persönliche Zeitnutzung analysiert. Im Anschluss werden auf der Grundlage der persönlichen Visionen Ziele formuliert, um darauf aufbauend das persönliche strategische Selbstmanagement zu planen und durchzuführen. Der letzte Schritt des Selbstmanagementprozesses beinhaltet die Evaluation. Hier werden die Ergebnisse in Hinblick auf die Zielerreichung evaluiert. Außerdem wird in diesem Aufsatz die Evaluation der Durchführung der Maßnahmen in Übereinstimmung mit der Planung betrachtet.

### 3.3.1
## Analyse – den persönlichen Umgang mit der Zeit feststellen

Analyse

Der erste Schritt des Problemlöseprozesses beinhaltet die Analyse. Dementsprechend werden in diesem Kapitel zwei Instrumente zur Analyse des eigenen Zeitmanagements vorgestellt. Insbesondere wird in diesem Zusammenhang auf die unterschiedlichen Funktionen der Gehirnhälften hingewiesen. Mit Hilfe eines Fragebogens können die eigenen Denk- und Verhaltensweisen im Umgang mit der Zeit eingeschätzt werden. Die Ergebnisse des Fragebogens dienen der Entscheidung, welches Verhalten man im Umgang mit der Zeit beibehalten und welches man ändern möchte. Ferner werden Methoden beschrieben, die sich bewährt haben, den Zeitaufwand für Arbeitsaufgaben zu protokollieren sowie Störungen aufzuschreiben. Der Dokumentation schließt sich die Auswertung der Daten an.

### 3.3.1.1
### Der eigene Zeitmanagementtyp

Eigener Zeit-
managementtyp

Das Gehirn des Menschen gilt als einmalig. Diese Einmaligkeit ergibt sich aus der individuellen genetischen Ausstattung und ist das Ergebnis unterschiedlicher Lebenserfahrungen. Unterschiedliche Lernstile, mannigfache Begabungen und letztendlich auch der persönliche Umgang mit der Zeit sind Ausdruck dieser Individualität.

In den letzten Jahren haben Forschungsergebnisse aus der Neuropsychologie, der Physiologie und der kognitiven Psychologie zu neuen Erkenntnissen im Bereich der Gehirnforschung geführt. Die Resultate dieser Arbeiten finden Eingang in die Pädagogik. Hier beschäftigt man sich schon länger mit der Thematik des gehirngerechten Lernens. Im Folgenden soll aufgezeigt werden, inwieweit diese Erkenntnisse der Gehirnforschung für die Thematik Selbst- und Zeitmanagement von Nutzen sein können.

Das Gehirn besteht funktional aus einer rechten und einer linken Gehirnhälfte. René Descartes hatte bereits im 16. Jahrhundert die Vermutung geäußert, dass es bedeutsame Funktionsunterschiede zwischen beiden Hirnhemisphäre gibt. Diese Hypothese konnte der Psychobiologe Roger Wolcott Sperry (1913–1994) bestätigen. Sperry wurde 1981 für die Entdeckung der funktionellen Unterschiede der Gehirnhemisphären mit dem Nobelpreis ausgezeichnet. Des Weiteren konnte er zeigen, dass das Corpus Callosum für die Zusammenarbeit der beiden Gehirnhälften zuständig ist. Die Spezialisierung der Gehirnhälften zeigt die folgende Zeichnung.

Bei allen Tätigkeiten arbeitet jede Gehirnhälfte gemäß ihrer spezifischen Fähigkeit, das heißt die linke analysiert das Reizmaterial kausal-logisch, die rechte ana-

Spezialisierung der
Gehirnhälften

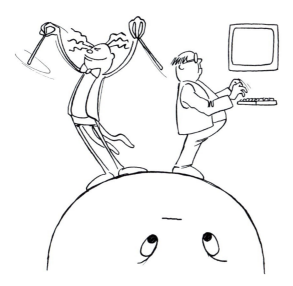

log-gestalthaft. Lesen wir eine Geschichte, löst die rechte Gehirnhälfte die visuellen Informationen auf, lässt vor dem geistigen Auge Bilder entstehen und nimmt Intuitionen und Stimmungen auf. Die linke Gehirnhälfte hingegen ist beim Lesen für die Umsetzung der sprachlichen Informationen zuständig. Ihre Aufgabe besteht in der Analyse von Satzstrukturen, in der Deutung von Lauten und in der Übersetzung von komplexen Wort- und Satzgebilden.

Jede Hemisphäre besitzt ihre spezifischen Fähigkeiten und ist grundsätzlich in der Lage, unabhängig von der anderen zu arbeiten. Um jedoch einen Gegenstand in seiner Gesamtheit zu erfassen, ist die Verarbeitung der Informationen durch beide Gehirnhälften notwendig.

**Übungsthema:** Zusammenwirken der beiden Gehirnhälften
**Ziel:** Das Zusammenspiel der beiden Gehirnhälften am Beispiel des Lesens erfahren

**Erster Anleitungsschritt:**
1. Lesen Sie die folgende Schilderung einmal und versuchen Sie sich diese zu merken.
2. Machen Sie eine kleine Pause und sprechen die Geschichte aus dem Gedächtnis laut nach.

Ein Zweibein sitzt auf einem Dreibein und isst ein Einbein. Da kommt ein Vierbein und nimmt dem Zweibein das Einbein weg. Dann nimmt das Zweibein das Dreibein und wirft es nach dem Vierbein.

Konnten Sie sich die Geschichte merken und wiederholen? Den meisten Menschen gelingt es nicht, die Geschichte nach einmaligem Lesen vollständig zu wiederholen. Die Schilderung spricht nur die linke Hemisphäre an. Es fällt schwer, sich den Ablauf der Erzählung einzuprägen, außer man hat entsprechende Bilder für die rechte Hemispäre entworfen. Die Geschichte ist nicht anschaulich, aufgrund dessen werden die Fähigkeiten der rechten Hemisphäre nicht angesprochen.

### Zweiter Anleitungsschritt:

Versuchen Sie nun, sich die Geschichte ein zweites Mal zu merken!

Ein Mensch sitzt auf einem Hocker und isst einen Hähnchenschenkel. Da kommt ein Hund und nimmt dem Menschen den Hähnchenschenkel weg. Dann nimmt der Mensch den Hocker und wirft diesen nach dem Hund.

Konnten Sie sich die Geschichte besser merken? Wahrscheinlich! Durch die bildhafte Vorstellung, die diese Variante der Schilderung entwirft, gelingt es, sich die Geschichte einzuprägen und zu wiederholen.

**Tabelle II 3-3:** Denk- und Motivationsstrukturen im Umgang mit der Zeit (Seiwert, 2001b: 44ff.)

| | Linkshirnige Zeitmanager | Rechtshirnige Zeitmanager |
|---|---|---|
| **Denkweise** | Konvergenter Denker:<br>■ logisch<br>■ vom Teil zum Ganzen<br>■ macht eins aus vielen<br>■ realitätsbezogen<br>■ konzentriert sich auf das Wesentliche<br>■ bevorzugt klare, eindeutige Angaben und Fakten<br><br>■ liebt klare Vorgaben und Gewissheit, folgt vorgegebenen Leitlinien<br>■ bevorzugt Eindeutigkeit<br>■ entscheidet auf der Basis von Daten und Fakten<br>■ kann sich die Realität mit Hilfe eines Textes vorstellen | Divergenter Denker:<br>■ spontan und intuitiv<br>■ vom Ganzen zum Teil<br>■ macht aus einem viel<br>■ phantasievoll<br>■ geht über das Wesentliche hinaus<br>■ hat hohe Ambiguitätstoleranz und ist an verschiedenen Deutungsmustern interessiert<br>■ mag Vielfalt und gestalterische Freiräume<br>■ bevorzugt Vielseitigkeit<br>■ entscheidet auf der Grundlage von Intuition<br>■ benötigt Bilder, um sich die Wirklichkeit vorstellen zu können |
| **Motivationsstruktur** | ■ führt gerne eine Aufgabe sorgfältig vom Anfang bis zum Ende aus, liebt die Detailarbeit | ■ hat viel Spaß an neuen, interessanten Aufgaben, produziert neue Ideen, die konkrete Umsetzung des Geplanten fällt schwer. |
| **Umgang mit der Zeit** | Monochronischer Zeitmanager:<br>■ beschäftigt sich bevorzugt mit einer Aufgabe<br>■ arbeitet konzentriert und zielgerichtet<br>■ plant strategisch im Voraus hält sich an Zeitpläne und Abgabetermine | Polychronischer Zeitmanager:<br>■ beschäftigt sich mit mehreren Aufgaben gleichzeitig<br>■ stört es nicht unterbrochen zu werden<br>■ plant situativ und verändert seine Pläne entsprechend der aktuellen Gegebenheiten<br>■ kann unter Termindruck kreativ und produktiv arbeiten |

Diese Übung zeigt, dass die Aktivität der linken Hemisphäre nicht ausreicht, um die Geschichte zu erfassen. Die Zusammenarbeit mit den Fähigkeiten der rechten Hemisphäre ist notwendig. Jeder gesunde Mensch benutzt im täglichen Leben beide Gehirnhälften, allerdings setzen die meisten diese nicht in einem ausgewogenen Verhältnis ein. Häufig überwiegt eine Hirnhälfte in ihrem Aktivitätsniveau, ist stärker entwickelt und wird bevorzugt benutzt.

Das Zusammenspiel von rechter und linker Gehirnhälfte ist wesentlich komplexer als es hier dargestellt werden kann. Allerdings reicht für die bearbeitete Thematik eine vereinfachte Darstellung aus. Unser Verhalten, unsere Denkstrategien und Emotionen werden durch die unterschiedlichen Funktionsweisen der Gehirnhälften maßgeblich beeinflusst (Birbaumer/Töpfer, 1995: 28 ff.). Insofern haben sie auch einen Einfluss auf unser Zeit- und Selbstmanagement. Die Vorstellung, dass Menschen rechts- oder linkshirndominiert denken, planen und handeln erklärt, warum Menschen mit verschiedenen Zeitmanagementstrategien unterschiedlich gut zurechtkommen. Die **Tabelle II 3-3** (Seite 288) zeigt, wie links- und rechtshirnige Menschen denken und mit ihrer Zeit umgehen (Seiwert, 2001b: 44 ff.; Vitale, 1988: 10 ff.).

Typisch linkshirnig konvergente Zeitmanager haben in der Regel wenig Probleme, Zeitmanagementstrategien anzuwenden. Dieses liegt darin begründet, dass viele dieser Strategien der alltäglichen Denk- und Arbeitsweise linkshirniger Denker entsprechen. Jedoch sollte eine genaue Betrachtung im Rahmen des Zeitmanagements auch die Vorzüge der rechtshirnig divergenten Denk- und Verhaltensweisen aufzeigen.

Auf den nächsten beiden Seiten wird ein Test vorgestellt, mit dem ermittelt werden kann, in welchem Ausmaß die rechte und die linke Gehirnhälfte beim Umgang mit der Zeit in Anspruch genommen wird (s. **Abb. II 3-2**). Dieser Test ist kein standardisiertes Messinstrument, sondern ein Hilfsmittel, mit dem man sich selbst einschätzen kann. Er wurde in Anlehnung an die Ausführungen von Ann McGee-Cooper nach Seiwert (2001: 36 ff.) erstellt.

Wenn Sie alle Fragen beantwortet haben, überprüfen Sie, ob sich ein bestimmtes Antwortmuster erkennen lässt. Liegen die Antworten häufiger auf der rechten Seite des Kontinuums, bevorzugen sie eher die rechte Hirnhälfte im Umgang mit der Zeit und sind damit ein rechtshirniger Zeitmanagementtyp. Entsprechendes gilt, wenn die Antworten sich häufiger auf der linken Seite des Kontinuums befinden. Die Beurteilung welches Verhalten vorteilhafter ist, ist letztendlich von der Situation abhängig. Wenn die Antworten jedoch im extremen Bereich (4 oder 5) auf der einen oder anderen Seite des Kontinuums liegen, sollte überlegt werden, ob eine Veränderung des Verhaltens nützlich wäre. Extreme Ausprägungen führen tendenziell zu Nachteilen. Beispielsweise ist es sinnvoll, einmal getroffene Entscheidungen zu verfolgen. Jedoch muss auch die Flexibilität bestehen, bei veränderten Gegebenheiten von der Entscheidung abzuweichen. Ein Beharren auf der Entscheidung wäre als eine extreme Ausprägung in diesem Bereich zu betrachten.

Das Testergebnis macht das eigene Verhalten im Umgang mit der Zeit bewusst und verweist auf den eigenen Zeitmanagementtyp. Selbstverständlich erfasst der Test nur einen Ausschnitt aus dem gesamten Verhaltensrepertoire eines Menschen. Die Testergebnisse können helfen herauszufinden, welches Verhalten im Umgang mit der Zeit beibehalten und verstärkt und welches verändert oder aufgegeben werden soll. Grundsätzlich gilt, dass die Bestimmung des Zeitmanagementtyps mit keiner Bewertung verbunden ist. Weder der links- noch der rechtshirnige Typ ist

**Übungsthema:**  Bestimmung des Zeitmanagement-Typs

**Ziel:**  Zeitmanagement-Verhalten verdeutlichen, Zeitmanagement-Typ eruieren

**Anleitung:**  Es folgt eine Reihe von Aussagen. Jede von ihnen beschreibt ein bestimmtes Verhalten. Es gibt keine richtigen oder falschen Antworten. Sie werden entweder der einen oder der anderen Seite der Aussagen zustimmen können. Von Interesse ist, inwieweit Sie den jeweiligen Aussagen zustimmen. Lesen Sie bitte beide Seiten der Aussagen genau durch. Danach entscheiden Sie, welcher Seite ihr Verhalten entspricht und kreuzen die entsprechende Zahl auf dieser Seite der Skala an. Setzen Sie bitte pro Skala nur ein Kreuz. Die Zahl 5 auf der Skala bedeutet «trifft genau zu», die Zahl 1 bedeutet «trifft wenig zu».

### Test zur Bestimmung des Zeitmanagement-Typs

**1. Wenn Sie nach ihren Plänen und Zielen gefragt werden…**

…können Sie ihre Pläne und Ziele sofort benennen. Sie haben konkrete Pläne und Ziele, die Sie aufschreiben und verfolgen.

…haben Sie viele Ideen bezüglich dessen, was Sie tun und erreichen möchten. Sie lassen sich schnell von anderen inspirieren. Sie entwickeln ihre Pläne und Ziele spontan und situativ.

| Trifft genau zu | 5 | 4 | 3 | 2 | 1 | 0 | 1 | 2 | 3 | 4 | 5 | Trifft genau zu |
|---|---|---|---|---|---|---|---|---|---|---|---|---|

**2. Wenn Sie Aufgaben übernehmen…**

…halten Sie aufgestellte Zeitpläne und Terminabsprachen ein. Sie arbeiten auch konsequent an einer Aufgabe weiter, wenn es mal schwierig oder langweilig wird. Sie empfinden es als unangenehm, unter Zeitdruck zu arbeiten und sind häufig frühzeitig fertig.

…kommt es vor, dass Sie eine Arbeit lange aufschieben und erst auf den «letzten Drücker» beginnen. Sie haben das Gefühl, ohne Zeitdruck nicht kreativ und produktiv arbeiten zu können.

| Trifft genau zu | 5 | 4 | 3 | 2 | 1 | 0 | 1 | 2 | 3 | 4 | 5 | Trifft genau zu |
|---|---|---|---|---|---|---|---|---|---|---|---|---|

**3. Wenn Sie ihren Tag planen…**

…erstellen Sie in der Regel eine Liste der zu erledigenden Aufgaben. Diese Aufgaben stehen in Verbindung zu ihren Zielen. Sie setzen Prioritäten, welche Aufgaben Sie an dem jeweiligen Tag auf jeden Fall erledigen wollen.

…haben Sie viele Ideen, die Sie verfolgen könnten. Sie finden viele Aufgaben wichtig und interessant. Sie beginnen mit der Aufgabe, die Ihnen am leichtesten von der Hand geht.

| Trifft genau zu | 5 | 4 | 3 | 2 | 1 | 0 | 1 | 2 | 3 | 4 | 5 | Trifft genau zu |
|---|---|---|---|---|---|---|---|---|---|---|---|---|

**4. Wenn Sie bei Ihrer Arbeit unterbrochen werden…**

…empfinden Sie die Unterbrechung als Störung und versuchen, diese zu unterbinden oder möglichst kurz zu halten.

…stört es Sie nicht, sondern sind hilfsbereit. Eine Unterbrechung kann für eine Abwechslung sein.

| Trifft genau zu | 5 | 4 | 3 | 2 | 1 | 0 | 1 | 2 | 3 | 4 | 5 | Trifft genau zu |
|---|---|---|---|---|---|---|---|---|---|---|---|---|

**5. Wenn Sie arbeiten…**

…beschäftigen Sie sich möglichst nur mit einer Aufgabe und führen diese zu Ende, bevor Sie mit einer neuen beginnen. Sie lieben klare Abläufe und Regeln und hassen Unvorhergesehenes.

…bevorzugen Sie es, an mehreren Aufgaben gleichzeitig zu arbeiten und wechseln gerne von einer Aufgabe zur anderen. Sie können sich schnell auf Unvorhergesehenes einstellen.

| Trifft genau zu | 5 | 4 | 3 | 2 | 1 | 0 | 1 | 2 | 3 | 4 | 5 | Trifft genau zu |
|---|---|---|---|---|---|---|---|---|---|---|---|---|

**Abbildung II 3-2:** Test zur Bestimmung des Zeitmanagement-Typs

**6. Wenn Sie eine unangenehme oder schwierige Aufgabe zu erledigen haben...**

...versuchen Sie, diese so schnell wie möglich zu beginnen und zu erledigen.

...schieben Sie diese so lange auf, bis die Bearbeitung sich nicht mehr hinauszögern lässt.

| Trifft genau zu | 5 | 4 | 3 | 2 | 1 | 0 | 1 | 2 | 3 | 4 | 5 | Trifft genau zu |
|---|---|---|---|---|---|---|---|---|---|---|---|---|

**7. Wenn Sie einen Termin haben...**

...integrieren Sie diesen Termin in ihre Tagesplanung, halten ihn ein und erscheinen pünktlich.

...kommen Sie oft gerade noch rechtzeitig oder zu spät. Manchmal kommt Ihnen im letzten Moment etwas dazwischen oder eine Arbeit, die Sie vor dem Termin erledigen, dauert länger als erwartet.

| Trifft genau zu | 5 | 4 | 3 | 2 | 1 | 0 | 1 | 2 | 3 | 4 | 5 | Trifft genau zu |
|---|---|---|---|---|---|---|---|---|---|---|---|---|

**8. Wenn Ihnen eine interessante Aufgabe übertragen wird...**

...überprüfen Sie den Arbeitsaufwand und Ihre freien Kapazitäten und entscheiden dann, ob Sie diese Arbeit annehmen. Im Zweifelsfall lehnen Sie den Auftrag ab.

...nehmen Sie die Aufgabe begeistert und spontan an. Welcher Arbeitsaufwand damit verbunden ist, überlegen Sie sich später. Es fällt Ihnen schwer, die Aufgabe abzulehnen und nein zu sagen.

| Trifft genau zu | 5 | 4 | 3 | 2 | 1 | 0 | 1 | 2 | 3 | 4 | 5 | Trifft genau zu |
|---|---|---|---|---|---|---|---|---|---|---|---|---|

**9. Wenn Sie an einem Projekt beteiligt sind...**

...bereiten Sie sich zunächst gerne für sich alleine vor. Nachdem Sie sich einen Überblick über den Inhalt und die anstehenden Aufgaben verschafft haben, möchten Sie mit der Arbeit im Team beginnen.

...arbeiten Sie von Anfang an gerne mit anderen zusammen und kommunizieren ihre Gedanken im Arbeitsprozess. Sie haben den Eindruck, dass Sie viel kreativer sind und mehr leisten, wenn Sie im Team arbeiten.

| Trifft genau zu | 5 | 4 | 3 | 2 | 1 | 0 | 1 | 2 | 3 | 4 | 5 | Trifft genau zu |
|---|---|---|---|---|---|---|---|---|---|---|---|---|

**10. Wenn Sie eine Entscheidung treffen...**

...sammeln Sie zunächst alle Fakten und Daten, um eine möglichst genaue Vorstellung von der Sache zu entwickeln. Dann treffen Sie die Entscheidung. Sie nehmen selten eine einmal getroffene Entscheidung zurück.

...verlassen Sie sich letztendlich auf Ihr Gefühl. Wenn Sie viele Aspekte in die Entscheidung einbeziehen, erschwert dies Ihren Entscheidungsprozess. Es fällt Ihnen nicht schwer, eine einmal getroffene Entscheidung aufzugeben, wenn sich die Gegebenheiten verändert haben.

| Trifft genau zu | 5 | 4 | 3 | 2 | 1 | 0 | 1 | 2 | 3 | 4 | 5 | Trifft genau zu |
|---|---|---|---|---|---|---|---|---|---|---|---|---|

**11. Wenn für Sie Routine-Aufgaben zum Tagesgeschäft gehören...**

...planen Sie für diese ein Zeitintervall ein. Nachdem Sie die Routinearbeiten erledigt haben, stellt sich ein befriedigendes Gefühl ein, denn Sie haben richtig etwas geschafft.

...langweilen Sie diese und Sie erledigen die Routineaufgaben erst, wenn sich diese nicht mehr aufschieben lassen.

| Trifft genau zu | 5 | 4 | 3 | 2 | 1 | 0 | 1 | 2 | 3 | 4 | 5 | Trifft genau zu |
|---|---|---|---|---|---|---|---|---|---|---|---|---|

**Abbildung II 3-2:** Test zur Bestimmung des Zeitmanagement-Typs (Blatt 2)

besser. Je nachdem, in welcher Situation sich der Mensch befindet, kann die Dominanz der einen oder der anderen Gehirnhälfte vor- oder nachteilig für die jeweilige Situation sein. Leider erfahren sich Menschen mit rechtshirnigen Denkstrukturen in Hinblick auf ihr Zeitmanagement häufig defizitär, da Zeitmanagementtests und Zeitmanagementstrategien eher an den Fähigkeiten linkshirniger Menschen orientiert sind. Die Fähigkeiten rechtshirniger Menschen fallen hier weniger ins Gewicht. Beide Arten zu denken sind nützlich, entscheidend ist die Situation und das Ergebnis, das erzielt werden soll. Teamarbeit beispielsweise gelingt in der Zusammenarbeit mit rechts- und linkshirnigen Menschen aufgrund der unterschiedlichen Blickwinkel und Fähigkeiten häufig sehr viel ergiebiger, vorausgesetzt die Situation wird so gestaltet, dass sich die Stärken beider Typen entfalten können. So wie ein Team von der Verschiedenheit seiner Mitglieder profitiert, profitiert der Mensch, und das nicht nur in Bezug auf sein Zeitmanagement, von einem ausgewogenen Verhältnis, einer Balance zwischen den Aktivitäten seiner rechten und linken Gehirnhälfte.

### 3.3.1.2
### Protokollieren und Auswerten der Zeitnutzung

Den Umgang mit der Zeit durch Selbstbeobachtung und Dokumentation analysieren

Nachdem für die Zusammenarbeit beider Hirnhälften in Hinblick auf den Umgang mit der Zeit plädiert wurde und die Ergebnisse des Tests zur Bestimmung des Zeitmanagementtyps die Gelegenheit gaben, sich des persönlichen Verhaltensrepertoires bewusst zu werden, steht jetzt die Analyse der Zeitnutzung durch Selbstbeobachtung und Dokumentation im Vordergrund.

Zeit ist eine knappe Ressource. Wie man sie nutzt und wie lange man für einzelne Tätigkeiten braucht sind wichtige Informationen für einen bewussten Umgang mit der Zeit. Wie oft telefonieren Sie? Wie lange dauern Ihre Mitarbeiterbesprechungen? Wie viel Zeit brauchen Sie für ihre Unterrichtsvorbereitungen? Warum brauchen Sie manchmal viel länger als erwartet für eine Aufgabe?

Protokoll der Zeitnutzung führen

Um diese oder ähnliche Fragen präzise beantworten zu können, sollte die genutzte Zeit detailliert in einem Protokoll festgehalten werden. Dies hilft, den Zeitaufwand für bedeutsame Aufgaben, Probleme und Störungen des Arbeitsablaufs aufzudecken. Für eine Bestandsaufnahme empfiehlt es sich, zwei verschiedene Protokolle anzufertigen.

- Ein Protokoll der Zeitnutzung (Scott, 2001: 111; Seiwert, 2001a: 27) zum Dokumentieren der bedeutsamen Tätigkeiten (s. **Abb. II 3-3**) und
- ein Protokoll der Störungen (s. **Abb. II 3-4**) (Seiwert, 2001a: 28).

Diese Protokolle sowie die Auswertung werden im Folgenden beschrieben. Für das Protokoll der Zeitnutzung in Anlehnung an Scott (2001: 111) bietet es sich an, eine Tabelle quer auf einem DIN A 4 Blatt anzulegen. Außerdem hat es sich für die Dokumentation bewährt, die verschiedenen beruflichen Tätigkeiten in zirka acht Kategorien zusammenzufassen. Welche Kategorien für das Protokoll der Zeitnutzung gewählt werden, richtet sich nach der Art der beruflichen Beschäftigung.

Die in **Tabelle II 3-4** angegeben Kategorien sind als ein Vorschlag für PflegepädagogInnen zu verstehen. Für das Privatleben empfiehlt es sich, eine gesonderte Tabelle anzulegen. Für häufigere kleinere Tätigkeiten wie kurze Telefonate (T) oder Besuche (B) ist es sinnvoll, diese mit einem Kürzel in einer zusätzlichen Spalte mit Zeitangabe festzuhalten. Der erste Entwurf durchläuft in der Regel eine Test-

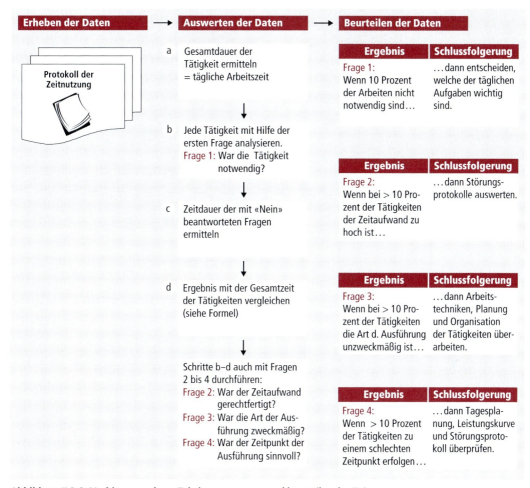

**Abbildung II 3-3:** Verfahrensstruktur: Erheben, auswerten und beurteilen der Zeitnutzung

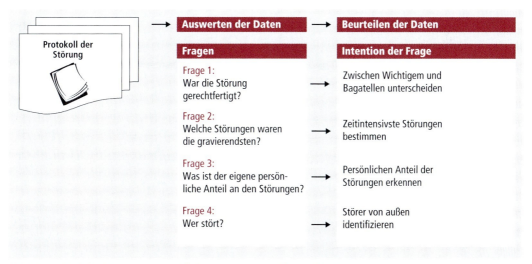

**Abbildung II 3-4:** Verfahrensstruktur: Erheben, auswerten und beurteilen der Störungen

**Tabelle II 3-4:** Protokoll der Zeitnutzung

| Protokoll der Zeitnutzung | | | | | | | | Datum: | |
| Zeit (von ... bis) | Dauer in Stunden | Praxis-betreuung | Besprechungen | Organisation der Schule | Unterrichten | Unterrichts-vorbereitung | Bewerber-verfahren | Konzeptionelle Arbeit | Häufige kleinere Tätigkeiten |
|---|---|---|---|---|---|---|---|---|---|
| 8.00 – 8.30 | 0,50 | | | Dozentenersatz | | | | | T 8.00 / ... |
| 8.30 – 9.45 | 1,25 | | | | | Lesen Sturzprophylaxe | | | B / B / T 9.30 / B |
| 9.45 – 10.30 | 0,75 | | Kollegen | | | | | | T 10.15 |
| 10.30 – 12.00 | 1,50 | | Team | | | | | | 2 T 10.30 / ... |
| 12.00 – 13.30 | 1,50 | | | Dozenten-abrechnung | | | | | B 12.15 / T 12.20 |
| 13.45 – 14.30 | 0,75 | | | | | | | Projektplan | |
| 14.30 – 15.45 | 1,25 | | | Einladungen | | | | | T 15.00 |
| 16.00 – 17.30 | 1,50 | | Altenpflege | | | | | | |

phase von einigen Tagen, in der die Kategorien ergänzt oder verändert werden, bis sich schließlich ein System entwickelt hat, das die relevanten Daten erfasst.

Das Protokollieren macht viel Mühe. Es hat sich bewährt, die Listen stets greifbar zu haben und zeitnah zu notieren. Wird die Tabelle nachträglich aus der Erinnerung ausgefüllt, bildet das Protokoll leicht ein verzerrtes Bild der Wirklichkeit ab, da das Gedächtnis leicht Alltägliches wie Bürogeplauder vergisst, aber herausragende Ereignisse behält. Um ein möglichst genaues Abbild der Wirklichkeit zu erfassen, ist es darüber hinaus wichtig, repräsentative Arbeitstage für das Protokollieren auszuwählen. Bereits nach einigen Tagen des Dokumentierens kann man erkennen, welche Tätigkeiten wie viel Zeit beanspruchen.

Zeitnutzungsprotokoll auswerten

Nachdem die Daten erhoben sind, kann man mit der Auswertung der Protokolle anfangen. Die daraus resultierenden Erkenntnisse sind die Voraussetzungen für Veränderungen. Man beginnt die Auswertung des Protokolls der Zeitnutzung, indem man die Zeitdauer aller Tätigkeiten, die man an einem Arbeitstag ausgeführt hat, addiert und so die Gesamtdauer der Tätigkeiten erhält. Diese Summe müsste ca. der täglichen Arbeitszeit entsprechen. Das weitere Vorgehen basiert bei Seiwert (2001a: 30 ff.) auf folgenden vier Fragen:

1. War die Tätigkeit notwendig?
2. War der Zeitaufwand gerechtfertigt?
3. War die Art der Ausführung zweckmäßig?
4. War der Zeitpunkt der Ausführung sinnvoll?

Jede Tätigkeit des Protokolls der Zeitnutzung wird mit Hilfe dieser vier Fragen bewertet. Als Erstes stellt man sich bei jeder einzelnen Tätigkeit die erste Frage und beantwortet diese mit «ja» oder «nein». Im Anschluss addiert man die Zeitdauer aller Tätigkeiten, die man bei der 1. Frage mit «nein» beantwortet hat. Diese Zeitdauer vergleicht man mit der Gesamtzeit der Tätigkeiten, indem man wie folgt rechnet:

$$\frac{\text{Zeitdauer der Tätigkeiten, die bei der 1. Frage mit «nein» beantwortet wurden}}{\text{Gesamtdauer der Tätigkeiten}} \times 100 = \ldots\%$$

Auf die gleiche Art und Weise verfährt man mit der zweiten, dritten und vierten Frage. In diesem Zusammenhang ist eine Besonderheit zu berücksichtigen. Wenn die erste Frage: «War die Tätigkeit notwendig?» mit «nein» beantwortet wurde, sind folglich die zweite, dritte und vierte Frage auch mit «nein» zu beantworten (Seiwert, 2001a: 31). Sind für alle Tätigkeiten die Fragen beantwortet und das Rechnen abgeschlossen, ergibt sich für jede Frage eine Prozentzahl. Seiwert (2001a) schlägt vor, daraus folgende Schlussfolgerungen zu ziehen (s. Abb. II 3-3).

1. Wurden aufgrund der ersten Frage mehr als 10 Prozent der Arbeiten als nicht notwendig eingeschätzt, ist zu vermuten, dass einem die Entscheidung, welche der Aufgaben aus dem täglichen Arbeitsanfall wichtig sind, schwer fällt. Art und Umfang der vorrangig durchzuführenden Aufgaben können nur bestimmt werden, wenn einem die übergeordneten Ziele oder der größere Kontext präsent sind.
2. Wurde bei der zweiten Frage für mehr als 10 Prozent der Tätigkeiten der Zeitaufwand als nicht gerechtfertigt eingestuft, könnte die Auswertung der Protokolle der Störungen helfen. Vielleicht zeigt sich, dass eine bestimmte Art der

Störung die Ursache des erhöhten Zeitbedarfs ist. Seiwert (2001a) verweist zudem darauf, Arbeitstechniken, Konzentration und Selbstdisziplin zu reflektieren. Beispielsweise beeinflusst die Lesefertigkeit die Dauer der Unterrichtsvorbereitung.

3. Wurde bei der dritten Frage bei mehr als 10 Prozent der Tätigkeiten die Art der Ausführung nicht als zweckmäßig eingeschätzt, könnten wiederum die Arbeitstechniken als Ursache in Betracht gezogen werden. Allerdings sind auch die konkrete Planung und Organisation der Tätigkeiten in Erwägung zu ziehen.

4. Wenn die Beantwortung der vierten Frage ergibt, dass mehr als 10 Prozent der Tätigkeiten nicht zu einem sinnvollen Zeitpunkt ausgeführt wurden, kann dies auf Probleme bei der Planung hinweisen. Insbesondere zielt diese Frage auf die Tagesplanung ab unter Berücksichtigung der Verteilung der Störungen im Tagesablauf und der eigenen Leistungsfähigkeit.

Das Protokollieren und das Auswerten sind als ein Prozess zu begreifen. Während des Protokollierens wird nachgedacht und die eigene Arbeit reflektiert. Das Zusammenfassen der verschiedenen beruflichen Tätigkeiten in Kategorien schafft ein Bewusstsein dafür, welche der Tätigkeiten zu den wichtigen berufseigenen Aufgaben zählen. Im Rahmen der Auswertung wird eine Sensibilisierung für die entscheidenden Probleme erreicht.

Störungsprototkoll führen

Die **Tabelle II 3-5** (Seiwert, 2001a: 28) bietet die Möglichkeit, über mehrere Arbeitstage die Störungen zu notieren. Als Störungen sind alle Einflüsse von außen und von innen zu verstehen, die eine geplante durchgeführte Tätigkeit beeinträchtigen. Typische Störungen von außen sind Telefonate, unerwartete Besucher, Probleme mit dem PC oder Wartezeiten. Zudem sind die inneren Ablenkungen, die den eigenen Arbeitsablauf stören, wenn man beispielsweise spontan zum Telefon greift, zu berücksichtigen. Folgende Kriterien haben sich als hilfreich erwiesen, um die Störungen, die die geplante Arbeit hemmen, zu erfassen:

**Tabelle II 3-5**: Protokoll der Störungen

| Protokoll der Störungen | | | | Datum: |
|---|---|---|---|---|
| Störung um | Dauer/Min. | Art | Wer? | Bemerkung; Gründe für die Störung |
| 8.00 | 3 | Telefon | Schüler | Krankmeldung |
| 8.30 | 10 | Suchen | Selbst | Unterlagen für Unterricht |
| 8.45 | 5 | Besuch | Kollegin | Frage |
| 9.05 | 3 | Besuch | Kollegin | Frage |
| 9.40 | 5 | Besuch | Kollegin | Frage |
| 10.55 | 2 | Telefon | Pforte | Externer Dozent |
| 11.30 | 4 | Telefon | IBF | Absprache Raum |
| 12.30 | 5 | Besuch | Schüler | Bescheinigung |
| 12.35 | 2 | Telefon | Verwaltung | Namensliste des neuen Kurses |
| 12.40 | 2 | Telefon | Schüler | Krankmeldung |
| 12.50 | 10 | Telefon | Schülerin | Schwierigkeiten mit Praxiseinsatz |
| 13.50 | | PC | Selbst | Unkenntnisse |
| 15.00 | 15 | Telefon | Studienkollegin | Vortrag auf einer Jubiläumsveranstaltung |

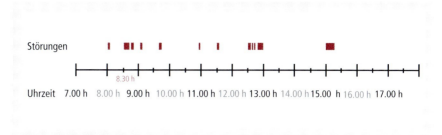

**Abbildung II 3-5:** Zeitachse mit Störungen

Des Weiteren kann man sich verdeutlichen, wie die Störungen auf den Tag verteilt sind, indem man auf einer Achse mit Tageszeiten das Auftreten der Störungen einträgt (s. **Abb. II 3-5**). Diese Zeitachse wird zeigen, wann Störungen gehäuft auftreten und man damit rechnen muss, dass Aufgaben durch Unterbrechungen länger dauern als eigentlich notwendig.

Störungsprotokoll auswerten

Der Erhebung der Daten schließt sich wieder die Auswertung der Protokolle der Störungen an. Ausgehend vom Protokollbogen werden exemplarisch einige als sinnvoll für die Auswertung zu betrachtende Fragen erörtert und das für die Beantwortung nötige Hintergrundwissen dargestellt.

Die ersten beiden Fragen unterstützen die Entscheidung, welche der dokumentierten Störungen man beheben möchte. Danach helfen die nächsten Fragen zu erkennen, wer die Störungen verursacht (s. Abb. II 3-4).

1. War die Störung gerechtfertigt?
2. Welche Störungen waren die gravierendsten?
3. Was ist der eigene persönliche Anteil an den Störungen?
4. Wer stört?

1. Die Frage, ob eine Störung gerechtfertigt war, unterscheidet zwischen Wichtigem und Bagatellen. Die Antwort führt zum Ausschluss der gerechtfertigten Unterbrechung und verringert somit die Zahl der Störungen, die in Betracht kommen, behoben zu werden.
2. Welche Störungen waren die gravierendsten? Die Antwort auf diese Frage filtert die Störungen heraus, die man vorrangig beheben möchte. Die Leistungssteigerung kann erheblich sein, wenn man es schafft, die bedeutendsten Störungen zu erkennen und zu beheben. Für die Entscheidung, welche die gravierendsten sind, sind die tatsächliche Dauer und Häufigkeit einer Störung nur ein Aspekt. Bedeutsamer sind die unerfreulichen Nebenwirkungen der Störungen.
   Eine scheinbar kurze Unterbrechung von nur drei Minuten Dauer kann leicht ein Vielfaches der Zeit kosten. Durch die Unterbrechung verliert man den Faden der eigenen Gedanken, ist abgelenkt und ist geneigt, noch eine weitere Kleinigkeit zu erledigen. Aus der Drei-Minuten-Unterbrechung wird schnell eine halbe Stunde. Insbesondere Tätigkeiten, die ein hohes Maß an Konzentration erfordern, sind empfindlich gegenüber Störungen. Die Arbeit verliert an Qualität, wenn sie nicht in einer Stunde Konzentration, sondern in zwölf Blöcken

à 10 Minuten erledigt wird. Man braucht einerseits Zeit, um nach einer Unterbrechung wieder ein hohes Konzentrationsniveau zu erreichen, andererseits leiden durch die Störung Motivation und Engagement. Das Gefühl der Versunkenheit in voller Konzentration führt zu einer befriedigenden Wirkung, die durch Unterbrechungen verloren geht.

3. Mit der nächsten Frage kann der eigene, persönliche Anteil, der zu den Störungen beiträgt, reflektiert werden. Vielleicht zeigt man sich gegenüber einem unerwarteten Besucher gesprächsbereit, obwohl man viel zu tun hat, weil man soziale Kontakte sucht. Man arbeitet unkonzentriert, weil einen die aktuelle Tätigkeit langweilt, und freut sich über eine Unterbrechung, die Abwechslung verspricht. Scheinbar «unerwünschtes» Verhalten hat häufig eine tieferliegende Bedeutung und kann mit einem persönlichen Gewinn für den jeweiligen Menschen verbunden sein. Es ist wichtig, dies zu erkennen und ernst zu nehmen, denn nur dann können die persönlich motivierten Störungen dauerhaft behoben werden.

4. Nachdem geklärt ist, inwieweit man sich selbst stört, folgt als nächstes die Frage: Wer stört? Die Antwort verweist darauf wer angesprochen werden muss, mit wem eine Vereinbarung getroffen werden muss, um eine Störung zu beheben. Oft zeigt sich, dass die Mehrheit der Störungen von wenigen Menschen aufgrund weniger Gründe verursacht wird. Beispielsweise kann es sein, dass man sehr oft von derselben Kollegin mit jeweils einer Frage unterbrochen wird, anstatt dass sie einmal täglich mit ihren Fragen en bloc kommt. Vielleicht stellt sich heraus, dass die Personalabteilung oft berechtigte Rückfragen hat und die Häufigkeit der Anrufe sich durch einen besseren Informationsfluss von Seiten der Schule beheben lassen.

Aus den Beispielen geht hervor, dass für einen Teil der Störungen direkt Lösungen entwickelt werden können. Daher erscheint es sinnvoll, die Empfehlung von Seiwert (2001a: 32) aufzugreifen und nach einigen Tagen des Protokollierens eine zusätzliche Spalte zu eröffnen, um Sofortmaßnahmen oder Lösungen direkt zu notieren.

Letztendlich fördert die Auswertung der Störungsprotokolle die Entscheidung, welche Störungen man beheben möchte und wen man ansprechen muss. Allerdings ist es wichtig, den eigenen Anteil an den Störungen kritisch zu prüfen. Außerdem enthält das Protokoll Hinweise, warum andere stören, sodass sich gegebenenfalls Sofortmaßnahmen planen lassen. Wird diese Auswertung in Beziehung zu der Zeitnutzung gesetzt, kristallisieren sich die Tätigkeiten heraus, bei denen sich der Zeitaufwand durch Störungen verlängert.

Abschließend wird der Arbeitstag von Frau Stelzer betrachtet und zur Erinnerung einige Aussagen des Kapitels wiederholt. Beide Hirnhälften haben unterschiedliche spezifische Fähigkeiten, die unabhängig von einander genutzt werden können. Um jedoch einen Gegenstand in seiner Gesamtheit zu erfassen, ist die Zusammenarbeit beider Hirnhälften anzustreben. Bei den meisten Menschen dominiert die Aktivität einer Gehirnhälfte auch in Hinblick auf den Umgang mit der Zeit. Inwieweit dies für einen selbst zutrifft, konnte man mit Hilfe des Tests zur Bestimmung des Zeitmanagementtyps reflektieren. Wenn Frau Stelzer die Fragen des Tests beantwortet, weisen diese auf eine stärkere Aktivität der rechten Hirnhälfte hin. Diese Annahme wird im Folgenden durch einige Verhaltensweisen von Frau Stelzer belegt.

- Im beruflichen Alltag von Frau Stelzer gibt es viele Unterbrechungen. Man erfährt nicht, ob diese eine willkommene Abwechslung für sie sind. Allerdings zeigt die Fallsituation, dass sie die Störungen weder unterbindet noch versucht, diese möglichst kurz zu halten.
- Frau Stelzer hat den Vorsatz, bestimmte Aufgaben an diesem Tag zu erledigen, jedoch scheint dies nicht der Qualität einer Planung zu gleichen. Denn sie sucht die Unterlagen für die Unterrichtsvorbereitung, wählt einen ungünstigen Zeitpunkt für konzentriertes Arbeiten, sodass sie letztendlich die Umsetzung der Vorsätze verschiebt. Zudem ist zu vermuten, dass keine langfristige Gesamtplanung vorliegt.
- Termine hält Frau Stelzer ein, aber man gewinnt den Eindruck, dass sie unter Zeitdruck steht.
- Den Vortrag in einer Woche zum Thema «Leben und Arbeiten mit Verwirrten», eine interessante Aufgabe, die ihr schmeichelt, nimmt sie begeistert und spontan an, ohne realistisch den Arbeitsaufwand abzuschätzen.

Diese Beispiele verweisen auf eine stärkere rechtshirnige Aktivität, sind aber mit keiner Wertung verbunden. Denn die Aktivität beider Hirnhälften ist in Abhängigkeit von der jeweiligen Situation zu sehen. Allerdings kann das Verhalten von Frau Stelzer, berücksichtigt man die Arbeitsergebnisse des Tages und ihr Gefühl der Überlastung, für die Aufgabenstellung einer Schulleitung als ungünstig eingestuft werden.

Dieses kann durch die Auswertung des Protokolls der Zeitnutzung sowie des Protokolls der Störungen bestätigt werden. In Anlehnung an das Fallbeispiel wurden beide Protokolle ausgefüllt (Tab. II 3-4 und II 3-5). Selbstverständlich kann die Auswertung auf der Basis von einem Tag nur Tendenzen angeben. Einige Tätigkeiten wie das Schreiben der Dozenteneinladungen oder das Angebot, dem Schüler eine Bescheinigung zu besorgen, sind nicht notwendig. Ein Priorisieren der Tätigkeiten auch in Anbetracht dessen, dass Frau Stelzer sich überlastet fühlt, wäre hilfreich.

Störungen verlängern nicht nur den Zeitaufwand für einzelne Aufgaben, sondern führen dazu, dass Frau Stelzer kaum eine Arbeit fertig stellt. Die Unterrichtsvorbereitung verschiebt sie aufs Wochenende und die Dozentenabrechnung auf den nächsten Tag. Die Situation bedingt, dass sie sich der nächsten, derzeit dringenderen Aufgabe, zuwendet. Eine Planung des Tages lässt sich bei der Auswertung der Protokolle nicht erkennen. Für das Schreiben der Dozentenabrechnungen wählt sie einen ungünstigen Zeitpunkt, denn die Pause beginnt und mehrere Schülerinnen melden sich. Die Verteilung der Störungen zeigt gehäuft Unterbrechungen am Morgen sowie um die Mittagszeit, während am Nachmittag kaum welche auftreten. In Zusammenhang mit der Dozentenabrechung wird deutlich, wie Frau Stelzer durch die Unterbrechungen den roten Faden verliert. Nachdem sie mehrmals unterbrochen wurde, legt sie die Dozentenabrechung für eine andere Tätigkeit zur Seite. Eine sinnvolle Planung und Organisation ihrer Aufgaben könnte Frau Stelzer entlasten und ihr die Gelegenheit bieten, die angefangenen Aufgaben zu vollenden.

Insgesamt zeigt sich, dass Veränderungen im Bereich der Planung, dem Umgang mit Störungen und dem Priorisieren der Aufgaben wünschenswert wären. Allerdings kann sie Prioritäten nur auf der Basis ihrer beruflichen und privaten Ziele unter Berücksichtigung ihrer Aufgaben als Schulleitung setzen.

### 3.3.2
## Ziele – auf der Grundlage der persönlichen Vision
## Ziele formulieren

*Ziele formulieren*

Ausgehend von der Vorstellung, dass Ziele erst dann richtig wirken, wenn sie in einem Kontext kongruent eingebettet sind, wird die Zielformulierung im Folgenden auf der Grundlage der persönlichen Vision vorgenommen. Die Art und Weise, wie Menschen mit ihrer (Lebens-) Zeit umgehen, ist davon abhängig, ob sie ein bestimmtes Ziel verfolgen und ob sie tatsächlich motiviert sind, dieses Ziel zu erreichen. Einige Menschen haben in Bezug auf ihr privates und berufliches Leben sehr konkrete Vorstellungen, andere wiederum überlassen vieles dem Zufall. In diesem Kapitel wird zunächst erläutert, inwieweit bestimmte Denkmuster den Menschen in seiner Zielorientierung beeinflussen. Das im Anschluss vorgestellte Selbstmanagementmodell dient der Analyse des eigenen Selbst- und Zeitmanagements. Ferner werden verschiedene Übungen vorgestellt, mit deren Hilfe die Leserin und der Leser eigene Visionen und Ziele formulieren kann.

### 3.3.2.1
### Metaprogramme und ihr Einfluss auf die Zielorientierung

*Metaprogramme*

Motivation und Aktivität spielen eine wesentliche Rolle im persönlichen Umgang mit der Zeit; sie wirken sich auf das Handeln des Menschen aus. Handlungen sind äußerlich wahrnehmbar und werden durch innere Denkmuster, so genannte Metaprogramme, beeinflusst. Metaprogramme fungieren in Bezug auf die Wahrnehmung als Filter- und Ordnungsmechanismen. Sie bestimmen, wie Menschen die Welt wahrnehmen und sich in bestimmten Situationen verhalten. Denken wir zum Beispiel an ein Glas Wasser, welches wir zur Hälfte austrinken. Ob das Glas nun halb voll oder halb leer ist, ist eine Frage des Blickwinkels (O'Conner/ Seymour, 1995: 232). Das Beispiel zeigt deutlich, wie unterschiedlich die Wahrnehmungsperspektiven von Menschen sein können: Einige Menschen fokussieren ihre Wahrnehmung darauf, was in der Situation positiv ist, was tatsächlich vorhanden ist, andere wiederum schauen darauf, was fehlt (O'Conner/Seymour, 1995: 252). Menschen besitzen unterschiedliche Metaprogramme und gehen mit ihnen, abhängig vom jeweiligen Kontext, flexibel um. Es gibt eine Vielzahl von Metaprogrammen, die im täglichen Leben gewohnheitsmäßig benutzt werden und in der Regel unbewusst ablaufen.

*Metaprogramm proaktiv/reaktiv und hin zu/weg von*

Für das Selbst- und Zeitmanagement sind die Bereiche Aktivität und Motivation und in diesem Zusammenhang die zwei Metaprogramme – proaktiv/reaktiv und hin zu/weg von – wichtig. Diese beiden Metaprogramme werden im Folgenden kurz dargestellt. Im Bereich Aktivität unterscheiden wir in Hinblick auf das Metaprogramm Menschen mit einer reaktiven Lebenseinstellung von Menschen mit einer proaktiven Lebenseinstellung. Menschen mit proaktiven Eigenschaften handeln stärker aus eigenem Antrieb heraus, reaktive Menschen hingegen warten auf einen Anstoß von außen und werden nicht selbst initiativ. Sie sind, und dieses offenbart sich auf der Handlungsebene, weniger zielorientiert, als Menschen mit proaktiver Lebenseinstellung. Für den Bereich Motivation gilt: «Hin zu Menschen» konzentrieren sich auf die Zielerreichung wohingegen «Weg von Menschen» den Fokus auf die Problemvermeidung richten.

Die **Tabelle II 3-6** zeigt die wesentlichen Verhaltensmerkmale, die den verschiedenen Metaprogrammen zugrunde liegen.

**Tabelle II 3-6:** Metaprogramme (O'Conner/Seymour, 1995: 232 ff.; Covey, 2000: 66 ff.)

**Bereich Aktivität**

**Reaktive Menschen**             **Proaktive Menschen**

- Können sich schlecht entscheiden und brauchen sehr lange, um zu einer Entscheidungsfindung zu gelangen. Werden dadurch manchmal handlungsunfähig.
- Initiieren Handlungen selten selber, sondern warten ab, bis andere Menschen tätig werden.

- Kommen schnell zu einer Entscheidungsfindung.
- Warten nicht auf Aktionen oder Handlungen anderer Menschen, sondern werden selbst schnell aktiv.

**Bereich Motivation**

**Hin zu Menschen**             **Weg von Menschen**

- Sind auf ihr Ziel konzentriert und durch Leistung motiviert.
- Handeln ist darauf ausgerichtet, das Ziel zu erreichen.
- Haben Klarheit darüber, was sie wollen.
- Können ihr Ziel benennen.

- Sind auf Probleme konzentriert.
- Handeln ist darauf ausgerichtet, das Problem zu vermeiden.
- Sind sich klar darüber, was sie nicht wollen.
- Haben Schwierigkeiten, wohlgeformte Ziele zu formulieren.
- Sind sehr gut in dem Aufspüren von Fehlern (z.B. Kunstkritiker, Qualitätskontrolleure).

Die Gegenüberstellung zeigt, warum einige Menschen ihre Ziele auf direktem Weg erreichen und andere wiederum verzögert oder nie zum Ziel gelangen. Selbstverständlich zeigen die hier aufgeführten Eigenschaften Extreme an. Die meisten Menschen reagieren nicht durchgängig mit einem eindeutigen Muster, sondern verhalten sich je nach Situation verschieden (O'Conner/Seymour, 1995: 234). Die Metaprogramme können sich, je nach Kontext, förderlich oder hemmend auswirken. Sie sind somit nie grundsätzlich gut oder schlecht. Vielmehr ist ausschlaggebend, wie flexibel Menschen in Hinblick auf die Anzahl und Auswahl ihrer Metaprogramme sind.

In Bezug auf ein effektives Selbst- und Zeitmanagement kann abschließend festgestellt werden, dass es entscheidend ist, inwieweit Menschen von der Effektivität ihres eigenen Handeln überzeugt sind und sich bewusst sind, dass ihr Handeln ein Produkt ihrer Entscheidungen und nicht der gegebenen Bedingungen ist. Proaktiv handelnde Menschen werden für ihre Ziele Verantwortung übernehmen und selbst initiativ werden. Sie werden in Hinblick auf die Zielerreichung häufig erfolgreicher sein als reaktiv handelnde Menschen, die sich stärker von den äußeren Umständen abhängig fühlen und glauben, sie hätten keine Wahlfreiheit. Die Entwicklung von Proaktivität und Reaktivität soll nicht isoliert betrachtet werden.

Sie vollzieht sich in einem größeren Kontext. Hierauf wird im nächsten Kapitel näher eingegangen.

### 3.3.2.2
### Innere Kongruenz auf der Grundlage des Selbstmanagementmodells

Gelungenes Selbst- und Zeitmanagement ist davon abhängig, wie konkret ein Mensch sein Ziel vor Augen hat und dieses benennen kann. Die Bewusstheit und Konkretheit des Ziels zeigt sich auf der konkreten Handlungsebene und drückt sich in der Gestaltung des Lebens aus. Ziele und Handlungen stehen in einem interdependenten Zusammenhang. Ziele bestimmen Handlungen, bestimmtes Handeln wiederum führt zur Zielerreichung.

*Zielerreichung und innere Kongruenz*

Dienen alle verbalen und nonverbalen Verhaltensweisen einem bestimmten Ziel, einer inneren Vision, fühlt sich der Mensch in sich stimmig; er besitzt eine «innere Kongruenz». Das Konzept des Neurolinguistischen Programmierens (NLP) bezeichnet Kongruenz als einen Zustand, «in dem man mit sich eins sowie ganz und gar aufrichtig ist, in dem alle Persönlichkeitsanteile für ein gemeinsames Ziel zusammenarbeiten». (O'Conner/Seymour, 1995: 354). Innere Kongruenz verleiht einem Menschen Stärke bei der Durchsetzung seiner Ziele. Durch die Übereinstimmung erhält der Mensch Motivation und Energie, sein angestrebtes Ziel dauerhaft zu verfolgen und proaktiv zu handeln. Ein Mensch, der kein deutliches Ziel verfolgt, bleibt auch in seinem Verhalten, in seinen täglichen Handlungen unklar und reaktiv. Er ist unzufrieden mit sich selbst und es fällt ihm schwer, Prioritäten zu setzen.

*Selbstmanagement-modell*

Das nun folgende Selbstmanagementmodell (s. **Abb. II 3-6**) lehnt an das Modell der logischen Ebenen aus dem NLP an (Dilts, 1993). In seiner Funktion als ein praxisbezogenes Denkmodell soll es für das Selbst- und Zeitmanagement dazu dienen, Zusammenhänge zwischen den einzelnen Ebenen zu erkennen, das eigene Handeln zu analysieren, zu reflektieren um es gegebenenfalls zu revidieren oder zu verändern.

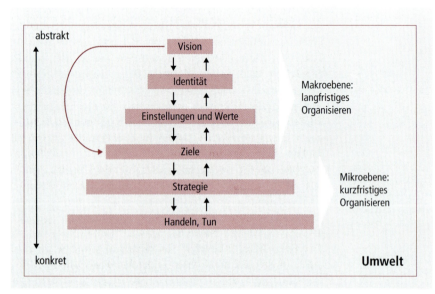

**Abbildung II 3-6:** Selbstmanagement-Modell: Von der Vision über die Strategie zum Handeln

## Umwelt

Die verschiedenen Ebenen sind eingebunden in einen sinnlich wahrnehmbaren Zusammenhang, das heißt, sie ereignen sich immer in einer gewissen Umwelt, in einem ganz bestimmten Kontext. Die Umwelt wirkt mit ihren vielfältigen äußeren Bedingungen auf den Menschen ein und beeinflusst ihn und sein Handeln. Diese Umwelt kann mit Hilfe der folgenden Fragen sinnesspezifisch bestimmt werden: «Wann und wo findet das Ereignis statt?» «Wer ist in dieser Situation mit wem zusammen?»

## Ebene des Tuns

Die Ebene des Tuns fasst alle Reaktionen und Aktionen eines Menschen zusammen, die beobachtbar sind. Es geht um die Fragen: «Was tue ich?» «Wie verhalte ich mich?» «Was kann jemand von außen an mir beobachten?»

## Ebene der Strategie

Die Ebene der Strategie verweist auf die Kompetenzen und Fähigkeiten eines Menschen. Strategien werden in dem Sinne des NLP als Meta-Programme (innere Prozesse und Programme) und als Methoden verstanden, die von außen nicht direkt wahrnehmbar sind, aber das Tun des Menschen beeinflussen. Es geht um die Fragen: «Wie soll ich vorgehen?» «Welche Strategie wende ich an?»

## Ebene der Ziele

Die Ebene der Ziele verweist auf die Richtung des Handelns und bestimmt das erwünschte Ergebnis, welches ein Mensch durch sein Tun erreichen will. Ein Ziel umschreibt ein konkretes, sinnlich wahrnehmbares Ergebnis und ist immer in eine zeitliche Dimension eingebettet (Schmid-Oumard/Nahler, 1994: 143). Es geht um die Fragen: «Was ist mein Ziel, was genau will ich erreichen?» «Woran werde ich erkennen, dass ich mein Ziel erreicht habe?» «Was werde ich dann sehen, hören, riechen, schmecken und fühlen?» (Schmid-Oumard/Nahler, 1994: 146).

## Ebene der Einstellungen und Werte

Bei der Ebene der Einstellungen und Werte geht es um die inneren Kriterien und Motive, die dem eigenen Handeln, bewusst oder unbewusst, zugrunde liegen. Es geht um die Fragen: «Was bestimmt mein Handeln?» «Warum und wofür tue ich das?» «Was ist mir wichtig?»

## Ebene der Identität

Identität ist in diesem Zusammenhang als ein zentrales Modell über sich selbst zu verstehen. Die Summe der Vorstellungen, die ein Mensch von sich als Persönlichkeit hat. Hierin eingeschlossen sind sein Verhalten, seine Fähigkeiten und Überzeugungen. Die Ebene der Identität beschäftigt sich mit der Fragen: «Wer bin ich?» «Ich bin wie...» (Metapher, Analogie).

## Ebene der Vision

Die Ebene der Vision bildet die überindividuelle Ebene. Sie beinhaltet Vorstellungen und Gedanken des Menschen zu einem übergeordneten größeren Kontext und nimmt metaphysische Fragestellungen in den Blick. In ihr verdeutlichen sich der Sinn des Lebens, das Lebensziel und letztendlich die Lebensaufgabe eines Menschen. Die Ebene der Vision geht folgenden Fragen nach: «Warum lebe ich?»

«Warum bin ich hier?» «Was ist der Sinn meines Lebens?» «Was ist meine Lebensaufgabe, meine Berufung, mein Lebensziel?»

Zusammenspiel
der Ebenen

Zusammenfassend wird an dieser Stelle festgehalten, dass alle aufgezeigten Ebenen miteinander verbunden sind und in einer Wechselwirkung stehen. Übergeordnete Ebenen beeinflussen und organisieren die Informationen auf untergeordneten Ebenen und umgekehrt, jedoch geschieht dieses in unterschiedlicher Ausprägung. Jede Veränderung auf einer übergeordneten Ebene beinhaltet immer eine Veränderung auf einer anderen tieferliegenden Ebene. Eine Veränderung auf einer tieferliegenden Ebene hingegen hat nicht unbedingt eine Veränderung auf einer höherliegenden Ebene zur Folge.

Ein Mensch der beispielsweise seine Identität verändert, verändert zwangsläufig sein Verhalten. Hierbei bestimmt die jeweils höhere Ebene des Modells, welche Veränderungen auf den darunter liegenden Ebenen möglich und sinnvoll sind. Ein Mensch kann beispielsweise sein Verhalten dauerhaft nur schwer ändern, wenn seine inneren Glaubenssätze oder Werte gegen dieses Verhalten sprechen. Veränderungsarbeit sollte somit auf der höchsten logischen Ebene, die für das jeweilige Problem ausschlaggebend ist, beginnen. Untergeordnete Ebenen können übergeordnete Ebenen ebenfalls beeinflussen, allerdings sind die Veränderungen nicht durchdringend und nachhaltig. Beispielsweise kann eine Veränderung meiner Handlungsebene eine Veränderung auf der Ebene meiner Glaubenssätze bewirken. Eine Veränderung meiner Einstellung wird dieses jedoch auf jeden Fall tun (O'Conner/Seymour, 1995: 36). Bewusst sichtbar und beobachtbar ist allerdings nur das Tun, welches ein Mensch in einer bestimmten Umwelt zeigt. Die anderen Ebenen sind nicht direkt beobachtbar, können aber durch bestimmte Übungen bewusst gemacht und aufgedeckt werden.

Analytisch betrachtet bildet das Modell zwei unterschiedliche Organisationsebenen ab. Hierbei bezieht sich die Makroebene auf das langfristige und die Mikroebene das kurzfristige Organisieren. Beide Ebenen überschneiden sich auf der Zielebene. Die Zielebene beinhaltet sowohl lang-, mittel- sowie kurzfristige Ziele. Die Zielformulierung bezieht sich auf folgende Zeiträume (s. **Tab. II 3-7**).

Die Übungen im folgenden Kapitel sind für die Entwicklung von lang- und mittelfristigen Zielen gedacht.

### 3.3.2.3
### Entwickeln der Visionen und Ziele auf der Makroebene

Mehr Zufriedenheit
durch Zielbewusstheit

Um ein Mehr an Zufriedenheit in den persönlichen und beruflichen Bereichen des Lebens zu erreichen, ist es von großem Nutzen, sich persönliche Visionen und individuelle Zielvorstellungen bewusst zu machen und diese aufzuschreiben. Hierbei ist entscheidend, dass Visionen und Ziele nicht ein für alle Mal festgelegt, sondern in einen fortwährenden Prozess, das heißt das ganze Leben lang ständig wieder neu geklärt werden.

**Tabelle II 3-7**: Zeiträume für die Zielformulierungen

| **Makroebene** | **Mikroebene** |
|---|---|
| Langfristige Ziele  = 3 bis 5 Jahre oder mehr | Kurzfristige Ziele = 1 Monat bis 1 Jahr |
| Mittelfristige Ziele = 1 bis 3 Jahre | |

In den folgenden Visualisierungsübungen geht es darum, mit der Hilfe des Vorstellungsvermögens die eigenen Visionen zu entdecken und Verbindung zu den eigenen Werten und Zielen zu finden. Ferner kann festgestellt werden, ob zwischen den Ebenen eine Kongruenz besteht oder ob eine Inkongruenz Veränderung erfordert.

Persönliche Visionen kommen aus dem Innersten (Senge, 2001: 180). Um sie zu entwickeln, ist es förderlich, den Blick nach vorne in die Zukunft zu wenden, Mut zu haben und der Phantasie freien Lauf lassen. Die Übungen beanspruchen sowohl die Fähigkeiten der rechten und als auch der linken Gehirnhälfte. Mit Hilfe der rechten Gehirnhälfte werden innere Bilder, Gefühle und Vorstellungen des zukünftigen Lebens entworfen. Mit Unterstützung der linken Gehirnhälfte werden diese Vorstellungen in Form einer Lebensaussage schriftlich fixiert. Dementsprechend werden zunächst Übungen zur Entwicklung einer eigenen Vision vorstellt, um dann darauf aufbauend lang- und mittelfristige Ziele zu formulieren.

**Erster Schritt: Entwickeln einer eigenen Vision/eines persönlichen Leitbildes**

*Persönliches Leitbild entwickeln*

Die Entwicklung eines persönlichen Leitbildes erfordert Auseinandersetzung mit dem eigenen Leben, um das eigene Profil zu schärfen, Klarheit für die persönliche Zielvorstellung zu erhalten und herauszufinden was man will. (Was soll auf meiner imaginären Visitenkarte stehen?). Dieser Vision- und Zielfindungsprozess mündet in der Bestimmung dessen, was ich (einmal) sein möchte. Es geht darum, mein Selbst, meine Bedeutung, meine Berufung im Leben zu entdecken (Covey, 2000: 104). Bei der Formulierung des persönlichen Leitbildes vermischen sich die Ebenen der Vision, der Identität, der Werte und Glaubensätze, sie gehen ineinander über.

Die Entwicklung des persönlichen Leitbildes versetzt Menschen, die sonst eher reaktiv agieren, in die Lage proaktiv zu handeln, denn sie werden sich ihrer eigenen Zielvorstellung bewusst. Die eigene Vision hat im Hinblick auf die Lebensgestaltung eine leitende Funktion: Das Leitbild wirkt wie ein Kompass. Es gibt die Grundrichtung an, aus der der Mensch kurz-, mittel- oder langfristige Ziele ableitet (Covey, 2000: 104). Ein Mensch, der seine authentischen Ziele verfolgt, setzt sein inneres Potenzial in Handlung um und wird erfolgreich sein.

**Übungsthema:** Entwicklung einer eigenen Vision
**Ziel:** Formulieren eines persönlichen Leitbildes
**Anleitung:**
1. Nehmen Sie eine angenehme Körperhaltung ein und entspannen Sie sich.
2. Stellen Sie sich eine Situation aus der Zukunft solange vor, bis vor dem inneren Auge ein klares Bild von dem Menschen, der Sie in zehn Jahren sein möchten, entsteht. Folgende Fragen können Sie hierbei leiten:
   – Wie sehe ich aus?
   – Was macht mich als Person aus (wer bin ich)?
   – Wo lebe ich?
   – Welcher Tätigkeit gehe ich nach?
   – Welche Menschen sind mir wichtig?
   – Was ist mir wichtig? Was habe ich erreicht?
   – Was rät mein zehn Jahre älteres Selbst dem jüngerem Selbst?

3. Vergegenwärtigen Sie sich dieses Bild ganz genau.
4. Öffnen Sie nun Ihre Augen und schreiben Sie Ihre Eindrücke in Stichpunkten auf oder malen Sie ein Bild.
5. Beantworten Sie anschließend die folgenden Leitfragen in schriftlicher Form (Seiwert 2001b: 99):
   - Was werde ich in meinem Leben auf jeden Fall erreichen?
   - Worauf werde ich am Ende meines Lebens zurückblicken?
   - Welche Werte sind mir wichtig?
   - Welche Fähigkeiten und Talente besitze ich?
6. Fragen Sie sich nun: «Was ist mir an meinen Zielen so wichtig?» Diese Frage hilft ihnen zu klären, welche Werte für sie grundlegend sind.

### Zweiter Schritt: Formulieren lang- und mittelfristiger Ziele auf der Makroebene

*Lang- und mittelfristige Ziele formulieren*

Ein Ziel ist das antizipierte Ergebnis einer Handlung; es umschreibt einen eindeutigen, angestrebten Zustand. Damit Visionen nicht auf einer abstrakten Ebene verbleiben, sondern verwirklicht werden können, ist es notwendig, daraus konkrete Ziele abzuleiten. Senge (2001: 182) bemerkt hierzu: «Es ist wahr, daß nichts geschieht, wenn es keine Vision gibt. Aber es ist auch wahr, dass eine Vision ohne zugrundliegende Zielbewusstheit, ohne Berufung, einfach nur eine gute Idee ist – nichts als ‹Schall und Wahn ohne jede Bedeutung›.»

Ziele, die aus dem Inneren kommen und an eine Vision angebunden sind, sind authentisch. Authentische Ziele setzen das innere Potenzial des Menschen frei und führen so langfristig zu mehr Erfolg und Zufriedenheit (Hullmann, 2002: 19). Von dieser Vorstellung ausgehend werden in diesem Schritt auf der Grundlage der Vision eindeutige private und berufliche Ziele formuliert. In der Gesamtplanung werden lang-, mittel- und kurzfristige Ziele, die sich aufeinander beziehen, berücksichtigt. Sie unterscheiden sich hinsichtlich ihrer Zeitspanne und ihres Konkretisierungsgrades. Im Folgenden wird ausschließlich auf die Formulierung lang- und mittelfristiger Ziele eingegangen. Die kurzfristigen Ziele werden später auf der konkreten Interventionsebene formuliert.

*Sechs Kriterien der Wohlgeformtheit berücksichtigen*

Die genaue Bestimmung des Ziels erfolgt nach den sechs Kriterien der Wohlgeformtheit. Je genauer und positiver ein Ziel formuliert wird, desto höher ist die Wahrscheinlichkeit, dass der Mensch dieses Ziel erreicht. Das menschliche Gehirn kann negative Formulierungen, das heißt Verneinungen (z. B. «Ich will nicht mehr rauchen!») nicht verstehen und kein klares Bild von der Vorstellung entwickeln, da das Bild die Verneinung beinhaltet (z. B. «Ein rauchender Mensch»). Für die Zielerreichung ist es sehr wichtig, konkrete, deutliche Bilder zu entwerfen. «Da intensive Vorstellungen für unser Gehirn bereits Realität sind, sind wir quasi mit einem Bein schon fest in diesem zukünftigen Wunschzustand verankert.» (Hullmann, 2002: 29). Negative Formulierungen müssen deshalb in positive Formulierungen umgewandelt werden. Der Mensch kann sich leichter auf ein Ziel zu bewegen, das auf der Grundlage eines starken, anziehenden Bildes beruht, als weg von etwas, was er nicht möchte (O'Conner/Seymour, 1995: 36). Damit konkrete, deutliche Zielbilder vor dem inneren Auge entstehen können, muss das Ziel ausreichend kontextualisiert sein. Ein wohlgeformtes Ziel enthält konkrete und wahrnehmbare Angaben darüber, wie der Zielzustand sich darstellt und woran die Person in der Situation erkennt, dass das Ziel erreicht ist. Das Zielbild beschreibt somit sinnesspezifisch den gewünschten Sollzustand. Ferner muss das Ziel von der Person selbst initiiert werden können. Ein wohlgeformtes Ziel orientiert sich an den Ressourcen des betroffenen Menschen und ist so formuliert, dass die Person den Zielzustand aus sich selbst heraus erreichen und beibehalten kann. Ein Ziel, das nicht aus eigenen Antrieb und mit Hilfe der persönlichen Möglichkeiten erreicht werden kann, hat wenig Chance realisiert zu werden. Ein weiteres Merkmal wohlgeformter Ziele ist die Ökologie (s. **Tab. II 3-8**). Eine Zielerreichung ist immer mit einer Veränderung eines Zustandes verbunden. Dieser sollte für die Person vor dem Hintergrund ihres beruflichen und privaten Lebens akzeptabel und gangbar sein.

Berufliches und privates Leben stehen in einem interdependenten Zusammenhang. Für ein gesundes, ausgeglichenes Selbst- und Zeitmanagement sind beide Lebensbereiche von Bedeutung und werden daher bei der Zielfindung in den Blick genommen.

**Tabelle II 3-8:** Merkmale wohlgeformter Ziele (Schmid-Ourmard/Nahler, 1994: 149)

| Zielmerkmale | Erläuterungen zur Formulierung |
| --- | --- |
| **Positiv formuliert** | Das Ziel beschreibt einen positiven Zielzustand. Es enthält keine Verneinungen oder Vergleiche. Frage: «Was ist mein Ziel – was genau möchte ich erreichen?» |
| **Gut kontextualisiert** | Das Ziel enthält genaue Angaben darüber, woran man erkennen kann, dass das Ziel erreicht ist (kurzer Feedbackbogen). Es gibt Auskunft darüber wann, wo und mit wem das Ziel erreicht wird. Frage: «Wann, wo und mit wem möchte ich das Ziel erreichen?» |
| **Sinnesspezifisch formuliert** | Das Ziel enthält spezifische Angaben darüber, was im Zielzustand gehört, gesehen, gerochen, gefühlt und geschmeckt wird. Frage: «Woran werde ich erkennen, dass ich mein Ziel erreicht habe? Was werde ich dann sehen, hören, riechen schmecken, fühlen?» |
| **Selbst initiiert** | Das Ziel beschreibt einen Zustand, der aus eigener Kraft erreicht und aufrechterhalten werden kann. Frage: «Was werde ich tun, um mein Ziel zu erreichen?» |
| **Ressourcen zugänglich machen** | Das Ziel ist für die Person zugänglich und organisierbar. Die Person verfügt über angemessene Ressourcen und Wahlmöglichkeiten, um das Ziel zu erreichen. Frage: «Welche persönlichen Talente und Ressourcen stehen mir zur Verfügung, um das Ziel zu erreichen?» |
| **Ökologisch** | Das Ziel ist inhaltlich so formuliert, dass die Veränderungen, die durch die Zielerreichung geschehen, für die Person überschaubar und akzeptabel sind. Frage: «Wie wird mein berufliches und privates Leben sein, wenn ich mein Ziel erreicht habe?» |

> **Übungsthema:** Bestimmung lang- und mittelfristiger Ziele
> **Ziel:** Formulierung lang- und mittelfristiger, privater und beruflicher Ziele unter Berücksichtigung einer wohlgeformten Zielbestimmung
>
> **Anleitung:**
> 1. Lesen Sie Ihre Antworten zur eigenen Vision.
> 2. Überlegen Sie, was Sie im privaten und beruflichen Lebensbereich langfristig (Lebenswünsche) und mittelfristig (in den nächsten fünf Jahren) erreichen möchten und schreiben Sie ihre Wunschvorstellungen auf.
> 3. Wählen Sie für jeden Bereich (privat und beruflich) Ihre *drei* wichtigsten Wünsche aus. Formulieren Sie jeweils drei wohlgeformte Ziele und halten Sie diese schriftlich fest.
> 4. Überlegen Sie, welche Werte und Überzeugungen Ihre Zielbestimmung lenken. Halten Sie diese Werte ebenfalls schriftlich fest.
> 5. Überprüfen Sie im letzten Schritt, ob Visionen, Werte und Ziele kongruent sind.

Zunächst werden wesentliche Aussagen des Kapitels wiederholt und anschließend der Arbeitstag von Frau Stelzer betrachtet. Die Zielorientierung im Leben spielt eine maßgebliche Rolle im persönlichen Umgang mit der Zeit. Sie wird durch die proaktiven Eigenschaften, zum Beispiel aus eigenem Antrieb zu handeln, positiv beeinflusst. Zudem unterstützt eine Übereinstimmung der verschiedenen Ebenen des Selbstmanagementmodells Energie und Ausdauer bei der Umsetzung der Ziele.

Wie stellen sich die Überlegungen zur Zielorientierung in Bezug auf das Fallbeispiel dar?

Aus der Analyse der sichtbaren Handlungen von Frau Stelzer lässt sich keine eindeutige Zielorientierung ableiten. Dieses gilt sowohl für die Mikro- als auch für die Makroebene. Frau Stelzer hastet von einer Tätigkeit zur nächsten. Sie lässt sich in ihren Handlungen stark von situativen Impulsen und Dringlichkeiten leiten. Tätigkeiten werden nicht in Hinblick auf eine übergeordnete Zielperspektive geplant oder ausgeführt. Frau Stelzer ist häufig unzufrieden mit ihrem beruflichen und privaten Leben. So hat sie beispielsweise das Gefühl, dass sie nie zu dem kommt, was ihr wichtig ist und am Herzen liegt. Diesem diffusen Gefühl und dem Wunsch nach mehr Zeit für sich und ihre Kinder liegen unbewusste Visionen und Werte zugrunde. Diese haben dadurch, dass sie unbewusst bleiben, keine Chance verwirklicht zu werden. Im beruflichen Bereich verhält es sich ebenso. Für wichtige konzeptionelle Arbeiten findet Frau Stelzer im Alltagsgeschäft keine Zeit, da diese Aufgaben nicht vor dem Hintergrund eines Ziels geplant und umgesetzt werden. Sie verfolgt sowohl im privaten als auch beruflichen Bereich keine bewusste Vision oder Zielvorstellung. Sie ist in ihren Handlungen eher reaktiv. Welche unbewussten Metaprogramme dem Handeln von Frau Stelzer zugrunde liegen, bleibt offen. An dieser Stelle wird eine mögliche Vision für Frau Stelzer entwickelt.

Ich bin eine gefühlvolle, kreative und innovative Frau. Ich gehe mit einer positiven Lebenseinstellung durchs Leben, strahle Zufriedenheit und Zuversicht aus. Dadurch bin ich sowohl im privaten als auch im beruflichen Bereich für viele Menschen eine liebenswerte und wichtige Ansprechpartnerin. Meine beiden

Töchter sind für mich die wichtigsten Menschen in meinem Leben. Ich bin für sie da und habe eine hohe Sensibilität für ihre Stimmungen und Befindlichkeiten. Ich habe einige langjährige Freundinnen, auf die ich mich verlassen kann und die mich so mögen und akzeptieren wie ich bin. Diese Freundschaften sind getragen von Interesse füreinander, von Wärme, von Ehrlichkeit und gegenseitiger Wertschätzung. Den kreativen Anteil meiner Persönlichkeit lebe ich durch diese Beziehungen und meiner Freude an der Malerei aus. Die daraus resultierende Ausgeglichenheit und Zufriedenheit wirkt sich positiv auf meine berufliche Tätigkeit aus. Schwierigkeiten oder Probleme bedeuten für mich Herausforderungen und weisen auf neue Entwicklungsmöglichkeiten hin. Mein Beruf macht mir sehr viel Freude, da ich viele meiner Talente und Charaktereigenschaften einbringen kann. In meiner Rolle als Schulleitung bin ich kreativ, innovativ und mutig. Ich übernehme bewusst die Aufgabe der Visionärin und äußere im Team meine Träume und Ideen von einer idealen Schule. Unsere Schule ist ein «Haus des Lernens» (Bildungskommission NRW, 1995: 86), dessen Fundament aus formulierten Werten, Leitideen und klar formulierten Zielen besteht. Unsere Schule ist ein Ort, an dem Lernende sowie Lehrende willkommen sind und sich in ihrer Individualität angenommen fühlen. Den Schülerinnen wird Zeit gegeben, zu wachsen, gegenseitige Rücksichtnahme wird gepflegt. In unserer Schule macht das Lernen Freude. Das Lernangebot orientiert sich an dem beruflichen Handlungsfeld der Schülerinnen und den daraus entspringenden Frage- und Problemstellungen. Im Unterricht legen wir sehr viel Wert auf das Lernen mit Kopf, Herz und Hand. Die Fähigkeiten jedes Einzelnen werden erkannt, geweckt und gestärkt. Lernumwege und Lernschleifen sind erlaubt. Durch vielfältige Lernformen fördern wir selbständiges Lernen, kritisches und reflexives Denken. Meine Mitarbeiterinnen und Schülerinnen schätzen mich und vertrauen mir, da sie erfahren haben, dass ich eine kompetente Ansprechpartnerin bin, auf die man sich verlassen kann. Berufliche und private Interessen befinden sich in meinem Leben in einer ausgeglichenen Balance und befruchten einander. Hierdurch führe ich ein glückliches und erfülltes Leben.

Als nächstes werden auf der Grundlage dieser Vision wohlgeformte mittelfristige berufliche Ziele für Frau Stelzer formuliert.

- Es existiert eine Schulphilosophie in Form eines Leitbildes, das im Kern die Förderung der beruflichen Handlungskompetenz berücksichtigt. Dieses Leitbild ist ein verbindlicher Bezugsrahmen für alle schulischen Belange. Lernende und Lehrende identifizieren sich damit und es hängt für alle Menschen sichtbar im Eingangsbereich der Schule.
- Vor dem Hintergrund dieses Leitbildes wird auch die Zusammenführung der Kranken- und der Altenpflegeausbildung zu einer gemeinsamen Ausbildung angestrebt. Zur Realisierung dieses Modellvorhabens ist seit Januar 2004 eine Projektgruppe eingerichtet. Diese Gruppe erhebt die Ausgangssituation der Schule, entwickelt ein Leitbild und ermittelt die für beide Ausbildungen gleichsam wichtigen Lernfelder, sodass für jedes Ausbildungsjahr drei bedeutsame Lernfelder bestimmt sind. Dieses Ziel ist im Dezember 2004 erreicht.
- Im Anschluss bilden die Lehrenden aus beiden Schulteams drei Projektteams, die aus Lernfeldern Lernsituationen konstruieren. Die Teams treffen sich regelmäßig einmal in der Woche und präzisieren pro Jahr ein Lernfeld. Ende 2005 erproben wir die ersten drei Lernfelder in der Praxis und überarbeiten sie anschließend bei Bedarf. Die neun bedeutsamsten Lernfelder sind im Ende 2008 didaktisch präzisiert und in die Unterrichtspraxis umgesetzt.

**Tabelle II 3-9:** Verfahrensstruktur: Interventionsmatrix für das Zeitmanagement

| | Zielsetzung | Planung | Entscheidung | Umsetzung |
|---|---|---|---|---|
| **Was wird durchgeführt?** | Analysieren und Formulieren persönlicher Ziele | Erstellen von Zeit- und Organisationsplänen | Entscheiden, welche Aufgaben wann durchgeführt werden | Organisieren der Aufgaben |
| **Wie wird es durchgeführt?** | ■ Merkmale einer wohlgeformten Zielformulierung (Kap. 3.3.2.3)<br>■ Formulieren kurzfristiger Ziele mit Hilfe der SMART-Formel (Kap. 3.3.3.1) | ■ Jahres-, Monats- und Wochenplanung (Kap. 3.3.3.2)<br>■ Alpen-Methode (Kap. 3.3.3.2) | ■ Pareto-Zeitprinzip (Kap. 3.3.3.3)<br>■ A-B-C-Aufgaben (Kap. 3.3.3.3)<br>■ Leistungskurve (Kap. 3.3.3.3)<br>■ Eisenhower- Matrix (Seiwert, 2001a; Regenscheidt, 2002)<br>■ Delegieren (Scott, 2001; Seiwert, 2001a; Leicher, 1991) | ■ Umgang mit Unterbrechungen (Kap. 3.3.3.4)<br>■ Effektives Lesen (Kap. 3.3.3.4)<br>■ Telefonieren (Kap. 3.3.3.4)<br>■ Ordnungsmanagement (Regenscheidt, 2002; Scott, 2001)<br>■ Besprechungsmanagement (Leicher, 1991; Regenscheidt, 2002; Scott, 2001; Seiwert, 2001a) |
| **Welches Ziel wird verfolgt?** | Zeitgewinn durch konkrete Zielformulierung | Zeitgewinn durch gründliche Vorbereitung | Zeitgewinn durch sinnvolle Arbeitsgestaltung | Zeitgewinn durch Konzentration |

■ Als Schulleitung liegt die Aufgabe der Projektleitung in meiner Hand. Zu meinen Tätigkeiten zählt die Planung und Koordination des Modellvorhabens und die Einhaltung der vereinbarten Ziele. Ich beginne 2004 eine Weiterbildung zur Projektmanagerin, nehme meine Führungs- und Managementaufgaben deutlich wahr und priorisiere meine beruflichen Aufgaben entsprechend. Die Entwicklung und Umsetzung des Leitbildes in unserer Schule, das Modellvorhaben der gemeinsamen Ausbildung sind untrennbar mit der Veränderung meiner beruflichen Rolle verknüpft und führen zu einer Bereicherung meines Lebens auf allen Ebenen. (Brunner/Keppelmüller, 1999)

### 3.3.3
### Interventionen – Strategisches Zeitmanagement planen und durchführen

Interventionen    Bisher wurden die beiden ersten Schritte des Problemlöseprozesses, nämlich die Analyse des persönlichen Umgangs mit der Zeit und die Formulierung der Ziele auf der Metaebene, dargestellt. Analog dem Problemlöseprozess folgt nun der dritte Schritt – die Intervention. Mit diesem Schritt ist die konkrete Planung und Umsetzung des Zeitmanagements verbunden. Die folgende Interventionsmatrix (s. **Tab. II 3-9**) ist in vielen Teilen selbsterklärend, sie verdeutlicht zudem die Verfahrensstruktur des Kapitels.

Interventionen können hinsichtlich des Zeitpunktes, zu dem die Intervention einsetzt, unterschieden werden: Interventionen der Zielsetzung, der Planung, der Entscheidung und der Umsetzung. In der Literatur wird eine Vielzahl von Methoden, die einen effektiven Umgang mit der Zeit versprechen, vorgestellt. In der Matrix werden sie verschiedenen Bereichen zugeordnet. Einige der aufgeführten Methoden werden in diesem Kapitel erläutert. Für die Methoden, die darüber hinaus in Bezug auf das Zeitmanagement relevant sind, ist entsprechende Literatur zum Nachschlagen angegeben.

### 3.3.3.1
### Formulieren kurzfristiger Ziele mit Hilfe der SMART-Formel

*Die fünf Kriterien der SMART-Formel anwenden*

Dieser Abschnitt beschäftigt sich mit kurzfristigen Zielen, die für einen Zeitraum von einem Monat bis zu einem Jahr formuliert werden. Hierzu müssen die lang- und mittelfristigen Ziele auf die Ebene von Teilzielen hinuntergebrochen werden. Mit der Formulierung kurzfristiger Ziele beginnt die konkrete Zeitplanung.

Hierbei gilt: Je klarer das Ziel, desto stärker ist seine Sogwirkung. Ein Mensch, der klare Ziele vor Augen hat und weiß, wo er einmal ankommen möchte, ist in der Lage, stimmige Entscheidungen zu treffen, Prioritäten festzulegen und somit selbstverantwortlich zu handeln. Das Handeln richtet sich auf die Erfüllung der Ziele aus; Ziele fungieren somit als Bewertungskriterium für das eigene Handeln und sind grundlegend für die Evaluation. Damit dieses gelingt, sollten kurzfristig formulierte Ziele folgende fünf Kriterien der SMART-Formel erfüllen (s. **Tab. II 3-10**).

**Tabelle II 3-10:** Zielformulierung nach der SMART-Formel (Seiwert, 2001b: 160f.)

| | |
|---|---|
| **S – Spezifisch** | Das Ziel ist eindeutig, präzise und verständlich formuliert. Frage: «Was genau will ich?» |
| **M – Messbar** | Das Ziel ist messbar. Es sind qualitative und quantitative Kriterien angegeben, mit Hilfe dessen das Ziel überprüft werden kann. Frage: «Woran erkenne ich, dass ich das Ziel erreicht habe?» |
| **A – Aktionsorientiert** | Das Ziel enthält wahrnehmbares Verhalten und ist somit aktionsorientiert. Frage: «Was tue ich, wenn ich mein Ziel erreicht habe?» |
| **R – Realistisch** | Das Ziel ist erreichbar. Es ist nicht zu niedrig aber auch nicht zu hoch gesteckt, ansonsten tritt ein Motivationsverlust ein. Frage: «Kann ich das Ziel erreichen?» |
| **T – Terminierbar** | Das Ziel enthält einen genauen zeitlichen Fixpunkt. Frage: «Wann genau ist mein Ziel erreicht?» |

### 3.3.3.2
### Erstellen von Zeit- und Organisationsplänen

Wie eingangs erläutert, orientiert sich die Gesamtplanung an langfristigen Zielen, die dann in Form von Teilzielen für bestimmte Planungszeiträume konkretisiert werden. Hierbei gilt: Je langfristiger die Planung, desto gröber ist die Kalkulation, je kurzfristiger die Planung desto detaillierter die Angaben. Wichtig für eine effektive Zeitplanung ist das «Prinzip der Schriftlichkeit» (Blümmert, 2000). Durch die Verschriftlichung der Planung in eigens dafür vorgesehenen Zeit- und Organisationsplänen verschafft man sich einen Gesamtüberblick. So ist man in der Lage, Vereinbarungen mit sich selbst zu treffen, und diese in regelmäßigen Abständen zu überprüfen.

System der Zeitplanung berücksichtigen

Das System der Zeitplanung ist langfristig angelegt und fächert sich, orientiert an bestimmten Planungszeiträumen, in unterschiedliche Einzelpläne auf: aus langfristigen Plänen werden mittelfristige Pläne, die in die kurzfristige Planung übergehen und sich letztendlich in den Aufgaben für den jeweiligen Tag konkretisieren. In der Literatur werden unterschiedliche Planungszeiträume favorisiert. Einige Autoren plädieren für das Erstellen von Mehrjahres-, Jahres- und Quartalsplänen (Seiwert, 2002) andere hingegen nehmen eine gröbere Einteilung nach Jahres- und Wochenplänen vor (Blümert, 2000). Der individuelle Bedarf ist sicherlich abhängig vom Zeitmanagementtyp, der Art der beruflichen Tätigkeit und den damit verbundenen Aufgaben. Für Anfänger empfiehlt es sich zunächst, ein differenzierteres Zeitplanungssystem auszuprobieren. Das hier vorgestellte Planungssystem stellt eine Möglichkeit dar, die nach Bedarf modifiziert werden kann.

### Mehrjahresplan
- Auf der Grundlage der Lebensplanung wird als erstes ein Mehrjahresplan, der sich über einen Zeitraum von drei bis fünf Jahren erstreckt, erstellt (s. **Abb. II 3-7**). Für die jeweiligen Jahre werden langfristige Ziele und Kernaufgaben formuliert und in die entsprechenden Jahresspalten eingetragen.

### Jahresplan
- Aus dem Mehrjahresplan lassen sich in einem zweiten Schritt Ziele und Aufgaben für das aktuell anstehende Jahr ableiten. Dieser Jahresplan wird zum Ende des alten oder zu Beginn des neuen Jahres erstellt. Ziele, Aufgaben und Prioritäten werden für die nächsten 12 Monate realitäts- und zeitangemessen mit Hilfe der SMART-Formel festgelegt. Bei der Erstellung des Jahresplanes sind auch langfristige Aufgaben, die bereits jetzt für die Realisierung späterer Ziele notwendig sind, zu bedenken. Außerdem ist es wichtig, ausreichend Zeitfenster und Pufferzonen für Urlaubszeiten, Routinearbeiten, Besprechungen, regelmäßig auftretende Termine und ähnliches einzuplanen. Blümmert (2000: 92) empfiehlt, nur ein Viertel der tatsächlichen Zeit zu verplanen (ein Jahr = 52 Wochen minus 6 Wochen Urlaub = 46 Wochen geteilt durch 4 = 11,5 Wochen).

### Quartalspläne
- Quartalspläne dienen dazu, in regelmäßigen Abständen innezuhalten, die Jahresplanung zu überprüfen, um festzustellen, welche Ziele erreicht beziehungsweise welche Aufgaben nicht erledigt sind. Auf der Grundlage der Evaluationsergebnisse wird die Planung zum jeweiligen Quartalsende in Bezug auf Ziele, Aufgaben und Prioritäten für die kommenden drei Monate neu festgelegt.

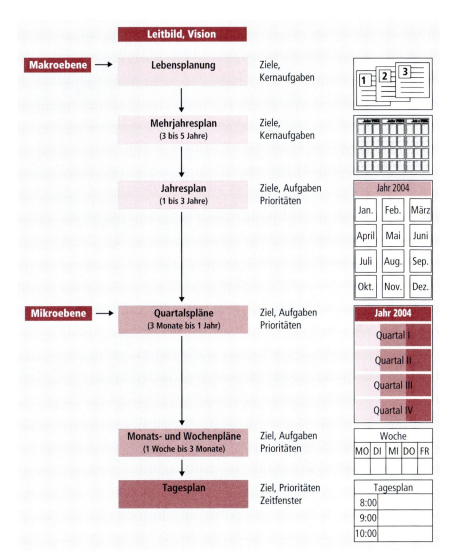

**Abbildung II 3-7:** Erstellen von Zeitplänen

### Monats- und Wochenpläne
■ Der Detaillierungsgrad der Planung nimmt mit dem Monats- und Wochenplan weiter zu. Der Monats- und Wochenplan leitet sich aus dem Quartalspan ab und wird um neu hinzugekommene Aufgaben ergänzt. Die Aufgaben werden auf bestimmte Tage verteilt, hierbei wird der geschätzte Zeitaufwand in Stunden festgehalten. Auch hier gilt das Prinzip der realistischen Zeitplanung, auf welches im Folgenden genauer eingegangen wird.

### Tagesplan
■ Mit dem Tagesplan beginnt die letzte Etappe der Zeitplanung. Es handelt sich um die Realisierung der zuvor festgesetzten Ziele. Die gesamten Aufgaben (geplante und ungeplante) und Aktivitäten für den Tag werden ermittelt und

festgelegt. Der Tagesplan soll in der Zeitplanung realistisch sein und nur die Aufgaben enthalten, die an diesem Tag tatsächlich erledigt werden können. Die Alpenmethode (s. **Tab. II 3-11**) kann helfen, die Zeitplanung realistisch vorzunehmen, um alle Kräfte auf die Verwirklichung der Ziele zu konzentrieren.

*Alpenmethode anwenden*

Die Alpenmethode zwingt zur Selbstdisziplin und fordert eine konzentrierte und konsequente Vorgehensweise. Man bestimmt die Tätigkeiten für den Tag, legt das jeweilige Zeitkontingent fest und plant Pufferzeiten für Unvorhergesehenes ein. Anschließend werden alle Tätigkeiten priorisiert und so in eine Rangfolge, nach der sie abgearbeitet werden, gebracht. Am Ende des Tages werden alle Aufgaben, die erledigt worden sind, abgehakt und unerledigtes auf den nächsten Tag verschoben. Macht man die Erfahrung, eine Aufgabe mehrfach bis zum Ende des Tages nicht erledigt und immer wieder verschoben zu haben, wird man die Aufgabe entweder endlich erledigen oder sich, da sie nicht wirklich wichtig ist, von ihr verabschieden.

*Zeitplanbücher führen*

Abschließend soll darauf hingewiesen werden, dass Zeitplanbücher (Timer) bei der systematischen Zeitorganisation helfen können. Ein Zeitplanbuch enthält

**Tabelle II 3-11:** Die Alpenmethode – Fünf Schritte einer systematischen Zeitplanung (Seiwert, 2002: 108 ff.)

| | | |
|---|---|---|
| **1. Schritt** | **A** | **Aufgaben zusammenstellen** |
| | | ■ Alles notieren, was am nächsten Tag erledigt werden soll. Zum Beispiel: |
| | |   – Aufgaben aus dem Monats- und Wochenplan, |
| | |   – Unerledigtes vom Vortag, |
| | |   – neu hinzukommende Tagesaktivitäten, |
| | |   – Termine und |
| | |   – Routineaufgaben. |
| **2. Schritt** | **L** | **Zeit der einzelnen Aufgaben ermitteln** |
| | | ■ Zeitbedarf für die einzelnen Tätigkeiten festlegen und addieren. |
| | | ■ Einzelne Zeitangaben noch einmal hinsichtlich ihrer Notwendigkeit überprüfen, dabei realistisch bleiben. |
| **3. Schritt** | **P** | **Pufferzeiten einplanen (60:40 Regel)** |
| | | ■ Nicht mehr als 60 Prozent der Tagesarbeitzeit verplanen, 40 Prozent als Pufferzeit für Unvorhergesehenes einkalkulieren. |
| | | ■ Falls mehr als 60 Prozent der Arbeitszeit verplant wurde, Aufgabenkatalog dementsprechend reduzieren (Prioritäten setzen, delegieren, streichen oder verschieben). |
| **4. Schritt** | **E** | **Entscheidungen über Prioritäten setzen** |
| | | ■ Für alle Tätigkeiten eindeutige Prioritäten setzen (ABC-Regel). |
| **5. Schritt** | **N** | **Nachkontrolle durchführen – Unerledigtes übertragen** |
| | | ■ Am Abend des Tages die Aufgaben abhaken, die erledigt sind. |
| | | ■ Unerledigte Aufgaben auf einen anderen Tag übertragen. |

gegenüber einem üblichen Terminkalender unterschiedliche Einlegeblätter und Formulare für die Mehrjahres-, Jahres-, Monats-, Wochen- und Tagesplanung. Zudem sind in der Regel Checklistenverzeichnisse und Notizblätter für die Informationserfassungen (Aufgaben, Ideen, Prioritätenliste, Jahresübersicht u. ä.) vorhanden. Es gibt eine Vielzahl von Firmen (z. B. Time System oder Tempus Zeitplansysteme), die manuelle oder digitale Zeitplaner, die dem individuellen Bedarf entsprechend angepasst werden können, anbieten.

### 3.3.3.3
### Priorisieren der durchzuführenden Aufgaben

Vielfach ist der Arbeitsanfall im beruflichen Alltag höher als die zur Verfügung stehende Zeit, daher ist es notwendig zu entscheiden, was man tun will. Diese Entscheidung erfordert, sich von unnötigem Ballast zu befreien, und bewusst auf das Wesentliche zu konzentrieren. Entscheiden heißt Prioritäten aufstellen und bedeutet, eine Auswahl über Art und Umfang der vorrangig durchzuführenden Aufgaben zu treffen. Mit den Worten des Philosophen Ziggy Ziggler (Scott, 2001: 34) zusammengefasst: «Die Hauptsache ist, die Hauptsache immer die Hauptsache sein zu lassen.» Allerdings müssen dafür die Kriterien, die übergeordneten Maßstäbe und Ziele, anhand derer man entscheidet, präsent sein. In diesem Abschnitt werden drei Methoden, die Entscheidungsprozesse unterstützen, vorgestellt: das Pareto-Prinzip, die ABC-Analyse und die Leistungskurve.

*Pareto-Prinzip anwenden*

Das Pareto-Prinzip oder die «80:20-Regel» ist nach dem italienischen Volkswirtschafts-Professor Vilfredo Pareto (1884–1923) benannt und hat für viele Lebensbereiche Gültigkeit. Für das Berufsleben gilt, dass mit einem Arbeitseinsatz von 20 Prozent der Energie und Zeit 80 Prozent der Arbeitsergebnisse erreicht werden, während für die letzten 20 Prozent der Ergebnisse 80 Prozent Einsatz notwendig sind. Diese Regel kann einerseits auf die Auswahl der Art der Aufgaben bezogen werden und andererseits auf den Umfang, die Intensität mit der man eine Aufgabe umsetzt. 20 Prozent Einsatz bei der Unterrichtsvorbereitung erzielen schon 80 Prozent des Ergebnisses, der letzte Feinschliff erfordert noch weitere 80 Prozent Einsatz. Die Frage taucht auf: Inwieweit lohnt sich der Einsatz für eine perfekte Vorbereitung bezogen auf die Qualität des Unterrichtes? Das Pareto-Prinzip beinhaltet den Abschied vom Perfektionismus, der bei starker linkshirniger Ausprägung auftreten kann. Diesen Menschen ist der Mut zur Lücke zu empfehlen. So wie man für eine Prüfung nie alles lernen kann, kann man im Arbeitsleben nicht jede Möglichkeit verfolgen und ausbauen.

*ABC-Analyse durchführen*

Das von Pareto beschriebene Prinzip wird deutlicher, wenn man die Gesamtheit der Aufgaben nach der Wichtigkeit für die Erreichung der beruflichen beziehungsweise privaten Ziele in A, B und C einteilt. Basierend auf Erfahrung nimmt die ABC-Analyse an, dass

- A-Aufgaben 15 Prozent der Aufgabenmenge ausmachen, jedoch 65 Prozent Beitrag zu den Zielen leisten und nicht delegierbar sind.
- B-Aufgaben 20 Prozent der Aufgabenmenge ausmachen, 20 Prozent Beitrag zu den Zielen leisten und delegierbar sind.
- C-Aufgaben 65 Prozent der Aufgabenmenge ausmachen, jedoch nur 15 Prozent Beitrag zu den Zielen leisten, weniger wichtig und delegierbar sind (s. **Abb. II 3-8**).

Das entscheidende Kriterium für die Einteilung der Aufgaben ist deren Wichtigkeit für die Zielerreichung. Bei der Planung der Arbeit wird angestrebt, den Anteil der

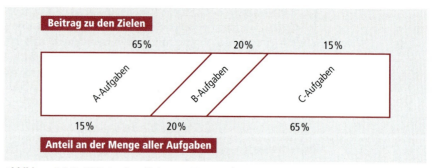

**Abbildung II 3-8:** ABC-Analyse (Seiwert, 2001a: 134)

A-Aufgaben zu erhöhen, um so eine Leistungssteigerung zu erreichen. Für das Ordnen der Aufgaben nach der ABC-Analyse ist die **Tabelle II 3-12** (Seiwert, 2001a: 136) hilfreich.

Als Erstes werden alle in einem bestimmten Zeitraum anstehenden Aufgaben notiert. Im Anschluss werden diese nach der Wichtigkeit bewertet. Die A-Aufgaben werden auf jeden Fall von einem selbst ausgeführt. Der geplante Zeitbedarf für die Tätigkeiten sollte wieder an der Bedeutung dieser ausgerichtet sein. Daher gilt für einen achtstündigen Arbeitstag mit 40 Prozent Puffer, dass 65 Prozent der planbaren Zeit, (d. h. rund drei Stunden) für A-Aufgaben, 20 Prozent (d. h. rund eine Stunde) für B-Aufgaben und 15 Prozent (d. h. rund 0,75 Stunden) für C-Aufgaben reserviert werden.

Des Weiteren sollte man die tägliche Arbeit mit den A-Aufgaben beginnen, denn wenn dann am Abend nicht alle Aufgaben erledigt sind, so sind doch die wichtigsten schon zu Mittag geschafft und das führt zur Arbeitszufriedenheit und Gelassenheit. Bei den B- und C-Aufgaben sollte man überprüfen, inwieweit diese

**Tabelle II 3-12:** ABC-Analyse der Aufgaben einer Schulleitung (Seiwert, 2001a: 136)

| Datum | Priorität A B C | Aufgabe (einer Schulleitung) | Delegiert an | Beginn | Fertig bis |
|---|---|---|---|---|---|
| | ☐ ☐ ☒ | Dozentenersatz organisieren | Betroffene Kursleitung | | |
| | ☒ ☐ ☐ | Unterrichtsvorbereitung | | | |
| | ☐ ☒ ☐ | Probleme eines Kollegen mit seinem Kurs | Termin zur Problembesprechung | | |
| | ☒ ☐ ☐ | Teambesprechung | | | |
| | ☐ ☐ ☒ | Dozentenabrechung | Sekretärin | | |
| | ☒ ☐ ☐ | Projektplan erarbeiten | | | |
| | ☐ ☐ ☒ | Einladungen verschicken | Sekretärin | | |
| | ☒ ☐ ☐ | Besprechung bezüglich des Projektplans für die gemeinsame Pflegeausbildung | | | |

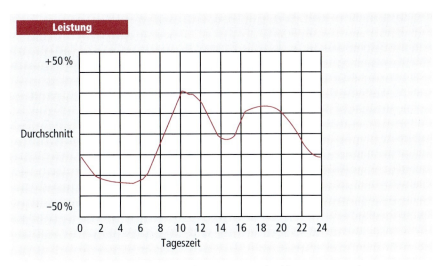

**Abbildung II 3-9:** Typische Leistungsfähigkeit im Tagesverlauf (Scott, 2001: 226)

delegiert werden können. Die C-Aufgaben sind keine entbehrlichen, aber oft nicht so wichtige Routineaufgaben, die in der leistungsschwachen Zeit bearbeitet werden können. Durch diese Vorgehensweise erledigt man mehr Aufgaben, die einen hohen Beitrag zur Zielerreichung leisten. Es wird mehr Zeit und Energie in A-Aufgaben investiert als vorher, sodass man eine deutliche Leistungssteigerung erzielt.

Zudem sollten die anstehenden geplanten Aufgaben konsequent und systematisch in der einmal festgelegten Reihenfolge erledigt werden, um den Entscheidungsprozess bezüglich der Reihenfolge nicht wieder aufzugreifen. Ebenso ist es sinnvoll nur jeweils eine Aufgabe anzufangen und fertig zu stellen, bevor mit der nächsten begonnen wird, denn jedes Einarbeiten kostet Zeit und Kraft. Diese beiden Prinzipien optimieren die Umsetzung der Prioritäten in den Alltag.

Persönliche Leistungs-
kurve berücksichtigen

Ein bereits erwähnter Aspekt wird an dieser Stelle aufgegriffen und vertieft. Bisher wurde vorgeschlagen, den Tag mit A-Aufgaben zu beginnen und C-Aufgaben in der leistungsschwachen Zeit zu erledigen. Diese Empfehlungen beruhen darauf, dass im Verlauf des Tages bei jedem die Leistungsfähigkeit mit gewissen Unterschieden zwischen den Individuen schwankt. Die typische tägliche Leistungsbereitschaft entwickelt sich wie folgt: Das Leistungshoch liegt am Vormittag. Diese Zeit sollte sinnvoller Weise für A-Aufgaben genutzt werden. Das Leistungstief liegt um die Mittagszeit und sollte für C-Aufgaben genutzt werden. Am Nachmittag steigt die Leistungsfähigkeit noch einmal an, aber nicht mehr auf das Niveau vom Vormittag. Ihre persönliche Leistungskurve können Sie erstellen, indem Sie Ihre Leistungsfähigkeit in Abhängigkeit von der Uhrzeit einschätzen und in das Achsenkreuz ähnlich der durchschnittlichen Leistungsbereitschaft eintragen (s. **Abb. II 3-9**). Das Ziel ist es, seinen eigenen Tagesrhythmus zu kennen und die Tagesgestaltung danach auszurichten.

Damit ist für das Priorisieren Folgendes von Bedeutung:

■ Die Wichtigkeit einer Aufgabe bezogen auf die Bedeutung und Wirkintensität für die Ziele.

■ Der Zeitaufwand, der für eine Aufgabe verwendet wird, im Vergleich zum gesamten Arbeitsanfall. (Dieser sollte für A-Aufgaben möglichst hoch sein.)
■ Die Delegierbarkeit einer Aufgabe. (Dies ist bei B- und C-Aufgaben möglich.)
■ Der Zeitpunkt, zudem eine Aufgabe erledigt wird.

Und letztendlich spielt auch die Dringlichkeit einer Aufgabe eine Rolle. Die Dringlichkeit einer Aufgabe lenkt von der Wichtigkeit ab. Die Bewältigung dringlicher Angelegenheiten entwickelt sich oft zu einer Tretmühle, die den wichtigen Dingen die Zeit raubt. Die Fähigkeit der Krisenbewältigung, eine Aufgabe noch termingerecht zu erledigen, hat scheinbar Vorteile. Aufregende Stunden großer Aktivität geben einem das Gefühl viel zu schaffen. Jedoch schaltet der Körper nach einer Phase maximaler Aufmerksamkeit seine Handlungsbereitschaft runter. Die Leistungsfähigkeit ist erschöpft und die A-Aufgaben können nicht angemessen erledigt werden. Bei diesem Vorgehen verliert man die für seine Ziele bedeutsamen Aufgaben aus dem Blick und eilt von einer dringenden Aufgabe zur nächsten.

Dieser Abschnitt zeigt wie bedeutsam es ist, zuerst die Wichtigkeit einer Aufgabe zu bestimmen. Die Aufgaben, die einen hohen Beitrag zu den eigenen Zielen leisten, sollten erkannt werden. In der Planung ist es wichtig, ihnen ein großes Zeitbudget in einer leistungsstarken Phase zu reservieren. Hierin liegt die Chance seine Arbeitszeit zu begrenzen und sich auf das Wesentliche zu konzentrieren. Berücksichtigt man die große Reichweite der bedeutsamen Aufgaben erzielt man zudem eine Leistungssteigerung.

### 3.3.3.4
### Organisieren der Aufgaben

Im Rahmen dieses Kapitels werden aus der Interventionsmatrix (s. Tab. II 3-9) Möglichkeiten aufgezeigt, sich störungsfreie Zeiten für konzentriertes Arbeiten einzurichten und Techniken zum effektiven Lesen vorgestellt.

Bei der Auswertung der Protokolle der Störungen kristallisieren sich die nicht gerechtfertigten und die gravierendsten Unterbrechungen heraus. Unangemeldete Besuche durch KollegInnen, Vorgesetzte oder SchülerInnen sowie Telefonate zählen zu den offensichtlichsten und ärgerlichsten Zeitverlusten. Im Schulalltag erfordern die inhaltliche Vorbereitung auf den Unterricht oder konzeptionelle Arbeiten eine hohe Konzentration und müssen daher in Ruhe ausgeführt werden. Wie man während dieser Tätigkeiten mit Störungen umgehen kann, wird im Folgenden aufgezeigt. In diesem Sinne werden Möglichkeiten dargestellt, wie man sich für zwei Stunden konzentriertes Arbeiten abschirmen kann (s. **Abb. II 3-10**).

In der Regel ist es selbstverständlich, das Telefon zu sperren, wenn man an Besprechungen teilnimmt oder Mitarbeitergespräche führt. Die Situation gestaltet sich schwieriger, wenn die störungsfreie Zeit für Einzelarbeit genutzt wird.

*Strategien für störungsfreies Arbeiten*

Um störungsfrei Arbeiten zu können, wird vielfach empfohlen, zeitlich oder örtlich auszuweichen. Manche Menschen wechseln den Arbeitsort, wenn sie sich konzentrieren wollen. Viele MitarbeiterInnen leisten zu Hause mehr als im Büro. Andere verstecken sich regelrecht in abgelegenen, selten genutzten Räumen. In diesem Fall sollte gewährleistet sein, dass die Betroffenen in dringenden Fällen erreichbar sind.

*Randzeiten nutzen*

Andere Menschen weichen aus, indem sie die Randzeiten nutzen. Sie arbeiten morgens, bevor die KollegInnen kommen, mittags, wenn die anderen speisen oder abends, nachdem die KollegInnen nach Hause gegangen sind. Diese Vorgehens-

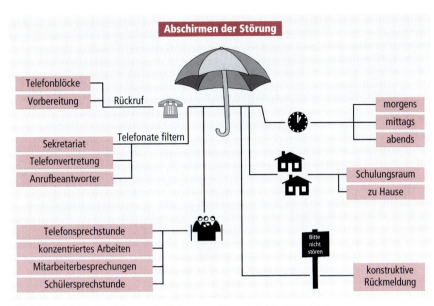

**Abbildung II 3-10:** Abschirmen der Störungen (Regenscheidt, 2002: 143)

weise birgt das Risiko von unbeabsichtigten Überstunden und den Nachteil, dass die Tagesleistungskurve vieler Menschen, wie im vorherigen Abschnitt dargestellt, gerade in der Mittags- und Abendzeit ein Tief erreicht und für Arbeiten mit hoher Konzentration ungünstig ist. Letztendlich werden die Bemühungen, störungsfreie Phasen für konzentriertes Arbeiten einzurichten, immer ein Kompromiss sein. Einerseits sollte die reservierte Zeit nicht während der betriebsamsten Zeit liegen und andererseits sollte auch die eigene Leistungsfähigkeit berücksichtigt werden.

*Sichtbare Signale setzen*

Ferner ist es notwendig, für die Zeit der Konzentration ein sichtbares Signal zu setzen. Dieses Signal kann diskret sein, wie beispielsweise sich mit dem Rücken zur Tür zu setzen. Eine geschlossene Tür oder ein Schild: «Bitte nicht stören!» signalisieren Entsprechendes. Falls man über kein eigenes Büro verfügt, kann ein Schild auf dem Schreibtisch platziert werden. Für Aufgaben, die höchste Konzentration erfordern, braucht jeder eine Schranke, die wirklich Wichtiges durchlässt aber Bagatellen aussperrt.

*Mit unerwarteten Besuchern direktiv umgehen*

Für die unerwartete Besucherin ist eine geschlossene Tür leichter zu akzeptieren, wenn diese einen Hinweis enthält, wann man wieder ansprechbar ist. Missachtet jemand das Signal, ist es wichtig, auf die Grenzverletzung hinzuweisen. Es empfiehlt sich, der Besucherin entgegenzugehen, sodass diese nicht bis zum Stuhl kommt, sie höflich zu begrüßen, sie ihr Anliegen nennen zu lassen und ihr zu erklären, dass man gerade konzentriert arbeitet und sich später mit dem Anliegen beschäftigen wird. Diese Vorgehensweise entspricht den gemeinen Regeln für konstruktive Rückmeldung. Eine Rückmeldung sollte als Ich-Botschaft formuliert werden und sich konkret auf die Sache beziehen. Fürs Herz der Person sollten Gestik, Mimik und Tonfall Wohlwollen und Wertschätzung senden. Denn selbst gute Absichten können durch Gestik, Mimik und Tonfall leicht zunichte gemacht werden, wenn diese Geringschätzung signalisieren. Die beschriebene Vorgehensweise erleichtert die Akzeptanz der Einführung von störungsfreien Zeiten im

Berufsalltag. Des Weiteren wird deutlich, dass die eher linkshirnige Fähigkeit, strukturiert vorzugehen, nur in Kombination mit der eher rechtshirnigen Fähigkeit, seine Interessen sozialverträglich im Berufsalltag umzusetzen, im Zeitmanagement erfolgreich ist.

Verbindliche
Absprachen treffen

Leicher (1991: 33) weist darauf hin, dass sich vor allem viele unternehmensinterne Unterbrechungen durch Absprachen vermeiden lassen. Überlegungen bezüglich der Optimierung der Abläufe in einer Pflegeschule könnten damit beginnen, dass

- feste Zeiten für konzentriertes Arbeiten
- feste Zeiten für Mitarbeiterbesprechungen und
- feste Sprechzeiten für Pflegeschülerinnen vereinbart werden.

Diese Kombination hat für alle Beteiligten Vorteile. Das Kollegium hat Zeit für konzentriertes Arbeiten sowie die Sicherheit, ihre Anliegen ansprechen zu können. Die PflegeschülerInnen wissen, wann die Lehrenden Zeit für sie haben. Die Anlässe für unerwartete Besuche werden wesentlich durch diese Maßnahmen minimiert.

Strategien fürs
Telefonieren

Nachdem der Umgang mit unerwarteten BesucherInnen in störungsfreier Arbeitszeit ausführlich dargestellt worden ist, besteht noch die Notwendigkeit, Strategien für das Telefonieren aufzuzeigen. Das Telefon ist einerseits eines der effektivsten Kommunikationsmittel und hilft, Zeit zu sparen; andererseits kann es zu einem der häufigsten Zeitfresser werden. Wenn die Schule in der glücklichen Lage ist, über ein Sekretariat zu verfügen, kann dieses als Filter für unerwartete BesucherInnen und AnruferInnen eingesetzt werden. Ansonsten besteht die Möglichkeit, Absprachen im Kollegium zu vereinbaren, wer wann wie lange den Telefonservice übernimmt.

Die Telefonvertretung sollte

1. die Ausnahmen kennen, die es erlauben, ein Telefonat auch in der störungsfreien Arbeitszeit durchzustellen. Die Ausnahmen können sich auf wichtige Gründe oder bestimmte Personen beziehen. Allerdings sollte die Liste der Ausnahmen möglichst kurz sein, da ansonsten das Risiko besteht, dass die störungsfreie Zeit untergraben wird.
2. die Uhrzeit wissen, zu der die Betroffene wieder für andere zur Verfügung steht oder die Anruferin einen Rückruf erwarten kann.
3. Notizzettel bereithalten, um Informationen festhalten zu können, die der Betroffenen als Unterlage für die Rückrufe dienen. Folgende Informationen sollten festgehalten werden:
   - Name der Anruferin
   - Telefonnummer
   - Grund des Anrufes
   - Tag und Uhrzeit
   - Rückruf erbeten oder ruft wieder an.

Außerdem ist im Rahmen einer Telefonvertretung darauf zu achten, dass der Anruferin wertfrei mitgeteilt wird, wann die gewünschte Gesprächspartnerin wieder erreichbar ist und ihr angeboten wird, eine Nachricht zu hinterlassen.

Alternativ zur Telefonvertretung besteht die Möglichkeit, für die ankommenden Telefonate zeitweise den Anrufbeantworter oder die Mailbox einzusetzen. Der Anrufbeantworter sollte unter anderem die Information enthalten, wann man telefonisch am besten erreichbar ist. Dieses Vorgehen bietet mehrere Vorteile:

- Die Telefonanrufe können gesammelt werden und die Rückrufe können in Telefonblöcken ausgeführt werden.
- Den Zeitpunkt für die Rückrufe kann man selbst bestimmen.
- Außerdem müssen nicht alle Rückrufe auf einmal erledigt werden. Prioritäten helfen zu entscheiden, welche Rückrufe notwendig sind.

Allerdings ist beim Rückrufen zu berücksichtigen, zu welchen Zeiten die gewünschten GesprächsteilnehmerInnen erreichbar sind. In der Regel ist eine Chirurgin während der Kernarbeitszeit im OP und für eine Unterrichtsabsprache nicht erreichbar. Zudem sollte man sich auf Telefonate vorbereiten, damit diese zielorientiert in angemessener Zeit durchgeführt werden können.

Eine Telefonvorbereitung beinhaltet folgende Überlegungen:

- Wen will ich anrufen? (Name, Abteilung, Durchwahl)
- Was will ich erreichen? (Gesprächsziele)
- Wann will ich anrufen?
- Welche Unterlagen benötige ich?
- Welche Unterlagen benötigt meine Gesprächspartnerin?
- Wie kann ich argumentieren?

Tägliche Telefonsprechzeiten, zu denen man am besten erreichbar ist, sind eine weitere Variante, um Unterbrechungen durch Anrufe zu reduzieren.

Somit könnten die Maßnahmen für die Optimierung der Abläufe in einer Pflegeschule aus dem letzten Abschnitt noch ergänzt werden, um

- feste Telefonsprechzeiten
- Telefonvertretung / Sekretariat / Anrufbeantworter und
- Rückrufe in Telefonblöcken.

### Lesetechniken

*Strategien für effektives Lesen*

Das Abschirmen von unerwarteten Störungen und die Strategien zum Telefonieren führen zum Zeitgewinn. Dies gelingt auch mit effektiven Lesetechniken. Lesen ist für PflegepädagogInnen die wichtigste Informationsquelle für die Unterrichtsvorbereitung und dienen der eigenen Fortbildung. Mit dem zunehmenden Gebrauch des Internets gewinnen Lesetechniken zusätzlich an Bedeutung. Denn mit den Fähigkeiten, eine sinnvolle Auswahl der Informationen zu treffen und eine angemessene Lesegeschwindigkeit zu beherrschen, gewinnt man Zeit.

*Interessantes heraussuchen*

Der Psychologe Tony Buzan (Scott, 2001: 65) rät, Bücher wie Puzzle zu behandeln. Bei einem Puzzle sucht man zunächst ein markantes Merkmal und hebt sich die monotonen Flächen wie Himmel und Meer für den Schluss auf. Auch bei Fachbüchern sollte man als erstes das Interessante herauspicken, weitere Details ergänzen und, wenn es langweilig wird, das Buch zuklappen. In diesem Sinne wird eine Drei-Gang-Methode für das Lesen von Fachliteratur in Anlehnung an Vollmer und Hoberg (1994: 82) skizziert und im Anschluss eine Möglichkeit vorgestellt, die Lesefertigkeit zu trainieren.

*Drei-Gang-Methode anwenden*

*1. Gang:* Welche Informationen wichtig oder unwichtig, bekannt oder unbekannt sind, kann man beurteilen, wenn man erst einmal auf Inhaltsverzeichnis sowie Kapitelüberschriften eines Buches achtet und einen Text grob überfliegt. Auch wenn man sehr schnell liest, nimmt man vom Inhalt einer Seite zentrale Aussagen wahr.

Durch überfliegendes Lesen kann man schnell entscheiden, ob sich genaues Lesen lohnt. Dieses Vorgehen erspart fruchtlose Lesearbeit und verschafft Zeit für das genaue Lesen der wichtigen Informationen. Beim überfliegenden Lesen leiten folgende Fragen die Entscheidung:

1. Welches Ziel habe ich?
2. Was weiß ich bereits?
3. Was suche ich?

*2. Gang:* Nachdem man einzelne Seiten oder Abschnitte für sich als nützlich, ergiebig oder notwendig bewertet hat, liest man den entsprechenden Text aufmerksam. Insbesondere bei schwierigen Texten unterstützt das Markieren des Textes

- eine intensive Bearbeitung des Inhaltes
- das Wiederholen und
- das Erkennen der Systematik des Textes.

Allerdings sollte man sparsam markieren und immer das gleiche Markierungssystem verwenden. Denn wer kennt nicht den völlig bunten, hoffnungslos übermarkierten Text, dem man zwar die Arbeit, aber nicht die Informationsreduktion ansieht.

*3. Gang:* Um das Wesentliche eines Textes herauszuarbeiten und für eine spätere Verwendung festzuhalten, sind Notizen eine bewährte Methode. Zwar hilft das Markieren der Texte ebenso wie die Notizen, die Informationsflut zu reduzieren, jedoch ersetzt das Markieren nie die Notizen. Denn die Informationen werden durch das Zusammenfassen des Inhalts mit eigenen Worten verarbeitet.

Lektüre mit Hilfe einer Mind Map zusammenfassen

Eine spezielle Form des Zusammenfassens der Lektüre ist das Mind Mapping. Vor dem Hintergrund, dass in diesem Aufsatz die Kapazitäten beider Gehirnhälften Beachtung finden, wird an dieser Stelle Mind Mapping befürwortet und kurz vorgestellt (Hertling, 1997). «Mind Mapping weckt Potentiale beider Gehirnhälften, fördert deren gleichwertige und harmonische Zusammenarbeit, und führt zu optimalen Leistungen». (Huhn/Linder, 1996: 34 zitiert nach Stamm, 1999: 14). Mit Hilfe einer Mind Map bringt man seine eigene Ordnung und Übersicht in das, was man gelesen hat. Der Schwerpunkt des Textes wird als Schlüsselbegriff, als Hauptthema der Mind Map in die Seitenmitte eines Blattes in Querformat geschrieben. Während des gründlichen Lesens werden zu jedem neuen Abschnitt die Gedanken oder Informationen als Schlagwörter auf Ästen und Zweigen festgehalten, sodass nach und nach ein ganzes Liniengeäst entsteht. Um den Inhalt des Gelesenen mit beiden Gehirnhälften zu erfassen und das Einprägen der Informationen zu unterstützen, sollten die Schlüsselwörter mit Symbolen oder Bildern kombiniert werden. Die rechte Hemisphäre hat ihre Stärke im Erfassen von Bildern. Zum kreativen Vorgehen gehören Ergänzungen und Korrekturen. Neue Verästelungen können überall eingefügt werden. Die Struktur einer Mind Map erinnert an einen Baum. Der Stamm bildet den Mittelpunkt, von dem aus die Haupt- und Nebenäste in alle Richtungen abzweigen und Blätter treiben. So entsteht eine Ordnung von Innen nach Außen, vom Abstrakten zum Konkreten, vom Allgemeinen zum Speziellen.

Lesefertigkeit trainieren

Nach der Entscheidung, welche Texte man gründlich liest, ist der Erfolg des Lesens von der Lesefertigkeit abhängig. Viele LeserInnen haben die Lesegeschwindigkeit seit ihrer Schulzeit nicht mehr verbessert. Sie erreichen durchschnittlich 200 Wörter in der Minute, obwohl bei ähnlichen geistigen Fähigkeiten bis zu 500 Wörter in der Minute möglich sind (Vollmer/ Hoberg, 1994: 84). Die folgende Übung bietet Gelegenheit, die eigene Lesegeschwindigkeit zu ermitteln, um dann zu entscheiden, ob ein Lesetraining sinnvoll ist.

**Übungsthema:**  Bestimmen der Lesegeschwindigkeit
**Übungsziel:**  Eigene Lesegeschwindigkeit ermitteln

**Anleitung:**  Lesen Sie einen Text, stoppen Sie die benötigte Zeit und rechnen Sie wie folgt:

$$\frac{\text{Anzahl der gelesenen Wörter}}{\text{gebrauchte Sekunden}} \times 60 = \text{Anzahl der Wörter in einer Minute}$$

Natürlich hängt die Lesegeschwindigkeit von dem Schwierigkeitsgrad des Textes ab. Aber zumindest bei leichteren Texten ist die Denkleistung langsamer Leserinnen nicht ausgelastet. Die Aufnahme der Informationen ist zu langsam, sodass die Leserin unkonzentriert ist und mit ihren Gedanken abschweift. Ein Zeichen mangelnder Konzentration ist das häufige Zurückspringen im Text.

Für eine Veränderung der Lesegewohnheiten sind folgende Aspekte zu berücksichtigen. Die Augen vollziehen beim Lesen eine Sprung-Stopp-Bewegung, das heißt sie gleiten nicht über den Text, sondern bewegen sich ruckartig. Die Augen können nur Informationen aufnehmen, wenn sie stillstehen. Wie viel an einem Haltepunkt aufgenommen wird, hängt von der Blickspanne ab, der Anzahl der Wörter, die auf einmal vom Auge erfasst werden. Daraus folgt für diejenigen, die schneller lesen wollen, dass

- sie ihre Augen schneller bewegen müssen, um mehr Haltepunkte zu schaffen.
- sie ihre Blickspanne schulen müssen, um mehr Wörter gleichzeitig zu erfassen.

Exemplarisch für die Verbesserung der Lesegeschwindigkeit wird eine Übung für das Schulen der Blickspanne erklärt.

**Übungsthema:**  Schulen der Blickspanne
**Übungsziel:**  5 bis 6 Wörter pro Haltepunkt auf einmal wahrnehmen, um die Anzahl der Haltepunkte zu reduzieren und damit schneller zu lesen.

**Anleitung:** Suchen Sie sich für dieses Training einen Text mit schmalen Zeilen von zirka 5 bis 6 Wörtern, wie dies in Zeitungen üblich ist. Um eine Zeile mit einem Blick erfassen zu können, denken Sie sich eine Mittelachse in der Spalte. Diese bildet den Fixationspunkt für Ihre Augen. Am Anfang können Sie die Achse einzeichnen, damit diese leichter von den Augen fixiert wird. Führen Sie eine Postkarte, wie in **Abbildung II 3-11** gezeigt wird, in kleinen ruckartigen- Auf- und Abbewegungen Zeile für Zeile abwärts. Für jede Zeile sollten Sie sich zirka eine halbe Sekunde Zeit geben, um sie zu erfassen.

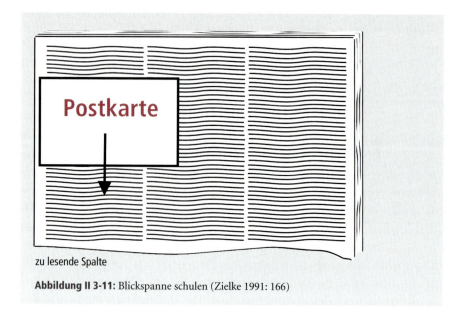

zu lesende Spalte

**Abbildung II 3-11:** Blickspanne schulen (Zielke 1991: 166)

Fasst man abschließend die wesentlichen Aspekte für effektives Lesen zusammen, so sind vor dem Lesen die Auswahl des Lesestoffes, während des Lesens die Lesegeschwindigkeit bedingt durch die Blickspanne und die Augenbewegung, und nach dem Lesen das Markieren und die Notizen insbesondere mit Mind Maps als wichtige Fertigkeiten zu nennen.

Mit dem Training des Lesens, den Strategien fürs Telefonieren, dem Umgang mit Störungen und den Methoden zum Priorisieren stehen ausreichend Elemente zur Verfügung, um für Frau Stelzer Maßnahmen zur Realisierung ihrer Ziele zu planen. Sie strebt in den nächsten fünf Jahren an, ihre Aufgaben als Schulleitung insbesondere in Zusammenhang mit der gemeinsamen Ausbildung für die Kranken- und Altenpflege zu verändern. Das bedeutet, dass sie die Priorität ihrer Arbeit stärker auf originäre Führungs- und Managementaufgaben legt. Damit die mittelfristigen Ziele erreicht werden und Frau Stelzer den Überblick behält, ist es notwendig kurzfristige Ziele zu formulieren. So gelangt sie Schritt für Schritt zum Ziel. Exemplarisch werden an dieser Stelle einige kurzfristige Ziele vorgestellt.

1. Ich arbeite ab nächsten Monat drei Tage in der Woche drei Stunden konzentriert ohne unnötige Störungen an A-Aufgaben, die im Vorfeld von mir vorbereitet sind.
2. Ich habe den Projektplan für die Zusammenführung der beiden Ausbildungen zu einer gemeinsamen Pflegeausbildung in sechs Wochen erarbeitet. Der Geschäftsführer erhält den Projektplan in zwei Monaten.
3. Ich esse viermal in der Woche gemeinsam mit meinen Töchtern um 18.00 Uhr zu Abend.
4. Ich reduziere unerwartete Unterbrechungen des Schulbetriebs um die Hälfte.
5. Alle Ziele überprüfe ich in zwei Monaten.

Entsprechend dieser Ziele müssen Maßnahmen geplant werden, aber zunächst wird eine Anmerkung zur Formulierung der kurzfristigen Ziele ergänzt. In Zusammenhang mit den kurzfristigen Zielen für Frau Stelzer wird deutlich, dass diese bereits eine Anleitung für die notwendigen Maßnahmen beinhalten, wenn sie konsequent nach den SMART-Kriterien formuliert werden. Dies kann einerseits als eine Arbeitserleichterung betrachtet werden, anderseits erschwert dies aber eine Differenzierung zwischen kurzfristigen Zielen und Maßnahmen.

Nun werden zur Analyse des Tages von Frau Stelzer ihre Aufgaben in die Tabelle zur ABC-Analyse eingetragen und bewertet (s. Tab. II 3-12), umso die A-Aufgaben zu identifizieren, die sie bevorzugt bearbeiten will.

- Der Projektplan für die gemeinsame Pflegeausbildung und die damit verbundenen Termine mit der Kollegin aus der Altenpflege haben einen hohen Stellenwert für eine Schulleitung und ist daher eine A-Aufgabe. Allerdings fallen im Rahmen eines solchen Projektes auch weniger wichtige, aber auf keinen Fall entbehrliche Routinearbeiten in der Vor- und Nachbereitung an. Dies sind delegierbare C-Aufgaben.
- Unterrichten ist eine berufsimmanente A-Aufgabe von PflegepädagogInnen, die nicht delegierbar ist, jedoch verschiebt sich das Aufgabenspektrum für eine Schulleitung hin zu Managementaufgaben.
- Um mit Herrn Bayer die Probleme zu besprechen, ist es in der Regel möglich, einen Termin mit ihm zu vereinbaren.
- Die Annahme des Vortrages ließe sich im Rahmen der Öffentlichkeitsarbeit für die Schule rechtfertigen. Allerdings scheint es für Frau Stelzer eine Gefälligkeit für eine Studienkollegin zu sein und in Anbetracht ihrer Zeitnot nicht angemessen. Der Vortrag ist nicht mit den Zielen kongruent.
- Die Dozentenabrechung ist eine delegierbare C-Aufgabe an die Sekretärin, wenn sie wieder aus dem Urlaub zurück ist.

Damit sind für diesen Tag die Unterrichtsvorbereitungen und der Projektplan für die gemeinsame Pflegeausbildung als Aufgaben mit höchster Priorität identifiziert. Frau Stelzer sollte diesen ein angemessenes Zeitfenster im physiologischen Leistungshoch reservieren, indem sie konzentriert ohne Störungen arbeiten kann. Die Auswertung des Zeitnutzungsprotokolls hat gezeigt, dass Frau Stelzer sich vornimmt, A-Aufgaben zu bearbeiten, aber leider wird sie oft gestört. Um dies in Zukunft zu vermeiden, könnte Frau Stelzer sich die Zeit von 8.00 bis 11.00 Uhr für konzentriertes Arbeiten ohne Störungen an den drei Tagen in der Woche reservieren, wenn die Sekretärin im Hause ist und sie Störungen abschirmen kann. Zudem vereinbart sie mit der Sekretärin, in welchen Ausnahmen sie in dieser Zeit gestört werden darf. Ferner sollte Frau Stelzer sich auf die Phase der Konzentration vorbereiten, indem alle notwendigen Unterlagen vorliegen und die anstehenden Aufgaben bestimmt sind. Dies sind Maßnahmen, die Frau Stelzer helfen, ihr Ziel «Konzentriert drei Stunden A-Aufgaben bearbeiten» zu erreichen. Bedenkt man die große Reichweite der A-Aufgaben für die Zielerreichung, wird Frau Stelzer abends die Schule mit dem Gefühl verlassen, etwas geleistet zu haben.

In der ABC-Analyse kristallisierte sich der Projektplan als A-Aufgabe heraus. Wenn Frau Stelzer in der reservierten störungsfreien Zeit an dem Projektplan arbeitet, liegt die Planung für die termingerechte Abgabe des Projektplans beim Geschäftsführer auf der Hand. Ergänzend sollte sie mit ihrer Kollegin aus der Altenpflege die nächsten Termine für die Treffen sowie die Tagesordnungspunkte für das nächste Treffen vereinbaren.

Um zukünftig die wichtigsten Aufgaben für den Monat zu ermitteln, hat Frau Stelzer eine Liste griffbereit, in der sie die anstehenden Aufgaben einträgt und in der letzten Woche des Monats mit der ABC-Analyse bewertet. Sie verplant höchstens 60 Prozent ihrer Arbeitszeit und davon reserviert sie drei Stunden für A-Aufgaben. Ab 16 Uhr beginnt sie mit keiner neuen Tätigkeit, damit sie pünktlich um 17 Uhr die Schule verlässt und gemeinsam mit ihren Töchtern Abendbrot essen kann.

Um einerseits die Störungen in der Schule zu reduzieren, und andererseits den SchülerInnen Gelegenheit zu bieten, ihre Anliegen vorzubringen, könnte eine Sprechstunde während der Mittagspause der Schule eingerichtet werden. Denn es ist naheliegend, in dieser Zeit als SchülerIn kleine Angelegenheiten zu erledigen. Eine sinnvolle Ergänzung zu den Bürosprechstunden wären regelmäßige Telefonsprechstunden. Diese sollten als Information auf dem Anrufbeantworter vermerkt sein. So wird sich eine Vielzahl der Anrufe nach einiger Zeit auf die Telefonsprechstunden konzentrieren. Die Annahme der Telefonate kann ein Aufgabenverteilungsplan zwischen den MitarbeiterInnen regeln. Letztendlich ist somit ein Schritt zur Koordinierung der Arbeitsabläufe der Pflegeschule getan. Zudem werden die genannten Maßnahmen Frau Stelzer helfen, ihre Ziele zu erreichen, wenn sie nun alle geplanten Elemente in die Praxis umsetzt.

### 3.3.4
### Evaluation – die umgesetzten Maßnahmen bewerten

Nachdem die zur Realisierung der Ziele geeigneten Maßnahmen geplant und in der Praxis umgesetzt sind, folgt der letzte Schritt des Selbstmanagementprozesses, die Evaluation. Die Ergebnisse der Maßnahmen werden in Hinblick auf die Ziele bewertet, die Durchführung der Maßnahmen wird überprüft und der Tag rückblickend reflektiert. Es wird deutlich, dass es unterschiedliche Arten von Evaluation gibt, die an verschiedenen Punkten ansetzen (s. **Abb. II 3-12**).

Evaluation ist ein Bewertungsprozess, der ziel- und zweckorientiert ist und dazu dient, das Handeln zu überprüfen und zu verbessern (Wottawa, 1990: 9). Analog zum Begriff der Evaluation wird eine Vielzahl ähnlicher Begriffe verwendet: Erfolgskontrolle, Feedback, ergebnisorientierte Steuerung, Ist-Soll-Abgleich. Im Selbstmanagementprozess wird Evaluation sinnvollerweise als Selbstevaluation durchgeführt, denn die Beteiligten bestimmen und konkretisieren selbst die Methoden und Kriterien in Abhängigkeit von ihrem Projekt, den Gegebenheiten und

*Kriterien zur Selbstevaluation*

ihren Zielen. Jedoch sollten folgende Kriterien bei der Durchführung einer Selbstevaluation berücksichtigt werden (Spiegel, 1997: 39):

- Die Ziele und Aspekte der Zielerreichung sollten plausibel begründet sein.
- Die Durchführung muss nachvollziehbar sein.
- Die evaluierten Inhalte sollten für den Fortschritt des Projektes relevant sein.
- Der Aufwand der Erhebung muss für die Beteiligten in einem vertretbaren Aufwand stehen.
- Die Form der Erhebung muss flexibel handhabbar sein.

*Produktevaluation durchführen*

Zunächst wird die Produktevaluation, die Bewertung der Arbeitsergebnisse in Hinblick auf die Ziele, beschrieben. Zeitpunkt und Häufigkeit der Evaluation sind abhängig von der Art der durchgeführten Aufgaben und letztendlich von dem vereinbarten Zeitpunkt bei der Zielformulierung. Dementsprechend können Ziele

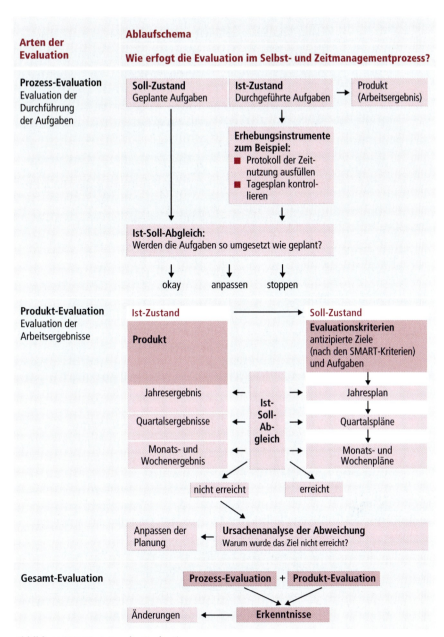

**Abbildung II 3-12:** Arten der Evaluation

nach einem Jahr, nach Monaten oder Wochen überprüft werden. Für die Bewertung der Arbeitsergebnisse sollten die formulierten Ziele vorliegen. Am geplanten Stichtag der Evaluation wird die aktuelle Ist-Situation erhoben. Die Erhebung der Ist-Situation kann auf der Basis von Fragen umgesetzt werden. Fragen wie: «Welche Ergebnisse habe ich erzielt? Was konnte ich von den Zielen erreichen?» sollten beantwortet werden. Entsprechend dieser Leitfragen können die eigenen konkreten Fragen in Abhängigkeit von den eigenen Zielen formuliert und beantwortet werden.

«Ist der Projektplan erstellt?»

«Sind Schüler- und Telefonsprechstunden eingerichtet?»

Die Antworten zeigen, ob die angestrebten Ziele erreicht wurden oder ob Abweichungen vorliegen. Anschließend werden die Gründe für die Abweichungen aufgedeckt, das heißt die Frage: «Warum wurde das Ziel nicht erreicht?» muss beantwortet werden, um korrektive Maßnahmen zu planen und einzuleiten. Zudem werden die Ziele den veränderten Gegebenheiten angepasst.

Dieses Verfahren ist auch für die Evaluation der Teilziele anzuwenden. Teilziele sind eine Möglichkeit, längerfristige Projekte zu steuern, da mit ihnen rechtzeitig Abweichungen aufgedeckt und korrektive Maßnahmen eingeleitet werden können. Außerdem vermitteln erreichte Teilziele das Gefühl, etwas geleistet zu haben, wirken als Belohnung, stärken das Selbstbewusstsein und die Motivation. Misslingt die Realisierung eines Ziels, sollte dies als Gelegenheit zum Lernen, als Entwicklungsmöglichkeit, betrachtet werden.

**Prozessevaluation durchführen**
Die bisher beschriebene Evaluation der Arbeitsergebnisse wird von der Prozessevaluation, der Überprüfung der Durchführung der Maßnahmen, unterstützt. Diese beinhaltet die kontinuierliche Überprüfung der Ausführung der Maßnahmen in Übereinstimmung mit der Planung. So können Fehlentwicklungen oder unerwünschte Nebenwirkungen aufgedeckt und Verbesserungen integriert werden. Zur Überprüfung der Umsetzung der Planung empfiehlt Seiwert (2001a: 210) in regelmäßigen Zeitabständen die tägliche und wöchentliche Arbeit wieder mit den Protokollen der Zeitnutzung zu erheben. Allerdings ist dies als ein Vorschlag zu verstehen, denn die Erhebungsmethode muss der Zielsetzung angepasst sein. Nachdem die Protokolle ausgefüllt sind, ist zu vergleichen, ob die Maßnahmen so umgesetzt sind, wie sie geplant wurden oder ob Abweichungen zur Planung sichtbar werden. Schließlich werden die Ursachen für die Abweichungen von der Planung erhoben. Und nicht zuletzt ist die Überarbeitung auf jeden Fall sinnvoll, da es von der Absicht eine liebgewonnene Gewohnheit zu verändern bis zur dauerhaften stabilen Veränderung in der Regel ein weiter Weg ist, der durch regelmäßige Reflexion und Erfolgskontrolle unterstützt wird.

**Auf den Tag zurückblicken**
In Zusammenhang mit dem Zeitmanagement wird häufig ein Rückblick auf den Tag empfohlen. Am Ende eines Tages sollte die persönliche Situation reflektiert, die eigene Leistung eingeschätzt und bewertet werden. Man sollte sich einige Minuten zur Bewertung der eigenen Leistung reservieren, dabei unterstützt ein etabliertes Ritual die regelmäßige Umsetzung. Die systematisch festgehaltene Leistung am Ende des Tages bietet die Aussicht einerseits gelungenes Handeln durch Belohnung zu etablieren, andererseits Probleme zu erkennen und zu bearbeiten. Für die Reflexion des Tages bietet sich folgende Übung an.

**Übungsthema:** Reflexion des Tages
**Übungsziel:**     Erfolge wahrnehmen und Probleme erkennen

**Anleitung:** Nehmen Sie sich am Ende Ihres Tages einige Minuten Zeit und erinnern Sie sich an die Ereignisse des Tages, indem Sie sich folgende Fragen beantworten:
Was hatte ich für heute geplant? Was habe ich tatsächlich geschafft? Was habe ich anders gemacht als geplant? Und warum? Wie gut habe ich den Tag genutzt? Welche Erkenntnisse ziehe ich für die Zukunft daraus?

Diese Rückschau hilft einen guten Abschluss für den Tag zu finden. Letztendlich ist dieses Vorgehen eine Alternative zur Nachkontrolle der Alpenmethode (s. Tab. I 3-11). Im letzten Schritt der Alpenmethode werden die erledigten Aufgaben abgehackt und die unerledigten auf einen anderen Tag übertragen.

Am Anfang des Selbstmanagementprozesses stand die Absicht, die gesetzten Ziele mit den geplanten Maßnahmen zu erreichen, und am Ende die Evaluation der Arbeitsergebnisse in Hinblick auf die Ziele, die Evaluation der Durchführung der Maßnahmen sowie die Reflexion des Tages. Damit stehen umfassende Möglichkeiten zur Verfügung, um den eigenen Erfolg und die geplante Leistung zu steuern und zu sichern. Dies ist der Weg, um gewohntes Verhalten aufzugeben und neues stabil und dauerhaft zu etablieren. Außerdem liefern die Ergebnisse der Evaluation die Daten, um die in Zusammenhang mit dem Zeitmanagement angestrebten Veränderungen gegenüber Dritten zu rechtfertigen.

In Analogie zu der bisherigen Bearbeitung der Fallsituation wird für Frau Stelzer die Evaluation von zwei kurzfristigen Ziele konkretisiert:

- «Konzentriert gut vorbereitet drei Stunden an A-Aufgaben zu arbeiten.»
- «Unerwartete Unterbrechungen um die Hälfte reduzieren.»

Eine genaue Betrachtung dieser Ziele zeigt, dass diese nicht abschließend erreicht sind, wenn Frau Stelzer die Maßnahmen zum Evaluationszeitpunkt am Ende des zweiten Monats umgesetzt hat. Vielmehr ist es notwendig, dass es ihr gelingt, die einmal initiierten Veränderungen dauerhaft aufrechtzuerhalten. Dieser Zusammenhang hat Auswirkungen auf die Evaluation und wird im Folgenden bei der Konkretisierung deutlich.

Zur Prozessevaluation des Ziels – «Konzentriert gut vorbereitet drei Stunden an A–Aufgaben zu arbeiten.» – kann Frau Stelzer jeden Mittwoch ein Zeitnutzungsprotokoll erstellen und die gesammelten Daten mit den geplanten Maßnahmen vergleichen.

In der letzten Woche vor dem Evaluationszeitpunkt für die Produktevaluation kann sie die aktuelle Ist-Situation ebenso mit einem Zeitnutzungsprotokoll erheben. Die folgenden Fragen helfen ihr, die Protokolle auszuwerten und zu bestimmen, ob die Ziele in dieser Woche erreicht wurden oder ob Abweichungen vorliegen.

- Habe ich dreimal die Woche ungestört gearbeitet?
- Hat die Sekretärin mich vor unnötigen Störungen abgeschirmt?
- Habe ich in dieser Zeit konzentriert an A-Aufgaben gearbeitet?
- Habe ich die Unterlagen für die Phase vorbereitet?
- Habe ich die geplanten Aufgaben in der Zeit geschafft?

Liegen Abweichungen vor, müssen die Gründe hierfür eruiert werden. Dieses Vorgehen sollte als Feedback wiederholt werden, um sicherzustellen, dass die Veränderung langfristig besteht und sich als Gewohnheit festigt. Ob es sich hierbei um eine Prozess- oder um eine Produktevaluation handelt ist eine Frage der Definition. Letztendlich ist diese Differenzierung für die praktische Umsetzung im Bereich der kurzfristigen Ziele unerheblich, während die Differenzierung bei mittel- und langfristigen Zielen durchaus sinnvoll ist.

Zur Prozessevaluation des Ziels – «Unerwartete Unterbrechungen um die Hälfte reduzieren.» – sollte Frau Stelzer prüfen, ob

- die Informationen zu den Schüler- und den Telefonsprechstunden am Informationsbrett der Schule hängen,
- die Informationen zur Sprechstunde an ihrer Bürotür hängen,
- die Sprechstunden von den SchülerInnen genutzt werden,
- der Anrufbeantworter besprochen ist und das Band regelmäßig eingelegt wird,
- der Aufgabenverteilungsplan für den Telefondienst erstellt ist und
- der Aufgabenverteilungsplan für den Telefondienst von allen MitarbeiterInnen eingehalten wird.

Zur Produktevaluation sollte Frau Stelzer in der letzten Woche vor dem Evaluationszeitpunkt die Störungen mit den entsprechenden Protokollen erheben, um zu bestimmen, inwieweit sie ihr Ziel – «Unerwartete Unterbrechungen um die Hälfte zu reduzieren.» – erreicht hat. Dieses Vorgehen sollte wiederholt werden, sodass die Reduktion der Unterbrechungen gesichert ist. Außerdem können Maßnahmen ergänzt werden, die zusätzlich die Störungen minimieren.

Bei diesen Ausführungen wird deutlich, dass die Evaluation aufwendig und kleinschrittig ist. Die Erhebungsinstrumente müssen vom Handelnden im Vorfeld festgelegt, die Daten erhoben sowie ausgewertet und bei Abweichungen korrektive Maßnahmen geplant werden. Jedoch ist dies notwendig, da erst mit der Beurteilung und Neuanpassung der Maßnahmen und Ziele der Selbstmanagementprozess als eine systematische, dynamische Größe umgesetzt wird.

### 3.4
# Zusammenfassendes Ergebnis

In diesem Aufsatz wurden ausgewählte Methoden und Prinzipien des Selbst- und Zeitmanagements differenziert beleuchtet und anhand einer Fallsituation konkret umgesetzt. Dieses geschah auf der Grundlage des Selbstmanagementprozesses, der sowohl berufliche als auch private Aktivitäten und Ziele beinhaltet. Aufgrund der Thematik des Buches stand das berufliche Handlungsfeld einer Pflegepädagogin im Vordergrund. Die Intention, den Selbstmanagementprozess als ein logisch zusammenhängendes Ganzes darzustellen, ist gelungen, jedoch zeigten sich Schwierigkeiten, die Schritte auf der konkreten Ebene umzusetzen. Vor allem erscheint die akribische, kleinschrittige Vorgehensweise bei der Formulierung der kurzfristigen Ziele, der Planung der Maßnahmen und der Evaluation aufwendig. Dies hemmt die Motivation, das Gelesene selbst praktisch anzuwenden. Bedenkt man allerdings, dass Veränderungsprozesse gut begleitet werden müssen, um dauerhaft stabiles Verhalten zu etablieren, lohnt sich der Aufwand. Bisherige Veröffentlichungen zu dieser Thematik bemühen sich nicht, Selbst- und Zeitmanagement konsequent in allen Teilen auf der Basis einer Fallsituation zu konkretisieren. Jedoch zeigen sich die Schwierigkeiten und Stolpersteine erst dann, wenn sie bei der Anwendung für die eigenen Belange auftreten. Nicht zuletzt ist nur durch die konkrete Umsetzung ein Wissen im Aufsatz beschrieben, das schon im Hinblick auf zukünftiges Handeln organisiert ist. Dies wird noch dadurch unterstützt, dass die Fallsituation auf tatsächlichen Erfahrungen aus der Berufspraxis basiert. Die Fallsituation wurde durchgängig als Konstruktionsprinzip im Aufsatz verwendet. Daher eignet sich dieser auch hervorragend für die Gestaltung einer Lernsituation zum Thema Selbst- und Zeitmanagement.

**Tabelle II 3-13:** Analyseraster zur sachgerechten Bearbeitung des Fallbeispiels «Das Selbst- und Zeitmanagement einer Pflegepädagogin»

| Handlungsschritte | Person: Frau Stelzer | |
|---|---|---|
| Analyse, Diagnose | Frau Stelzer<br>■ nutzt ihre rechte Hirnhälfte stärker als die linke,<br>■ hat Vorsätze für den Tag, aber eine Planung ist nicht zu erkennen,<br>■ steht unter Termindruck, wirkt gehetzt und lässt sich stark von situativen Impulsen und Dringlichkeiten leiten,<br>■ fühlt sich überlastet und weiß am Abend nicht, was sie geschafft hat,<br>■ schließt kaum eine Arbeit ab, da Störungen zum Konzentrationsverlust oder gar zum Abbruch der Tätigkeit führen,<br>■ wird durch viele unerwartete Störungen im Schulbetrieb unterbrochen,<br>■ findet für wichtige konzeptionelle Arbeiten im Alltagsgeschäft keine Zeit und<br>■ priorisiert ihre Tätigkeiten nicht. | |
| Soll-Zustand | Mittelfristige berufliche Ziele<br>■ Leitbild der Schule, das im Kern die Förderung der beruflichen Handlungskompetenz enthält.<br>■ Zusammenführung der Kranken- und der Altenpflegeausbildung zu einer gemeinsamen Ausbildung.<br>■ Im Januar 2004 ist dafür eine Projektgruppe eingerichtet.<br>■ Im Dezember 2004 sind für jedes Ausbildungsjahr drei bedeutsame Lernfelder bestimmt.<br>■ Drei Projektteams konstruieren aus Lernfeldern Lernsituationen.<br>■ Ende 2005 erproben wir die ersten drei Lernfelder in der Praxis.<br>■ Ende 2008 sind die neun bedeutsamsten Lernfelder umgesetzt.<br>■ 2004 beginne ich eine Weiterbildung zur Projektmanagerin.<br>■ Meine Führungs- und Managementaufgaben nehme ich deutlich wahr. | |
| Interventionen | **kurzfristige Ziele**<br>1. Frau Stelzer arbeitet drei Stunden konzentriert an A-Aufgaben, die im Vorfeld vorbereitet sind. | **Maßnahmen**<br>■ Erstellt eine Liste mit anstehenden Aufgaben und setzt am Ende des Monats deutlich Prioritäten mit Hilfe der ABC-Analyse.<br>■ Arbeitet im Leistungshoch von 8.00 bis 11.00 Uhr an den Tagen, wenn die Sekretärin im Haus ist und die Störungen abschirmt.<br>■ Trifft entsprechende Absprachen mit der Sekretärin.<br>■ Bereitet die notwendigen Unterlagen vor und bestimmt die Aufgaben.<br>■ Versucht, die persönlich motivierten Störungen abzustellen. |
| | 2. Frau Stelzer stellt den Projektplan termingerecht fertig. | ■ Nutzt die störungsfreien Arbeitsphasen für die Erstellung des Projektplans.<br>■ Spricht die Termine mit der Kollegin aus der Altenpflege ab. Legt TOPs für das nächste Treffen fest. |
| | 3. Frau Stelzer isst gemeinsam mit ihren Töchtern um 18.00 Uhr zu Abend. | ■ Verplant nur 60 Prozent der Arbeitszeit.<br>■ Beginnt ab 16.00 Uhr keine neuen Aufgaben.<br>■ Verlässt die Schule um 17.00 Uhr. |

**Tabelle II 3-13:** (Fortsetzung)

| Handlungsschritte | Person: Frau Stelzer | |
|---|---|---|
| | 4. Frau Stelzer reduziert unerwartete Unterbrechungen um die Hälfte. | ■ Richtet Schülersprechstunden in der Mittagspause der Schule ein.<br>■ Richtet Telefonsprechstunden ein.<br>■ Hängt die entsprechenden Informationen aus.<br>■ Bespricht den Anrufbeantworter.<br>■ Erstellt einen Aufgabenverteilungsplan für den Telefondienst. |
| Evaluation | Erhebungsinstrumente:<br>Zeitnutzungsprotokoll, Störungsprotokoll, Reflexion des Tages und spezifische Fragen, die auf die Zielsetzung abgestimmt sind.<br><br>Folgende Fragen beziehen sich auf das erste Ziel:<br>■ Habe ich dreimal die Woche ungestört gearbeitet?<br>■ Hat die Sekretärin mich vor unnötigen Störungen abgeschirmt?<br>■ Habe ich in dieser Zeit konzentriert an A-Aufgaben gearbeitet?<br>■ Habe ich die Unterlagen für die Phase vorbereitet?<br>■ Habe ich die geplanten Aufgaben in der Zeit geschafft?<br><br>Folgende Fragen beziehen sich auf das vierte Ziel:<br>■ Hängt die Information zu den Schüler- und den Telefonsprechstunden am Informationsbrett der Schule?<br>■ Hängt die Information zur Sprechstunde an der Tür?<br>■ Wird die Sprechstunde von den SchülerInnen genutzt?<br>■ Ist der Anrufbeantworter besprochen und wird das Band regelmäßig eingelegt?<br>■ Gibt es einen Aufgabenverteilungsplan für den Telefondienst?<br>■ Wird der Aufgabenverteilungsplan von allen MitarbeiterInnen eingehalten? | |

## 3.5
# Fallbeispiel zur Übung:
# «Neue Führungsaufgaben für Frau Dietrich»

**Tabelle II 3-14:** Einordnung der Thematik in die Studienschwerpunkte und Arbeitsfelder

| | Pflegemanagement | Pflegepädagogik |
|---|---|---|
| Arbeitsfelder | Leitung | Ausbildung |
| | Weiterbildung | Weiterbildung |
| | Beratung | Beratung |
| | Forschung und Entwicklung | Forschung und Entwicklung |

Frau Dietrich ist seit sechs Jahren Pflegedirektorin in einem Krankenhaus, das über 650 Betten verfügt. Sie gehört der Krankenhausleitung an und hat für den Pflegebereich eine Stellvertreterin und eine Sekretärin. Nach vielen vereinzelten Maßnahmen im Bereich der Qualitätssicherung wurde kürzlich in einer gemeinsamen Diskussion die Einführung von TQM beschlossen, wobei jedes der Leitungsmitglieder die Umsetzung in seinem Bereich planen und vorantreiben soll. Frau Dietrich ist eine sehr tatkräftige und energische Frau. Sie hat sich zum Prinzip gemacht, Dinge nicht auf die lange Bank zu schieben, sondern so rasch wie möglich zu bearbeiten. Als Hilfsmittel benutzt sie lediglich einen Terminkalender, in den sie sich die anstehenden Aufgaben für die nächsten Tage einträgt, die sie dann der Reihe nach erledigt. Schon seit längerer Zeit bemerkt sie allerdings, dass sie immer mal wieder Arbeiten nicht schafft, weil sich zuviel angehäuft hat.

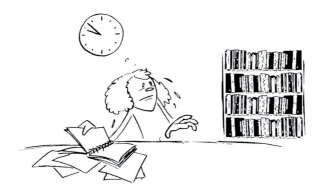

Frau Dietrich ist von dem Vorhaben, TQM einzuführen überzeugt und sie tritt engagiert für die Qualitätsentwicklung von Pflege ein. Gleichzeitig hat sie Bedenken, wie sie diese zusätzlichen Arbeiten und Führungsaufgaben bewältigen soll. Bei den Planungsarbeiten wird ihr deutlich, dass ihr viele Kenntnisse fehlen. Sie versucht sich in die Materie einzulesen, stößt hier aber auf die Schwierigkeit, die Vielfalt der vorliegenden Literatur einordnen und für den eigenen Bedarf bewerten zu können. Die Zeiten, die Frau Dietrich für die Recherche von Literatur in ihren Arbeitskalender einträgt, reichen nicht aus und häufig wird sie dabei von vielen Telefonaten oder durch persönliches Vorsprechen einzelner Mitarbeiter unterbrochen. Sie entscheidet sich daraufhin, das Material zu Hause zu sichten, wo sie sich jedoch auch nicht richtig konzentrieren kann. Wenn sie von der Arbeit kommt, ist Frau Dietrich häufig sehr erschöpft und zu Hause warten ihr Mann und ihr 10-jähriger Sohn auf sie. Die Verbindung von Familie und Beruf war immer ein klares Ziel von Frau Dietrich. In letzter Zeit muss sie sich aber immer mehr eingestehen, dass sie ihren ursprünglichen Wunsch nach einem zweiten Kind der Karriere geopfert hat, und dass kaum noch Zeit für ihr Lieblingshobby, die Gestaltung und Pflege ihres großen Gartens, bleibt. Frau Dietrich versucht diese Gedanken so gut wie möglich zu verdrängen und führt sich anstelle dessen vor Augen, dass sie eine sehr große Akzeptanz unter den MitarbeiterInnen und KollegInnen genießt und dass ihre Arbeit geschätzt und gewürdigt wird. Letzteres findet seinen Niederschlag in einem überdurchschnittlichen Gehalt, was ebenfalls ein Ziel von ihr war. «Eigentlich», so denkt sie, «kann ich zufrieden sein. Aber wie schaffe ich es, die täglichen Anforderungen mit dieser zusätzlichen großen Aufgabe zu verbinden?» Frau Dietrich merkt, dass sie immer mehr unter Stress gerät. Anhand ihres Terminkalenders versucht sie sich darüber klar zu werden, welche Arbeiten sie delegieren kann. Vor einem Jahr hatte sie tägliche Besprechungen mit den Abteilungsleitungen eingeführt. Soll sie für die Leitung dieser Besprechungen ihre Vertretung beauftragen? Nein, das geht nicht! Hier müssen wichtige Informationen weitergegeben werden und aktuelle Probleme gelöst werden! Andererseits würde eine Einarbeitung ihrer Vertretung in diesen Aufgabenbereich ihr mehr Zeit verschaffen. Aber woher soll sie die Zeit für die Einarbeitung nehmen? Frau Dietrich geht andere Besprechungen im Einzelnen durch: Besprechungen mit dem Leitungsgremium des Krankenhauses, Besprechungen mit den angrenzenden Funktionsbereichen und die vielen Förder- und Entwicklungsgespräche im Pflegebereich. Ihr ist klar, dass sie bei den Besprechungen im Leitungsgremium selbst anwesend sein muss. Aber die Besprechungen mit den angrenzenden Funktionsbereichen und die Förder- und Entwicklungsgespräche müsste sie eigentlich nicht selbst durchführen. Für letztere müssten allerdings die Abteilungsleitungen und die Stationsleitungen fortgebildet werden. Woher aber die Zeit nehmen, ein solches Konzept zu entwickeln? Frau Dietrich denkt ebenfalls über andere Arbeiten wie die punktuellen Qualitätskontrollen auf den Stationen und die Urlaubsplanungen nach. Eine Delegation an ihre Stellvertretung, die sich anbieten würde, kann jedoch nicht erfolgen, weil sie sich hier ein spezielles Arbeitssystem aufgebaut hat. Auch hier fehlt die Zeit, ihre Vertretung einzuweisen. Frau Dietrich entscheidet sich schließlich dafür, das Thema TQM auf der nächsten Stationsleitungsbesprechung in den Mittelpunkt zu stellen. Sie stellt sich vor, dass dort Arbeitskreise entstehen, die zu den verschiedenen TQM-Schwerpunkten Konzepte erstellen. Wohl ist ihr allerdings nicht bei diesem Gedanken, denn sie weiß, dass ihre Mitarbeiter stark belastet sind. Ihr fehlen darüber hinaus Kenntnisse in der Moderation sowie im Projektmanagement. Flüchtig überlegt sie, ob sie diese Kompetenzen erst erwerben soll, verwirft dann diesen Gedanken wieder, weil sie sich nicht vorstellen kann, wegen einer Fortbildung länger abwesend zu sein. Der Stationsleitungsbesprechung sieht Frau Dietrich mit wachsendem Druck entgegen. Sie weiß noch nicht, wie die Mitarbeiter reagieren werden und vor allem hat sie noch keine klare Vorstellung davon, wie sie die Diskussion und den sich anschließenden Prozess strukturieren und leiten kann. Frau Dietrich fühlt sich völlig überfordert und zum ersten Mal hat sie das Gefühl, dass sie die Dinge nicht mehr beherrscht, sondern die Dinge anfangen sie zu beherrschen.

**Tabelle II 3-15:** Analyseraster zur sachgerechten Bearbeitung des Fallbeispiels «Neue Führungsaufgaben für Frau Dietrich»

| Handlungsschritte | Variablen | | |
| --- | --- | --- | --- |
| | Person | Prozess | Struktur |
| Analyse, Diagnose | ■ | ■ | ■ |
| Soll-Zustand | ■ | ■ | ■ |
| Intervention | ■ | ■ | ■ |
| Evaluation | ■ | ■ | ■ |

## Literatur

Bildungskommission NRW: Zukunft der Bildung – Schule der Zukunft. Denkschrift der Kommission «Zukunft der Bildung – Schule der Zukunft» beim Ministerpräsidenten des Landes NRW. Luchterhand, Neuwied, Kriftel, Berlin 1995

Birbaumer, N.; Töpfer, S.: Hirnhemisphären und Verhalten. Deutsches Ärzteblatt, 95 (1998) 45: 2844–2848

Blümmert, G.: Zeitplanung mit NLP. Die neue Strategie der Zeitplanung. Jungfermann, Paderborn 2000

Briese-Neumann, G.: Zeitmanagement im Beruf. Zeit planen, Ziele festlegen, Arbeitsorganisation verbessern. Falken, Niedernhausen 1997

Brunner, I.; Kleppelmüller, J.: Schulentwicklung in der Praxis. Ein Leitfaden für LehrerInnen, LeiterInnen und Eltern. Veritas, Linz 1999

Buzan, T.: Nichts Vergessen! Kopftraining für ein Supergedächtnis. 3. Aufl., Goldmann, München 2000

Covey, Stephen R.: Die sieben Wege zur Effektivität. Ein Konzept zur Meisterung Ihres beruflichen und privaten Lebens. 5. Aufl., Heyne, Frankfurt am Main 2000

Dilts, R. B.: Die Veränderung von Glaubenssystemen. NLP-Glaubensarbeit. Junferman, Paderborn 1993

Fiechter, V.; Meier, M.: Pflegeplanung. Eine Anleitung für die Praxis. 7. Aufl., Recom, Basel 1990

Hertling, M.: Mind Mapping. Rowohlt, Hamburg 1997

Hövestädt, W.: Sich selbst Organisieren. Weg vom Zeitdruck: Wie man sich die Arbeit erleichtern kann. Beltz, Weinheim 1997

Huhn, G., Lindner, J: Mind Mapping – leicht gemacht. Jünger Verlag, Offenbach 1996

Hullmann, I.: Sei wie Du bist! Der authentische Weg zu Erfolg und Wohlbefinden. mvg – Moderne Verlagsgesellschaft, München 2002

Kirckhoff, M.: Mind Mapping. Die Synthese von sprachlichen und bildhaftem Denken. PLS-Verlag, Bremen 1992

Leicher, R.: Mehr Zeit für ihren Erfolg. Persönliche Zeitoptimierung und Zielplanung für alle Verkaufsberufe, Verlag TÜV Rheinland GmbH, Köln 1991

Meister Vitale, B.: Lernen kann phantastisch sein. Synchron Verlag, Berlin 1988

O'Connor, J. ; Seymour, J.: Neurolinguisitisches Programmieren: Gelungenen Kommunikation und persönliche Entfaltung. 5. Aufl., VAK-Verlag, Freiburg im Breisgau 1995

Ornstein, R.; Thompson, R. T.: Unser Gehirn: das lebendige Labyrinth. Rowohlt, Reinbek bei Hamburg 1993

Stamm, A. : Mind Mapping – beide Gehirnhälften einbeziehen. In: Unterricht Pflege, 4 (1999) 4: 14–17

Senge, P.M.: Die fünfte Disziplin. 8. Aufl., Klett-Cotta, Freiburg im Breisgau 2001

Scott, M.: Zeitgewinn durch Selbstmanagement. So kriegen Sie ihre neuen Aufgaben in den Griff. 2. überarbeitete Auflage, Campus, Frankfurt 2001

Regenscheidt, U.: Ist es wirklich schon so spät? Erfolgreiches Zeitmanagement für Beruf und Alltag, Lexika Verlag, München 2002

Schmidt-Tanger, M.; Kreische, J.: NLP-Modelle. Fuff und Facts. VAK-Verlag, Freiburg im Breisgau 1994

Seiwert, L. J.: Mehr Zeit für das Wesentliche. Besseres Zeitmanagement mit der Seiwert-Methode. 7. Aufl. Verlag Moderne Industrie, München: 2001a

Seiwert, L. J.: Wenn Du es eilig hast, gehe langsam. Das neue Zeitmanagement in einer beschleunigten Welt. 7. Aufl., Campus Frankfurt 2001b

Seiwert, L. J.: Mehr Zeit für das Wesentliche. Besseres Zeitmanagement mit der Seiwert-Methode. 8. Aufl., Redline Wirtschaft bei Verlag Moderne Industrie. München 2002

Vollmer, G.; Hoberg, G: Top-Training, Klett, Stuttgart 1994

Stahl, T.: Triffst du 'nen Frosch unterwegs…: NLP für die Praxis. 6. Aufl. Junfermann, Paderborn 1995

Schmid-Oumard, W.; Nahler, M.: Lehren mit Leib und Seele. Neurolinguistisches Programmieren in der pädagogischen Praxis. Junfermann, Paderborn 1994

Spiegel, H. v.: Perspektiven der Selbstevaluation. In: Bundesministerium für Familie, Senioren, Frauen und Jugend (Hrsg.): Evaluation der sozialpädagogischen Praxis (QS 11 – Materialien zur Qualitätssicherung in der Kinder- und Jugendhilfe). Bundesministerium für Familie, Senioren Frauen und Jugend, Bonn 1997

Wottawa, H.; Thierau, H.: Lehrbuch Evaluation Huber, Stuttgart 1990

Zielke, W.: Handbuch der Lern-, Denk- und Arbeitstechniken. mvg – Moderne Verlagsgesellschaft, München/Langsberg am Lech 1991

# 4
# Wissensaufbereitung und Wissenserwerb

Kordula Schneider, Karin Welling

## 4.1
## Einführung in die Thematik

In diesem Kapitel wird der Problematik nachgegangen, wie Lehrende in Bildungs-prozessen die Kluft zwischen Wissen und Handeln verringern können, damit zukünftige Arbeitnehmerinnen und Arbeitnehmer ihr Wissen und Können in berufliches Handeln integrieren. In Abgrenzung zu dem Aufsatz «Wissens-management auf der Lernebene der Organisation» über organisationales Wissen (vgl. Kap. 12), geht es hier vorrangig um personales Wissen. (Willke, 2001: 18)

Einerseits wird auf die unterrichtliche Aufbereitung des expliziten Wissens und die Erschließung von Wissensstrukturen aus Sicht der Lehrenden eingegangen, andererseits steht der Erwerb des explizit dargebotenen Wissens aus Perspektive der Lernenden im Mittelpunkt unserer Betrachtungen. Es wird geklärt, wie Lehrende durch instruktionale Ansätze sowie durch die Gestaltung von Lern-umgebungen zu einem erfolgreichen Wissenserwerb beitragen können. Das Augenmerk richtet sich demzufolge auf explizites Wissen, das heißt, es steht das so genannte «Lehrbuch-Wissen» zur Disposition. (Büssing/Herbig/Ewert, 2002: 6) In Abgrenzung dazu steht das implizite Wissen, das in unserem Aufsatz keine Berücksichtigung findet, aber aus Verständnisaspekten kurz erläutert wird.

Implizites Wissen     Auch wenn keine Eindeutigkeit in der Begriffsbestimmung des impliziten Wis-sens vorliegt, möchten wir einige wichtige Kennzeichen aufführen. Implizites Wissen wird häufig mit praktischem Können gleichgesetzt (Geißler, 2001: 158), da es im Alltag einerseits aktiviert wird und andererseits in der Erfahrungssituation selbst gewonnen wird, ohne dass dies dem handelnden Subjekt bewusst ist. Dies ist darauf zurückzuführen, dass die Wirksamkeit unterhalb einer subjektiven Schwelle liegt und deshalb nicht als handlungsleitend empfunden wird. (Büssing/ Herbig/Ewert, 2000: 292) Da implizites Wissen sowohl deklaratives wie proze-durales Wissen beinhalten kann, ist es häufig nicht auf eine spezifische Domäne (Wissensgebiet oder -modalität) beschränkt. Des Weiteren kann das implizite Wissen ebenso wie die anderen Wissensarten fehlerhaft sein. (Büssing/Herbig/ Ewert, 2000: 292)

In letzter Zeit wurde dem impliziten Wissen in der Literatur mehr Aufmerksamkeit geschenkt als dem expliziten Wissen. Dies ist sicherlich darauf zurückzuführen, dass die Handlungsfähigkeit immerhin zu zirka 80 Prozent aus implizitem Wissen entwächst. (Ulrich, 2001: 30)

Explizites Wissen

Die Darbietung von und Auseinandersetzung mit explizitem Wissen findet innerhalb von Bildungseinrichtungen statt, wobei das dargebotene Wissen immer noch zum überwiegenden Anteil «vermittelt» wird. Zunehmend ist jedoch eine Wende zu beobachten, indem Wissen selbst vom Lerner erschlossen werden kann. Wir haben uns bewusst gegen die Bezeichnung von Wissensvermittlung entschieden, da unser Verständnis von Wissenserwerb immer eine subjektive Konstruktion der Lernenden bedeutet, die höchstens von außenstehenden Faktoren wie den Lehrenden oder der Lernumgebung unterstützt, begleitet oder gefördert werden kann. Die bis heute noch übliche Annahme, dass «Wissen aus dem Kopf eines Lehrenden in den Kopf eines Lernenden» (Reinmann-Rothmeier/Mandl, 1998: 457) ohne weiteres transportiert werden kann, muss zu Gunsten neuerer pädagogischer Konzepte (vor allen Dingen aufgrund von konstruktivistischen Überlegungen) aufgegeben werden.

Unser Aufsatz ist so aufgebaut, dass er verschiedene Möglichkeiten und Ansätze zur Förderung des Wissenserwerbs und damit zum Aufbau von mentalen Modellen thematisiert. So werden Lernenden aus Sicht der Lehrenden Wege aufgezeigt, wie ein didaktisch konstruiertes Thema, in unserem Beispiel «Pflege von Menschen mit Demenz» unterschiedliche Wissensarten in Handlungswissen integrieren können.

Die zu lösende Aufgabe liegt dabei in der didaktischen Aufbereitung eines Sachverhaltes zu einem Unterrichtsstoff. Dabei soll jetzigen und zukünftigen Lehrenden in der Aus-, Fort- und Weiterbildung eine Hilfestellung gegeben werden, wie sie die Aufnahme von explizitem Wissen gerade für Lernanfänger (Novizen) erleichtern, verbessern und vielleicht zum Teil erhöhen können. Dazu ist es notwendig, das für das Handeln erforderliche Wissen hypothetisch zu klassifizieren und zu strukturieren, so dass Lernende in der Auseinandersetzung mit dem Thema an ihr bereits vorhandenes Wissen anknüpfen können, über ihre bereits vorhandenen Wissensstrukturen kommunizieren und im gemeinsamen Dialog eventuell zu neuen Wissensstrukturen gelangen. Wir gehen von Verfahrensstrukturen aus, die sich folgendermaßen unterteilen in

- Sach- (Inhaltsstrukturen), die in der Regel das Fachwissen spiegeln
- Themenstrukturen, die Teilaspekte einer Inhaltsstruktur aufgreifen
- Handlungsstrukturen, die den Schwerpunkt auf die Strategiebildung zum Lösen und Beurteilen von Problemen legen.

Wir gehen davon aus, dass damit erforderliches Handlungswissen aufgebaut wird und in der spezifischen Domäne zur Anwendung kommt. Beiden Denkansätzen, dass Wissen handlungsleitend sein kann, und dass über Handeln Wissen erzeugt wird, soll an dieser Stelle nachgegangen werden. Mit dem Aufbau und der Entwicklung von Strukturwissen wird deutlich, wie die Handlungssystematik (prozedurales Wissen) der Fachsystematik (deklaratives Wissen) bedarf. Auch umgekehrt gilt, dass die Fachsystematik ohne Handlungssystematik nicht zu Handlungswissen führt. Durch die Vernetzung beider Wissensarten kann die Wissensaufnahme rascher und damit erfolgreicher sowie letztendlich ökonomischer durchgeführt werden.

Neben methodischen und instruktionalen Hinweisen, die sich hauptsächlich mit der didaktischen Vorgehensweise des Lehrenden beschäftigen, werden abschließend einige Prinzipien zur Gestaltung von Lernumgebungen aufgezeigt, die förderlich für den Wissenserwerb von Lernenden sein können.

Ziel ist damit das selbstbestimmte und eigenverantwortliche Lernen, das somit an jedem Ort, zu jeder Zeit und zu jedem Anlass lebensbegleitend für privates und berufliches Handeln wird.

## 4.2
## Fallbeispiel: «Pflege und Begleitung von Menschen mit Demenz»

**Tabelle II 4-1:** Einordnung der Thematik in die Studienschwerpunkte und Arbeitsfelder

|  | Pflegemanagement | Pflegepädagogik |
|---|---|---|
| **Arbeitsfelder** | Leitung | Ausbildung |
|  | Weiterbildung | Weiterbildung |
|  | Beratung | Beratung |
|  | Forschung und Entwicklung | Forschung und Entwicklung |

Frau Jansen arbeitet als Pflegepädagogin in einem Fachseminar für Altenpflege. Die Schule ist nach dem Kursleiterprinzip organisiert, so dass Frau Jansen einen eigenen Kurs mit 23 Schülerinnen und Schülern betreut. Dieser Kurs hat gerade mit der Ausbildung begonnen; die Auszubildenden befinden sich im ersten achtwöchigen theoretischen Unterrichtsblock. Der erste praktische Einsatz in der stationären Altenpflege steht somit bald bevor. Frau Jansen hat die Aufgabe, das Teil-Lernfeld «Alte Menschen mit dementiellen Erkrankungen pflegen» zu unterrichten. Für dieses Teil-Lernfeld sind im Rahmencurriculum des Landes Nordrhein-Westfalen 50 Unterrichtsstunden vorgesehen. Das Lehrerteam beschließt im Rahmen der Bildungsgangkonferenz, hieraus mehrere kleine Lernsituationen zu entwickeln und diese auf die drei Ausbildungsjahre zu verteilen. Hierdurch soll auch eine bessere Vernetzung von Theorie und Praxis gewährleistet werden. Demzufolge stehen Frau Jansen nach neuem Lehrplan für die Entwicklung der ersten Lernsituation 16 Unterrichtsstunden zur Verfügung. Mit dieser Entscheidung ist das Team von seiner bisherigen Vorgehensweise abgewichen. Bis vor kurzem wurde die Thematik «Pflege und Begleitung von Menschen mit Demenz» erst am Ende des zweiten Ausbildungsjahres unterrichtet. Das Lehrerteam der Schule hat sich jedoch, aufgrund von Evaluationsgesprächen, die mit Lernenden und Praxisanleitern der Praxisstätten regelmäßig geführt werden, zu einer Veränderung des Lehrplans entschlossen. Mit der Umsetzung des neuen Altenpflegegesetzes soll ein Teil der Thematik nun bereits zu Ausbildungsbeginn, also vor dem ersten Praxiseinsatz, unterrichtet werden.

Die Lernenden gaben in diesen Gesprächen an, dass sie sich in der Arbeit mit Menschen mit Demenz häufig hilflos und völlig überfordert fühlen. Viele haben Probleme mit dem Verhalten, das die Menschen mit Demenz zeigen. Eine Schülerin äußerte sich folgendermaßen: «Die Bewohnerin tut einfach nicht, was ich ihr sage. Obwohl ich ihr bestimmt zehnmal gesagt habe, sie soll die Zahnprothese einsetzen, hat sie es einfach nicht gemacht. Ich habe den Eindruck, sie will mich einfach nicht verstehen, ich weiß dann nicht mehr, was ich da noch machen soll.» Die Schülerinnen und Schüler wünschen sich mehr handlungsleitende «Tipps und Tricks», die ihnen helfen, innerhalb von Pflegesituationen mit Menschen mit Demenz umzugehen. Die Praxisanleiter unterstrichen in den Evaluationsgesprächen die Aussage der Schülerinnen und Schüler. Sie gaben zudem an, dass die Lernenden im ersten praktischen Einsatz zum Teil überfordert waren, unangemessen im Kontakt mit Menschen mit Demenz reagierten und durch ihr Handeln häufig noch mehr herausfordernde Verhaltensweisen provozierten. Eine Praxisleiterin äußerte sich so: «Es fehlt den Schülern ein Grundverständnis für die Situation eines Menschen mit Demenz – das merkt man daran, wie sie in bestimmten Pflegesituationen reagieren.» Die Praxisanleiter gaben weiterhin an, dass sie den Schülern das Grundverständnis und die wertschätzende Haltung, die für einen verstehenden Umgang notwendig seien, aufgrund der schlechten Personalsituation und des daraus resultierenden Zeitmangels nicht vollständig vermitteln könnten. Andererseits könnten sie die Schüler aber auch nicht von der Arbeit mit Menschen mit Demenz frei stellen, da 50 bis 70 Prozent der Bewohner in den Altenheimen von dementiellen Prozessen betroffen sind.

Mit diesen Informationen im Kopf macht sich Frau Jansen daran, die Bedingungsanalyse zu erstellen, um auf dieser Grundlage den Unterricht zu planen. Sie vervollständigt die Bedingungsanalyse, indem sie sich die derzeitigen Kompetenzen der Lernenden vergegenwärtigt. Hierbei kommt sie zu folgendem Ergebnis:

*Fachkompetenz:* Die Schülerinnen und Schüler besitzen bisher noch kein spezifisches Fachwissen in Hinblick auf die Thematik «Alte Menschen mit dementiellen Erkrankungen pflegen». Frau Jansen weiß, dass fast alle Lernenden durch diverse Vorpraktika bereits Kontakt zu Menschen mit Demenz gehabt haben. Aufgrund ihrer eigenen Erfahrung ist ihr aber auch klar, dass die Schülerinnen und Schüler innerhalb dieser Praktika in der Regel wenig angeleitet werden und meistens intuitiv vorgehen.

*Methodenkompetenz:* Die Schülerinnen und Schüler beschreiben den Pflegeprozess als Problemlöseprozess und haben diesen in der Theorie bereits an Hand eines einfachen Fallbeispiels umgesetzt. Darüber hinaus wenden sie die Gesprächsregeln nach der Themenzentrierten Interaktion (TZI) an. Der überwiegende Teil der Schülerinnen und Schüler ist in der Lage, mit Unterstützung einfache Präsentationen durchzuführen.

*Sozialkompetenz:* Die Schülerinnen und Schüler haben schon häufiger mit Mitschülern in einer Gruppe gemeinsam an einer einfachen Problemstellung gearbeitet und sich über den Lernprozess in der Gruppe ausgetauscht.

*Personalkompetenz:* Ein Großteil der Schülerinnen und Schüler hat dabei gezeigt, dass sie im Reflexionsprozess auch Fremdwahrnehmungen zulassen können. Ferner wurde deutlich, dass viele fähig waren, Empathie für ihre Mitschülerinnen und Mitschüler zu entwickeln.

Nach Abschluss der Bedingungsanalyse macht sich Frau Jansen daran, die Sachanalyse zu erstellen, indem sie sich auf einer fachwissenschaftlichen Ebene mit dem Stoff auseinander setzt. Sie sammelt die Inhalte, die sie unterschiedlichen Lehr- und Fachbüchern und den Rahmenrichtlinien des Landes NRW entnommen hat, und erstellt daraus ein Mind-Map. Mit der Arbeitsmethode Mind-Map hat sie bereits in anderen Zusammenhängen gute Erfahrungen gemacht. Die Methode hilft ihr, die über- und untergeordneten Inhalte der Thematik in einer visualisierten Form wiederzugeben, um sich zunächst einen Überblick zu verschaffen. Frau Jansen raucht der Kopf; sie ist erschlagen von der Menge und Vielfalt der Thematik – das Mind-Map nimmt immer größere Formen an. Sie hat jetzt zwar einen guten Überblick bekommen, allerdings weiß sie immer noch nicht, welche Inhalte sie für die Konstruktion ihrer ersten Lernsituation auswählen soll, geschweige denn, wie sie diese innerhalb der Lernsituation strukturieren soll. Frau Jansen bittet ihre Kollegin Frau Brunner um Rat. Diese empfiehlt ihr Folgendes: «Ich würde es wie immer machen – mit dem Krankheitsbild beginnen, dann die Definition, Ursachen, Einteilung sowie Typen, Schweregrade und Symptomatik. Dies ist eine gute und klare Struktur, die sich bei jedem Krankheitsbild verwenden lässt. Die Schülerinnen und Schüler können dir dadurch gut folgen. Ich finde, die Schüler müssen auf jeden Fall detailliert über die Neuropathologie Bescheid wissen, sonst begreifen sie doch gar nicht, was los ist. Darüber hinaus würde ich zu Beginn die siebenstufige Reisberg-Skala (Global Deterioration Scale) thematisieren, sie gibt einen guten Überblick über den Verlauf der Erkrankung. Auf die wichtigsten bei Demenz verordneten Medikamente, deren Wirkungen und Nebenwirkungen musst du natürlich auch noch eingehen. Bei den Interventionen würde ich mich zunächst auf das Realitätsorientierungstraining und Integrative Validation nach Nicole Richard beschränken.» Frau Jansen ist nun völlig verunsichert, sie fragt sich: «Wie soll ich das bloß alles in 16 Unterrichtsstunden schaffen und hilft dieses Wissen den Schülerinnen und Schülern wirklich weiter, die Problemstellungen, die sich für sie in der Arbeit mit Menschen mit Demenz ergeben, zu bewältigen? Wie kann ich es bloß in den Griff bekommen, einerseits das Thema zu reduzieren und andererseits keine wichtigen Inhalte auszulassen?»

**Tabelle II 4-2:** Analyseraster zur intuitiven Bearbeitung des Fallbeispiels «Pflege und Begleitung von Menschen mit Demenz»

| Handlungsschritte | Person: Lehrende |
| --- | --- |
| Analyse, Diagnose | Der Unterricht beschränkt sich ausschließlich auf die Erarbeitung von deklarativem Wissen. Die Schülerinnen und Schüler fühlen sich unzureichend auf die berufliche Wirklichkeit und die spezifischen Problemstellungen, die sich in der Interaktion mit Menschen mit Demenz ergeben, vorbereitet. Die Praxisanleiterinnen merken an, dass es den Schülerinnen und Schülern an einer wertschätzenden und verstehenden Haltung in der Interaktion mit Menschen mit Demenz fehlt. |
| Soll-Zustand | Im Unterricht wird prozedurales Wissen erworben, was sich auf konkrete berufliche Aufgaben- und Problemstellungen, die sich in der Interaktion mit Menschen mit Demenz ergeben, auswirkt. Mit der Hilfe von Handlungswissen sind die Schülerinnen und Schüler fähig, Menschen mit Demenz in Alltagssituationen angemessen zu pflegen. |

**Tabelle II 4-2:** Analyseraster zur intuitiven Bearbeitung des Fallbeispiels «Pflege und Begleitung von Menschen mit Demenz» *(Fortsetzung)*

| Handlungsschritte | Person: Lehrende |
|---|---|
| **Interventionen**<br>Anmerkung:<br>Die Unterrichtsplanung endet auf der Ebene der Inhaltsstruktur. Die Formulierung eines spezifischen Themas und einer entsprechenden Handlungsstruktur kann nicht geleistet werden. | Frau Jansen erstellt eine Bedingungsanalyse mit den dazugehörigen Kompetenzen. Darüber hinaus fertigt sie eine Inhaltsstruktur mit Hilfe der Arbeitsmethode Mind-Map an. |
| **Evaluation** | Die Frage nach der didaktischen Reduktion kann vor dem Hintergrund unter Berücksichtigung der spezifischen Aufgabenstellung, die sich im beruflichen Handlungsfeld «Pflege von Menschen mit Demenz» ergibt, für Frau Jansen nicht befriedigend beantwortet werden. |

## 4.3
# Wissensaufbereitung

### 4.3.1
### Wissen und seine Bedeutung in Bildungsprozessen

Abstrakte Fakten sowie Begriffe, die in der Regel bislang anwendungsunspezifisch waren und mit Aufgabenstellungen des späteren Berufslebens kaum etwas Gemeinsames hatten, schienen der Regelfall im Unterrichts- und Seminaralltag zu sein. Lernende erhielten somit nicht die Möglichkeit, ihr Wissen zur Lösung einer realitätsnahen Problemstellung anzuwenden. Neben fehlendem Problembewusstsein ist es vor allen Dingen die «Zersplitterung der Lerninhalte in einzelne Fächer» (Mandl/Gruber/Renkl, 1993: 64), die bei den Lernenden den Eindruck erweckt, eine aneinander gereihte Fülle von Informationen zu erhalten, die in keinem übergeordneten, für sie ersichtlichen und verwertbaren Kontext stehen. Das Sprichwort «Non scholae sed vitae discimus» stand früher im Mittelpunkt für die zu erwerbenden Fähigkeiten, wie zum Beispiel Rechnen, Schreiben und Lesen. Heute müssen Schulen und vor allen Dingen berufsbildende Schulen ihr Augenmerk unter anderem darauf richten, welche beruflichen Kompetenzen die Berufs- und Arbeitswelt verlangt. Unterlässt sie dies, so bleibt das vermittelte (schulische) Wissen im Alltags- und Berufsleben «träges Wissen».

Renkl (1996: 78) führt dieses Dilemma auf drei mögliche Erklärungsansätze zurück.

1. Metaprozesserklärungen: Hier besteht die Annahme, dass das erforderliche Wissen vorhanden ist, aber metakognitive Steuerungsprozesse defizitär sind. Damit ist ein Zugriff auf vorhandenes Wissen nicht möglich.
2. Strukturdefiziterklärungen: Hier «liegt das benötigte Wissen nicht in der Form vor, die seine Anwendung erlaubt». (Riedl/Schelten, 2000: 157).

3. Situiertheitserklärungen: Hier besteht die Prämisse, dass Wissen prinzipiell immer situativ gebunden ist und demzufolge nicht auf andere Kontexte transformierbar ist.

An allen drei Ursachenkomplexen müssen entsprechende Konzepte ansetzen, damit erworbenes schulisches Wissen in der Berufsrealität situationsgerecht angewendet wird.

Auch wenn sich viele Didaktiker sowie Schul- und Berufspädagogen darüber einig sind und indirekt durch das Lernfeldkonzept ein radikaler Um- und Abbau der Stofffülle gefordert und gefördert wird, so werden derartige Forderungen häufig fehlinterpretiert und mit einer Reduzierung der Wissensvermittlung gleichgesetzt. Dubs (1989: 634) hat darauf hingewiesen, dass der Stoffabbau in der Schulrealität häufig mit der Verringerung der Wissensquantität gleichgesetzt wird. Damit einher ging gleichzeitig eine qualitative Minderung der Wissensvermittlung. In den Vordergrund rücken beim Stoffumbau und -abbau vor allen Dingen die Förderung von Informationsbeschaffungsmethoden und -möglichkeiten, die Menschen den Zugang zu Wissen jederzeit ermöglichen. Damit wird die Diskussion um die Theorie der formalen Bildung erneut entfacht, obwohl – didaktisch im Zuge der Schlüsselqualifikationsdebatte belegt – eine bleibende Kompetenzförderung nur möglich ist, wenn eine Anbindung an Inhalte und damit unterschiedlich ausgeprägte Wissensarten gegeben ist. Des Weiteren sollte nicht außer Acht gelassen werden, dass Bildungseinrichtungen auch weiterhin die Aufgabe verfolgen müssen, was Lerner zu Beginn ihres Lernprozesses erfahren, damit sie kritisch mit Wissen umgehen können. Der Wissenserwerb hat im Grunde genommen drei Quellen, wobei in der Praxis Mischformen überwiegen: Entweder wird Wissen durch konkrete gegenständliche Erfahrung (Polanyi, 1985) aufgenommen oder durch gezielt durchgeführten Unterricht. Die dritte Möglichkeit besteht in der autodidaktischen Aneignung von Wissen. Die letztere Möglichkeit stellt einen nicht zu unterschätzenden Faktor in unserer «neuen Wissensgesellschaft» dar. Ersteres passiert häufig unbewusst, es liegt kein bewusstes Lernen vor. Außerdem handelt es sich um unreflektiertes Wissen. (Geißler, 2001: 158) Die zweite Quelle ist in der systematischen «Unterweisung» beziehungsweise «Vermittlung» zu sehen, also jenen Funktionen, die dem Unterricht zugeschrieben werden. Der Begriff der Vermittlungsdidaktik wird heute innerhalb der subjektorientierten Didaktik durch den Begriff der Ermöglichungsdidaktik (Arnold/Schüßler, 1998: 120 ff.) abgelöst. Hierbei geht es darum, die Aneignungsprozesse und den damit verbundenen Aufbau von Wissensstrukturen der Lernenden zu ermöglichen. (Schneider, 2001: 30 f.) Dazu müssen allerdings geeignete Lernangebote geschaffen werden. Das damit angebotene – explizite – Wissen wird stets intentional vermittelt; der Unterricht beziehungsweise das Seminar enthält die vom Lehrenden subjektiv aufbereiteten Wissensstrukturen mit den jeweiligen Wissensarten und -merkmalen zu der jeweiligen Thematik. Der autodidaktische Zugang zum Wissen erfolgt hoch intentional, wobei die Suchbewegungen entweder sehr strukturiert beziehungsweise gezielt den Lernprozess bestimmen oder aber ziellos und durch hohe Versuchs- und Irrtumsphasen begleitet sind.

Explizites Wissen | Bei der expliziten Wissensaufbereitung gibt es zwei wesentliche Ziele: Erstens, das bereits vorliegende implizite Wissen beim Lerner zu objektivieren und zweitens, das explizit angebotene Wissen so zu strukturieren, dass mehrere Lernertypen die Möglichkeit erhalten, sich dieses Wissen anzueignen. Häufig erfolgt dies durch Elementarisierung, Formalisierung und Generalisierung der dargebotenen Wissensstrukturen. (Prange, 1978: 99 ff.) Die ersten beiden Forderungen gehen auf die didaktische Analyse von Klafki (1958) zurück. Elementar und fundamental sind die wesentlichen und allgemeinen Gehalte, die als das eigentliche Bildende der Person angesehen werden. In dem Besonderen lässt sich etwas Verallgemeinerndes (Elementares) aufzeigen, sogenannte Prinzipien, und es ist dann von fundamentalem Wert, wenn die Lernenden grundlegende Einsichten erfahren. (Jank/Meyer, 1991: 146)

Da der Lernende in der Regel die seminaristischen Bestrebungen bewusst wahrnimmt, ist ihm dieses Wissen ebenfalls bewusst. Fasshauer und Basel (2002: 4) beschreiben, «dass ich weiß, was ich weiß». Wie oben bereits erläutert, kann explizites Wissen von Lernern in Worte gefasst werden, es ist dokumentierbar und austauschbar. Durch gemeinsames Lernen und Kommunikation kann es erworben sowie vertieft oder verändert werden. Allerdings sollten die Lernangebote nicht zu komplex sein und auf einer relativ geringen Dynamik und Änderungswahrscheinlichkeit aufbauen. (Fasshauer/Basel, 2002: 4)

Demzufolge ist die Kenntnis über Wissensarten für die Lehrenden sehr wichtig, damit sie den Erwerb beruflicher Handlungskompetenzen effektiver gestalten können. Lernende können dann neue Wissensstrukturen aufbauen oder eine Anreicherung und Verfeinerung bestehender Wissensstrukturen vornehmen sowie Wissensstrukturen umändern, wenn ihnen ein ansprechendes und strukturiertes Lernarrangement geboten wird. (Reinmann-Rothmeier/Mandl 1998: 458) Trotzdem bleibt die Aussage bestehen, dass verschiedene Wissensarten zwar notwendig sind, aber keine hinreichende und ausschließliche Bedingung für das Handeln im Beruf und Alltag darstellen.

### 4.3.2
### Zwei wichtige Wissensarten: deklaratives und prozedurales Wissen

Innerhalb der Wissens- und Kognitionspsychologie werden verschiedene Begriffe von Wissensarten und -formen differenziert, die wiederum von mehreren Autoren unterschiedlich gedeutet und in mannigfachen Kontexten verwendet werden. Die Wissensarten stellen nach Strube (1996: 799) eine angemessene Bezeichnung für unterschiedliche Wissensinhalte einer Domäne dar und sind somit für didaktische Planungsarbeiten gut zuordenbar. Somit geben gegenständliche und beobachtbare Handlungen die ihnen jeweils innewohnenden bereichsspezifischen Wissensarten wieder. Im Folgenden möchten wir uns nur auf die Begriffe beschränken, die relevant für die Wissensaufbereitung in der Unterrichts- und Seminarpraxis sind.

Die bekannteste Differenzierung von Wissensarten geht auf Gagnè zurück; er unterscheidet zwischen deklarativem und prozeduralem Wissen (Häcker/Stapf, 1998: 953). Ryle (1993) ergänzt diese beiden Bezeichnungen wie folgt: «wissen – das (know that)» und «wissen – wie (know how)». Das deklarative Wissen setzt sich aus einer Vielzahl von Faktenwissen (statischem Wissen) und Begriffswissen zusammen.

Faktenwissen

Beim Faktenwissen handelt es sich demzufolge um nicht systematisiertes Einzelwissen, was die Folge eines Unterrichts sein kann, der lediglich additives Einzelwissen in den Mittelpunkt des Unterrichtsgeschehens stellt. Der Lernende kennt einzelne Sachverhalte und kann über diese Auskunft erteilen. (Häcker/Stapf, 1998: 953) Faktenwissen stellt somit eine wichtige Voraussetzung beziehungsweise Basis für die anderen Wissensarten dar.

Begriffswissen

Begriffswissen liegt erst dann vor, wenn eine Vernetzung von Faktenwissen stattgefunden hat. (Muster-Wäbs/Schneider, 1999: 35) Hier erkennt der Lernende eine Art Ordnung, er nimmt die Informationen als Ganzes wahr und kann unter Umständen neue Informationen in einen größeren Zusammenhang einordnen. (Dubs, 1989: 635)

Personen haben deklaratives Wissen im Gedächtnis gespeichert, es ist ihnen bewusst und sie können es verbalisieren, das heißt sie können sich mit anderen darüber austauschen. (Cranach/Bangerter, 2000: 235)

Deklaratives Wissen kann durch zwei verschiedene Formen repräsentiert werden: bildlich durch entsprechende Darstellungen oder durch sprachliche Äußerungen (Proposition). Für die Gestaltung und Transparenz von Lehr- und Lernmaterialien wird deklaratives Wissen häufig in schematischen Strukturen oder Netzwerken visualisiert. (Reetz, 1996: 176f.)

Deklaratives Wissen

Deklaratives Wissen wird jedoch erst dann handlungsleitend, wenn es durch mehrmaliges Anwenden unterschiedlicher Kontexte wiederholt werden kann. Dazu ist prozedurales Wissen erforderlich.

Prozedurales Wissen

Prozedurales Wissen, auch häufig als know-how-Wissen bezeichnet, sorgt dafür, dass eine Handlung ausgeführt wird. Diese Vorgehensweise ist allerdings häufig vom Wissensinhaber nicht verbalisierbar, wenn er gefragt wird, wie er eine Handlung durchgeführt hat. (Gruber, 2001:1) Mit prozeduralem Wissen sind meist Vorgehensweisen oder Strategien gemeint, die das Handeln bestimmen. Dieses Wissen wird eingesetzt, um zum Beispiel bei einer Problemlösung zu entscheiden, welche Techniken, Strategien beziehungsweise Handlungen relevant für die Aufgabenbewältigung sind. Demzufolge besteht prozedurales Wissen aus vorgeschalteten Techniken (Verfahrenselementen), die zum Beispiel für die Informationsaufnahme und -verarbeitung wichtig sind.

Techniken

Hierzu zählt zum Beispiel eine bestimmte Art der Lesetechnik, die erforderlich ist, um komplexere Aufgaben und Handlungen zu meistern. (Muster-Wäbs/ Schneider, 1999: 34f.) Diese Verfahrenselemente sind bei der eigentlichen Problemlösung hilfreich, damit entsprechende Heurismen, also Lösungsstrategien und mentale Modelle der Vorgehensweise greifen können, um die eigentliche Handlung auszuführen.

Heuristisches Wissen

Reetz (o. J.) bezeichnet die Gesamtheit der Heurismen eines Individuums als heuristische Struktur. Diese Form des Wissens, auch als heuristisches Wissen bezeichnet, bildet mit den Techniken (Verfahrenselementen) zusammen das prozedurale Wissen.

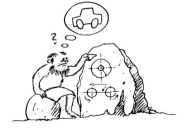
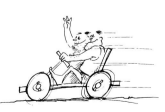
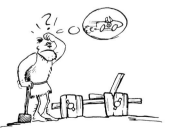

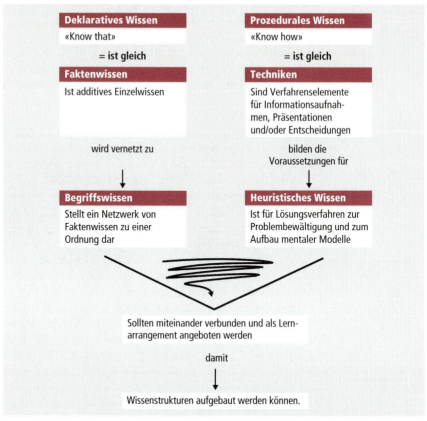

**Abbildung II 4-1:** Aufbau von Wissensstrukturen durch deklaratives und prozedurales Wissen

Beide Wissensarten – deklaratives und prozedurales Wissen – müssen bei der didaktischen Aufbereitung von thematischen Schwerpunkten nicht nur Berücksichtigung finden, sondern in der Aufbereitung und visualisierten Darstellung miteinander verschränkt werden, damit Lernende die Möglichkeit erhalten, Wissensstrukturen zu erwerben, die sie dann im Alltag und Beruf aktiv einsetzen können. (s. Abb. I 4-1).

Die folgende **Abbildung II 4-1** verdeutlicht, wie sich deklaratives und prozedurales Wissen in Bezug auf die Thematik «Pflege eines Menschen mit Demenz» darstellt. Deklaratives Wissen in Form von Faktenwissen bedeutet hier die Aneinanderreihung von Fakten aus unterschiedlichen Wissensgebieten, welche innerhalb der Pflegeausbildung im fächerorientierten Unterricht häufig zu verschiedenen Zeitpunkten in unterschiedlichen Fächern ohne übergeordneten Frage- oder Problemzusammenhang gelehrt werden. So wird beispielsweise im Fach Soziologie der personzentrierte Ansatz im Umgang mit verwirrten Menschen nach Kitwood (2000) unterrichtet. Im Fach Gerontopsychiatrie wird auf die Pathophysiologie der Demenz eingegangen, wohingegen in der Psychologie das Ich-Erleben und Verhalten in der Demenz thematisiert wird. Alle hier genannten Fakten stehen, wie die Abbildung verdeutlicht, in einem zum Teil interdependenten Zusammenhang. Dieser Zusammenhang kann jedoch für die Lernenden zu diesem Zeitpunkt nur sehr schwer erschlossen werden, wenn das Faktenwissen nicht durch die Lehrenden zu Begriffswissen aufbereitet wird. Damit dieses deklarative Wissen dann in Handlung umgesetzt werden kann, muss es mit prozeduralem Wissen angereichert werden. Prozedurales Wissen bedeutet in Hinblick auf die Thematik «Pflege eines Menschen mit Demenz» in komplexen, also nicht linearen Ursache-Wirkung-Zusammenhängen zu denken, um dementsprechend handeln zu können. Das Denken in Ursache-Wirkung-Zusammenhängen kann in der Interaktion mit Menschen mit Demenz an zahlreichen Stellen ein hilfreiches Verfahrenselement sein, welches theoriegeleitetes Handeln ermöglicht. Das Verfahrenselement «Ursache-Wirkung-Zusammenhang» ist beispielsweise in Hinblick auf das Verständnis von herausforderndem Verhalten von Menschen mit Demenz hilfreich. Erst durch das Erkennen von Zusammenhängen können Lösungsstrategien entwickelt werden. Herausforderndes Verhalten kann zum Beispiel als Reaktion (Wirkung) auf ein bestimmtes Verhalten einer anderen Person (Ursache) gedeutet werden. Die Ursache-Wirkung-Zusammenhänge sind allerdings sehr komplex und mehrdimensional (Kitwood, 2000). Demzufolge gibt es mehrere Faktoren, die Einfluss auf die Entstehung und den Verlauf der Demenz haben. Dazu gehören die Persönlichkeit des Menschen und seine individuelle Biographie, seine körperliche Gesundheit, die neurologischen Beeinträchtigungen und die den betroffenen Menschen umgebende Sozialpsychologie (Kitwood, 2000). Die genannten fünf Faktoren wirken auf die Darstellungsweise, das heißt auf das Erleben, die Gefühle und das Verhalten einer Person mit Demenz ein. Dieses heuristische Wissen ist in **Abbildung II 4-2** (auf der nächsten Seite) in Form einer heuristischen Matrix dargestellt.

### 4.3.3
### Weitere Wissensarten und Wissensmerkmale

De Jong & Ferguson-Hessler (1996, in: Gruber/Renkl, 2000: 158) haben die oben beschriebene Differenzierung von deklarativem und prozeduralem Wissen weiterentwickelt. Sie stellen ihr Wissensklassifikationssystem in einer Matrix dar, wobei die voneinander unabhängigen Variablen Wissensarten und Wissensmerkmale gegenübergestellt werden (s. **Tab. II 4-3**). Die folgende heuristische Matrix ist für die

**Tabelle II 4-3:** Wissensklassifikationssystem (nach De Jong & Ferguson-Hessler, 1996; Inhalte aus Gruber/Renkl, 2000: 158)

| Merkmale | Wissensarten | | | |
| --- | --- | --- | --- | --- |
| | konzeptuelles (deklaratives) Wissen | prozedurales Wissen | situationales Wissen | strategisches Wissen |
| Hierarchische Struktur | ■ | ■ | ■ | ■ |
| Innere Struktur | ■ | ■ | ■ | ■ |
| Automatisierungsgrad | ■ | ■ | ■ | ■ |
| Modalität | ■ | ■ | ■ | ■ |
| Allgemeinheitsgrad | ■ | ■ | ■ | ■ |

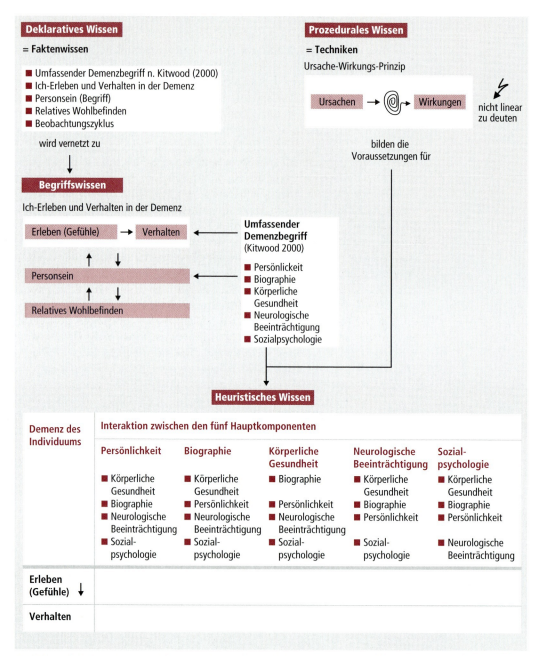

**Abbildung II 4-2:** Aufbau von Wissensstrukturen durch deklaratives und prozedurales Wissen aufgezeigt an der Thematik «Pflege eines Menschen mit Demenz»

epistemologische Aufbereitung von Sachverhalten in Bildungsprozessen insofern hilfreich, weil damit instruktionale Maßnahmen zur Ausdifferenzierung von Wissensarten und -merkmalen für verschiedene Thematiken abgeleitet werden können. Dieses Such- und Analyseraster bietet weitere Vorteile für die didaktische und damit auch für die methodische Umsetzung in der Unterrichts- und Seminararbeit.

Wie der Tabelle II 4-3 zu entnehmen ist, haben De Jong & Ferguson-Hessler (1996) zu den bestehenden Wissensarten – prozedurales und deklaratives Wissen (sie bezeichnen es als konzeptuelles Wissen) – zwei weitere Wissensarten – situationales und strategisches Wissen – hinzugefügt.

Situationales Wissen

Das situationale Wissen bezieht sich auf Wissen, das für bestimmte Situationen oder Kontexte in der entsprechenden Domäne spezifisch ist. Um in diesem Kontext handeln zu können, müssen systemimmanente Informationen berücksichtigt, aber auch solche Informationen aufgenommen werden, die in der Situation spontan auftreten. (Gruber/Renkl, 2000: 158; Gruber, 2001: 3) Andere Autoren verwenden dafür die Begriffe Einsatzwissen oder Kontextwissen. «Es genügt nicht, wenn der einzelne etwas weiß oder kennt (z. B. eine Formel, eine Lernstrategie, eine Problemlösestrategie), sondern dieses Wissen muß auch situationsgerecht eingesetzt und angepasst werden.» (Dörig, 1995: 121) Dieses Wissen bezeichnet Dörig als konditionales Wissen. Die Bewährung von deklarativem und prozeduralem Wissen zeigt sich also in der gezielten Anwendung innerhalb unterschiedlicher Kontexte, wie zum Beispiel Schule, Beruf und Privatleben. (Muster-Wäbs/Schneider, 1999: 35) Erst durch die erfolgreiche Anwendung in der jeweiligen Domäne kann situationales Wissen gewonnen werden.

Strategisches Wissen

Das strategische Wissen, auch als metakognitives Wissen bezeichnet, wird bei De Jong und Ferguson-Hessler (1996) als Wissen über die eigene Problemlöseaktivität definiert. (Gruber, 2001: 3) Hier geht es also um den Aufbau von allgemeinen Handlungsplänen, die Planungs-, Steuerungs- und Kontrollprozesse des eignen Denkens und Handelns reflektieren und bewerten. Kaiser und Kaiser (1999: 44) schreiben der Metakognition eine Schlüsselposition für Lernen zu, indem sie ihr den «Charakter einer *Protokompetenz*» zuweisen. Während de Jong und Ferguson-Hessler (1996) das metakognitive Wissen als eine weitere wichtige Wissensart mit aufnehmen, differenzieren Kaiser/Kaiser (1999: 25) in Anlehnung an Flavell (1992: 1993) die Metakognition in zwei Dimensionen: die Wissensebene und die Ausführungsebene. Diese differenzierte Betrachtung wird deshalb von uns aufgenommen, weil sie über die Wissensaufbereitung und didaktische Umsetzung in Unterrichten und Seminaren eine außerordentlich wichtige Rolle spielt.

Metakognition wird in den Wissens- und Ausführungsbereich unterteilt. Zu dem Bereich «Wissen» gehören alle Kenntnisse, die ein Mensch über kognitive Aspekte in den Gebieten: Person (intrapersonal, interpersonal und generell), Aufgaben (Art und Ziel) und Strategien haben muss beziehungsweise die er im Laufe der Zeit erwerben sollte. Diese Fähigkeiten stellen eine Grundvoraussetzung für die zweite Dimension – den Ausführungsbereich – dar. Er bezieht sich auf die Steuerung (regulating) und Kontrolle (monitoring) von Problemlöseaktivitäten. (Kaiser/Kaiser, 1999: 25 ff.) Um sein Problemlöseverhalten kritisch beurteilen zu können, ist es zum Beispiel erforderlich, in Form einer Selbstkontrolle zu überprüfen, inwieweit gesetzte Ziele aufrechterhalten bleiben beziehungsweise Korrekturen vorgenommen worden sind beziehungsweise ob das angestrebte Endziel realistisch ist.

**Tabelle II 4-4**: Metakognition: Wissen und Ausführung (Kaiser/Kaiser, 1999: 25 ff.)

| | Dimension: Wissen | Dimension: Ausführung |
|---|---|---|
| **Arten** | 1. Person-Wissen<br>■ **intrapersonal.** Wissen über das eigene Denken und Lernen Beispiel: Strukturbilder werden besser behalten<br>■ **interpersonal.** Wissen über das Denken anderer Menschen Beispiel: In der Arbeitsgruppe verfügt ein Teilnehmer über hohe Methodenkompetenz<br>■ **generell.** Resultat von beiden zuvor genannten Wissensaspekten Beispiel: Menschen beschreiten manchmal Umwege<br><br>2. Aufgaben-Wissen<br>■ **Informationsbeschaffung.** Fremde oder vertraute Informationen, einfache oder komplexe Informationen<br>■ **spezifische Aufgabenanforderungen.** Schwierigkeitsgrad abschätzen, zum Beispiel Erstellung eines Handlungsleitfadens<br><br>3. Strategie-Wissen Wissen um Lösungswege und alternative Möglichkeiten im Hinblick auf bestmögliche Wirksamkeit | 1. Planung, Regulierung und Bewertung von Aufgabenaktivitäten<br><br>2. Kontrolle (bezieht sich auf Ziele, Zwischenergebnisse und Endprodukte) |

Die **Tabelle II 4-4** verdeutlicht noch einmal die beiden Dimensionen von Metakognition.

Dörig schreibt dem metakognitiven Wissen zwei wesentliche Funktionen zu. Die erste Aufgabe liegt in der Erschließungskompetenz jeweiliger Information; sie bildet die Grundlage für «gegenwärtige und künftige Probleme und Anforderungen». (Dörig, 1995: 122). Die zweite Aufgabe liegt in der Generierung von Wissen begründet. Hier geht es darum, aus Einzelfällen allgemeine Regeln, Prinzipien oder Gesetzmäßigkeiten abzuleiten, die für Prozesse des Problemlösens von Relevanz sein könnten und damit handlungsleitend werden.

Im Folgenden werden nun kurz die einzelnen Wissensmerkmale beschrieben. (Gruber, 2001: 2; Gruber/Renkl, 2000: 158) De Jong und Ferguson-Hessler (1996) unterscheiden insgesamt fünf Wissensmerkmale:

Inhaltliche Wissensmerkmale

1. «*Hierarchischer Status von Wissen*»
   Hierbei handelt es sich um ein Kontinuum von Extremwerten von «oberflächlich» bis «tief verarbeitet» bei der Wissensaufnahme. Eine oberflächliche Aufnahme von Wissen ist häufig bei Anfängern zu beobachten. Eine tiefe Verarbeitung liegt dann vor, wenn ein Verständnis von dem Lerngegenstand vorliegt, aber auch schon eigene Abstraktionen und Generieren vorgenommen werden können. Des Weiteren zählt auch die kritische Urteilsfähigkeit zu der vertieften Bearbeitung. Experten weisen häufig diese Kompetenzen auf.

2. *«Innere Struktur» von Wissen*

Dabei handelt es sich um ein Kontinuum von «isolierten Wissenseinheiten» bis zu «vernetztem Wissen» bei der Wissensaufnahme. Ein Lerngegenstand kann somit sowohl isoliertes Wissen beinhalten, aber auch mit anderen Lerngegenständen vernetzt sein. Bei ersterem muss das Wissen nicht in einem übergeordneten Zusammenhang innerhalb einer einzelnen Wissensart beziehungsweise mehrerer Wissensarten integriert sein.

3. *«Automatisierungsgrad»*

Im Mittelpunkt steht das Ausmaß der bewussten und intentionalen Informationsverarbeitung. Es handelt sich dabei um das Kontinuum von «deklarativ» (explizites Faktenwissen) bis «kompiliert», das heißt routiniertes und automatisiertes prozedurales Wissen.

Zur didaktischen Aufbereitung der Thematik muss mitberücksichtigt werden, ob das Lernarrangement Elemente enthält, die mit einer gewissen Anstrengung, Beharrlichkeit und Ausdauer erworben werden und/oder ob Techniken sowie Handlungen unbewusst internalisiert werden können.

4. *«Modalität»*

Sie betrifft die Darstellungsweise des Lerngegenstandes. Es muss eine Entscheidung über die geeignetste Form der Darbietung gefunden werden. Wissensarten können bildlich oder textlich (propositional – analytisch) präsentiert werden.

5. *«Allgemeinheitsgrad»*

Hierbei geht es um die Extremwerte «generell» und «domänenspezifisch». Grundsätzlich kann davon ausgegangen werden, dass generelles Wissen eher bei den Wissensarten prozedurales und strategisches Wissen zum Tragen kommt als bei den beiden anderen Wissensarten. Umgekehrt verhält es sich bei der Förderung domänenspezifischen Wissens. Es wird eher über die Wissensarten konzeptuelles (deklaratives) und situationales Wissen repräsentiert. Bei der didaktischen Aufbereitung der entsprechenden Wissensarten muss dies Berücksichtigung finden, damit ein ausgewogenes Verhältnis zwischen domänenspezifischem und generellem Wissen vorliegt.

Alle hier aufgeführten Wissensmerkmale sollten neben der Kategorisierung der einzelnen Wissensarten unbedingt berücksichtigt werden, da sie die Aufbereitung der Wissensstrukturen für den Lehr- und Lernprozess nicht nur transparent machen, sondern auch neben curricularen Entscheidungen methodische und mediale Aspekte erleichtert werden. Diese Matrix kann als Planungsraster eine wichtige Basis für die Aufbereitung von Wissensstrukturen in der Seminar- und Unterrichtstätigkeit darstellen. Dabei ist es nicht erforderlich, dass alle Wissensmerkmale und Wissensarten zu jeder Thematik zum Tragen kommen. Worauf Lehrende allerdings achten sollten, ist, dass jede Lerneinheit auf jeden Fall prozedurales und strategisches Wissen beinhaltet. Darüber hinaus zeigt dieses Suchraster sehr plastisch auf, dass nicht jede Wissensart «träge» werden muss.

Abschließend soll in **Abbildung II 4-3** noch einmal verdeutlich werden, mit welchen Zielen die einzelnen Wissensarten eine Basis für ein vernetztes Lernarrangement bilden können. Auf dem Fundament einer strukturiert didaktisch aufbereiteten Thematik kann die Balance zwischen ökonomisch gut gestalteten Instruktionsprozessen aus Lehrersicht und lernpsychologisch erforderlichen Kon-

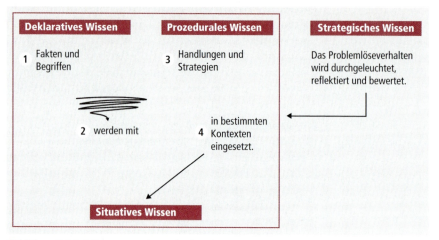

**Abbildung II 4-3:** Wissensarten für multiple Lehr- und Lernformen

struktionsprozessen aus Lernersicht aufrechterhalten werden. (Gruber/Mandl/ Renkl, 2000: 152) Beide Möglichkeiten der Wissensdarbietung und der Wissenserarbeitung bevorzugen ihnen immanente methodische Formen.

### 4.3.4
## Verfahrensstrukturen

Für die Unterrichtsplanung und -durchführung wird deklaratives wie auch prozedurales Wissen häufig in Form von Verfahrensstrukturen, die Strukturwissen beinhalten, wiedergegeben. (Reetz, 1996: 176) Bei Verfahrensstrukturen handelt es sich um visualisierte Darstellungsformen, die zum großen Teil mit Strukturbildern arbeiten. Bei der Erstellung von Verfahrensstrukturen, die deklaratives und prozedurales Wissen sowohl getrennt als auch integriert wiedergeben können, geht es vorrangig darum, Wissen strukturiert und vernetzt durch entsprechende Visualisierungselemente darzustellen. Der Lernende kann dadurch seinen Wissenserwerb zielgerichteter und ökonomischer ausrichten. Darüber hinaus verfolgen Verfahrensstrukturen das Ziel, sowohl fachsystematische Inhalte, Begriffe und Prinzipien als auch Strategien oder Handlungen systematisch aus der jeweiligen Sicht des Akteurs (Ersteller) in eine Ordnung zu bringen, damit sie für andere transparent und damit kommunizierbar werden. Bei den Verfahrensstrukturen unterscheiden wir:

- Inhaltsstrukturen
- Themenstrukturen
- Handlungsstrukturen.

Hierbei gehen wir von der Hypothese aus, dass die systematisch aufbereitete und visualisierte Form von Wissensstrukturen in Form von Inhalts-, Themen- und Handlungsstrukturen die Voraussetzung für den Aufbau von kognitiven Prozessen und Modellen bildet, so dass Handlungswissen in aktuellen beruflichen und privaten Kontexten abgerufen und flexibel eingesetzt werden kann. Die folgende

**Abbildung II 4-4** zeigt sowohl die Gemeinsamkeiten als auch die Unterschiede von Verfahrensstrukturen auf, die einerseits als Inhalts- und Themenstruktur deklaratives Wissen spiegeln und andererseits Handlungsstrukturen des prozeduralen Wissens wiedergeben.

### 4.3.4.1
### Inhalts- und Themenstrukturen

Inhaltsstruktur

Die Strukturierung von Inhalten in entsprechenden Verfahrensstrukturen ist vordergründig wichtig für die Lehrenden (s. Abb. II 4-4). Über die Erstellung der Verfahrensstruktur zu den erforderlichen Inhalten findet eine intensive fachwis-

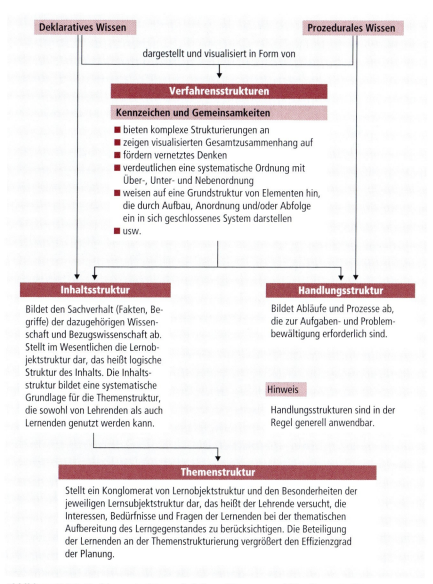

**Abbildung II 4-4:** Verfahrensstrukturen: Inhalts-, Themen- und Handlungsstrukturen

senschaftliche Auseinandersetzung mit dem Stoff statt. Der Lehrende kann selbst anhand der Verfahrensstruktur seinen Wissensstand kritisch überprüfen; unter Umständen werden sogar Defizite bewusst, aber auch subjektive Stärken und Schwächen gegenüber einem Sachverhalt lassen sich damit aufdecken. Die inhaltliche Auseinandersetzung in Form einer Verfahrensstruktur ist mit der in vielen didaktischen Modellen geforderten Sachanalyse gleichzusetzen. Die letztere Form bezieht sich auf eine meist versprachlichte Auseinandersetzung mit den jeweiligen Disziplinen, die im Regelfall niedergeschrieben wird. Eine inhaltliche Verfahrensstruktur verkürzt diesen Vorgang und versucht, die «fachstrukturale Aufbereitung» (Pahl/Ruppel, 2001: 152) bildlich anhand von Strukturbildern wiederzugeben. Bei der Erstellung einer Inhaltstruktur sollte nach Möglichkeit der aktuellste wissenschaftliche Stand nicht nur der eigenen Disziplin, sondern auch aller wichtigen beteiligten Bezugswissenschaften in der Auswahl und Anordnung der Inhalte Berücksichtigung finden.

Erst wenn Lehrende diese kognitive Fähigkeit besitzen, sind sie in der Lage, ihre Kompetenz zur Erstellung von Inhalts- und Themenstrukturen an die Lernenden weiterzugeben. Lernende profitieren schon vorher von dieser Fähigkeit, indem ihnen der Wissenserwerb zunehmend erleichtert wird, da die Wissensaufbereitung einem hohen Strukturierungsgrad folgt. In keinem Fall soll mit diesem Können einem «sturen» Schematismus Vorschub geleistet werden, denn primär geht es um die Entfaltung und Entwicklung eines effizienteren Wissenserwerbs, der unseres Erachtens maßgeblich durch ein verbessertes explizit angebotenes Wissensarrangement gefördert wird. (Dubs, 1989: 640)

Auch wenn viele Didaktiker die inhaltliche Auseinandersetzung der Lehrenden (also der Erwerb von Sachwissen vor dem Unterricht) entweder ablehnen oder die Fachkompetenz einfach voraussetzen beziehungsweise die Aneignung der Fachkompetenz anderen Lernorten, wie zum Beispiel dem Studium oder der Lehrerfort- beziehungsweise -weiterbildung zuschreiben, erkennen sie grundsätzlich die Notwendigkeit einer fachlichen Auseinandersetzung an. Wir vertreten den Standpunkt, dass aufgrund der Wissensflut und der raschen Entwicklung von Wissen sowie seiner hohen «Alterungsgeschwindigkeit» (Schneider, 2003a: 82), eine ökonomische und kurzfristige Beschäftigung mit dem aktuellen Wissensstand für alle Beteiligten nur förderlich sein kann. Bei dieser «vorpädagogischen Arbeit» darf es jedoch nicht bleiben; anschließend erfolgt die eigentliche pädagogische und didaktische Aufgabe von Lehrenden.

Bei der hier dargestellten Inhaltsstruktur zum Teil-Lernfeld «Alte Menschen mit dementiellen Erkrankungen pflegen» handelt es sich um eine Makrostruktur. Sie hat primär die Funktion, in der Phase der Unterrichtsplanung auf der fachlichen Ebene einen groben Überblick über den gesamten Inhalt des zu bearbeitenden Teil-Lernfeldes zu geben, ohne dass sie inhaltlich dabei zu stark ins Detail geht. Die übergeordnete Struktur, von der alle weiteren Strukturen abgehen, ergibt sich aus den sechs Handlungsempfehlungen, die das Kuratorium Deutsche Altershilfe (2001) in seinem Qualitätshandbuch «Leben mit Demenz» für die Pflege und Begleitung von Menschen mit Demenz ausspricht. Wir haben uns für die Übernahme dieser Struktur entschieden, weil die Handlungsempfehlungen unserem personzentrierten Pflegeverständnis entspricht. Außerdem erleichtert die Tatsache, dass bereits auf der Inhaltsebene Handlungen formuliert sind, die Konstruktion von Lernsituationen und kommt so unseren Vorstellungen von handlungsorientiertem Unterricht entgegen (s. **Abb. II 4-5**). Von den Handlungsempfehlungen ge-

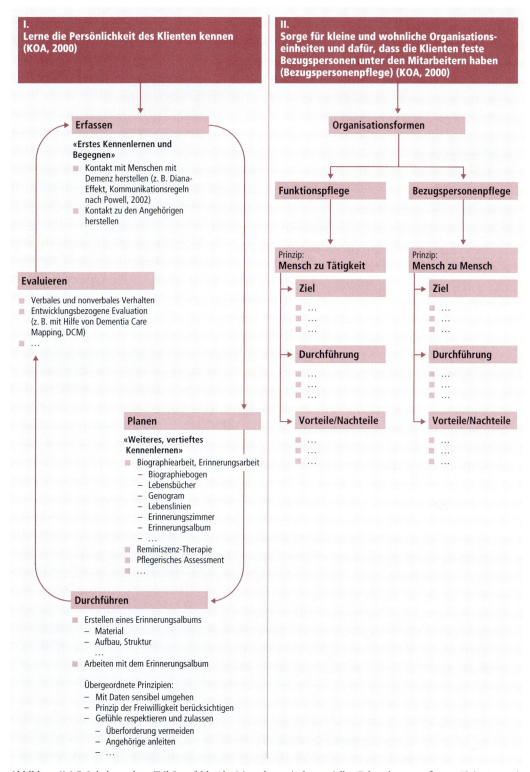

**I.**
**Lerne die Persönlichkeit des Klienten kennen (KOA, 2000)**

**II.**
**Sorge für kleine und wohnliche Organisationseinheiten und dafür, dass die Klienten feste Bezugspersonen unter den Mitarbeitern haben (Bezugspersonenpflege) (KOA, 2000)**

**Erfassen**

«Erstes Kennenlernen und Begegnen»
- Kontakt mit Menschen mit Demenz herstellen (z. B. Diana-Effekt, Kommunikationsregeln nach Powell, 2002)
- Kontakt zu den Angehörigen herstellen

**Evaluieren**
- Verbales und nonverbales Verhalten
- Entwicklungsbezogene Evaluation (z. B. mit Hilfe von Dementia Care Mapping, DCM)
- …

**Planen**

«Weiteres, vertieftes Kennenlernen»
- Biographiearbeit, Erinnerungsarbeit
  - Biographiebogen
  - Lebensbücher
  - Genogram
  - Lebenslinien
  - Erinnerungszimmer
  - Erinnerungsalbum
  - …
- Reminiszenz-Therapie
- Pflegerisches Assessment
- …

**Durchführen**
- Erstellen eines Erinnerungsalbums
  - Material
  - Aufbau, Struktur
  - …
- Arbeiten mit dem Erinnerungsalbum

Übergeordnete Prinzipien:
  - Mit Daten sensibel umgehen
  - Prinzip der Freiwilligkeit berücksichtigen
  - Gefühle respektieren und zulassen
    - Überforderung vermeiden
    - Angehörige anleiten
  - …

**Organisationsformen**

**Funktionspflege**

Prinzip:
**Mensch zu Tätigkeit**

**Ziel**
- …
- …
- …

**Durchführung**
- …
- …
- …

**Vorteile/Nachteile**
- …
- …
- …

**Bezugspersonenpflege**

Prinzip:
**Mensch zu Mensch**

**Ziel**
- …
- …
- …

**Durchführung**
- …
- …
- …

**Vorteile/Nachteile**
- …
- …
- …

**Abbildung II 4-5:** Inhaltsstruktur Teil-Lernfeld «Alte Menschen mit dementiellen Erkrankungen pflegen» (Seite 1 von 3)

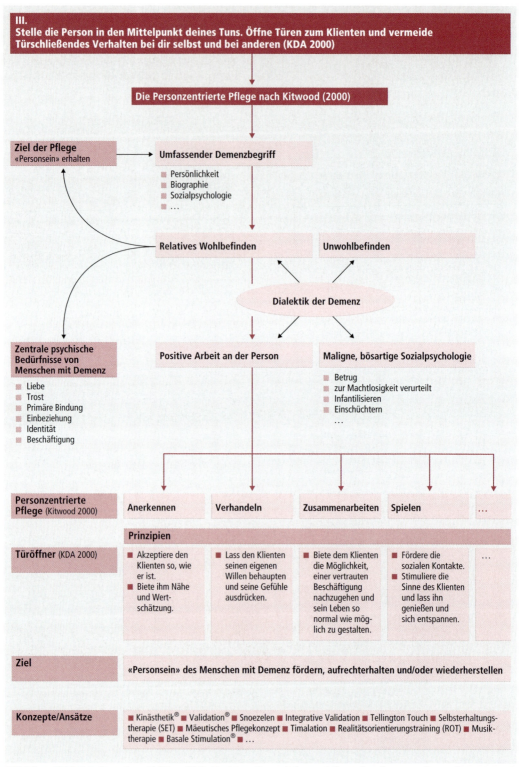

**Abbildung II 4-5:** Inhaltsstruktur Teil-Lernfeld «Alte Menschen mit dementiellen Erkrankungen pflegen» (Seite 2 von 3)

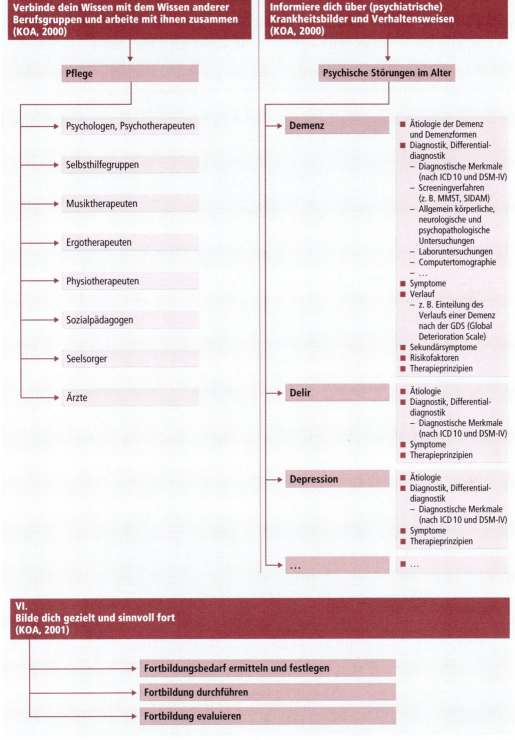

**IV.**
**Verbinde dein Wissen mit dem Wissen anderer Berufsgruppen und arbeite mit ihnen zusammen (KOA, 2000)**

Pflege

- Psychologen, Psychotherapeuten
- Selbsthilfegruppen
- Musiktherapeuten
- Ergotherapeuten
- Physiotherapeuten
- Sozialpädagogen
- Seelsorger
- Ärzte

**V.**
**Informiere dich über (psychiatrische) Krankheitsbilder und Verhaltensweisen (KOA, 2000)**

Psychische Störungen im Alter

- Demenz
  - Ätiologie der Demenz und Demenzformen
  - Diagnostik, Differential- diagnostik
    - Diagnostische Merkmale (nach ICD 10 und DSM-IV)
    - Screeningverfahren (z. B. MMST, SIDAM)
    - Allgemein körperliche, neurologische und psychopathologische Untersuchungen
    - Laboruntersuchungen
    - Computertomographie
    - …
  - Symptome
  - Verlauf
    - z. B. Einteilung des Verlaufs einer Demenz nach der GDS (Global Deterioration Scale)
  - Sekundärsymptome
  - Risikofaktoren
  - Therapieprinzipien

- Delir
  - Ätiologie
  - Diagnostik, Differential- diagnostik
    - Diagnostische Merkmale (nach ICD 10 und DSM-IV)
  - Symptome
  - Therapieprinzipien

- Depression
  - Ätiologie
  - Diagnostik, Differential- diagnostik
    - Diagnostische Merkmale (nach ICD 10 und DSM-IV)
  - Symptome
  - Therapieprinzipien

- …
  - …

**VI.**
**Bilde dich gezielt und sinnvoll fort (KOA, 2001)**

- Fortbildungsbedarf ermitteln und festlegen
- Fortbildung durchführen
- Fortbildung evaluieren

**Abbildung II 4-5:** Inhaltsstruktur Teil-Lernfeld «Alte Menschen mit dementiellen Erkrankungen pflegen» (Seite 3 von 3)

hen weitere Strukturbilder, wie beispielsweise der Problemlöseprozess, das Baum- oder das Flussdiagram ab. Ferner verdeutlichen Beziehungspfeile inhaltliche Verknüpfungen, die zwischen einzelnen thematischen Aspekten bestehen. Es ist deutlich zu erkennen, dass dem personzentrierten Ansatz eine zentrale Position innerhalb der Inhaltsstruktur zugewiesen wird. Es spiegelt sich bereits auf dieser Ebene wider, dass der Ansatz als übergeordneter Bezugsrahmen eine handlungs- leitende Funktion für alle weiteren Interaktionen hat. Ein fundiertes Verständnis von personzentrierter Pflege wird somit als grundlegend erachtet.

Themenstruktur      Die Erstellung der Themenstruktur (s. Abb. II 4-5) basiert auf der zuvor darge- legten Inhaltsstruktur und stellt sozusagen einen didaktischen Ausschnitt dar. Da- mit eine Inhaltsstruktur zu einer Themenstruktur wird, muss sie an die Lernsub- jektstrukturen (d. h. an die Bedürfnisse, Ziele und Forderungen der Lernenden) angepasst beziehungsweise angeglichen werden. (Pahl/Ruppel, 2001: 152) Dieser Prozess kann fremdbestimmt erfolgen oder in einer gemeinsamen Planungssit- zung innerhalb von handlungsorientiertem Unterricht stattfinden. In eine The- menstruktur fließen sowohl die Denk- und Handlungsmuster der Lehrenden als auch (wenn sie beteiligt sind) der Lernenden ein. Der Lehrende ist darüber hinaus seinem Bildungs- und Erziehungsauftrag verpflichtet und muss dies bei der The- menfokussierung mitberücksichtigen. Klafki hat dies 1985 in seinem (vorläufigen) Perspektivschema zur Unterrichtsplanung für allgemein bildende Schulen bereits gefordert. Hier geht es vor allen Dingen um den Gegenwarts- und Zukunftsbezug sowie um die exemplarische Bedeutung der Thematik für den Lernenden. Unter- richt soll,

> «indem er dem jungen Menschen in seiner gegenwärtigen Lebensphase Verstehens-, Urteils- und Handlungsmöglichkeiten eröffnet, ihm zugleich zu entsprechenden Entwicklungsmög- lichkeiten auf seine Zukunft hin verhelfen. Deshalb müssen für den Unterricht vorgesehene Themen und die sie konstituierenden Ziele durch ihre Gegenwarts- und Zukunftsbedeutung für die jungen Menschen und zunehmend mit ihnen zusammen begründet werden. Für die didaktische Gestaltung des Berufsschulunterrichts ist dies eine Selbstverständlichkeit, da die Schule in Kooperation mit verschiedenen Ausbildungsbetrieben für den jeweiligen Beruf aus- bildet und damit auf gegenwärtige und zukünftige Berufsaufgaben vorbereitet. Das gilt so- wohl dann, wenn ein Ziel-Themen-Zusammenhang durch einen Lehrplan verbindlich oder alternativ vorgegeben ist als auch dann, wenn ein Lehrer einen solchen Zusammenhang von sich aus hypothetisch ins Auge faßt, aber auch dann, wenn es sich um einen Schülervorschlag handelt.» (Klafki, 1993: 15).

Themenstrukturen müssen jeweils den klassenspezifischen Bedingungen ange- passt werden. Dies bedeutet, dass es nicht die Themenstruktur gibt, die für alle Unterrichte Gültigkeit hat. Wichtig ist jedoch, dass Themenstrukturen so offen und flexibel vom Lehrenden gestaltet sind, dass Lernende jederzeit eine Umstruk- turierung oder Neustrukturierung vornehmen können. Themenstrukturierungen können, müssen aber nicht, den methodischen Weg des Unterrichts vorgeben und damit erleichtern.

Ob Inhalts- oder Themenstruktur, beide haben ihren Schwerpunkt häufig in der statischen Darstellung von fachsystematischen Aspekten, Fakten und Begriffen. Meist in Form von Makrostrukturen verfolgen sie das Ziel der Übersichtlichkeit und der Gesamtschau.

Die Erarbeitung der Themenstruktur und die Themenfokussierung erfolgt einerseits vor dem Hintergrund der bereits erstellten Inhaltsstruktur zum Teil- Lernfeld «Alte Menschen mit dementiellen Erkrankungen pflegen». Handlungsleitend in Bezug auf die Lernsubjektstruktur sind darüber hinaus folgende Aspekte: Aus den Evaluationsgesprächen mit den Lernenden ist bekannt, dass die Schülerinnen und Schüler sich konkretes Handlungswissen wünschen, welches ihnen hilft, Menschen mit Demenz besser zu verstehen und sie angemessen zu pflegen. Darüber hinaus wissen wir, dass die Praxisanleiterinnen es für wichtig erachten, dass die Schülerinnen und Schüler innerhalb des Lernortes Schule ein gewisses Grundverständnis für die Situation eines Menschen mit Demenz entwickeln. Dieses Grundverständnis schließt eine wertschätzende und verstehende Haltung gegenüber dem Menschen mit Demenz ein. Der Gegenwarts- und Zukunftsbezug ergibt sich zum einen daraus, dass Auszubildende in der beruflichen Wirklichkeit und von Beginn ihrer Pflegeausbildung Menschen mit Demenz begegnen. Hinzu kommt, dass Pflegesituationen, in denen Menschen mit Demenz beteiligt sind, von Pflegenden häufig als «schwierig» empfunden werden. (Bisaz, 2000) Interaktionen zwischen verwirrten und nicht verwirrten Menschen gestalten sich wahrscheinlich deshalb problematisch, weil auf beiden Seiten unterschiedliche Wahrnehmungen und Interpretationen der Wirklichkeit vorliegen. Es existiert keine gemeinsame Welt, in der man sich begegnen kann. (Wilhelm, 1998) Daraus ergibt sich innerhalb der Pflegesituationen eine Vielzahl von herausfordernden Momenten, in denen sich Pflegende und insbesondere Auszubildende häufig überfordert und hilflos fühlen.

Für die professionelle Begleitung von Menschen mit Demenz bedarf es eines hermeneutischen Fallverstehens, welches wiederum die Fähigkeit zur Intersubjektivität und Reflexion voraussetzt. Pflegende sollten im Umgang mit Menschen mit Demenz so offen sein, dass sie im Kontakt mit diesen Menschen eine innere Suchhaltung einnehmen und immer wieder bereit sind, herauszufinden, was in dieser Situation für den betroffenen Menschen sinnvoll ist. (KDA, 2001; Müller-Hergl, 2003) Daraus ergibt sich die Forderung, dass Lernende von Anfang an in ihrer Ausbildung für die berufliche Realität im Umgang mit Menschen mit Demenz nicht nur vorbereitet, sondern auch gezielt mit Hilfe von geeigneten (Selbstreflexions-) Methoden, Konzepten, Strategien und Interaktionsmöglichkeiten sensibilisiert und geschult werden sollten. (BMFSFJ, 2002: 282 ff.) Für die hier zu entwickelnde Themenstruktur ist es, mit Rücksicht auf die klassenspezifischen Bedingungen, wichtig, zunächst Aufgaben- und Problemstellungen aufzunehmen, die sich insbesondere zu Beginn der Ausbildung ergeben. Dabei gilt es zu beachten, dass zu diesem Zeitpunkt sowohl das Berufsfeld als auch die Klientel noch relativ neu für die Schülerinnen und Schüler sind. Die berufsspezifischen Herausforderungen befinden sich hier insbesondere in dem Bereich der Kommunikation und der Interaktion. Wie die Themenstruktur aufzeigt, bedarf es einer angemessenen Kommunikation mit Menschen mit Demenz und insbesondere einer guten Wahrnehmungs- und Beobachtungsfähigkeit. Aus diesem Grund haben wir für die hier dargestellte Themenstruktur den Wahrnehmungs- und Beobachtungszyklus als übergeordnete Handlungsstruktur gewählt. Unter Berücksichtigung dieser verschiedenen Aspekte ergibt sich für die zu gestaltende Lernsituation die Formulierung des Themas: «Interaktionen positiv gestalten – Wahrnehmung, Beobachtung und Kontaktaufnahme in der Pflege von Menschen mit Demenz».

Dieses Thema eröffnet den Schülerinnen und Schülern, wie die folgenden Ziele verdeutlichen, sowohl neue Verstehens- als auch Handlungsmöglichkeiten in der Interaktion mit Menschen mit Demenz:

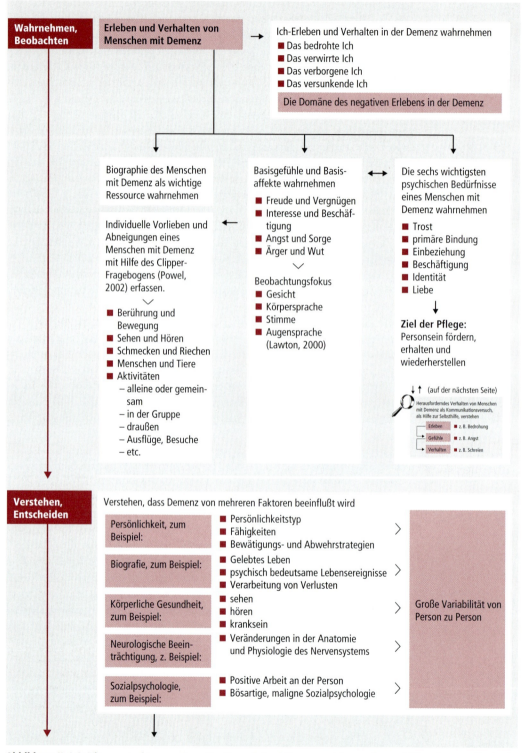

**Abbildung II 4-6:** Themenstruktur zur Lernsituation: «Interaktionen positiv gestalten – Wahrnehmung, Beobachtung und Kontaktaufnahme in der Pflege von Menschen mit Demenz». (Seite 1 von 2)

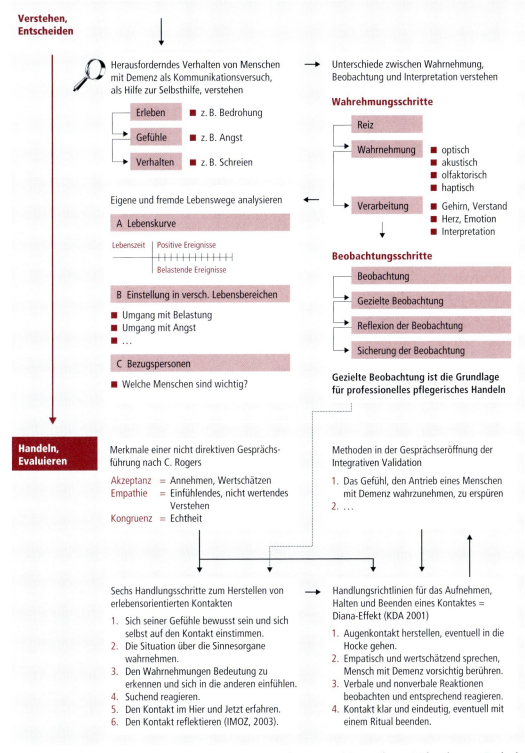

**Verstehen, Entscheiden**

Herausforderndes Verhalten von Menschen mit Demenz als Kommunikationsversuch, als Hilfe zur Selbsthilfe, verstehen → Unterschiede zwischen Wahrnehmung, Beobachtung und Interpretation verstehen

| Erleben | ■ z. B. Bedrohung |
| Gefühle | ■ z. B. Angst |
| Verhalten | ■ z. B. Schreien |

**Wahrehmungsschritte**

Reiz

Wahrnehmung
■ optisch
■ akustisch
■ olfaktorisch
■ haptisch

Eigene und fremde Lebenswege analysieren ←

Verarbeitung
■ Gehirn, Verstand
■ Herz, Emotion
■ Interpretation

A  Lebenskurve

Lebenszeit | Positive Ereignisse
++++++++++++
Belastende Ereignisse

**Beobachtungsschritte**

Beobachtung

Gezielte Beobachtung

B  Einstellung in versch. Lebensbereichen
■ Umgang mit Belastung
■ Umgang mit Angst
■ …

Reflexion der Beobachtung

Sicherung der Beobachtung

C  Bezugspersonen
■ Welche Menschen sind wichtig?

**Gezielte Beobachtung ist die Grundlage für professionelles pflegerisches Handeln**

**Handeln, Evaluieren**

Merkmale einer nicht direktiven Gesprächsführung nach C. Rogers

Akzeptanz = Annehmen, Wertschätzen
Empathie = Einfühlendes, nicht wertendes Verstehen
Kongruenz = Echtheit

Methoden in der Gesprächseröffnung der Integrativen Validation

1. Das Gefühl, den Antrieb eines Menschen mit Demenz wahrzunehmen, zu erspüren
2. …

Sechs Handlungsschritte zum Herstellen von erlebensorientierten Kontakten → Handlungsrichtlinien für das Aufnehmen, Halten und Beenden eines Kontaktes = Diana-Effekt (KDA 2001)

1. Sich seiner Gefühle bewusst sein und sich selbst auf den Kontakt einstimmen.
2. Die Situation über die Sinnesorgane wahrnehmen.
3. Den Wahrnehmungen Bedeutung zu erkennen und sich in die anderen einfühlen.
4. Suchend reagieren.
5. Den Kontakt im Hier und Jetzt erfahren.
6. Den Kontakt reflektieren (IMOZ, 2003).

1. Augenkontakt herstellen, eventuell in die Hocke gehen.
2. Empatisch und wertschätzend sprechen, Mensch mit Demenz vorsichtig berühren.
3. Verbale und nonverbale Reaktionen beobachten und entsprechend reagieren.
4. Kontakt klar und eindeutig, eventuell mit einem Ritual beenden.

**Abbildung II 4-6:** Themenstruktur zur Lernsituation: «Interaktionen positiv gestalten – Wahrnehmung, Beobachtung und Kontaktaufnahme in der Pflege von Menschen mit Demenz». (Seite 2 von 2)

■ Die Schülerinnen und Schüler fühlen sich in die Erlebniswelt eines Menschen, der an einer Demenz erkrankt ist, ein. Sie verstehen, dass das Erleben einer jeden Person einzigartig ist. Sie sehen den Menschen als Individuum vor dem Hintergrund seiner eigenen biographischen Erfahrungen und akzeptieren ihn so, wie er ist.

■ Die Schülerinnen und Schüler beobachten das Verhalten eines Menschen mit Demenz und beschreiben dieses detailliert und wertfrei. Sie reflektieren das Verhalten des betroffenen Menschen vor dem Hindergrund seiner Biographie und seiner Behinderung. Auf der Grundlage dieser Erkenntnis begreifen sie das Verhalten des betroffenen Menschen als Ressource und als Kommunikations- und Handlungsversuch, welches dem Menschen dazu dient, seine Situation zu bewältigen und die eigene Identität zu erhalten.

■ Die Schülerinnen und Schüler verstehen, dass es unterschiedliche Wahrnehmungen und Interpretationen ein und derselben Wirklichkeit gibt. Sie begreifen, dass der Klient innerhalb seiner eigenen Wahrheit völlig sinnhaft handelt. Sie entwickeln eine Suchhaltung, die es ihnen ermöglicht, einen «Schlüssel» zur Erlebniswelt der Menschen zu erhalten. Auf der Grundlage dieser Erkenntnis sind sie in der Lage, den betroffenen Menschen besser zu verstehen.

■ Die Schülerinnen und Schüler zählen die wichtigsten psychischen Bedürfnisse von Menschen mit Demenz auf und unterstützen den Menschen bei der Bedürfnisbefriedigung. Unerklärliches Verhalten des Klienten nehmen sie als herausforderndes Verhalten an und versuchen, das mit diesem Verhalten ausgedrückte Bedürfnis zu erkennen und entsprechend zu handeln.

■ Die Schülerinnen und Schüler begreifen Biographie- und Erinnerungsarbeit als eine wichtige Grundlage für positive Interaktion mit Menschen mit Demenz. Sie gehen mit biographischen Daten des Klienten sensibel, wertschätzend und verantwortungsvoll um und sind sich der ethischen Dimension bewusst. Sie wählen verschiedene Methoden und Hilfsmittel aus, um die Biographiearbeit durchzuführen.

■ Die Schülerinnen und Schüler unterscheiden verschiedene Arten von positiven Interaktionen. Sie passen ihre Interventionen, die getragen sind von Wertschätzung, Empathie und Echtheit, dem jeweiligen Menschen an und unterstützen und ergänzen den Klienten in seinem Personsein. Durch ein personenunterstützendes Milieu helfen sie ihm sich selbst als Person zu erfahren und sein Subjektsein zu erhalten. Sie verstehen das relative Wohlbefinden des Klienten als Kriterium für eine gute Pflegequalität.

■ Die Schülerinnen und Schüler analysieren verschiedene verbale, nonverbale und paraverbale Kommunikationsformen und wenden diese personen- und situationsgerecht an.

■ Die Schülerinnen und Schüler sind sich ihrer eigenen Erlebenswelt bewusst. Sie nehmen eigene Überforderung, Unsicherheiten und Angst bewusst wahr, sprechen diese aus und reflektieren sie (s. **Abb. II 4-6**).

### 4.3.4.2
### Handlungsstrukturen

Im Gegensatz zu den Inhalts- und Themenstrukturen bilden Handlungsstrukturen meist dynamische Prozesse ab, die nicht immer bewusst und beobachtbar sind. Damit legen sie Strategien zum Beispiel des Verstehens, des Problemlösens und des Beurteilens frei. Dem Wort «Handlungsstrukturen» ist bereits zu entnehmen, welcher Theorie sie verpflichtet sind. Sie stehen im Kontext der psychologischen Handlungstheorien und beinhalten stets eine Zieldimension, die bewusst angestrebt wird. Zur Erreichung des Ziels werden verschiedene Teilschritte unter Heranziehung entsprechender Hilfsmittel vollzogen. Am Ende kommt es zu einem Ziel-Ergebnis-Abgleich, ob die beschrittenen Lösungswege erfolgreich waren, so dass es zu einer Optimierung der Handlungsschemata kommen kann. (Muster-Wäbs/Schneider, 1999: 10 f.)

Lange Zeit wurde diesen Verfahrensstrukturen in Bildungsprozessen zu wenig Aufmerksamkeit geschenkt, da ihnen einerseits aus Unwissenheit keine Bedeutung beigemessen wurde, andererseits aber auch nicht der Erkenntniswert für lebenslanges Lernen vorlag. (Dubs, 1989: 640)

Werden Handlungsstrukturen zum Unterrichtsgegenstand deklariert, kann der Lernende damit seine Erschließungskompetenzen für Aufgaben- und Problemstellungen entwickeln und weiter verfeinern. Er wird auch Strukturen von Abläufen, Prozessen und Handlungen entdecken, die immer wieder gleich ablaufen, also generalisierbar sind. Darüber hinaus wird er mit domänenspezifischen Handlungsstrukturen konfrontiert werden, die nur für eine spezifische Aufgabenstellung greifen. Um diese Handlungsstrukturen zu internalisieren, muss ein angeleitetes und sehr strukturiertes Lernen vom Lehrenden initiiert werden. Ständiges Festigen durch Übungsbeispiele ist wichtig, damit die entsprechende Verfahrensstruktur vom Lernsubjekt in seine kognitive Struktur eingebaut wird. (Dubs, 1989: 641)

Wichtige Handlungsstrukturen müssten unseres Erachtens in folgenden Bereichen erworben werden, damit komplexe Probleme von Lernenden bewältigt werden können. (s. **Tab. II 4-5**).

Diese Kette von Handlungsstrukturen ließe sich ohne weiteres fortführen; uns geht es jedoch nur um eine exemplarische Darstellung einiger Möglichkeiten.

Die Ausbildung von Handlungsstrukturen ist ohne die Verfügbarkeit von thematischen Strukturen (deklaratives Wissen) nicht kompetenzfördernd; es bleiben «leere Verpackungen beziehungsweise Hülsen», die für die Berufs- und Arbeitswelt nicht handlungsleitend werden können. Bei Modulen, Lerneinheiten oder Lernsituationen, die das «Lernen zu lernen» thematisieren, sollte ein kritischer Blick klären, ob es sich um inhaltsleere oder auf die eigentliche berufliche Fragestellung ausgerichtete Vernetzung von Handlungsstruktur und thematischer Struktur handelt.

Da Verfahrensstrukturen nicht unisono sind und stets von Subjekten konstruiert werden, dürfen sie nicht dogmatisch favorisiert werden. Erstaunlich ist allerdings, dass gerade Experten einer Domäne häufig zu ähnlichen Verfahrensstrukturen gelangen. Ebenso haben wir aufgrund zahlreicher Unterrichtsbesuche und Lehrproben beobachten können, dass bestimmte Inhalte und Handlungen (Strategien) bestimmte Strukturierungen nach sich ziehen. Das heißt, wir konnten eine gewisse Affinität zwischen Inhalt (Handlung) und Strukturierung feststellen.

Besonders effizient erscheint uns, wenn Themen- und Handlungsstrukturen miteinander vernetzt werden und im Unterricht zum Tragen kommen. Da dies jedoch eine gewisse Meisterschaft voraussetzt, ist der Weg der kleinen Schritte empfehlenswert, so dass erst die Erstellung und Darbietung einzelner Verfahrensstrukturen im Vordergrund steht.

**Tabelle II 4-5:** Handlungsbereiche und Handlungsstrukturen

| Einige Hand-lungsbereiche | Zu fördernde Handlungsstrukturen | |
| --- | --- | --- |
| | allgemein | in Bezug auf die Thematik[1] |
| **Informationssuche und -aufnahme** | ■ Lesetechnik (PQ4R-Methode, Herder, 2004)<br>■ Exzerpieren<br>■ Netzwerk-Technik (Stary/Kretsch-mer, 1994: 61, 104, 121) | ■ Wahrnehmen und gezieltes Beobachten<br>■ Nonverbales und verbales Verhal-ten wahrnehmen und beobachten (Welling, 2005)<br>■ Biographieorientierte Pflege-anamnese (Berghoff, 1999)<br>■ Erstellung einer Sensobiographie (Buchholz/Schürenberg, 2003: 257 ff.)<br>■ Erfassung des Lebensstils mit Hilfe des Cardiffer Lebensstilverbesse-rungsprofil für Menschen in Lang-zeitpflege (Powell, 2002) |
| **Problemfindung** | ■ Mind mapping (Kirckhoff, 1992)<br>■ Ursache-Wirkungs-Diagramm (Theden/Colsman, 1997: 37 ff.) | ■ Ursache-Wirkungs-Zusammen-hänge<br>■ Bewohnerorientierte Fallbespre-chung (IMOZ, 2003)<br>■ Teamsupervision |
| **Präsentation** | ■ Präsentations- und Visualisierungs-techniken (Neuland, 1999)<br>■ Moderationstechniken (Schmidt, 1997: 410 ff.) | ■ Handlungszyklus<br>■ Die Grundhaltung und Methodik der Gesprächseröffnung der Integrativen Validation (Richard, 2000: 142)<br>■ Richtlinien zum Herstellen eines erlebensorientierten Kontakts (IMOZ, 2000: 2003)<br>■ Elemente des basalen Berührens als Bedingungen basal stimulieren-der Pflege (Buchholz/Schürenberg, 2003: 55) |
| **Beurteilung** | ■ Lerntagebuch (Depping, 2004)<br>■ Lernkonferenz (Kaiser/Kaiser, 1999: 36 ff.) | ■ Dementia-Care Mapping (Bradford Dementia Group, 1997)<br>■ Bewohnerorientierte Fallbespre-chung (IMOZ, 2003) |

1 «Interaktionen positiv gestalten – Wahrnehmung, Beobachtung und Kontaktaufnahme in der Pflege von Menschen mit Demenz».

### 4.3.4.3
### Makro- und Mikrostrukturen

Die Verfahrensstrukturen, die sowohl für Inhalte, Themen und Handlungen grei-fen, können auf der Makro- sowie auf der Mikroebene als auch auf beiden Ebenen dargestellt werden. Die Entscheidung für die jeweilige Abstraktionsebene hängt von den jeweiligen Zielen, Einsatzmöglichkeiten und Verwendungszwecken ab, die im Seminar beziehungsweise Unterricht im Mittelpunkt stehen. Pahl und Ruppel (2001: 153) sprechen in diesem Zusammenhang von «Reichweite» und «Differen-ziertheit».

Makrostrukturen

Makrostrukturierungen verschaffen dem Betrachter beziehungsweise der Betrachterin einen groben Überblick; hierbei geht es primär um Überblickswissen und nicht um Detailaussagen. Zu Gunsten der Gesamtschau wird häufig auf ausgefeilte Verknüpfungen und Vernetzungen verzichtet. Ebenso werden wenig komplexe Strukturbilder verwendet. (Pahl/Ruppel, 2001: 153 ff.) Makrostrukturen haben den Vorteil, dass sie in ihrem Gesamtüberblick häufig auch von «Nicht-Experten» besser nachvollzogen werden können. Ebenso fungieren derartig global gehaltene Verfahrensstrukturen als Gesprächsgrundlage für interdisziplinäre Koordinations- und Kooperationsaufgaben. Für die visualisierte Darstellung von Makrostrukturen lassen sich alle Strukturierungsformen und Strukturbilder heranziehen, die im Punkt 4.6.4 dargestellt werden.

Mikrostrukturen

Mikrostrukturen nehmen eine detaillierte Betrachtung der Makrostruktur beziehungsweise der Teilaspekte von Makrostrukturen vor. Jeder Teilaspekt der Makrostruktur kann als fokussierter Teilausschnitt einer mikroanalytischen Betrachtung unterzogen werden. Mikrostrukturierungen verzichten bewusst auf eine ganzheitliche und jederzeit zuordenbare Verortung. Ihr übergeordnetes Ziel liegt in der Perspektivenerweiterung und der differenzierten Betrachtung der Teilelemente beziehungsweise -vorgänge. (Pahl/Ruppel, 2001: 156 f.)

Es gilt, den Balanceakt zwischen dem «Zerfließen in Einzelbestandteile» und dem «geringen Konkretisierungsgrad» zu halten, indem je nach Bedürfnis die eine oder andere Abstraktionsebene mehr in den Vordergrund rückt. Geht allerdings der Überblick für das Ganze verloren, sollten die Intentionen des Differenzierungsgrades selbst kritisch überprüft werden.

Aus rein pragmatischen Gründen hat es sich für unterrichtliche und seminardidaktische Tätigkeiten bewährt, dass Inhaltsstrukturen auf der Makroebene visualisiert werden, dagegen Themen- und Handlungsstrukturen eher auf der Mikroebene anzusiedeln sind. Indem die beiden Abstraktionsebenen im unterrichtlichen Geschehen zum Tragen kommen, können alle damit verbundenen Vorteile für das Lernarrangement aus Lehrer- und Lernersicht genutzt werden.

### 4.3.4.4
### Strukturierungsformen und Strukturbilder

Um die entsprechenden Verfahrensstrukturen sich selbst und anderen zugänglich zu machen, empfiehlt es sich, auf allgemein anerkannte Strukturformen und Strukturbilder zurückzugreifen. Die **Tabelle II 4-6** gibt einen kurzen Überblick über die vier gängigen Grundformen mit ihren entsprechenden Darstellungsformen.

Alle hier aufgeführten Strukturierungsformen sowie Strukturbilder sind sowohl für die Makrostrukturierungen als auch für die Mikrostrukturierungen einsetzbar. Die folgenden Abbildungen II 4-7 bis II 4-19 übertragen die vier Grundformen linear, verzweigt, integrativ und zyklisch auf die zu gestaltende Lernsituation «Interaktionen positiv gestalten – Wahrnehmung, Beobachtung und Kontaktaufnahme mit Menschen mit Demenz».

**Tabelle II 4-6:** Strukturierungsformen und Strukturbilder (Inhalte aus: Pahl/Ruppel, 2001: 157 ff.)

### Lineare Strukturform
Eine Abfolge von Aspekten, Vorgängen oder Sachverhalten

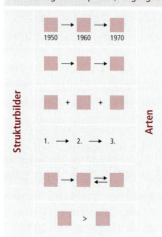

1. Die Abfolge bzw. Verknüpfung kann chronologisch (zeitlich) sein (s. Abb. II 4-7)

2. Die Abfolge kann eine ursächliche Verknüpfung darstellen (wenn … dann … Beziehung) (s. Abb. II 4-8)

3. Die Abfolge kann auf additiven Verknüpfungen beruhen (s. Abb. II 4-9)

4. Die Abfolge kann hierarchisch zu einer Rangreihe strukturiert sein (1. steht vor 2.) (s. Abb. II 4-10)

5. Die Abfolge kann auf funktionalen Verknüpfungen beruhen (hängt zusammen mit … bezieht sich auf …) (s. Abb. II 4-11)

6. Die Abfolge kann auf qualitativen Verknüpfungen beruhen (größer als …) (s. Abb. II 4-12)

### Verzweigte Strukturform:
Eine systematische Gliederung von komplexen Aspekten, Vorgängen und Sachverhalten. Es geht meist um eine hierarchische Ordnung von Begriffen.

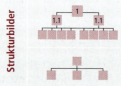

7. Stammbaumstruktur/Baumdiagramm (s. Abb. II 4-13)

8. Organigramm (s. Abb. II 4-14)

### Integrative Strukturform:
Ein Zusammenfügen mehrerer Teilaspekte bzw. Subsysteme zu einem übergeordneten Ganzen. Hier werden Wirkzusammenhänge deutlich.

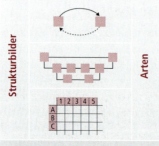

9. Ursache-Wirkung-Diagramm (s. Abb. II 4-16)

10. Netzplantechnik (s. Abb. II 4-15)

11. Heuristische Matrix (s. Abb. II 4-18) (Theden/Colsmann, 1997: 36 ff.)

### Zyklische oder kreisförmige Strukturform:
Hier geht es um Vorgänge, die periodisch ablaufen. Es ist ein Kreislauf von regelmäßig wiederkehrenden Ereignissen. Anfangs- und Endzustand beziehen sich aufeinander. Ein Ist-Soll-Abgleich ist möglich.

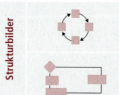

12. Kreisläufe (s. Abb. II 4-19)

13. Flussdiagramm (s. Abb. II 4-17)

**Lineare Strukturform**

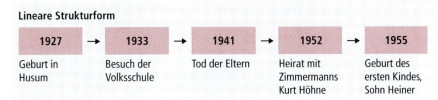

**Abbildung II 4-7:** Die Abfolge beziehungsweise Verknüpfung kann chronologisch sein: «Biographiebogen – objektive Daten – die äußere Lebensgeschichte»

**Lineare Strukturform**

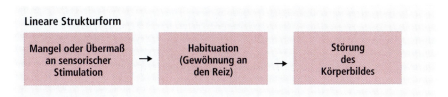

**Abbildung II 4-8:** Wenn-Dann-Beziehungen «Prozess der degenerativen Habituation» (Nydal/ Bartoszek, 2000)

**Lineare Strukturform**

Die Demenz eines Individuums kann als Folge einer komplexen Interaktion zwischen fünf Faktoren betrachtet werden

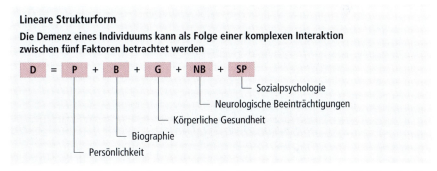

**Abbildung II 4-9:** Die Abfolge kann eine additive Verknüpfung darstellen: «Umfassender Demenzbegriff nach Kitwood» (nach Morton, 2002)

**Lineare Strukturform**

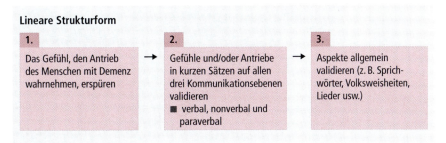

**Abbildung II 4-10:** Die Abfolge ist hierarchisch strukturiert: «Die Grundhaltung und Methodik der Gesprächseröffnung (Integrative Validation)» (Richard in Tackenberg/Abt-Zegelin, 2000: 144)

**Lineare Strukturform**

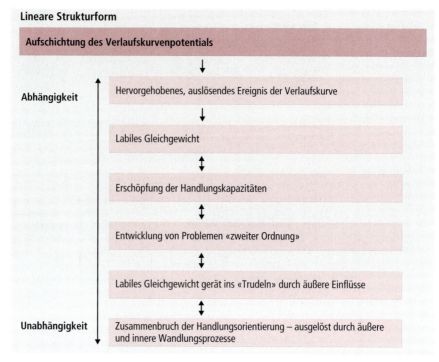

**Abbildung II 4-11:** Die Abfolge kann auf funktionale Verknüpfungen beruhen: «Krankheitsverlaufskurve» (Höhmann et al., 1998: 65)

**Lineare Strukturform**

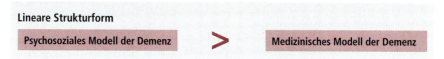

**Abbildung II 4-12:** Die Abfolge kann auf qualitativen Verknüpfungen beruhen: «Modell der Demenz»

**Verzweigte Strukturform**

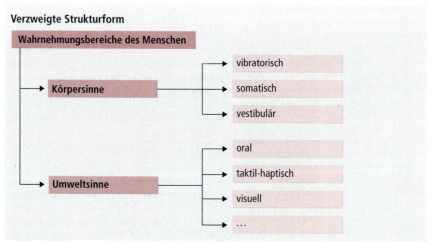

**Abbildung II 4-13:** «Baumdiagramm – Wahrnehmungsbereiche des Menschen» (Nydahl/Bartoszek, 2000)

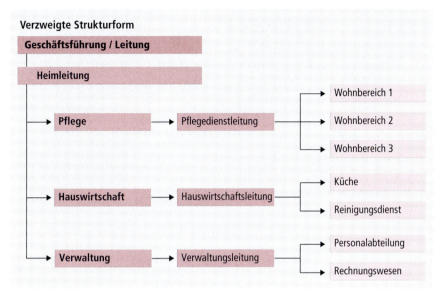

**Abbildung II 4-14**: «Organigramm der Geschäftsführung/Leitung Altenheim»

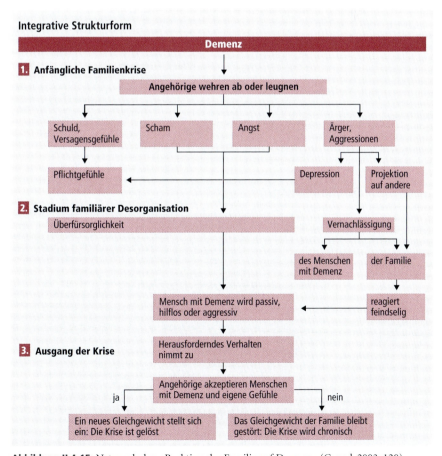

**Abbildung II 4-15**: Netzwerkplan «Reaktion der Familie auf Demenz» (Grond, 2003: 120)

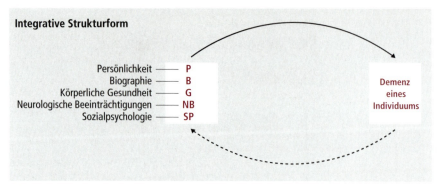

**Abbildung II 4-16:** Ursache-Wirkung-Diagramm «Entstehung und Verlauf einer Demenz»

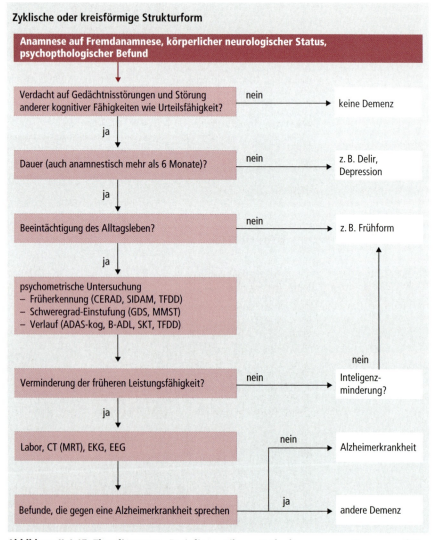

**Abbildung II 4-17:** Flussdiagramm «Basisdiagnostik zur Früherkennung von Demenz und Depressionsabgrenzung» (Ihl, 2001: 441)

**Integrative Strukturform**

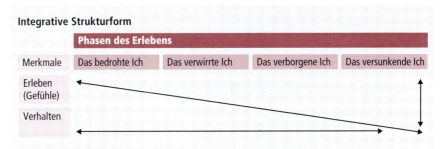

Abbildung II 4-18: Heuristische Matrix «Ich-Erleben und Demenz» (IMOZ, 2003)

**Zyklische oder kreisförmige Strukturform**

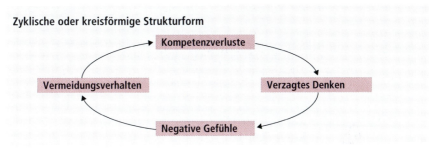

Abbildung II 4-19: «Teufelskreis» negativer Rückkopplung bei Demenz (Grond, 2003: 56)

## 4.4
# Wissenserwerb

### 4.4.1
## Instruktionale Methoden

Lehrende müssen nicht nur über Kenntnisse der Wissensaufbereitung verfügen, sondern sie sollten auch über Mechanismen des Wissenserwerbs informiert sein. Grundvoraussetzung für beide Arbeitsbereiche war und ist, dass Wissen stets eine Konstruktion von Seiten der Lehrenden als auch der Lernenden darstellt. Im weiteren Verlauf betrachten wir in Anlehnung an Reinmann-Rothmeier und Mandl (1998: 459) den Wissenserwerb «als einen aktiven, selbstgesteuerten, konstruktiven, situativen und sozialen Prozess».

Im Folgenden werden wir die einzelnen Prozessmerkmale, die förderlich für den Wissenserwerb genutzt werden können, kurz skizzieren, um anschließend konkrete instruktionale Hinweise für den Lehrenden zu geben.

**Erwerb von Wissen ist aktiv**

*Motivation* Für den aktiven Aneignungsprozess von Wissen spielt die Motivation des Individuums eine wichtige Rolle. Ist sein Handeln intrinsisch motiviert, das heißt handelt es um seiner selbst willen, spiegelt sich ein hoher Selbstbestimmungsgrad in seinem Entscheidungs- und Handlungsrepertoire wider. Wissenserwerb, der auf extrinsischer Motivation basiert, das heißt auf Anstoß beziehungsweise Anregung von außen, erfolgt stets aufgrund von Konsequenzen. In Lernkontexten geht es nun darum, die Autonomie und Selbstbestimmung eines Lernenden dahingehend zu fördern, dass er sich einerseits angemessen gefordert fühlt, aber auch andererseits die soziale Eingebundenheit findet, um entsprechende Kompetenzen zu entwickeln. (Reinmann-Rothmeier/Mandl, 1998: 462)

*Interesse*　　　Des Weiteren ist das Interesse, das eine Person einem Lerngegenstand entgegenbringt, für den Wissenserwerb außerordentlich wichtig. Interesse entscheidet somit über die Aufnahmequalität des Wissens.

*Konsequenzen*

> Für die Unterrichts- und Seminargestaltung lassen sich folgende Konsequenzen ableiten:
> - Der Unterricht beziehungsweise das Seminar soll neugierig machen und zugleich eine Herausforderung für die Lernenden darstellen.
> - Die Thematik soll spannend sein und sowohl Interesse als auch Emotionen wecken.
> - Der Lehrende sollte auf bestehende Interessen eingehen, diese erweitern oder neue Interessen entwickeln lassen.

### Erwerb von Wissen ist selbstgesteuert

*Selbst- und Fremdsteuerung*　　　In der Literatur wird Selbst- und Fremdsteuerung häufig als polarisierendes Begriffspaar gegenübergestellt. Um jedoch zu einem selbstgesteuerten Wissenserwerb zu kommen, ist ein vorgeschalteter und gezielter Anleitungsprozess erforderlich, der in der Regel vom Lehrenden fremdgesteuert ist. Hier erhält er jedoch die notwendigen Fähigkeiten und Fertigkeiten, um eine selbständige Steuerung und Kontrolle des Wissenserwerbs durchzuführen. (Reinmann-Rothmeier/Mandl, 1998: 463 f.)

*Konsequenzen*

> Für die Unterrichts- und Seminargestaltung lassen sich folgende Konsequenzen ableiten:
> - Der Unterricht beziehungsweise das Seminar sollte Trainingsaspekte zur Förderung des metakognitiven Wissens beinhalten.
> - Der Unterricht beziehungsweise das Seminar sollte zur Organisation und Koordination des eigenständigen Lernens anleiten.
> - Der Unterricht beziehungsweise das Seminar sollte Methoden zur Selbststeuerung wie Leittextmethode oder Action-Learning bewusst einführen und schulen.

### Erwerb von Wissen ist konstruktiv

*Generatives Lernen*　　　Aus konstruktivistischer Sicht wird Wissen stets neu gestaltet und gibt demzufolge auch kein einheitliches Abbild der Wirklichkeit wieder. Es kann nicht rezipiert werden, sondern wird in dem jeweiligen Handlungskontext von allen Beteiligten konstruiert und hat für diesen Moment Gültigkeit. Wechseln Lernende den Kontext beziehungsweise die Lernumgebung, so können sie ihre Wissensstrukturen entweder weiterhin nutzen, erweitern, vertiefen oder den jeweiligen Anforderungen anpassen. Vanderbilt (1993) bezeichnet diesen Prozess der zunehmenden Vernetzung von Wissensstrukturen als «generatives Lernen». (Reinmann-Rothmeier/ Mandl, 1998: 466 f.)

Konsequenzen

Für die Unterrichts- und Seminargestaltung lassen sich folgende Konsequenzen ableiten:

■ Der Unterricht beziehungsweise das Seminar sollte Lernumgebungen gestalten, die den Lernenden zeigen, dass es «die richtige Lösung» nicht gibt.

■ Der Unterricht beziehungsweise das Seminar sollte Methoden wie zum Beispiel das hermeneutische Fallverstehen oder das sokratische Gespräch auswählen, die die Vielfalt von Interessenschwerpunkten zulassen und fördern.

■ Der Unterricht beziehungsweise das Seminar sollte authentische Kontexte anbieten, in denen der Wissenserwerb multipel erworben werden kann.

### Erwerb von Wissen ist situativ

Kontextlernen

Hierbei werden drei Bedingungsfaktoren unterschieden: Situiertheit, Authentizität und Kontextualisierung.

Ein situativer Lernprozess liegt dann vor, wenn der Wissenserwerb in einem Kontext stattfindet, der eine hohe Affinität zur Realität hat und damit sehr authentisch wirkt. Die dort erworbenen Kompetenzen besitzen eine hohe Anwendungswahrscheinlichkeit für die Praxis. (Reinmann-Rothmeier/Mandl, 1998: 469) Dies ist darauf zurückzuführen, dass der Lernende anhand von realistischen Problemstellungen, die aus authentischen Situationen stammen, sein Wissen erwerben kann. Damit der Wissenserwerb nicht auf einen Kontext (eine Umgebung) beschränkt bleibt, werden verschiedene Zusammenhänge angeboten (multiple Kontexte), die es dem Lernenden ermöglichen, sein Wissen flexibel auf andere Problemstellungen zu übertragen. (Gerstenmaier/Mandl, 1995: 879) Nicht nur die multiplen Kontexte sind entscheidend, sondern auch die Betrachtung eines Problems aus verschiedenen (multiple) Perspektiven. Gerade dann, wenn bei der Bearbeitung eines Problems verschiedene Standpunkte und Sichtweisen eingenommen werden müssen, steigert dies den flexiblen Umgang mit Wissen. (Gerstenmaier/Mandl, 1995: 879)

Konsequenzen

Für die Unterrichts- und Seminargestaltung lassen sich folgende Konsequenzen ableiten:

■ Der Unterricht oder das Seminar sollte einerseits für eine «starke Lernumwelt» (Dubs, 1995: 893) sorgen und andererseits den entsprechenden Freiraum gewähren, damit Lernende ihre eigenen Konstruktionen bilden beziehungsweise an die vorhandenen Strukturen anknüpfen können.

■ Der Unterricht oder das Seminar sollte das altbewährte didaktische Prinzip «vom Einfachen zum Komplexen» zu Gunsten der authentischen und damit sehr vernetzten Situation aufgeben. (Dubs, 1995: 893)

■ Der Unterricht oder das Seminar sollte das Lernen stärker an nicht-schulische Alltagssituationen anbinden und damit ein fächerverbindendes Lernen fördern. (Schneider, 2003b: 2 ff.)

■ Der Unterricht oder das Seminar sollte so konzipiert sein, dass die Lernenden zwischen dem vorherrschend symbolvermittelten Unterricht und der Realität Verbindungen herstellen können. (Reinmann-Rothmeier/Mandl, 1998: 470)

### Erwerb von Wissen ist sozial

*Soziale Interaktion*    Da jeder Lehr-Lernprozess eine soziale Interaktion darstellt, kann folgerichtig der Wissenserwerb auch nur im Kontext kooperativen Lernens stattfinden. Die Kompetenz, Probleme zu erfassen und sie zu bewältigen, wird nicht mehr ausschließlich als individueller Besitz verstanden, sondern wird in der Auseinandersetzung mit anderen entwickelt und verteilt (distribuiert). Das Nutzen von Expertenwissen zur Problembewältigung in Lern- und Arbeitsgruppen und der damit verbundene Austausch erhalten im Zuge des Wissenserwerbs ganz andere Dimensionen. (Brettschneider et al., 2000: 401)

*Konsequenzen*    Für die Unterrichts- und Seminargestaltung lassen sich folgende Konsequenzen ableiten:

- ■ Der Unterricht oder das Seminar sollte Möglichkeit für soziales Lernen anbieten, indem unterschiedliche Aufgabenstellungen in Gruppen zu lösen sind.
- ■ Der Unterricht oder das Seminar sollte dafür Sorge tragen, dass das Hinzuziehen von Experten einen wichtigen Stellenwert innerhalb der Kleingruppenarbeit einnimmt.
- ■ Der Unterricht oder das Seminar sollte so gestaltet sein, dass Lernende für kooperatives Lernen entsprechend angeleitet und begleitet werden. Wichtig ist die Kenntnis über Gruppenregeln sowie -prinzipien und Mechanismen der Gruppendynamik. (Muster-Wäbs/Pillmann-Wesche, 2003: 113 f.)

Die oben skizzierten instruktionalen Methoden, die teilweise rezeptologischen Charakter haben, sollen Lehrenden insofern Hilfestellungen geben, als sie Faktoren und Bedingungen beeinflussen beziehungsweise gestalten können, die einen erheblichen Einfluss auf den Wissenserwerb haben.

#### 4.4.2
#### Konzepte zur Gestaltung von Lernumgebungen

Es werden drei zentrale Ansätze beziehungsweise Konzepte zur Gestaltung von Lernumgebungen beschrieben, aufgrund deren der Lehrende Konsequenzen zur Förderung des Wissenserwerbs ableiten kann. Diese Ansätze gehen weit über die zuvor beschriebenen instruktionalen Methoden hinaus, da sie neben diesen auch Techniken, Lernmaterialien (Medien) und Hinweise zum Kontext sowie zur didaktischen Umsetzung beinhalten. Die drei Ansätze: system- und problemorientierte Lernumgebung sowie adaptive Lernumgebung basieren auf unterschiedlichem Verständnis von Lernen. Die eher rezeptive Auffassung von Lernen, wobei dem Lerner passiv ein ihm dargebotenes Wissenssystem präsentiert wird, obliegt dem systemorientierten Ansatz. Die Wissensdarbietung beschränkt sich hauptsächlich auf deklaratives Wissen; aus Lehrersicht erfolgt eine starke Lenkung und Kontrolle. Dem problemorientierten Ansatz liegt ein exploratives Verständnis von Lernen zugrunde. Anhand von komplexen Problemstellungen erarbeiten sich Lernende selbständig Inhalte und steuern ihren Lernprozess eigenständig. Sie erhalten von außen (dem Lehrenden) kaum Hilfestellung und Unterstützung. Der adaptive

Ansatz stellt eine Synthese beider Ansätze dar, indem er einerseits für die notwendige Unterstützung und Anleitung sorgt, andererseits aber auch genügend Freiraum für die individuelle Entfaltung der Lernenden ermöglicht. (Reinmann-Rothmeier/Mandl, 1998: 474 ff.)

*Systemorientierte Lernumgebung*

Innerhalb einer systemorientierten Lernumgebung steht die systematische Aufbereitung und Vermittlung von rezeptivem Wissen im Vordergrund. Diesem Ansatz liegt die Annahme zugrunde, dass Wissen aus einer spezifischen Domäne eine in sich geschlossene (systemimmanente) Struktur aufweist, die es zu vermitteln gilt. Somit stellen diese systemvernetzten Inhalte und Verfahrensstrukturen die Grundlage für Instruktionen innerhalb der systemorientierten Lernumgebung dar.

Ausubel (1974), der ein wichtiger Vertreter dieses Ansatzes war, sah es als vorrangige Aufgabe der Lehrenden, Wissen zu strukturieren, zu präsentieren und die gesamte Lernsituation zu gestalten. «Diese Form der systematischen Instruktion wird auch als *expository teaching* bezeichnet.» (Reinmann-Rothmeier/Mandl, 1998: 476). Innerhalb dieser Forschungsrichtung wurden verschiedene Varianten des Instructional Design entwickelt, die allerdings hier nicht näher erläutert werden. Allen gemeinsam ist jedoch die Annahme, dass Wissenserwerb planbar und steuerbar ist, sowie sich unter gewissen Umständen auch anleiten lässt. Auch wenn die Nachteile einer systemorientierten Lernumgebung sehr offensichtlich sind (nämlich passive und rezeptive Haltung der Lernenden gekoppelt mit einem Lernen, das nicht an einen Kontext gebunden ist), so ist diesem Ansatz durchaus pädagogische Beachtung zu zollen. Sowohl Lernende im Anfangs- als auch im fortgeschrittenen Stadium können einen erheblichen Vorteil daraus ziehen. Anfänger benötigen zu Beginn eine systematische Einführung verbunden mit Überblickswissen, Hilfestellung zur Wissenserschließung und Problemlösestrategien. Wie eine derartige Wissensaufbereitung nach Wissensarten und Wissensmerkmalen erfolgen kann, wurde bereits unter Punkt 4.3 thematisiert. Fortgeschrittene Lerner (Experten) können von einer systemorientierten Vorgehensweise profitieren, indem sie eine Einführung in ein für sie neues Gebiet erhalten. Demzufolge muss die Gestaltung von systemorientierten Lernumgebungen sehr differenziert betrachtet und beurteilt werden. (Reinmann-Rothmeier/Mandl, 1998: 479 f.)

*Problemorientierte Lernumgebung*

Im Kontext der problemorientierten Lernumgebung steht die Möglichkeit zur Förderung von explorativem Lernen im Vordergrund. Hierbei übernehmen die Lernenden eigenverantwortlich ihren Lernprozess, was bedeutet, dass sie sich intensiv mit neuen Inhalten auseinandersetzen, Strategien der Problembewältigung eigenständig entwickeln und ihren Lernprozess selbst steuern. Lehrende übernehmen dabei eher die Funktion, Lernarrangements zur Verfügung zu stellen und auf entsprechenden Handlungsbedarf zu reagieren. In diesem Kontext wird häufig das Konzept des entdeckenden Lernens von Bruner (1966) aufgeführt. In seinem Konzept beschäftigt er sich unter anderem mit vielen Formen des Wissenserwerbs. Zu den Ansätzen der problemorientierten Umgebungen gehören auch die Prinzipien und Methoden der situated-cognition-Ansätze. Hierbei findet ein Paradigmenwechsel von Instruktion zu Konstruktion statt. Diese neueren Ansätze gehen von dem Grundverständnis aus, dass der Wissenserwerb durch Eigeninitiative ausgelöst und durch kognitive Aktivität gesteuert wird. Des Weiteren bestimmen Erfahrungen und subjektive Interpretationen den eigentlichen Wissenserwerb. Demzufolge rückt die Gestaltung der Lernumgebung auf die Position der Angebote, was im Klartext bedeutet, dass lediglich Lernarrangements geboten werden, die für die

Lernenden eine Herausforderung an Problemlösehandlungen darstellen, die sie aber nicht wahrnehmen müssen. (Reinmann-Rothmeier/Mandl, 1998: 480 ff.)

Es wurden verschiedene praktische Umsetzungsmöglichkeiten für den situated-cognition-Ansatz entwickelt, wobei exemplarisch die Anchored Instruction herausgegriffen wird. Dieses Konzept wurde von der Forschungsgruppe um Bransford (1990) entwickelt.

> «Zentral für (derartige) wirksame Lernumgebungen ist ein narrativer ‹Anker›, der Interesse erzeugt, den Lernenden die Identifizierung und Definition von Problemen erlaubt sowie die Aufmerksamkeit der Lernenden auf das Wahrnehmen und Verstehen dieser Probleme lenkt.» (Gerstenmaier/Mandl, 1995: 875).

Forschungsergebnisse zu diesem Ansatz haben grundlegende Gestaltungsprinzipien formuliert:

- videobasiertes Format
- narrative Struktur
- generatives Problemlösen
- Einbettung aller für die Problemlösung erforderlichen Daten in die Geschichte
- sinnvolle Komplexität
- Paarbildung der Geschichten zur Transferförderung
- Herstellung von Verknüpfungen zwischen verschiedenen Fächern.

(Reinmann-Rothmeier/Mandl, 1998: 482)

Voraussetzung für ein derartig professionell organisiertes Lernarrangement ist der didaktische Umgang mit Videos, Geschichten und Fällen sowie der hermeneutischen Vorgehensweise. Den extrem orientierten situated-cognition-Ansätzen wird vorgeworfen, dass man keine objektive Realität vermitteln kann, da die Bedeutung immer individuell und sozial konstruiert ist. Demzufolge ist die Grundsatzfrage, ob instruktionale Methoden zum Wissenserwerb überhaupt greifen beziehungsweise Sinn machen. Mittlerweile sind sich fast alle Vertreter dieses Ansatzes einig, dass sowohl Instruktionen und damit Unterstützung der Lernenden erforderlich sind, aber andererseits entsprechende Freiräume zur Selbstentfaltung gegeben werden müssen. (Reinmann-Rothmeier/Mandl, 1998: 484 f.)

*Adaptive Lernumgebung*

Das Konzept der adaptiven Lernumgebung greift die Kritikpunkte der beiden zuvor beschriebenen Ansätze auf und vereinigt in Form einer Symbiose die positiven Aspekte. Damit steht ganz eindeutig die Förderung der individuellen Wissenskonstruktionen im Vordergrund. Der Lernende erhält den nötigen und notwendigen Freiraum, um eigene Wissenskonstruktionen zu entwickeln, andererseits wird ihm auch die nötige Unterstützung geboten, die erforderlich ist, um sich prozedurales Wissen und Strategiewissen anzueignen. Instruktionale Methoden bleiben weiterhin bestehen, werden jedoch je nach Situation individualisiert. Lernen findet demzufolge in einem Kontext statt, der aufgrund von Lernen konstruiert wird, und dies in einem Rahmen, der gestaltet und unterstützt wird. (Reinmann-Rothmeier/Mandl, 1998: 485 f.)

Exemplarisch für dieses Gedankengut steht der Cognitive-Apprenticeship-Ansatz. Er wird hier nur kurz dargestellt und im Theorieteil Punkt I 4 differenzierter beschrieben.

> «Ziel des Ansatzes des *cognitive apprenticeship* ist die Übertragung der anwendungsorientierten Vermittlungsprinzipien der Handwerkslehre auf den Umgang mit komplexen Problemen in kognitiven Wissensgebieten (Domänen).» (Gersten-

maier/Mandl, 1995: 877) Diese Methode basiert darauf, dass der Experte seine mentalen Modelle zur Lösung eines Problems explizit macht, das heißt er verbalisiert von Anbeginn der Problemlösung seine angewandten Schritte beziehungsweise Strategien. Diese Methode beinhaltet insgesamt sieben Schritte, die hier nicht näher erläutert werden.

Weiteres zentrales Merkmal dieses Ansatzes ist, dass die Lernenden gemeinsam mit Experten an der Aufgaben- und Problemstellung arbeiten und damit von und mit dem Experten lernen. Hierbei können die Lernenden sowohl strategisches Wissen als auch domänenspezifisches Wissen (deklaratives und prozedurales Wissen) erwerben. Darüber hinaus wird der Lernende in die Kultur der entsprechenden «Expertenpraxis» eingeführt und eingebunden. (Reinmann-Rothmeier/Mandl, 1998: 485 ff.)

## 4.5
# Zusammenfassendes Ergebnis

Die Wissensaufbereitung aus Lehrersicht ist eine strukturierte Handlung, die die Aufbereitung wesentlicher Aspekte im Hinblick auf Wissensarten und Wissensmerkmale beinhaltet. Dies ist erforderlich, um eine systematische und zielorientierte Gestaltung von Lernarrangements zu gewährleisten. Ergänzend müssen Faktoren einer systemorientierten Lernumgebung hinzukommen. Andererseits wurden instruktionale Methoden aufgezeigt, die wichtig für den Wissenserwerb von Lernenden sind. Innerhalb dieser konkreten Beschreibungen für die Unterrichts- und Seminartätigkeit wurde das Augenmerk hauptsächlich auf die förderlichen Prozessmerkmale des Wissenserwerbs gelegt.

Darüber hinaus wurden abschließend mit dem system- und problemorientierten sowie dem adaptiven Ansatz drei gängige Konzepte zur Gestaltung der Lernumgebungen mit Vor- und Nachteilen beschrieben.

Alle theoretisch ausgeführten Ideen, Konzepte und Vorgehensweisen wurden auf das Ausgangsbeispiel «Interaktionen positiv gestalten – Wahrnehmung, Beobachtung und Kontaktaufnahme in der Pflege von Menschen mit Demenz» übertragen und entsprechend umgesetzt. Das nachfolgende Analyseraster (s. **Tab. II 4-7**) bindet alle theoretischen Überlegungen noch einmal ein, die anhand des Ausgangsbeispieles umgesetzt wurden.

**Tabelle II 4-7:** Analyseraster zur sachgerechten Bearbeitung des Fallbeispiels «Pflege und Begleitung von Menschen mit Demenz»

| Handlungsschritte | Person: Lehrende |
|---|---|
| **Analyse, Diagnose** | Der Unterricht beschränkt sich ausschließlich auf die Erarbeitung von deklarativem Wissen. Die Schülerinnen und Schüler fühlen sich unzureichend auf die berufliche Wirklichkeit und die spezifischen Aufgaben- und Problemstellungen, die sich in der Interaktion mit Menschen mit Demenz ergeben, vorbereitet. Die Praxisanleiterinnen merken an, dass es den Schülerinnen und Schülern an einer wertschätzenden und verstehenden Haltung in der Interaktion mit Menschen mit Demenz fehlt. |
| **Soll-Zustand** | Im Unterricht wird prozedurales Wissen, welches sich auf konkrete berufliche Aufgaben- und Problemstellungen, die sich in der Interaktion von Menschen mit Demenz ergeben, erworben. Mit der Hilfe von Handlungswissen sind die Schülerinnen und Schüler fähig, Menschen mit Demenz in Alltagssituationen angemessen zu begleiten. |
| **Interventionen** | Die Lehrende erstellt eine Bedingungsanalyse mit den dazugehörigen Kompetenzen. Darüber hinaus fertigt sie eine Inhaltsstruktur mit Hilfe verschiedener Strukturbilder an und verschafft sich so einen Überblick über die gesamte Thematik. Im Anschluss daran erstellt sie eine Themenstruktur, die einen Ausschnitt aus der Inhaltsstruktur darstellt. Die didaktische Reduktion geschieht vor dem Hintergrund der Bedingungsanalyse und unter Berücksichtigung der spezifischen Problem- und Aufgabenstellungen, die sich im beruflichen Handlungsfeld «Pflege von Menschen mit Demenz» für Berufsanfängerinnen ergeben. Die Lehrende achtet darauf, dass die Formulierung des Themas nicht fach-, sondern handlungssystematisch erfolgt. |
| **Evaluation** | Die Evaluation der Inhalts- und Themenstruktur erfolgt in Anlehnung an Pahl und Ruppel (2001: 161) mit Hilfe folgender Leitfragen: <br><br>■ Werden die Voraussetzungen der Lernenden und die Lernstrukturen der Schülerinnen und Schüler bei der Erstellung der Inhalts- und Themenstruktur hinreichend berücksichtigt? <br>■ Wird bei der Entwicklung der Inhalts- und Themenstruktur von den Interessen, den Bedürfnissen, Problemstellungen und den Strukturierungsfähigkeiten der Lernenden ausgegangen? <br>■ Wird durch die Inhalts- und Themenstrukturierung ein Brückenschlag zwischen den Lernsubjektstrukturen der Schülerinnen und Schüler und den Lernobjektstrukturen des Unterrichtsthemas «Pflege von Menschen mit Demenz» hergestellt? <br>■ Sind die einzelnen Aspekte der Inhaltsstruktur den Berufs- und Lebenswelten der Schülerinnen und Schüler entnommen und gibt es für diese genügend Identifikationsmöglichkeiten? <br>■ Weist die Themen- und Inhaltsstruktur pflegewissenschaftliche und andere weitreichende Aspekte der Bezugswissenschaften auf? <br>■ Sind die einzelnen Elemente der Inhalts- und Themenstruktur durch strukturierende Verknüpfungen verbunden? <br>■ Kann die erstellte Inhalts- und Themenstrukturierung auf andere Inhaltsbereiche übertragen werden? <br>■ Kann die Mikrostrukturierung in die dazugehörige Makrostruktur eingeordnet werden und bleibt somit der Überblick über den Gesamtzusammenhang erhalten? <br>■ Ist die Inhalts- und Themenstruktur offen für Ergänzungen und Veränderungen? <br>■ Ist das Thema handlungsorientiert formuliert? |

## 4.6
# Fallbeispiel zur Übung: «Fortbildung zum Thema Beschwerdemanagement»

**Tabelle II 4-8:** Einordnung der Thematik in die Studienschwerpunkte und Arbeitsfelder

|  | Pflegemanagement | Pflegepädagogik |
|---|---|---|
| **Arbeitsfelder** | Leitung | Ausbildung |
|  | Weiterbildung | Weiterbildung |
|  | Beratung | Beratung |
|  | Forschung und Entwicklung | Forschung und Entwicklung |

Frau Kehrer ist Pflegedienstleiterin in einem Altenpflegeheim mit 75 stationären und sechs Kurzzeit-Pflegeplätzen. Neben dieser Einrichtung zählen drei weitere Altenwohnheime zu den Einrichtungen der Trägerschaft. Frau Kehrer ist für die qualifizierte Fort- und Weiterbildung der MitarbeiterInnen aller Einrichtungen zuständig. In Absprache mit den Leitungen der anderen Altenwohnheime ist es ihr ein dringendes Anliegen, das Thema Beschwerdemanagement zu schulen, da gesetzliche Neuregelungen hier Handlungsbedarf erzeugt haben. Das Beschwerdemanagement begreift Frau Kehrer als einen wesentlichen Bestandteil der internen Qualitätssicherung in der Altenpflege. Das Konzept des TQM bildet dabei den Rahmen, durch den die Gesamtheit der internen qualitätssichernden Maßnahmen sowie die Maßnahmen der externen Qualitätssicherung konzeptionell miteinander verbunden sind. Da in diesem Jahr noch weitere wichtige Fortbildungsinhalte geplant sind, ist vereinbart worden, dass Frau Kehrer für die Schulung und die beginnende Implementierung von Beschwerdemanagement fünf Tage zur Verfügung stehen. Die Fortbildungsgruppe umfasst insgesamt 23 Personen; alle Altenpflegeheime entsenden TeilnehmerInnen. Erste Informationen an die Pflegekräfte lösen eher Skepsis und Widerstände aus. Es werden Bedenken laut gegen neue zusätzliche Belastungen, die nach Ansicht der Pflegekräfte immer auf Kosten der Bewohner gehen, da die Zeit für Gespräche und aufmerksames Zuhören immer begrenzter werden. Andere Pflegekräfte betonen, dass sie die Zufriedenheit beziehungsweise die Unzufriedenheit der Bewohner schon immer regelmäßig abgefragt hätten; sie können für sich nicht den Nutzwert einer Fortbildung zu diesem Thema erkennen. Frau Kehrer geht spontan durch den Kopf, dass der gemeinsame Nenner beider Positionen darin besteht, dass die Pflegekräfte den Kontakt mit den Bewohnern pflegen und für wichtig erachten, und dass sie Belastungen abwehren, die die Zeit dafür reduzieren würden. Sie versucht, diesen Gedanken in eine systematische Bedingungsanalyse zu integrieren.

Im Hinblick auf die Fachkompetenz stellt sie fest, dass die Pflegekräfte kein systematisches Fachwissen zu dem Thema Beschwerdemanagement haben. Gleichwohl trifft es für viele zu, dass sie Äußerungen der Bewohner im Hinblick auf ihre Zufriedenheit oder Unzufriedenheit mit den verschiedenen Leistungen wahrnehmen und auch darauf reagieren. Das Vorgehen ist allerdings unsystematisch und wird untereinander nicht abgestimmt.

Für die Ebene der Methodenkompetenz bilanziert sie, dass die Fortbildungsteilnehmer durch die Teilnahme an anderen Seminaren bereits über Grundkenntnisse der Gesprächsführung verfügen und in der Anwendung von Problemlösetechniken

Erfahrung haben. Die Ausprägung der Sozialkompetenz beurteilt Frau Kehrer positiv. Alle Teilnehmer sind durch die Teamentwicklungsmaßnahmen auf den Wohnbereichen in der Lage, Probleme und Konflikte darzustellen und miteinander zu lösen. Auch verfügen die Teilnehmer über Erfahrungen mit Fallbesprechungen, in denen spezifische Kommunikationsprobleme mit Bewohnern im Vordergrund stehen.

Für die anschließende Sachanalyse versucht Frau Kehrer die verschiedenen Inhalte und Themengebiete um das Thema Beschwerdemanagement zu sammeln, einzugrenzen und zu strukturieren. Sie arbeitet dabei mit Moderationskarten, auf die sie sich die inhaltlichen Stichpunkte schreibt, wobei sie für die verschiedenen thematischen Schwerpunkte verschiedene Farben benutzt. Eine erste Sammlung ergibt die sechs großen Schwerpunkte

- gesetzliche Grundlagen
- TQM als übergeordnetes Konzept
- Kommunikation
- der Prozess des Beschwerdemanagement
- Aufgaben zur Bearbeitung verschiedener Problematiken zum Thema Beschwerdemanagement
- Prozessbegleitung

unter die Frau Kehrer eine große Vielfalt von einzelnen untergeordneten Themen notiert hat. Sie arbeitet solange mit den Moderationskarten, bis für sie alle Zusammenhänge zwischen den einzelnen Themenbereichen verdeutlicht und die Gliederung und Strukturierung der Themen in weitere Unterthemen in einer guten Übersicht zusammengefasst sind. Als sie versucht, die inhaltliche Planung zeitlich auf die zur Verfügung stehenden fünf Tage zu übertragen, stößt sie an Grenzen. Angestrengt denkt sie darüber nach, wie sie die Komplexität des Themas reduzieren kann, ohne dass sie dabei Gefahr läuft, Wichtiges zu verlieren. Nach mehrfachem gedanklichen Versuchen erscheint ihr die Lösung des Problems nur dadurch möglich, dass die Übungsteile zu den Schwerpunkten Kommunikation, Prozess des Beschwerdemanagement und Aufgaben zur Bearbeitung verschiedener Problematiken drastisch gekürzt werden. Der Theorie-Praxis-Transfer muss dann vor allem in der Phase der Prozessbegleitung erfolgen. Andererseits weiß Frau Kehrer, dass die Pflegekräfte sehr starken Wert darauf legen, konkrete Konzepte und Handlungsanweisungen zu erhalten, die ihnen in der Arbeit mit den Bewohnern unmittelbar nützlich sind. Sie ist ratlos, wie sie die umfangreichen theoretischen Inhalte und die daraus folgenden Umsetzungsschritte gleichermaßen berücksichtigen kann. Unklar ist ihr darüber hinaus, wie sie in das Thema einsteigen und wie sie die nachfolgenden Lernsituationen strukturieren soll.

**Tabelle II 4-9**: Analyseraster zur sachgerechten Bearbeitung des Fallbeispiels «Fortbildung zum Thema Beschwerdemanagement»

| Handlungsschritte | Variablen | | |
| --- | --- | --- | --- |
| | Person | Prozess | Struktur |
| Analyse, Diagnose | ■ | ■ | ■ |
| Soll-Zustand | ■ | ■ | ■ |
| Intervention | ■ | ■ | ■ |
| Evaluation | ■ | ■ | ■ |

# Literatur

Arnold, R.; Schüßler, I.: Wandel der Lern-Kulturen. Ideen und Bausteine für ein lebendiges Lernen. Wissenschaftliche Buchgesellschaft, Darmstadt 1998

Brettschneider, V.; Gruber, H.; Kaiser, F.-J.; Mandl, H.; Stark, R.: Anleitung komplexer Problemlöse- und Entscheidungsprozesse zur Unterstützung des Erwerbs kaufmännischer Kompetenz. Zeitschrift für Berufs- und Wirtschaftspädagogik, 96 (2000) 3: 399–418.

Bradford Dementia Group: Demenzpflege evaluieren. Die DCM-Methode. 7. Aufl., Übersetzung Christian Müller-Hergl. Bradford. University of Bradford 1997

Berghoff, I: Förderpflege mit Dementen. Ullstein Medical, Wiesbaden 1999

Bisaz, J.: Wirre Welten – Ein Einblick in die wirren Welten der Kommunikation mit verwirrten alten Menschen. Mayer, H. (Hrsg.): Pflegeforschung aus der Praxis. Qualitative Forschungsarbeiten aus dem Berufsfeld Pflege. Band 1. Facultas, Wien 2000: 234–255.

Buchholz, T.; Schürenberg, A.: Lebensbegleitung alter Menschen. Basale Stimulation® in der Pflege alter Menschen. Verlag Hans Huber, Bern, Göttingen, Toronto, Seattle 2003

Bundesministerium für Familie, Senioren, Frauen und Jugend (BMFSFJ): Vierter Bericht zur Lage der älteren Generation in der Bundesrepublik Deutschland: Risiken, Lebensqualität und Versorgung Hochaltriger – unter besonderer Berücksichtigung dementieller Erkrankungen. Berlin 2002

Büssing, A.; Herbig, B.: Ewert, T.: Intuition als implizites Wissen. Pflege, 13 (2000) 13: 291–296

Büssing, A.; Herbig, B.; Ewert, T.: Implizites Wissen und erfahrungsgeleitetes Arbeitshandeln. Entwicklung einer Methode zur Explikation in der Krankenpflege. Zeitschrift für Arbeits- und Organisationspsychologie (2000) 1: 2–21

Cranach, von M.; Bangerter, A.: Wissen und Handeln in systemischer Perspektive: Ein komplexes Problem. In: Mandl, H.; Gerstenmaier, J. (Hrsg.): Die Kluft zwischen Wissen und Handeln. Empirische und theoretische Lösungsansätze. Hogrefe-Verlag, Göttingen, Bern, Toronto, Seattle 2000: 221–252

Döring, R.: Schlüsselqualifikationen – Transferwissen und pädagogische Denkhaltung. Zeitschrift für Berufs- und Wirtschaftspädagogik, 91 (1995) 2: 117–133

Dubs, R.: Der Stellenwert des Wissens im Unterricht der Wirtschaftsfächer. Zeitschrift für Berufs- und Wirtschaftspädagogik, 85 (1989) 5: 634–643

Dubs, R.: Konstruktivismus: Einige Überlegungen aus der Sicht der Unterrichtsgestaltung. Zeitschrift für Pädagogik, 41 (1995) 6: 889–903

Fasshauer, U.; Basel, D.: Wissensmanagement. Optimistische Relativierungen aus pädagogischer Sicht. Berufsbildung, 56 (2002) 3: 8

Grond, E.: Pflege Demenzkranker. Brigitte Kunz Verlag, 2., vollständig überarbeitete Aufl., Hannover 2003

Geißler, H.: Vom betriebswirtschaftlich-programmatischen Wissensmanagement zum systemisch-ökologischen Kompetenzmanagement. Hessische Blätter für Volksbildung (2001) 2: 155–165

Gerstenmaier, J.; Mandl, H.: Wissenserwerb unter konstruktivistischer Perspektive. Zeitschrift für Pädagogik, 41 (1995) 6: 867–888

Gruber, H.: Analyse von Tacit Knowledge in der Kompetenzforschung. In: Straka, G. A.; Stöckl, M. (Hrsg.): Wie kann «Tacit Expertise» explizit gemacht werden? Konzepte, Verfahren, empirische Befunde zum Management von Wissen. Forschungs- und Praxisbericht Nr. 7, Bremen 2001 http://www-user.uni-bremen.de/~los/forschbericht.html (30.8.2003)

Gruber, H.; Mandl, H.; Renkl, A.: Was lernen wir in Schule und Hochschule: Träges Wissen? In: Mandl, H.; Gerstenmaier, J. (Hrsg.): Die Kluft zwischen Wissen und Handeln. Empirische und theoretische Lösungsansätze. Hogrefe-Verlag, Göttingen, Bern, Toronto, Seattle 2000: 137–156

Gruber, H.; Renkl, A.: Die Kluft zwischen Wissen und Handeln: Das Problem des trägen Wissens. In: Neuweg, G. H. (Hrsg.): Wissen – Können – Reflexion. Ausgewählte Verhältnisverstimmungen. Studien Verlag, Insbruck, Wien, München 2000: 155–174

Häcker, H.; Stapf, K. H.: Dorsch Psychologisches Wörterbuch. 13. überarb. u. erw. Aufl., Verlag Hans Huber, Bern, Göttingen, Toronto, Seattle 1998

Herder, B.: «Texte lesen» – eine notwendige Kompetenz. Unterricht Pflege, 9 (2004) 4: 11–17.

Höhmann, U.; Müller-Mundt, G.; Schulz, B.: Qualität durch Kooperation. Mabuse Verlag, Frankfurt am Main, 1998

Ihl, R.: Der Test zur Früherkennung von Demenzen mit Depressionsabgrenzung (TFDD). In: Deutsche Alzheimer Gesellschaft (Hrsg.): Tagungsreihe der Deutschen Alzheimer Gesellschaft Band 2, Brücken in die Zukunft. Referate auf der 10. Jahrestagung von Alzheimer Europe. Deutsche Alzheimer Gesellschaft e.V. Berlin, Berlin 2000: 441–448

IMOZ Institut voor Maieutische Ontwikkelling in de Zorgpraktijk: Unveröffentlichte Seminarunterlagen Dozentenausbildung Erlebensorientierte Pflege. Institut voor Maieutische Ontwikkeling in de Zorgpraktijk, Apeldoorn 2003

Jank, W.; Meyer, H.: Didaktische Modelle. 1. Aufl., Cornelsen Verlag, Frankfurt am Main 1991

Kaiser, A.; Kaiser, R.: Metakognition. Denken und Problemlösen optimieren. Hermann Luchterhand Verlag, Neuwied, Kriftel 1999

Kirckhoff, M.: Mind-Mapping. Die Synthese von sprachlichem und bildhaftem Denken. PLS-Verlag, Bremen 1992

Kitwood, T.: Der person-zentrierte Ansatz im Umgang mit verwirrten Menschen. Deutschsprachige Ausgabe herausgegeben von Christian Müller Hergl. Verlag Hans Huber, Bern, Göttingen, Toronto, Seattle, 2000

Klafki, W.: Didaktische Analyse als Kern der Unterrichtsvorbereitung. Die Deutsche Schule, 50 (1958) 10: 450–471

Klafki, W.: Die bildungstheoretische Didaktik im Rahmen kritisch-konstruktiver Erziehungswissenschaft. Oder: Zur Neufassung der Didaktischen Analyse. In: Gudjons, H.; Teske, R.; Winkel, R. (Hrsg.): Didaktische Theorien, 7. Aufl., Bergmann und Helbig, Hamburg 1993: 10–26

Kuratorium Deutsche Altershilfe (Hrsg.): Qualitätshandbuch Leben mit Demenz. Zugänge finden und erhalten in der Förderung, Pflege und Begleitung von Menschen mit Demenz und psychischen Veränderungen. Kuratorium Deutsche Altershilfe, Köln 2001

Mandl, H.; Gruber, H.; Renkl, A.: Das träge Wissen. Psychologie Heute, September 1993: 64–69

Morton, I.: Die Würde wahren. Personzentrierte Ansätze in der Betreuung von Menschen mit Demenz. Klett-Cotta, Stuttgart 2002

Muster-Wäbs, H.; Schneider, K.: Vom Lernfeld zur Lernsituation. Verlag Gehlen, Bad Homburg vor der Höhe 1999

Muster-Wäbs, H.; Pillmann-Wesche, R.: Gruppen und Teams leiten und anleiten. Neue Pädagogische Reihe – Bd. 1, 1. Aufl., Prodos Verlag, Brake 2003

Müller-Hergl, C.: Die Herausforderungen sozialer Beziehungen. In: Schindler, U. (Hrsg.): Die Pflege dementiell Erkrankter neu erleben. Mäeutik im Pflegealltag. Vincentz Verlag, Hannover 2003: 109–121

Neuland, M.: Neuland Moderation. 3. Aufl., Neuland Verlag für lebendiges Leben, Künzell 1999

Nydahl, E.; Bartoszek, G.: Basale Stimulation. Neue Wege in der Intensivpflege, 3., vollständig überarbeitete Aufl., Urban und Fischer Verlag, München, Jena 2000

Pahl, J. P.; Ruppel, A.: Bausteine beruflichen Lernens im Bereich Technik. Teil 1: Unterrichtsplanung und didaktische Elemente. 2. überar. und geänd. Aufl., Leuchtturm-Verlag, Darmstadt 2001

Polanyi, M.:p382382

Implizites Wissen. Suhrkamp, Frankfurt am Main 1985 (Orig.: Tacit Dimension. Doubleday & Company, Garden City, New York 1966)

Powell, J.: Hilfen zur Kommunikation bei Demenz. Übersetzung aus dem Englischen von Britta Maciejewski. Köln: Kuratorium Deutsche Altershilfe 2000

Prange, K.: Pädagogik als Erfahrungsprozess. Klett-Cotta, Stuttgart 1978

Reetz, L.: Wissen und Handeln. – Zur Bedeutung konstruktivistischer Lernbedingungen in der kaufmännischen Berufsbildung. In: Beck u. a. (Hrsg.): Berufserziehung im Umbruch. Didaktische Herausforderungen und Ansätze zu ihrer Bewältigung. Deutscher Studien Verlag, Weinheim 1996. 171–188

Reetz, L.: Kooperation als Wettbewerbsfaktor. Seminarreihe für Führungskräfte und ihre Mitarbeiter(innen), Seminar Nr. 5, Hamburg o. J., 1–12 (unveröffentlicht)

Reinmann-Rothmeier, G.; Mandl, H.: Wissensvermittlung: Ansätze zur Förderung des Wissenserwerbs. In: Birbaumer, N.; Frey, D.; Kuhl, J.; Prinz, W.; Weinert, F. E.: Enzyklopädie der Psychologie. Themenbereich C, Praxisgebiete, Serie II Kognition, Bd. 6, Wissen. Hogrefe-Verlag, Göttingen, Bern, Toronto, Seattle 1998: 457–500

Renkl, A.: Träges Wissen: Wenn Erlerntes nicht genutzt wird. In: Psychologische Rundschau, 47 (1996): 78–92

Richard, N.: Demenz, Kommunikation und Körpersprache. Integrative Validation (IVA). In: Tackenberg, P.; Abt-Zegelin, A. (Hrsg.): Demenz und Pflege. Eine interdisziplinäre Betrachtung. Mabuse Verlag, Frankfurt am Main 2000: 142–147

Riedl, A.; Schelten, A.: Handlungsorientiertes Lernen in technischen Lernfeldern. In: Bade, R.; Sloane, P. F. E. (Hrsg.): Lernen in Lernfeldern. Theoretische Analysen und Gestaltungsansätze zum Lernfeldkonzept. Eusl-Verlagsgesellschaft, Markt Schwaben 2000: 155–164

Schmidt, G.; Methode und Techniken der Organisation. Verlag Dr. Götz Schmidt, 11. Aufl., Gießen 1997

Ryle, G.: Aspects of Mind. Blackwell, Oxford 1993

Schneider, K.: Handlungsorientiertes Lehren und Lernen. Ein zukunftsorientiertes Konzept auf dem Prüfstand. Pflegemagazin 2 (2001) 5: 25–35

Schneider, K.: Das Lernfeldkonzept – zwischen theoretischen Erwartungen und praktischen Realisierungsmöglichkeiten. In: Schneider, K.; Brinker-Meyendriesch, E.; Schneider, A.: Pflegepädagogik für Studium und Praxis. Springer Verlag, Berlin, Heidelberg, New York 2003a, 77–112

Schneider, K.: Fächerübergreifender und fächerverbindender Unterricht – im Widerspruch zwischen Notwendigkeit und lästigem Übel. Unterricht Pflege, 8 (2003b) 2: 2–6

Stary, J.; Kretschmer, H.: Umgang mit wissenschaftlicher Literatur. Eine Arbeitshilfe für das sozial- und geisteswissenschaftliche Studium. Cornelsen Scriptor, 1. Aufl., Frankfurt am Main 1994

Strube, G. (Hrsg.): Wörterbuch der Kognitionswissenschaft. In Verbindung mit Barbara Becker, Christian Freska, Udo Hahn, Klaus Opwis, Günther Palm. Klett-Cotta, Stuttgart 1996: 799–815

Tackenberg, P.; Abt-Zegelin, A. (Hrsg.): Demenz und Pflege. Eine interdisziplinäre Betrachtung. 1. Auf., Mabuse Verlag, Frankfurt am Main 2000

Theden, P.; Colsman, H.: Qualitätstechniken. Werkzeuge zur Problemlösung und ständigen Verbesserung. Carl Hanser Verlag, 2. Aufl., München, Wien 1997

Ulrich, J. G.: Wissensanforderungen, Weiterbildung und Kompetenzsicherung der Erwerbstätigen in Deutschland – Ergebnisse aus der BIBB/IAB-Erhebung 198/1999. In: BIBB: Kompetenzentwicklung – Lernen begleitet das Leben. Ergebnisse, Veröffentlichungen und Materialien aus dem BIBB. Stand Mai 2001: 23–34

Welling, K.: Interaktionen in der Pflege von Menschen mit Demenz. Unterricht Pflege. Grundlagen für die Aus-, Fort- und Weiterbildung. Prodos Verlag, Brake 2004

Welling, K.: Der person-zentrierte Ansatz von Tom Kitwood – ein bedeutender Bezugsrahmen für die Pflege von Menschen mit Demenz. Unterricht Pflege, 9 (2004) 5: 2–12

Willke, H.: Systemisches Wissensmanagement. Lucius & Lucius Verlagsgesellschaft, 2. neubearb. Aufl., Stuttgart 2001

Wilhelm, H. J.: Gefangene ihrer Wahrheit. Wenn alles Wahrheit wird, wird die Wüste zum Weg. Pflege. Die wissenschaftliche Zeitschrift für Pflegeberufe, 11 (1998) 5: 275–280

# Die Lernebene
des Teams

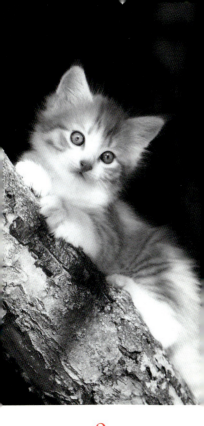

# 2

|     |     |     | 1   | 2   | 3   | 4   |
|-----|-----|-----|-----|-----|-----|-----|
| 5   | 6   | 7   | 8   | 9   | 10  | 11  |
| 12  | 13  | 14  | 15  | 16  | 17  | 18  |
| 19  | 20  | 21  | 22  | 23  | 24  | 25  |
| 26  | 27  | 28  |     |     |     |     |

14.2. Valentinstag, 20.2. Fastnacht, 21.2. Aschermittwoch

# 5
# Beratungskonzepte

Kordula Schneider

## 5.1
## Einführung in die Thematik

Aufgrund der veränderten Versorgungsstrukturen stellen schulende, anleitende und beratende Tätigkeiten von Leistungsnachfragern im ambulanten wie im stationären Bereich mehr und mehr eine Herausforderung für jetzige und zukünftige Pflegekräfte dar. Neben einigen wenigen pflegerischen Beratungen, Anleitungen und Schulungen, die sich vor allem auf Menschen beziehen, die zum Beispiel Stomaträger sind oder an Inkontinenz leiden beziehungsweise eine Dialysebetreuung in Anspruch nehmen, werden zukünftig umfangreichere Aufgabenfelder in diesem Ressort auf Pflegeexperten und -expertinnen im ambulanten wie stationären Arbeitsbereich zukommen.

Sowohl im Pflegealltag als auch in der einschlägigen pflegewissenschaftlichen Literatur finden sich kaum oder gar keine klar voneinander abgrenzbare Definitionen zu den Schlüsselaufgaben Beratung, Coaching, Schulung und Anleitung. Vor allem im Berufsalltag werden die Begriffe Beratung und Coaching häufig synonym verwendet, und zwischen Anleitung und Schulung existieren meist keine konkreten, von einander abgrenzbaren Vorstellungen. (Schneider, 2002: 2 ff.) Der schillernde Begriff «Beratung» wird häufig gleichgesetzt mit Informationen geben, Ratschläge erteilen, Instruktionen und Tipps weiterleiten sowie Empfehlungen und «fertige» Alltagsstrategien vermitteln. Zu diesem Schluss kommt Schroeder (2000: 610) im Rahmen ihrer empirischen Studie «Pflegeberatungsgespräche im ambulanten Bereich». Müller-Mundt et al. (2000: 49) sprechen von einer «Pflegeberatungslücke», die ihrer Ansicht nach auf verschiedene Ursachen zurückzuführen ist. Angesichts unzureichender Kompetenz und mangelnden Bewusstseins der Pflegekräfte um diese wichtigen Aufgaben innerhalb des pflegerischen Alltags, ist es um so erstaunlicher, dass beratende und schulende Tätigkeiten implizit «en passant» und im Regelfall intuitiv durchgeführt werden. Dies lässt vermuten, dass Pflegefachkräfte die beratende Tätigkeit nicht als gezielte Maßnahme wahrnehmen und demzufolge diese Tätigkeit auch nicht als geplantes und professionelles Instrument nutzen. (Schroeder, 2000: 608)

Ein wichtiges Ziel beratender, schulender und anleitender Tätigkeiten gegenüber Klienten und ihren Bezugspersonen muss für Pflegefachkräfte sein, «auch ohne den direkten Zugriff auf Fachpersonen viele Versorgungsaufgaben selbst übernehmen zu können». (Bartholomeyczik, 2001: 412). Das Spektrum des Beratungsangebotes ist sehr vielfältig. Es umfasst sowohl Pflegemethoden als auch Copingstrategien für den Umgang mit dem Kranksein für Klienten als auch Betreuungs- und Managementaufgaben für Mitarbeiterinnen und Mitarbeiter. Damit Pflegende und Führungskräfte beratende, schulende und anleitende Tätigkeiten als integrativen Bestandteil ihres professionellen Handelns erkennen, müssen solche bereits ihren Niederschlag in der beruflichen Erstausbildung finden und durch geeignete Curricula abgesichert sein.

Nicht nur in der Ausbildung, sondern auch in der Fort- und Weiterbildung müssen geeignete Konzepte für derartige Kernaufgaben durchgängiges Prinzip eines didaktischen Primats sein. Müller-Mundt et al. (2000: 42) konstatieren, dass weder Rahmenlehrpläne, noch Lehrbücher den Stellenwert von Beratung, Coaching, Schulung und Anleitung entsprechend dem Bedarf aufgreifen und damit die defizitäre Ausbildung ein Grund dafür ist, dass edukative Aufgaben nicht professionell übernommen werden können. Gegenstand einer jeden zukünftigen Pflegeausbildung als auch Fort- und Weiterbildung muss es sein, sich mit der Bedeutung und Zielsetzung von beratenden, schulenden und anleitenden Aufgaben auseinander zu setzen. Hierzu gehören unter anderem Techniken und Methoden der Gesprächsführung sowie das Rollenverständnis eines Beraters oder einer Beraterin. (di Pizza, 2001: 5) Handlungsleitend ist dabei vor allen Dingen das reflektierte Beratungsverständnis.

Der folgende Aufsatz versucht, eine definitorische Abgrenzung der Begriffe Beratung, Coaching, Schulung und Anleitung vorzunehmen, wobei der Fokus auf Beratungskonzepte gelegt wird. Beratung wird hier als übergeordnetes Konzept verstanden, in das sich sowohl Schulung, Anleitung als auch Coaching integrieren lassen. Coaching, welches eine Sonderform der Beratung darstellt, sollte stets von externen qualifizierten Personen durchgeführt werden. Dies trifft natürlich auch zum Teil für die Experten- und Prozessberatung (König/Volmer, 2000: 46 ff.) zu.

Es werden in der Literatur zwei Kategorien von Beratungskonzepten unterschieden: psychologische und sozialwissenschaftliche. Zu den psychologischen Konzepten gehören die humanistischen, die verhaltenstherapeutischen sowie die tiefenpsychologischen und systemischen Konzepte. Sie stellen den überwiegenden Anteil der für die Pflegearbeit angewendeten Ansätze dar. (Koch-Straube, 2001: 100 ff.) Exemplarisch werden

- die nicht-direktive Beratung (nach C. R. Rogers), stellvertretend für handlungsleitende Prinzipien der humanistischen Psychologie und
- die lösungsorientierte Beratung (nach G. G. Bamberger), stellvertretend für einen systemischen Ansatz (nach G. Bateson) herausgegriffen.

Auf verhaltenstherapeutische und tiefenpsychologische Ansätze wird in diesem Kontext verzichtet. Ebenso werden integrative Konzepte der Beratung, die Koch-Straube (2001) in Ansätzen auf pflegerische Arbeitsfelder übertragen hat, nicht näher erläutert.

## 5.2
## Fallbeispiel:
## «Einzug in ein Altenpflegewohnheim –
## Frau Höhne lässt sich beraten»

**Tabelle II 5-1:** Einordnung der Thematik in die Studienschwerpunkte und Arbeitsfelder

| | Pflegemanagement | Pflegepädagogik |
|---|---|---|
| **Arbeitsfelder** | Leitung | Ausbildung |
| | Weiterbildung | Weiterbildung |
| | Beratung | Beratung |
| | Forschung und Entwicklungreich | Forschung und Entwicklung |

Das anschließende Fallbeispiel bezieht sich auf das Arbeitsfeld einer examinierten Altenpflegefachkraft, die als Wohnbereichsleitung Erstgespräche mit künftigen Bewohnern durchführt. Diese Fallbeschreibung wird von einer Pflegepädagogin genutzt, deren Aufgabe es ist, die Bedeutung von Beratung Auszubildenden des 3. Ausbildungsjahres zu verdeutlichen. Der Unterricht ist für eine Klasse am Fachseminar für Altenpflege konzipiert. Die Schülerinnen und Schüler analysieren das vorliegende Fallbeispiel zuerst intuitiv anhand des Analyserasters (s. **Tab. II 5-2**). Nachdem die beiden Beratungskonzepte (nicht-direktive Beratung und lösungsorientierte Beratung) als Wissensinput vorgestellt wurden, übertragen die Lernenden ihre erworbenen Erkenntnisse auf den Fall. Dabei wenden sie die Phasen des Beratungsgespräches auf das Analyseraster an (s. **Tab. II 5-3**). Dieses Kapitel wird mit einem anderen Fallbeispiel aus dem Arbeitsfeld eines Pflegemanagers beziehungsweise einer Pflegemanagerin enden, so dass anhand der beschriebenen Beratungskonzepte mit dem vorgegebenen Analyseraster die Bearbeitung eigenständig gelöst werden kann.

Im folgenden Fall ist Frau Meier seit einem halben Jahr als Wohnbereichsleitung und als Koordinatorin für die Implementierung von innovativen Konzepten im ambulanten, stationären und teilstationären Bereich eingestellt. Darüber hinaus ist sie vor allem für Beratungs-, Schulungs- und Anleitungssituationen sowohl für Klienten als auch Mitarbeiter und Mitarbeiterinnen zuständig. Sie ist auch diejenige, die den Erstkontakt mit potentiellen Bewohnern für das gesamte Angebotsspektrum der Einrichtung aufnimmt. Frau Meier verfügt über keine spezialisierte Fort- oder Weiterbildung im Bereich Beratungskonzepte. Lediglich während ihrer Weiterbildung zur Wohnbereichsleitung wurden diese Themen am Rande erwähnt.

Es steht ein Gespräch mit Frau Höhne an, die mit dem Gedanken spielt, in die Altenwohnanlage zu ziehen. Frau Meier hat sich insofern vorbereitet, als sie ihre Notizen, die sie sich bei dem Telefonat mit der Tochter von Frau Höhne vor einer Woche gemacht hat, noch einmal durchliest.

Frau Höhne, jetzt 75 Jahre, hat sich nach dem Tod ihres Mannes relativ früh dazu entschlossen, ihr Häuschen mit Garten – in der Nähe von Rostock – zu verkaufen und ein kleines Appartement in der Nähe ihrer jüngsten Tochter zu beziehen. Da ihre Tochter berufstätig ist und drei Kinder hat, wollte sie auf keinen Fall zu ihr ziehen. Es war ihr sehr wichtig, der Tochter Ulrike nicht zur Last zu fallen, da diese sowieso schon so viel in der letzten Zeit für sie getan hatte. Ihre beiden Söhne leben mit ihrer Familie in Süddeutschland und kommen sie zweimal im

Jahr besuchen. Allerdings telefoniert sie jedes Wochenende mit ihren Söhnen und ist immer auf dem Laufenden, was so alles in der Familie passiert.

Ein glücklicher Zufall brachte Frau Höhne und ihre beste Schulfreundin, Irene Süsselbeck, zusammen. Sie hatten sich lange Zeit aus den Augen verloren und waren nun, ohne es zu ahnen, in die gleiche Straße gezogen. Frau Süsselbeck bewohnt ebenfalls eine kleine Wohnung, nicht einmal zwei Minuten von Frau Höhne entfernt. Beide fühlen sich seit dieser Zeit nicht mehr so alleine; außerdem haben sie schon viele Aktivitäten gemeinsam unternommen. Auch ihre Tochter fühlt sich seitdem nicht mehr so stark verantwortlich. Viele Probleme, Sorgen und Fragen, die Frau Höhne plagen, kann sie nun mit ihrer Freundin bereden. Für alle Beteiligten war die Situation eigentlich optimal gelöst, bis Frau Höhne das erste Mal stürzte. Danach hat sich ihr Zustand – körperlich und psychisch – kontinuierlich verschlechtert. Auch Tochter Ulrike, die jeden Tag kommt und die wichtigsten Dinge regelt, fühlt sich total überlastet. Der zweite Sturz mit Oberschenkelhalsbruch, langem Krankenhausaufenthalt und der zusätzlichen Diagnose «Osteoporose» hat die Situation von Frau Höhne weiterhin dramatisch zugespitzt. Seit dieser Zeit hat sie sich sehr zurückgezogen. Ihr größtes Problem ist die Angst. Sie befürchtet, ein weiteres Mal in ihrer Wohnung zu stürzen und wagt sich kaum noch vor die Tür. Einerseits möchte sie weiterhin so frei und unabhängig in ihrer kleinen Wohnung bleiben, andererseits hat sie jedoch große Ängste und merkt zunehmend, dass sie für viele Dinge Hilfe benötigt. Was sie momentan braucht, ist vor allen Dingen Verständnis, aber auch Lösungen, die ihr Leben wieder lebenswerter machen. Sie kennt sich in den Möglichkeiten, die es gibt, gar nicht richtig aus und erhofft sich, dass man ihr mit Rat und Tat zur Seite steht. Deshalb hat ihre Tochter Ulrike mit Frau Meier, Wohnbereichsleitung einer Pflegeeinrichtung, einen Termin vereinbart. Die Einrichtung verfügt über ein vielfältiges Angebot, wobei Frau Höhne sich für das Pflegeheim interessiert, weil dies nicht allzu weit von ihrer jetzigen Wohnung entfernt ist. Frau Höhne ist es außerordentlich wichtig, in ihrer Wohnumgebung zu bleiben. Das Allerwichtigste ist ihr jedoch, dass ihre Freundin, Frau Süsselbeck, in nächster Nähe wohnt.

All ihre Sorgen, Ängste und Nöte möchte Frau Höhne nun der Wohnbereichsleitung, Frau Meier, erzählen. Frau Meier begrüßt sie und führt sie in ihr Dienstzimmer. Sie bittet sie, Platz zu nehmen und eröffnet das Gespräch: «Nun erzählen Sie doch mal, Frau Höhne, warum haben Sie sich dazu entschieden, unter Umständen in unsere Einrichtung zu ziehen? Ihre Tochter hat mir erzählt, dass Sie in unsere stationäre Einrichtung wollen.» Frau Höhne erzählt ganz aufgeregt, schnell und hektisch ihre Beweggründe. «Die ständige Angst, wenn ich alleine in meinem Appartement bin, vor allen Dingen nachts, der Gang zur Toilette, dann habe ich besonders Angst zu stürzen. Außerdem möchte ich in dieser Gegend wohnen bleiben, weil meine Freundin ganz in der Nähe wohnt. Sie müssen nämlich wissen, Frau Meier, seitdem ich gestürzt bin – und das ist jetzt schon zweimal passiert – bin ich furchtbar unsicher geworden, zumal meine Osteoporose fortschreitet und die Schmerzen mich sehr in meiner Bewegung einschränken. Am liebsten bleibe ich in meinem Sessel sitzen, dann kann mir auch nichts passieren.»

«Ach, Frau Höhne, ich kann das so gut nachvollziehen. Wissen Sie, ich bin vor drei Jahren auch mal gestürzt und hatte mir den rechten Unterarm gebrochen. Können Sie sich vorstellen, ich konnte mich anfänglich nicht mehr selber anziehen, geschweige denn meinen Haushalt und meinen Garten machen. Finden Sie nicht auch, dass es furchtbar ist, von anderen abhängig zu sein?»

Während Frau Höhne ganz vertieft den Ausführungen von Frau Meier folgt, überreicht diese ihr den Hausprospekt und weist auf alle Vorzüge des Hauses hin. «Wissen Sie, wir verfügen über Einzelzimmer, unsere Anlage hat einen großen Garten und außerdem haben Sie die Möglichkeit, gleich bei uns zum Friseur zu gehen. So brauchen Sie nicht unnötig weit zu gehen. Außerdem besteht die Möglichkeit, dass Sie sich mit Ihrer Tochter oder auch Ihrer Freundin bei uns im Café oder Restaurant treffen können. Was uns als Heim besonders auszeichnet, sind unsere vielfältigen Angebote, wie zum Beispiel Erzählkreise, Bastelnachmittage, Koch- und Backkurse sowie unser Singkreis, aber vor allem bieten wir seit einem halben Jahr auch Seniorenreisen an.»

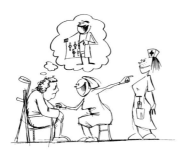

Frau Höhne fühlt sich fast von der Angebotspalette erschlagen. Doch ein Gedanke geht ihr nicht aus dem Kopf: Hauptsache ist, dass mich jemand begleiten kann, wenn ich meine Bewegungstherapie machen muss. Außerdem muss ich eine Diät bekommen, damit sich die Osteoporose nicht weiter verschlimmert. Kann das Pflegepersonal darauf achten, dass ich regelmäßig meine Tabletten bekomme? Dazu gehören: Östrogene (Presomen®), Vitamin D (Rocaltrol®), Kalzium (Kalzium Brause®) und nicht zu vergessen meine Schmerzmittel (Ibuprofen®). «Sie müssen nämlich wissen, dass ich in letzter Zeit ein wenig vergesslich geworden bin.» «Wissen Sie was, Frau Höhne, diese Dinge können Sie am besten mit Frau Schütz besprechen, die für Sie verantwortlich ist, wenn Sie sich dazu entschließen sollten, hier einzuziehen. Ich rufe sie gleich mal an, dann kann sie herunterkommen und außerdem lernen Sie sie auch gleich kennen.» Frau Höhne wird zunehmend nachdenklicher und hat das Gefühl, als wenn Frau Meier, die ja ganz nett und freundlich ist, sie gar nicht richtig versteht. Hat sie vielleicht ihre Fragen nicht verstanden? Diesen Gefühlen versucht sie Ausdruck zu verschaffen, indem sie Frau Meier anspricht und sagt: «Wissen Sie was, Sie können sich gar nicht vorstellen, was es bedeutet, immer Schmerzen zu haben und eine permanente Angst in sich zu verspüren, wieder zu stürzen. Dies ist der einzige Grund für mich, meine Unabhängigkeit aufzugeben und hier in diese Einrichtung zu ziehen. Ich glaube beziehungsweise wünsche mir, dass ich hier ständig betreut und überwacht werde, damit mir nichts passiert. Aber vielleicht gibt es ja noch andere Möglichkeiten, die ich nicht kenne. Vielleicht wissen Sie ja, was es sonst noch alles gibt!» «Ach, Frau Höhne, Sie werden schon sehen, wenn Sie erst einmal hier sind, werden die Ängste auch ganz schnell vergehen; sie werden sicherlich auf nette Mitbewohner und Mitbewohnerinnen stoßen. Warten Sie nur ab.» Als Frau Höhne von Frau Schütz abgeholt wird, verspürt Frau Meier ein Gefühl des Unbehagens. Irgendwie ist sie mit dem geführten Gespräch nicht glücklich. Sie weiß allerdings nicht, woran es liegt, obwohl sie schon glaubt, dass sie Frau Höhne verstanden hat, weil sie ja selbst vor einigen Jahren dieses Gefühl der Abhängigkeit erlebt hat. Sie würde gerne mit jemandem darüber reden, um sich zu versichern, was sie richtig und was sie falsch gemacht hat. (Teile der Ausführungen und Ideen des Falls sind entnommen aus: Schneider/Welling, 2002: 2 ff.)

Bei der intuitiven Analyse des Falles kommen die Lernenden zu folgenden Ergebnissen:

**Tabelle II 5-2:** Analyseraster zur intuitiven Bearbeitung des Fallbeispiels «Einzug in ein Altenpflegewohnheim – Frau Höhne lässt sich beraten»

| Handlungsschritte | Person: Frau Meier (Wohnbereichsleitung) | Person: Frau Höhne (Ratsuchende) |
|---|---|---|
| Analyse, Diagnose | ■ ist auf das Gespräch vorbereitet<br>■ erfasst die Emotionen von Frau Höhne<br>■ erzählt von ihren eigenen Erfahrungen<br>■ zeigt keine Alternativen auf<br>■ verweist Frau Höhne an ihre Kollegin | ■ fühlt sich unsicher<br>■ ist auf der Suche nach Lösungen und alternativen Vorschlägen<br>■ hat den Wunsch, verstanden zu werden |
| Soll-Zustand | ■ auf der Basis von Wertschätzung und Empathie zu einer für Frau Höhne zufrieden stellenden Lösung kommen | |
| Interventionen | ■ konkrete Klärung der Problematik und der Wünsche von Frau Höhne<br>■ gezieltes Eingehen auf die Emotionen von Frau Höhne<br>■ gemeinsames Suchen nach Lösungen | |
| Evaluation | ■ mehrere Lösungen auf ihre Wirksamkeit hin überprüfen | |

## 5.3
# Definitorische Eingrenzung

Im Folgenden wird eine definitorische Ein- und Abgrenzung der wichtigen neuen Schlüsselhandlungen Beratung, Coaching, Anleitung und Schulung innerhalb des beruflichen Pflegealltags vorgenommen.

### 5.3.1
### Arten von Beratung

Beratung wird von einem Klientensystem (Person, Gruppe, Team oder Organisation) dann in Anspruch genommen, wenn ein Problem vorliegt, das aufgrund der eigenen Alltagskompetenzen und Strategien nicht mehr oder nicht ausreichend gelöst werden kann. Dörner (1987: 10) sieht ein Individuum dann vor ein Problem gestellt, «wenn es sich in einem inneren oder äußeren Zustand befindet, den es aus irgendwelchen Gründen nicht für wünschenswert hält, aber im Moment nicht über die Mittel verfügt, um den unerwünschten Zustand in den wünschenswerten Zielzustand zu überführen». Die damit einhergehende Ist-Soll-Diskrepanz gilt es zu überwinden beziehungsweise «dysfunktionale Interaktionsmuster (misslungene Problemlösungsversuche)» aufzuheben. (Bamberger, 1999: 15)

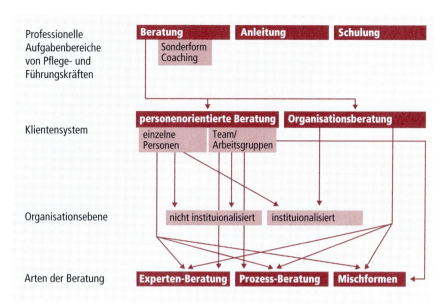

**Abbildung II 5-1:** Verortung von Beratung, Coaching, Anleitung und Schulung

Im Beratungskontext greift der Begriff Klientensystem sowohl für eine Person, eine Gruppe, ein Team oder eine Organisation. Im Folgenden wird der Begriff Klientensystem verwendet, wobei er sich in diesem Fallbeispiel auf eine Person bezieht.

Personenzentrierte Beratung

Bei einer *personenorientierten Beratung* liegt der Beratungsfokus auf der Problem- beziehungsweise Fragestellung einer einzelnen Person, zum Beispiel Klient im Krankenhaus, Bewohner im Altenheim oder Angehörige sowie Mitarbeiter eines Teams. Personenorientierte Beratung findet heute sowohl institutionalisiert als auch nicht institutionalisiert statt (s. **Abb. II 5-1**). Letztere ist die bekannteste Form und wird am häufigsten von Pflegekräften an- beziehungsweise ausgeführt. Hier geht es um das Gespräch im Zimmer beziehungsweise am Bett eines Klienten oder das Gespräch im Dienstzimmer, welches in der Regel intuitiv und sporadisch geführt wird. Rasche Hilfe und schnelle Lösungen unter Zeitdruck sind hier meist die Parameter, die die Gesprächssituation prägen. Institutionalisiert hingegen heißt, dass die Beratung in eigens dafür vorgesehenen Beratungsstellen, wie zum Beispiel Pflegebüros oder Patienteninformationszentren (PIZ) stattfindet. In der Regel liegen dafür entwickelte Beratungskonzepte vor, die strukturiert und organisiert ablaufen können.

Bei dem oben beschriebenen Fallbeispiel von Frau Höhne handelt es sich um eine personenzentrierte Beratung, die zum Teil institutionalisiert stattfindet, indem die Wohnbereichsleitung sich Zeit und Raum nimmt, einerseits das Gespräch vorzubereiten, andererseits es in einer ruhigen Atmosphäre durchzuführen. Leider ist Frau Meier auf diese verantwortungsvolle Aufgabe nicht professionell vorbereitet worden, obwohl sie sich rein intuitiv große Mühe gibt.

Organisationsberatung

Eine *Organisationsberatung* betrachtet eine Organisation (z. B. einen ambulanten Pflegedienst) als Ganzes mit ihren Strukturen, ihren einzelnen Mitarbeitern, aber auch dem gesamten Team. Kommt ein Beratungsauftrag zustande, so sind immer der Auftraggeber, das Klientensystem und der Berater daran beteiligt. In vielen Fällen sind Auftraggeber und Klientensystem nicht deckungsgleich, es gibt aber auch Fälle, bei denen beide Systeme identisch sind. Im Regelfall findet die Organisationsberatung in institutionalisierter Form statt.

Expertenberatung

Innerhalb einer personenorientierten Beratung beziehungsweise einer Organisationsberatung können unterschiedliche Vorgehensweisen unterschieden werden, die auf eine hilfreiche Einteilung, erstmals von Schein (1969) erwähnt, zurückgehen: die *Expertenberatung* und die Prozessberatung. Die Expertenberatung, bei Lippitt/Lippitt (1999: 81 ff.) auch als aufgabenorientierte beziehungsweise direktive Beratung bezeichnet, ist dadurch gekennzeichnet, dass der Ratsuchende (das Klientensystem) selber sein Problem diagnostiziert und vom Berater entweder fertige Lösungen oder Lösungsvorschläge erwartet. (König/Volmer, 2000: 47; Fatzer, 1993: 63 f.) Hier wird deutlich, dass eine Expertenberatung immer gewisse Informationen und Aufklärungen (Wissens-Input) erforderlich macht. Dieses Beratungsverständnis kommt der Vorstellung der meisten Klienten sehr entgegen und entspricht «landläufig» dem, was unter Beratung verstanden wird, nämlich: «Bitte nimm das Problem von meiner Schulter und bringe mir die Lösung!» (Fatzer, 1993: 63). Dass dieses Vorgehen nicht immer von Erfolg gekrönt ist, darauf verweisen König/Volmer. (2000: 47 ff.) Die Selbstdiagnose des Klientensystems muss konkret und korrekt sein, weil sich darauf die Lösungsvorschläge beziehen. Dieses ist jedoch häufig nicht der Fall. Ein viel größeres Problem liegt allerdings darin begründet, dass komplexe Probleme nicht von außen ausreichend analysiert, geschweige denn gelöst werden können. «Dies deutet darauf hin, daß bei steigender Komplexität die Rationalität des sozialen Systems die Rationalität von externen Expertensystemen grundsätzlich übersteigt.» (König/Volmer, 2000: 48).

In dem oben beschriebenen Fallbeispiel ist eine Expertenberatung erforderlich, weil Frau Höhne von der Wohnbereichsleitung, Frau Meier, konkrete, für ihre spezifische Situation erforderliche Vorschläge für ihre zukünftige Lebensform nicht nur erwartet, sondern auch abfragt.

Prozessberatung

Anders verhält es sich bei der *Prozessberatung*. Auch hier ist der Ausgangspunkt ein Problem, zu dessen Lösung das Klientensystem einen Berater oder eine Beraterin hinzuzieht. Der wesentliche Unterschied liegt jedoch in der Beziehung zwischen Klient und Berater begründet. «In der Prozeßberatung gehen wir davon aus, daß der Klient das Problem besitzt (hat) und auch während des gesamten Beratungsprozesses behält.» (Fatzer, 1993: 65). Dies bedeutet, Berater und Klientensystem diagnostizieren gemeinsam im Prozess das Problem und finden gemeinsam Lösungen. Lippitt/Lippitt (1999: 81 ff.) bezeichnen diese Art von Beratung als prozessorientierte beziehungsweise nicht-direktive Beratung. In der Praxis kommt es häufig vor, dass beide Formen, Experten- und Prozessberatung, fließend sind und innerhalb der personenorientierten Beratung als auch innerhalb der Organisationsberatung in unterschiedlichen Phasen des Beratungsprozesses zum Tragen kommen.

Neben der Expertenberatung ist in dem Fallbeispiel von Frau Höhne eine sehr ausgeprägte Prozessberatung erforderlich. Denn nur Frau Höhne selbst kann entscheiden, welche der aufgeführten Maßnahmen für sie hilfreich sein können. Vielleicht muss auch im Prozess ermittelt werden (durch Experimentieren, sprich Probewohnen in Pflegeeinrichtungen, Wohngemeinschaften oder alternativen Wohnformen), ob dies die Lebensform ist, die Frau Höhne sich wünscht.

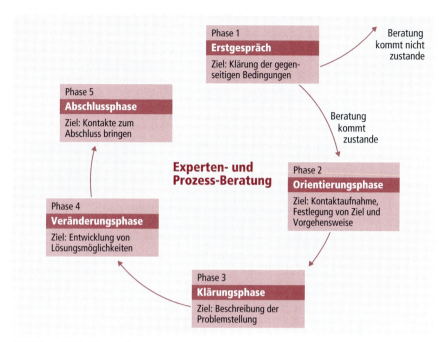

**Abbildung II 5-2:** Phasen des Beratungsprozesses

## 5.3.2
## Phasen eines Beratungsprozesses

In der Literatur werden von verschiedenen Autoren unterschiedliche Phasen des Beratungsprozesses beschrieben, wobei das Beratungsgespräch in den Beratungsprozess eingebettet ist. (s. **Abb. II 5-2**) Unabhängig davon, welche und wie viel Phasen beschrieben werden, unterliegen alle dem Strukturmuster des Problemlöse- oder Handlungsprozesses. (Schwarzer/Posse, 1986: 635) Wird das einfache Modell des rationalen Handelns herangezogen, so lassen sich für den konkreten Beratungsablauf drei klassische Schritte ableiten: Die Phase der Orientierung als Problemanalyse, die Phase der Ausführung, in der die Lösungsstrategien erarbeitet und umgesetzt werden sowie die letzte Phase der Kontrolle, in der die Evaluation stattfindet, das heißt Konsequenzen für weitere Handlungsschritte gezogen werden. (Huber/Mandl, 1986: 559) Dieses vereinfachte Schema, welches für Anfänger sehr hilfreich ist, bietet eine erste Orientierungshilfe (Ellebracht et al., 2002: 51) und ist für alle Klientensysteme geeignet (Einzelpersonen, Gruppen und Institutionen) (Schwarzer/Posse, 1986: 636). Darüber hinaus sind diese Phasen auch unabhängig vom Beratungsansatz sowie von der Beratungsart.

### Phase 1: Erstgespräch

Erstgespräch    Der Beratungsprozess beginnt mit der Phase 1, dem Erstgespräch, welches folgende Aufgaben erfüllt:

- ■ Klären der verschiedenen Vorstellungen aller beteiligten Personen
- ■ Klären der Beraterrolle und der Funktion der Beratung (Experten- und/oder Prozessberatung)

- Klären des Themas und des Zieles
- Festlegen der Erfolgsindikatoren für den Beratungsprozess
- Klären der Rahmenbedingungen
- Festlegen der Zeit und des Kostenaufwandes
- Klären der Vertraulichkeit. (Fatzer, 1993: 66 ff.; König/Volmer, 2000: 56 ff.; König/Volmer, 2003: 26 ff.)

Ziel des Erstgespräches ist es, entweder zu einem Kontrakt zu kommen oder sich gegen eine Beratung auszusprechen. Bei Zustandekommen einer Beratung werden je nach Klientensystem die entsprechenden Vereinbarungen schriftlich fixiert. Erst dann beginnt das eigentliche Beratungsgespräch. In der Pflegepraxis finden vor allem bei personenzentrierten Beratungen, die nicht institutionalisiert sind, derartige Erstgespräche in der Regel nicht statt.

Innerhalb der einzelnen Phasen des Beratungsgespräches kommen je nach Intentionen unterschiedliche Methoden und Gesprächstechniken zum Tragen, wobei diese durch den jeweiligen Beratungsansatz geprägt sind. Systemisch verortete Beratungsansätze verwenden andere Methoden als zum Beispiel verhaltenstherapeutische Konzepte.

Die im Folgenden beschriebenen vier Phasen können innerhalb eines Beratungsgespräches ablaufen, dann sind sie jedoch zeitlich limitiert. Es besteht aber auch die Möglichkeit, dass die Phasen über einen längeren Zeitraum verteilt sind. Die gängigen personenzentrierten Beratungssituationen im Pflegealltag beziehen sich auf die erste Variante.

In der Beratungspraxis haben sich die in Abbildung II 5-2 dargestellten Phasierungen für ein Beratungsgespräch bewährt, welche auch im Coaching Verwendung finden. (Ellebracht et al., 2002: 51 ff.; König/Volmer, 2000: 56 ff.; König/Volmer, 2003: 26 ff.)

Kommen wir nun wieder auf unser Fallbeispiel zurück. Das Erstgespräch hat Frau Höhne nicht selbst geführt, sondern ihre Tochter. Damit ist der Erstkontakt zwar hergestellt worden, aber ein erstes Gespräch muss noch folgen, damit Frau Höhne sich selbst ein Bild machen kann. Die Tochter Ulrike hat bewusst ihre Mutter nicht begleitet, damit diese sich erst einmal selbst einen ersten Eindruck verschaffen kann. Sie soll unabhängig in ihrer Entscheidung sein.

### Phase 2: Die Orientierungsphase

*Orientierungsphase*    Hier geht es vor allen Dingen darum, sich selbst als Berater oder Beraterin auf den Prozess einzustellen, Kontakt zum Klientensystem aufzubauen, aber auch für eine förderliche Umgebung im Beratungsraum zu sorgen. Sind diese Voraussetzungen geklärt, kann der eigentliche inhaltliche Einstieg in die Beratungssituation erfolgen. Der Klient legt das zu bearbeitende Problem beziehungsweise Thema sowie Vorgehensweise und erstrebenswertes Ziel gemeinsam mit dem Berater fest.

Das Hauptaugenmerk liegt in dieser Phase auf der Grundeinstellung des Beraters seinem Klienten gegenüber. Ebenso werden sein grundsätzliches Beratungsverständnis sowie seine Haltung innerhalb des Beratungsverhältnisses deutlich. Es ist unverkennbar, dass einer der Schwerpunkte in der verbalen und nonverbalen Interaktion zu suchen ist, wobei verschiedene Konzepte und Methoden sehr hilfreich sein können. Die nicht-direktive Beratung von C. R. Rogers weist derartige *Die nicht-direktive* handlungsleitende Theorien auf. Dieser Beratungsansatz wird an späterer Stelle *Beratung* näher erläutert.

Fatzer (1993: 66 ff.) benennt diese Phase in seinem Konzept Kontaktaufnahme. Sein Ansatz geht auf die drei klassischen Modelle von K. Lewin (1948), G. und R. Lippitt (1979, 1984) sowie E. H. Schein (1969, 1987) zurück.

Auch wenn sich Frau Meier die größte Mühe gibt, so gelingt es ihr nicht, Frau Höhne das Gefühl zu vermitteln, dass sie sich verstanden fühlt. Auch wenn sie sich vorbereitet hat und auch zu Beginn eine Atmosphäre schafft, die Ruhe und Gelassenheit vermittelt, so werden im weiteren Verlauf des Gespräches keine verbalen und nonverbalen Impulse gesetzt, die Frau Höhne veranlassen könnten zu glauben, dass Frau Meier sie verstanden hat und sich in ihre Situation hineinversetzen kann.

### Phase 3: Die Klärungsphase

Klärungsphase

In dieser Phase geht es darum, dass das Klientensystem sein Problem frei äußern kann und es zur konkreten Klärung der Problemsituation kommt.

Im Regelfall überwiegt hier die Prozessberatung, da der Berater dafür sorgen muss, dass der Klient seine Situation klarer sieht und damit in den Stand versetzt wird, selbst Entscheidungen beziehungsweise Lösungen zu finden und diese auch umzusetzen. König/Volmer (2000: 72 ff.; 2003: 36 ff.) schlagen dafür folgende Vorgehensweise vor:

*1. Freie Darstellung der Problemsituation beziehungsweise freie Erzählphase*
Hier ist der Berater oder die Beraterin in der Rolle als passiv Zuhörender besonders gefordert. Das bedingungsfreie Akzeptieren ist eine Grundvoraussetzung für die weitere Gesprächsführung. (König/Volmer, 2003: 38)

Frau Höhne erhält nicht genügend Raum, ihre Probleme darzulegen. Auch zeigt Frau Meier nicht die Rolle einer passiv Zuhörenden. In guter Absicht, erzählt sie von ihren eigenen Erfahrungen im Hinblick auf Abhängigkeit und Bewegungseinschränkungen.

*2. Klärung der Problemsituation*
Da häufig die Erzählphase nicht klar das eigentliche Problem zum Vorschein bringt, ist der Berater aufgefordert, dem Klienten durch bestimmte Methoden zu helfen, seine Deutung von der Wirklichkeit genauer zu klären beziehungsweise für sich zu explizieren.

■ Fokussieren

Der Ratsuchende wird vom Berater aufgefordert, eine konkrete Situation zu schildern, die das Problem verdeutlicht. Durch konkrete Fragestellungen (wie zum Beispiel Wer war beteiligt? Wie sah das Umfeld aus? Was haben Sie beziehungsweise die anderen getan? Wie empfanden Sie die Situation?) wird der Ratsuchende aufgefordert, die Situation zu konkretisieren.

In dem Fallbeispiel könnte an Frau Höhne die Aufforderung erfolgen, eine konkrete Situation zu beschreiben, in der sie sich sehr stark geängstigt hat. Durch die aufgelisteten W-Fragen könnte dadurch das Problem näher eingegrenzt werden.

■ Klären getilgter Informationen
Diese Vorgehensweise stammt aus dem Neurolinguistischen Programmieren (Bandler/Grinder, 1984) und wird als Meta-Modell bezeichnet. Hierbei wird versucht, nicht wahrgenommene Probleme, Gefühle und Erlebnisse (im NLP als

«getilgt» bezeichnet) aufzudecken. Dabei werden Tilgungen von Informationen über externe und interne Prozesse unterschieden. (König/Volmer, 2000: 75 f.)

Externe Tilgungen beziehen sich auf Informationen, die von anderen Personen, Situationen oder sonstigen Anlässen stammen, die weggelassen, vergessen oder ignoriert wurden. Interne Tilgungen betreffen die Gedanken und Empfindungen der betroffenen Person. Durch gezieltes Fragen ist ein wirkungsvolles Vorgehen von externen zu internen Tilgungen von hohem Erfolg gekrönt. Andererseits besteht die Gefahr, dass die Beziehungsebene innerhalb des Beratungsprozesses stark belastet wird. (König/Volmer, 2000: 78)

Da in dem oben beschriebenen Fallbeispiel keinerlei Äußerungen enthalten sind, die eine Vermutung über externe beziehungsweise interne Tilgungen zulässt, entfällt diese Art der Vorgehensweise.

■ Paraphrasieren und Strukturieren
Bislang bestand die Aufgabe des Beraters darin, den Klienten aufzufordern und nachzufragen, damit dieser seine Situation konkret darlegt. Ist dieser Prozess abgeschlossen, versucht er jetzt, alles Gesagte zu wiederholen, zusammenzufassen und zu fokussieren, um das Geäußerte in eine Gesamtstruktur einzubinden. Dieses vermeintlich Wahrgenommene präsentiert er sprachlich dem Klienten, damit dieser zustimmen oder ablehnen kann. Hier besteht die große Gefahr der eigenen Interpretation des Beraters. Werden die Ergebnisse des Paraphrasierens und Strukturierens als Fragen formuliert, so hat der Klient noch eine Möglichkeit der Intervention. (König/Volmer, 2003: 40)

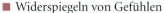

In dem Fallbeispiel von Frau Höhne hat kein Paraphrasieren stattgefunden. Frau Meier hätte nachfragen können, ob sie zum Beispiel Frau Höhne richtig verstanden hat, dass sie große Ängste hat, das Haus allein zu verlassen, weil sie nicht möchte, dass sie wieder stürzt, weil sie dann noch einmal so abhängig wäre, wie sie es jetzt schon zweimal gewesen ist.

■ Widerspiegeln von Gefühlen
Diese Technik gehört zur Methodik des «Aktiven Zuhörens». (Bachmair et al., 1989: 33 ff.) Hier geht es darum, dass die mit den Äußerungen verbunden Empfindungen explizit gemacht werden. Der Berater muss also genau hinhören, um die Gefühle herauszuhören, damit er sie entsprechend verbalisieren kann. (König/Volmer, 2003: 40 ff.) Fatzer (1993: 71) bezeichnet diese Phase als Diagnose, weil hier einerseits eine Analyse der Informationen stattfindet, andererseits aber auch ein «Zurückspeisen (feedback) der Daten an den Klienten» erfolgt.

Bei der genaueren Analyse des Fallbeispiels von Frau Höhne wäre für den weiteren Beratungsablauf eine Spiegelung der Gefühle sehr hilfreich gewesen. Das verdeckte Gefühl von Frau Höhne, nämlich die tiefe Enttäuschung über die Abhängigkeit und Aufgabe der Freiheit mit dem gleichzeitig unbewusst verbundenen Gefühl, «meine Tochter hätte mir vielleicht doch ein kleines Angebot machen können!?», hätte somit Gestalt angenommen.

### Phase 4: Veränderungsphase

Veränderungsphase

Der Schwerpunkt dieser Phase liegt in der Entwicklung von Lösungsmöglichkeiten. König/Volmer (2000: 83 f.) unterteilen diese Phase in zwei Abschnitte:

■ Sammlung neuer Lösungsmöglichkeiten
Nach Möglichkeit sollte der Ratsuchende im Sinne der Prozessberatung möglichst viele Lösungsalternativen selbst finden und einbringen. Dabei kann der

Berater behilflich sein. Manchmal ist es auch ratsam abzufragen, welche Lösungsstrategien bislang nicht zum gewünschten Erfolg geführt haben. Im Sinne der Expertenberatung kann es angebracht sein, Lösungsmöglichkeiten vorzustellen. Je nach Klientel können Visualisierungstechniken hilfreich sein. (König/Volmer, 2000: 83)

In dem Fallbeispiel ist nicht klar, welche Lösungsmöglichkeiten Frau Höhne schon in Betracht gezogen hat und welche davon vielleicht schon in Schritten erfolgreich waren. Durch gezieltes Fragen könnte Frau Meier diese Informationen erhalten. Erst im nächsten Schritt können gezielte Interventionen ihrerseits vorgestellt werden, die dann von Frau Höhne im Sinne der Realisierungschance beurteilt werden müssten.

■ Bewertung von Lösungsmöglichkeiten

Die Ermittlung von Vor- und Nachteilen kann nur aus der Sicht des Betroffenen erfolgen. Hierbei muss in der Regel der Berater helfend und unterstützend tätig werden. Manchmal gestaltet sich diese Phase für den Berater als ein Balanceakt zwischen Prozess- und Expertenberatung. (König/Volmer, 2003: 45 f.)

Fatzer (1993: 77 f.) bezeichnet diese Phase als Intervention, wobei er verschiedene Arten von Interventionen unterscheidet. Sie können explorativer Art sein, aber auch diagnostisch, konfrontativ oder aktionsorientiert ausgerichtet sein. Hierbei kommen unterschiedliche Methoden zum Tragen. Sie reichen von nicht-direktivem (z. B. aktives, interessiertes Zuhören) bis hin zu direktivem Vorgehen (z. B. Schulen bzw. Trainieren von bestimmten Handlungen). Eine der Hauptaufgaben des Beraters liegt darin, den Klienten darin zu fördern, dass er sein Handeln Erfolg versprechend umsetzen kann. (Schneider, 2002: 3 f.)

Frau Höhne hätte aus ihrer Sicht die vorgeschlagenen beziehungsweise gemeinsam entwickelten Möglichkeiten, wie zum Beispiel eine Wohngemeinschaft mit ihrer Freundin einzugehen oder eine betreute Wohnform (z. B. mit Notrufanlage) zu wählen, für sich abwägen müssen. In der prozessgesteuerten Beratung hätte Frau Höhne die Möglichkeit gehabt, Vor- und Nachteile für sich zu ermitteln.

### Phase 5: Abschlussphase

Abschlussphase

Jedes Beratungsgespräch sollte am Ende zu einem Ergebnis führen, das heißt, dass eine dem Klienten angemessene Lösung gefunden wird. Dabei kann die Qualität sehr unterschiedlich sein. Das Spektrum reicht vom Überdenken der Lösungsvariante bis hin zur strukturierten, kleinschrittig geplanten Umsetzung des Handlungsplanes. Unabhängig davon, ob die Realisierung sofort oder später vollzogen wird, müssen der Konkretisierungsgrad und die Vorgehensweise der Lösung für den Ratsuchenden klar sein. Der Klient muss wissen, wie er seine Lösungsvariante in die Realität umsetzt. Zum Abschluss des Beratungsgespräches sollten auf jeden Fall Kontrakte geschlossen werden. Der Klient kann sie einmal mit sich selbst schließen. Dies wäre dann der Fall, wenn er für sich festlegt, wann er mit der Umsetzung des Handlungsplanes beginnen möchte. Es kann aber auch ein Kontrakt mit dem Berater geschlossen werden. Hier werden rückgemeldete Zwischenschritte oder Termine vereinbart. Eine letzte Variante besteht darin, den Beratungsprozess zu einem abschließenden Ende zu führen und ihn an dieser Stelle zu beenden. (König/Volmer, 2000: 131 f.) Für beide, den Klienten und den Berater, ist diese Eindeutigkeit wichtig. Fatzer (1993: 79 ff.) differenziert diese Phase, indem er ihr einmal die Funktion der Auswertung und Institutionalisierung zuweist, wobei der Berater und seine Interventionen ein Feedback erhalten. Zum anderen dient sie dazu Abschied zu nehmen. Dieser Schritt soll in seinen Augen gestuft erfolgen, indem der Abschied vorbereitet wird, die Möglichkeit besteht, so genannte Rettungsanker mitzunehmen und vielleicht ein Ritual den Abschluss abrundet.

Hilfreich wäre für Frau Höhne eine Bedenkzeit gewesen, da sie dann ihre Entscheidung in Ruhe hätte treffen können. Aber auch das Angebot eines Probewohnens – egal welcher Art – könnte zu einer für Frau Höhne befriedigenden Lösung führen.

### 5.3.3
### Coaching

Eine Sonderform der Beratung stellt das Coaching dar. Übersetzt bedeutet dieses Wort soviel wie Kutscher, der seine Pferde sicher ans Ziel führen soll. (König/Volmer, 2003: 9) So wurde in den 1960er Jahren im Sport der Trainer durch den Coach ersetzt. Er übernahm damit nicht nur die Unterstützung der Sportler im Hinblick auf sportliche Fähigkeiten und Leistungen, sondern wurde zum Experten für ihre Einstellungen, Besorgnisse in Bezug auf Ängste und Hoffnungen sowie ihre mentale Verfassung. Auch in die Unternehmenskultur sind vor allem für Führungskräfte Coachingkonzepte integriert worden. Im angelsächsischen Bereich wird Coaching gleichgesetzt mit Führungskompetenz, die sich in den Aufgabenbereichen Anleitung, Unterweisung, Unterstützung, Delegation und Kontrolle wieder findet. In Deutschland wird Coaching von Führung abgegrenzt. Zunehmend versteht man darunter eine professionelle Managementberatung. (König/Volmer, 2003: 11)

Müller/Hoffman (2002: 55) verstehen unter Coaching «[…] einen Beratungs- und Betreuungsprozess mit dem Ziel, für den Kunden selbständig Lösungen für bestimmte berufliche und private Probleme zu entwickeln.» Coaching versteht sich als handlungsorientierte Prozessarbeit, die personenzentriert erfolgt, wobei der Klient selbst der Experte für seine Lösung ist.

Damit Frau Meier ihre zukünftigen Aufgaben im Beratungs- und Schulungssektor professionell wahrnehmen kann, wäre es angezeigt, dass sie entweder in diesem Bereich eine Fort- beziehungsweise Weiterbildung mitmachen kann beziehungsweise dass sie für eine gewisse Zeit gecoacht wird.

### 5.3.4
### Schulung

Wie bereits oben erwähnt, stellt die Beratung ein übergeordnetes Konzept dar, in das weitere Interventionen integriert werden können. Hat sich im Zuge der Experten- beziehungsweise Prozessberatung herausgestellt, dass weiterer Handlungs- und Unterstützungsbedarf angezeigt ist, können Schulung und Anleitung geeignete Interventionen darstellen. Mit einer Schulung beziehungsweise einem Training sollen Techniken und/oder routinierte Handlungen (z. B. das Injizieren von Insulin) erworben werden, die dann im Alltagsleben selbständig und eigenständig angewendet werden können. (Schneider, 2002: 5) Somit ist die Schulung ziel- und ergebnisorientiert; sie kann entweder vom Klientensystem (Person oder Gruppe) selbst nachgefragt sein (dadurch erhöht sich die Erfolgsaussicht der Veränderung) oder wird vom Experten erkannt und dementsprechend angeboten. (Klug-Redman, 1996: 11 ff.) Der Schulungsprozess, der zeitlich limitiert ist, stellt einen planmäßigen Lehr- und Lernprozess dar, der anhand geeigneter Methoden und Medien mit einzelnen Personen beziehungsweise Gruppen durchgeführt wird. Der Trainer beziehungsweise die Trainerin gibt Ratschläge, Anweisungen und Tipps, macht vor, erklärt und ist damit Experte für das Wie und das Was einer Schulung.

In der Beratungssituation von Frau Höhne hätte eine Notrufanlage eine angestrebte Intervention sein können. Hier wäre sicherlich erst einmal eine Einführung beziehungsweise unter Umständen auch Schulung zur Bedienung der Anlage beziehungsweise der Armbanduhr vonnöten gewesen.

### 5.3.5
## Anleitung

Ein Klientensystem (Person oder Gruppe) bedarf einer Anleitung beziehungsweise Unterstützung, wenn es noch nicht völlig eigenständig in der Lage ist, einen Handlungsablauf folgerichtig durchzuführen oder eine begründete Wahl von Lösungsstrategien zu finden sowie bestimmtes Wissen anzuwenden. (Schneider, 2002: 4) So kann eine zeitlich begrenzte Schulung in der Erstellung einer Diabetesdiät nicht ausreichend sein, so dass eine anschließende Anleitung erforderlich ist, bei der der Klient Hilfestellung beziehungsweise fertige Lösungen zum Einkaufen und Zubereiten der erforderlichen Lebensmittel erhält. Die «handlungsfördernde» Hilfe dient einzig und allein dem Ziel, dem Klienten die erforderliche Unterstützung anzubieten, die er in der entsprechenden Situation braucht, um seine Selbstpflegekompetenz weiterzuentwickeln und eigenständig anwenden zu können. (Orem, 1997: 18)

In dem Fallbeispiel zeigt sich, dass zu wenig alternative Lösungsmöglichkeiten im Gespräch entwickelt wurden, so dass daraus resultierend auch kein Anleitungsbedarf ersichtlich wurde. Anders sieht die Situation dann aus, wenn verschiedene Wohnformen der Pflegeeinrichtung von Frau Höhne erprobt würden, zu denen entsprechende Anleitungen erforderlich sind.

Zusammenfassend lässt sich sagen, dass Beratung, Schulung und Anleitung bewusste und professionelle Aufgabenbereiche für Pflegefachkräfte darstellen, die es zu vermitteln und umzusetzen gilt. Sie kommen im unmittelbaren Beziehungsprozess zwischen Pflegefachkraft und Klient zum Tragen und können anhand des Pflegeprozesses systematisch geplant, durchgeführt und evaluiert werden. Damit gehören sie eindeutig zur pflegerischen Kompetenz im Umgang mit Pflegebedürftigen und ihren Bezugspersonen. Beratung kann auch von Mitarbeitern und Teams selbst in Anspruch genommen werden. Hier erfolgt je nach Problemlage eine Experten- und/oder Prozessberatung durch externe Berater. Ebenso kann das Coaching von einzelnen Mitarbeitern in Anspruch genommen werden, wobei es letztendlich darum geht, Qualifizierung und Unterstützung für den Berufsalltag anzubieten. Coaching, Schulung und Anleitung unterliegen somit wiederum eigenen Phasen (s. **Abb. II 5-3**).

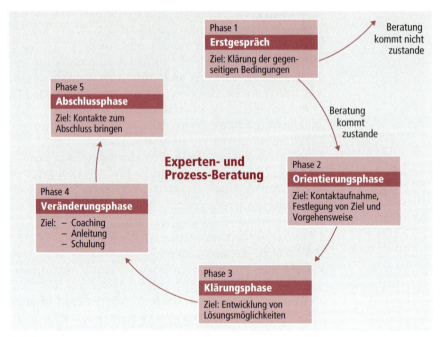

**Abbildung II 5-3:** Integration von Coaching, Anleitung und Schulung in den Beratungsprozess

## 5.4
# Theoretische Hintergründe

Innerhalb verschiedener pflegerischer Arbeitsfelder können mehr oder weniger deutlich – sowohl in der personenzentrierten Beratung als auch in der Organisationsberatung – kongruente und divergente Theorieansätze für die verschiedenen Beratungskonzepte festgestellt beziehungsweise abgeleitet werden. Im Folgenden werden kurz verschiedene Theorieansätze vorgestellt und den einzelnen hier zum Tragen kommenden Beratungskonzepten zugewiesen.

Experten in der Praxis gehen häufig eklektisch vor, das heißt sie wählen aus den bereits existierenden Ideen, Konzepten und Theorien die geeignete Methode beziehungsweise den Ansatz aus, die sie für die jeweilige Situation als angemessen erachten. Diese multimethodische Vorgehensweise vollzieht einen Brückenschlag zwischen den rein «psychologisch» und «soziologisch» ausgerichteten Schulen, indem Aspekte wie zum Beispiel eigene Ressourcen und Kompetenzen sowie biographischer Hintergrund, aber auch soziales Umfeld und ökonomische Bedingungen gleichzeitig berücksichtigt werden. (Koch-Straube, 2001: 106 ff.)

Vor allem sind humanistische Ansätze zu nennen, deren handlungsleitende Prinzipien aus der Humanistischen Psychologie entlehnt sind.

Humanistische Ansätze

Bugental (1964, In: Quitmann, 1991:16) formuliert unter der Überschrift «Basic Postulates and Orientation of Humanistic Psychology» fünf wichtige Prinzipien:

1. «Der Mensch ist in seinem Verhalten und seiner Eigenschaft mehr als die Summe seiner Bestandteile.» Auch wenn die Kenntnis der Teilfunktionen des

Menschen von großer Wichtigkeit ist, so ist doch die Einzigartigkeit des Menschen, «das Person-Sein», von genauso großer Bedeutung.

2. Die menschliche Existenz vollzieht sich in «menschlichen Zusammenhängen» und begründet darüber ihre Existenz.

3. «Der Mensch lebt bewusst» und ist damit in der Lage,

4. innerhalb seiner Möglichkeiten zu wählen und zu entscheiden und damit seine Lebenssituation zu beeinflussen.

5. «Der Mensch lebt zielgerichtet», das heißt er lebt «auf Werte hin *(sic)*, die die Grundlage seiner Identität sind.» (Quitmann, 1991: 16 ff.) Der wohl bekannteste Ansatz nicht nur in der Pflege, sondern auch in der Sozialarbeit stellt die von Carl R. Rogers entwickelte klientenzentrierte Gesprächspsychotherapie (1983) dar, die später nicht-direktive Beratung (1999) und letztendlich personenzentrierte Gesprächsform benannt wurde.

Da der personenzentrierte Ansatz von Rogers Aspekte wie Interventionen, Umweltbedingungen, aber auch Ressourcen des Klienten unberücksichtigt lässt, wurde er weiterentwickelt beziehungsweise um diese Gesichtspunkte ergänzt.

*Verhaltens-therapeutische Ansätze*

Einen anderen theoretischen Hintergrund, der häufig von Patientenschulungen und Anleitungen bewusst oder unbewusst genutzt wird, stellen Elemente der *Verhaltenstherapie* beziehungsweise kognitiven Verhaltenstherapie dar. Die Wurzeln sind im Behaviorismus zu sehen, der auf «das Begriffssystem des Maschinenmodells (‹Verhalten›, ‹Reiz›, ‹Reaktion› usw.)» (König/Volmer, 2000: 256) zurückgreift.

Die alltägliche Beratungspraxis ist häufig durch dieses Maschinenmodell gekennzeichnet und prägt damit das Menschenbild des Beraters als auch sein Beratungsverständnis. Ob Berater, Mentor oder Vorgesetzter, alle versuchen, ihr «Gegenüber» von außen zu verändern. Zeigt ein Klient gesundheitsschädigendes Essverhalten, das sich in einer fett- und cholesterinhaltigen Ernährung widerspiegelt, so soll er dies im Sinne des Behaviorismus verändern, indem er Gerichte bevorzugt, die hauptsächlich aus Obst und Gemüse bestehen. Aber auch neue Verhaltensweisen sollen entwickelt werden. Das Ziel der Verhaltenstherapie ist somit eine Veränderung von Verhaltensweisen, zu denen alle beobachtbaren Vorgänge, aber auch innere Prozesse wie Gefühle, Einstellungen und Gedanken zählen. Die Verhaltenstherapie bezieht sich auf die gegenwärtige Betrachtung des Problems und geht von der Grundannahme aus, dass jegliches Verhalten erlernt wurde und demzufolge auch verlernt werden kann. (Koch-Straube, 2001: 103; Rogge, 1974: 228 f.) Durch die Unterstützung des Beraters kann der Klient die Diskrepanz zwischen dem Ist- und dem Sollzustand (Störungsmodell) durch Veränderungsstrategien, das heißt durch ein verändertes Verhalten, beheben. Die Hilfe zur Selbsthilfe besteht darin, dass der Klient durch ein verändertes Verhaltensmuster das Problem selbst bewältigt. (Batra et al., 2000: 7 ff.) Ein Hauptkritikpunkt gegenüber der verhaltenstherapeutischen Schule liegt darin begründet, dass sie ihr Augenmerk vor allem auf die Symptombehebung und nicht auf die Ursachenanalyse richtet.

*Systemtheoretische Ansätze*

In den letzten Jahren wird das klassische Setting sowohl der Einzelfallberatung als auch der Organisationsberatung durch *systemtheoretische Bezüge und Elemente* in den verschiedenen Beratungskonzepten beeinflusst und geprägt. Da allerdings der Begriff «Systemtheorie» inflationär und unscharf in vielen Beratungskonzepten verwendet wird, erscheint es an dieser Stelle sinnvoll, die beiden wichtigsten systemtheoretischen Ansätze, nämlich Luhmanns Theorie der sozialen Systeme als Kommunikation (1996) und Batesons Theorie der sozialen Systeme als Systeme handelnder Personen (1981,1995), gegenüber zu stellen.

So basiert zum Beispiel das systemische Beratungskonzept von Barthelmeß (1999) auf den theoretischen Annahmen der Luhmannschen Theorie, hingegen die systemische Organisationsberatung von König/Volmer (2000) auf dem ursprünglichen Theorieansatz von Bateson und den daraus weiterentwickelten Ansätzen der systemischen Familientherapie und der systemischen Kommunikationstheorie. Eine ausführliche Darlegung der verschiedenen Schwerpunkte innerhalb der systemischen Familientherapie haben Schlippe/Schweitzer (1996) zusammengestellt. Die systemische Kommunikationstheorie wurde im deutschsprachigen Raum vor allem durch das grundlegende Buch von Watzlawick et al. (1985): «Menschliche Kommunikation» bekannt. Im Bereich der einschlägigen Beratungs- und Therapieansätze gehen die «Kurzzeittherapie» von Steven de Shazer (1969) und die lösungsorientierte Beratung von Günter G. Bamberger (1999) auf die Systemtheorie von Gregory Bateson zurück.

Aus der personen-bezogenen Perspektive

Aus der Kommuni-kationsperspektive

Auf Therapie- beziehungsweise Beratungsansätze, die auf *tiefenpsychologischen Grundlagen* basieren, wird deshalb nicht eingegangen, weil sie einerseits im Kontext von Beratungsformen innerhalb der pflegerischen Interventionen nicht vorzufinden sind und andererseits einer zusätzlich therapeutisch ausgerichteten Ausbildung und damit Qualifikation bedürfen.

Beratungskonzepte, die auf *sozialwissenschaftliche Erkenntnisse* zurückgreifen, sind vor allem in den Arbeitsfeldern der Sozialpädagogen und Sozialarbeiter zu finden. In der Literatur werden derartige Ansätze unter dem Begriff «psychosoziale Beratung» subsumiert. Auf diese verschiedenen psychosozialen Beratungsansätze wird ebenfalls nicht eingegangen. (Eine ausführliche Darlegung derartiger Konzepte findet sich bei Nestmann, 1997)

## 5.5
# Ausgewählte Beratungskonzepte

## 5.5.1
### Nicht-direktive Beratung (nach Carl R. Rogers)

**Begründer**

Ansatz

Die nicht-direktive Beratung geht auf den amerikanischen Psychologen Carl Ransom Rogers (1902–1987) zurück. Sein Therapie- und Beratungsansatz durchlief mehrere Entwicklungsstadien, die sich dementsprechend in den jeweiligen Bezeichnungen von der «nicht-direktiven Psychotherapie und Beratung» über die «klientenzentrierte Therapie» bis zum «personenzentrierten Ansatz» niederschlugen. Die Bezeichnung «Non-direktive Therapie» war Rogers deshalb so wichtig, weil er damit verdeutlichen wollte, dass der Klient nicht gelenkt und gesteuert werden soll, sondern dass er die Möglichkeit erhält, sich selbst zu entfalten. Da jedoch eine, wenn auch noch so geringe Beeinflussung innerhalb des Beratungsprozesses nicht auszuschließen ist (z. B. durch Kopfnicken, Lächeln oder ähnliche nonverbale Äußerungen), änderte Rogers die Bezeichnung seines Therapieansatzes in «Klien-

Beratungsverständnis

tenzentrierte Gesprächsführung». Aber auch diese Bezeichnung entsprach noch nicht seinem humanistischen Verständnis von Beratung beziehungsweise Therapie, denn der Begriff «Klient» verkörperte für ihn eine hierarchische Distanz. Der Klient als Hilfesuchender und Unwissender wird vom «wissenden» Berater auf den richtigen Weg gebracht. So wurde die Bezeichnung «klientenzentrierte» Gesprächsführung durch «personenzentrierte» abgelöst. In der Literatur und Beratungspraxis haben sich jedoch die beiden Bezeichnungen: nicht-direktive Beratung oder klientenzentrierte Gesprächsführung durchgesetzt. (Rogers, 2002 b: 18 f.) Rogers gehört zu den Mitbegründern der Humanistischen Psychologie, die sich vor allen Dingen an folgenden Werten orientiert: «Autonomie und soziale Interdependenz, Selbstverwirklichung, Ziel- und Sinnorientierung allen menschlichen Strebens, Ganzheit des Leib-Seelisch-Körperlichen.» (Sander, 1999: 46). Rogers (1999: 28) umschreibt Beratung wie folgt:

> «Eine wirksame Beratung besteht aus einer eindeutig strukturierten, gewährenden Beziehung, die es dem Klienten ermöglicht, zu einem Verständnis seiner selbst in einem Ausmaß zu gelangen, das ihn befähigt, aufgrund dieser neuen Orientierung positive Schritte zu unternehmen.»

Im Mittelpunkt der Beratung steht somit der Mensch und nicht sein Problem. «Das Ziel ist es nicht, ein bestimmtes Problem zu lösen, sondern dem Individuum zu helfen, sich zu entwickeln, so dass es mit dem gegenwärtigen Problem und mit späteren Problemen auf besser integrierte Weise fertig wird.» (Rogers, 1999: 36) Dadurch zielt dieser humanistische Ansatz mehr auf die Förderung der Selbstexploration (Selbsterkundung) des Klienten und auf seine Entwicklungsmöglichkeiten sowie auf seine Unabhängigkeit vom Berater. Des Weiteren werden Emotionen des Klienten in den Beratungsprozess integriert. Häufig ist nicht mangelndes Wissen der Grund für eine Beratung, sondern die Gefühle, die das Wissen und Handeln blockieren und jemanden handlungsunfähig machen. (Rogers, 1999: 37) Innerhalb des Beratungsprozesses wird der derzeitigen Situation des Klienten größter Nachdruck geschenkt und nicht seiner Vergangenheit. (Rogers, 1999: 37)

### Bedingungen des Beratungsprozesses

Förderliche Aspekte

Rogers nennt drei wesentliche Bedingungen, die maßgeblich den Beziehungsprozess zwischen Klient und Berater beeinflussen und damit eine förderliche Beziehung gestalten können.

#### *Wertschätzung oder bedingungsfreies Akzeptieren*

Wenn dieses Merkmal im Beratungsprozess erfüllt wird, bedeutet es, dass der Berater den Klienten als eine Person mit eigenen Werten anerkennt und seine Individualität mit all ihren Besonderheiten respektiert. Die Beziehung zwischen Berater und Klient ist nicht an Bedingungen geknüpft. «Es bedeutet ein Annehmen seiner Gefühle, Rücksicht auf seine momentanen Einstellungen, gleichgültig wie negativ oder positiv sie sind.» (Sander, 1999: 59). Damit erhält der Klient das Gefühl, dass kein Urteil über ihn gefällt wird. Er kann sich sicher fühlen, er wird akzeptiert und erfährt eine positive Wertschätzung. (Rogers, 2002b: 218 f.)

Für Frau Höhne ist ihre Angst ganz real. Deshalb muss dies auch von Frau Meier akzeptiert und respektiert werden, indem Frau Höhne die Möglichkeit erhält, ihre Ängste näher zu beschreiben und ihr währenddessen eine Wertschätzung (verbal und/oder nonverbal) entgegen gebracht wird.

*Empathie (Einfühlendes Verstehen)*

Die Grundvoraussetzung hierbei ist, dass der Berater sich in die Erlebens- und Gefühlswelt des Klienten hineinversetzen kann. Dies kann er nur mit den Augen des Klienten, d. h. er kann seine Gefühle und Empfindungen nur aus dessen Bezugsrahmen heraus spiegeln. Dies sollte so konkret und präzise wie möglich sein. Einfühlendes Verstehen bedeutet, in die Welt des Klienten abzutauchen und vor allen Dingen seine nicht bewussten Zonen, die häufig emotional überlagert sind, zu verbalisieren und sie damit dem eigenen Erleben näher zu bringen. (Rogers, 2002b: 158)

Durch sensibles Nachfragen könnte Frau Höhne dazu aufgefordert werden, über die Ursachen ihrer Ängste weiter nachzudenken. Vielleicht liegen hinter der Angst zu stürzen andere unbewusste Anteile, die bisher nicht angesprochen worden sind.

*Echtheit oder Kongruenz – reales Zugegensein*

Diese Bedingung beziehungsweise Voraussetzung scheint die am schwierigsten zu realisierende Grundhaltung eines Beraters zu sein. Nur wenn der Berater in seinem Verhalten kongruent ist (d. h. wenn sein inneres Denken mit seinen äußeren Handlungen übereinstimmt), kann er die beiden anderen Bedingungen, Wertschätzung und einfühlendes Verstehen, auch wirklich einlösen. (Sander, 1999: 62) Um echt in seinem Verhalten gegenüber dem Klienten zu wirken, muss der Berater versuchen, immer er selbst zu sein, «ohne Maske oder Abwehr». (Rogers, 2002b: 151).

Zusammenfassend lässt sich die Kongruenz wie folgt beschreiben:

> «Echt sein bedeutet, in einer Beziehung ich selbst zu sein, die Person, die ich bin, ohne Fassade, und der anderen Person meine gefühlsmäßigen Wahrnehmungen mitzuteilen, aus meinem eigenen Erlebensprozeß heraus zu reagieren, um meinem Klienten die Suche nach gefühlten Bedeutungen zu erleichtern.» (Rogers, 2002b: 154).

Sander (1999: 63) listet einige Bedingungen auf, die Voraussetzung für echtes und kongruentes Verhalten sein sollten:

- Der Berater ist dazu in der Lage, sein inneres Erleben, Empfinden und seine Gefühle während des Beratungsprozesses wahrzunehmen und damit auch sein augenblickliches Erleben mitzuteilen (Ich-Botschaften).
- Er gibt sich nicht den Anschein eines überlegenen und kompetenten Beraters, sondern äußert seine Erlebnisinhalte unverzerrt. Er ist spontan in seiner Kommunikation und wendet keine gewohnten Strategien an.
- Auch wenn er sich selbst mitteilt, sollte dies stets dem Selbstentfaltungsprozess des Klienten dienen; damit kann der Berater als Modell beziehungsweise Vorbild für den Klienten fungieren.

Frau Meier gibt schon ihr eigenes Empfinden und Erleben wieder, indem sie von ihren Erfahrungen im Umgang mit Abhängigkeit spricht. Allerdings bringt sie dies bereits zu Beginn des Gespräches ein, so dass Frau Höhne nicht genügend Gelegenheit bekommt, ihr Problem darzulegen beziehungsweise für sich zu analysieren.

**Schritte der nicht-direktiven Beratung**

Rogers beschreibt 12 charakteristische Schritte des personenzentrierten Beratungsprozesses, die im Folgenden näher skizziert werden. Auch wenn die Beschreibung suggeriert, dass dies eine in sich logische Abfolge darstellt, so betont Rogers ausdrücklich, dass es sich um getrennte Ereignisse handeln kann, die sich zum Teil überlagern können oder ineinander übergreifen oder sogar eine andere Abfolge haben. (Rogers, 1999: 38)

**1. Der Klient will Hilfe**

Dieser bedeutsame Schritt ist dann vollzogen, wenn der Klient für sein Kommen die eigene Verantwortung übernimmt und damit indirekt akzeptiert, dass er auch eigenverantwortlich die Bearbeitung seiner Probleme übernehmen muss. (Rogers, 1999: 38 ff.)

**2. Die Situation ist definiert**

Diese Phase dient hauptsächlich dazu, die gegenseitigen Rollen und Aufgaben klar abzugrenzen. Im Kontext des personenzentrierten Ansatzes gehört es nicht in den Aufgabenbereich des Beraters, fertige Antworten oder Lösungen zu geben, sondern er kann dem Klienten Hilfe zur Selbsthilfe anbieten. (Rogers, 1999: 40 f.)

**3. Die Ermutigung zum freien Ausdruck**

In dieser Phase ist es wichtig, dass der Berater Vertrauen zu dem Klienten aufbauen kann, denn dies ist eine wichtige Voraussetzung für die Bereitschaft des Klienten, sich zu öffnen und seine Gefühle und Emotionen zu zeigen. (Bachmair et al., 1989: 27)

**4. Der Berater akzeptiert und klärt**

Nicht der intellektuelle Inhalt der Aussagen steht im Vordergrund, sondern die positiven und negativen Gefühle des Klienten befinden sich im Fokus dieser Phase. Der Berater nimmt diese Äußerungen wahr und akzeptiert sie als einen Bestandteil des Klienten. (Rogers, 1999: 44 f.)

**5. Der stufenweise fortschreitende Ausdruck positiver Gefühle**

Um diese Phase zu nutzen, ist es erforderlich, dass den negativen Gefühlen genügend Raum und Zeit geschenkt wurde. Der Klient muss seinen Gefühlen genügend Ausdruck verliehen haben beziehungsweise die Möglichkeit gehabt haben, sich erschöpfend darüber ausgedrückt zu haben. (Rogers, 1999, 45 f.)

**6. Das Erkennen positiver Impulse**

Entdeckt der Berater erste Ansätze von positiven Äußerungen, so erkennt er sie an, bekräftigt sie und führt sie in Richtung Problemlösung. (Bachmair et al., 1989: 27) Allerdings sollte er diese positiven Gefühle nicht überbewerten, um der Gefahr einer Interpretation entgegenzuwirken. (Rogers, 1999: 46)

**7. Die Entwicklung von Einsicht**

Der Einblick in das eigene Ich und vor allen Dingen das Akzeptieren des eigenen Ichs stellen einen wesentlichen Faktor für neue Integrationsversuche dar. Der Klient erkennt allmählich für sich, dass eine Veränderung positive Seiten für ihn haben kann. (Rogers, 1999: 46)

**8. Die Klärung der zur Wahl stehenden Möglichkeiten**

Diese Phase ist nicht nur dadurch gekennzeichnet, dass ein Prozess der Einsicht erfolgt, sondern auch Prozesse der Klärung, der möglichen Entscheidung und

Handlungsabläufe. In dieser Phase wird auch häufig ein Stagnieren beobachtet, so dass der Klient von sich behauptet, so bin ich eben, es lässt sich nichts ändern. (Rogers, 1999: 47)

### 9. Positive Handlungen
Winzig kleine, aber aus Klientensicht initiierte Lösungsansätze bilden den ersten Schritt zu einer für den Klienten bedeutsamen Veränderung. Der Berater versucht, die selbst gefundenen Lösungen zu unterstützen und den Klienten in seiner Bewältigungsstrategie zu fördern. (Rogers, 1999: 47)

### 10. Wachsende Einsicht
Durch die Umsetzung kleinerer Schritte gewinnt der Klient mehr an Sicherheit, aber auch Einsicht in sein Handlungsrepertoire. Hier bedarf es der entsprechenden Unterstützung des Beraters, wenn anfänglich die Umsetzung noch sehr zögerlich verläuft. (Rogers, 1999: 49)

### 11. Gesteigerte Unabhängigkeit
Der Klient gewinnt zunehmend mehr Selbstvertrauen sowohl in seine Entscheidungsfindung als auch in seine Handlungsumsetzung. Die Art der Beziehung zwischen Berater und Klient verändert sich allmählich. Der Klient entwickelt beziehungsweise gewinnt eine selbständige und selbstgelenkte Lebensweise wieder. (Rogers, 1999: 49)

### 12. Das nachlassende Hilfsbedürfnis
Das Bedürfnis des Klienten nach Hilfe verschwindet zunehmend. Er kann die Beziehung zum Berater abschließen. Es sollte zu einem gemeinsamen «gesunden Abschluss» (Rogers, 1999: 50) kommen.

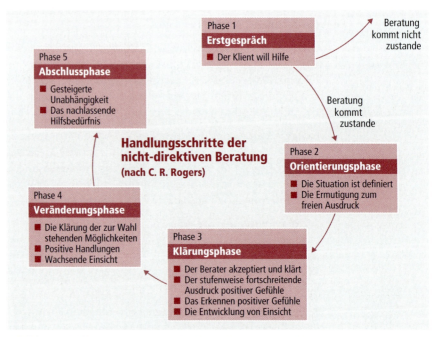

**Abbildung II 5-4:** Beratungsprozess und nicht-direktive Beratung (Rogers, 1999)

### Rolle des Beraters

Beraterrollen Aufgrund der von Rogers entwickelten Prinzipien zu seinem personenzentrierten Beratungsansatz lassen sich verschiedene Beraterrollen ableiten.

Damit der Berater den Klienten bei der Problembearbeitung unterstützen kann, muss er dafür Sorge tragen, dass er eine Atmosphäre schafft, in der dieser sein Problem unter einem anderen Licht beleuchten kann. Der Berater ist nicht für fertige Lösungen (Patentrezepte) zuständig, sondern für Hilfestellungen in der Lösungsfindung. (Rogers, 1999: 40 f.)

Rogers (2002a: 42) schreibt dem Berater die Funktion zu, «soweit er dazu imstande ist, das innere Bezugssystem des Klienten zu übernehmen, die Welt so zu sehen, wie der Klient sie sieht, den Klienten zu sehen, wie er sich selbst sieht, dabei alle Vorstellungen vom äußeren Bezugssystem abzulegen und dem Klienten etwas von diesem einfühlenden Verstehen mitzuteilen». Des Weiteren ist es wichtig, dass der Klient erfährt, dass die beratende Situation wirklich ihm gehört. Der Klient sollte das Gefühl vermittelt bekommen, dass er diese Zeit für sich nutzen kann, den Beratungsablauf damit auch bestimmt; er kann ganz er selbst sein. (Rogers, 1999: 42) Der Berater achtet darauf, dass der Klient «sich seiner eigenen Verwirklichungsprozesse bewusst» wird (Rogers, 2002b: 59) und Vertrauen in sich gewinnt. Durch Ermutigung und bestimmte Fragestellungen fordert der Berater den Klienten auf, alle seine Gefühle (positive und negative) zu dem Problem zu äußern. Er verbalisiert diese Gefühle und versucht weder eine Ursachenanalyse noch eine Interpretation zu betreiben. Er nimmt durch aktives Zuhören die Äußerungen des Klienten zur Kenntnis, «daß sie existieren und akzeptiert sie». (Rogers, 1999: 44). In der personenzentrierten Beratung «findet der Klient im Berater ein echtes *alter ego* im operationalen und technischen Sinn – ein anderes Selbst, das (soweit wie möglich) zeitweise auf seine Eigenständigkeit verzichtet, mit Ausnahme seiner Fähigkeit, den anderen zu verstehen versuchen». (Rogers, 2002a: 52). Bachmair et al. (1989: 29) formulieren, dass der Berater ein «Vorbild im Zuhören und Einfühlen» sein sollte.

### Gesprächstechniken und -methoden

Arten von Gesprächstechniken und -methoden Auch wenn die folgenden Gesprächstechniken nicht so explizit von Rogers benannt worden sind, so haben sie doch indirekt die einzelnen Schritte des Beratungsprozesses beeinflusst. Schwäbisch und Siems (1974: 111 ff.) haben für das partnerzentrierte Gespräch drei Stufen formuliert, deren Merkmale auf jeden Fall (wenn auch unsystematisch) in dem personenzentrierten Ansatz von Rogers zu finden sind.

*Das verständnisvolle Zuhören*
Verständnisvolles Zuhören muss nicht immer über das gesprochene Wort laufen, sondern kann durch Gesten, wie zum Beispiel Kopfnicken oder gezieltes Anschauen, sowie durch Äußerungen «Hm», «ja», «genau», «aha» usw. erfolgen. Durch derartige Handlungsmuster kann eine vertraute Umgebung geschaffen werden, die die Basis für einen verständnisvollen und akzeptierenden Umgang legt. (Schwäbisch/Siem, 1974: 111 ff.)

Die Aktivität liegt beim Klienten, er soll über seine Probleme sprechen; er soll ermutigt werden, seine Gefühle und Einstellungen frei äußern zu können. (Rogers, 1999: 117)

Auf das Fallbeispiel von Frau Höhne bezogen kann anhand der beschriebenen Situation nicht entnommen werden, ob Frau Meier diese Regeln des aktiven Zuhörens einsetzt. Allerdings äußert Frau Höhne, dass sie das Gefühl hat, von ihr nicht verstanden zu werden.

*Das Paraphrasieren*
Die Technik des Paraphrasierens beruht darauf, dem Klienten seine Aussagen noch einmal zu spiegeln, indem der Berater sie entweder wiederholt oder versucht, sie mit eigenen Worten wiederzugeben. Das Ziel des Paraphrasierens besteht darin, dass der Berater sich vergewissern kann, ob er den Ratsuchenden richtig verstanden hat und dass vor allen Dingen keine Missverständnisse entstehen. (Bachmair et al., 1989: 33 f.) Der Klient erkennt daran, ob der Berater wirklich seinen Äußerungen aktiv und engagiert gefolgt ist. (Schwäbisch/Siems, 1974: 112 f.)

Es ist davon auszugehen, dass Frau Meier diese Regeln des Paraphrasierens nicht kennt, da sie nicht zur Anwendung kommen. Beispielsweise könnte Frau Meier nachfragen: «Habe ich Sie richtig verstanden, Frau Höhne, dass Sie sich in Ihrer Wohnung sehr wohl fühlen, aber große Ängste haben, wieder zu stürzen?»

*Das Verbalisieren emotionaler Erlebnisinhalte*
Hier werden hauptsächlich die Gefühle des Klienten, die hinter den Aussagen stehen, wiederholt. Dies ist vor allen Dingen dann wichtig, wenn der Klient seine Gefühle versteckt äußert beziehungsweise indirekte Botschaften von sich gibt. Durch das Verbalisieren können Gefühle, die bislang dem Klienten nicht bewusst waren, plötzlich zum Ausbruch gebracht werden. (Bachmair, 1989: 34 f.) Schwäbisch und Siems (1974: 114) empfehlen, dass eine förderliche Atmosphäre hilfreich sein kann, die Gefühle zuzulassen. Wenn die Beziehung zwischen Berater und Klient als akzeptierend und entspannt wahrgenommen wird, ist ein Annehmen der eigenen Gefühlswelt einfacher.

Im Fallbeispiel von Frau Höhne wäre das Abfragen sowohl von positiven als auch negativen Gefühlen ganz wichtig. Beispielsweise: «Sie fühlen sich sehr erleichtert, wenn Sie mit Ihrer Freundin Frau Süsselbeck über Ihre Ängste gesprochen haben!» Diese und andere Impulse könnten ein differenziertes Bild der emotionalen Erlebnisinhalte deutlich werden lassen.

### 5.5.2
## Lösungsorientierte Beratung (nach Günter G. Bamberger)

**Begründer**

Ansatz In Anknüpfung an die «Lösungsorientierte Kurzzeittherapie» von Steve de Shazer, einem amerikanischen Psychologen, hat der deutsche Diplompsychologe Günter G. Bamberger die lösungsorientierte Beratung entwickelt. Sein Beratungskonzept ist als prozessorientierte Beratung zu verstehen, wobei die Entwicklung von Lösungsstrategien durch den Klienten im Mittelpunkt steht (s. **Abb. II 5-5**). Nicht mehr die Problemanalyse wird fokussiert, sondern die zielstrebige Lösungsfindung wird zum Gegenstand der Interventionen. Dieser psychosoziale Ansatz setzte in Beratungs- und Therapiekreisen einen enormen Umdenkprozess in Gang, indem innerhalb der systemisch orientierten Beratungsansätze – ausgehend von de Shazer – der Mensch zum einen als Bestandteil eines sozialen Beziehungssystems gesehen und zum anderen als persönlichkeitsspezifisches System in den Blick genommen wurde. Die Interdependenz beider Prämissen wurde für das Verhalten und Erleben des Menschen als bedeutsam bestimmt. (Bamberger, 1999: 9) De Shazer (2003: 12 ff.) geht davon aus, dass bereits kleine Veränderungen sowohl des Denkens als auch des Handelns zu einer tief greifenden Neuorganisation des menschlichen Systems führen. Lösungen besitzen derartige Funktionen, indem sie eine «Vision oder Schilderung einer erfreulicheren Zukunft […] entwerfen, die sich dann sozusagen in der Gegenwart breit machen kann». (de Shazer, 2003: 13). Bamberger versteht das Beratungsgespräch beziehungsweise die Sitzung als Impulsgeber, die eigentliche Arbeit im Hinblick auf Veränderung kann nur vom Klienten selbst übernommen werden, wobei dieser Prozess in der Regel mehr Zeit in Anspruch nimmt als der eigentliche Beratungsprozess.

### Beratungsverständnis

«Statt des Rückblicks auf Vergangenheit geht es um die Konstruktion der Zukunft». (Bamberger, 1999: 19). Demzufolge spielt die Ursache des Problems in der lösungsorientierten Beratung keine so starke Rolle mehr. Die in anderen Ansätzen sehr stark ausgeprägte «pathologische» Betrachtung von Problemen wird eingetauscht gegen impulsgebende Momente des Lebens, die als Herausforderung für Wachstum und Entwicklung gesehen werden. Der lösungsorientierte Ansatz von Bamberger basiert auf der Annahme, dass der Klient über lösungsrelevante Ressourcen verfügt. Damit ist ein humanistisches Menschenbild verbunden, das jeden Menschen als aktiven, eigenverantwortlichen und kompetenten Gestalter seines Lebens beziehungsweise seiner Existenz sieht. (Bamberger, 1999: 22) Es geht lediglich darum, diese Ressourcen und Kompetenzen zu aktivieren, so dass der Ratsuchende sich darauf konzentriert und seine Möglichkeiten der Ressourcennutzung für die «Lösungsverschreibung» (Bamberger, 1999: 93 f.) erkennt. Damit wird der Klient zu seinem eigenen Therapeuten. Der Ratsuchende erhält von dem Berater eine strukturierte Anleitung zur Selbsthilfe, wie er demnächst anstehende Probleme selbst lösen kann. Damit ist die Hilfe zur Selbsthilfe realisiert. (Bamberger, 1999: 129) Das übergeordnete Ziel der lösungsorientierten Beratung ist es,

*Lösungsorientiertes Beratungsverständnis*

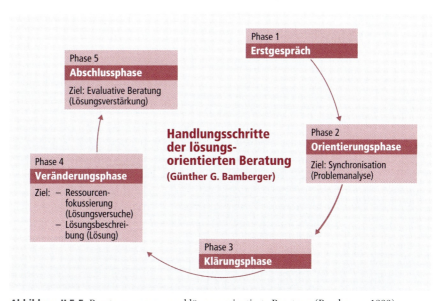

**Abbildung II 5-5:** Beratungsprozess und lösungsorientierte Beratung (Bamberger, 1999)

den Klienten in seiner «self-efficacy» (Selbstvertrauen) zu stärken, indem er seine eigenen Kompetenzen und Stärken einsetzt. Dies kann nur erfolgen, wenn der Berater für den Klienten Lernprozesse initiiert, in denen er sich entfalten kann und seine verdeckten Ressourcen erkennt. Der Klient muss sich dieser dann bewusst werden und mit ihrer Hilfe in der Lage sein, sich selbst zu regulieren und die Kontextbedingungen seiner Umwelt durch selbständige Interaktion zu beeinflussen. Damit ist der Klient auf jetzige und zukünftige Probleme vorbereitet, er kann adäquat darauf reagieren. (Bamberger, 1999: 41)

### Prinzipien des Beratungskonzeptes

Wesentliche Prinzipien

Im Folgenden werden die wesentlichen Prinzipien der lösungsorientierten Beratung vorgestellt.

*Ressourcenaktivierung*
Ein wichtiges Ziel der lösungsorientierten Beratung ist die Förderung der vorhandenen Ressourcen und Kompetenzen eines Ratsuchenden. Die Ressourcen und Kompetenzen eines Menschen können sich in Form von zum Beispiel Kenntnissen, Begabungen, Erfahrungen, Gewohnheiten oder Wissen zeigen. (Bamberg, 1999: 21) Bei diesem Ansatz der positiven Konnotation geht es nicht darum, Dinge zu verschönern oder sie sogar einem Klienten einzureden, sondern es sollen positive Rückkoppelungseffekte erzeugt werden. Dieses erfolgt, «indem man einerseits den Klienten auf die guten Dinge aufmerksam macht, die er bereits tut und die Grund für eine positive Selbstsicht sind, und indem man andererseits die diesem Verhalten zugrunde liegenden Kompetenzen herausstellt und dem Klienten bewusst macht». (Bamberger, 1999: 102) Bamberger bezeichnet dies umgangssprachlich als «Mut machen». Diese Nutzung der klientenimmanenten Ressourcen wird in den Ansätzen der lösungsorientierten Beratung, ausgehend von dem Begründer Milton Erickson, als «Utilisierung zieldienlicher Ressourcen» (Bamberger, 1999: 21) bezeichnet.

In dem Fallbeispiel von Frau Höhne ist bereits ein erster Schritt getan: Initiiert wurde dieser erste Impuls durch ihre Tochter. Frau Höhne ist allerdings auch selbst bereit, fremde Hilfe in Anspruch zu nehmen. Sie genießt es sehr, in ihrer eigenen Wohnung zu leben und sieht auch darin ihre Lebensqualität. Dieser starke Wunsch kann als positiver Rückkoppelungseffekt für ihre große Angst genutzt werden.

*Lösungen konstruieren statt Probleme analysieren*
Dieses Prinzip geht auf das Milwaukee-Modell von de Shazer zurück, indem «man eine Problemlösung am schnellsten und sichersten dadurch erreicht, daß man sich von Anfang an auf die Lösung und nicht auf das Problem konzentriert.» (Bamberger, 1999: 12). Deshalb wird dieses Prinzip auch als *Milwaukee-Axiom* bezeichnet. (Bamberger, 1999: 12) Lösungen im Sinne der lösungsorientierten Beratung stellen immer Veränderung eines Teilsystems innerhalb des Gesamtsystems dar. Dabei kann es sich um Wahrnehmungen, Gedanken, Lebenspläne oder Verhaltensrepertoires handeln. Diese Veränderungen haben ihrerseits wiederum Effekte auf andere Teilsysteme. Meist sind sie mit Neuorganisationen verbunden. (Bamberger, 1999: 20)

Frau Höhne erhält in dem Fallbeispiel zwar kurz zu Beginn die Möglichkeit, ihr Problem darzulegen. Im weiteren Verlauf jedoch erfolgt die Lösungssuche und -verschreibung verkürzt, da die Intervention nur in einer Möglichkeit, nämlich in dem Einzug in eine stationäre Einrichtung, gesehen wird. Hier wäre der Ansatz gegeben, mehrere Lösungsvarianten gemeinsam mit Frau Höhne zu entwickeln, damit sie dann in der konkreten Realisierung auf Brauchbarkeit überprüft werden können.

*Nur anstehende Probleme lösen*
Eine wichtige Grundregel der lösungsorientierten Beratung ist, dass nur die Probleme gelöst werden, die offensichtlich sind und die der Klient lösen möchte. Es geht nicht darum, alle verdeckten und potentiellen Probleme, die der Berater vielleicht entdeckt, zu lösen. Vom Hundertsten ins Tausendste zu kommen – «fully-functioning-person» (Rogers, 1974) wird nicht nur von de Shazer, sondern auch von Bamberger abgelehnt.

*Alternative Verhaltensmöglichkeiten aktivieren*
Menschen neigen aus subjektiv unterschiedlichen Gründen dazu, aus einem ihnen zur Verfügung stehenden Repertoire nur eine bestimmte Verhaltenskomponente bei der Bewältigung eines Problems zu zeigen. Die lösungsorientierte Beratung verfolgt das Ziel, dem Ratsuchenden alternative Muster aufzuzeigen. Friedmann (1997 in: Bamberger, 1999: 70) bezeichnet Probleme als «verdrängte Lösungen». Häufig fehlt dem Ratsuchenden der richtige Schlüssel, damit er seine Kompetenzen für die Problemlösung nutzen kann. Ein erweiterter Blick für die problemprovozierende Situation führt auch zu einer gesteigerten Handlungsoption. (Bamberger, 1999: 21)

### Phasen der lösungsorientierten Beratung

Phasen der
lösungsorientierten
Beratung
Der Beratungsprozess wird von Bamberger (1999: 26 ff.) in vier Phasen strukturiert, wobei er sie stets als vorläufig definiert und die Übergänge fließend sind:

- Synchronisation (Problemanalyse)
- Ressourcenfokussierung (Lösungsversuche)
- Lösungsverschreibung (Lösung)
- evaluative Beratung (Lösungsverstärkung).

### Erste Beratungsphase: Synchronisation (Problemanalyse)

Problemanalyse
Obwohl die lösungsorientierte Beratung auf die Problemanalyse eigentlich verzichtet, wird ihr insofern eine kurze Beachtung geschenkt, als dass dem Klienten das Gefühl vermittelt wird, dass er verstanden und respektiert wird. Basis dafür ist, dass Berater und Ratsuchender einen «Gleichlauf» (Synchronisation) erlangen. Aus der Sicht des Klienten bedeutet dies, die Logik des Beratungskonzeptes zu verstehen. Der Berater hingegen sollte ihm das Gefühl vermitteln, dass er sein Problem akzeptiert und ihn versteht. Dazu ist es wichtig, dass der Klient die Möglichkeit erhält, kurz über sein Problem zu sprechen. Dies erfolgt allerdings unter der Fragestellung von problembelastenden und problemunbelasteten Bereichen.

Hier können folgende Fragen hilfreich sein:

- Welche Bereiche sind von Ihrem Problem betroffen und welche nicht?
- Wie verhalten Sie sich in problembelastenden Situationen und wie in problemunbelasteten Situationen?
- Wann war das letzte belastende Ereignis? Wie haben Sie sich verhalten? (Bamberger, 1999: 34)

Der Grad der Synchronisation ist für den weiteren Verlauf des Beratungsprozesses entscheidend. Neben der Problembeschreibung und der Synchronisation ist die positive Unterstützung des Klienten ein weiterer wichtiger Aspekt.

**Zweite Beratungsphase: Ressourcenfokussierung (Lösungsversuche)**

Lösungsversuche

Angelehnt an de Shazer geht auch Bamberger (1999: 41) davon aus, dass diese Phase dazu dient, mit dem Klienten eine visionäre Lösung zu entwickeln. Der Ratsuchende wird durch zentrale Fragestellungen dazu aufgefordert, sich vorzustellen, was wäre, wenn das Problem nicht mehr da wäre, was er dann tun würde. Diese lösungsorientierten Fragen provozieren einerseits Erwartungen des Klienten im Hinblick auf eine erfolgreiche Beratung und andererseits geben sie seine Möglichkeiten der Veränderungen preis. Letztere setzen an seinen Ressourcen an, die aus den problemunbelasteten Bereichen stammen und für die Problemlösung aktiviert werden können. Auch für diese Phase sind nach Bamberger spezifische Schüsselfragen hilfreich:

*Was hat sich seit der Anmeldung zur Beratung und dem heutigen ersten Gespräch vielleicht schon verändert?*
■ Lösungstendenzen

*Gibt es auch Zeiten, in denen das Problem weniger stark oder vielleicht sogar überhaupt nicht auftritt?*
■ Ausnahmen

*Was wäre im Verhalten des Klienten anders, wenn durch ein Wunder das Problem plötzlich gelöst wäre?*
■ Hypothetische Lösungen

*Gibt es auch irgendwelche positiven Aspekte dadurch, dass dieses Problem existiert?*
■ Umdeutungen

*Gibt es etwas, irgendetwas, das bezüglich des relevanten Interaktionsmusters anders gemacht werden könnte?*
■ Universallösung
(Bamberger, 1999: 44)

Beratung in Anspruch zu nehmen, ist der erste Schritt in Richtung Lösung. Bamberger (1999: 45) nennt es «den Beginn einer Los-Lösung» von dem Problem. Die Fragen, die «Ausnahmen» von Problemsituationen evozieren sollen, zeigen dem Ratsuchenden auf, dass das Problem nicht ständig existent ist und    dass es durchaus problemfreie Phasen gibt. Ein Sonderfall der Ausnahmen stellen jene Fragen dar, die hypothetische Lösungen erzeugen sollen. Dazu gehören zum Beispiel die Wunderfrage oder «So tun als ob» sowie das zirkuläre Fragen. Hier geht es darum, dass der Ratsuchende sich in die Situation hineinversetzen soll, dass ein Wunder geschieht und das Problem nicht mehr da ist. Der Klient soll dann über sein Verhalten nachdenken, was er tut, wie zum Beispiel seine Umgebung darauf reagiert, wie er sich dabei fühlt usw. (Bamberger, 1999: 57 ff.) Es gibt Klienten, die auf all diese Zugangswege nicht reagieren. Deshalb ist es auch manchmal hilfreich «den Umgang mit dem Problem unter einem veränderten Aspekt zu betrachten und dadurch einen anderen Bezugs- und Bedeutungsrahmen herzustellen». (Bamberger, 1999: 67). Diese Neuorganisation des Verhaltens ist mit einem Perspektivenwechsel verbunden, der durch die Methode «Umdeuten beziehungsweise Reframing» gekennzeichnet ist. (s. dazu Näheres unter dem Punkt Gesprächstechniken und Methoden) Die letzte Möglichkeit in dieser Phase der Lösungssuche besteht in dem Finden einer Universallösung. Die beraterische Lösung lautet also: «Mach' etwas ander(e)s!» (Bamberger, 1999: 78). Es geht also darum, dem Klienten zu helfen, irgendeine Intervention zu finden, die darauf abzielt, eine Veränderung in den Kontext einzubringen, so dass eine Veränderung des Problems eintritt.

### Dritte Beratungsphase: Lösungsverschreibung (Lösung)

*Lösung* In dieser Phase kommt es darauf an, dass der Klient die Verhaltensmodifikation als für sich wirksam anerkennt und gleichzeitig einen Zugang zu seinen Ressourcen hat. Bamberger (1999: 93) geht davon aus, «wenn dieses ‚psychodynamische Setting' gegeben ist, kann aus der veränderungsinitiierenden Idee tatsächlich die konkrete (Problem-)Lösung werden». Um den Klienten in diese innere Aufnahmebereitschaft für die Problemlösung zu versetzen, gibt Bamberger (1999: 93) drei verschiedene Methoden an:

- Rapport, als spezifische Beziehung zwischen Berater und Klient
- Nachdenkpause, als spezifische Interpunktion im Beratungsprozess
- Positive Konnotation, als eine beraterische Botschaft.

Diese besonderen Methoden der Lösungsverschreibung werden später unter dem Punkt «Techniken und Methoden» näher beschrieben.

### Vierte Beratungsphase: Evaluative Beratung (Lösungsverstärkung)

*Lösungsverstärkung* Diese Phase ist der bisherigen Beratungsarbeit gewidmet, indem der Berater die Veränderungen beim Klienten abfragt beziehungsweise evaluiert, die seit dem ersten Beratungsgespräch in Gang gesetzt worden sind. Wesentlich bei dieser Phase sind die möglichen Verbesserungen der Interventionen. Dabei sind positive Rückmeldung und weitere Förderung der eigenen Ressourcen wichtiger Bestandteil dieser letzten Beratungsphase. Je nachdem, wieweit sich der Klient an das Problem angenähert und für sich geeignete Lösungsvarianten gefunden hat, kann diese Phase zwei unterschiedliche Richtungen nehmen. Wenn der Beratungsprozess mit einer weiteren Lösungsverschreibung fortgeführt wird, dann folgen die bereits oben in Phase drei beschriebenen Interventionsschritte wie Nachdenkpause, positive Konnotation und weitere modifizierte Lösungsvorschläge. Der Beratungsprozess kann aber auch hier beendet werden. Dies ist dann der Fall, wenn der Klient für sich eine hinreichende Perspektive zur Bewältigung seiner Probleme gefunden hat, sie akzeptiert und anwenden kann. (Bamberger, 1999: 129 f.)

### *Rolle des Beraters*

*Beraterrollen* Die durchgehende Rolle innerhalb des Beratungskonzeptes von Bamberger ist dadurch geprägt, dass der Berater an den klientenimmanenten Entwicklungspotentialen sowie Ressourcen festhält und das Bewusstsein vorhanden ist, dass der Klient selbst der Experte ist. Damit akzeptiert er die Autonomie des Klienten und weiß um seinen Einfluss. (Bamberger, 1999: 23, 100) In diesem Grundverständnis übernimmt er die Rolle des Begleiters und Moderators. Gleichzeitig ist er aber auch assistierend und helfend bei der Lösungsfindung tätig.

### *Gesprächstechniken und -methoden*

*Verschiedene Gesprächstechniken und -methoden* Im Folgenden werden exemplarisch drei Methoden herausgegriffen, die in unterschiedlichen Phasen des Beratungsprozesses zum Tragen kommen können. Der

Rapport, das zirkuläre Fragen und das Umdeuten (Reframing) sind Methoden, die in allen systemorientierten Beratungsansätzen angewendet werden; sie stellen keine spezifisch ausgeprägten Methoden der lösungsorientierten Beratung von Bamberger dar.

### Rapport

Rapport

Der Begriff Rapport kann als «gute Arbeitsbeziehung» zwischen Klient und Berater übersetzt werden. (Bamberger, 1999: 94) Bamberger sieht diese Beziehung nur dann eingelöst, wenn drei Bedingungen erfüllt sind:

- Wertschätzung (z. B. durch Komplimente wie: Ich bin beeindruckt…; es ist bewundernswert …; ich bin überwältigt …)
- gemeinsame Sprache (bedeutet, «aus einem ‹Miteinander-sprechen› ein ‹Einander-verstehen›» (Bamberger, 1999: 96) zu machen.
- lösungsorientierte Einstellung.

### Zirkuläres Fragen

Zirkuläres Fragen

Zirkuläres Fragen ist eine Methode, die aus der Familientherapie um die Mailänder Schule (Palazzoli et al., 1991) stammt. Ausgangspunkt dieser Methode ist, «daß Kommunikation in sozialen Systemen relativ stark Kommunikation über andere ist». (König/Volmer, 2000: 130). Deshalb wird auf der Metaebene versucht, Beobachtungsstandpunkte einzunehmen, die nicht dem eigenen Standpunkt entsprechen. (Ellebracht et al., 2002: 60 f.) In diesem Zusammenhang stellt der Berater Fragen, die den Klienten auffordern, seine Sichtweise und sein Denken über beteiligte Personen preiszugeben, indem er hypothetisch deren Wirklichkeitskonstrukte und Kommunikationsmuster deutet. (Barthelmeß, 1999: 110 f.)

Folgende Fragen könnten im Fall von Frau Höhne hilfreich sein:

- «Was denkt Ihre Freundin Frau Süsselbeck, wenn Sie über Ihre Ängste sprechen?»
- «Was sagt Ihre Tochter zu Ihnen, wenn Sie so ängstlich reagieren?»
- «Wie reagieren Ihre anderen Kinder auf Ihr Problem?»

### Umdeuten (Reframing)

Umdeuten (Reframing)

Nach Watzlawick, Weakland und Fisch (1992: 118) besteht eine Umdeutung darin, «den begrifflichen und gefühlsmäßigen Rahmen, in dem eine Sachlage erlebt und beurteilt wird, durch einen anderen zu ersetzen, der den ‹Tatsachen› der Situation ebenso gut oder sogar besser gerecht wird, und dadurch ihre Gesamtbedeutung ändert». Das Neurolinguistische Programmieren (NLP) bezeichnet diesen Vorgang als Reframing und versteht darunter die Setzung eines neuen Rahmens. Der Kontext oder das Umfeld eines Menschen beeinflussen die Aussage, die der Mensch wahrnimmt. Konkret bedeutet dies:

> «…einen Sachverhalt
> – in einen anderen Zusammenhang stellen
> – durch eine andere Brille anschauen
> – von einer anderen Warte betrachten.» (Ellebracht et al., 2002: 62)

In dem Fallbeispiel von Frau Höhne ließe sich ihre Ängstlichkeit insofern umdeuten, dass sie einfach nur vorsichtig ist und sorgsam mit sich umgeht. Ebenso könnte ihre Zurückgezogenheit auch Ruhe und Gelassenheit bedeuten, die sie jetzt viel besser genießen kann.

**Tabelle II 5-3:** Analyseraster zur sachgerechten Bearbeitung des Fallbeispiels «Einzug in ein Altenpflegewohnheim – Frau Höhne lässt sich beraten» unter Anwendung der beiden Beratungsansätze: Nicht-direktive Beratung (nach C. R. Rogers) und lösungsorientierte Beratung (nach G. G. Bamberger)

| Handlungsschritte | Wohnbereichsleitung Frau Meier | Potenzielle Kundin Frau Höhne | Wohnbereichsleitung Frau Meier | Potenzielle Kundin Frau Höhne |
|---|---|---|---|---|
| **Analyse, Diagnose** | **Nicht-direktive Beratung (C. R. Rogers)** **Phase 1: Erstgespräch** 1. Der Klient will Hilfe  Frau Meier hat sich Notizen gemacht | Die Tochter Ulrike hat telefonisch für ihre Mutter einen Beratungstermin besorgt.  Frau Höhne will Hilfe in Anspruch nehmen. | **Lösungsorientierte Beratung (G. G. Bamberger)** **Phase 1: Erstgespräch**  Frau Meier hat sich Notizen gemacht | Die Tochter Ulrike hat telefonisch für ihre Mutter einen Beratungstermin besorgt.  Frau Höhne will Hilfe in Anspruch nehmen. |
| | **Phase 2: Orientierung** 2. Die Situation ist definiert  Frau Meier ist auf das Gespräch vorbereitet.  Sie klärt ihre Rollen im Beratungsprozess: Unterstützerin und Begleiterin; sie wird versuchen, aktiv zuzuhören und Zeit für Frau Höhne zu haben. | Frau Höhne ist damit einverstanden, dass sie alleine die Lösungen umsetzen kann, sie fordert allerdings eine Expertenberatung in Bezug auf die Entwicklung verschiedener Lösungen ein.  Frau Höhne erhält genügend Zeit und Beachtung, ihre Probleme darzulegen. | **Phase 2: Orientierung**  Frau Meier ist auf das Gespräch vorbereitet.  Sie eröffnet das Gespräch und unterstützt Frau Höhne darin, dass sie den Weg zur Beratung gefunden hat, um ihre jetzige Situation zu verändern. Frau Meier knüpft an die Informationen an, die sie von der Tochter hat und bittet Frau Höhne, doch aus ihrer Sicht ihr Anliegen zu erläutern. | Frau Höhne fühlt sich in ihrer Entscheidung, fremde Hilfe in Anspruch zu nehmen, bestätigt.  Frau Höhne erzählt von ihren Ängsten, wenn sie alleine in der Wohnung ist. Sie möchte nicht wieder stürzen, weil sie damit zur Belastung ihrer Familie und Umwelt wird. Sie berichtet, dass es nachts besonders schlimm ist. |
| | 3. Die Ermutigung zum freien Ausdruck  Frau Meier fordert Frau Höhne auf, ihr Anliegen ausführlich zu beschreiben; sie ermutigt sie, auch ihre Gefühle und Emotionen nicht außer Acht zu lassen. | | Sehr gezielt stellt Frau Meier folgende Fragen, ohne den Kontakt (verbal oder nonverbal) zu ihr zu verlieren: ■ Welche Bereiche sind besonders von Ihrem Problem betroffen und welche nicht? ■ Wie verhalten Sie sich in derartigen Problemsituationen beziehungsweise wie verhalten Sie sich in nicht problembelastenden Situationen? | Des Weiteren berichtet sie von den wunderbaren Erlebnissen mit ihrer Freundin, wo sie entweder gemeinsam etwas unternehmen oder gemeinsam in ihrer Wohnung sind. Manchmal bleibt ihre Freundin auch über Nacht. |

**Tabelle II 5-3:** (Fortsetzung)

| Wohnbereichsleitung Frau Meier | Potenzielle Kundin Frau Höhne | Wohnbereichsleitung Frau Meier | Potenzielle Kundin Frau Höhne |
|---|---|---|---|
| **Phase 3: Klärung** | | **Phase 3: Klärung** | |
| **4. Der Berater akzeptiert und klärt** Frau Meier versucht, die Äußerungen von Frau Höhne aufzugreifen und zu klären. «Die Angst scheint Sie sehr zu beunruhigen.» «Sie haben große Befürchtungen, wenn Sie wieder stürzen sollten, von anderen Menschen abhängig zu sein.» «Was Sie besonders belastet, ist, wenn Sie wieder Hilfe von Ihrer Tochter in Anspruch nehmen müssten.» | Frau Höhne berichtet aufgeregt, schnell und voller Angst. | wie bei Phase 2 | wie bei Phase 2 |
| **5. Der stufenweise fortschreitende Ausdruck positiver Impulse** Frau Meier spürt, dass Frau Höhne genügend Zeit hatte, ihre Bedenken, Ängste und Sorgen zu erzählen. Sie fordert sie nun auf zu erzählen, warum sie gerne in ihrer Wohnung bleiben möchte. | Frau Höhne ist erleichtert, alle ihre Befürchtungen «losgeworden» zu sein. Sofort ist sie bereit, über ihre Unabhängigkeit zu erzählen, über ihre Freiheiten und die vielen Besuche ihrer Freundin. | | |
| **6. Das Erkennen positiver Impulse** Frau Meier unterstützt die Aussagen von Frau Höhne, indem sie sagt: «Es ist einfach hervorragend, dass Sie mit Ihren 75 Jahren so selbständig und unabhängig ihr Leben gestalten.» | Frau Höhne greift diese Äußerungen auf und erwidert: «Sehen Sie, genau die Situation möchte ich gerne beibehalten.» | | |
| **7. Die Entwicklung von Einsicht** Frau Meier versucht, Frau Höhne darauf hinzuweisen, dass sie für sich klären muss, was sie möchte, um ihre Lebensqualität aufrechtzuerhalten. | Frau Höhne erkennt für sich, dass ihre Angst sie an der Findung von alternativen Lösungen (außer der stationären Pflegeeinrichtung) hindert. | | |
| **Anmerkung** | | Hier wäre es angezeigt, den Beratungsprozess zu unterbrechen, so dass Frau Höhne Zeit und Gelegenheit hat, mit ihrer Tochter und/oder Freundin den bis dahin veränderten Blick auf die Situation zu besprechen. | |
| **Soll-Zustand** | | Eine zufrieden stellende Lösung für Frau Höhne unter der Nutzung verschiedener Beratungsansätze zu finden. | Eine zufrieden stellende Lösung für Frau Höhne unter der Nutzung verschiedener Beratungsansätze zu finden. |

**Tabelle II 5-3:** (Ende)

| | Wohnbereichsleitung Frau Meier | Potenzielle Kundin Frau Höhne | Wohnbereichsleitung Frau Meier | Potenzielle Kundin Frau Höhne |
|---|---|---|---|---|
| **Interventionen** | **Phase 4: Veränderung**<br>8. Die Klärung der zur Wahl stehenden Möglichkeiten<br><br>Frau Meier fordert Frau Höhne auf, darüber nachzudenken, welche anderen Lösungen sie sich vorstellen kann.<br><br>9. Positive Handlungen<br><br>Frau Meier unterstützt die gefundenen Lösungen von Frau Höhne und fragt nach, ob sie sich die weiteren Schritte vorstellen kann.<br><br>10. Wachsende Einsicht<br><br>Frau Meier bietet Frau Höhne an, einen Kontakt herzustellen, so dass die Möglichkeit besteht, in der Handhabung der Notrufanlage angeleitet beziehungsweise geschult zu werden. | Frau Höhne kommt trotz des positiven Verlaufs des Gespräches nur zu folgenden für sie vorstellbaren Alternativen:<br>■ Notrufanlage<br>■ Spezifische Angebote des ambulanten Pflegedienstes<br><br>Frau Höhne ist noch ein wenig skeptisch, obwohl sie die erste Lösung «Notrufanlage» für sich präferiert.<br><br>Frau Höhne möchte allerdings, dass dieser Termin so gelegt wird, dass entweder ihre Freundin oder ihre Tochter anwesend sind. | **Phase 4: Veränderung**<br>Lösung<br><br>Frau Meier greift die Aussagen von Frau Höhne auf und unterstützt sie in den bereits genutzten, aber für sie nicht bewussten Ressourcen und Strategien. Sie macht ihr Mut, an weiteren, gemeinsam zu findenden Lösungen zu arbeiten.<br><br>Frau Meier entwickelt gemeinsam im Gespräch mit Frau Höhne weitere Lösungsansätze:<br>■ Nachtbeleuchtung installieren<br>■ Notrufanlage beantragen<br>■ Wohngemeinschaft mit der Freundin organisieren<br>■ Betreutes Wohnen ausprobieren<br>■ alternative Wohnformen mit der Tochter überlegen<br>■ besondere Dienste des ambulanten Pflegedienstes vereinbaren<br><br>Frau Meier organisiert die entsprechenden Kontakte. | Frau Höhne ist von der Fülle der Möglichkeiten sehr angetan, sie muss jedoch jetzt noch überlegen, welche Alternative sie zuerst in Angriff nehmen möchte.<br><br>Frau Höhne entschließt sich, zuerst die Nachtbeleuchtung und die Notrufanlage in Angriff zu nehmen.<br><br>Frau Höhne möchte, dass ihre Tochter beziehungsweise ihre Freundin bei diesem Termin anwesend sind. |
| **Evaluation** | **Phase 5: Abschluss**<br>11. Gesteigerte Unabhängigkeit<br><br>Frau Meier fragt nach, ob Frau Höhne sich jetzt erst einmal auf diese neue Lösung einstellen kann.<br><br>12. Das nachlassende Hilfsbedürfnis<br><br>Frau Meier verabredet mit Frau Höhne die Möglichkeit, dass sie sich jederzeit bei ihr melden kann, wenn es darum geht, andere Lösungsmöglichkeiten zu finden. | Frau Höhne ist einerseits erleichtert, da sie Hoffnung sieht, auch weiterhin in ihrer Wohnung zu bleiben, andererseits ist sie weiterhin skeptisch, ob sich ihre Angst mit der Rufanlage verringern wird. | **Phase 5: Abschluss**<br>Lösungsverstärkung<br><br>Frau Meier verabredet mit Frau Höhne die Möglichkeit, dass sie sich jederzeit wieder bei ihr melden kann, wenn es darum geht, andere Lösungsmöglichkeiten zu finden. | Frau Höhne weiß nun, was sie zu tun hat und ist über weitere Alternativen informiert. |

## 5.6
# Zusammenfassendes Ergebnis

In dem vorangegangenen Kapitel wurde versucht, eine begriffliche Einordnung der verschiedenen Perspektiven von Beratung vorzunehmen. Es wurden zwei Beratungsansätze ausgewählt: die nicht-direktive Beratung (Carl R. Rogers) und die lösungsorientierte Beratung (Günter G. Bamberger). Beide sind Beratungsansätze, die personenzentriert arbeiten und sowohl institutionalisiert als auch nichtinstitutionalisiert in der Pflegepraxis vorzufinden sind. Sie sind der humanistischen Psychologie verschrieben, wobei der lösungsorientierte Ansatz stärker die systemtheoretische Perspektive bei der Lösungsfindung in den Mittelpunkt stellt. Dem vierschrittigen Bearbeitungsraster wurden die systemimmanenten Schritte der beiden Beratungsansätze zugeordnet, so dass das Fallbeispiel anhand dieser Handlungsschritte untersucht, bearbeitet und interpretiert werden konnte. Da dieses Fallbeispiel in einer Unterrichtssituation zum Tragen kam, konnten die Lernenden diese Herausforderung sowohl intuitiv als auch anhand der späteren Sachinformationen bearbeiten. Die folgende tabellarische Zusammenfassung (**Tab. II 5-3**) enthält die Unterschiede und Gemeinsamkeiten der beiden Beratungsansätze in ihrer Anwendung auf den Fall. Es wird deutlich, dass die nicht-direktive Beratung ihren Schwerpunkt auf das einfühlsame Verstehen und Wertschätzen des Klienten legt. Ebenso ist zu erkennen, dass die lösungsorientierte Beratung diese Prinzipien zwar auch realisiert, aber in den Kontext von Lösungssuche und -verschreibung stellt. Zum Teil arbeiten beide Ansätze mit ähnlichen Methoden, allerdings dienen die Techniken und Methoden innerhalb des Ansatzes von Bamberger der Veränderung eines Teilsystems mit dem Ziel, auch Veränderungen in anderen Bereichen zu bewirken.

Das Ergebnis der Tabelle II 5-3 wurde mit den Lernenden am Ende der Unterrichtseinheit gemeinsam erarbeitet. Abschließend kann festgestellt werden, dass durch die Kenntnis und Anwendung von Beratungsansätzen ein Beratungsprozess gezielter, ökonomischer und zufriedenstellender für alle Beteiligten durchgeführt werden kann.

## 5.7
# Fallbeispiel zur Übung: «Einführung von Förder- und Entwicklungsgesprächen»

**Tabelle II 5-4:** Einordnung der Thematik in die Studienschwerpunkte und Arbeitsfelder

|  | Pflegemanagement | Pflegepädagogik |
|---|---|---|
| **Arbeitsfelder** | Leitung | Ausbildung |
|  | Weiterbildung | Weiterbildung |
|  | Beratung | Beratung |
|  | Forschung und Entwicklung | Forschung und Entwicklung |

Herr Müller ist als Pflegedirektor in einem Kreiskrankenhaus tätig. Zusammen mit der Verwaltungsdirektorin, Frau Haise, und dem Ärztlichen Direktor, Herrn Büring, ist er Mitglied des Leitungsgremiums. In dem Krankenhaus wird ein Pilot-Projekt zur Einführung von Förder- und Entwicklungsgesprächen im Pflegebereich beschlossen, Herr Müller soll die Leitung übernehmen. Nach der Planungsphase, in der er einen Gesprächsleitfaden entwickelt und Informationen an seine Mitarbeiter weitergegeben hatte, beginnt er mit der Durchführung des Projektes. Schon rasch stellen sich allerdings Schwierigkeiten ein, die die Arbeit behindern. Herr Müller entschließt sich dazu, das Leitungsgremium zu unterrichten und um Hilfe zu bitten. Er schildert dort im Wesentlichen zwei Probleme: «Es stellen sich immer wieder während der Gespräche Situationen ein, in denen der natürliche Gesprächsverlauf abbricht. Überwiegend passiert dies dann, wenn die quantitativen Ziele für die nächsten zwei Quartale besprochen werden sollen. Ich habe hier das Gefühl, dass der Gesprächsleitfaden nicht differenziert genug entwickelt ist, mir fehlt jedoch die Vorstellung, wie dieser zu verbessern ist. Vielleicht liegt es aber auch daran, dass ich nicht genug Erfahrung in der Durchführung von Gesprächen mit Mitarbeitern habe. Häufig fühle ich mich dabei unsicher. Das zweite Problem besteht darin, dass ich von einem Mitglied des Betriebsrates auf große Bedenken seitens der Mitarbeiter gegenüber den Förder- und Entwicklungsgesprächen angesprochen worden bin. Ich befürchte, dass der Betriebsrat eine flächendeckende Einführung der Gespräche blockieren wird. Auch hier habe ich keine Vorstellung, wie ich den Betriebsrat für die Sache gewinnen kann. Mir ist auch unklar, welche Akzeptanz ich bei dem Betriebsrat habe und wie dort meine Arbeit bewertet wird.»

Frau Haise und Herrn Büring sind diesbezüglich bereits Gerüchte zu Ohren gekommen. Da sie sehr interessiert an dem Gelingen des Projektes sind, schlagen sie vor, dass Herr Müller sich von dem Qualitätsbeauftragten des Krankenhauses, Herrn Schulze, beraten lässt. Herr Schulze ist studierter Pflegemanager und ist neben anderen Kompetenzbereichen ausgewiesener Experte für Personalentwicklung. Herr Büring will Herrn Schulze über die Probleme informieren und ihn bitten, Herrn Müller zu beraten.

Zu ihrem ersten Treffen bittet Herr Schulze Herrn Müller in seinen Arbeitsraum, in dem er eine gemütliche Sitzecke eingerichtet hat. Ein Flipchart und Moderationsmaterialien stehen bereit. Herr Schulze eröffnet das Gespräch mit einem Dank, dass in ihn das Vertrauen gesetzt worden ist und bittet dann darum, ihm die Probleme noch einmal genau zu schildern. Herr Müller ist etwas irritiert, da er davon ausgegangen war, dass diese Informationen bereits durch Herrn Büring weitergegeben worden sind. Er lässt sich jedoch nichts anmerken und wiederholt die Darstellung der Probleme, wie er sie in der Leitungsrunde vorgetragen hat. Mehrfach wird er bei seiner Erzählung von Herrn Schulze unterbrochen. So fragt dieser zum Beispiel nach, ob Herr Müller eine Vorlage für die Entwicklung des Gesprächsleitfadens gehabt habe, welche Fortbildungen er zur Gesprächsführung besucht hätte und ob ihm die Namen der Mitarbeiterinnen bekannt seien, die Bedenken gegen das Förder- und Entwicklungsgespräch hätten. Herr Müller findet die Fragen anregend, sie lenken ihn jedoch auch davon ab, seine Problemsicht umfassend darzustellen. Er wird sich zunehmend unsicherer, ob Herr Schulze ihn versteht, insbesondere im Hinblick auf seine Unsicherheiten in der Gesprächsführung. Als er den Konflikt mit dem Betriebsrat darstellt, schildert Herr Schulze spontan seine Erfahrungen mit Betriebsräten aus anderen Unternehmen. Oft habe er erlebt, wie innovative Ideen abgeblockt und verhindert worden wären aus einer

**Tabelle II 5-5:** Analyseraster zur sachgerechten Bearbeitung des Fallbeispiels «Einführung von Förder- und Entwicklungsgesprächen»

| Handlungsschritte | Variablen | | |
| --- | --- | --- | --- |
| | Person | Prozess | Struktur |
| Analyse, Diagnose | ■ | ■ | ■ |
| Soll-Zustand | ■ | ■ | ■ |
| Intervention | ■ | ■ | ■ |
| Evaluation | ■ | ■ | ■ |

falsch verstandenen Interessensvertretung für die Mitarbeiter. Seiner Meinung nach dächten Betriebsräte häufig unmodern und seien Feindbildern verhaftet, was eine konstruktive Kooperation zwischen verschiedenen Interessensparteien verhindere. Ohne den Betriebsrat ginge allerdings nichts und deshalb sei es von großer Wichtigkeit, ihn als Kooperationspartner zu gewinnen. Da würde taktisches Vorgehen vonnöten sein, welches hier auch geplant werden müsse. Herr Schulze macht dazu auch gleich einige Vorschläge. So solle Herr Müller um ein persönliches Gespräch mit dem Betriebsrat bitten, um noch einmal das Konzept darzustellen und Fragen beantworten zu können. Auch solle er anbieten, den Gesprächsleitfaden mit ihm zusammen noch einmal zu sichten und Verbesserungsvorschläge zu machen. Damit leitet Herr Schulz über zu dem ersten beschriebenen Problem. Er nennt Herrn Müller zwei Fachbücher, in denen Gesprächsleitfäden und deren Einsatz sowie die Strukturierung von Gesprächen sehr gut beschrieben seien. Für eine erste Hilfestellung würde dies reichen, langfristig empfehle er jedoch die Teilnahme an einer Fortbildung zum Thema Mitarbeitergespräche. Herr Müller fühlt sich zunehmend unbehaglich. Er fragt sich, wo er die Zeit hernehmen soll, neben den Arbeitsanforderungen noch zwei Fachbücher zu lesen. Gleichzeitig ist ihm klar, dass er die Gespräche besser vorbereiten und auch noch an dem Fragebogen Verbesserungen vornehmen muss. Er äußert sein Unbehagen, was Herrn Schulze schließlich veranlasst, seine konkrete Hilfe bei der Überarbeitung des Fragebogens anzubieten. Nach Abschluss des Gesprächs fragt sich Herr Schulz, ob er in der Beratung nicht zu aktiv gewesen ist. Andererseits hat Herr Müller auch ein klares Hilfegesuch formuliert.

# Literatur

Bachmair, S.; Faber, J.; Hennig, C.; Kolb, R.; Willig, W.: Beraten will gelernt sein. Ein praktisches Lehrbuch für Anfänger und Fortgeschrittene. 4. überarb. Aufl., Psychologie Verlags Union, München 1989

Bamberger, G. G.: Lösungsorientierte Beratung. Psychologie Verlags Union, Weinheim 1999

Batra, A.; Wassmann, R.; Buchkremer, G.: Verhaltenstherapie. Grundlagen – Methoden – Anwendungsgebiete. Thieme Verlag, Stuttgart 2000

Barthelmeß, M.: Systemische Beratung. Eine Einführung für psychosoziale Berufe. Beltz Verlag, Weinheim und Basel 1999

Bartholomeyczik, S.: Professionelle Kompetenz in der Pflege Teil III. Pflege aktuell, 55 (2001) 7–8: 412–414

Dörner D.: Problemlösen als Informationsverarbeitung. W. Kohlhammer, 3. Aufl., Stuttgart, Berlin, Köln, Mainz 1987

Ellebracht, H.; Lenz, G.; Osterhold, G.; Schäfer, H.: Systemische Organisations- und Unternehmensberatung. Praxishandbuch für Berater und Führungskräfte. Betriebswirtschaftlicher Verlag, 1. Aufl., Wiesbaden 2002

Fatzer, G. (Hrsg.): Phasendynamik und Zielsetzung der Supervision und Organisationsberatung. In: Fatzer, G. (Hrsg.): Supervision und Beratung. Ein Handbuch. Edition Humanistische Psychologie, 4. unveränderte Aufl., Köln 1993, 53–84

Huber, G. L.; Mandl, H.: Das pädagogisch-psychologische Handeln: Eine Einführung in Teil III des Lehrbuches. In: Weidenmann, B.; Krapp, A.; Hofer, M.; Huber, G. L.; Mandl, H. (Hrsg.): Pädagogische Psychologie. Psychologie Verlags Union, München, Weinheim 1986, 555–563

Klug-Redman B.: Patientenschulung und -beratung. Ullstein Mosby, Berlin, Wiesbaden 1996. (Original erschienen 1993: «The Process of Patient Education», 7. Aufl., Mosby Year Book, Inc. St. Louis, Missouri)

Koch-Straube, U.: Beratung in der Pflege. Verlag Hans Huber, 1. Aufl., Bern 2001

König, E.; Volmer, G.: Systemische Organisationsberatung. Grundlagen und Methoden. Deutscher Studien Verlag, 7. Aufl., Weinheim 2000

König, E.; Volmer, G.: Systemisches Coaching. Handbuch für Führungskräfte, Berater und Trainer. Beltz Verlag, 2. Aufl., Weinheim und Basel 2003

Lippitt, G.; Lippitt, R.: Beratung als Prozess. Was Berater und ihre Kunden wissen sollten. Rosenberger Fachverlag, 3. neubearbeitete und erweiterte Aufl., Leonberg 1999

Müller, G.; Hoffman, K.: Systemisches Coaching. Handbuch für die Beraterpraxis. Carl-Auer-Systeme Verlag, 1. Aufl., Heidelberg 2002

Müller-Mundt, G; Schaeffer, D.; Pleschberger, S; Brinkhoff, P.: Patientenedukation – (k)ein zentrales Thema in der deutschen Pflege? Pflege und Gesellschaft, 5 (2000) 2: 42–53

Nestmann, F. (Hrsg.): Beratung. Bausteine für eine interdisziplinäre Wissenschaft und Praxis. Forum für Verhaltenstherapie und psychosoziale Praxis. Bd. 37, dgvt-Verlag, Tübingen 1997

Orem, D. E.: Strukturkonzepte der Pflegepraxis. Ullstein Mosby, Berlin, Wiesbaden 1997 (Original erschienen 1995: «Nursing – Concepts of Pratice», Mosby Year Book, Inc. St. Louis)

Pizza, S., di: Beratung in der Kinderkrankenpflege. Pflege, 14 (2001) 1: 5–11

Porr, B.: Systemtheorie. Hausarbeit im Rahmen des Seminars: Medien stellen Medien dar. www.neuroop.ruhr-uni-bochum.de/ (vom 29.12.2002)

Quitmann, H.: Humanistische Psychologie. Zentrale Konzepte und philosophischer Hintergrund. 2. Aufl., Hogrefe, Verlag für Psychologie, Göttingen, Toronto, Zürich 1991

Rogers, C. R.: Encounter-Gruppen. Kindler Verlag, München 1974

Rogers, C. R.: Die nicht-direktive Beratung. 9. Aufl., Fischer Taschenbuch Verlag, Frankfurt am Main 1999

Rogers, C. R.: Die klientenzentrierte Gesprächspsychotherapie. 15. Aufl., Fischer Taschenbuch Verlag, Frankfurt am Main 2002a

Rogers, C.R.: Therapeut und Klient. Grundlagen der Gesprächspsychotherapie. 17. Aufl., Fischer Taschenbuch Verlag, Frankfurt am Main 2002b

Rogge, K.-E.: Steckbrief der Psychologie. Quelle & Meyer, 2. durchgesehene Aufl., Heidelberg 1974

Sander, K.: Personzentrierte Beratung. Ein Arbeitsbuch für Ausbildung und Praxis. GwG Verlag, Beltz Verlag, Köln, Weinheim und Basel 1999

Schiersmann, C.: Beratung in der Weiterbildung – neue Herausforderungen und Aufgaben. In: Report 46 (2000), 12, Bertelsmann Verlag, Bielefeld, 18–32

Simon, F. B.: Unterschiede die Unterschiede machen. Klinische Epistemologie: Grundlage einer systemischen Psychiatrie und Psychosomatik. Suhrkamp Verlag, 2. Aufl., Frankfurt am Main 1995

Schneider, K.: Neue Arbeitsfelder in der Pflege – eine definitorische Klärung von Beratung, Anleitung und Schulung. Unterricht Pflege, 7 (2002) 4: 2–8

Schneider, K.; Welling, K.: Pflege und Krankheitserleben von Menschen mit Bewegungseinschränkung – am Beispiel der chronischen Erkrankung Osteoporose. Grundlagen der Pflege für die Aus-, Fort- und Weiterbildung. Unterricht Pflege, 6 (2002) 10: 2–6

Schlippe, A.; v. Schweitzer, J.: Lehrbuch systemische Therapie und Beratung. Vandenhoeck u. Ruprecht, Göttingen 1996

Schroeder, G.: Beziehungsprobleme thematisieren und den Pflegeprozess fördernd gestalten. Pflegezeitschrift, 53 (2000) 9: 608–610

Schwäbisch, L.; Siems; M.: Anleitung zum sozialen Lernen für Paare, Gruppen und Erzieher. Kommunikations- und Verhaltenstraining. Rowohlt Taschenbuch Verlag, Hamburg 1974

Schwarzer, C.; Posse, N.: Beratung. In: Weidenmann, B.; Krapp, A.; Hofer, M.; Huber, G. L.; Mandl, H. (Hrsg.): Pädagogische Psychologie. Psychologie Verlags Union, München, Weinheim 1986, 631–666

Shazer, S. de: Wege der erfolgreichen Kurzzeittherapie. Klett-Cotta, 8. Aufl., Stuttgart 2003

Watzlawick, P.; Beavin, J. H.; Jackson, D. D.: Menschliche Kommunikation. Formen, Störungen, Paradoxien. 7. unveränderte Aufl., Verlag Hans Huber, Bern Stuttgart, Wien 1985

Watzlawick, P.; Weakland, J. H.; Fisch, R.: Lösungen. Zur Theorie und Praxis menschlichen Wandels. Verlag Hans Huber, 5., unveränderte Aufl., Bern, Göttingen, Toronto 1992

# 6
# Gruppenarbeit

Hannelore Muster-Wäbs

## 6.1
## Einführung in die Thematik

?

Lernen und Arbeiten findet fast ausnahmslos in einem sozialen Kontext statt. Personen sind in Ausbildungs- oder Arbeitsgruppen, weil sie ein gemeinsames Ziel verfolgen, zum Beispiel eine Ausbildung absolvieren, zusammen eine Problem- oder eine Aufgabenstellung bearbeiten wollen oder ein gemeinsames Thema haben. Jedes Mitglied der Gruppe kommt mit seiner ihm eigenen Biographie und bringt seine speziellen Erfahrungen, seine persönlichen mentalen Modelle und seine eigene Interpretation der Wirklichkeit mit. Auch wenn das Thema, das Problem oder die Aufgabe der Anlass für die Gründung einer Gruppe sind und im Vordergrund stehen, so ist das Ergebnis der Sacharbeit doch in erheblichem Umfang von den Beziehungen der Personen in der Gruppe zueinander und zur Leitung abhängig. Diese Beziehungsebene lässt sich durch die Leitung bewusst gestalten. Eine Gruppe arbeitet also immer an zwei Themen: der Beziehung und der Sache.

Das Klima in einer Gruppe ist wesentlich von dem Menschenbild und den daraus resultierenden Grundhaltungen bestimmt, mit denen die Mitglieder in die Gruppe kommen. Eine Person mit einem positiven Menschenbild geht beispielsweise davon aus, dass jeder Mensch den natürlichen Wunsch nach persönlichem Wachstum und Entfaltung hat und richtet sein Augenmerk entsprechend auf die unterschiedlichen Fähigkeiten, um diese zu bestärken und ermutigt andere, darauf aufzubauen. Dabei wird der Blick für Defizite nicht verstellt. Allerdings werden diese nicht als unabänderliche Mängel betrachtet, sondern als Ausgangspunkte für Entwicklungsrichtungen. Die Grundhaltung, mit der anderen Menschen begegnet wird, ist entsprechend geprägt von Akzeptanz, Empathie, Authentizität und einer ausgewogenen Balance zwischen Nähe und Distanz. Eine Person mit einem negativen Menschenbild geht dagegen zum Beispiel davon aus, dass «Konkurrenz das Geschäft bestimmt», sucht infolgedessen bei den Anderen mit Befriedigung die Defizite und fühlt sich von deren Stärken bedroht. Sein Verhalten Anderen gegenüber ist unter anderem bestimmt durch Misstrauen, Unaufrichtigkeit und Abwertung von Andersartigkeit. Insbesondere das Menschenbild der Leitung ist prägend für die Beziehungsebene.

Im Folgenden wird ausgehend von einem Fallbeispiel aus der Praxis einer Pflegepädagogin der Gruppenentwicklungsprozess beschrieben, indem jeweils die Gefühle, die Bedürfnisse und das Verhalten der Mitglieder dargestellt, die Aufgaben der Leitung daraus abgeleitet und eine sinnvolle Struktur für die Gestaltung des Prozesses erläutert werden. Die Basis für Möglichkeiten zur Analyse des Prozesses und zur Entscheidung für Interventionen bilden einige handlungsleitende Theorien, auf die verwiesen wird oder die kurz skizziert werden.

## 6.2
## Fallbeispiel: «Gruppenarbeit in der Pflegeausbildung»

**Tabelle II 6-1:** Studienschwerpunkte in Pflegemanagement und Pflegepädagogik

|  | Pflegemanagement | Pflegepädagogik |
|---|---|---|
| **Arbeitsfelder** | Leitung | Ausbildung |
|  | Weiterbildung | Weiterbildung |
|  | Beratung | Beratung |
|  | Forschung und Entwicklung | Forschung und Entwicklung |

Eine Lehrerin für Pflegeberufe/Pflegepädagogik erhält ihren ersten Kurs/Einführungsblock. Weil sie engagiert eine gute Ausbildung gewährleisten will, studiert sie das Curriculum intensiv, macht sich Zeitpläne für die Lernfelder/Lernsituationen und stellt fest, wie eng die Zeit sein wird. Entsprechend zügig will sie vorgehen. Am ersten Tag stellt sie ihre Planung der Gruppe vor, denn sie hat gelernt, dass Transparenz wichtig ist. Sie legt auch ihre Bewertungskriterien offen und gibt Termine für die Leistungskontrollen an. Anschließend führt sie eine Vorstellungsrunde durch und beginnt mit der inhaltlichen Arbeit. Die Gruppe arbeitet in den nächsten Wochen mehr oder weniger interessiert mit und obwohl die Lehrerin mit Beispielen aus der Pflegepraxis arbeitet, sind die Lernergebnisse nicht überwältigend. Einige beteiligen sich mündlich nie. Insbesondere Gruppenarbeitsphasen gestalten sich schwierig. Nach vier Wochen kommt eine Schülerin/Auszubildende, um der Lehrerin mitzuteilen, sie würde die Ausbildung aufgeben. Auf Nachfragen stellt sich heraus, dass ihr zwar nach wie vor etwas an der praktischen Arbeit liegt, sie aber die theoretische Ausbildung nicht länger aushalten mag. Als Begründung gibt sie das unangenehmes Klima in der Gruppe an, es wird übereinander gelästert, einige werden ausgegrenzt und etliche ziehen sich schon ganz zurück. Die Lehrerin ist betroffen und fragt sich, ob sie das hätte ändern können.

Die Lehrerin entwickelt zunächst intuitiv eine Problemlösung. Sie analysiert, wie sie sich selbst und die Gruppe sieht, wie der Prozess abgelaufen ist und in welchen Strukturen sich bewegt wird.

Die Analyse/Diagnose der Situation ergibt, dass die Lehrerin sich inhaltlich und auch hinsichtlich der Gestaltung des Unterrichts zur praxisnahen Erarbeitung der Inhalte viele Gedanken gemacht hat. Der Lerngruppe sind die Rahmenbedingungen transparent gemacht worden. Trotzdem ist für die Gruppe ein gestörtes Lernklima entstanden, was sich im Prozess insbesondere an der geringer werdenden mündlichen Mitarbeit und an dem Widerstand gegen Gruppenarbeit zeigt. Die Struktur der Ausbildung ist von klaren Vorgaben gekennzeichnet, die zum Beispiel im Lehrplan und in vorgegebenen Erfolgskontrollen dargelegt werden. Der Sollzustand kann sich nicht auf eine Veränderung der Struktur beziehen, sondern auf die Gewährleistung einer umfassenden und zielorientierten Ausbildung in einem Klima der gegenseitigen Unterstützung und der Wertschätzung. Die Lernenden sollen dabei zunehmend eigeninitiativ arbeiten. Die Lehrerin nimmt sich vor, die Probleme mit der Klasse zu thematisieren, um Vereinbarungen zu treffen. Nach einigen Wochen soll eine Evaluation stattfinden, die nachfragt, wie das Lernklima empfunden wird, wie sich die Leistungen entwickeln und in welchem Umfang der Lehrplan eingehalten wurde. Hinsichtlich des Prozesses ist interessant zu evaluieren, ob die Vereinbarungen eingehalten wurden und ob das eigenständige Arbeiten sich verbessert hat.

Mit dieser intuitiven Vorgehensweise befindet sich die Lehrerin auf dem richtigen Weg zur Nachsteuerung. Zugleich stellt sich ihr die Frage, wie bei zukünftigen Lerngruppen einer solchen Entwicklung vorgebeugt werden kann. Welche handlungsleitenden Theorien können dabei helfen? Welche Methoden sind sinnvollerweise einzusetzen?

**Tabelle II 6-2:** Analyseraster zur intuitiven Bearbeitung des Fallbeispiels «Gruppenarbeit in der Pflegeausbildung»

| Handlungsschritte | Variablen | | | |
| --- | --- | --- | --- | --- |
| | **Personen: Leitung** | **Personen: Gruppe** | **Prozess** | **Struktur** |
| **Analyse, Diagnose** | ■ inhaltliche und zeitlich präzise Planung<br>■ Transparenz über Themen, Zeiten, Erfolgskontrollen, Bewertungen hergestellt<br>■ Unterricht an der Praxis orientiert | ■ Gestörtes Lernklima mit Ausgrenzungen und Rückzug von Lernenden<br>■ Leistungsniveau nicht besonders hoch | ■ Mündliche Mitarbeit wurde immer geringer<br>■ Gruppenarbeitsphasen besonders widerständig durchgeführt mit eher oberflächlichen Ergebnissen | ■ Begrenzte Ausbildungszeit mit Abschlussprüfung und Lernerfolgskontrollen<br>■ Vorgegebener Lehrplan<br>■ Theorie und Praxiszeiten |
| **Soll-Zustand** | ■ Leitung will umfassend und zielorientiert ausbilden | ■ Gruppe soll, sich gegenseitig unterstützend, zu Erfolgen kommen | ■ Prozess soll durch Interesse und Eigentätigkeit geprägt sein | ■ Struktur lässt sich nicht ändern |
| **Intervention** | ■ Leitung will Lernklima thematisieren und Vereinbarungen mit Lerngruppe treffen | | | ■ – |
| **Evaluation** | ■ Wie wird das Lernklima empfunden?<br>■ Wie entwickeln sich die Leistungen?<br>■ Wie kann der Zeitplan eingehalten werden? | | ■ Werden Vereinbarungen eingehalten?<br>■ Wird zunehmend eigenständig gearbeitet? | ■ – |

## 6.3
# Handlungsleitende Theorien

Die Lehrerin hat den Lernprozess offensichtlich rein sachbezogen gestaltet. Dabei mag ihr sogar eine gelungene Verbindung von Theorie und Praxis geglückt sein. Sie hat jedoch übersehen, dass Lernen zwar eine «kognitive Tätigkeit des Speicherns und Verarbeitens von Informationen, des Abstrahierens, Analysierens, Verknüpfens, Problemlösens» (Arnold, 1999: 45) ist, aber die Kognitionen eng mit Emotionen verknüpft sind. Die Kognition beinhaltet das Denken, Erinnern und Anwenden und hierbei kommen die persönlichen Erfahrungen der Lernenden, ihre mentalen Modelle und Handlungsmuster ins Spiel, die emotional besetzt sind. Diese Emotionen können verstärkt werden durch die sozialemotionale Situation in der Gruppe. Lernförderlich ist ein Klima von Akzeptanz, Offenheit, Anerkennung, Angstfreiheit und Toleranz, in dem Fehler als Lernchance gesehen werden. Ein solches Klima entsteht jedoch nicht von allein. Auf der Basis handlungsleitender Theorien und mit Hilfe gezielt ausgewählter Interventionsmethoden kann die Leitung ein konstruktives Arbeitsklima in erheblichen Umfang fördern.

## 6.3.1
# Eisbergmodell

In einer Gruppe wird immer an zwei Themen gearbeitet:

1. An dem vereinbarten Sachthema, das den Anlass für die Arbeit in der Gruppe bietet.
2. An dem Beziehungsthema.

Sach- und Beziehungslogik

Auf der Sachebene wird offen – im Sinne von hörbar – diskutiert. Es werden rationale Argumente ausgetauscht. Die Beiträge werden allerdings durch die Beziehungsebene gespeist. Diese Ebene bleibt verborgen. Weil dieser unsichtbare Teil der Kommunikation sehr viel größer und bestimmender ist, als der sichtbare, wird der zwischenmenschliche Prozess in einem Eisberg-Modell (Langmaack, 1993: 66 ff.) dargestellt (s. **Abb. II 6-1**).

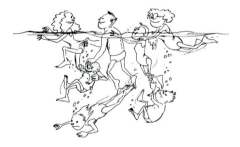

Die beiden Ebenen der Kommunikation, die Sachlogik und die Beziehungs- (oder Psycho-)logik, lassen sich nicht voneinander trennen. Sie stehen in Wechselbeziehung zueinander. In dem verborgenen Teil stecken die auf die Kommunikation einwirkenden sozialen und emotionalen Faktoren. Über die Sache, zum Beispiel die Tagesordnung, die Aufgaben, die Inhalte oder die Zeiten wird vergleichsweise

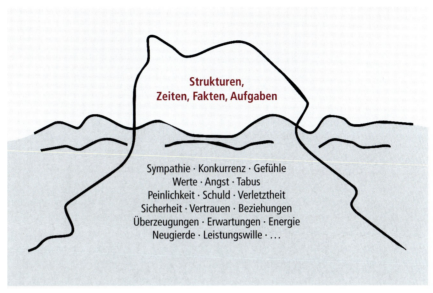

**Abbildung II 6-1:** Eisbergmodell (modifiziert nach Langmaack, 1993: 66 ff.)

problemlos und auf den ersten Blick sachlich kommuniziert. Diese Art der Kommunikation ist allgemein anerkannt. Auf dieser Ebene können auch Erwartungen offen ausgesprochen und Vereinbarungen getroffen werden. Häufig wird aber nur scheinbar sachlich argumentiert, stattdessen findet das Gespräch strategisch zielorientiert und selektiv statt, weil es den Diskussionsteilnehmern nicht um die Sache geht, sondern zum Beispiel um Gewinnen und Verlieren oder Konkurrenz und Macht. So bestimmen die unausgesprochenen Erwartungen «unter der Wasseroberfläche», die Vorbehalte, Ängste, Gefühle, Sympathien, Antipathien, Werte, Konkurrenz und Tabus, die Kommunikation «über der Wasseroberfläche».

Heimliche Regeln und heimliche Leiter

Es entstehen «heimliche Regeln», die festschreiben, was man in dieser Gruppe tun darf und zu lassen hat, zum Beispiel fertigt man keine Hausaufgaben an, weil Streber nicht erwünscht sind und das Niveau nach oben verändern würden oder es gehört zum guten Ton, sich stets über die zu hohen Anforderungen zu beklagen und Überlastung zu demonstrieren, um weitere Aufgaben abzuwehren. Wer sich an derartige Regeln nicht hält, wird ausgegrenzt. In dieser verdeckten Kommunikation entwickeln sich auch die «heimlichen Leiter», die ein Gegengewicht gegen die offizielle Leitung bilden und deren Worte und Verhalten der Maßstab für die Gruppe sind. Unter der Wasseroberfläche verstecken sich aber auch die Energie und die positiven Wertvorstellungen.

Für die Leitung einer Gruppe ist die Kenntnis dieses Modells hilfreich, weil es eine mögliche Erklärung für eine nicht stimmige Kommunikation bietet. Mit entsprechenden Interventionsmethoden kann ein Teil der «Unterwasserkommunikation» öffentlich gemacht und auch versteckte Bedürfnisse oder Ziele kommunizierbar gemacht werden. Insbesondere in der Anfangssituation einer Gruppe sollte eine offene Kommunikation über Erwartungen, Bedürfnisse, Ziele und Ängste initiiert werden. Damit wird zwar nicht gänzlich verhindert, dass sich heimliche Regeln herausbilden und es wird auch heimliche Leitungen geben, die destruktive Macht der Beziehungslogik kann aber in großem Umfang eingeschränkt werden. Das Eisbergmodell veranschaulicht, dass die Ergebnisse durch die Gefühle der einzelnen Gruppenmitglieder und der Beziehungen in der Arbeitsgruppe beeinflusst werden. Diesen Zusammenhang von Sach- und Beziehungslogik hat die Lehrerin aus dem Fallbeispiel überhaupt nicht in ihre Planung einbezogen.

### 6.3.2
## Themenzentrierte Interaktion

Ruth C. Cohn (1992) berücksichtigt in ihrer Methode der themenzentrierten Interaktion (TZI), dass Gefühle und Befindlichkeiten auch in Gruppen vorhanden sind, die eigentlich wegen einer Sache zusammentreffen. Wenn also Lerngruppen an einem Thema arbeiten, ist jeder Einzelne mit seinen Befindlichkeiten, Bedürfnissen, Vorbehalten, Wünschen und Ängsten beteiligt. Das wirkt über die Beziehungsebene auf den Umgang miteinander und das Geschehen ein. Ebenso wie das Umfeld, zum Beispiel die Räumlichkeiten, politische Ereignisse oder Arbeitszeiten einen Einfluss auf den Prozess hat. Ruth C. Cohn geht davon aus,

> «[…] dass Gefühle im Klassenzimmer und in anderen Gruppen kaum einen angemessenen Platz finden. Wäre es nicht möglich und wünschenswert, eine Emanzipation des Gefühlslebens in allen Lehr- und Lernsituationen zu erreichen? Vielleicht könnte der Lehrer sowohl sich selbst als auch seinen Schülern das Recht auf die Bewusstheit der eigenen Gefühle zubilligen und an die Stelle einer heimlichen Sabotage von Gefühlen ein offenes Anrecht der Menschen auf Gefühle setzen. Schüler und Lehrer haben sowohl ein Anrecht auf die Realität ihrer Störungen als auch auf ihre schöpferischen Gefühle. Es erscheint mir weise, diese Wirklichkeit zu bestätigen und sie als eine Tatsache anzusehen, anstatt sie zu unterdrücken.» (Cohn, 1992: 112).

*Dynamische Balance zwischen ICH, WIR, ES und GLOBE*

Das Thema gibt den Rahmen und das Ziel vor und ist deshalb Zentrum des gemeinsamen Tuns. Eine Gruppe ist dann arbeitsfähig, wenn eine dynamische Balance zwischen der Beschäftigung mit vier Faktoren hergestellt wird, die die Arbeit beeinflussen. Es sind dies:

1. *ES:* Thema, Ziel, Sachinhalte, Aufgabenstellung der Zusammenkunft. Ob eine Gruppenarbeit als nutzbringend gewertet wird, entscheidet sich an der Bearbeitung des ES.
2. *ICH:* Die einzelne Person. Die Menschen in einer Gruppe sind wegen ihrer persönlichen Geschichte und ihrer Erfahrungen unterschiedlich. Dies gilt zum Beispiel für ihren Charakter, ihr Lernvermögen und -verhalten, ihren Kommunikationsstil, ihre Gründe, in dieser Gruppe zu sein, ihren Bedürfnissen oder ihren Interessen.
3. *WIR:* Die Gruppe. In jeder Gruppe entwickelt sich eine Gruppendynamik. Die Leitung kann erheblichen Einfluss darauf nehmen, diese Dynamik in eine Richtung zu lenken, die ein offenes, konstruktives und arbeits- und lernförderliches Klima entstehen lässt. Ein Wildwuchs ohne Lenkung der Leitungsperson würde wahrscheinlich eher zu dazu führen, dass sich Konkurrenzdenken, Ausgrenzung, Misstrauen und andere, die Arbeit behindernden Verhaltensweisen durchsetzen.
4. *GLOBE:* Das Umfeld. Zum Umfeld zählen die Räume, die Arbeitszeiten, die Ausstattung mit Arbeitsmitteln, wichtige politische Ereignisse und auch, ob eine Person freiwillig in dieser Gruppe ist oder keine andere Wahl hatte.

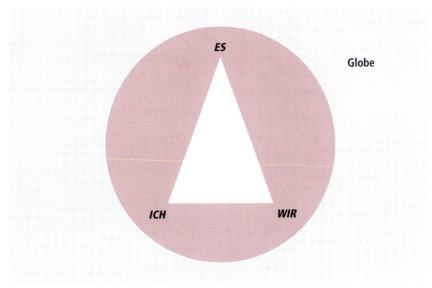

**Abbildung II 6-2:** Themenzentrierte Interaktion (modifiziert nach Langmaack, 1994: 102)

Die Lernenden können sich nur dann wirklich auf eine produktive sachliche Auseinandersetzung einlassen, wenn zu Beginn den vielen *ICHs* die Kontaktaufnahme miteinander ermöglicht wurde und sie sich als *WIR* darüber vereinbart haben, mit welchem Ziel und wie sie gemeinsam arbeiten wollen. Auch die Einflüsse des *GLOBE* sind zu thematisieren.

Die Balance zwischen *ICH, WIR, ES* und *GLOBE* ist immer wieder neu herzustellen, denn am Thema kann nicht mit voller Konzentration gearbeitet werden, wenn Einzelne oder die Gruppe mit Problemen belastet sind (s. **Abb. II 6-2**). Je nach Situation wird die Leitung die Person, das Beziehungsgeflecht in der Gruppe, das Umfeld oder das Thema in den Vordergrund stellen. Dynamische Balance heißt nicht, dass jeder Aspekt in einer Ausbildungssituation gleich viel Zeit zur Verfügung gestellt bekommt, wohl aber gleich viel Aufmerksamkeit! Die Lehrerin in unserem Beispiel hat dem *ES* sehr viel Aufmerksamkeit geschenkt. Eine bloße Vorstellungsrunde reicht für die Bedürfnisbefriedigung der vielen *ICHs* und der Herstellung eines *WIR*-Gefühls nicht aus. So kann kein Klima von Aufgehobensein, Angstfreiheit und Lernfreude entstehen.

Postulate

Ruth C. Cohn hat zwei Postulate geprägt:

1. «Sei dein eigener Chairman.» (Cohn, 1992: 141). Dieses Postulat steht für das Zutrauen in die Fähigkeit des Menschen, «sich selbst zu leiten oder zu organisieren, mehr und mehr die Verantwortung für sich selbst und andere zu übernehmen.» (Langmaack, 1994: 78). Die Voraussetzung dafür ist, sich selbst und andere wahrzunehmen und wertzuschätzen. Im Chairman-Postulat wird von der Verantwortung für sich selbst und andere gesprochen. Das bedeutet mit der Bewusstheit zu handeln, dass jeder in der Gruppe autonom und zugleich interdependent ist. Die einzelne Person ist nicht völlig autonom und auch nicht vollkommen abhängig. Die Entscheidungen für ihr Handeln beschließt sie zwar autonom, die Wirkungen der Handlungen betreffen jedoch in der Regel

auch andere. Jedes Gruppenmitglied soll in Verantwortung für sich und die Gruppe handeln. Es muss eine Balance finden zwischen Autonomie und Interdependenz. Die Aufgabe der Leitung besteht darin, die Autonomie jeder einzelnen Person zu fördern und zugleich den Blick auf das Ganze zu lenken.

2. «Störungen haben Vorrang.» (Cohn, 1992: 122). Dieses Postulat ist sowohl eine Aufforderung an jede einzelne Person, Störungen anzumelden, als auch an die Leitung, Störungen wahrzunehmen und sie angemessen zu kommunizieren. Auf diese Weise werden auch die unbeteiligten Teile einer Person oder einer Gruppe ins Geschehen hineingeholt und ihnen ein angemessener Platz gegeben. Um Missverständnissen vorzubeugen: Das Postulat ist nicht der Appell, sich nur noch mit Störungen zu beschäftigen. Auch hier gilt, dass das Thema im Zentrum von (Lern-)Gruppen steht. Manche Störungen brauchen nur den Raum, mitgeteilt zu werden, zum Beispiel wenn eine Lernende noch gedanklich mit einem privaten Konflikt beschäftigt ist. Dann wissen aber alle, dass diese Schülerin zum Beispiel nicht wegen irgendwelcher Vorkommnisse in der Gruppe beleidigt, sondern aus anderen Gründen ernst und traurig ist. Zudem können Mitglieder der Gruppe in den Pausen Gesprächsangebote machen. Andere Störungen müssen in der ganzen Gruppe bearbeitet werden, weil sie die Arbeit stark behindern, zum Beispiel bei Konflikten zwischen Gruppen in der Klasse.

Aus diesen Postulaten hat Ruth C. Cohn Hilfsregeln für die Kommunikation abgeleitet. Diese werden in der 3. Phase der Gruppenentwicklung näher beschrieben. Die Arbeit mit der Methode des TZI hat sich nicht nur in der Schule bewährt, sondern in allen Bereichen der Aus-, Fort- und Weiterbildung und ebenso in Arbeitsgruppen in Wirtschaft und Politik.

### 6.3.3
### Interaktionszirkel

Störungen in einer Gruppe lassen sich oft durch die Diagnose von bestehenden Interaktionszirkeln erklären (auch Teufelskreise genannt). Sie veranschaulichen das Verhalten einer Person A als Reaktion auf die Wahrnehmung und das innere Erleben eines Verhaltens der Person B. Das Verhalten beider Personen, es können auch Personengruppen sein, entspringt aus den Gegebenheiten des sozialen Systems.

*Systemische Betrachtung von Kommunikationsstörungen*

Diese systemische Betrachtung von Kommunikationsstörungen mit Hilfe eines zwischenmenschlichen Kreislaufs veranschaulicht die Vernetzung bestimmter Aktionen und Reaktionen zwischen Personen oder Personengruppen. (Schulz von Thun, 1991: 28 ff.) Ein bestimmtes Verhalten der Person A löst bei B eine bestimmte innere Reaktion aus. Die Lehrerin in unserem Beispiel hat sehr deutliche Vorgaben gemacht, die die Inhalte, die Zeiten und die Bewertungen anging. Sie hat den Personen und der Gruppe mit ihrer Emotionalität kaum erkennbare Beachtung geschenkt. Die Schülerinnen/Auszubildenden können dieses Verhalten als Bevormundung, Gängelung, Einschränkung, Entmündigung empfinden und sich nicht ernst genommen und wertgeschätzt fühlen. Andere fühlen sich durch diese Vorgaben vielleicht auch sicher und erleichtert, weil ihnen jemand Verantwortung abnimmt. Entsprechend zeigen die Lernenden wenig Engagement, verhalten sich nicht initiativ, übernehmen keine Verantwortung, gehen mit kleinen Freiräumen wie Gruppenarbeiten destruktiv um und versuchen Anweisungen zu

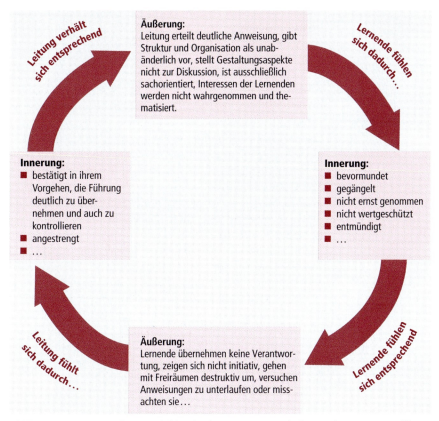

**Abbildung II 6-3** : Interaktionszirkel (nach Thomann, 1998; Schulz von Thun, 1191: 226 ff.)

umgehen oder gar zu missachten. Die Lehrerin fühlt sich dadurch in ihrem Tun bestätigt und zu weiterer straffer Führung herausgefordert, weil die Lernenden doch so unselbständig sind und noch so viel Führung brauchen. Allerdings kann sie sich auch angestrengt und ausgelaugt fühlen. Ihr Verhalten wird jedoch weiter durch straffe Führung mit wenig Freiräumen für selbständiges Arbeiten geprägt.

Es kommt zum Zirkelschluss, den die Beteiligten in der Regel ohne fremde Hilfe nicht verlassen können. So fühlt sich jeder als Opfer der Situation (s. **Abb. II 6-3**).

Wenn ein solcher Zirkelschluss aufgelöst werden soll, dann muss über die Innerungen kommuniziert werden, also darüber, was das Verhalten von anderen Personen bei einem selbst auslöst. Interessant, aber nicht in jedem Fall Gegenstand der Kommunikation ist es auch, sich den «Motor» der jeweiligen Verhaltensweisen in diesem systemischen Kontext anzuschauen. Es könnte sein, dass die Lehrerin die zu straffe Führung für sich gewählt hat, weil sie sich so sicherer fühlt und als Autorität Anerkennung sucht. Ihre Befürchtung könnte sein, dass die Beachtung der emotionalen Situation der Gruppe zu zuviel Nähe führt, die ihre Autorität in Frage stellt. Die Lernenden thematisieren ihr Unbehagen vielleicht deshalb nicht, weil es ihren Erfahrungen entspricht, als Lernende in Unmündigkeit gehalten zu werden. Es ist auch weniger anstrengend, keine Verantwortung zu übernehmen und weiter Lehrende abzulehnen und dadurch deren Bewertungen entwerten. Zudem installieren sie ein «Hackordnungssystem» untereinander, das sie kennen und in dem jeder seine Rolle einnimmt, die ihm vertraut ist. Auch wenn die einzelne Person vielleicht darunter leidet, bieten die bekannten Handlungsmuster doch eine gewisse Sicherheit!

### 6.3.4
### Entwicklungsphasen einer Gruppe

Gruppenentwick-
lungsprozess

Die unterschiedlichen Individuen müssen sich in einer Gruppe darüber verständigen, auf welchem Weg ihr Ergebnis erzeugt werden und welchen Prüfsteinen das Ergebnis genügen soll. Dieser Prozess der Sacharbeit ist immer begleitet durch einen Gruppenentwicklungsprozess, der typische Phasen durchläuft. Zunächst orientieren sich die Mitglieder in der neuen Gruppensituation und es bilden sich offene oder geheime Regeln heraus (1. Phase). Auf der Basis größerer Vertrautheit entstehen Konflikte, die zu einer Überprüfung der Regeln und Normen und zu Vereinbarungen für die zukünftige Kooperation führen (2. Phase). Eine gelungene Konfliktklärung bildet die Grundlage für eine produktive Arbeitsphase (3. Phase). Vor Auflösung der Gruppe oder bei Auftragserfüllung wird bilanziert (4. Phase). In der Literatur finden sich unterschiedliche Bezeichnungen für die Phasen. Über die Grundtendenzen des Verhaltens und der Bedürfnisse der Gruppenmitglieder und die grundsätzliche Entwicklungsdynamik gibt es jedoch einen Konsens. Hier werden die Phasen in Anlehnung an Langmaack/Braune-Krickau (1993) als Ankommen – Auftauen – Sich Orientieren, Gärung und Klärung, Arbeitslust und Produktivität und Abschluss und Abschied bezeichnet.

Eine in Phasen beschriebene Gruppenentwicklung ist eine Modellbetrachtung, die veranschaulicht, dass ein bestimmtes Verhalten für eine gewisse Zeit in der Gruppe dominiert. Natürlich wird auch in allen Phasen gearbeitet, allerdings mit unterschiedlicher Intensität. Modelle können niemals die komplexe Realität abbilden, helfen jedoch, die realen Prozesse wahrzunehmen, einzuordnen und konstruktiv zu gestalten. Die Phasen sind auch nicht deutlich voneinander getrennt, sondern vollziehen sich mit fließenden Übergängen und auch mit Schleifen. Das heißt, eine einmal durchstandene Konfliktphase bedeutet nicht, dass es in nachfolgenden Phasen keine Konflikte mehr geben wird. Allerdings hat der Gruppenentwicklungsprozess die im Modell aufgezeigte grundsätzliche Zwangsläufigkeit. Diese Erkenntnis kann die Leitung nutzen, um den Prozess erfolgreich zu gestalten. Gestaltet sie ihn nicht, laufen die Phasen auch ab, aber unkontrolliert und ohne bewusste Bearbeitung. Im unglücklichsten Fall kann das dazu führen, dass die Gruppe nicht zu einer Entfaltung ihrer Arbeitsfähigkeit kommt. Die Kenntnis über die Dynamik in Gruppen ist sowohl für die Gruppenmitglieder selbst als auch für die Leitung ein notwendiges Handlungswissen, um Synergieeffekte und hoch produktive Arbeitssituationen zu erzeugen. Eine Analyse des Gruppenprozesses ist Voraussetzung für die Entscheidung über notwendige Interventionen.

Hilfreich für das konstruktive Begleiten des sozial-emotionalen Entwicklungsprozesses einer Gruppe ist die Kenntnis vom Modell der Gruppenentwicklung (Langmaak, 1993: 70 ff.), das folgende Entwicklungsphasen näher beschreibt:

1. *Ankommen – Auftauen – Sich orientieren*

Anfangsphase
    In dieser Anfangsphase findet die Kontaktaufnahme der Gruppenmitglieder untereinander statt. Es bilden sich die Normen heraus, die für die Gruppe

gelten. Rollenzuschreibungen der Mitglieder werden festgeschrieben und die Weichen für die zukünftige Zusammenarbeit auf der Beziehungsebene gestellt. Die Menschen in der Gruppe streben zunächst von der Autonomie zur Interdependenz, das heißt sie möchten sich kennen lernen, zusammenwachsen und ihr Focus richtet sich das, was sie mit anderen gemeinsam haben. In dieser Phase entscheidet sich ganz wesentlich, ob eine Identifikation der Mitglieder mit der Gruppe als Ganzes zustande kommt oder ob in – oft rivalisierenden oder kontaktlosen – Kleingruppen gearbeitet werden muss, was den Lern- und Arbeitsprozess stört. Die Lehrerin aus dem Beispiel hat die elementaren Bedürfnisse emotionaler Art ihrer Schülerinnen und Schüler überhaupt nicht bedacht.

2. *Gärung und Klärung*

Konfliktphase

In einer zweiten Phase kommt die Gruppe in das Stadium der Konflikte. Während in der ersten Phase noch eher der freundliche distanzierte Umgang miteinander vorherrscht, das Streben nach Interdependenz und damit verbundener Sicherheit in der Gruppe werden jetzt individuelle Bedürfnisse stärker artikuliert. Es treten Kritik, Abgrenzung und Machtkämpfe auf. Auch mit der Leitung werden «Stellvertreterkonflikte» ausgetragen. Diese Phase bietet eine große Chance, wenn die Auseinandersetzungen als Korrekturprozess mit Entwicklungspotential betrachtet und bearbeitet werden. Gegensätze, Probleme und Konflikte sollten offen kommuniziert werden und zu akzeptierten Lösungen und überarbeiteten Vereinbarungen führen. Dann kommen die Gruppenmitglieder ehrlich miteinander in Kontakt. Die Grundlagen für eine konstruktive Zusammenarbeit sind geschaffen. Werden hingegen die Konflikte verleugnet und nicht bearbeitet, so stören sie bis zum Ende der Gruppe die Zusammenarbeit und behindern die thematische Arbeit.

3. *Arbeitslust und Produktivität*

Arbeitsphase

Wenn die Phase «Gärung und Klärung» konstruktiv bearbeitet wurde, ist die Voraussetzung für eine intensive und gewinnbringende Arbeitsphase geschaffen. Es herrscht dann das Vertrauen, dass natürlich auch jetzt noch auftretende Konflikte konstruktiv bearbeitet werden.

4. *Abschluss und Abschied*

Abschlussphase

Die Anfangssituation in einer Gruppe hat eine besondere Bedeutung für das Entstehen eines Gruppengefühls und das Arbeitsklima und sollte deshalb mit viel Bewusstheit und Empathie gestaltet werden. Dies gilt ebenso für den Abschluss. In dieser gilt es, jedem Mitglied die Möglichkeit zu geben, gut aus der Gruppe auszusteigen und ohne Belastung und mit Zuversicht sich neuen beruflichen Situationen zuzuwenden. Der Focus liegt auf dem Individuum, dass die Gelegenheit bekommt, sich zu vergegenwärtigen, was es gelernt hat und wie der Transfer in die Praxis aussehen kann. Es wird reflektiert und evaluiert, ausgesprochen, was noch zu sagen ist und sich verabschiedet.

Die einzelnen Phasen lassen sich durch bestimmte vorherrschende Erwartungen, Bedürfnisse, Gefühle und gewisses Verhalten der Teilnehmerinnen und Teilnehmer kennzeichnen. Gruppenleitungen sollten das Modell von Gruppenentwicklungsprozessen kennen, um diesen Prozess konstruktiv zu gestalten. Diese Phasen vollziehen sich auch «urwüchsig», das heißt ohne bewusste Gestaltung und Einflussnahme der Leitung. Das Zustandekommen einer produktiven Zusammenarbeit wird dann dem Zufall überlassen und ist eher selten. Meist ist es für die Gruppe nur sehr schwer oder gar nicht möglich, ihre Konflikte ohne Unterstützung der

Leitung zu bearbeiten und «Arbeitslust und Produktivität» zu erleben. Eine professionelle Gestaltung des Prozesses durch gekonnte Interventionen der Leitung führt in der Regel zu einem bewussten Erleben und der Reflexion des Prozesses. Eine so angeleitete Gruppe kommt schneller in eine intensive Arbeitsphase. Zudem bietet die Reflexion den Teilnehmerinnen und Teilnehmern erhebliche Lernchancen zur Erweiterung ihrer Sozial- und Humankompetenz und auch der Methodenkompetenz hinsichtlich zukünftiger eigener Anleitung.

Die Entwicklungsphasen einer Gruppe sind nicht gleich lang und verlaufen in jeder Gruppe anders. Sie sind auch nicht wie eine Perlenkette aufgereiht, sondern verlaufen oft eher schleifenartig, das heißt es gibt auch Rückschläge. Auch, wenn Gruppen schon lange Zeit zusammengearbeitet haben, muss immer wieder der soziale Gruppenprozess ins Blickfeld gerückt und sich Zeit genommen werden, um die Kommunikation und mögliche Störungen anzuschauen. Natürlich wird auch während aller Phasen inhaltlich gearbeitet. So sind die Teilnehmerinnen und Teilnehmer in zwei miteinander verwobene Prozesse verstrickt, nämlich einmal dem Gruppenprozess und zum anderen der Bewältigung der sachlich-fachlichen Aufgabe.

Diese Entwicklungsphasen einer Gruppe werden im folgenden Beitrag im Einzelnen in ihren unterschiedlichen Facetten dargestellt.

## 6.4
# Entwicklungsprozesse von Gruppen gestalten

Da Arbeiten und Lernen immer im sozialen Kontext stattfindet, stellt sich für die Leitung einer Gruppe die Frage, wie Gruppenprozesse so gestaltet werden können, dass aus den einzelnen Individuen eine Gruppe wird und sich ein konstruktives und produktives Arbeitsklima entwickeln kann.

Nachfolgend werden die einzelnen Phasen, die eine Gruppe durchläuft, beschrieben. Es wird jeweils in einer Tabelle für die Personen, den Prozess und die Struktur eine Analyse der Ausgangssituation für diese Phase vorgenommen und der Soll-Zustand am Ende dieser Phase skizziert. Die in der Analyse für die Personen beschriebenen Befindlichkeiten und Bedürfnisse sind als Pool dessen zu verstehen, was sich an Empfindungen im Raum befindet. Jede Person hat andere Befindlichkeiten und Bedürfnisse, aber auch selbst unterschiedliche und durchaus widersprüchliche. Die dargestellten Interventionen und die Evaluation sind aus der Sicht und als Aufgabe der Leitung zu sehen. Der Prozess wird in der Analyse in der Form beschrieben, wie er zu erwarten ist. Die *Variable Struktur* bezieht sich auf die Struktur der Gruppe. Zur Veranschaulichung wird jeweils ein Beispiel für ein methodisches Vorgehen näher ausgeführt. Es wird nicht in jedem Schritt explizit auf alle handlungsleitenden Theorien Bezug genommen, sondern jeweils nur exemplarisch.

## 6.4.1
### Phase 1: *Ankommen – Auftauen – Sich orientieren*

In dieser Phase wird die Anfangssituation einer Gruppe gestaltet. Sie ist prägend für das Klima, in dem zukünftig gearbeitet wird, denn es werden die Weichen für das Ausmaß an Vertrauen, Offenheit, gegenseitiger Unterstützung und Wertschätzung gestellt (s. **Tab. II 6-3**).

**Tabelle II 6-3**: Analyseraster zur intuitiven Bearbeitung des Fallbeispiels «Gruppenarbeit in der Pflegeausbildung»
*Ankommen – Auftauen – Sich orientieren*

| Handlungsschritte | Variablen | | | |
| --- | --- | --- | --- | --- |
| | **Personen: Leitung** | **Personen: Gruppe** | **Prozess** | **Struktur** |
| **Analyse, Diagnose** | ■ Befindlichkeiten: Aufregung, Zweifel, Freude<br>■ Bedürfnisse: Kontakt herstellen, akzeptiert werden, anerkannt werden, Gruppengefühl aufbauen, gelungenen Einstieg in thematische Arbeit schaffen | ■ Befindlichkeiten: Neugierde, Angst, Interesse, Zweifel, Misstrauen<br>■ Bedürfnisse: Nähe herstellen, Distanz wahren, Struktur bekommen, Einfluss nehmen können, Zielklarheit bekommen, sich begeistern, sich orientieren, seinen Platz finden | ■ Verhalten der Teilnehmer freundlich, höflich, zurückhaltend, Kontakt aufnehmend, Austesten von akzeptablem Verhalten, sich kennen lernend, einschätzend und einordnend<br>■ Von der Autonomie zur Interdependenz<br>■ Herausbilden offener und geheimer Regeln | ■ Vereinzelung<br>■ Kleingruppen |
| **Soll-Zustand** | ■ Planung flexibel und an den Teilnehmerinnen und Teilnehmern orientiert umsetzen | ■ Arbeitsbasis und Gruppengefühl ist hergestellt | ■ Thema, Ziele, Rahmen und Regeln sind klar<br>■ Beziehungsebene ist aufgebaut und geklärt | ■ Positive, locker zusammenhaltende Großgruppe |
| **Interventionen** | ■ Klarheit über die Situation und den Rahmen herstellen,<br>■ Bedürfnisse und Ziele der Gruppenmitglieder abfragen<br>■ Übungen zum Kennenlernen durchführen<br>■ Regeln vereinbaren<br>■ Häufige kurze Kleinguppenarbeit mit wechselnder Zusammensetzung | | | |
| **Evaluation** | ■ Gruppenregeln überprüfen<br>■ Befindlichkeitsrunden<br>■ Abschlussrunden | | | |

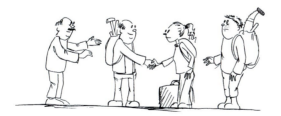

Aufgaben der Leitung in der Anfangsphase

Der Einstieg in eine neue Gruppe ist für alle Beteiligten aufregend und mit sich widerstrebenden Befindlichkeiten und Bedürfnissen belastet. Diese widersprüchlichen Befindlichkeiten hat einmal jede einzelne Person, weil sie es in Gruppen mit zwei Teams zu tun hat, nämlich ihrem «inneren Team» und dem «äußeren Team», der neuen Gruppe. Bezogen auf die Gesamtgruppe ist die Summe der Befindlichkeiten und Bedürfnisse vielfältig, denn jedes Gruppenmitglied kommt mit sehr persönlichen Zielen. Die Leitung hat mit Bewusstheit, Empathie und Klarheit einen Prozess zu strukturieren, in dem viele Bedürfnisse befriedigt und die Befindlichkeiten beachtet werden. So benötigt ein ängstliches Gruppenmitglied Schutz, ein misstrauisches vielleicht eine klare Struktur und ein auf Distanz bedachtes möchte nicht vereinnahmt werden.

Schritte zur Prozessgestaltung

Für die Gestaltung des Prozesses in dieser ersten Phase haben sich folgende Schritte bewährt:

1. *Kontakt mit der Situation herstellen*
   Zielklarheit und Transparenz über die Rahmenbedingungen inhaltlicher und organisatorischer Art schaffen Sicherheit. Hierzu gehört auch, dass die Leitungsperson ein paar Worte dazu sagt, welche Rolle sie einnimmt und was sie an Ausbildung, Kompetenzen, Fähigkeiten mitbringt, um die Gruppe zum Ziel zu begleiten.

   > Beispiel für das methodische Vorgehen: Sinnvoll ist ein gut visualisierter Vortrag der Leitung, der einen Überblick über die gesamte Ausbildungssituation gibt und die zunächst zu bearbeitenden Vorhaben konkretisiert unter den Fragestellungen: Was soll bearbeitet werden? Warum machen wir das? Wie soll das passieren?

   Im Vordergrund steht in diesem Arbeitsschritt das ES (TZI). Um nicht schon hier in einen Teufelskreis zu geraten, sollte die Strukturvorgabe und die Übernahme von Verantwortung durch die Leitung die Lernenden nicht entmündigen, sondern auch Entscheidungs- und Freiräume zur eigenen Gestaltung beinhalten (Interaktionszirkel).

2. *Ankommen*
   Da die Lernenden aus unterschiedlichen Situationen kommen, vielleicht auch abgehetzt sind, ihnen möglicherweise auch noch private oder berufliche Probleme nachgehen, ist es sinnvoll, ihnen die Gelegenheit zu geben, sich in die neue Situation einzufinden und auch emotional anzukommen.

   > Beispiel für das methodisches Vorgehen: Hier bietet sich eine kleine Besinnung mit anschließender Runde an. Jedes Gruppenmitglied erhält die Gelegenheit, sich 10 Minuten zu besinnen und die folgenden Fragen schriftlich zu beantworten: Wo wäre ich jetzt, wenn ich nicht hier wäre? Was würde ich dann tun? Was habe ich gern zurückgelassen? Mit welchen Bedürfnissen sitze ich hier? Diese Besinnungsphase kann bei ruhiger Musik stattfinden. Zum ersten gegenseitigen Kennenlernen der Lernenden ist ein Austausch zu Zweit sinnvoll. Es schließt sich eine Runde an, in der auf jeden Fall jeder seinen Namen nennen und seine Bedürfnisse beschreiben soll. Die Leitung sollte nicht bei den Zweiergesprächen teilnehmen, aber mit der Runde beginnen, um Vorbild für die Offenheit zu sein. Im Anschluss an die Runde fasst sie Wesentliches, zum Beispiel die unterschiedlichen Bedürfnisse, zusammen.

   Dieser Arbeitsschritt rückt deutlich das ICH in den Vordergrund (TZI). Die Kommunikation der Bedürfnisse in einer so frühen Phase trägt dazu bei, auch die Beziehungsebene kommunizierbar zu machen (Eisbergmodell). Hier ist von der Leitung auf die Balance zu achten zwischen Offenheit, Ehrlichkeit, selektiver

Authentizität auf der einen Seite und Taktgefühl und diplomatischem Geschick auf der anderen. Ein Zuviel an Offenheit wirkt eher naiv, unverblümt und ist vielleicht auch grenzüberschreitend bei anderen. Zuviel Takt und diplomatisches Geschick wirkt eher raffiniert, manipulativ und gerät in die Nähe des Opportunismus. Sehr anschaulich lässt sich dies in einen Werte- und Entwicklungsquadrat darstellen.

3. *Kontaktaufnahme der Lernenden untereinander und Treffen von Vereinbarungen*
Die Gruppenmitglieder haben zu Beginn einer Gruppe immer das Bedürfnis, die anderen näher kennen zu lernen und sich bekannt zu machen. Mit Hilfe von Kennenlernübungen lässt sich dieser Prozess spielerisch unterstützen. Zudem ist es sinnvoll, Kleingruppen immer wieder neu zusammenzusetzen, um möglichst schnell alle miteinander in Kontakt zu bringen. Hilfreich dafür ist der Einsatz unterschiedlicher Methoden zur Gruppenfindung.

> Beispiel für das methodische Vorgehen: Zunächst ist es sinnvoll, Zufallsgruppen zu bilden mit Abzählen, Losen oder freiwilliger Zuordnung zu thematischen Aspekten, die bearbeitet werden sollen. Danach sollten auf jeden Fall mehrere Male Gruppen oder auch Tandems gebildet werden, mit der Aufforderung, sich mit Personen zusammenzufinden, mit denen bisher noch kein Kontakt stattfand.

Um die Regeln für die gemeinsame Arbeit festzulegen, sollten Ziele, Wünsche und Bedürfnisse mit einer Kartenabfrage gesammelt werden. Daraus kann die Gruppe ihre Regeln festlegen, die natürlich nach einer gewissen Zeit zu evaluieren sind. Jetzt rückt das WIR deutlich in den Vordergrund (TZI). Die Kartenabfrage bietet die Chance, verdeckte und heimliche Erwartungen, Ängste und Ziele zum Thema zu machen (Eisbergmodell).

4. *Kontaktaufnahme mit dem Thema und Aufnahme der inhaltlichen Arbeit*
Die Gestaltung des ersten zu bearbeitenden Themas ist richtungweisend für die Art, wie in dieser Gruppe gearbeitet werden soll. Ein aktivierender thematischer Einstieg weckt die Motivation für das Lernen, Zusammenarbeiten und das Thema. Die Aufgabenstellung soll zu bewältigende Anforderungen stellen und die Gruppenarbeit gut angeleitet werden. Wichtig sind natürlich auch eine sich anschließende gute Ergebnissicherung und Evaluation.

> Beispiel für methodisches Vorgehen: Ein aktivierender Einstieg in das Thema ist zum Beispiel mit einem Schreibgespräch, einem Vier-Ecken-Gespräch oder Kugellagergespräch möglich. Ziel ist es dabei, Vorerfahrungen zum Thema auszutauschen, Fragen aufzuwerfen, Interessen auszuloten und einen Zugang zum Thema zu schaffen. Dies ist auch denkbar über Bodenanker. Es werden von der Leitung 6 bis 10 Kernaussagen oder Kernfragen auf DIN A 3 Blätter geschrieben, von der Leitung vorgelesen und dann auf dem Boden verteilt. Die Mitglieder der Gruppe ordnen sich einer Kernaussage zu und diskutieren mit anderen rund 10 Minuten darüber. Danach kann es einen Wechsel zu einer nächsten Aussage geben. Anschließen werden Fragen gesammelt, die die Lernenden beantwortet haben möchten. Diese dienen der Strukturierung der Lernsituation.

In diesem Arbeitsschritt wird zum ES (TZI) hingeführt. Die Kommunikation findet auf der Sachebene statt (Eisbergmodell). Die Leitung hat auf eine gute Balance zwischen Anleitung und Vorgaben auf der einen und Raum für eigene Entfaltung und selbständiges Arbeiten auf der anderen Seite zu achten (Wertequadrat).

Diese Phase benötigt eine angemessene Zeit, wobei der Zeitrahmen abhängig ist von der Dauer der Gruppenzusammenarbeit. Bei einer eintägigen Veranstaltung oder einem Wochenendseminar, wird die Kennenlernphase und das Ankommen deutlich kürzer ausfallen, als wenn Ausbildungsgruppen für zwei Jahre zusammen arbeiten und lernen sollen. Eine Anfangsphase gibt es natürlich auch wieder in jedem Ausbildungsblock, wobei auf jeden Fall die Schritte *Kontakt mit der Situation herstellen* und *Ankommen* gut geplant werden müssen, um die Lernenden abzuholen und in eine konstruktive Arbeit zu begleiten.

### 6.4.2
### Phase 2: *Gärung und Klärung*

Aufgaben der Leitung in der Konfliktphase

In dieser Phase geht es darum, aufkommende Konflikte zu bearbeiten. Offene und ehrliche Auseinandersetzungen, die durch die Leitung angemessen moderiert werden, können zu Entwicklungshelfern für die Sach- und die Beziehungsebene werden. Beziehungsprobleme werden zunächst sowohl von den Lernenden als auch von den Lehrenden meist als bedrohlich empfunden. Die Kenntnis darüber, dass sie Bestandteil des Entwicklungsprozesses einer Gruppe sind und dass deren Bearbeitung große Chancen für die Gruppe bietet, sollten für die Leitung jedoch die Motivation sein, sich mit Engagement, hoher Aufmerksamkeit und Klarheit der Problembearbeitung zu widmen (s. **Tab. II 6-4**).

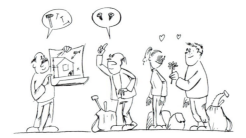

Die Konfliktphase wird oft deutlich, wenn auf der Sachebene zum Beispiel lange Diskussionen über Rahmenbedingungen, Tagesordnungen, Themenwahl oder deren Bearbeitung stattfinden. An den scheinbaren Sachauseinandersetzungen zeigen sich die Kämpfe um Vormachtstellungen, Antipathien und die Widerstände gegen die Leitung (Eisbergmodell). Gespeist wird diese Phase dadurch, dass die einzelnen Personen sich in ihrer Individualität mehr zeigen und als Individuum anerkannt und wertgeschätzt werden wollen. Im Vordergrund steht nicht mehr der Aufbau eines Gruppengefühls, sondern das Bedürfnis mit auch seiner Einzigartigkeit anerkannter Teil der Gruppe sein zu dürfen. Hinzu kommt bei einigen das Streben danach, sich aus Rollenzuschreibungen zu befreien, die sie zunächst widerspruchslos übernommen haben oder in die sie langsam reingerutscht sind. Ein in der Anfangsphase sehr ängstliches Mitglied wird vielleicht als Mitläufer wahrgenommen. In seinem inneren Team befinden sich jedoch auch Teammit-

**Tabelle II 6-4**: Analyseraster zur intuitiven Bearbeitung des Fallbeispiels «Gruppenarbeit in der Pflegeausbildung» *Gärung und Klärung*

| Handlungsschritte | Variablen | | | |
| | Personen: Leitung | Personen: Gruppe | Prozess | Struktur |
|---|---|---|---|---|
| Analyse, Diagnose | ■ Befindlichkeiten: Unsicherheit, Anspannung, fühlt sich in Frage gestellt, Zweifel, Aufbruch-stimmung <br> ■ Bedürfnisse: in Ruhe gelassen werden, den Anfor-derungen gerecht werden, Zeit für die Bearbeitung haben, den roten Faden zu behalten | ■ Befindlichkeiten: Unsicherheit, Ärger, Ängstlichkeit, Sensationshunger, Zweifel, Enttäu-schung, Antipathie, Sympathie <br> ■ Bedürfnisse: Sicherheit über eigene Rolle, Zu-spruch und Unter-stützung erhalten, Profilierung, Selbsterhaltung | ■ Polarisierung von Meinungen, Kon-kurrenz und Macht-kämpfe, Rivalität <br> ■ Widerstand gegen Inhalte, methodi-sches Vorgehen und Vorgaben durch die Leitung, Durchset-zung der Meinung von geheimen Lei-tern | ■ Rivalisierende Kleingruppen <br> ■ Außenseiter |
| Soll-Zustand | ■ Arbeitsfähige Gruppe | | ■ Vereinbarungen überarbeitet, Bezie-hungsebene geklärt | ■ Beziehungsnetz in der Großgruppe <br> ■ Akzeptierte Individualität <br> ■ Neue Rollen-verteilung |
| Interventionen | ■ Widerstände und Konflikte metakommunizieren <br> ■ Situation mit Gruppe analysieren <br> ■ Probleme bearbeiten <br> ■ Regelwerk überprüfen und ergänzen | | | |
| Evaluation | ■ Befindlichkeitsabfragen <br> ■ Einhalten der Vereinbarungen evaluieren | | | |

glieder, die sehr selbstbewusst und strukturiert sind. Wenn diese Teile des Teams aktiviert werden, ergeben sich häufig zwangsläufig Rivalitäten zu anderen Lernen-den, die solche Rollen in der Gesamtgruppe schon besetzt haben. Aufgabe der Leitung ist es nun einen Klärungsprozess zu gestalten und zu moderieren, um die Arbeitsfähigkeit der Gruppe zu erhalten und weiter zu entwickeln.

Für die Gestaltung des Prozesses in dieser Phase haben sich folgende Schritte be-währt:

1. *Widerstände und Konflikte werden deutlich*

Schritte zur Prozessgestaltung

Die Leitung nimmt in diesem Schritt zunächst nur wahr, was in der Gruppe passiert und analysiert für sich die Situation. Dies sollte mit der Einstellung geschehen, dass Konflikte zur Realität gehören und durchgestandene Ausein-andersetzungen zu Kontakt und Nähe und zur Akzeptanz von Unterschieden führen. Auch sollte sie sich mit ihrer eigenen Betroffenheit auseinandersetzen, damit sie nicht mit ihrer individuellen Verletztheit den Klärungsprozess stört. Eine Stärke der leitenden Person und sehr zeitsparend ist es, wenn sie ein Bera-tungsgespräch mit einem externen Berater für sich nutzt. Für die Analyse der

Gruppensituation aus ihrer Sicht sollte sie besondere Aufmerksamkeit auf die Dinge richten, die nicht offen kommuniziert werden. Allerdings muss sie sich auch bewusst sein, dass die Analyse ihre Sicht der Dinge widerspiegelt, die nicht die Wahrheit der Situation sein muss.

Beispiel für methodisches Vorgehen: Methodisch kann die Leitung sich eine Problemlandschaft aufmalen oder ein Beziehungsnetz der Personen in der Klasse. Für Klarheit sorgt auch eine Kräftefeldanalyse, die durch die Bearbeitung der folgenden Aspekte aufgestellt wird:

1. Problem aufschreiben
   – Uns stört, dass…
2. Ziel definieren
   – Wie können wir erreichen, dass…
3. Einflusskräfte und Bedingungen auflisten
   – Was fördert die Zielerreichung?
   – Was hemmt die Zielerreichung?
4. Einflusskräfte gewichten und analysieren
   – Der am meisten fördernde Faktor ist: …
   – Der am meisten hemmende Faktor ist: …
5. Vorschläge zur Veränderung
   – Um die fördernden Faktoren zu verstärken oder zu unterstützen: …
   – Um die hemmenden Faktoren zu beseitigen oder abzuschwächen: …
6. Aktionsplan erstellen. (Donnenberg, 1999: 139)

In dieser Phase lässt sich feststellen, ob die Arbeit am *ES* behindert wird durch dominante *ICHs* und das *WIR* gestört ist. Im Sinne der themenzentrierten Interaktion hat diese Störung Vorrang. Eine bewusste Wahrnehmung und Aufstellung der inneren Teammitglieder der Leitung hilft ihr, die Situation professionell zu meistern.

2. *Analyse der Situation*
   In einem zweiten Schritt sollte die Gesamtgruppe die Situation betrachten, um die unterschiedlichen Sichtweisen aller Beteiligten transparent zu machen. Erst wenn auch die Gruppe oder zumindest wesentliche Teile der Gruppe in dem Zustand ein Problem sehen, kann eine Bearbeitung mit der Gesamtgruppe stattfinden. Sollten nur Einzelne Betroffenheit zeigen, gibt es entweder die Möglichkeit abzuwarten oder mit diesen Mitgliedern in einer Kleingruppen die Situation zu thematisieren.

Beispiel für methodisches Vorgehen: Hier geht es zunächst um eine Abfrage zur Einschätzung des Arbeitsklimas. Dies kann mit einer Punktabfrage an einer Zahlenlinie von –5 bis +5 geschehen zur Fragestellung «Das Arbeitsklima in der Klasse empfinde ich zurzeit als … eher gut – eher nicht gut». In einem zweiten Schritt könnten Kleingruppen auch eine Kräftefeldanalyse erstellen. Diese wird in der Gesamtgruppe vorgestellt und die unterschiedlichen Sichtweisen diskutiert.

In diesem Schritt geht es darum, verdeckte Themen kommunizierbar zu machen (Eisbergmodell). Als Analysemodell für die Mitglieder der Gruppe kann der Interaktionszirkel genutzt werden, um eine systemische Betrachtungsweise zu ermöglichen und von Schuldzuschreibungen wegzukommen. Häufig herrscht ein Zirkelschluss zwischen dominanten und zurückhaltenden Lernenden, wobei die einen das Gefühl von Ohnmacht und fehlender Wertschätzung haben und die anderen sich angestrengt und auch ausgenutzt fühlen, weil sie glauben, auf ihnen liege die ganze Verantwortung.

Natürlich haben auch letztere Empfindungen von Macht und Bedeutung (Interaktionszirkel).

3. *Vereinbarungen treffen*
Es geht im Anschluss an die Analysephase darum, die getroffenen Vereinbarungen zu überprüfen, gegebenenfalls neue Regeln festzulegen und auch Absprachen darüber zu treffen, wie später mit abweichendem Verhalten umgegangen werden soll.

> Beispiel für methodisches Vorgehen: Auf der Basis der Kräftefeldanalyse und der dort erarbeiteten Vorschläge für Aktionen und der bisherigen Regeln werden in jetzt neu zusammengesetzten Kleingruppen konkrete Maßnahmen formuliert. Hier besteht die Möglichkeit, Personen zusammen arbeiten zu lassen, die bisher Schwierigkeiten miteinander hatten. Die Fragestellung könnte sein: Was brauche ich, um zukünftig in der Gruppe gut arbeiten zu können? Auf der Grundlage dieser Ergebnisse werden im Konsens Vereinbarungen getroffen.

In diesem Schritt wird ausschließlich am ICH und am WIR gearbeitet (TZI). Bei der Moderation muss die Leitung die Balance halten zwischen selektiver Offenheit und Ehrlichkeit auf der einen und Diplomatie und Taktgefühl auf der anderen Seite, um die einzelnen Lernenden vor Übergriffen zu schützen und zugleich einem Opportunismus vorzubeugen. Die Diskussion dieses Werte- und Entwicklungsquadrates mit der Lerngruppe kann für eine produktive Auseinandersetzung förderlich sein.

Den Lernenden muss in dieser Phase sehr deutlich gemacht werden, dass jeder beteiligte Mensch eine gemeinsam erlebte Situation anders interpretiert, wobei dies seine subjektive Wahrheit der Situation ist. Es geht darum, unterschiedliche Perspektiven auf das Geschehen einzunehmen und zuzulassen. Der Respekt und die Akzeptanz von Andersartigkeit, das Verstehenwollen verschiedener Interpretationen von Wirklichkeit und das Herausarbeiten des Gemeinsamen sind Ziele dieses Prozesses.

Geraten einzelne Lernende in das Kreuzfeuer der Kritik, muss ein Feedback sehr sorgsam angeleitet und dabei deutlich gemacht werden, dass nicht die Person als Ganzes, sondern lediglich spezielle Verhaltensweisen und deren Wirkung auf andere zu thematisieren sind! Es kann nur darum gehen, zurückzumelden, wie ein Verhalten von einer anderen Person erlebt wird, wie dieses Verhalten wirkt und was das beim Gegenüber auslöst. Auch hierbei werden lediglich subjektive Wahrheiten ausgesprochen.

### 6.4.3
### Phase 3: *Arbeitslust und Produktivität*

*Aufgaben der Leitung in der Arbeitsphase*

In dieser Phase sind die Probleme gelöst und auf der Basis einer geklärten Beziehungsebene wächst die Leistungsfähigkeit der Gruppe und die Freude an der thematischen Arbeit (s. **Tab. II 6-5**).

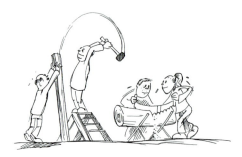

Wenn der Klärungsprozess gut durchgestanden ist, kann jetzt auf der Grundlage von Vertrauen intensiv gearbeitet werden. Die geklärte Beziehungsebene zieht keine Energien ab, die sich mit der Frage beschäftigen, wie andere Gruppenmitglieder zu einem stehen. Fehler sind nicht mehr peinlich, sondern werden als Lernchance genutzt und es gibt auch keine Angst mehr davor, «dumme» Fragen zu stellen. Kleine Störungen und Konflikte können auf der Basis eines Grundvertrauens schnell gelöst werden.

Für die Strukturierung von Arbeitssitzungen haben sich folgende Schritte bewährt:

1. *Klärung des sozialen Rahmens und Ankommen in der Gruppensituation*

*Schritte zur Prozessgestaltung*

In jeder neuen Arbeitssitzung ist auch jetzt den Teilnehmerinnen und Teilnehmern die Gelegenheit zu bieten, sich neu in die Gruppe einzufinden, etwas zu ihrer Befindlichkeit zu sagen, in der Zwischenzeit entstandene Probleme oder Fragen zu artikulieren oder «Reste» aus dem vorhergehenden gemeinsamen Arbeiten vorzubringen.

> Beispiel für methodisches Vorgehen: Hier bietet sich eine Runde an, die zu jeweils unterschiedlichen Fragestellungen durchgeführt wird: zum Beispiel:
> 1. Für mich wird die Sitzung heute gut, wenn ich…
> 2. Wenn ich heute eine Pflanze wäre ich…, weil ich…
> 3. Meine Beziehung zum Thema ist…, meine Beziehung zur Gruppe ist…, meine Beziehung zur Leitung ist…, meine Befindlichkeit heute ist… und wenn es nur nach mir ginge, würde ich jetzt gern…
> 4. Was ist mir in der letzten Woche gut gelungen?

Auch wenn in dieser Phase der Schwerpunkt auf dem Thema liegt, ist es gut, dem *Ich* und dem *WIR* Raum zu geben (TZI). Dabei ist zu beachten, dass der Focus der Gruppe auf der Auseinandersetzung mit der Sache liegt und sie auf zu intensiv betriebene Befindlichkeitsrunden mit Widerständen reagieren. Eine Vernachlässigung oder ein Ignorieren des Bedürfnisses, sich auf der Beziehungsebene auszutauschen, kann zu einem schleichenden Verlust des *WIR*-Gefühls führen (Werte- und Entwicklungsquadrat). Auch hier gilt, dass Beziehungen gepflegt werden müssen. Sinnvoll ist es, wenn sich kurze mit intensiveren Runden abwechseln.

2. *Klärung der Aufgabenstellung*
Dieser Schritt gilt der Transparenz und der Klarheit hinsichtlich der Ziele, der Sinnhaftigkeit und der Ergebnisverwertung der gemeinsamen Arbeit. Wenn die Gruppe sich bereits in einem Arbeitsprozess an einer Lernsituation befindet, können Fragen geklärt und das weitere Vorgehen besprochen werden. Steht die Gruppe am Anfang einer neuen Lernsituation, sind hier die Vereinbarungen über das Produkt und die Ziele zu treffen. Bei arbeitsteiligem Vorgehen muss auch entschieden werden, wer sich mit welchem Unterthema beschäftigen möchte.

Beispiel für methodisches Vorgehen: Die Leitung sollte auf einem Plakat gut visualisiert veranschaulichen:
■ Aufgabenstellung der Lernsituation: Was wird erarbeitet?
■ Warum wird das erarbeitet? Hier wird eine Begründung dafür gegeben, warum das zu Erarbeitende für die Lernenden nützlich ist.
■ Wie gehen wir vor?

Dieses Plakat sollte solange präsent sein, wie an der Lernsituation gearbeitet wird. Dann kann bei jedem Neueinstieg kurz darauf verwiesen und in Erinnerung gerufen werden, an welcher Stelle des Arbeitsprozesses sich die Gruppe befindet. Hier steht eindeutig das ES (TZI) im Vordergrund.

3. *Klärung der Organisation*
Wenn die Lerngruppe in eine Lernsituation einsteigt, ist die Sozialform zu klären und auch die Planung des Vorgehens. Zudem geht es um die konkreten Zeiten, die Aufteilung auf Räume, Hinweise auf Materialien und Zeitpunkte, in denen die Gesamtgruppe sich im Prozess trifft, um Fragen zu besprechen oder Schwierigkeiten zu thematisieren. Besonders wichtig sind Hinweise der Leitung auf die Organisation in der Gruppenarbeit, das heißt, dass die Lernenden Aufgaben verteilen sollen für die Moderation, die Präsentation und zum Beispiel die Überwachung der Zeiten.

Beispiel für methodisches Vorgehen: Auch hier sollte mit einem Plakat gearbeitet werden, auf dem Zeiten, Räume usw. festgehalten werden. Zusätzlich hat sich ein «Fragenspeicher» bewährt, das heißt ein Plakat, auf dem aufkommende Fragen festgehalten werden.

Im Vordergrund steht auch hier das ES (TZI).

4. *Durchführung der Vorhaben*
Jetzt arbeiten die Lernenden meist in Kleingruppen, es finden die vereinbarten Treffen statt für Absprachen und die Prozessevaluation. Die Leitung begleitet die Arbeit zurückhaltend. Es kann geplant oder im Prozess nötig werden, dass

sie einen Input gibt oder in Unterrichtsgesprächen bestimmte Inhalte erarbeitet. Bei der Präsentation der Ergebnisse und der Ergebnissicherung ist ihre Rolle wieder aktiv strukturierend. Für die Evaluation der Arbeit in den Kleingruppen sollte sie sinnvolle Hilfestellungen geben und vor allem deutlich machen, warum dies sinnvoll ist. Die Evaluation in der Gesamtgruppe leitet sie selbst an.

> Beispiel für methodisches Vorgehen: Die Kleingruppen sollten ihre Zusammenarbeit evaluieren. Dies muss zu Beginn von der Leitung vorbereitet werden. Hierzu eignen sich Fragen, die zunächst jeder für sich beantwortet und die danach in der Kleingruppe diskutiert werden. Ziel der Diskussion ist es, Konsequenzen für zukünftige Kleingruppenarbeiten zu formulieren. Diese Konsequenzen sollten in der Gesamtgruppe vorgestellt und sich darüber ausgetauscht werden, welche Erfahrungen andere gemacht haben. Mögliche Fragen sind:
> ■ An der Zusammenarbeit in der Gruppe war für mich hilfreich…
> ■ Mich behinderte in der Zusammenarbeit, dass…
> ■ Für eine zukünftige Zusammenarbeit wünsche ich mir…

Im Durchführungsschritt wird intensiv an der Sache (ES) gearbeitet. Zumindest in der Evaluation sollte jedoch auch die Beziehungsebene (Eisbergmodell) thematisiert werden.

Die hier dargestellten Schritte beziehen sich auf einen Unterricht in umfangreicheren Lernsituationen. Die grundsätzlichen Schritte lassen sich allerdings auch auf jede andere Form des Unterrichtens übertragen.

**Tabelle II 6-5:** Analyseraster zur intuitiven Bearbeitung des Fallbeispiels «Gruppenarbeit in der Pflegeausbildung» *Arbeitslust und Produktivität*

| Handlungsschritte | Variablen | | | |
| | Personen: Leitung | Personen: Gruppe | Prozess | Struktur |
|---|---|---|---|---|
| Analyse, Diagnose | ■ Befindlichkeiten: Freude an der Gestaltung von Lernsituationen, Zufriedenheit mit dem erreichten Lernklima, Konzentration und manchmal auch Anspannung hinsichtlich der Förderung aller Lernenden, Sicherheit, Gelassenheit <br> ■ Bedürfnisse: Erhalten des Arbeitsklimas | ■ Befindlichkeiten: Sicherheit, emotionale Festigkeit, Zusammengehörigkeitsgefühl <br> ■ Bedürfnisse: eigene Fähigkeiten einsetzen und weiter entwickeln, sich mit Thema auseinandersetzen, gute Arbeitsmöglichkeiten hinsichtlich der Räume, Materialien und Zeiten, Orientierung durch die Leitung, Selbststeuerung | ■ kooperativer, respektvoller und wertschätzender Umgang, Toleranz gegenüber Andersartigkeit, zunehmende Selbständigkeit, zielgerichtete, konzentrierte Arbeit | ■ Vernetzte Großgruppe <br> ■ Untergruppen oder Tandems mit engerem Kontakt |
| Soll-Zustand | ■ Zustand soll erhalten bleiben und kleine Konflikte sofort gelöst werden | | | |

**Tabelle II 6-5**: Analyseraster zur intuitiven Bearbeitung des Fallbeispiels «Gruppenarbeit in der Pflegeausbildung» *Arbeitslust und Produktivität (Fortsetzung)*

| Handlungsschritte | Variablen | | | |
| | Personen: Leitung | Personen: Gruppe | Prozess | Struktur |
| --- | --- | --- | --- | --- |
| Interventionen | ■ Befindlichkeitsabfragen<br>■ Orientierende Steuerung durch die Leitung<br>■ Anleitung der Kleingruppenarbeit hin zu zunehmender Übernahme der Verantwortung der Lernenden durch Förderung von deren Methodenkompetenz | | | |
| Evaluation | ■ Regelmäßige Evaluation der Arbeitsprozesse und des Lernklimas | | | |

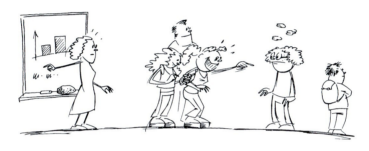

### 6.4.4
## Phase 4: *Abschluss und Abschied*

Aufgaben der Leitung in der Abschlussphase

In dieser Phase geht es um den Ausstieg aus der Gruppe. Ein Ziel ist, dass jedes Gruppenmitglied mit einem guten Gefühl auf der Beziehungsebene gehen kann und das für jede Person möglichst alle Sachfragen geklärt sind. Ein weiteres Ziel ist es, den gesamten Gruppenprozess zu evaluieren, damit die Leitung Grundlagen gewinnt, um ihre Arbeit weiter zu professionalisieren oder auch Rückmeldungen ins System über strukturelle Veränderungsbedarfe zu geben.

Diese Phase ist von der Leitung von Gruppenbeginn an im Auge zu behalten. Einerseits, weil die entwickelten Ziel- und Regelplakate für die Evaluation aufbewahrt werden sollten und andererseits, um sie bei der Zeitplanung zu berücksichtigen. Neue Themen sollten nicht mehr angegangen werden, sondern die verbleibende Zeit so eingeteilt wird, dass bearbeitete Themen abgeschlossen, reflektiert und die Arbeit evaluiert werden kann. Die Leitung einer Lerngruppe sollte ihren Umgang mit Abschied gut kennen. Insbesondere wenn sie zu den Personen gehört, die sich schwer trennen können und den Abschied gern hinauszögern oder sich lieber gar nicht verabschieden, sondern einfach aus der Situation gehen, muss sie sich dieser «Fallen» bewusst sein. Diesen eigenen Bedürfnissen nachzugeben hieße entweder, die Gruppe nicht gehen lassen zu wollen und den Abschied hinauszuzögern mit neuen Themen und/oder Verabredungen für die Zeit nach dem Ende der Gruppe oder ein abruptes Beenden der Arbeit.

Für die Gestaltung des Prozesses in dieser Phase haben sich folgende Schritte bewährt:

Schritte zur<br>Prozessgestaltung

1. *Ausstieg aus der thematischen Arbeit und Bewertung*
   Zunächst wird die inhaltliche Arbeit abgeschlossen und noch offene Fragen geklärt. Die Ergebnisse der Arbeit und das Gelernte sollte noch einmal ausführlich hinsichtlich der Transfermöglichkeiten für die weitere berufliche Situation bewertet werden. Hier bietet es sich auch an, auf Fortbildungsmöglichkeiten zur Vertiefung bestimmter Themen oder neue Wege hinzuweisen. Der Lernprozess und auch der Gruppenprozess werden noch einmal reflektiert und bewertet.

> Beispiel für methodisches Vorgehen: Für die Evaluation sollten die Ziele und Regeln, die in der ersten Phase erarbeitet und in der zweiten Phase meist überarbeitet wurden herangezogen werden. Mit einer Punktabfrage auf einer Zahlenskala von von –5 bis +5 kann festgestellt werden, in welchem Ausmaß die Ziele erreicht und die Regeln eingehalten wurden. Anschließend sollte in einem Gespräch das Ergebnis bewertet werden.

In diesem Schritt geht es zunächst noch um das *ES* (themenzentrierten Interaktion – TZI). Die Evaluation bezieht gleichberechtigt alle Aspekte, das *ICH*, das *WIR,* das *ES* und den *GLOBE,* mit ein. Hier wird sich über die Sach- und die Beziehungsebene ausgetauscht. Außerdem bietet diese Evaluation die Chance, dass die Lernenden für sich persönlich Schlussfolgerungen ziehen, wie sie sich in zukünftige Gruppen einbringen und worauf sie für ihr eigenes Lernen achten wollen.

2. *Rückmeldungen an die Leitung*
   Sicher hat die Leitung schon viel in dem ersten Schritt erfahren. Trotzdem sollte sie es sich für ihre eigene Professionalisierung nicht nehmen lassen, sich für ihr Leitungsverhalten Rückmeldungen zu holen. Das ist von ihr auch so an die Gruppe zu kommunizieren.

> Beispiel für methodisches Vorgehen: Hier bietet sich eine Kartenabfrage zu den Aspekten an, die der Leitung wichtig sind. Möglich ist es auch, sich Rückmeldungen zu holen unter der Fragestellungen: An der Leitung … war für mich hilfreich, dass…, hat mich behindert, dass… In diesem Fall würde es den Lernenden überlassen, wozu sie sich äußern wollen und die Rückmeldungen beziehen auf das, was ihnen wichtig war.

Die Rückmeldungen sollten sich auf die Sach- als auch die Beziehungsebene beziehen.

Zur Professionalität von Leitung gehört es, Rückmeldungen immer auch mit der rückmeldenden Person in Verbindung zu sehen und sie sensibel zu sortieren. So entscheidet die Leitung selbst, ob mit einem Feedback ihre Funktion oder ihre Person gemeint ist und ob sie das Gesagte für sich akzeptieren kann oder nicht.

3. *Abschied von den Menschen*
   In einem letzten Schritt gemeinsam mit der Gruppe ist den Lernenden die Gelegenheit zu geben, sich voneinander zu verabschieden und noch einmal Dinge auszusprechen, die noch gesagt werden sollen. Wenn der Gruppenprozess gut gelaufen ist, kann hier auch das Vertrauen herrschen, dass es zu keinen Verletzungen kommt. Auch wenn sich die Spannungen bis zum Schluss nicht auflösen lassen, ist dieser Schritt wichtig; die Anleitung sollte jedoch gezielt so erfolgen, dass sich nur über Gelungenes ausgetauscht wird und dass nur positive Rückmeldungen gegeben werden.

> Beispiel für methodisches Vorgehen: Den Gruppenmitgliedern wird mit Kreppband eine Karte auf dem Rücken befestigt, auf der steht: Du warst für die Gruppe wichtig, weil ... Du warst für mich wichtig, weil ... Danach schreiben die Lernenden sich gegenseitig Rückmeldungen auf die Karten. Dabei werden nur Stärken benannt und jeder kann sich aussuchen, wem er etwas mitteilen will.

Hier wird nur noch auf der Beziehungsebene kommuniziert. Es wird deutlich, dass beim Einstieg in einen Gruppenprozess der Focus auf der Beziehungsebene (Eisbergmodell) und den ICHs liegt und beim Ausstieg ebenso.

4. *Auswertung der Evaluationsergebnisse durch die Leitung*
   In einem letzten Schritt wertet die Leitung alle Rückmeldungen der Teilnehmer aus und zieht Schlussfolgerung für die Gestaltung zukünftiger Lern- und Gruppenprozesse.

Für Lerngruppen, die über ein halbes Jahr oder länger zusammenarbeiten und nur ein- oder zweimal in der Woche zusammenkommen, sollten die beiden letzten Sitzungen dem Ausstieg und Transfer vorbehalten sein. Davor muss die thematische Arbeit abgeschlossen sein. Sinnvoll ist es, in der vorletzten Sitzung zu evaluieren und die letzte Sitzung für den Abschied zu gestalten. So würde zunächst zurückgeschaut werden und anschließend nach vorn. Es ist wichtig, dass jede Sitzung und jedes Thema, eine kurze Phase des Ausstiegs und Transfers haben sollte, zum Beispiel durch Abschlussrunden oder Zwischenevaluationen. Gruppen, die lediglich ein paar Tage zusammenarbeiten, benötigen eine Arbeitseinheit für die thematischen Reste und eine weitere für die Evaluation und den Abschied.
   Wenn diese Phase gut gestaltet wird, gehen die Gruppenmitglieder in eine neue Arbeits- und damit Lebenssituation und wissen, was sie gelernt haben und wie sie dieses Wissen anwenden können. Im Idealfall wurde alles gesagt und Abschied genommen und wenn sich Gruppenmitglieder in anderen Zusammenhängen wieder treffen, können sie einen unbelasteten Neuanfang in einer neuen Situation machen. Die Leitung hat Rückmeldungen, die sie auswerten kann und Erkenntnisse, die in neue Gruppenarbeit einfließen können.

**Tabelle II 6-6:** Analyseraster zur intuitiven Bearbeitung des Fallbeispiels «Gruppenarbeit in der Pflegeausbildung» *Abschluss und Abschied*

| Handlungsschritte | Variablen | | | |
| | Personen: Leitung | Personen: Gruppe | Prozess | Struktur |
|---|---|---|---|---|
| **Analyse, Diagnose** | ▪ Befindlichkeiten: Zufriedenheit, Freude über Erreichtes, Trauer, Abschiedsschmerz, Erschöpfung<br>▪ Bedürfnisse: sich nicht trennen wollen, Gruppe gut gehen lassen, Arbeit auf Sach- und Beziehungsebene gut beenden | ▪ Befindlichkeiten: Angst vor der Zukunft, Trauer wegen der Trennung, Freude auf den neuen Lebensabschnitt, Unsicherheit, Erschöpfung<br>▪ Bedürfnisse: sich nicht trennen, schnell in die neue Situation kommen, letzte wichtige Informationen erhalten, praktische Tipps bekommen, sich auf die Zukunft einstellen, Kontakt zu den Personen nicht verlieren | ▪ Emsiges Abarbeiten der Inhalte, an der Situation klammern, früher aus dem Prozess aussteigen, im Aufbruch sein | ▪ Vom festen Zusammenstehen der Gesamtgruppe und der Untergruppen zur Auflösung |
| **Soll-Zustand** | ▪ Auseinandergehen mit gutem Gefühl und fachlicher Sicherheit | | ▪ Alle Themen auf der Sach- und der Beziehungsebene abgeschlossen | ▪ Auflösung der Gruppe |
| **Intervention** | ▪ Keine neuen Themen beginnen<br>▪ Angefangene Themen beenden<br>▪ Feedback<br>▪ Evaluation<br>▪ Abschied | | | |
| **Evaluation** | ▪ Reflexion der Leitung, Auswertung der Evaluationsergebnisse und Schlussfolgerungen für die zukünftige Anleitung ziehen | | | |

## 6.5
# Zusammenfassendes Ergebnis

In der eingangs geschilderten Fallsituation hat die Lehrerin die Befindlichkeiten und Bedürfnisse ihrer Schülerinnen und Schüler nicht ausreichend berücksichtigt. Sie hat zwar auf der Sachebene für Transparenz über Inhalte, Ausbildungsstruktur und Prüfungen gesorgt, nicht aber die Dynamik von Gruppen im Blick gehabt. Infolgedessen wurde am Klima in der Gruppe nicht gearbeitet, die so bedeutsame Anfangsphase nicht gestaltet. Es konnte sich kein wertschätzendes Klima für eine offene und angstfreie Kommunikation entwickeln. Das Bearbeiten von Konflikten ist in einer solchen Situation zwar schwieriger, aber nicht ohne Erfolg. Eine Kartenabfrage zum Klassenklima bietet sich als Interventionsmethode an. Mit einer sensiblen Gesprächsführung bei der Auswertung der Abfrageergebnisse, die immer deutlich macht, dass Wahrnehmung von Situationen subjektiv sind und jede subjektive Erleben der individuellen Wahrheit der Situation entspricht, kann am Lernklima erfolgreich gearbeitet werden. Dazu bietet sich die Vereinbarung von Regeln für den Umgang miteinander an. Kommunikations- und Feedbackübungen helfen zudem, «verregelt» und konstruktiv miteinander ins Gespräch zu kommen. Auch ein Ausflug, eine Klassenreise oder eine Erkundung können hilfreich sein.

Wenn bei der Planung von Lernprozessen neben der Fach- und Methodenkompetenz auch die Sozial- und Personalkompetenz gefördert werden soll, kommen Lehrerinnen und Lehrer oder Seminarleiterinnen und Seminarleiter nicht umhin, neben dem sachlichen Lernprozess auch die Gestaltung des Gruppenprozesses zu organisieren. Sicher ist die Vorbereitung dann viel komplexer. Es sollte aber auch deutlich geworden sein, dass Lernen in einer emotional geklärten und angstfreien Situation für die Lerngruppe effektiver ist. Bestimmt gehört auch Mut dazu, Befindlichkeiten und Bedürfnisse in Lernveranstaltungen zu Wort kommen zu lassen, deren Ziel eigentlich die thematische Arbeit ist. Alle diejenigen, die jedoch davon überzeugt sind, dass Emotion und Kognition in Lernprozessen beteiligt sind, haben eigentlich keine andere Wahl, als sich langsam vortastend und Erfahrung sammelnd auf diesen die ganze Person fördernden Prozess einzulassen. Abschließend muss noch gesagt werden, dass dann die Freude an der Arbeit auch für die Lehrenden in sehr großem Ausmaß zunimmt, weil auch sie sich emotional in der Gruppe aufgehoben fühlen und sehr viel zurückbekommen für den Einsatz, den sie leisten!

**Tabelle II 6-7:** Analyseraster zur sachgerechten Bearbeitung des Fallbeispiels «Gruppenarbeit in der Pflegeausbildung» *Zusammenfassendes Ergebnis*

| Handlungsschritte | Variablen | | | |
| --- | --- | --- | --- | --- |
| | Personen: Leitung | Personen: Gruppe | Prozess | Struktur |
| Analyse, Diagnose | ■ inhaltliche und zeitlich präzise Planung<br>■ Transparenz über Themen, Zeiten, Erfolgskontrollen, Bewertungen hergestellt<br>■ Unterricht an der Praxis orientiert<br>■ Unterrichtsgestaltung an eigenem Bedürfnis nach Sicherheit orientiert<br>■ Dynamik von Gruppen nicht beachtet | ■ Gestörtes Lernklima mit Ausgrenzungen und Rückzug von Lernenden<br>■ Leistungsniveau nicht besonders hoch<br>■ Befindlichkeiten und Bedürfnisse von Einzelnen und Dynamik in Gruppen findet keine Beachtung | ■ Mündliche Mitarbeit wurde immer geringer<br>■ Gruppenarbeitsphasen besonders widerständig durchgeführt mit eher oberflächlichen Ergebnissen<br>■ Gruppengefühl konnte nicht entstehen, kein Prozess zur Interdependenz eingeleitet<br>■ Keine Regeln kommuniziert, geheime Regeln beherrschen das Geschehen | ■ Begrenzte Ausbildungszeit mit Abschlussprüfung und Lernerfolgskontrollen<br>■ Vorgegebener Lehrplan<br>■ Theorie und Praxiszeiten<br>■ Vereinzelung<br>■ Konkurrenz |

**Tabelle II 6-7:** Analyseraster zur sachgerechten Bearbeitung des Fallbeispiels «Gruppenarbeit in der Pflegeausbildung» *Zusammenfassendes Ergebnis (Fortsetzung)*

| Handlungsschritte | Personen: Leitung | Personen: Gruppe | Prozess | Struktur |
|---|---|---|---|---|
| **Soll-Zustand** | ■ Leitung will umfassend und zielorientiert ausbilden und Kontakt zur Gruppe haben | ■ Gruppe soll, sich gegenseitig unterstützend, zu Erfolgen kommen | ■ Prozess soll durch Interesse und Eigentätigkeit geprägt sein und auf der Beziehungsebene durch Offenheit, Angstfreiheit und Wertschätzung getragen werden | ■ Anforderungen und Ausbildungsstruktur lässt sich nicht ändern<br>■ Positive Gruppenstruktur soll gefördert werden |
| **Intervention** | ■ Leitung thematisiert Klassenklima mit Kartenabfrage, erarbeitet Regeln, führt Kommunikations- und Feedbackübungen durch Ortswechsel durch Klassenreise, Ausflug oder Erkundung | | | ■ Regeln, Vereinbarungen |
| **Evaluation** | ■ Wie wird das Lernklima empfunden?<br>■ Wie entwickeln sich die Leistungen?<br>■ Wie kann der Zeitplan eingehalten werden? | | ■ Werden Vereinbarungen eingehalten?<br>■ Wird zunehmend eigenständig gearbeitet? | ■ – |

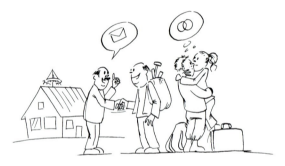

## 6.6
# Fallbeispiel zur Übung: «Arbeitskreis zur Vorbereitung der Einführung von Pflegevisiten»

**Tabelle II 6-8:** Einordnung der Thematik in die Studienschwerpunkte und Arbeitsfelder

| | Pflegemanagement | Pflegepädagogik |
|---|---|---|
| **Arbeitsfelder** | Leitung | Ausbildung |
| | Weiterbildung | Weiterbildung |
| | Beratung | Beratung |
| | Forschung und Entwicklung | Forschung und Entwicklung |

Die Geschäftsführung und die Pflegedienstleitung des Altenpflegeheimes Seehof haben auf einer Klausurtagung die Einführung von Pflegevisiten beschlossen. Mit dieser Maßnahme wollen sie den gesetzlichen Qualitätsanforderungen gerecht

werden und die Zufriedenheit der Bewohner steigern. Um eine hohe Akzeptanz unter den Mitarbeiterinnen zu erreichen und das Instrument der Pflegevisite in Bezug auf die einzelnen Formblätter entsprechend den Besonderheiten der Einrichtung entwickeln zu können, sollen die Wohnbereichsleitungen und deren Vertretungen mit in die vorbereitenden Arbeiten einbezogen werden. Als das Einladungsschreiben die MitarbeiterInnen erreicht, löst dies bei einigen Unmut aus. Sie fühlen sich durch die vielen Anforderungen im Rahmen der Qualitätsentwicklung überfordert und wünschen sich mehr Zeit und Ruhe für die Pflege der Bewohner. Andere Reaktionen sind Unsicherheit («Was kommt da auf mich zu? Werde ich dem gerecht werden können?»), Desinteresse («Warum soll ich etwas Neues lernen?»), aber auch Neugierde («Vielleicht bringt das Vorteile für die Arbeit.»). Die Pflegedienstleitung bereitet die erste Sitzung gründlich vor. Sie arbeitet einen Kurzvortrag zu den Zielen der Pflegevisite aus, in welche Phasen sie sich gliedert, was sie für die Pflegequalität bedeutet und welche Rolle der Pflegeprozess dabei spielt. Das erste Treffen beginnt sie mit diesem Input. Die anschließende Diskussionsmöglichkeit wird von der Gruppe nur geringfügig genutzt. Der Gesprächsverlauf ist zäh, einige Mitglieder beteiligen sich gar nicht. Die Pflegedienstleitung bittet im Interesse der Mitarbeiter selbst um aktive Mitarbeit und stellt dann der Gruppe das weitere Vorgehen dar. In den nächsten Sitzungen sollen sich Kleingruppen zur Entwicklung von Formblättern für die Pflegevisite treffen, die dann in der Gesamtgruppe diskutiert werden sollen. Sie bietet dabei noch einmal explizit ihre Unterstützung an. In den nachfolgenden Wochen zeigt sich, dass die Kleingruppen nur schleppend in Gang kommen. Die Ergebnisse, die in der Gesamtgruppe dargestellt werden, weisen zum Teil erhebliche Mängel auf, wobei auch in der nachfolgenden Diskussion nur wenige MitarbeiterInnen engagiert mitarbeiten. In der Gruppe zeichnet sich schließlich eine Polarisierung zwischen den «Aktiven» und den «Blockierern» ab. In einem Gespräch mit einer der engagierten MitarbeiterInnen erfährt die Pflegedienstleistung, dass die Stimmung unter den Gruppenmitgliedern sehr angespannt ist und viel «hinter dem Rücken» geredet werde. Auch bestehe Angst davor, die Pflegevisite später alleine durchführen zu müssen. Die Pflegedienstleitung sieht sich mit einer Situation konfrontiert, in der ihr ursprüngliches Ziel, die Identifikation der MitarbeiterInnen durch Partizipation und Transparenz zu erreichen, in das Gegenteil umgeschlagen ist.

**Tabelle II 6-9:** Analyseraster zur sachgerechten Bearbeitung des Fallbeispiels «Arbeitskreis zur Vorbereitung der Einführung von Pflegevisiten»

| Handlungsschritte | Variablen | | |
| --- | --- | --- | --- |
| | Person | Prozess | Struktur |
| Analyse, Diagnose | ■ | ■ | ■ |
| Soll-Zustand | ■ | ■ | ■ |
| Intervention | ■ | ■ | ■ |
| Evaluation | ■ | ■ | ■ |

## Literatur

Arnold, R.; Krämer-Stürzl, A.; Siebert, H.: Dozentenleitfaden: Planung und Unterrichts-vorbereitung in Fortbildung und Erwachsenenbildung. Cornelsen, Berlin 1999

Cohn, R. C.: Von der Psychoanalyse zur themenzentrierten Interaktion. 11. Aufl. Klett, Stuttgart 1992

Cohn, R. C.; Terfurth, Ch.: Lebendiges Lehren und Lernen. TZI macht Schule. 2. Aufl. Klett, Stuttgart 1995

Donnenberg, O.; Lazeron, N.: Wie organisiere und gestalte ich ein Action-Learning-Programm? In: Donnenberg, O. (Hrsg.): Action Learning. Ein Handbuch. Klett, Stuttgart 1999

Langmaack, B.; Braune-Krickau, M.: Wie die Gruppe laufen lernt. Anregungen zum Planen und Leiten von Gruppen. 4. Aufl. Beltz, Weinheim 1993

Langmaack, B.: Themenzentrierte Interaktion. Einführende Texte rund ums Dreieck. Beltz, Weinheim 1994

Lumma, K.: Die Teamfibel. Oder das Einmaleins der Team- & Gruppenqualifizierung im sozialen und betrieblichen Bereich. Ein Lehrbuch zum Lebendigen Lernen. Windmühle, Hamburg 1994

Muster-Wäbs, H.: Führen und Begleiten von Lern- und Arbeitsgruppen. In: Schneider, K.; Brinker-Meyendriesch, E.; Schneider A. (Hrsg.): Pflegepädagogik für Studium und Praxis. Springer, Berlin/Heidelberg 2003: 145–164

Muster-Wäbs, H.; Pillmann-Wesche, R.: Gruppen und Teams leiten und anleiten. Neue Pädagogische Reihe. Band 1. Prodos, Brake 2003

Schulz von Thun, F.: Miteinander reden 2. Stile, Werte und Persönlichkeitsentwicklung. Rowohlt, Reinbek bei Hamburg 1991

Stahl, E.: Dynamik in Gruppen. Handbuch der Gruppenleitung. Beltz, Weinheim/Basel/Berlin 2002

Thomann, C.: Klärungshilfe: Konflikte im Beruf. Methoden und Modelle klärender Gespräche bei gestörter Zusammenarbeit. Rowohlt, Reinbek bei Hamburg 1998

# 7
# Führung und Führungsstile

Märle Poser

## 7.1
## Einführung in die Thematik

Führung von Menschen in einer Organisation ist heute zu einer hochkomplexen und anspruchsvollen Aufgabe geworden. Um die Komplexität näher bestimmen zu können, ist es zunächst sinnvoll, eine Definition des Begriffs «Führung» vorzunehmen. Rosenstil definiert Führung zusammenfassend als zielbezogene Einflussnahme (Rosenstil, 1999: 4). Differenzierter und weitergefasst wird der Begriff bei Neuberger (1993). Danach bedeutet Führung

Definition von «Führung»
> «andere Menschen zielgerichtet, in einer formalen Organisation unter konkreten Umweltbedingungen dazu bewegen, Aufgaben zu übernehmen und erfolgreich auszuführen, wobei humane Ansprüche gewahrt werden.» (Neuberger, 1993: 8).

In dieser Definition werden verschiedene Ebenen berücksichtigt, die miteinander zusammenhängen und aufeinander rückwirken.

Erste Ebene
Die erste Ebene der Zielgerichtetheit hebt ab auf die sozialen Beziehungen beziehungsweise auf die Interaktion zwischen Vorgesetzten und Mitarbeitern. Menschen nehmen Realität subjektiv wahr und folgen eigenen Interessen. Diesen Interessen – bezogen auf die Organisationsziele – eine Richtung zu geben, die vorhandenen selbständigen und selbstorganisierten Aktivitäten und Prozesse zu steuern, ist eine wichtige Aufgabe von Führung.

Zweite Ebene
Das Merkmal «formale Organisation» in der Definition von Führung betrifft eine zweite Ebene, mit der der Geltungsbereich von Führung bezeichnet ist. Eine Organisation beziehungsweise ein Unternehmen ist gekennzeichnet durch spezifische Hierarchiebildungen, Personen unabhängige Formalisierungen und Standardisierungen von Abläufen sowie durch verschiedene Ausprägungen von Arbeitsteilungen. Führung findet damit statt in einer systemischen und rationalen Organisationsform, die eine eigene Ordnung und eine eigene Dynamik aufweist.

Dritte Ebene
Das Merkmal «Umweltbedingungen» kennzeichnet eine dritte Ebene. Zu den Umweltbedingungen, die auf ein Unternehmen einwirken, zählen zum Beispiel der Finanzmarkt, der Arbeitmarkt, der Absatzmarkt, Gesetzesvorschriften etc. Wichtige externe Einflussfaktoren sind des Weiteren soziale Veränderungen der Gesellschaft wie die demographische Entwicklung und der Wandel von Werten. Führung in der heutigen Zeit ist dadurch gekennzeichnet, dass sich ein

sozialpolitischer und sozialökonomischer Wandel von bislang nicht gekanntem Ausmaß vollzogen hat und weiter vollzieht. Dies verlangt Flexibilität, Reaktionsschnelligkeit, präzise Informationsverarbeitung und weitsichtige Planung.

**Vierte Ebene**

Eine vierte Ebene bezieht sich auf das Merkmal «Aufgaben» beziehungsweise Aufgabenorientierung in der Definition von Führung. Die zu übertragenden Aufgaben und Aufgabenbereiche an die Mitarbeiter leiten sich aus den übergeordneten Organisationszielen ab. Um sie erfolgreich bewältigen zu können, ist es notwendig, geeignete Voraussetzungen zu schaffen. Dies bezieht sich sowohl auf die technische Ausstattung wie auch auf die berufliche Handlungskompetenz der Mitarbeiter. Die raschen gesellschaftspolitischen und vor allem technologischen Veränderungen bewirken eine sich rasant verkürzende Halbwertzeit des beruflichen Fachwissens. Lebenslanges Lernen ist heute eine Voraussetzung, um den Anforderungen in der Berufswelt gerecht zu werden. Vorgesetzte sind auf dieser vierten Ebene dafür (mit)verantwortlich, Mitarbeiter in ihren Lernprozessen zu begleiten und sie zu befähigen, Aufgaben sachgerecht und erfolgreich auszuführen.

**Fünfte Ebene**

Die Unterstützung und Anleitung von Lernprozessen muss dabei getragen sein von dem Respekt und der Achtung vor dem Anderen und von dem Wissen, dass Arbeit ein zentraler persönlichkeitsentwickelnder Lebensinhalt ist. Damit ist das Merkmal «Wahrung humaner Ansprüche» in der Definition von Führung gekennzeichnet, das die fünfte Ebene darstellt.

Die kurz angerissene Komplexität und Vielschichtigkeit von Führung macht deutlich, dass es nicht «den besten Führungsstil» geben kann, sondern dass es vielmehr eine Reihe von organisationsinternen und -externen Einflussfaktoren zu berücksichtigen gilt, die unterschiedliche Anforderungen an Führung mit sich bringen.

Im Folgenden wird es darum gehen, ausgewählte Konzepte zur Analyse von Führung und Führungsstilen vorzustellen. Als handlungsleitende Theorien können sie die Entwicklung der Führungskompetenz unterstützen und fördern. An einem exemplarischen Fallbeispiel aus einem ausgewählten Arbeitsfeld von Pflegemanagern soll die jeweilige Schwerpunktsetzung und die Reichweite der Erklärungsansätze dieser Theorien verdeutlicht werden. Das Kapitel schließt mit einer zusammenfassenden Ergebnisdarstellung ab.

## 7.2
## Fallbeispiel: «Einführung von Führungsleitlinien»

**Tabelle II 7-1**: Einordnung der Thematik in die Studienschwerpunkte und Arbeitsfelder

|  | Pflegemanagement | Pflegepädagogik |
| --- | --- | --- |
| **Arbeitsfelder** | Leitung | Ausbildung |
|  | Weiterbildung | Weiterbildung |
|  | Beratung | Beratung |
|  | Forschung und Entwicklung | Forschung und Entwicklung |

Der Heimleiter eines großen Altenpflegeheimes plante die Einführung von Führungsleitlinien und eine entsprechende Schulung seiner Führungskräfte, um diese zu befähigen, eine systematische Förderung und Qualifizierung aller Mitarbeiter

voranzutreiben. Die Notwendigkeit dieser Maßnahme ergab sich für ihn aus den veränderten Anforderungen durch das Pflegeversicherungsgesetz, in dem Maßnahmen zur Qualitätssicherung vorgeschrieben werden, wobei die Pflegeprozessmethode Beurteilungsgrundlage ist. Durch die Kompetenzsteigerung aller Mitarbeiter seines Hauses erhoffte er sich ein Mehr an Pflegequalität und Kundenzufriedenheit, Faktoren, die zunehmend in das öffentliche Interesse gerückt sind bei gleichzeitig sich mehrenden Schlagzeilen über Missstände in Altenheimen. Das heißt, er wertete die geplante Maßnahme auch als Unternehmensstrategie, um sich auf dem Markt sicher zu positionieren. Um seine Mitarbeiterinnen für das Vorhaben zu gewinnen, setzte er regelmäßig außerordentliche Sitzungen für alle Führungskräfte an, in denen zunächst einmal das Pro und Contra von Führungsleitlinien erörtert wurde. Die Sitzungen waren inhaltlich durch den Heimleiter wenig vorstrukturiert, die Mitarbeiterinnen hatten Gelegenheit, ihre Vorstellungen und Meinungen einzubringen. Diskutiert wurden einzelne Probleme im Führungsalltag und die verschiedenen Lösungen, die die Führungskräfte für sich bereits gefunden hatten und weiter entwickeln wollten. Alle Führungskräfte waren sehr motiviert, das Vorhaben mitzutragen, aber es wurden auch Zweifel laut, ob sie den Anforderungen gewachsen sein würden, da keiner der Anwesenden über die Fachausbildung hinaus über Führungsqualifikationen verfügte. Zudem äußerten sie den Einwand, dass sie noch Zeit benötigten, ihre Mitarbeiter bei der prozessorientierten Pflege als wichtigstem «Handwerkszeug» für die Umsetzung einer theoriegeleiteten Pflege und Versorgung anzuleiten und zu begleiten.

Der Heimleiter, der bei seinen Mitarbeitern wegen seines offenen, warmherzigen und engagierten Verhaltens beliebt war und Vertrauen genoss, sammelte alle Ideen und setzte seine Mitarbeiter davon in Kenntnis, dass er nun in einem weiteren Schritt diese Ideen mit einer externen Beratung weiter bearbeiten würde. Ein halbes Jahr später wurde eine neue Sitzung anberaumt. Der Einladung war als Anlage eine fertige Hochglanzbroschüre «Leitlinien der kooperativen Führung und Zusammenarbeit im Seniorenheim Reedberg» beigefügt. Als wesentliche Eckpfeiler kooperativer Führung waren darin die Grundsätze der Delegation von Aufgaben, Rechten und Verantwortung an qualifizierte Mitarbeiter festgehalten, die Förderung von Mitarbeitern einschließlich ihrer Beurteilung und schließlich Spielregeln für den Umgang miteinander. Die Führungskräfte fühlten sich überrumpelt und vor vollendete Tatsachen gestellt, fanden aber nach eingehender Diskussion mit der Heimleitung viele ihrer eigenen Ideen wieder. Es folgte eine Reihe von Seminaren durch externe Trainer, in denen den Führungskräften noch einmal konkret dargelegt und an praktischen Übungen demonstriert wurde, was unter kooperativer Führung konkret zu verstehen ist. Die Heimleitung erklärte in einer abschließenden Sitzung, dass die neuen Richtlinien nun in größtmöglicher Eigenverantwortung und in Teamarbeit von Führungskräften umzusetzen wären. Nach einem halben Jahr würde dann ein erneutes Treffen stattfinden, auf dem eine Zwischenauswertung der Erfahrungen und Probleme bei der Umsetzung der neuen Führungsleitlinien erfolgen sollte. Er betonte dabei, dass dieses Treffen nicht den Charakter einer Kontrolle habe, sondern dass die Reflexion und Selbstkontrolle im Vordergrund stehen würden; alle Beteiligten, auch er selbst, wären Lernende in diesem Prozess. In der Zwischenzeit sei er jeder Zeit ansprechbar für Probleme und er würde stärker noch als bisher den Kontakt zu den Mitarbeiterinnen suchen. Die Führungskräfte sahen dem Treffen mit sehr gemischten Gefühlen entgegen. Sie arbeiteten zwar an der Umsetzung der Führungsleitlinien, aber sie waren noch weit von einer Systematisierung und Standardisierung der Zielvereinbarungs- und Förderergespräche einschließlich der Entwicklungsplanung für ihre Mitarbeiter entfernt. In den letzten Jahren war immer mehr Arbeit bei gleichbleibender Personalkapazität hinzugekommen. Von der Standardisierung von Arbeitsabläufen über die Technisierung des Pflegeprozesses mittels EDV bis hin zu Schulungen in theoriegeleiteter Pflegeplanung mussten Anforderungen bewältigt werden, die kaum Zeit ließen, die in den Seminaren erlernten Inhalte mit ihren hohen Zielen in die Praxis umzusetzen. Die Angebote der Heimleitung nach Unterstützung erlebten die Bereichsleitungen zwar emotional als wohltuend, in der Sache jedoch als unzureichend. Sie wünschten sich eine angemessene Freistellung von der alltäglichen Arbeit sowie eine Begleitung vor Ort und regelmäßige Teamsitzungen, um konzentriert konzeptionell arbeiten und diskutieren zu können. Die ständige Überforderung wirkte sich spürbar negativ auf ihre Motivation aus, immer neue Innovationen mitzutragen. Der Heimleiter registrierte die Unzufriedenheit und die Unsicherheit, sprach aber den Konflikt nicht an. Bislang waren alle Neuerungen von seinen Mitarbeiterinnen umgesetzt worden. Er ging davon aus, dass sich nach der Zeit der erneuten Belastungen der Konflikt neutralisieren würde.

### Intuitive Bearbeitung

Die Bearbeitung dieser exemplarischen Handlungssituation erfolgt zunächst ohne Bezug auf handlungsleitende Theorien auf Basis des vierschrittigen Bearbeitungsrasters (s. **Tab. II 7-2**). Im Mittelpunkt steht dabei das Führungsverhalten des Heimleiters.

*Analyse/Diagnose: Person*

Bei der *Analyse/Diagnose* der *Person* beziehungsweise des Verhaltens des Heimleiters als Führungskraft kann zunächst auf der Beziehungsebene Offenheit, Zugewandtheit und Kontaktbereitschaft festgehalten werden. Die Mitarbeiterinnen werden über alle Schritte informiert, wobei der Heimleiter eine klare Zielsetzung für sich formuliert. Gleichwohl wird keine durchgehende Partizipation geschaffen. Dies betrifft einmal die Entscheidung über die Einführung von Führungsleitlinien und zum anderen über deren konkreter Entwicklung, die an externe Berater delegiert wird. Die Akzeptanz der und die Identifikation mit den neuen Führungsleitlinien kann aufgrund dieses Verhaltens als nicht abgesichert eingeschätzt werden. In Bezug auf den sich abzeichnenden Konflikt reagiert der Heimleiter vermeidend. Er setzt auf Eigeninitiative und Selbstkontrolle.

*Analyse: Prozess*

Die *Analyse* des *Prozesses* ergibt, dass aufgrund von Informations- und Qualifikationsdefiziten der Mitarbeiterinnen Weiterbildungsmaßnahmen durchgeführt werden, in denen umfangreich die Thematik der Führungsleitlinien erläutert und in Übungen verdeutlicht wird. Im Anschluss daran finden keine weiteren Begleitmaßnahmen statt. Probleme, die sich bei der Umsetzung der Führungs-

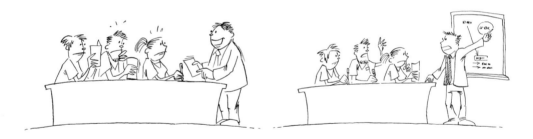

leitlinien einstellen, werden nicht berücksichtigt. Hier spielen einmal die hohe Arbeitsbelastung im Arbeitsalltag eine Rolle, die zu einer Überlastung der Mitarbeiterinnen führt und die fehlende Unterstützung bei den Bemühungen, die einzelnen Elemente der Führungsleitlinien konzeptionell zu entwickeln, zu systematisieren und schließlich zu standardisieren.

*Analyse:*
*Struktur*

Eine *Analyse* der *Struktur* zeigt zunächst einmal, dass bislang keine der leitenden Mitarbeiterinnen über Führungsqualifikationen verfügt. Des Weiteren kann festgestellt werden, dass trotz des zunächst partizipativ erscheinenden Führungsverhaltens des Heimleiters die Entscheidungsstrukturen hierarchisch geordnet sind, das heißt in wichtigen Fragen behält sich die Heimleitung die Entscheidungsbefugnis vor. Die Kooperationsbeziehung zwischen den leitenden Mitarbeiterinnen und der Heimleitung sind überwiegend informeller Natur. Es lässt sich kein systematisches Besprechungsmanagement erkennen, Ad-Hoc-Sitzungen und Ad-Hoc-Anforderungen neben der alltäglichen Arbeitsroutine charakterisieren die Struktur.

*Soll-Zustand:*
*Person*

Der *Soll-Zustand* im Hinblick auf die *Person* beziehungsweise auf das Verhalten des Heimleiters müsste auf eine konsequente Beteiligung der Mitarbeiterinnen an der inhaltlichen Ausgestaltung der allgemein formulierten Führungsleitlinien abzielen, um nachträglich die Akzeptanz und Identifikation umfänglich herzustellen. Des Weiteren wäre es notwendig, dass die Heimleitung sich aktiv auf die Probleme und Fragestellungen der Mitarbeiterinnen bezieht, Lernprozesse initiiert und begleitet.

*Soll-Zustand:*
*Prozess*

Der *Soll-Zustand* für den *Prozess* müsste die Bereitstellung geeigneter Voraussetzungen für die Umsetzung der Führungsleitlinien beinhalten. Hierzu zählt die Freistellung der Mitarbeiterinnen für diese Aufgabe ebenso wie die Planung flankierender Unterstützungsmaßnahmen.

*Soll-Zustand:*
*Struktur*

Für den *Soll-Zustand* der *Struktur* ergibt sich die Notwendigkeit, die formellen Kommunikationsstrukturen zu systematisieren und die informelle Kommunikation transparent zu gestalten. Dies schließt eine vertikale und horizontale Durchlässigkeit von Informationen sowie die Partizipation an Entscheidungen ein. Im Hinblick auf das Qualifikationsdefizit der leitenden Mitarbeiterinnen sind gegebenenfalls vorgeschaltete Maßnahmen der Kompetenzsteigerung einzuplanen.

*Intervention:*
*Person*

Die verschiedenen Maßnahmen im Zusammenhang mit der *Intervention* auf der Ebene der *Person* beziehungsweise des Verhaltens des Heimleiters zielen zunächst auf eine Offenlegung des wahrgenommenen Konfliktes ab. Im Weiteren müssen Ursachen geklärt und Lösungen gemeinsam gefunden werden. Dabei kann es nicht um eine grundsätzliche Infragestellung des angestrebten Ziels der Einführung von Führungsleitlinien gehen. Im Mittelpunkt der Überlegungen sollten vielmehr Fragen nach der Beteiligung der Mitarbeiterinnen und nach den Unterstützungswünschen stehen.

*Intervention:*
*Prozess*

*Interventionen* auf der Ebene des *Prozesses* müssten konkrete Maßnahmen umfassen, wie zum Beispiel die Organisation von Aushilfspersonal, die Anrechnung der Überstunden, die Anleitung zum konzeptionellen Arbeiten und zur Reflexion der Planungen, die Organisation einer Prozessbegleitung. Übergeordnete Tätigkeit wäre dabei die Entwicklung eines Projektdesigns mit klaren Projektphasen, Zielvorgaben und Zuständigkeiten, das gemeinsam abgestimmt und regelmäßig zwischenevaluiert wird.

*Intervention:*
*Struktur*

Auf der Ebene der *Struktur* müssten *Interventionen* insbesondere auf die Schaffung transparenter und auf Partizipation ausgerichteter Entscheidungsstruk-

**Tabelle II 7-2:** Analyseraster zur intuitiven Bearbeitung des Fallbeispiels «Einführung von Führungsleitlinien»

| Handlungs-schritte | Variablen | | |
| --- | --- | --- | --- |
| | Person | Prozess | Struktur |
| Analyse, Diagnose | ■ Beziehungsebene: Offenheit, Zugewandtheit, Kontaktbereitschaft<br>■ klare eigene Zielsetzung<br>■ Informationsdurchlässigkeit<br>■ keine durchgehende Partizipation<br>– Einführung Führungsleitlinien<br>– Entwicklung der Leitlinien<br>■ Konfliktvermeidung<br>■ Akzeptanz und Identifikation nicht abgesichert | ■ Angebot von Weiterbildungs-maßnahmen<br>■ keine kontinuierlichen Begleitmaßnahmen<br>■ Probleme bei der Umsetzung der Führungsleitlinien<br>– Arbeitsüberlastung<br>– fehlende Unterstützung | ■ Mitarbeiter haben keine spezielle Führungsqualifikation<br>■ Kooperationsbeziehungen sind wenig formalisiert<br>■ Besprechungsmanagement fehlt |
| Soll-Zustand | ■ konsequente Beteiligung der MA an der inhaltlichen Ausgestaltung der Führungsleitlinien<br>■ aktive Einflussnahme auf Lernprozesse | ■ Die arbeits-organisatorischen Voraussetzungen für die Umsetzung der Führungsleitlinien sind geschaffen. | ■ Führungskräfte verfügen über geeignete Qualifikations-voraussetzungen.<br>■ Es existieren Organisations-pläne mit klaren Zuständig-keiten.<br>■ Ein umfassendes, systematisches Besprechungsmanagement ist eingeführt. |
| Intervention | ■ Offenlegung des wahrgenommenen Konfliktes<br>■ Klärung der Ursachen<br>■ gemeinsame Lösungssuche mit Zielrichtung, Partizipation und Unterstützung | ■ Entwicklung eines Projekt-designs<br>■ Organisation von Aushilfs-personal<br>■ Anrechnung von Überstunden<br>■ Anleitung zum konzeptionellen Arbeiten | ■ Vorausschaltung von Maß-nahmen zur Qualifikations-steigerung<br>■ Entwicklung und Umsetzung von Organisationsplänen mit klar geregelten Zuständig-keiten unter Berücksichtigung partizipativer Entscheidungs-strukturen |
| Evaluation | ■ Überprüfung der Wirkung der Intervention in Bezug auf den gewünschten Zustand | | |

turen abzielen und eine Vernetzung der verschiedenen vertikalen und horizontalen Kommunikationsebenen herstellen. Das heißt, die von der Heimleitung gewünschte Eigeninitiative und Selbstkontrolle müssen in der Gestaltung der Aufbauorganisation ihren entsprechenden Niederschlag finden.

## 7.3
# Handlungsleitende Theorien zur Analyse von Führung und Führungsstilen

Managementtheorien und verschiedene Grundmuster der Führung

Im Zusammenhang mit der historischen Entwicklung von Managementtheorien ist eine Vielzahl spezieller Führungskonzeptionen entstanden, die sich zum Teil fast wie Moden abgewechselt haben. Es können dabei verschiedene Perioden von Managementtheorien unterschieden werden (Wunderer/Grunwald, 1980), denen jeweils unterschiedliche Grundmuster von Führung entsprechen. Leuzinger und Luterbacher unterscheiden hier die rational-ökonomische Führerorientierung, die soziale Führerorientierung, die sozialpsychologische Führerorientierung und die komplexe Führerorientierung. (Leuzinger/Luterbacher, 2000: 154 f.)

Die rational-ökonomische Führerorientierung entwickelte sich im Zusammenhang mit der ersten Periode des «Scientific Management», die F. W. Taylor begründete. Planung, Organisation und Kontrolle standen im Vordergrund einer streng funktionalistischen Orientierung, wobei auf der Basis umfangreicher Zeit- und Bewegungsstudien sowie Werkzeuggestaltung die Arbeitsabläufe immer weiter rationalisiert beziehungsweise die Aufgaben sachlich zergliedert wurden. Dem entsprach ein Führungssystem, welches eine Mehrfach-Unterstellung unter verschiedene Fach-Vorgesetzte vorsah. Affektives Verhalten sowie personale Konflikte sollten durch die organisatorischen Rationalisierungsprozesse unterbunden werden, die Aufgabenorientierung war zentral für das Führungshandeln.

Die «Human-Relations-Bewegung» leitet eine zweite Periode ein, in der vor allem der soziale Charakter der Arbeit betont wurden. Insbesondere die Hawthorne-Studien zeigten auf, dass das Leistungsverhalten und die Zufriedenheit von Arbeitnehmern unter anderem sehr stark abhängig sind von dem Führungsstil, von Gruppennormen und von dem Arbeitsklima. Entsprechend wurde der Beziehung zwischen Führungskraft und Mitarbeiter ein hoher Stellenwert eingeräumt, die Aufgabenorientierung rückte zugunsten der Mitarbeiterorientierung in den Hintergrund.

In der Human-Ressources-Bewegung, die als eine dritte Periode in der Entwicklung von Managementtheorien gilt, steht die sozialpsychologische Führerorientierung im Vordergrund. Die Partizipation von Mitarbeitern an Entscheidungen steht gleichrangig neben der Aufgabenorientierung unter Berücksichtigung situativer Einflussbedingungen. Die Führungskraft begreift sich vor allem als Förderer und Katalysator von Entwicklungsprozessen.

Die vierte Periode, die bis in die Gegenwart reicht, ist gekennzeichnet durch eine Differenzierung und Weiterentwicklung der Managementlehre, wobei hier vor allem systemtheoretische Ansätze an Bedeutung gewinnen. Die sozialpsychologische Führerorientierung weicht zugunsten einer komplexen Führerorientierung, in der die Führungskraft vor allem Diagnostiker ist. Die Idee eines universell gültigen Führungsstils wird aufgegeben, Entscheidungen werden unter Berücksichtigung der vielfältigen internen und externen Einflussfaktoren von Organisationen getroffen.

Im Hinblick auf die eingangs beschriebenen Merkmale der Definition von Führung kann festgestellt werden, dass in den einzelnen Grundmustern der Führungsorientierung die Merkmale Person/Beziehung, Aufgabe, Organisation und Umfeld unterschiedlich betont werden. Die einseitige Aufgabenorientierung, die in der Periode des «scientific management» im Vordergrund stand, gilt heute

Unterscheidung von drei Führungsansätzen

als überholt und wird hier in der weiteren Darstellung ausgewählter Führungsansätze nicht mehr berücksichtigt. Die Führungskonzeptionen, die in den nachfolgenden Perioden entwickelt wurden, können zusammengefasst drei unterschiedlichen Ansätzen zugerechnet werden (s. **Tab. II 7-3**). Der personalistische Füh-

Personalistischer Führungsansatz

rungsansatz stellt die Bedeutung der Persönlichkeit der Führungskraft sowie die Frage nach dem Verhalten von Vorgesetzten in den Vordergrund. Im Hinblick auf den Erfolg von Führung wurde dabei zunächst von zwei Polen einer Dimension ausgegangen. Die Annahme war, dass eine Führungskraft entweder an den Bedürf-

**Tabelle II 7-3:** Entwicklung von Managementtheorien, Grundmustern der Führungsorientierung und Führungsansätzen

| Perioden der Managementtheorien | Grundmuster der Führungsorientierung | Zuordnung zu verschiedenen Führungsansätzen |
|---|---|---|
| **Periode 1:** «scientific management» | Rational-ökonomische Führungsorientierung | – |
| **Periode 2:** «Human-relation-Bewegung» | Soziale Führungsorientierung | Personalistischer Führungsansatz |
| **Periode 3:** «Human-ressources-Bewegung» | Sozialpsychologische Führungsorientierung | Situativer Führungsansatz |
| **Periode 4:** Differenzierung und Weiterentwicklung der Managementtheorien, systemtheoretische Ansätze | Komplexe Führungsorientierung | Systemischer Führungsansatz |

nissen der Mitarbeiter orientiert ist oder aber an den Aufgaben und den Sachzielen, wobei Führungserfolg vor allem mit einer ausgeprägten Mitarbeiterorientierung in Verbindung gebracht wurde. Weitere Untersuchungen ergaben, dass Mitarbeiterorientierung und Aufgabenorientierung als zwei unabhängige Dimensionen aufzufassen sind, die gleichermaßen bedeutsam sind für die Zufriedenheit der Mitarbeiter und den Erfolg von Führung. Der personalistische Ansatz, der unter dem Begriff der kooperativen Führung in der Praxis weite Verbreitung fand, findet sich auch heute noch vielfach in den Führungsgrundsätzen von Einrichtungen des Gesundheitswesens. Exemplarisch für diesen Ansatz werden die Konzepte von Tannenbaum und Schmidt (1958), Bleicher und Meyer (1976), Baumgarten (1977) und Blake und Mouton (1964) diskutiert.

*Situativer Führungsstil*

Die Vertreter des situativen Führungsansatzes bestreiten, dass es ein optimales Führungsverhalten gibt (z. B. Fiedler, 1977; Reddin, 1970; Vroom/Yetton, 1978; Hersey/Blanchard, 1977, 1979). Sie gehen davon aus, dass die Ausprägung der Aufgabenorientierung und/oder Mitarbeiterorientierung nur in Abhängigkeit von vorgefundenen Situationsvariablen wie Technologie, Organisation, Qualifikation der Mitarbeiter etc. als effektiv oder ineffektiv eingestuft werden kann. Unter dem Begriff «situativer Führungsstil» hat auch dieser Ansatz weite Verbreitung in der Praxis gefunden. Exemplarisch für diesen Ansatz sollen hier die Konzepte von Reddin (1970) und Hersey und Blanchard (1977) dargestellt werden.

*Systemischer Führungsansatz*

Auch der systemische Führungsansatz (z. B. Kastner, 1990; Kastner/Gerstenberg, 1990; Neuberger, 1993, 1995, 2002; Senge, 1993, 1997a, 1997b; Malik, 2000) berücksichtigt in starkem Maße die einflussnehmenden Situationsvariablen. Anders jedoch als der situative Führungsansatz wird hier nicht von einem monokausalen Ursache-Wirkungszusammenhang der Situationen ausgegangen, sondern Situationen werden als subjektiv wahrgenommene und gedeutete aufgefasst. Wahrnehmung, Kognition, Emotion und Weiterentwicklung durch Lernen sind zunächst individuelle, selbstreferentielle Prozesse. Aber nicht nur Personen sind anpassungs- und lernfähig, sondern auch soziale Systeme. Das Hauptaugenmerk ist damit auf die lernende Organisation gerichtet, innerhalb derer das Führungshandeln vor allem auf die Aspekte der Systemgestaltung und auf das Initiieren und Begleiten von selbstorganisierten Lernprozessen bezogen ist. Für den systemischen

Führungsansatz werden beispielhaft die Konzepte von Neuberger (1993, 1995, 2002) und Senge (1993, 1997a, 1997b) diskutiert.

Die ausgewählten Konzepte der verschiedenen Führungsansätze greifen jeweils relevante Fragestellungen auf, die weniger für sich alleine als in der Ergänzung zueinander die Vielschichtigkeit und Komplexität von Führung in das Blickfeld der Aufmerksamkeit rücken lassen. Die exemplarische Anwendung der Modelle auf das Fallbeispiel soll dies verdeutlichen und gleichzeitig die Stärken und Schwächen der einzelnen Ansätze herausarbeiten.

### 7.3.1
### Der personalistische Führungsansatz

In dem personalistischen Führungsansatz stehen vor allem zwei Fragen im Vordergrund.

1. Wer führt erfolgreich, das heißt welche Eigenschaften bedingen Führungserfolg?
2. Wie wird erfolgreich geführt, das heißt welches Verhalten muss eine erfolgreiche Führungskraft erlernen und anwenden?

*Eigenschaften von erfolgreichen Führungspersonen*

Ausgehend von einem Vergleich der Eigenschaften von Personen, die keine Führungsposition erreichen konnten und von einem Vergleich der Eigenschaften von erfolgreichen und weniger erfolgreichen Führungspersonen sollte im Hinblick auf die erste Frage genau herausgearbeitet werden, welche Eigenschaften in welcher Ausprägung für erfolgreich Führende von Bedeutung sind. In vielen Studien wurde herausgefunden, dass bestimmte Persönlichkeitsmerkmale wie Intelligenz, Leistungsvermögen, Verantwortungsbewusstsein, Selbstvertrauen, Kooperationsbereitschaft etc. mit Führungserfolg korrelieren (Wunderer/Grundwald, 1980: 116 ff.). Die Annahme, dass bestimmte Führungseigenschaften als unabdingbare Voraussetzung für Führungserfolg anzusehen ist, wurde in der weiteren Entwicklung der Führungsforschung kritisch hinterfragt. Zwar wurden Persönlichkeitseigenschaften weiterhin als relevant erachtet, gleichzeitig ist jedoch die Notwendigkeit betont worden, die Führungssituation und die Interaktion zwischen Führungskräften und Vorgesetzten mit einzubeziehen. Die Frage danach, wer erfolgreich führt, wird von der nachfolgenden Führungsstilforschung abgelöst durch die Frage, welches Verhalten erfolgreiche Führung ermöglicht.

*Klassifikation von drei verschiedenen Führungsstilen*

Als historischer Ausgangspunkt der Führungsstilforschung gelten die Untersuchungen von Kurt Lewin, die auch als «Iowa Studien» bekannt geworden sind. Er klassifizierte drei verschiedene Führungsstile, den demokratischen Führungsstil, den autokratischen Führungsstil und den Laissez-faire Führungsstil und versuchte in einer Reihe von Laboratoriumsexperimenten die Frage zu beantworten, wie sich die einzelnen Führungsstile auf das soziale Klima einer Gruppe und auf die Arbeitseffektivität auswirken (Lewin et al., 1939, zit. nach Wunderer/Grunwald 1980: 222 ff.). Die Stile waren dabei folgendermaßen operationalisiert:

■ Der autokratischer Führer gibt die Ziele vor und bestimmt die Aktivitäten der Gruppe und des Einzelnen. Er weist Aufgaben und Mitarbeiter zu und legt die Maßstäbe zur Beurteilung von Tätigkeiten nicht offen.
■ Der demokratische Führer regt die Gruppenmitglieder an, gemeinsame Diskussionen und Entscheidungen über Aktivitäten und Ziele zu führen beziehungs-

weise zu treffen. Bei der Bewertung der Aktivitäten legt er seine Beurteilungs-
maßstäbe offen.

■ Der Laissez-faire Führer verhält sich freundlich, aber passiv und überlässt der
Gruppe alle Aktivitäten. Es beschränkt sich in seiner Rolle auf Informationsinput, soweit dies gewünscht wird, ohne eigene Vorschläge zu machen. Eine
positive wie negative Bewertung der einzelnen Mitglieder oder der gesamten
Gruppe vermeidet er.

Die Laborexperimente wurden mit Kindern als Versuchspersonen durchgeführt.
Die Auswertung der Experimente erfolgt nach den Kriterien:

■ sozialpsychologische Effizienz
■ wirtschaftlich-ökonomische Effizienz.

Folgende Ergebnisse wurden gewonnen:

*Autokratischer Führungsstil*
■ hohe Feindseligkeit in der Gruppe
■ hohes Aggressionspotential
■ Unzufriedenheit der Gruppenmitglieder
■ hohe Produktivität bei durchschnittlicher Qualität.

*Demokratischer Führungsstil*
■ hohe Motivation zur Arbeit bei hoher Gruppenzufriedenheit
■ qualitativ hochwertige Arbeits- und Produktergebnisse.

*Laissez-faire Führung*
■ deutlich unzufriedenere Gruppe: viele Anzeichen von Entmutigung, Frustration
und Aggression
■ uneffektive Arbeitsprozesse: geringe Produktqualität und -quantität.

*Demokratischer
Führungsstil
gilt als überlegen*

Die Überlegenheit des demokratischen Führungsstils wurde in Folge dieser Ergebnisse unzulässig verallgemeinert und auf Führungssituationen in der Verwaltung
und in der Industrie übertragen. Die Praxis eines demokratische Führungsstil
wurde gleichgesetzt mit wachsender Leistung und größerer Zufriedenheit der
Mitarbeiter. Neben vielen anderen Einwänden gegen die Lewinsche Führungs-
stiltypologie, die sich auf das Untersuchungsdesign und die Inkonsistenz nachfolgender Untersuchungen bezogen, richtete sich die Kritik insbesondere gegen die
*Differenzierung von
Führungsaspekten*
Reduzierung der Komplexität des Führungsprozesses auf drei typisierte Gegen-
satzpaare. Insbesondere in den idealtypischen Konzepten des Führungsverhaltens
wurde versucht, eine Differenzierung von Führungsaspekten zu erreichen. Das
grundlegende Modell, an dem sich diese Konzepte dabei orientierten, ist das idealtypisch konzipierte entscheidungsorientierte Klassifikationsschema der Führungsstile von Tannenbaum und Schmidt (Baumgarten, 1977). Sie entwickeln auf einem
Kontinuum sieben Verhaltensklassen bezogen auf das Merkmal des Umfangs der
Entscheidungsdelegation, die von der alleinigen Entscheidung des Vorgesetzten bis
hin zur Entscheidung der Gruppe reichen, wobei der Vorgesetzte als Koordinator
nach innen und außen fungiert. Ermittelt werden kann hierdurch die vorgesetzten-
orientierte versus mitarbeiterorientierte Führung. Anstelle der Dreiteilung von
demokratischen autokratischen und laissez-faire Führungsstilen wird ein Kontinuum des Führungsverhaltens aufgestellt, in dem der autoritäre und der kooperative Führungsstil jeweils die Extreme bilden (s. **Abb. II 7-1**)

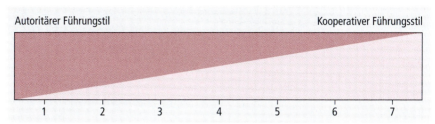

**Abbildung II 7-1:** Kontinuum des Führungsverhaltens nach Tannbaum und Schmitt (1958)

1. Vorgesetzter entscheidet ohne Konsultation der Mitarbeiter.
2. Vorgesetzter entscheidet; bemüht sich die Mitarbeiter von seiner Entscheidung vor In-Kraft-treten zu überzeugen.
3. Vorgesetzter entscheidet; beansprucht Fragen zu seiner Entscheidung, um eine größere Akzeptanz zu erreichen.
4. Vorgesetzter informiert vor der Entscheidung; somit können die Mitarbeiter Stellung beziehen vor der endgültigen Entscheidung.
5. Gruppe entwickelt Vorschläge; Vorgesetzter entscheidet sich für seine favorisierte Problemlösung.
6. Gruppe entscheidet, nachdem der Entscheidungsspielraum vom Vorgesetzten zuvor eingegrenzt wurde.
7. Gruppe entscheidet, der Vorgesetzte fungiert als Koordinator nach innen und außen.

Ergänzung weiterer Elemente von Führung

In dem Modell von Tannenbaum und Schmidt ist die Entscheidungsdelegation das alleinige Merkmal für die Ermittlung einer vorgesetztenorientierten versus mitarbeiterorientierten Führung. In anderen Konzepten, die an Tannenbaum und Schmidt anknüpfen, wird dies um weitere empirisch relevante Merkmale ergänzt. Hier ist vor allem das Konzept von Bleicher und Meyer (1976) und das Konzept von Baumgarten (1977) zu nennen. Bleicher und Meyer führen folgende Führungselemente an:

■ Art des Führungsleitbildes
■ Bild vom Mitarbeiter
■ Organisationsstruktur
■ Formalisierungsgrad
■ Willensbildung/Entscheidungsvorbereitung
■ Entscheidungsbildung
■ Entscheidungspartizipation
■ Willensdurchsetzung/Durchsetzung von Entscheidungen
■ Autoritätsbasis
■ Arbeitsbeziehungen/Kommunikation
■ Willensicherung/Kontrollformen.

Im Hinblick auf die organisatorisch relevanten Merkmale des Führungsverhaltens ähnelt das von Baumgarten entwickelte Polaritätsprofil dem von Bleicher und Meyer. Die sozialpsychologisch relevanten Merkmale sind bei ihm jedoch noch weiter ausdifferenziert. Alle genannten Merkmale umfassen in den Ausprägungen von 1 bis 7 das gesamte Spektrum des Führungsverhaltens von extrem autoritär bis extrem kooperativ (s. **Abb. II 7-2**).

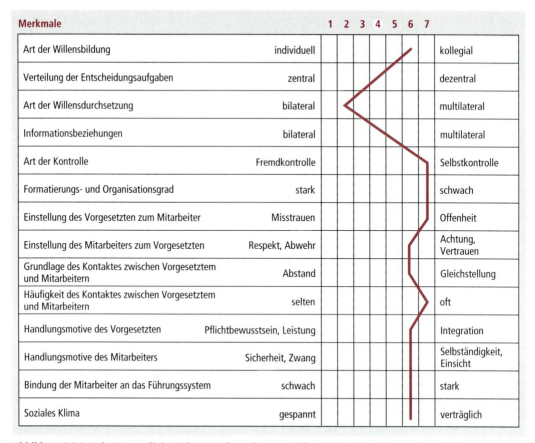

| Merkmale | | 1 | 2 | 3 | 4 | 5 | 6 | 7 | |
|---|---|---|---|---|---|---|---|---|---|
| Art der Willensbildung | individuell | | | | | | | | kollegial |
| Verteilung der Entscheidungsaufgaben | zentral | | | | | | | | dezentral |
| Art der Willensdurchsetzung | bilateral | | | | | | | | multilateral |
| Informationsbeziehungen | bilateral | | | | | | | | multilateral |
| Art der Kontrolle | Fremdkontrolle | | | | | | | | Selbstkontrolle |
| Formatierungs- und Organisationsgrad | stark | | | | | | | | schwach |
| Einstellung des Vorgesetzten zum Mitarbeiter | Misstrauen | | | | | | | | Offenheit |
| Einstellung des Mitarbeiters zum Vorgesetzten | Respekt, Abwehr | | | | | | | | Achtung, Vertrauen |
| Grundlage des Kontaktes zwischen Vorgesetztem und Mitarbeitern | Abstand | | | | | | | | Gleichstellung |
| Häufigkeit des Kontaktes zwischen Vorgesetztem und Mitarbeitern | selten | | | | | | | | oft |
| Handlungsmotive des Vorgesetzten | Pflichtbewusstsein, Leistung | | | | | | | | Integration |
| Handlungsmotive des Mitarbeiters | Sicherheit, Zwang | | | | | | | | Selbständigkeit, Einsicht |
| Bindung der Mitarbeiter an das Führungssystem | schwach | | | | | | | | stark |
| Soziales Klima | gespannt | | | | | | | | verträglich |

**Abbildung II 7-2:** Polaritätsprofil des Führungsstils nach ausgewählten Merkmalen (Baumgarten, 1977)

Es soll nun an dieser Stelle der Versuch einer Anwendung der Konzepte von Tannenbaum und Schmidt und von Baumgarten auf das eingangs konstruierte Fallbeispiel erfolgen. Legt man zunächst das entscheidungsorientierte Klassifikationsschema von Tannenbaum und Schmidt zugrunde, so ergibt sich eine Zuordnung des Führungsstils des Heimleiters zu der Position 4. Der Heimleiter plant die Einführung von Führungsleitlinien. Er ermöglicht seinen Mitarbeitern in einer Reihe von Sitzungen ihre Ideen, Sichtweisen und Vorschläge vorzutragen. Er greift viele dieser Ideen auf und entscheidet dann ohne seine Mitarbeiterinnen, dass die Führungsleitlinien mit Hilfe einer externen Beratung erarbeitet werden. Auf dem bipolaren Führungskontinuum bewegt sich diese Position genau auf der Mitte der extremen Pole der alleinigen Entscheidung durch den Vorgesetzten und der alleinigen Entscheidung durch die Gruppe.

Legt man nun das Polaritätsprofil von Baumgarten mit einer Reihe weiterer Merkmale des Führungsverhaltens zugrunde, so ergeben sich weitere Differenzierungsmöglichkeiten für die Analyse des Fallbeispiels. Die konkreten Angaben in dem Fallbeispiel erlauben dabei eine Wertung von 9 der 14 aufgeführten Merkmale. Die Art der Willensbildung (Merkmal 1) ist zunächst kollegial angelegt. Die

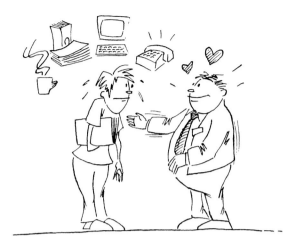

Mitarbeiterinnen haben die Möglichkeit, ihre Vorstellungen zu entwickeln und Ideen einzubringen. Es wird aber deutlich, dass die Führungsrichtlinien in jedem Fall eingeführt werden sollen. Die Art der Willensdurchsetzung (Merkmal 3) erfolgt bilateral, die Heimleitung trifft die letztendliche Entscheidung ohne die Mitarbeiter. In Bezug auf das fünfte Merkmal (Art der Kontrolle) wird in dem Fallbeispiel deutlich, dass der Heimleiter nach Einführung der Führungsleitlinien eine sehr starke Selbstkontrolle in der Umsetzung wünscht und erwartet. Seine Einstellung zu den Mitarbeiterinnen (Merkmal 7) ist dabei grundsätzlich durch eine große Offenheit geprägt. Die Mitarbeiterinnen fühlen sich zwar überfordert, die hohen Ziele in die Praxis umzusetzen und wünschen sich mehr Begleitung durch die Heimleitung, aber sie fühlen sich dennoch emotional angesprochen und bringen ihm grundsätzlich Achtung und Vertrauen entgegen (Merkmal 8: Einstellung des Mitarbeiters zum Vorgesetzten). Die Grundlage des Kontaktes zwischen der Heimleitung und seinen Mitarbeiterinnen stellt sich in dem Fallbeispiel als überwiegend gleichgestellt dar (Merkmal 9) und die Häufigkeit des Kontaktes zwischen beiden Parteien ist oft (Merkmal 10). Im Hinblick auf das elfte Merkmal (Handlungsmotive des Vorgesetzten) ist dem Fallbeispiel zu entnehmen, dass es dem Heimleiter um eine Integration seiner Mitarbeiterinnen geht, obgleich er sie in die grundsätzlichen Entscheidung über die Einführung von Führungsrichtlinien nicht mit einbezieht. Die Umsetzung der Führungsrichtlinien erleben die Mitarbeiterinnen als schwierige Herausforderung, bei der sie sich mehr Unterstützung wünschen. Hier zeichnet sich ein Konflikt ab. Das soziale Klima (Merkmal 14) kann dennoch als verträglich bezeichnet werden, da grundsätzlich die Möglichkeit zur Auseinandersetzung und zum Austausch gegeben ist.

Die Verbindung der Wertung durch eine Linie (s. Abb. II 7-2) zeigt nun insgesamt, dass durch die Differenzierung der Merkmale sich eine deutliche Tendenz zum kooperativen Führungsstil des Heimleiters zeigt, wobei vor allem die sozialpsychologisch relevanten Merkmale hoch ausgeprägt sind. In dem Fallbeispiel wird jedoch deutlich, dass der gewünschte Erfolg in Bezug auf die Einführung von Führungsrichtlinien sich nicht automatisch durch eine mitarbeiterorientierte Führung einstellt, sondern dass es ganz stark auch um die Aufgabenbewältigung geht. Dieser Ebene wird in der weiteren Entwicklung des personalistischen Führungsansatzes Rechnung getragen.

Aus der Führungsstilforschung wird zunächst das Konzept eines bipolaren Kontinuum des Führungsverhaltens entwickelt, in welchem die unterschiedlichen Ausprägungen der vorgesetztenorientierten und mitarbeiterorientierten Führung im Mittelpunkt der Betrachtung stehen. Dieser eindimensionale Ansatz wird abgelöst durch einen zweidimensionalen Ansatz, der die Aufgabenorientierung als eine von der Mitarbeiterorientierung unabhängige Dimension des Führungsverhaltens auffasst. Die grundlegenden Erkenntnisse dafür wurde vor allem durch die in den fünfziger Jahren durchgeführten Ohio Studien (Fleishman, 1962, zit. nach Wunderer/Grunwald, 1980: 239 ff.) gewonnen.

*Zweidimensionaler Ansatz löst bipolares Kontinuum des Führungsverhaltens ab*

In den Ohio Studien sollte beobachtbares Führungsverhalten beschrieben und gemessen werden, um Kriterien bestimmen zu können, die für den Erfolg von Führung von Bedeutung sind. In diesem Zusammenhang wurde das Instrument des so genannten «Leader Behavior Description Questionnaire» (LBDQ) entwickelt, welches 150 unterschiedliche Items von Führungsverhalten umfasst. Mit erheblichem empirischen Aufwand wurden Geführte befragt, ausgehend von der Überlegung, dass sie zutreffender das Verhalten von Führungskräften beschreiben können als diese selbst.

Die faktorenanalysierte Interkorrelation der Items ergab die Hauptfaktoren «Consideration» und «Initiating Structure». Diese beiden Faktoren werden von Fleishman wie folgt charakterisiert:

> «Concideration schließt Verhalten ein, das auf gegenseitiges Vertrauen, Achtung und eine gewisse Wärme und Enge der Beziehung zwischen dem Vorgesetzten und seiner Gruppe hinweist. Das bedeutet nicht, dass diese Dimension ein oberflächliches Human-relations-Verhalten von der Art des ‹Auf-die-Schulter-Klopfens›, ‹beim Vornamen-Nennens› meint. Diese Dimension scheint ein tiefergehendes Bemühen um die Bedürfnisse der Gruppenmitglieder zu betonen und beinhaltet Verhaltensweisen wie etwa mehr Mitbeteiligung der Untergebenen bei Entscheidungen und die Förderung vermehrter Kommunikation.» (Fleishman, 1962: 8. In: Neuberger, 1976: 133).
>
> «Structure schließt Verhalten ein, bei dem der Vorgesetzte Gruppenaktivität und seine Beziehung zur Gruppe organisiert und definiert. Er definiert also die Rolle, deren Übernahme er von jedem Mitglied erwartet, weist Aufgaben zu, plant voraus, legt Wege der Arbeitsausführung fest und dringt auf Produktion. Diese Dimension scheint offenkundige Versuche, die Organisationsziele zu erreichen, zu betonen.» (Fleishman 1962: 43. In: Neuberger 1976: 134).

Die Auswertung der Untersuchung zeigte, dass die beiden Verhaltensweisen «Consideration» (Mitarbeiterorientierung) und «Initiating Structure» (Aufgabenorientierung) voneinander unabhängig sind. Eine Auswertung der Ergebnisse nach den Kriterien

a) sozialpsychologische Effizienz und
b) wirtschaftlich-ökonomische Effizienz

ergab zusammenfassend folgendes Bild:

*Mitarbeiterorientierung*

«Consideration» (Mitarbeiterorientierung)

a) hohe Zufriedenheit der Gruppenmitglieder fördert den Zusammenhalt der Gruppe bei primär teamabhängiger Arbeit
b) Arbeitsproduktivität steigt nicht mit der Zufriedenheit der Gruppenmitglieder.

*Aufgabenorientierung*

«Initiating Structure» (Aufgabenorientierung)

a) kann die Zufriedenheit von Gruppenmitgliedern erhöhen, wenn Individualziele erreicht werden

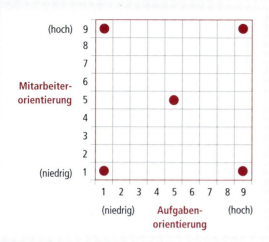

**Koordinatenbeschreibung «Führungsstil»:**

**9.9** – Persönliche Beziehungen und Aufgabenerfüllung werden gleichermaßen betont. Anforderungen entsprechen dem Können der Mitarbeiter. Gemeinsam verfolgtes Ziel schafft Identifikation.

**1.9** – Starkes Interesse an zwischenmenschlichen Beziehungen. Humane Elemente werden als leistungsbestimmend angesehen. Mitarbeiter können selbständig arbeiten.

**5.5** – Mittlere Betonung sachlicher und humaner Elemente. Maximum wird nicht angestrebt, sondern genügende Arbeitsleistung durch regelrechtes Funktionieren.

**9.1** – Einseitige Betonung der Aufgabenorientierung ohne Berücksichtigung humaner Elemente. Mitarbeiter werden als unselb- ständig und unmotiviert angesehen.

**1.1** – Geringes Interesse an Arbeitsleistung und an Menschen, Motiv des Führenden: Überleben und Vermeidung von Kritik.

**Abbildung II 7-3:** Das «Verhaltensgitter» (Blake und Mouton 1964)

b) hohe Leistung der Gruppe durch klare Zieldefinition
c) Gefahr der Kostensteigerung bei «Aufgabenorientierung in Reinkultur», da Fehlzeiten, hohe Fluktuation und geringe Arbeitsqualität zu beobachten sind.

*«Verhaltensgitter» mit 81 möglichen Führungsstilen*

Die positive Korrelation zwischen «Consideration» und erhöhter Zufriedenheit der Mitarbeiter und die zwar weniger signifikante, aber dennoch überwiegend positive Korrelation zwischen «Initiating Structure» und erhöhter Leistung bilden den Ausgangspunkt für die Entwicklung des «Verhaltengitters» von Blake und Mouton (Wunderer/Grunwald, 1980: 225 ff.). Die beiden Dimensionen «Mitarbeiter-Orientierung» und «Aufgabenorientierung» werden in neun verschiedenen Ausprägungen erfasst, womit sich 81 mögliche Führungsstile ergeben. Von diesen 81 möglichen Führungsstilen werden jedoch nur das Mittelfeld und die vier Eckfelder untersucht (s. **Abb. II 7-3**). **Tabelle II 7-4** zeigt in Anlehnung an Bleicher und Meyer (1976) eine zusammenfassende Darstellung der fünf Führungsstile mit ihren organisatorischen und personalpolitischen Konsequenzen.

*Soll-Zustand: 9.9 Führungsstil*

Blake und Mouton gehen dabei davon aus, dass der 9.9-Führungsstil der optimale Führungsstil ist, der unter allen Umständen erfolgversprechend ist. Die Einwände, die dagegen erhoben worden sind, zielen zum einen ab auf die tiefgreifenden persönlichen Verhaltensänderungen, die nur in sehr intensiven Trainingsmaßnahmen möglich sind und auch dann nicht immer umfänglich erfolgversprechend ausfallen können. Der wichtigere Einwand bezieht sich jedoch auf die Vernachlässigung situativer Faktoren beziehungsweise auf die Annahme, dass einem bestimmten Führungsstil ohne Berücksichtigung der jeweiligen Umstände eine ganz bestimmte Wirkung zugesprochen wird. Wird die Annahme eines «besten Führungsstils» jedoch situativ relativiert, ergibt sich die Möglichkeit, das Verhaltensgitter als diagnostisches Instrument fruchtbar zu machen für eine Auseinandersetzung mit dem eigenen Führungsverhalten beziehungsweise hier für die Analyse des Fallbeispiels.

Tabelle II 7-4: Zusammenfassende Darstellung der Führungsstile und ihrer Konsequenzen (Bleicher/Meyer, 1976: 168f.)

| Merkmale | Führungsstil 1.1 | Führungsstil 9.1 | Führungsstil 5.5 | Führungsstil 1.9 | Führungsstil 9.9 |
|---|---|---|---|---|---|
| **Organisatorische Konsequenzen** | | | | | |
| Organisationsgrad | Tendenziell geringe Ausprägung | Differenzierte Konkretisierung der Aufgabe | Mittlere Ausprägung | Geringe Konkretisierung der Aufgabe | Geringe Ausprägung |
| Aufgabenverteilung | Entscheidungsdezentralisation ist stark ausgeprägt | Entscheidungszentralisation ist stark ausgeprägt | Mittelmäßige Ausprägung der Entscheidungsdezentralisation | Entscheidungsdezentralisation ist stark ausgeprägt | Weitestgehende Entscheidungsdezentralisation; Gruppen- und Einzelentscheidungen |
| Rolle des Vorgesetzten | «Chamäleon» | Starke Betonung von Autorität und Unterordnungsverhältnissen | Repräsentant und Funktionär der Organisation | Regt Leistungswille an, sorgt für geeignete Arbeitsbedingungen | Lernbegleiter, hilfreicher Lehrer |
| Unterstellungsverhältnisse | Hierarchisch gemäß Aufbauorganisation | Strenge Hierarchie und klar abgegrenzte Kompetenzen | Größtenteils orientiert an Aufbauorganisation gemäß Organigramm | Informale Beziehungen ergänzen formale Organisationsbeziehungen, bzw. substituieren sie zum Teil | Gleichrangige Beziehung zwischen Führung und Mitarbeitern |
| Art der Anordnung | Unverbindliche Weiterleitung von Anordnungen | Anordnungen erfolgen ohne Begründungen | Anordnungen erfolgen verbindlich und werden erklärt | Suche nach gemeinsamer Lösung, große Transparenz der Informationen | Überzeugungsarbeit und gemeinsame Lösungen |
| Arbeitsbeziehung | Geringe Ausprägung kollegialer Beziehungen, Rückzug der Führungskraft | Keine kollegialen Arbeitsbeziehungen, Kommunikation folgt im Rahmen der hierarchischen Ordnung | Sowohl formale als auch informale Kommunikation, kollegiale Beziehungen werden aufgenommen | Kollegiale Arbeitsbeziehungen hoch ausgeprägt, informale Kommunikation wird gefördert | Starke Betonung kollegialer Arbeitsbeziehungen, Beteiligung der Mitarbeiter an Entscheidungskonferenzen |
| Formalbeziehung | Stark persönlichkeitsbezogen: Überleben | Starke Orientierung an Standards | Orientierung auf das Funktionieren der Organisation | Keine bis geringe Orientierung an Standards, humane Aspekte wiegen mehr | Leistungsbezogenheit mit starker Orientierung auf die Zufriedenheit der Mitarbeiter |
| **Personalpolitische Konsequenzen** | | | | | |
| Förderung | Förderung fehlt | Leistungsbezogene Selektion von Mitarbeitern, die gefördert werden | Förderung von organisationsgerechtem Verhalten | Förderung von Teamarbeit | Fachliche und persönliche Qualifikationen werden gleichermaßen gefördert |
| Konflikt | Vermeidung von Konflikten | Personalisierung von Konflikten oder Wechsel zu Sachthemen | Konflikte werden als Verletzung der Organisationsregeln aufgefasst | Glätten von Konflikten bis hin zur Leugnung | Konflikte werden aufgegriffen mit dem Versuch, eine gemeinsame rationale Lösung zu finden |
| Innovation | Bemühungen, «status Quo» zu erhalten | Innovationen erfolgen ausschließlich top-down | Vorwiegend sachliche Innovationen | Geringe Ausprägung, da Spannung und Widerspruch fehlen | Sehr starke Innovationsbereitschaft von allen Beteiligten |
| Motivation | Keine besonderen Anstrengungen, reines Erhaltungsstreben | Überwiegend extrinsische Anreize; Ziel: Erhaltung der ökonomischen Existenzgrundlage | Kompromiss zwischen materiellen und immateriellen Anreizen | Ziel der Selbstverwirklichung schafft hohe persönliche Motivation | Hohe Motivation durch Integration. Materielle, immaterielle Anreize harmonisch abgestimmt |
| Führungskraft-Fähigkeiten entwickeln | Fehlt vollständig | Gering ausgeprägt, sachliche Leistung dominiert | Regelhafte Verfahren | Gering ausgeprägt, da sachliche Förderung fehlt | Sehr starke Förderung |

Zunächst soll die Analyse auf der Ebene der organisatorischen Konsequenzen erfolgen und zwar im Hinblick auf den Sachzielbezug. Der Heimleiter erwartet von seinen Mitarbeiterinnen eine weitgehende Selbständigkeit bei der Umsetzung der Führungsrichtlinien. Der Organisationsgrad ist also gering und bei der Aufgabenverteilung zeigt sich eine weitgehend dezentrale Entscheidungsstruktur (9.9). Im Vorfeld ist die grundsätzliche Entscheidung über die Einführung von Führungsrichtlinien allerdings ohne die Mitarbeiter getroffen worden und die konkrete Ausarbeitung übernimmt die Heimleitung mit Unterstützung von externen Beratern. Punktuell ist also auch eine starke Entscheidungszentralisation erfolgt (9.1).

Die organisatorischen Konsequenzen hinsichtlich der Leitungsbeziehungen lassen sich ebenfalls unterschiedlichen Führungsstilen zuordnen. Der Heimleiter sorgt mit der Durchführung von Seminaren für eine Qualifizierung seiner Mitarbeiterinnen und regt damit ihren Leistungswillen an (Rolle des Vorgesetzten: 1.9). Er unterhält sehr viele informale Beziehungen zu seinen Mitarbeiterinnen (Unterstellungsverhältnisse: 1.9) und hofft auf eine gemeinsame Lösung von Problemen (Art der Anordnung: 1.9). Entsprechend sind die Arbeitsbeziehungen offen und wenig formalisiert (Arbeitsbeziehungen: 1.9). Gleichzeitig verfolgt die Heimleitung das Ziel der Einführung beziehungsweise der Umsetzung der Führungsrichtlinien konsequent und ihr ist sehr daran gelegen, dass die Mitarbeiter dieses Ziel mit tragen (Formalzielbezug: 9.9).

Die Analyse der personalpolitischen Konsequenzen ergibt zunächst für das Kriterium «Förderung» eine Zuordnung zu dem Führungsstil 1.9. Die Heimleitung fördert und bevorzugt Teamarbeiter, die in der Lage sind, selbstverantwortlich die anstehenden Aufgaben durchzuführen. Dem Konflikt, der sich durch ein damit zusammenhängendes Überforderungserleben der Mitarbeiterinnen abzeichnet, versucht der Heimleiter auszuweichen, er hofft auf die Selbstregulierung des Konflikts durch die Mitarbeiter (Konflikt: 1.9) Die Bereitschaft zu den anstehenden Innovationen ist zwar groß (Innovation: 1.9), aber die Motivation droht durch die Überforderungen verloren zu gehen (1.1). Insgesamt reagiert der Heimleiter zu wenig auf die Wünsche und Bedürfnisse seiner Führungskräfte nach weiterer Unterstützung und Begleitung bei den anstehenden Aufgaben. Er berücksichtigt auch nicht, dass keine seiner Mitarbeiterinnen über eine zusätzliche Fortbildung für Führungsaufgaben verfügt (Entwicklung von Führungsfähigkeiten: 1.9).

Wenn man nun die Ausprägungen der einzelnen Kriterien noch einmal insgesamt auf die Dimensionen «Mitarbeiterorientierung» und «Aufgabenorientierung» abbildet, so wird deutlich, dass die «Mitarbeiterorientierung» gegenüber der «Aufgabenorientierung» überwiegt. Die Bereitschaft zur Übernahme der Aufgabe «Umsetzung der Führungsleitlinie» wird zwar erwartet, aber keinesfalls systematisch vorbereitet, begleitet und reflektiert. Die Mitarbeiterorientierung ist indes auch nicht bei allen Kriterien gleich stark ausgeprägt. Dies bezieht sich vor allem auf die fehlende Einbeziehung der Mitarbeiter bei der konkreten Entwicklung der Führungsleitlinien. Es lässt sich also zusammenfassend festhalten, dass das Führungsverhalten vor allem im Hinblick auf die Beziehungen, die Emotion hoch ausgeprägt ist und alle anderen Kriterien eine nicht ganz so hohe Mitarbeiterorientierung bei nicht stark ausgeprägter Aufgabenorientierung aufweisen. Berücksichtigt sind jedoch hierbei noch nicht die situativen Einflussfaktoren, die die Analyse des Führungsverhaltens noch einmal in einer dritten Dimension ermöglicht.

## 7.3.2
## Der situative Führungsansatz

Der personalistische Führungsansatz stellt die Frage, welches Verhalten Führungserfolg bedingt, in den Vordergrund. Die Kritik an diesem Ansatz zielt insbesondere darauf ab, dass weder die Persönlichkeitsausstattung noch das Verhalten eindeutige Garanten für den Führungserfolg sein können, sondern dass Führungserfolg in starkem Maße von situativen Einflussbedingungen abhängt, die auf Führung einwirken (Fiedler, 1977; Reddin, 1970; Vroom/Yetton, 1978; Hersey/Blanchard, 1977). Zu den situativen Einflussbedingungen werden dabei unter anderem die Technologie, die Managementphilosophie, die Zusammensetzung der Mitarbeiter sowie die Ablauf- und die Aufbauorganisation gezählt. Der situative Führungs-

*Kombination der Person mit der Situation*

ansatz geht also davon aus, dass es den richtigen oder idealen Führungsstil nicht geben kann, sondern dass die Person mit der Situation kombiniert werden muss. Unter der Verwendung der «Es-kommt-darauf-an» Klausel soll auf unterschiedliche Führungssituationen mit unterschiedlichem Verhalten reagiert werden. Exemplarisch für diesen Ansatz sollen im Folgenden die frühen Konzepte von Reddin (Wunderer/Grunwald, 1980: 231 ff.) sowie von Hersey und Blanchard (Wunderer/ Grunwald, 1980: 233 ff.) dargestellt werden. Neuere Arbeiten bauen im Wesentlichen darauf auf (Mahlmann, 2002).

*3-D-Theorie der Führung*

Reddin entwickelt in Anknüpfung an Blake und Mouton seine 3-D-Theorie der Führung, in der er die Dimensionen «Aufgabenorientierung» (AO), «Kontaktorientierung» (KO) und Effektivität unterscheidet. Er übernimmt dabei die vier Eckfelder des Verhaltensgitters als Basisstile, die bei ihm wie folgt definiert sind:

- ■ *Einsatzstil:* starke Aufgabenorientierung (9.1)
- ■ *Kontaktstil:* starke Mitarbeiterorientierung (1.9)
- ■ *Trennungsstil:* geringe Ausprägung beider Stilrichtungen (1.1)
- ■ *Integrationsstil:* Kombination einer starken Aufgaben- und Mitarbeiterorientierung (9.9)

*Situative Einflussfaktoren bestimmen Grad der Effektivität von Führung*

Die situativen Einflussfaktoren bestimmen nun den Grad der Effektivität der jeweiligen Basisstile, das heißt je nach spezifischer Situation kann ein und derselbe Führungsstil sowohl Erfolg als auch Misserfolg bewirken. (s. **Abb. II 7-4**) Wenn in einem Unternehmen die Mitarbeiter nur geringes Interesse an Teamarbeit haben und nur wenig Bereitschaft zur Entwicklung ihrer beruflichen Handlungskompetenz zeigen, wäre die Effektivität eines Kontaktstils zum Beispiel niedrig. Eine hohe Effektivität hätte dieser Stil hingegen, wenn die Mitarbeiter ein grundsätzliches Interesse an der Förderung ihrer individuellen Lernprozesse hätten. Oder ein anderes Beispiel: Der Einsatzstil, also eine hohe Aufgabenorientierung, ist dann effektiv, wenn die Arbeitsabläufe viele Reibungsverluste aufweisen und der «wohlwollende Autokrat» einen Schwerpunkt auf die Restrukturierung und Neugestaltung der Arbeitsprozesse legt. Sind die Arbeitsprozesse bereits gut organisiert und im positiven Sinne standardisiert, würde sich der Einsatzstil hemmend auf weitere Entwicklungen auswirken. Der «Autokrat» betont eher die Einhaltung von Regeln und verhindert Veränderungs- und Anpassungsprozesse, die eigenverantwortlich von den Mitarbeitern vorangetrieben werden könnten.

Um die Effizienz des Führungsverhaltens zu steigern, bedarf es nach Reddin drei zentraler Führungsqualifikationen:

- *Offenheit für Situationsfaktoren* –
  die Fähigkeit, die Situation richtig einzuschätzen
- *Führungsflexibilität* –
  die Fähigkeit, den Führungsstil der Situation anzupassen
- *Gestaltungsfähigkeit* –
  die Fähigkeit, die Situation oder einzelne Elemente gegebenenfalls zu verändern.

Wunderer und Grunwald kritisieren an dem 3-D-Modell von Reddin die normative Ausrichtung, die durch die Begriffe wie Missionar, Kompromissler, Deserteur etc. besonders deutlich wird (Wunderer/Grunwald, 1980: 232). Problematisch ist darüber hinaus, dass Reddin keine weiteren Angaben macht, welches Führungsverhalten in welcher Situation das bestmöglichste Resultat ermöglicht. Die situativen Einflussfaktoren sind zu wenig ausgeführt und differenziert.

Einflussfaktor: Reifegrad des Mitarbeiters

Hersey und Blanchard greifen dieses Defizit auf, wobei sie den Schwerpunkt auf den situativen Einflussfaktor «Reifegrad» des Mitarbeiters legen. (Hersey/Blanchard, 1977) Sie gehen in ihrem Konzept zunächst von vier Grundstilen aus:

- *telling/unterweisen* – stark aufgabenbezogen
- *selling/überzeugen* – stark aufgabenbezogen und stark mitarbeiterbezogen
- *delegating/delegieren* – stark mitarbeiterbezogen und wenig aufgabenbezogen
- *participating/ teilnehmen* – wenig mitarbeiter- und wenig aufgabenbezogen.

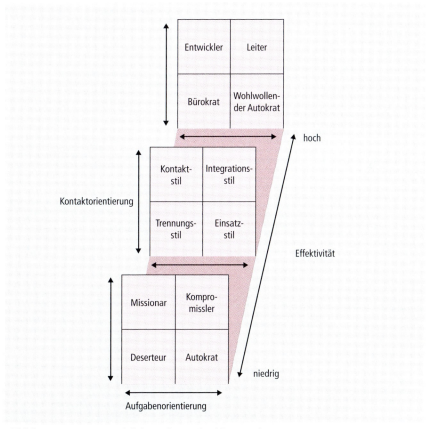

**Abbildung II 7-4:** 3-D-Modell der Führung (Reddin, 1970)

Nach Auffassung von Hersey und Blanchard ist die Effizienz jeder dieser Führungsstile abhängig von der «Reife der Mitarbeiter». Der Reifegrad des Mitarbeiters wird
durch die zwei Hauptdimensionen «Fähigkeit» und «Motivation» bestimmt und
durch 14 Kriterien erfasst, wie zum Beispiel Erfahrung, Leistungsbereitschaft, Kompetenz, Verantwortungsbewusstsein, Anspruchsniveau und die Selbstsicherheit.

Die Ermittlung eines erfolgversprechenden Führungsstils erfolgt nun mit Bezug
auf ein Reifekontinuum, wie es in **Abbildung II 7-5** dargestellt ist. So sollte bei geringer Reife, das heißt bei mangelnder Fähigkeit und Motivation der Mitarbeiter
aufgabenorientiert geführt werden. Bei mäßiger Reife, das heißt bei mangelnder
Fähigkeit aber stärkerer Motivation empfiehlt sich ein aufgaben- und mitarbeiter-
orientiertes Verhalten. Im Falle eines höheren Reifegrades, das heißt bei mangelnder Motivation aber guten Fähigkeiten sollte weniger aufgabenbezogen als mitarbeiterorientiert geführt werden. Bei einem hohen Reifegrad schließlich sollten
die fähigen und motivierten Mitarbeiter weitgehend selbständig arbeiten können.

**Kritische Einwände**   Neuere Ansätze zur Leistungsmotivation bestätigen, dass Leistung eng zusammenhängt mit Fähigkeit und Motivation. Dies sind auch die beiden Hauptdimensio-
nen, die Hersey und Blanchard für die Bestimmung des Reifegrades von Mitarbeitern zugrunde legen. Die Wirksamkeit der jeweiligen Wahl eines Führungsstils
wird damit ausschließlich mit dem Verhalten von Mitarbeitern begründet. Problematisch an diesem Konzept ist, dass «externale» Zurechnungen erfolgen können.
(Wunderer/Grunwald, 1980: 233). So ist es zum Beispiel möglich, fehlende Par-
tizipationsmöglichkeiten der Mitarbeiter mit deren geringen Fähigkeiten zu be-

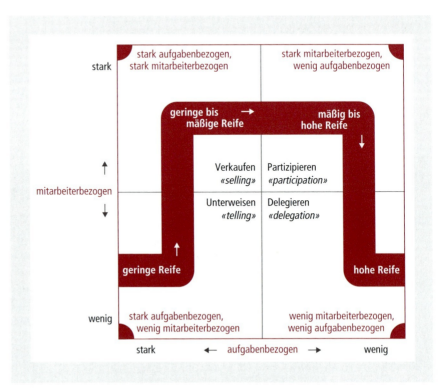

**Abbildung II 7-5:** «Situative Führung» (Hersey und Blanchard, 1977)

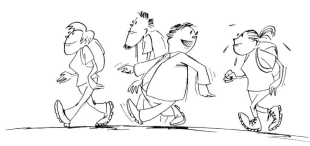

gründen. Eine solche Reduzierung auf die personale Dimension beziehungsweise auf den situativen Einflussfaktor «Reifegrad des Mitarbeiters» begünstigt ein vorgesetztenorientiertes Führungsverständnis und verhindert die notwendige Förderung von selbstorganisiertem und selbstverantwortlichem Handeln von Mitgliedern eines Unternehmens. Neben der Ermittlung des Reifegrads der Mitarbeiter, der allerdings eine wichtige situative Einflussgröße von Führung darstellt, benötigt ein differenziertes Führungskonzept weitere ausführlich beschriebene organisationsinterne wie -externe Einflussfaktoren, die sich auf das Führungshandeln auswirken.

Beide hier vorgestellten Konzepte der situativen Führung gehen davon aus, dass situationsabhängig ein effektiver Führungsstil gefunden werden kann. Obgleich dies, wie schon angesprochen, insofern eine problematische Annahme ist, als die angegebenen Situationsparameter nicht genügend ausdifferenziert worden sind, sollen nachfolgend beispielhaft für das Konzept von Hersey und Blanchard Überlegungen angestellt werden, welche Bedeutung der situative Einflussfaktor des Reifegrads der Mitarbeiter in dem Fallbeispiel für das Führungsverhalten des Heimleiters hat.

Hersey und Blanchard sehen den Reifegrad der Mitarbeiter durch die Hauptdimensionen «Fähigkeit» und «Motivation» bestimmt. Hierbei spielen die Erfahrungen der Mitarbeiter, ihre Leistungsbereitschaft, ihre Kompetenz, ihr Verantwortungsbewusstsein, ihr Anspruchsniveau und ihre Selbstsicherheit eine wichtige Rolle. Dem Fallbeispiel ist zu entnehmen, dass die Mitarbeiterinnen sehr motiviert sind, ihre Führungsprobleme in Teamsitzungen zu besprechen, oder gegebenenfalls in einer Supervision zu bearbeiten. Sie fühlen sich nicht sicher und kompetent, da sie über keinerlei zusätzliche Qualifikation verfügen als der ihrer Fachausbildung zur Altenpflegerin. Im Hinblick auf die angestrebte Umsetzung der Führungsleitlinien haben sie also zunächst einmal nur geringe Fähigkeiten. Sie verfügen über eine Reihe von Erfahrungen durch learning by doing, aber sie sind nicht ausgebildet und geschult für das spezielle Aufgabengebiet der Mitarbeiterführung. Ihre Motivation hingegen kann als hoch beschrieben werden. Die Mitarbeiterinnen zeigen Leistungs- und Einsatzbereitschaft und sind interessiert an Verbesserungen. Die Motivation und der Wunsch sich zu qualifizieren sind eine gute Voraussetzung für die Durchführung spezieller Schulungen, die die Heimleitung an externe Trainer überträgt. Es wird jedoch dann deutlich, dass die Mitarbeiterinnen sich trotz dieser Qualifikationsmaßnahme bei der Umsetzung der Führungsleitlinien überfordert fühlen. Aus der Sicht des Konzepts der situativen Führung von Hersey und Blanchard wäre es nun notwendig gewesen, die Aufgabenorientierung in dem Führungsverhalten des Heimleiters stärker zu betonen, das heißt stärker zu unterweisen, etwa durch eine regelmäßige Begleitung vor Ort und durch regelmäßige Teamsitzungen, in denen die konzeptionellen Grundlagen erarbeitet und diskutiert werden. Dieser wichtigen Aufgabe kommt die Heimleitung nicht nach, mit der Folge eines konflikthaften Verlaufs des Vorhabens.

Der konflikthafte Verlauf ist indes nicht nur erklärbar über das Versäumnis der Berücksichtigung des situativen Einflussfaktors «Reifegrad der Mitarbeiter», sondern hängt noch mit einer Reihe anderer Faktoren zusammen. Die Wechselwirkung verschiedener interner und externer Einflussbedingungen auf das Führungsverhalten stellt der systemische Führungsansatz in den Mittelpunkt der Betrachtung.

### 7.3.3
### Der systemische Führungsansatz

Komplexe
Wechselwirkungen von
Einflussgrößen

Der systemische Führungsansatz (Malik, 2000; Kastner, 1990; Neuberger, 1993, 1995, 2002; Senge, 1993, 1997a, 1997b; Goleman, 2002) geht davon aus, dass erfolgreiche Führung grundsätzlich nicht eindeutig bestimmbar ist. Wesentliche Gründe dafür sind, dass verschiedene Zielgrößen berücksichtigt werden müssen und Erfolg das Ergebnis eines komplexen Zusammenwirkens interner und externer Einflüsse darstellt, die eine Führungskraft nur bedingt lenken und kontrollieren kann. Eine weitere wichtige Einschränkung ergibt sich dadurch, dass Erfolg je nach Beurteilungsperspektive unterschiedlich definiert wird. Dies bedeutet zuallererst, dass Führungskräfte ihr angestrebtes Ziel klar definieren und dabei qualitativ wie quantitativ bestimmen, wann das Ziel mit Erfolg erreicht worden ist. Eine klare Zieldefinition setzt voraus, dass die verschiedenen Einflussgrößen einer Unternehmung berücksichtigt werden. Neuberger, der hier neben Goleman und Senge exemplarisch für den systemischen Führungsansatz diskutiert werden soll, entwickelt in diesem Zusammenhang ein Rahmenmodell von Einflussgrößen. In diesem Rahmenmodell wirken die in die Komponenten «Menschen», «Technik», und «Organisation» vermittelt durch «Führung» in einer Unternehmung zusammen (Neuberger, 1993). Die Unternehmung stellt in einer bestimmten materiellen und gesellschaftlichen Umwelt Güter und Leistungen her, die wiederum auf Gesellschaft und Unternehmung zurückwirken (s. **Abb. II 7-6**). Das Rahmenmodell geht davon aus, «daß eine Unternehmung

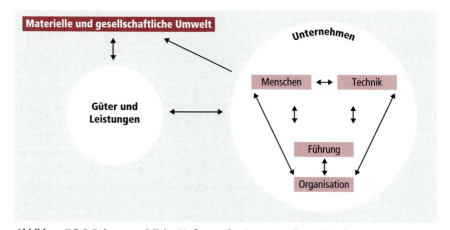

**Abbildung II 7-6:** Rahmenmodell der Einflussgrößen im Unternehmen (Neuberger, 1993: 16)

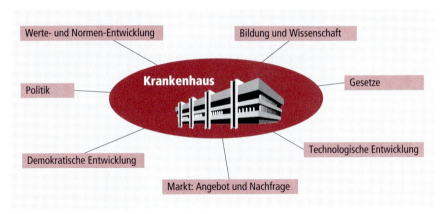

**Abbildung II 7-7:** Einflussfaktoren der Umwelt auf das Unternehmen Krankenhaus

a) ein offenes System ist, das heißt, es wird von externen (Umwelt)Einflüssen verändert
b) ein kybernetisches, das heißt gesteuertes System ist, das heißt, seine Ergebnisse und Wirkungen werden zurückgemeldet und beeinflussen Zielsetzungen und/oder Ausführungshandlungen.» (Neuberger, 1993: 17).

Das Rahmenmodell der Einflussgrößen soll im Folgenden exemplarisch für das Unternehmen Krankenhaus kurz skizziert werden, wobei aufgrund der Komplexität nur ausschnittsweise Wirkungszusammenhänge angesprochen werden können.

*Die materielle und gesellschaftliche Umwelt* umfasst eine Vielfalt von Komponenten. **Abbildung II 7-7** enthält einige wesentliche Einflussfaktoren, die deutlich machen, wie stark das Unternehmen Krankenhaus mit anderen Systemen sowie deren spezifischen Zielvorgaben und Eigengesetzlichkeiten verflochten ist.

Einflussfaktoren  Die *Einflussfaktoren* der Umwelt wirken in der Regel nicht direkt auf das Geschehen im Krankenhaus, sondern vermittelt über die Komponenten Technik, Organisation und Menschen, wie sie in dem Rahmenmodell von Neuberger aufgeführt sind. So hat sich zum Beispiel im Zusammenhang mit der technologischen Entwicklung eine Vielfalt von neuen diagnostischen und therapeutischen Möglichkeiten ergeben. Die *Technik* hat zu einer Ausdifferenzierung und teilweise Verbesserung von Versorgungsleistungen geführt, die wiederum auf die Umwelt – hier speziell die Nachfrage von Kunden, die Positionierung am Markt etc. – zurückwirkt. Im Unternehmen selbst verändern sich hierdurch Arbeitsabläufe und Qualifikationsanforderungen. Dies betrifft auch die Kommunikationstechnologie, die mittels spezieller Softwareprogramme eine schnelle, präzise und vollständige Übermittlung von Daten erlaubt. Die Auswirkungen der technologischen Veränderungen auf die Arbeitsabläufe haben weitreichende Konsequenzen für die *Organisation* des Unternehmens Krankenhaus. Die Vernetzung von Daten durch alle Abteilungen bis hin auf die Station ermöglicht die Optimierung von Prozessabläufen, die bislang aufgrund der fehlenden bereichs- und abteilungsübergreifenden Orientierung der verschiedenen Berufsgruppen besonders störanfällig waren. Abläufe können mit Hilfe von EDV-Unterstützung standardisiert und programmiert werden. Weitere wichtige Einflussfaktoren in bezug auf die Veränderung der Organisation sind neue Gesetzesvorgaben, die Leistungsnachfrage auf dem Markt und die durch die Politik bestimmten finanziellen Rahmenbedingungen. Auf verschiedenen Ebenen der Aufbau- und Ablauforganisation werden rationale Formen entwickelt, die den veränderten Bedingungen Rechnung tragen.

Organisation als Vor-Regelung des Verhaltens im Sinne einer personenunabhängigen Führung stellt eine notwendige und sinnvolle Ergänzung zu personenabhängiger Führung dar. Diese ist gerade im Krankenhaus unverzichtbar, da Ausnahmefälle und neuartige Anforderungen häufig bewältigt werden müssen. Darüber hinaus gilt jedoch auch allgemein, dass durch personenbezogene Führung der Gefahr der Erstarrung, Verselbständigung und Schematisierung durch Organisation entgegengewirkt werden kann. Die Einflussnahme auf *Menschen* als einer dritten Einflussgröße des Rahmenmodells muss immer zweiseitig betrachtet werden. So nehmen einmal Führungskräfte Einfluss auf die Mitarbeiter, umgekehrt beeinflussen aber auch die Mitarbeiter die Führungskräfte. Leuzinger und Luterbacher (2000) sprechen hier pointiert von vier grundsätzlichen Möglichkeiten, den Vorgesetzten in ein Abhängigkeitsverhältnis zu bringen:

*Menschen*

- Ergänzendes (komplementäres) Abhängigkeitsverhältnis; der Vorgesetzte ist zur Erfüllung seiner Vorgesetztenrolle auf die komplementäre Rolle des Mitarbeiters angewiesen.
- Bedingungsgemäßes (konditionales) Abhängigkeitsverhältnis; der Mitarbeiter verfügt über bestimmte Mittel, die der Vorgesetzte zur Erfüllung seiner Aufgaben benötigt.
- Aushelfendes (auxiliares) Abhängigkeitsverhältnis; der Vorgesetzte ist darauf angewiesen, dass der Mitarbeiter bei der Erledigung seiner Aufgaben aushilft.
- Fachliches (funktionales) Abhängigkeitsverhältnis; der Mitarbeiter verfügt über besondere Kenntnisse, die im Zusammenhang mit der Aufgabenerfüllung des Vorgesetzten unabdingbar sind. (Leuzinger/Luterbacher, 2000: 28)

Einschätzung und Wertung sind subjektiv

Die wechselseitige Beeinflussung von Mitarbeitern und Vorgesetzten wird hier mit Focus auf das Abhängigkeitsverhältnis betrachtet. Eine weitere, grundsätzliche Problematik wird deutlich, wenn der Focus auf die Beurteilung von Mitarbeitern als Regelaufgabe von Führung gelegt wird. Beurteilungen enthalten immer subjektive Wertungen, die aus einer bestimmten Perspektive der Betrachtung erfolgen. Schätzt ein Vorgesetzter zum Beispiel eine Situation als Leistungssituation ein, so wird er das Verhalten des Mitarbeiters als Leistungsfähigkeit und Leistungsmotivation wahrnehmen. Ist die gleiche Situation für ihn eine Machtsituation, so ist seine Aufmerksamkeit auf die Durchsetzungsfähigkeit und die Machtmotivation des Mitarbeiters gerichtet. In solcher Art Zuschreibungen werden Probleme häufig nicht auf ihre verschiedenen Ursachen hin analysiert, sondern personalisiert. Fähigkeits- und Motivationseinschätzungen müssen jedoch immer mehrdeutig erfolgen und es bedarf der Überprüfung, inwieweit situative Einflüsse wirksam sind. Das bedeutet zum einen, diese situativen Einflussfaktoren systematisch zu analysieren und zum anderen, die Motive und Fähigkeiten des Mitarbeiters differenziert wahrzunehmen. Die Selbsteinschätzung des Mitarbeiters und seine subjektive Wahrnehmung ist für die Realitätsprüfung der eigenen Einschätzung und Beurteilung von besonderer Bedeutung. Situationen können so als subjektiv wahrgenommene und gedeutete begriffen werden, die individuell oder gemeinsam verändert werden können. Monokausale Ursache-Wirkungs-Erklärungszusammenhänge weichen damit einem interpretativen Vorgehen. Ziel ist dabei die Schaffung geeigneter Voraussetzungen für die Lernfähigkeit des einzelnen Mitarbeiters und von Teams

(Anpassungslernen, Veränderungslernen und Prozesslernen), die in enger Wechselwirkung mit den organisationalen Lernprozessen steht.

Emotionale Führung

Die Frage nach der subjektiven Wahrnehmung von Realität und die Frage nach der Initiierung von individuellen und organisationalen Lernprozessen thematisiert Goleman in seinem Buch «Emotionale Führung» (Goleman, 2002). Er stellt die zentrale These auf, dass die wichtigste Aufgabe einer Führungskraft im Bereich der Emotionen liegt beziehungsweise in dem intelligenten Umgang mit Emotionen. Er führt aus, dass die Fähigkeit zu überzeugen und zu begeistern, Lernprozesse in Gang zu setzten und die Selbstorganisation der Mitarbeiter zu fördern, von der Möglichkeit und Fähigkeit der Verbindung zu anderen Menschen abhängt. Bezugnehmend auf neuere Ergebnisse der Gehirnforschung beschreibt Goleman den Prozess einer interpersonalen limbischen Regulation, in dem eine emotional expressive Person ihre Stimmung auf eine andere übertragen kann. In dem intelligenten Umgang mit Emotionen im Sinne einer systematischen Entwicklung von Selbstwahrnehmung, Selbstmanagement, sozialem Bewusstsein und Beziehungsmanagement mit jeweils einer Reihe von spezifischen Fähigkeiten ist es für Führungskräfte möglich, das Unternehmensklima positiv zu beeinflussen und Mitarbeiter zu begeistern. Goleman prägt hierfür den Begriff der «Resonanten Führung», wobei Resonanz aus der Sicht der Gehirnfunktion «eine positive Übereinstimmung zwischen den emotionalen Gehirnen verschiedener Menschen bedeutet». (Goleman, 2002: 54). Forschungsergebnisse belegen dabei, dass insbesondere Lachen Auswirkungen auf die «offenen Schleife» des limbischen Systems zeigt (Goleman, 2002: 25 ff.). Von der emotionalen Führung spannt Goleman dann den

Emotional intelligente Unternehmen

Bogen zur Schaffung emotional intelligenter Organisationen, wobei er zunächst die Lernebene von Gruppen und Teams diskutiert. Wie für Individuen gilt auch für Gruppen, dass sich ihre emotionale Intelligenz über die vier Dimensionen Selbstwahrnehmung, Selbstmanagement, soziales Bewusstsein und Beziehungsmanagement entwickelt. Die Art des Lernens ist dabei rekursiv. Ein ständiger Feedback-Prozess in der Gruppe über individuelle und gemeinsame Gewohnheiten und das Suchen nach neuen Formen des Miteinanders mündet schließlich ein in eine neue Gruppenidentität, die auf gegenseitiges Vertrauen, gegenseitige Unterstützung und Akzeptanz sowie Verbundenheit gegründet ist. Auf dieser Basis und mit der Unterstützung von emotional intelligenten Führungskräften wird schließlich ein Prozess in Gang gesetzt, in dem sich bei den Mitarbeitern

«die Erkenntnis der Wahrheit über sich selbst und die Organisation (einstellt, d. V.): Sie stellen sich der Realität und helfen den Mitarbeitern, die Schwächen der Organisation zu identifizieren und auf den Stärken aufzubauen. Sie vereinen die Menschen durch eine gemeinsame Vision des Möglichen und demonstrieren eine neue Qualität der Zusammenarbeit. Sie erzeugen Resonanz und sorgen dafür, dass dies Resonanz durch die Systeme aufrechterhalten wird, die die Beziehungen und die Arbeit in der Organisation beeinflussen.» (Goleman, 2002: 268f.)

Golemans Ansatz bezieht sich stark auf neuere Ergebnisse der Gehirnforschung und der kognitiven Neurobiologie, in denen die Frage nach den Antrieben menschlichen Handelns im Vordergrund steht. Hier wird dargelegt, dass das Gehirn als zentrales Erkenntnisorgan strukturdeterminiert operiert. Dabei findet zwar ein Austausch mit der Umwelt statt (strukturelle Kopplung), aber das Gehirn bildet diese nicht ab, sondern erzeugt eigendynamisch eine eigene Wirklichkeit. Dem limbischen System als dem zentralen Bewertungssystem in unserem Gehirn wird dabei eine besondere Bedeutung zugemessen. Kognitive Leistungen und

Emotionen sind nach diesen Forschungsergebnissen auf das Engste miteinander verbunden (Roth, 1999).

Die Forschungsergebnisse der kognitiven Neurobiologie können insbesondere fruchtbar gemacht werden für die Analyse und das Verstehen intersubjektiver Verständigung. Da Konflikte und Probleme jedoch ausschließlich auf der Folie von subjektiven Wirklichkeitskonstruktionen interpretiert werden, können mit diesem Ansatz Probleme in größeren Systemen, in denen weitere Einflussfaktoren wie zum Beispiel organisationale Eigendynamiken, nicht mehr erfasst werden. Die Anwendung des Systembegriffs auf den sozialen Bereich, wie dies zum Beispiel bei Senge erfolgt, führt hier weiter.

Senge, der in seinen Untersuchungen der zentralen Frage nachgeht, wie Organisationen geschaffen werden können, in denen permanentes Lernen stattfindet, greift ebenso wie Goleman die konkrete Problemstellung auf, welche Fähigkeiten und Kompetenzen Führungskräfte haben müssen, um die Entwicklung einer lernenden Organisation zu ermöglichen (Senge, 1993, 1997a, 1997b). Er geht davon aus, dass die Rollen von Führungspersonen sich dramatisch von denen des charismatischen Entscheidungsträgers unterscheiden. In einer lernenden Organisation sind die Führungskräfte nach Senge Designer, Stewards und Lehrer.

**Führungskräfte sind Designer, Stewards und Lehrer**

«Diese Rollenfunktionen verlangen nach neuen Fertigkeiten: nach der Fähigkeit, gemeinsame Visionen zu bilden, vorherrschende mentale Modelle an die Oberfläche zu bringen und zu hinterfragen und systemischere Denkmuster zu fördern. Kurz – Führungskräfte in lernenden Organisationen sind dafür verantwortlich, Organisationen aufzubauen, in denen die Beschäftigten ihre Fähigkeiten verbessern, die Zukunft zu gestalten. Das heißt: Führungskräfte sind für das Lernen verantwortlich.» (Senge, 1993: 149).

**Fünf Lerndisziplinen**

Um diesen Anforderungen gerecht werden zu können, bedarf es nach Senge einer systematischen Ausbildung und Anwendung von fünf Lerndisziplinen. Die ersten vier Disziplinen – Personal Mastery, Mentale Modelle, Gemeinsame Vision und Team-Lernen – zielen vor allem auf die Personalentwicklung ab und greifen viele bewährte und bekannte Methoden der Organisationsentwicklung auf. Die fünfte Disziplin, das Systemdenken, versteht Senge als die übergreifende Lerndisziplin. Sie leitet dazu an, Zusammenhänge ganzheitlich zu sehen und Wechselwirkungen zu erkennen und transformiert damit die vier Grunddisziplinen, die nun einen neuen, auf das Ganze beziehungsweise auf das Organisationssystem bezogenen Sinn erhalten. Es geht also zentral um das Erkennen und Begreifen der Eigendynamik und Eigenlogik komplexer Systeme. Komplexen Systemen, die nach Senge durch das Merkmal der Geschlossenheit charakterisiert sind, liegen bestimmte Strukturen beziehungsweise Muster zugrunde, die er auch als Systemarchetypen bezeichnet. Senge unterstreicht dabei, dass eine breite Palette von Management- und Führungsproblemen auf eine relativ kleine Zahl von Archetypen zurückzuführen ist, wobei diese alle aus den gleichen Systembausteinen bestehen, nämlich aus Verstärkungsprozessen, Kompensationsprozessen und Verzögerungen. Um die Wirkungsweise von Systemarchetypen zu verdeutlichen, soll hier kurz der Systemarchetyp «Problemverschiebung» exemplarisch dargestellt werden, der gerade im Gesundheitsbereich sehr häufig beobachtet werden kann.

**Managementprobleme sind auf Archetypen zurückzuführen**

Eine Problemverschiebung tritt ein, wenn zur Problemlösung eine Maßnahme mit zeitnaher Wirkung eingesetzt wird. Wird verstärkt auf diesen erfolgreichen Archetyp zurückgegriffen, werden langfristige und gleichzeitig grundsätzliche Lösungen in den Hintergrund gedrängt. Die Fähigkeit zur grundsätzlichen Problemlösung gerät in Vergessenheit, wodurch eine verstärkte Abhängigkeit im Sinne

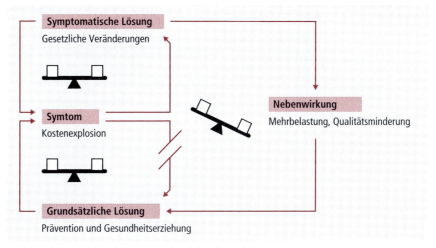

**Abbildung II 7-8:** Archetypus der Problemverschiebung

einer symptomatischen Lösung noch begünstigt wird (Senge, 1997a: 458). Die Wirkungsweise dieses Archetyps kann sehr gut an den derzeitigen Bemühungen, die Kosten im Gesundheitssystem zu dämpfen und zu steuern, dargestellt werden (s. **Abb. II 7-8**). Die vielen gesetzlichen Lösungen stehen für fortgesetzte kurzfristige Lösungen auf der Symptomebene. Eine grundsätzliche und langfristige Lösung wäre jedoch nur zu erreichen, wenn durch eine Stärkung des präventiven Bereiches und der Gesundheitserziehung eine Veränderung auf der Verhaltensebene des Einzelnen, die in Wechselwirkung mit einer Veränderung der Verhältnisebene steht, bewirkt würde.

Rollenfunktion als Designer

Kommen wir nun noch einmal auf die neuen Rollenfunktionen und damit verbundenen neuen Fähigkeiten zurück, die Senge als «neue Form der Führung» beschreibt (Senge, 1997a: 410 ff.). Die Führungsperson in der Rolle als Designer umfasst nach Senge als wichtigste Aufgabe den Entwurf von wegweisenden Ideen, Grundwerten und Visionen für das Unternehmen, die handlungsleitenden Einfluss auf die Mitarbeiter haben. Die Grundwerte und Visionen des Unternehmens verknüpft die Führungsperson mit dem Systemdenken, indem sie kontinuierlich versucht, die Wechselwirkung interner und externer Einflussfaktoren zu begreifen. Eine zweite Aufgabe des Organisationsdesigns zielt auf die Entwicklung einer Firmenpolitik, auf Strategien und Strukturen als institutionalisierte Verkörperung

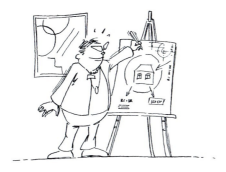

des Unternehmenszwecks, als Regeln, die Entscheidungen lenken und die Balance zwischen dem Gewünschten und dem Möglichen suchen. Die dritte elementare Aufgabenstellung des Organisationsdesigns umfasst die Initiierung von effizienten Lernprozessen, in denen es um das Bewusstmachen und die Veränderung von mentalen Modellen geht.

**Rollendefinition als Steward**

Die Rollenfunktion als Steward zielt ab auf die Fähigkeit, die persönliche Sinngeschichte in einen größeren Zusammenhang zu stellen und sie darin zu hüten und zu bewahren.

Die Sinngeschichte einer Führungskraft verleiht

> «seiner Vision eine einzigartige und tiefe Bedeutung, macht sie zum Teil einer größeren Landschaft, in der die persönlichen Träume und Ziele als Meilensteine einer längeren Reise herausragen. […] Sie fügt den Zweck seiner Organisation, den Grund ihrer Existenz, in den umfassenderen Kontext des ‹woher wir kommen und wohin wir gehen›, wobei das ‹wir› über die Organisation hinausreicht und sich auf die Menschheit im allgemeinen erstreckt.» (Senge, 1997a: 418).

Die Organisation wird dabei als Mittel betrachtet, Lern- und Veränderungsprozesse in der Gesellschaft in Gang zu setzen.

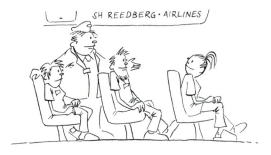

**Rollendefinition als Lehrer**

Die Führungsperson in der Rolle als Lehrer richtet ihre explizite Aufmerksamkeit auf die Wirklichkeitskonstruktionen der Mitarbeiter. Führungspersonen als Lehrer, Coach oder Promotor helfen ihren Mitarbeitern, ihre Sichtweise von Wirklichkeit neu zu strukturieren, indem sie angeleitet werden, die Wirklichkeit auf drei verschiedenen Ebenen zu betrachten. Die Ereignisebene fragt nach dem wer und was und ist auf eine reagierend-reaktive Haltung des Benutzers begrenzt. Die Verhaltensmusterebene fragt nach Trends und deren Implikationen und begünstigt eine responsive Haltung des Benutzers. Die systemische Strukturebene fragt schließlich nach den dem Verhalten zugrunde liegenden Ursachen und ermöglicht damit erzeugend-generative Haltungen.

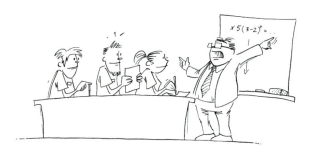

Betonung der
Diagnostik

Der personalistische Führungsansatz und der situative Führungsansatz befassen sich vor allem mit dem Problem der Intervention, indem die Fragestellungen vor allem auf das Verhalten der Führungskraft im Hinblick auf die Zufriedenheit der Mitarbeiter sowie auf die Effektivität der Arbeitsleistungen fokussiert werden. In dem systemischen Führungsansatz liegt demgegenüber das Hauptgewicht auf der Analyse. Führungskräfte sind hier vor allem Diagnostiker, die unter Verwendung der Systemarchetypen komplexe Situationen analysieren und auf Basis der getroffenen Diagnose die Ansatzpunkte für gezielte Interventionen festlegen. Als Diagnostiker messen sie zugleich auch der Prävention eine entscheidende Bedeutung zu. Das heißt die Maßnahmen, die sie treffen, basieren auf Einschätzungen möglicher negativer Folgen, die es zu verhindern gilt beziehungsweise es werden Maßnahmen getroffen, die Ressourcen schützen, stabilisieren und entwickeln.

Abschließend soll jetzt noch einmal das Fallbeispiel im Lichte des Systemischen Führungsansatzes interpretiert werden. Im Vordergrund steht dabei die Erfassung wechselwirkender Zusammenhänge.

Das Fallbeispiel lässt erkennen, dass eine Vielzahl von externen und internen Einflussfaktoren auf die konkrete Situation einwirken. Zu den externen Einflussfaktoren zählen hier vor allem die neuen Vorschriften und Vereinbarungen der Pflegeversicherung, die den Altenpflegeeinrichtungen eine stärkere marktwirtschaftliche Orientierung abverlangen und Maßnahmen zur Qualitätssicherung zwingend vorsehen, die das Instrument der prozessorientierten Pflege einschließen. Vor dem Hintergrund eines zunehmenden Negativimages von Altenpflegeheimen sind Schlagwörter wie Kundenorientierung, Kundenzufriedenheit und Qualität immer mehr in das öffentliche Interesse gerückt mit der Folge, dass die Ansprüche an die Qualität der Pflege steigen. Es entsteht eine Art Spagatsituation, in der der Forderung nach ökonomischer Effizienz und hoher Versorgungsqualität nachzukommen ist. Für die Mitarbeiterinnen in dem Altenpflegheim stellt sich dies als extreme Mehrbelastung ihrer Arbeitssituation dar. Sie sind konfrontiert mit einer Rationalisierung der personellen Ressourcen, mit der Standardisierung von vielen Arbeitsabläufen, mit der Technisierung des Pflegeprozesses mittels EDV und mit der Durchführung von qualitätssichernden Maßnahmen nach neusten pflegewissenschaftlichen Erkenntnissen. Die Heimleitung misst der Einführung von Führungsleitlinien eine zentrale Bedeutung bei der Bewältigung der anstehenden Aufgaben zu. Das Kernstück dieser Richtlinien, die Mitarbeiterförderung und -beurteilung soll die Anpassung der Qualifikation aller Pflegekräfte an die neuen Anforderungen gewährleisten. Der konflikthafte Verlauf dieses Vorhabens begründet sich in der Vernachlässigung einer genauen Analyse und Diagnose der Auswirkungen der externen Einflussfaktoren auf die inhaltliche und formale Gestaltung der Arbeitsprozesse und auf die damit verbundenen neuen Anforderung an die Mitarbeiter. Das Problem, den konflikthaften Verlauf zu antizipieren, wird dabei durch die anfängliche Bereitschaft und Motivation der Führungskräfte begünstigt, das Vorhaben mitzutragen und umzusetzen. Hier setzt sich die Problematik beziehungsweise setzen sich die Gründe für den konflikthaften Verlauf dann auch «intern» fort. Die Diskussion um die Führungsleitlinien gleicht eher einer «losen Ideensammlung», als dass sie einen gemeinsam angestrengten Prozess der Verständigung und Konsensbildung über ein für alle wichtiges sinnstiftendes Thema darstellt. Dieses Dialogdefizit wird unterstrichen durch die fehlende Beteiligung der Mitarbeiter an der Entwicklung der Leitlinien, wodurch die Chance zur individuellen Einflussnahme auf die Inhalte und einer damit verbundenen starken Identifikation ungenutzt bleibt. Die Lernprozesse bei der Umsetzung lassen schließlich ebenfalls die notwendige Rückkopplung zu den Betroffenen missen. Die Heimleitung unterstützt zwar das Vorhaben durch entsprechende Qualifikationsmaßnahmen, es findet jedoch keine kontinuierliche Begleitung der Umsetzung in Sinne einer Lernbegleitung statt. Die Probleme, die dadurch bei den individuellen Lernprozessen auftreten, wirken sich auf das organisationale Lernen aus. Die Mitarbeiterinnen fühlen sich überfordert, wichtige Merkmale der Führungsleitlinien wie Zielvereinbarungs- und Fördergespräche zu systematisieren und zu standardisieren. Die Festlegung solcher Verfahrensstrukturen bilden jedoch die Grundlage für das Wissen von Organisationen, welches dann unabhängig von Individuen existiert, gleichsam als abstrahierte Handlungskompetenz in der Organisation als neues Element zur Verfügung steht.

Die geschilderte Problematik in dem Fallbeispiel kann mit Hilfe des Systemarchetyps «Fehlkorrekturen» analysiert werden (s. **Abb. II 7-9**). Die einzelnen Bausteine von neuen Qualitätsmanagementsystemen – hier speziell die Einführung von Führungsleitlinien – werden als geeignete Lösung beziehungsweise Korrektur für das zu lösende Problem der veränderten Anforderungen an wirtschaftliche Effizienz und Wirtschaftlichkeit und hoher Versorgungsqualität begriffen. Diese Korrektur hat nun unvorhergesehene Folgen. Die Führungskräfte sind überfordert. Durch die zusätzliche Projektarbeit fehlt die Zeit, die begonnene Überprüfung alltäglicher Maßnahmen der Qualitätssicherung wie zum Beispiel die Pflegeplanung und die Pflegedokumentation weiter durchzuführen. Dies könnte mittelfristig dazu führen, dass die Pflegequalität sich verschlechtert mit der Folge, dass die Kundenzufriedenheit sinkt und das Negativimage der Altenheime auch das eigene Haus trifft. Notwendig wäre es in dieser Situation, langfristige Perspektiven zu entwickeln, die den gestiegenen Anforderungen bei gleichzeitiger Rationalisierung der personellen Ressourcen Rechnung tragen. Dies ist nur möglich bei einer vorherigen Konsolidierung der Situation, das heißt eines Stops an weiteren Innovationen, die die Ressourcen und die Motivation der Mitarbeiter zu verschleißen drohen.

In nachfolgender Zusammenfassung sollen nun noch einmal die vorgestellten Führungsansätze gegenübergestellt werden, um die jeweilige Schwerpunktsetzung und Reichweite der Erklärungsansätze für die Bearbeitung des Fallbeispiels deutlich zu machen.

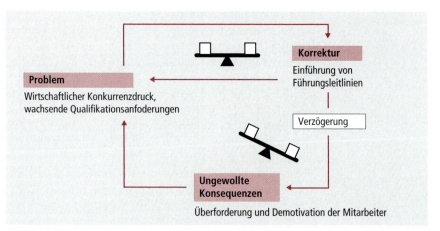

**Abbildung II 7-9**: Archetypus «Fehlkorrekturen»

## 7.4
# Zusammenfassendes Ergebnis

**Personalistischer Führungsansatz**

Der personalistische Führungsansatz stellt zunächst die Frage nach den Eigenschaften von Führungskräften, die Führungserfolg bewirken, und konzentriert sich dann auf die Frage nach dem konkreten Verhalten, das Führungseffizienz verspricht. Tannenbaum und Schmidt (1958) entwickeln in diesem Zusammenhang ein bipolares Kontinuum von sieben Verhaltensklassen mit den Extremen ausschließlicher Vorgesetztenorientierung und ausschließlicher Mitarbeiterorientierung. Tannenbaum und Schmidt (1958) unterscheiden diese Verhaltensklassen nach dem alleinigen Merkmal des Umfangs der Entscheidungsdelegation. Bleicher und Meyer (1976) und Baumgarten (1977) erweitern dieses Merkmal um weitere organisatorisch und sozialpsychologisch relevante Merkmale des Führungsverhaltens wie zum Beispiel Art der Willensbildung, Informationsbeziehungen, Einstellung des Vorgesetzten zum Mitarbeiter, soziales Klima etc. In all diesen Konzepten wird jedoch lediglich die Dimension «Personenorientierung» berücksichtigt. Blake und Mouton (1964) erweitern auf Basis verschiedener empirischer Studien dieses Modell durch die Integration einer zweiten Dimension, der «Aufgabenorientierung». Beide Dimensionen werden als unabhängig voneinander begriffen, wobei eine hohe Mitarbeiterorientierung bei gleichzeitig hoher Aufgabenorientierung (9.9 Führungsstil) als unter allen Umständen erfolgversprechend gilt. In diesem Konzept werden situative Einflussfaktoren auf das Führungshandeln wie zum Beispiel Technologie, Aufbau- und Ablaufstrukturen und Motivation und Qualifikation der Mitarbeiter noch nicht mit einbezogen. Sie finden erst in dem situativen Führungsansatz Berücksichtigung, für den exemplarisch die Konzepte von Reddin (1970) und von Hersey und Blanchard (1976) vorgestellt worden sind. Allerdings sind in beiden Ansätzen die Situationsparameter kaum ausdifferenziert.

**Situativer Führungsansatz**

Wird in dem personalistischen Führungsansatz ein situationsunabhängiger optimaler Führungsstil postuliert, so vertreten Redding sowie Hersey und Blanchard die umgekehrte Auffassung: Optimales Führungsverhalten kann nur im Kontext der situativen Besonderheit entwickelt werden. Allen Ansätzen ist jedoch gemeinsam, dass sie einem monokausalen Ursache-Wirkungs-Erklärungsansatz folgen. Der systemische Führungsansatz leitet mit seiner Grundannahme von der Konstruktion von Wirklichkeit einen Paradigmenwechsel ein. Im Mittelpunkt steht die Überlegung, dass Organisationsmitglieder ihre Realität selbst erschaffen und damit auch verändern können. Sie sind Teil eines ganzen Systems und können, indem sie Prozesse analysieren und Wechselwirkungen erkennen, generativ erzeugend auf Situationen einwirken. Führungskräften kommt dabei eine ganz besondere Bedeutung zu. Als Systemdenker sind sie in den verschiedenen Rollen des Designers, des Stewards und des Sachverwalters für die Förderung individueller und organisationaler Lernprozesse verantwortlich.

**Systemischer Führungsansatz**

In der **Tabelle II 7-5** sind nun noch einmal die verschiedenen Führungsansätze und ihre Anwendung auf das Fallbeispiel gegenübergestellt. Ein Vergleich mit der intuitiven Bearbeitung des Fallbeispiels (Tab. II 7-2) verdeutlicht die Möglichkeit differenzierter Bearbeitungsschritte mit Hilfe der vorgestellten Führungsansätze.

**Tabelle II 7-5:** Analyseraster zur sachgerechten Bearbeitung des Fallbeispiels: «Einführung von Führungsleitlinien»

| Handlungs-schritte | Personalistischer Führungsansatz | | |
| --- | --- | --- | --- |
| | Variable: Person | Variable: Prozess | Variable: Struktur |
| Analyse, Diagnose | ■ Zuordnung des Führungsstils nach dem entscheidungsorientieren Klassifikationsschema von Tannenbaum/Schmidt zu Position 4: Der Heimleiter informiert vor der Entscheidung, die Mitarbeiter können Stellung beziehen vor der entgültigen Entscheidung.<br>■ Nach den Polaritätsprofil des Führungsstils von Baumgarten ergibt die Verbindung der Wertung von neun Merkmalen eine deutliche Tendenz zur kooperativen Führung der Heimleitung; die sozialpsychologischen Merkmale sind hoch ausgeprägt.<br>■ Die Analyse des Führungsverhaltens mit Hilfe des Verhaltensgitters (Blake/Mouton) verdeutlicht eine starke Mitarbeiterorientierung gegenüber einer Vernachlässigung der Aufgabenorientierung. | | |
| Soll-Zustand | ■ hohe Ausprägung des kooperativen Führungsstils: Gruppe entscheidet, der Vorgesetzte fungiert als Koordinator nach innen und außen<br>■ hohe Ausprägung des kooperativen Führungsstils in Bezug auf die differenzierten Merkmale von Führung<br>■ 9.9-Führungsstil: hohe Aufgabenorientierung bei gleichzeitig hoher Mitarbeiterorientierung | | |
| Interventionen | ■ Veränderung der Ausprägung der verschiedenen Merkmale des Führungsverhaltens in Richtung Partizipation<br>■ Intensive Trainingsmaßnahmen im persönlichkeitsbildenden Bereich | | |
| Evaluation | ■ Überprüfung der Ergebnisse in Bezug auf den gewünschten Soll-Zustand | | |

**Tabelle II 7-5** *(Fortsetzung)*

| Handlungs-schritte | Situativer Führungsansatz | | |
| --- | --- | --- | --- |
| | **Variable: Person** | **Variable: Prozess** | **Variable: Struktur** |
| **Analyse, Diagnose** | ■ Analyse des Führungsverhaltens in Abhängigkeit von situativen Einflussfaktoren auf Basis von vier Grundstilen Einsatzstil, Kontaktstil, Trennungsstil, Integrationsstil (Redding)<br>■ telling, selling, delegating, participating (Hersey/Blanchard)<br>■ Der delegierende Führungsstil überwiegt bei der Heimleitung, aufgrund der Situation wäre ein zeitweilig stärker unterweisender Führungsstil notwendig gewesen | ■ Arbeitsanforderungsprofil und Analyse des Reifegrads des Mitarbeiters nach den Hauptdimensionen «Fähigkeit» und «Motivation»<br>■ Einzelkriterien: Erfahrung durch Lerning by doing, hohe Leistungs- und Einsatzbereitschaft der Mitarbeiter, Motivation zur Weiterqualifizierung, Verantwortungsbewusstsein in Bezug auf die übertragenen Aufgaben | ■ Genannte Situationsvariablen auf der Ebene der Struktur wie zum Beispiel<br>– Hierarchien<br>– Technologie<br>– Managementphilosophie sind zu wenig ausdifferenziert, um zu bestimmen, welches Führungsverhalten in welcher Situation das bestmögliche Resultat erzielt. |
| **Soll-Zustand** | ■ Offenheit für Situationsfaktoren<br>■ Führungsflexibilität<br>■ Gestaltungsfähigkeit (Redding)<br>■ Ermittlung des jeweils besten Führungsstils durch Ermittlung des Reifegrads der Mitarbeiter | ■ Mitarbeiter weisen einen hohen aufgabenrelevanten Reifegrad auf | |
| **Interventionen** | ■ Führungstrainings<br>■ Anpassung des Führungsstils an die Situation beziehungsweise an den aufgabenrelevanten Reifegrad der Mitarbeiter | ■ Aufgabenbezogene Förderung und Kompetenzentwicklung der Mitarbeiter | |
| **Evaluation** | ■ Überprüfung der Ergebnisse in Bezug auf den gewünschten Soll-Zustand | ■ Überprüfung der Ergebnisse in Bezug auf den gewünschten Soll-Zustand | |

**Tabelle II 7-5** *(Fortsetzung)*

| Handlungs-schritte | Systemischer Führungsansatz | | |
|---|---|---|---|
| | **Variable: Person** | **Variable: Prozess** | **Variable: Struktur** |
| **Analyse, Diagnose** | ■ Defizit: Systemdenken<br>■ Dialogdefizit auf Seiten des Heimleiters<br>■ Entscheidungs-Zentralisation in grundsätzlichen Fragen<br>■ Heimleitung gibt wenig bis keine Unterstützung und Begleitung bei der Umsetzung von Führungsleitlinien<br>■ Forderung von Eigeninitiative sowie Selbstverantwortung und -kontrolle<br>■ stark ausgeprägter informeller Kontakt zu den Mitarbeitern | ■ Rationalisierung der personellen Ressourcen<br>■ Standardisierung von vielen Arbeitsabläufen<br>■ Durchführung qualitätssichernder Maßnahmen in der Pflege<br>■ extreme Mehrbelastung der leitenden Mitarbeiterinnen durch die Einführung von Führungsleitlinien bei anfänglicher Motivation und Bereitschaft | Einwirkung externer Bedingungen:<br>■ neue Anforderungen durch das Pflegeversicherungs-Gesetz<br>■ zunehmendes öffentliches Interesse an Kundenzufriedenheit und Qualität<br>■ Negativimage der Altenpflege<br><br>Einwirkung interner Bedingungen:<br>■ Einführung von EDV im Pflegebereich<br>■ Fehlen von transparenten Entscheidungs- und Kommunikationsstrukturen |
| **Soll-Zustand** | ■ Systemdenken<br>■ Heimleiter nimmt die drei wichtigen Führungsrollen ein:<br>– Designer<br>– Lehrer<br>– Sachverwalter | ■ Geeignete Voraussetzungen für die Einführung von Führungsleitlinien sind geschaffen. | ■ Externe Einflussfaktoren werden in ihren konkreten Auswirkungen erkannt.<br>■ Die Lösung der Probleme orientiert sich an langfristigen Perspektiven.<br>■ Die organisationale Wissensbasis wird laufend erweitert. |
| **Interventionen** | ■ Systemdenken schulen<br>■ «Personal Mastery» anstreben<br>■ Klärung der eigenen Vision<br>■ Überprüfung von Mentalen Modellen | ■ Maßnahmen zur Optimierung von Prozessen unter Berücksichtigung der Belastungsfähigkeit der Mitarbeiterinnen<br>■ Gegebenenfalls Zurückstellung der Einführung von Führungsleitlinien, um eine Konsolidierung von begonnenen Maßnahmen zu erreichen | ■ Erfassung des Lernbedarfes der Organisation<br>■ Ermittlung der Träger des Lernprozesses<br>■ Entwicklung von Strategien zur Schaffung von Voraussetzungen für organisationales Lernen |
| **Evaluation** | ■ Überprüfung der Ergebnisse in Bezug auf den gewünschten Soll-Zustand | ■ Überprüfung der Ergebnisse in Bezug auf den gewünschten Soll-Zustand | ■ Überprüfung der Ergebnisse in Bezug auf den gewünschten Soll-Zustand |

## 7.5
# Fallbeispiel zur Übung: «Die Gesamtschulleitung führt Führungsleitlinien in das Team ein.»

**Tabelle II 7-6**: Einordnung der Thematik in die Studienschwerpunkte und Arbeitsfelder

| | Pflegemanagement | Pflegepädagogik |
|---|---|---|
| **Arbeitsfelder** | Leitung | Ausbildung |
| | Weiterbildung | Weiterbildung |
| | Beratung | Beratung |
| | Forschung und Entwicklungs | Forschung und Entwicklung |

Aufgrund der finanziellen Situation und der beschränkten Ausbildungsplätze entschließt sich ein Träger, seine bisherigen Ausbildungsstätten nicht nur räumlich, sondern auch personell und curricular zusammenzulegen. Dies hat zur Folge, dass vier Ausbildungsschulen für Kranken- und Kinderkrankenpflege wie auch zwei Fachseminare für Altenpflege zu einem Bildungszentrum fusionieren müssen. Die Zusammenlegung der einzelnen Schulen zieht nicht nur organisatorische Aspekte nach sich, sondern soll vor allen Dingen die inhaltliche Arbeit curricular verschränken helfen, damit sich die intendierten Ziele wie Reduzierung der Honorardozenten, stärkere Nutzung der Lernortkooperationspartner, effizientere Einbindung der Praxisanleiter vor Ort und die Ökonomisierung der entwickelten Lernsituationen im Sinne einer Modularisierung einstellen können. Bedingt durch die neuen Ausbildungsrichtlinien in den Pflegeberufen ist dies auch gesetzlich machbar beziehungsweise wird auch indirekt gefordert und gefördert.

Frau Schumacher und Herr Laub haben sich in dem Bewerbungsverfahren behaupten können und bilden das kooperative Leitungsteam des Bildungszentrums für Gesundheits- und Pflegeberufe. Für beide stellt diese Aufgabe eine große Herausforderung dar, da es sich bei beiden um eine hausinterne Besetzung handelt. Führungsaufgaben konnten sie bislang schon wahrnehmen, allerdings in einem extrem kleineren Team. Außerdem wurden sie bislang noch nicht vom Träger auf ihre künftigen Aufgaben vorbereitet oder in diese eingeführt. Ebenso hatten sie noch nicht die Möglichkeit, sich in extern angebotenen Seminaren adäquat auf ihre zukünftige Rolle vorzubereiten. Da ihr Lehrerteam demnächst aus insgesamt 32 Kolleginnen und Kollegen bestehen wird, ist eine Gesamtkonferenz einberufen worden, um erst einmal grundsätzlich die weiteren Schritte der gemeinsamen Arbeit zu besprechen. In diesem Kontext wollen die beiden Schulleitungen, Frau Schumacher und Herr Laub, mit den Kollegen und Kolleginnen die Sinnhaftigkeit und damit das «Für und Wider» von Führungsleitlinien gemeinsam diskutieren. Da für alle Bereiche, das heißt sowohl für die Kranken- und Kinderkrankenpflege als auch für die Altenpflege die Umsetzung der neuen Ausbildungs- und Prüfungsverordnung im Mittelpunkt steht, existiert insofern Unsicherheit, als dass viele Kollegen nicht wissen, wer zum Beispiel die Gesamtverantwortung für die Umsetzung übernimmt, wer dazu befugt ist, Arbeitsprozesse zu delegieren oder wer Arbeitsgruppen initiiert beziehungsweise wer über bestimmte Organisationsstrukturen im Hinblick auf die Realisierung des Lernfeldkonzeptes entscheidet. Die Verunsicherung ist groß und die Suche nach einer eindeutigen Führung beziehungsweise nach transparenten Führungsstilen sehr hoch. Darüber hinaus wollen die Kollegen für ihre einzelnen Schulteams wissen, welchen Entscheidungsspielraum sie haben und vor allen Dingen, ob sie den neuen Anforderungen, was die Führungsqualifikationen anbelangt, gerecht werden können. Schließlich sind sie nicht ausreichend oder gar nicht darauf vorbereitet worden. Ihnen fehlt das nötige Handwerkszeug, um die neuen Aufgaben, wie zum Beispiel Teamarbeit in Form von Planung, Durchführung und gemeinsamer Evaluation von Lernsituationen qualitativ hochwertig umzusetzen. Vehement fordern sie deshalb externe Unterstützung und Beratung in Form von Prozessbegleitungen, um den neuen Herausforderungen auf der Mesoebene (curriculare Arbeit) sowie auf der Mikroebene (unterrichtliche Tätigkeit in Form von Teamteaching und einer veränderten Lehrerrolle) gerecht werden zu können. Da sowohl Herrn Laub als auch Frau Schumacher in ihren bisherigen Teams große Offenheit und Vertrautheit entgegengebracht wurden, vertrauen die beiden auf dieses kollegiale Miteinander. Dieser doch «rückendeckende» Tatbestand, aber auch der enorme Zeitdruck, der von außen gesetzt wird, veranlasst die beiden dazu, im Alleingang mit externen Beratern ein Gesamtkonzept zur Umsetzung der neuen Richtlinien zu entwerfen. Dies beinhaltet unter anderem auch Richt- und Leitlinien der kooperativen Führung der Zentralschule. Herr Laub und Frau Schumacher sind über das erstellte Produkt sehr stolz und glücklich, weil alle geforderten Aspekte der Kollegen nicht nur berücksichtigt wurden, sondern sogar die Verantwortlichkeiten eindeutig geregelt sind. Dieses Ergebnis stellt die Gesamtschulleitung auf einer nächsten Schulkonferenz dar. Wider Erwarten stößt das Ergebnis bei den Kollegen nicht durchgängig auf positive Resonanz, weil sie sich nicht genügend am Prozess beteiligt und integriert fühlen. Sie schätzen zwar die bis dahin erfolgte Arbeit, sehen jedoch nicht ihre Anteile und Mitwirkung wertschätzend berücksichtigt. Aufgrund des äußeren Zeit- und starken Handlungsdruckes, dem sich alle Mitarbeiter ausgesetzt fühlen, akzeptieren sie dennoch die Richtlinien. Sie können sich einerseits in die Situation der Gesamtleitung hineinversetzen, sehen aber auch andererseits ihre Mitwirkung nicht genügend berücksichtigt. Es bleibt bei ihnen ein Gefühl der Ohnmacht zurück, da sie sich als Lückenbüßer empfinden, auf deren Schultern stets alle Neuerungen und Anforderungen ausgetragen werden.

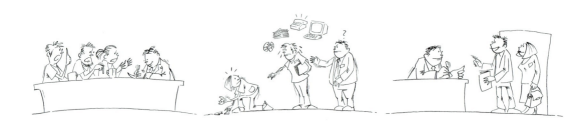

**Tabelle II 7-7:** Analyseraster zur sachgerechten Bearbeitung des Fallbeispiels: «Die Gesamtschulleitung führt Führungsleitlinien in das Team ein»

| | **Variablen** | | |
| --- | --- | --- | --- |
| **Handlungsschritte** | **Person** | **Prozess** | **Struktur** |
| **Analyse, Diagnose** | ■ | ■ | ■ |
| **Soll-Zustand** | ■ | ■ | ■ |
| **Intervention** | ■ | ■ | ■ |
| **Evaluation** | ■ | ■ | ■ |

## Literatur

Baumgarten, R.: Führungsstile und Führungstechniken. De Gruyter, Berlin/New York 1977

Blake, R. R.; Mouton, J. S.: The managerial grid. Gulf Pub Co, Houston 1964

Blake, R. R.; McCause, A.: Leadership Dilemmas-Grid Solution. Taylor Wilsen Pub. Houston 1991

Bleicher, K.; Meyer, E.: Führung in der Unternehmung. Rowohlt, Reinbek bei Hamburg 1976

Fiedler, F. E.: A theory of leadership effectiveness. McGraw-Hill, New York 1977

Fleishman, E. A.; Peters, D. R.: Interpersonal values, leadership attituedes, and managerial «sucsess». Personal Psychol., 15 (1962): 43–56

Goleman, D. et al.: Emotionale Führung. Econ, München 2002

Hersey, P.; Blanchard, K. H.: Management of organizational behavior: utilizing human resources. Prentice Hall, New York 1977 (dt.1979)

Kastner, M.: Personalmanagement heute. Moderne Industrie, Landsberg/Lech 1990

Kastner, M.; Gerstenberg. B. (Hrsg.): Personalführung der Zukunft – Systemisches Denken und Handeln. Heyne, München 1990

Leuzinger, A.; Luterbacher, Th.: Mitarbeiterführung im Krankenhaus. 2. vollständig überarbeitete Aufl. Hans Huber, Bern 2000

Lewin, K. et al.: Patterns of aggressiv behavior in experimentally created social climates. In: Journal of Social Psychology, 10 (1939): 271–299

Mahlmann, R.: Führungsstile flexibel anwenden. Mitarbeiterorientiert, situativ und authentisch führen. Beltz, Weinheim 2002

Malik, F.: Führung Leisten Leben. Wirksames Management für eine neue Zeit. 9. Aufl. Deutsche Verlagsanstalt, Stuttgart/München 2001

Malik, F.: Strategien des Managements komplexer Systeme. Ein Beitrag zur Management-Kybernetik evolutionärer Systeme. 6. unveränderte Aufl. Paul Haupt, Bern/Stuttgart/Wien 2000

Neuberger, O.: Führungsverhalten und Führungserfolg. Duncker, Berlin 1976

Neuberger, O.: Besser führen. Grundlagen. 3. überarbeitete Aufl. Institut Mensch und Arbeit, München 1993

Neuberger, O.: Führen und geführt werden. Schäffer, Stuttgart 1995

Neuberger, O.: Führen und führen lassen. Ansätze, Ergebnisse und Kritik der Führungsforschung. UTB, Stuttgart 2002

Reddin, W.J.: Managerial effectiveness. Mc Graw Hill, New York 1970 (dt. München 1977)

Roth, G.: Das Gehirn und seine Wirklichkeit. Kognitive Neurobiologie und ihre philosophischen Konsequenzen. 3. Aufl. Suhrkamp, Frankfurt am Main 1999

Rosenstiel, L. v. et al.: Führung von Mitarbeitern. 4. Aufl. Schäffer-Poeschel, Stuttgart 1999

Senge, P. M.: Die Fünfte Disziplin – die lernfähige Organisation. In: Fatzer G. (Hrsg.): Organisationsentwicklung für die Zukunft. Edition Humanistische Psychologie, Köln 1993

Senge, P. M.: Die Fünfte Disziplin. 4. Auflage. Klett Cotta, Stuttgart 1997a

Senge, P. M.: Das Fieldbook zur Fünften Disziplin. 2. Aufl. Klett Cotta, Stuttgart 1997b

Stogdill, R. M.: Personal factors associated with leadership. In: Journal of Psychology, 25 (1948): 35–71

Tannenbaum, R.; Schmidt, W. H. (1958): Zielerreichung durch Führung. In: Grochla, E. (Hrsg.): Management. Aufgaben und Instrumente. Econ, München 1982

Vroom, V. H.; Yetton, P.: The Vroom-Yetton Model of Leadership on Overwiew. In: King, T. V.; Steufert, S. S.; Fiedler, S. (Hrsg.): Managerial Control and Organizational Democracy. McGraw-Hill, New York 1978

Wunderer. R.; Grunwald, W.: Führungslehre, Band 1. De Gruyter, Berlin 1980

# 8
# Teamentwicklungsmaßnahmen

Märle Poser

## 8.1
## Einführung in die Thematik

Teamentwicklungsmaßnahmen setzen voraus, dass bereits ein Team besteht oder in Bildung begriffen ist. Was jedoch macht genau ein Team aus und wie unterscheidet es sich von einer Arbeitsgruppe? In der Literatur finden sich übereinstimmende Aussagen, dass der Begriff Teamarbeit an eine bestimmte Qualität der Zusammenarbeit gebunden ist, während Arbeitsgruppen zunächst einmal nur organisatorische Einheiten wie Verwaltung, Diagnostik, Pflege etc. sind, in der die Arbeit Einzelner sich addiert zur Erbringung spezifischer Versorgungs- und Dienstleistungen. Bei der Bestimmung der Qualitätsmerkmale von Teamarbeit stehen folgende Nennungen im Vordergrund (Francis/Young, 1996: 19; Haug, 1994: 15f.; Schneider, 1996: 96f.; Vopel, 1996b: 15; Vopel, 2000):

1. Die Mitarbeiter eines Teams werden aufgrund ihrer sozialen und fachlichen Kompetenzen ausgesucht.
2. Ein Team unterscheidet sich von vielen anderen Arbeitseinheiten durch die überschaubare Zahl an Mitgliedern, die in der Regel zwischen 9 und 12 variiert.
3. Ein Team strebt ein gemeinsames Ziel an, Aufgaben sind klar definiert und Spielregeln vereinbart. Arbeitsenergie, Kreativität, Identifikation und Engagement erwachsen aus den klaren Vereinbarungen.
4. Die Leitungen von Teams fördern den Arbeits- und Lernprozess des gesamten Teams.
5. Ein Team trägt gemeinsam die Verantwortung für das Ziel und die Aufgaben.
6. Ein Team arbeitet gemeinsam und synergetisch in einem ganzheitlichen Arbeitsprozess und vermeidet Fragmentierung der Arbeit zu Teilfunktionen.
7. Ein Team arbeitet selbstgesteuert und selbstorganisiert, wobei es mit seinen Aufgaben und Zielen in die Ziele der Gesamtorganisation eingebunden und vernetzt ist.
8. Teamarbeit zeichnet Kompromissbereitschaft und Konfliktfähigkeit aus.
9. Teamarbeit ist charakterisiert durch Offenheit Transparenz und Solidarität im Umgang miteinander.
10. Teams arbeiten problemlöseorientiert und sind innovativ.

**Tabelle II 8-1**: Vergleichende Gegenüberstellung «Arbeitsgruppe» und «Team» (Klötzl, 1994; Haug, 1994: 17)

| Parameter | Arbeitsgruppe | Team |
|---|---|---|
| Zusammensetzung | monodisziplinär monoprofessionell | sowohl mono- als auch multidisziplinär/-professionell |
| Mitgliederzahl | festgeschrieben Größe unbestimmt | flexibel Größe begrenzt |
| Auswahl des Leiters | von «Oben» benannt | von «Oben» benannt oder vom Team bestimmt |
| Führungsstil | leitungszentriert | teamzentriert |
| Entscheidungsprozess | leitungszentriert | gemeinsam im Team |
| Verantwortung | individuell | individuell und kollektiv |
| Steuerung | von «Oben» und von «Außen» | Selbststeuerung |
| Gruppenleistung | Addition von Einzelleistungen | Synergie und Kooperation |
| Leistungserbringung | Einzelleistungen | Gruppenleistungen |
| Abhängigkeiten untereinander | gering | hoch |
| Emotionale Bindung an die Gruppe/Offenheit | gering | hoch |
| Konkurrenz | nach innen gerichtet | nach außen gerichtet |
| Innovation | geringer Wunsch nach Veränderung | Innovation wird gesucht und provoziert |
| Erfolgsorientierung | individueller Erfolg steht im Vordergrund | Gruppenerfolg steht im Vordergrund |

Auf Grundlage dieser allgemeinen Bestimmung von Qualitätsmerkmalen können verschiedene Parameter gebildet werden (Klötzl, 1994; Haug, 1994), mit Hilfe derer die Ausprägungen in einer vergleichenden Gegenüberstellung in einer Arbeitsgruppe und einem Team deutlich werden (s. **Tabelle II 8-1**). Es wird nun möglich, die Verwendung des Begriffs Team klarer von anderen Formen der Zusammenarbeit zu unterscheiden. Vopel weist allerdings darauf hin, dass es schwierig bleiben wird, eine genaue Grenze zwischen sehr guten Arbeitsgruppen und Teams zu ziehen (Vopel, 1996b: 8; 2000). Ein herausragendes Unterscheidungsmerkmal ist nach seiner Auffassung aber immer das Streben eines Teams nach kollektiver Gruppenleistung und dass die Steuerung der Arbeitsprozesse und die Verantwortungsübernahme von allen Mitgliedern des Teams übernommen wird. Fasst man nun die fließenden Übergänge zwischen Arbeitsgruppen und Teams als Entwicklungskontinuum auf, so können fünf verschiedene Stadien identifiziert werden:

1. *Stadium 1: Die Arbeitsgruppe*

Definitionen   Die Arbeitsgruppe entspricht einer arbeitsorganisatorischen Einheit mit dem Ziel, die vom Management klar umrissenen Aufgaben auf der operativen Ebene zu erfüllen. Die Gruppenleistung erfolgt durch Addition der Einzelleistungen. Es ist die geläufigste Form der Arbeitseinheit in Organisationen, da die Arbeitsgruppe zwanglos, schnell, einfach und hierarchisch gegründet und geführt werden kann (Schneider, 1996: 8; Vopel, 1996b: 21).

2. *Stadium 2: Das Pseudo-Team*

   Das Pseudo-Team ist eine Arbeitsgruppe mit falschem Etikett, da kein gemeinsames Ziel definiert ist (Schneider, 1996: 76). Die Mitglieder bemühen sich jedoch um die Entwicklung besserer Kommunikation und um Zusammengehörigkeit. Die Leistung ist geringer als bei einer Arbeitsgruppe (Vopel, 1996b: 22).

3. *Stadium 3: Potentielles Team*

   Die Mitglieder eines potentiellen Teams bemühen sich, synergetische Leistungen zu erbringen. Die Zielgerichtetheit und wechselseitige, gemeinsame Verantwortung ist noch nicht ausgereift (Schneider, 1996: 72). Die Leistungsfähigkeit ist vergleichbar mit der Arbeitsgruppe (Vopel, 1996b: 22).

4. *Stadium 4: Echtes, wirkliches Team*

   Das echte, wirkliche Team zeichnet sich durch hohe synergetische Leistung aus, die weit über der Leistung einer Arbeitsgruppe liegen. Das Ziel und die Aufgaben sind transparent und festgeschrieben (Francis/Young, 1996: 19; Haug, 1994: 14f.; Schneider, 1996: 96; Vopel, 1996b: 15).

5. *Stadium 5: Hochleistungs- oder Spitzenteam*

   Das Spitzenteam ist gekennzeichnet durch ein außerordentlich hohes Leistungspotential und hat ein fortgesetztes Interesse an Weiterentwicklung und permanenten Lernprozessen der einzelnen Mitglieder wie des ganzen Teams. Es herrscht eine Atmosphäre tiefen Vertrauens (Vopel, 1996b: 22f.; Bachmann, 1997: 86f., Nothdurft, 2000; Blanchard et al., 2001).

 Je nach Entwicklungsstadium einer Arbeitsgruppe auf dem Weg zu einer Teambildung können Teamentwicklungsmaßnahmen nach genauer Absprache mit den Beteiligten und Betroffenen spezifische Unterstützung in dem Lernprozess leisten. Die Art der Intervention ist dabei nicht nur abhängig von der Diagnose des jeweiligen Entwicklungsstadiums, sondern sie muss auch die Vernetzung und Eingebundenheit eines Teams in die Gesamtorganisation mit einbeziehen. Dies erfordert eine genaue Planung und Schrittabfolge der Trainings. Das handlungstheoretische Phasenmodell von Teamentwicklungsmaßnahmen, welches nachfolgend dargestellt werden soll, ist geeignet, die Förderung und Unterstützung der beruflichen Handlungskompetenz von Einzelmitgliedern eines Teams im Pflegebereich beziehungsweise des Teams als Ganzem systematisch unter Berücksichtigung wechselwirkender Zusammenhänge mit internen und äußeren Einflussbedingungen anzuleiten.

 Vorangestellt wird wieder ein exemplarisches Fallbeispiel aus einem ausgewählten Arbeitsfeld von Pflegemanagern, auf das dann das Phasenmodell angewendet wird. Abschließend wird ein weiteres exemplarisches Fallbeispiel aus einem ausgewählten Arbeitsfeld von Pflegepädagogen beschrieben, welches die Leser zu Übungszwecken mit Hilfe des Phasenmodells unter Anwendung des Analyserasters selbst bearbeiten können.

## 8.2
# Fallbeispiel: «Konflikt in einem Leitungsteam»

**Tabelle II 8-2:** Einordnung der Thematik in die Studienschwerpunkte und Arbeitsfelder

|  | Pflegemanagement | Pflegepädagogik |
|---|---|---|
| **Arbeitsfelder** | Leitung | Ausbildung |
|  | Weiterbildung | Weiterbildung |
|  | Beratung | Beratung |
|  | Forschung und Entwicklung | Forschung und Entwicklung |

In einem Leitungsteam der Pflege in einem großen Krankenhaus gärte es seit längerer Zeit. Vor acht Jahren hatten die neun MitarbeiterInnen (Pflegedirektor, stellvertretende Pflegedirektorin, eine Stabstellenmitarbeiterin, fünf Abteilungsleitungen und die leitende Pflegende für den Unterricht) an einer Teambildungsmaßnahme teilgenommen, um gemeinsame Zielsetzungen zu erarbeiten, die in eine Pflegephilosophie einmünden sollten. In der gemeinsamen Arbeit und den gemeinsamen Diskussionen konnten sowohl Klärungen im Hinblick auf die Ziele, Aufgaben und Kompetenzen der Gruppe wie auch ihrer Einzelmitglieder herbeigeführt werden als auch Vereinbarungen in dem Umgang miteinander. Um den begonnen Prozess konstruktiv weiterentwickeln zu können, wurde seinerzeit abgesprochen, regelmäßige Teamsitzungen im Abstand von 14 Tagen durchzuführen. Die anfängliche Euphorie, die engagierte Beteiligung und die Bereitschaft zur Auseinandersetzung verlor sich jedoch im Laufe der Zeit immer mehr. Obwohl ausgemacht war, dass die Sitzungsmoderation rotieren sollte, wurde die Leitung nach einiger Zeit wieder regelmäßig von dem Pflegedirektor übernommen. Er gab auch die Tagesordnung vor, die zwar durch die Mitglieder der Leitungsteams ergänzt werden konnte, was aber immer seltener in Anspruch genommen wurde. Vor zwei Jahren hatten zwei Abteilungsleitungen das Haus gewechselt und zwei neue Mitarbeiterinnen sind in das Team hinzugekommen. Sie wurden von den vorangegangenen Teamaktivitäten unterrichtet, darüber hinaus fanden keine weiteren Integrationsbemühungen statt. Als zwei der alten Abteilungsleitungen vorschlugen, ein Projekt zur Erarbeitung und Durchführung von Pflegevisiten zu planen, entzündete sich ein Konflikt im Team. Einige Mitglieder des Teams waren der Meinung, dass die Durchführung von Pflegevisiten zuallererst eine kontinuierliche Qualitätssicherung des Pflegeprozesses vor Ort voraussetzen würde, was immer wieder diskutiert, jedoch nie konsequent umgesetzt worden ist. Sie gaben überdies zu bedenken, dass die Konflikte mit dem ärztlichen Dienst, die bei der Einführung der Bereichspflege entstanden waren, noch keine Lösung gefunden hatten. Es folgten heftige Diskussionen, die um ganz grundsätzliche Fragen des Qualitätsverständnisses kreisten. Das Team spaltete sich in drei Lager und die persönlichen Beziehungen verschlechterten sich zusehends. Insgesamt war die Atmosphäre durch großes Misstrauen untereinander und auch durch Konkurrenz geprägt, da die Abteilungen mit unterschiedlichen Problemen zu tun hatten und die Arbeitsstrategien entsprechend unterschiedlich ausgelegt waren. In dieser Situation schlug die stellvertretende Pflegedirektion vor, eine Teamentwicklungsmaßnahme durchzuführen. Dieser Vorschlag wurde nicht abgelehnt, aber es wurde deutlich, dass einige Teammitglieder skeptisch waren, ob die Teammitglieder wieder eine gemeinsame Basis für ihre Arbeit finden würden. Der Pflegedirektor unterstütze allerdings spontan den Vorschlag, wobei er für eine externe Begleitung bei begrenzter Durchführungsdauer votierte.

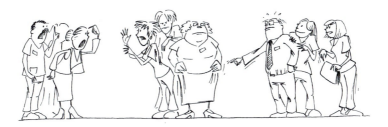

### Intuitive Bearbeitung

Analyse: Person

**Tabelle II 8-3** zeigt in einer zusammenfassenden Übersicht die Bearbeitung der exemplarischen Handlungssituation auf Basis des mehrdimensionalen Analyserasters. Bei dem Handlungsschritt *Analyse/Diagnose* in Bezug auf die Variable *Person* ist zunächst allgemein festzuhalten, dass eine Kommunikationsstörung im Team vorliegt. Das Vertrauen untereinander ist gering, die Konkurrenz ist ausgeprägt und die Bereitschaft zur konstruktiven Konfliktlösung sowie das integrative Handeln fehlen. Die Pflegedirektion als Vorgesetzter des Teams hat einen leitungszentrierten Führungsstil in den Sitzungen und fordert und fördert dadurch wenig die aktive Teilnahme der einzelnen Teammitglieder.

Analyse: Prozess

Die *Analyse* des *Prozesses* ergibt, dass es keine einheitlichen Vorstellungen zur Durchführung und Sicherung von Pflegequalität gibt. Dem Team fehlen spezielle Methodenkenntnisse sowohl in der Zusammenarbeit untereinander als auch als Handwerkzeug für die Umsetzung von gemeinsam gefassten Beschlüssen. Die Aufgaben und die Kompetenzen sind nicht ausreichend geklärt.

Analyse: Struktur

Eine *Analyse* der *Struktur* kann in dem vorgegebenen Fallbeispiel nur ganz begrenzt erfolgen. Der Konflikt mit dem ärztlichen Dienst lässt vermuten, dass die Aufgaben und Kompetenzen zwischen Pflegebereich und ärztlichem Bereich grundsätzlich nicht geklärt sind. Zu fragen wäre hier, welche Gesamtziele das Krankenhaus verfolgt und was im Einzelnen die medizinisch-pflegerische Konzeption umfasst. Schließlich wäre zu fragen, wer mit welchen Kompetenzen die Gesamtkonzeption vertritt und auf welchen Ebenen mit welchen Vorgaben diese umgesetzt werden sollen.

Soll-Zustand: Person

Der *Soll-Zustand* im Hinblick auf die Variable *Person* beziehungsweise des Verhaltens der Personen im Team sollte abzielen auf:

1. die Verbesserung der Kommunikation zwischen den Teammitgliedern
2. die Entwicklung der Fähigkeit, Konflikte konstruktiv zu lösen
3. die Stärkung des Bewusstseins gegenseitiger Angewiesenheiten
4. ein besseres Verständnis für gruppendynamische Prozesse.

Soll-Zustand: Prozess

Der *Soll-Zustand* des Prozesses sollte abzielen auf:

1. die Klärung von Aufgaben- und Rollenverständnis der Teammitglieder
2. die Förderung der Methodenkompetenz.

Soll-Zustand:
Struktur

Der *Soll-Zustand* in Bezug auf die *Struktur* sollte abzielen auf:

1. die Klärung von Aufgaben und Kompetenzen zwischen Pflegebereich und ärztlichem Dienst
2. sowie auf einen Abgleich der Gesamtziele des Krankenhauses mit den Zielen des Teams.

Intervention:
Person, Prozess

Maßnahmen der *Intervention* auf der Ebene der *Person* beziehungsweise des Verhaltens könnten gruppendynamische Übungen umfassen sowie das Erarbeiten von Regeln im Umgang miteinander. *Interventionen* auf der Ebene des *Prozesses* müssten konkrete Maßnahmen zur Förderung der Methodenkompetenz und Maßnahmen zur Aufgaben- und Rollenklärung der Teammitglieder umfassen. Die *Interventionen* auf der Ebene der Struktur könnten ein Intergruppentraining mit MitarbeiterInnen des Pflegedienstes und des ärztlichen Dienstes beinhalten (unter Einbindung der Führungskräfte), um die medizinisch-pflegerische Zielsetzung abteilungs- und bereichsübergreifend zu klären.

**Tabelle II 8-3:** Analyseraster zur intuitiven Bearbeitung des Fallbeispiels «Konflikt in einem Leitungsteam»

| Handlungs-schritte | Variablen | | |
|---|---|---|---|
| | **Person** | **Prozess** | **Struktur** |
| **Analyse, Diagnose** | ■ Kommunikationsstörung<br>– geringes Vertrauen<br>– Konkurrenz<br>– fehlende Integration<br>■ leitungszentrierter Führungsstil in Besprechungen | ■ kein einheitliches Verständnis und Durchführungskonzept von Pflegequalität<br>■ fehlende Methodenkenntnis<br>■ ungeklärte Aufgaben und Kompetenzen | ■ Fehlende Klärung und Abgrenzung der Aufgaben und Kompetenzen zwischen Pflegebereich und ärztlichem Dienst<br>■ Welche Gesamtziele verfolgt das Krankenhaus?<br>■ Welche medizinisch-pflegerische Konzeption wird verfolgt?<br>■ Wie sind die Zuständigkeiten für die Umsetzung der Ziele? |
| **Soll-Zustand** | ■ Verbesserung der Kommunikation<br>■ Konfliktfähigkeit stärken<br>■ Gruppendynamische Prozesse verstehen und lernen<br>■ Synergien herstellen | ■ Klärung von Aufgaben- und Rollenverständnis<br>■ Erweiterung der Methodenkompetenz | ■ Aufgaben und Kompetenzen im Pflegebereich und im ärztlichen Dienst klar definieren<br>■ Abgleich der Ziele des Teams mit den Zielen der Organisation |
| **Interventionen** | ■ gruppendynamische Übungen<br>■ «Spielregeln» erarbeiten | ■ Maßnahmen zur Förderung der Methodenkompetenz<br>■ Maßnahmen zur Aufgaben- und Rollenklärung | ■ Intergruppentraining mit Mitarbeitern aus dem Pflegebereich und dem ärztlichen Bereich |
| **Evaluation** | ■ Überprüfung der Wirkung der Intervention in Bezug auf den gewünschten Zustand | | |

## 8.3
# Ein Phasenmodell zur Entwicklung und Förderung von Teams

Begriffsdefinitionen

In der Literatur finden sich verschiedene Begrifflichkeiten und Zielintentionen, die Förderung von Teams zu beschreiben. Francis spricht von Teamtraining, da sich die Förderung von Teams mit dem Trainieren einer Sportmannschaft vergleichen lassen und der Schwerpunkt auf dem Prozess des «kollektiven Lernens» liegt (Francis/Young, 1996: 20). Kinlaw nimmt eine begriffliche Trennung von Teamentwicklung und Teambildung vor. Teambildung konzentriert sich auf die Defizite der Teamleistung und versucht diese auszugleichen. Teamentwicklung geht demgegenüber von der Vorstellung aus, dass ein Team immer verbesserungsfähig ist und Bedarf an Weiterentwicklung hat. Teambildung konzentriert sich damit auf die «Reparatur» von Fehlern, während Teamentwicklung versucht, Fehler im Vorfeld zu vermeiden (Kinlaw, 1993: 46). Comelli integriert in seinen Begriff «Teamentwicklungsmaßnahmen» beide Ebenen. Im Hinblick auf die erste Ebene nennt er zusammenfassend zwei Probleme, die die Hauptauslöser für Teamentwicklungsmaßnahmen darstellen:

Zwei Hauptauslöser für Teamentwicklungsmaßnahmen

1. Störungen in der Zusammenarbeit untereinander und/oder mit dem Vorgesetzten (z. B. Vertrauensdefizite oder Konflikte) behindern die Effizienz.
2. Mangelnde kommunikative Fähigkeiten und/oder Methodenkenntnisse bei den Teammitgliedern blockieren oder erschweren eine wirkungsvolle Zielerreichung (z. B. mangelhafte oder fehlende Beherrschung von Kommunikations- oder Arbeitstechniken, unsystematische Vorgehensweise, Fehlen von normierenden «Spielregeln» usw.) (Comelli, 1995: 398).

Teamentwicklungsmaßnahmen auf der Ebene der Prävention zielen dagegen entweder darauf ab, ein neu zusammengestelltes Team schnellstmöglich zur vollen Leistungsfähigkeit zu bringen oder bestehende Teams in ihren Lernprozessen kontinuierlich zu begleiten, um die volle Leistungskraft zu erhalten und gegebenenfalls zu optimieren.

Comelli verweist darauf, dass die Förderung, die Entwicklung oder das Training von Teams sich nicht in einer speziellen Intervention erschöpft, sondern dass – je nach Problemlage – eine Fülle unterschiedlicher Maßnahmen zur Anwendung kommen. Insgesamt sind diese Maßnahmen projektförmig organisiert und nach einzelnen Phasen unterteilt, die aufeinander aufbauen. Eine erste Phase umfasst den Kontakt und die Kontraktbildung mit dem Auftraggeber. In einer zweiten Phase wird der Kontakt mit den Betroffenen hergestellt und Vereinbarungen getroffen. Es folgt dann die Datensammlung und die Diagnose des Ist-Zustandes in einer dritten Phase, die in die Durchführung eines speziellen Teamentwicklungstrainings als vierter Phase einmünden. Das Projekt schließt mit der fünften Phase «Nachfassen» beziehungsweise Aus- und Bewertung des Erreichten ab. Das im Folgenden dargestellte Phasenmodell von Teamentwicklungsmaßnahmen ist eng an dieses fünf-schrittige Verfahren von Comelli angelehnt. In seinem Ablauf ist es weitestgehend an dem Handlungszyklus orientiert, der auch unserem Analyseraster zugrunde liegt. In **Tabelle II 8-4** ist die Verbindung des Phasenmodells mit dem Handlungszyklus noch einmal dargestellt, wobei hier auch noch eine Zuordnung der verschiedener Methoden und Techniken von Teamentwicklungsmaßnahmen zu

Phasenmodell der Teamentwicklung

**Tabelle II 8-4:** Verknüpfung des Phasenmodells mit dem Handlungszyklus und mit Methoden und Techniken der Teamentwicklung

| Phasen | Handlungsschritte bezogen auf die Ebenen Person, Prozess, Struktur | Methoden, Techniken |
|---|---|---|
| 1. Problemeingrenzung und Rollenabklärung | | |
| 2. Datensammlung und Diagnose | Analyse, Diagnose | ■ Qualitative und/oder quantitative Methoden der Datenerhebung |
| 3. Datenrückkopplung und Erarbeitung des Soll-Zustandes | Soll-Zustand | ■ Präsentationstechniken ■ Zielfindungstechniken |
| 4. Intervention | Intervention | ■ Gruppendynamische Methoden ■ Methoden und Techniken zur Verbesserung der Arbeitsablaufgestaltung und Ausführung von Aufgaben ■ Methoden zur Verbesserung der Aufbaustruktur |
| 5. Evaluation | Evaluation | ■ Evaluationsmethoden |

den einzelnen Handlungsschritten erfolgt. Diese Verknüpfung ermöglicht schließlich ein systematisches Vorgehen bei der Problembearbeitung von und mit Teams beziehungsweise bei der Unterstützung in der Weiterentwicklung von Teams, was in den nachfolgenden Ausführungen dann immer wieder auf das eingangs beschriebene Fallbeispiel rückbezogen werden soll.

### 8.3.1
## Phase 1: Problemeingrenzung und Rollenabklärung

*Auslöser*

*Aufgaben von externen oder internen Trainern*

*Vertragsarbeit*

Anlass für eine Teamentwicklungsmaßnahme können – wie oben dargestellt – entweder konkrete Probleme in der Zusammenarbeit von Teams sein oder der Wunsch nach Weiterentwicklung und Optimierung des bisher Erreichten. Der Promotor für die Initiierung von entsprechenden Aktivitäten ist dabei entweder ein Vorgesetzter oder die Gruppe selbst. Das spezielle Anliegen wird einem externen oder internen Moderatoren oder Trainer angetragen. Dieser hat in der ersten Phase die Aufgabe, gemeinsam mit allen Betroffenen und Beteiligten die Probleme und die konkreten Vorstellungen zu erläutern, wodurch eine gemeinsame Ausgangsbasis für ein gemeinsames Verständnis über das zu diagnostizierende Problemfeld geschaffen wird. Die Problemdarstellung der Betroffen enthält dabei in der Regel Informationen, aus denen erste Hypothesen gebildet werden können, die die Richtung des weiteren Vorgehens bestimmen. Im Weiteren geht es darum, die Rollen der am Analyse- und Problemlöseprozess beteiligten Personen abzuklären und gegenseitige Erwartungen zu thematisieren. Diese «Vertragsarbeit» ist ein wichtiger Schritt zur Klärung der konkreten Zusammenarbeit. Auf Seiten des externen oder internen Trainers bedeutet dies, seine Vorgehensweise einschließlich der geplanten Methoden, Techniken und Instrumente offen zulegen und zu erklären. Die Betroffenen und Beteiligten verpflichten sich, gemäß den getroffenen Vereinbarungen, Informationen zur Verfügung zu stellen und sich aktiv an dem Veränderungsprozess zu beteiligen.

*Vorgehen*

Soweit die Anregung für eine Teamentwicklungsmaßnahme von dem Vorgesetzten ausgeht, ist es sinnvoll, die Erstgespräche getrennt zu führen. In dem Gespräch mit dem Vorgesetzten sollte neben der Klärung des Anliegens und der Zielvorstellungen auch die Motivation des Vorgesetzten überprüft werden. Dabei geht es sowohl um Fragen zu seinem Führungsstil und zu seinen Vorstellungen zum «Empowerment» von Mitarbeitern als auch um konkrete Probleme zwischen ihm und seinen Mitarbeitern. Vor diesem Hintergrund ist dann schließlich zu klären, wann und in welchem Umfang der Vorgesetzte an den Teamentwicklungsmaßnahmen teilnimmt.

*Motivation des Teams klären*

In dem Gespräch mit den Mitarbeitern geht es ebenfalls um die Klärung ihrer Motivation. Sofern das Team bereits konkrete Vorstellungen und Erwartungen hat, werden im Weiteren konkrete Absprachen über Inhalt, Verfahren und Verantwortlichkeiten getroffen. Fühlen sich die Mitarbeiter durch den Vorgesetzten «genötigt», muss ein Entscheidungsprozess eingeleitet werden, an dessen Ende sowohl die Mitarbeiter wie aber auch der Trainer ein eindeutiges *Nein* zu den geplanten Aktivitäten äußern können.

Geht eine Anregung für Teamentwicklungsmaßnahmen von der Gruppe selbst aus, so ist in jedem Fall der nächsthöhere Vorgesetzte zu informieren und einzubinden. Dies ist ein wichtiger Schritt, da die letztendliche Entscheidungskompetenz und Verantwortung nicht allein in der Gruppe liegt.

*Konkreter Ablaufplan*

Sind alle Erwartungen, Zielvorstellungen und Vorgehensweise unter den Betroffenen und Beteiligten sowie mit dem externen oder internen Trainer verhandelt und geklärt worden, bleibt noch, den Zeitrahmen festzulegen und organisatorische Rahmenbedingungen abzusprechen. Grundsätzlich ist es empfehlenswert, einen konkreten Ablaufplan der Teamentwicklungsmaßnahme auszuarbeiten, der als fester Bestandteil eines Kontraktes zwischen Auftraggeber und Auftragnehmer neben anderen Regelungen verbindlichen Charakter hat.

Konkretisieren wir nun die Phase 1 des Phasenmodells einer Teamentwicklungsmaßnahme für die eingangs beschriebene Kasuistik, was allerdings nicht mit Hilfe des Analyserasters erfolgt, da diese Phase vor dem ersten Handlungsschritt der Analyse und Diagnose des Ist-Zustandes liegt. Die Mitglieder der Leitung des Pflegebereiches hatten bereits vor ein paar Jahren an einer Teamentwicklungsmaßnahme teilgenommen und sich hier zu einem Team konstituiert. Anlass für den Vorschlag, eine erneute Teamentwicklungsmaßnahme durchzuführen, waren Störungen in der Zusammenarbeit sowie mangelhafte Arbeitstechniken und unsystematisches Vorgehen im Bearbeiten von Problemstellungen. Das Team ist noch nicht in die Phase 1 eingetreten. Der Vorschlag, eine Teamentwicklungsmaßnahme in Anspruch zu nehmen, wurde von der stellvertretenden Pflegedirektorin geäußert und von der Pflegedirektion unterstützt. Das Team lehnt den Vorschlag nicht ab, aber einige Teammitglieder sind eher skeptisch im Hinblick auf den zu erwartenden Erfolg. Der nächste Schritt wäre nun, dass die Pflegedirektion und ihre Stellvertreterin einen externen Trainer/Moderator aussuchen, mit dem sie die Situation und ihr Anliegen erörtern. Der externe Trainer würde wie oben dargestellt, die

*Analyse: Person*

Motivation der Vorgesetzten eingehend prüfen und ein weiteres Gespräch mit den Teammitgliedern allein führen, um ihre Vorstellungen, Erwartungen und Vorbehalte in Erfahrung zu bringen. Gerade weil einige Teammitglieder Bedenken haben, wäre es hier absolut wichtig, die Erwartungen und Vorstellungen so konkret wie möglich zu erfassen und einen gemeinsamen Mimimalkonsens zu finden, der die Befürwortung und Beteiligung aller Teammitglieder sichert.

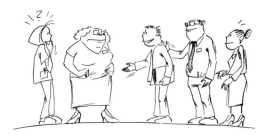

**8.3.2**

## Phase 2: Datensammlung und Diagnose

Sind entsprechend der in Phase 1 dargestellten Gespräche und der Kontraktbildung alle Vorbereitungen zur Durchführung einer Teamentwicklungsmaßnahme getroffen, beginnt die diagnostische Arbeit. Um ein möglichst umfassendes Bild über die konkreten Bedingungen und Probleme zu erhalten, muss die Analyse auf mehreren Ebenen ansetzen. Kälin und Müri unterscheiden dabei zunächst:

*Drei Ebenen der Analyse*

1. die Beziehungsebene; hier werden Aspekte wie Kooperation, Vertrauen, Gruppenkohäsion, Spielregeln, Rollenverständnis, Wertvorstellungen etc. untersucht.
2. die Sachebene; Gegenstand der Untersuchung ist die Qualität der Teamziele, der konkreten Arbeitsabläufe und die Gestaltung der Rahmenbedingungen.
3. die Methodenebene; hier liegt der Schwerpunkt der Analyse auf den Arbeitstechniken, den Methoden zur Zusammenarbeit, den Problemlösungsmethoden den Entscheidungsprozessen und den Innovationsstrategien (Kälin/Müri, 1993; 137f.).

Weiterhin ist von Bedeutung:

1. die Stellung des Teams in der Gesamtorganisation; hier geht es um Fragen der Legitimation, des Auftrags, der Effektivität, der Rückkopplung und der Einbindung in die Gesamtkonzeption.
2. die Vorgeschichte des Teams; untersucht werden hier die quantitativen und qualitativen Veränderungen der Beziehungs- Sach- und Methodenebene im Zeitverlauf sowie Veränderungen in der Stellung des Teams in der Gesamtorganisation.

*Analyseinstrumente*

*Quantitative Verfahren*

In der Analyse kommen verschiedene Instrumente zum Einsatz. Dabei sind zunächst quantitative Verfahren von qualitativen Verfahren zu unterscheiden. Bei den quantitativen Verfahren ist die am häufigsten eingesetzte Methode die der standardisierten Befragung, die entweder mit selbst erstellten oder mit vorgefertigten Fragebögen durchgeführt wird. **Abbildung II 8-1** zeigt ein Beispiel für einen Fragebogen zur Problemidentifizierung in einem Team. Die Auswertungsergebnisse standardisierter Befragungen werden anschließend im Team diskutiert, wobei

## Problemfelder bei Teamarbeit

| | Hinweise: | | |
|---|---|---|---|
| | schwache | einige | starke |
| 1. Verlust an Produktivität / Leistungsabfall der Gruppe | 1 2 | 3 | 4 5 |
| 2. Klagen oder Beschwerden in der Arbeitsgruppe | 1 2 | 3 | 4 5 |
| 3. Konflikte oder Feindschaft zwischen Gruppenmitgliedern | 1 2 | 3 | 4 5 |
| 4. Unklare Kompetenzen oder Beziehungen zwischen den Mitarbeitern | 1 2 | 3 | 4 5 |
| 5. Mangel an klaren Zielen oder geringe Identifikation mit diesen | 1 2 | 3 | 4 5 |
| 6. Apathie, allgemeine Interessenlosigkeit oder Mangel an Engagement bei den Teammitgliedern | 1 2 | 3 | 4 5 |
| 7. Mangel an Innovation, Risikobereitschaft, Kreativität, Initiative | 1 2 | 3 | 4 5 |
| 8. Ineffektive Besprechungen | 1 2 | 3 | 4 5 |
| 9. Probleme in der Zusammenarbeit mit dem Vorgesetzten | 1 2 | 3 | 4 5 |
| 10. Unzureichende Kommunikation: die Mitarbeiter wagen nicht zu widersprechen, man hört einander nicht zu, man spricht nicht miteinander | 1 2 | 3 | 4 5 |
| 11. Mangel an Vertrauen zwischen dem Vorgesetzten und seinen Mitarbeitern oder den Mitarbeitern untereinander | 1 2 | 3 | 4 5 |
| 12. Es werden Entscheidungen getroffen, die von den Mitarbeitern nicht verstanden werden oder denen sie nicht zustimmen | 1 2 | 3 | 4 5 |
| 13. Die Mitarbeiter haben den Eindruck, dass gute Arbeit nicht anerkannt oder belohnt wird | 1 2 | 3 | 4 5 |
| 14. Die Mitarbeiter werden nicht zur Zusammenarbeit und zu gemeinsamen Anstrengungen ermutigt | 1 2 | 3 | 4 5 |

### Auswertung der Gesamtpunktzahl

Wenn Sie oben immer nur einen Punktwert angekreuzt haben, dann zählen Sie jetzt bitte die Punkte zusammen.

14 bis 28 Punkte: es sieht so aus, als seien Maßnahmen zur Teamentwicklung nicht erforderlich

29 bis 42 Punkte: es gibt einige Hinweise; aber keine unmittelbare Notwendigkeit für Teamentwicklungsmaßnahmen.
**Ausnahme:** besonders hohe Punktzahlen in zwei oder drei Bereichen

43 bis 56 Punkte: Maßnahmen zur Teamentwicklung sollten ernsthaft erwogen werden

über 56 Punke: Teamentwicklungsmaßnahmen sollten höchste Priorität erhalten

**Abbildung II 8-1:** Fragebogen zur Problem-Identifizierung in einem Team (Dyer 1977, zit. nach Comelli 1985: 369)

Absprachen zu treffen sind, welche Problembereiche in welcher Weise im Fortgang der Teamentwicklung zu bearbeiten sind. Der Einsatz standardisierter Fragebögen erfolgt meist aus ökonomischen Gründen, das heißt es wird weniger Zeit als bei anderen Verfahren benötigt und es ist ein kontrollierter Vergleich möglich. Da ein Team jedoch eine übersichtliche Untersuchungseinheit darstellt, sollten qualitative Instrumente immer Vorrang vor quantitativen haben, um Lenkung und Kontrolle von Antwortmöglichkeiten gering zu halten. Dies kann bei dem Einsatz von stan-

*Qualitative Verfahren* dardisierten Befragungen berücksichtigt werden, indem mündliche Ergänzungsbefragungen erfolgen. Die größtmögliche Antworttiefe im Sinne einer Erfassung subjektiver Wahrnehmungen und Bewertungen ist jedoch nur mit qualitativen Verfahren zu erreichen. Hier lassen sich im Wesentlichen unterscheiden:

1. die mündlichen oder schriftlichen Befragungen
2. die Beobachtung betrieblicher Vorgänge
3. die Dokumentenanalyse
4. diagnostische Sitzungen
5. die Prozessanalyse.

### Mündliche und schriftliche Befragungen

Mündliche oder schriftliche Befragungen können als qualitative Verfahren entweder als halbstrukturierte oder als unstrukturierte Befragungen durchgeführt werden. Bei der halbstrukturierten Befragung sind das Ziel und die Fragen vorgegeben, bei unstrukturierten Befragungen ist nur das Ziel vorgegeben. Die mündliche Befragung hat gegenüber der schriftlichen den Vorteil, dass eine fortlaufende Überprüfung stattfinden kann, inwieweit die Fragen von dem Befragten verstanden worden sind und dass der Zeitaufwand für den Befragten geringer ausfällt.

*Problemzentriertes Interview*
Zu den halb-strukturierten Befragungen zählt das problemzentrierte und das fokussierte Interview, zu den unstrukturierten Befragungen das narrative Interview. Das Instrument des problemzentrierten Interviews ist von Witzel entwickelt worden (1982, 1985). In diesem Interview wird eine ganz bestimmte Problemstellung bearbeitet, deren wesentliche Aspekte vorher von dem Interviewer analysiert und in einem Interviewleitfaden zusammengestellt worden sind. Das Hauptmerkmal der Interviewdurchführung ist die Offenheit, das heißt der Interviewte kann ohne vorgegebene Antwortalternativen frei antworten und dabei seine sub-

*Fokussiertes Interview* jektiven Wahrnehmungen und Deutungen offen legen. Die Methode des fokussierten Interviews von Merton und Kendall (1979) folgt einem ähnlichen Vorgehen. Das interessierende konkrete gesellschaftliche Problem wird von dem Interviewer im Vorfeld auf hypothetisch bedeutsame Elemente hin analysiert, die Analyseergebnisse fließen ein in die Entwicklung des Interviewleitfadens.

*Narratives Interview*
Das narrative Interview (Schütze, 1977) stellt eine schwach strukturierte Form des Interviews dar. Der Grundidee dieser Methode folgend, dass sich subjektive Bedeutungsstrukturen nur im freien Erzählen herauskristallisieren, wird der Interviewpartner aufgefordert, zu einem bestimmten Thema ein wichtiges Ereignis, ein Geschichte, ein Schlüsselerlebnis oder einen typischen Geschehensablauf zu erzählen.

*Diagnose auf drei Ebenen*
Die Datensammlung und nachfolgende Diagnose der Ist-Situation eines Teams in Form von mündlichen Befragungen sollte neben den spezifischen Konflikten, die bereits in den Vorgesprächen deutlich geworden sind, immer auf die bereits dargestellten Ebenen der Beziehungen, des Inhalts und der Methoden abzielen.

Dabei ist es von großer Bedeutung, diese drei Ebenen sowohl in der zeitlichen Perspektive zu untersuchen, also die Vorgeschichte mit einzubeziehen, als auch die Wechselwirkungen mit inneren und äußeren Einflussfaktoren einer Organisation zu berücksichtigen, das heißt systemisch zu analysieren und zu diagnostizieren (Kap. I 1). Die Ergebnisse der Untersuchung werden dann wieder rückgekoppelt an die Befragten, wobei ein gemeinsamer Diskussionsprozess über Veränderungsbedarfe und Interventionsmethoden angestrengt wird.

### Beobachtung betrieblicher Vorgänge

Gegenstand von Beobachtungen

Gegenstand der Beobachtung betrieblicher Vorgänge sind alle die im Zusammenhang mit der Teamarbeit relevanten Prozesse auf der Sach-, Methoden- und Beziehungsebene. Beobachtet werden können zum Beispiel die konkrete Arbeitsablaufgestaltung von Teams, die Durchführung von Routinebesprechungen, die Zielfindung und Planungsarbeit und andere. Im Blickfeld der Beobachtung stehen dabei sowohl teaminterne Abläufe als auch die Anschlussstellen beziehungsweise die Prozesskette hin zu anderen Teams, Funktionsbereichen oder Abteilungen.

Beobachtungsverfahren

Beobachtungen können systematisch erfolgen, auf Basis vorher festgelegter Kriterien oder unsystematisch. Des Weiteren wird die teilnehmende Beobachtung und nicht-teilnehmende Beobachtung unterschieden sowie die offene und die verdeckte Beobachtung. Die verdeckte Beobachtung enthält eine Reihe von Risiken, auf die hier nicht näher eingegangen werden kann, die jedoch ihren Einsatz gerade für eine Teamdiagnostik nicht ratsam erscheinen lassen. Systematische oder unsystematische Beobachtungen durch den Untersuchenden gehören jedoch mit zu den Methoden, die eine Reihe relevanter Untersuchungsdaten für die Analyse liefern können. Eine vielfach eingesetzte Methode ist dabei auch die Selbstbeobachtung, die mittels vorgefertigter Beobachtungsbögen während der Arbeit durchgeführt wird.

### Dokumentenanalyse

Inhaltliche Analyse von Dokumenten

Die Dokumentenanalyse umfasst die Untersuchung von Reglungen, Vorschriften, Aufgaben- und Funktionsbeschreibungen, Arbeitsplatz- und Stellenbeschreibungen, Sitzungsprotokollen, Rundschreiben, Personalstatistiken etc. Alle im Zusammenhang mit der Teamdiagnostik relevanten betrieblichen Dokumente werden einer Inhaltsanalyse unterzogen, die zum Beispiel Aufschluss geben kann über die Normen- und Wertebasis der Organisation und des Teams als Organisationseinheit, über herrschende Machtverhältnisse, über Kommunikationsstile- und formen oder über Prioritäten von Entscheidungsprozessen.

### Diagnostische Sitzungen

Die diagnostischen Sitzungen werden mit dem gesamten Team durchgeführt und zielen im Gegensatz zu den Einzelbefragungen, in denen die subjektiven Bedeutungsstrukturen des Individuums im Vordergrund stehen, auf die Erschließung von Bedeutungsstrukturen in der Gruppe. Es gibt eine Vielzahl von Methoden zur Durchführung diagnostischer Sitzungen, von denen hier drei exemplarisch vorstellt werden sollen. Eine umfassende Übersicht findet sich bei Comelli (1985).

### Die Erstellung von Problemkatalogen

Erstellung von Problemkatalogen

Die Teammitglieder werden gebeten, alle Probleme im Team zu nennen, die sie wahrnehmen und/oder selbst erleben. Die Diskussion wird mittels der Moderationsmethode der Kartenabfrage durchgeführt. (Neuland, 1999: 102 f.). Auf einer

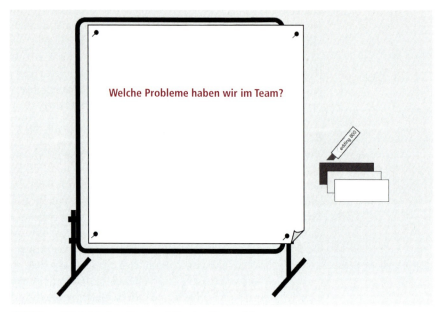

**Abbildung II 8-2:** Moderationswand für eine Kartenabfrage

vorbereiteten Pinnwand ist eine möglichst allgemein gefasste Fragestellung formuliert. Sofern das Team nicht mehr als 15 Teilnehmer umfasst, kann jeder Teilnehmer eine unbegrenzte Anzahl von Karten beschriften. In dem anschließenden Schritt werden die Karten nach gleichen oder ähnlichen Aussagen geordnet (Clusterung) und es entstehen Problemkataloge, die zum Beispiel als Einstieg in einen Problemlöseworkshop weitere Verwendung finden können (s. **Abb. II 8-2**).

Fällt es einem Team schwer, Probleme auf eine sehr offene Fragestellung konkret zu benennen, kann eine differenziertere «Leitformulierung» vorgegeben werden. Comelli schlägt zum Beispiel folgende Fragen vor:

■ Für mich ist ein Problem, dass […]
■ Was macht man, wenn […]
■ Mich ärgert schon lange, dass […]
■ Wenn ich hier zu sagen hätte, würde ich als erstes […] (Comelli, 1985: 283).

### Stärke-Schwäche-Profil

Stärke-Schwäche-Profil    Die Erstellung eines Stärke-Schwäche Profils ist mehr als nur ein Diagnose-Instrument. Es liefert neben konkreten Daten zur Ist-Situationen konkrete Ansatzpunkte für eine Zielentwicklung und die Entwicklung von Visionen. Die Workshop Teilnehmer werden gebeten, verschiedene Fragen zu beantworten, die sich auf die aktuelle Situation des Teams beziehen, auf den Handlungsspielraum des Teams in der Organisation, auf die Wünsche und Präferenzen der Teammitglieder, auf die Stimmungslage im Team und auf die Arbeitsziele. Vopel schlägt im Einzelnen folgende Fragen vor, die jedoch beliebig variiert beziehungsweise verändert werden können:

Fragen zur aktuellen
Situation des Teams

1. Worauf ist das Team stolz?
2. Worüber schämt sich das Team?
3. Was tut das Team wirklich ausgezeichnet?
4. Welche Arbeiten erledigt das Team bislang noch nicht zufriedenstellend?
5. Wie wird das Team gesehen von:
    a) anderen Teams in Unternehmen?
    b) von Kunden und Klienten außerhalb des Unternehmens?
    c) von Kooperationspartnern innerhalb des Unternehmens?
    d) vom Top-Management des Unternehmens?
6. Welche Kompetenzen hat das Team im Hinblick auf neue Anforderungen, die entstehen können durch Entwicklungen
    a) des Marktes?
    b) des Unternehmens?
    c) einzelner Teammitglieder?
7. Welche Arbeitsaufgaben soll jedes Teammitglied übernehmen, und wie wird sich die Rolle jedes Teammitgliedes verändern?
8. Wovon oder von wem kann das Team lernen?
9. Was sollte das Team besser machen?
10. Wie kann das Team kreativer werden?
11. Wie kann das Team stärker zusammenwachsen und gemeinsam immer besser werden?
12. Bis zu welchem Zeitpunkt sollte sich die Effizienz des Teams spürbar gesteigert haben? (Vopel, 1996c: 103 f.).

Die Beantwortung der Fragen erfolgt in einem ersten Schritt durch jedes einzelne Teammitglied. In einem zweiten Schritt werden Kleingruppen bis zu vier Mitgliedern gebildet, die ihre Antworten vergleichen und unter dem Gesichtspunkt von Stärken und Schwächen des Teams diskutiert und geordnet. Die Kleingruppen präsentieren ihr Ergebnis in der Gesamtgruppe, in der dann ein gemeinsamer Abgleich der Einschätzungen der Stärken und Schwäche des Teams erfolgt.

### Projektive Verfahren

Projektive Verfahren

Projektive Verfahren beinhalten eine symbolhafte Darstellung von Problemen. Botschaften der Betroffenen können sozusagen zunächst einmal «verpackt» auf den Weg gebracht werden. Die Darstellung der Probleme in Metaphern und

«Surplus» an Sinn

Bildern enthält dabei in der Regel ein «Surplus» an Sinn, der sich den Betroffenen selbst nicht gleich erschließt. Eine differenzierte Wahrnehmungs- und Interpretationsfähigkeit des internen oder externen Trainers ist daher eine entscheidende Voraussetzung zur Explorierung der Darstellung und zur Sondierung von Problemen. Der Erfindung projektiver Aufgaben sind kaum Grenzen gesetzt. So kann die Situation des Teams zum Beispiel als Maschine dargestellt werden, als Olympische Spiele oder als Orchester. Vopel schlägt vor, keine spezielle Nennung vor-

Symbole und Metaphern

zugeben, sondern das Team aufzufordern, irgendein Bild, Symbol oder Gleichnis zu finden, in welchem die eigene persönliche Auffassung über das Team zum Ausdruck kommt. Um das Team zur Bilderproduktion anzuregen, kann ein Beispiel vorgegeben werden: Das Team gleicht einem «Löwenkäfig mit herrlichen kräftigen Tieren, die auf engem Raum zusammengepfercht und sich gegenseitig im Wege sind. Die Gitterstäbe hindern sie an ihrer Entfaltung. Die Enge macht sie aggressiv und außerdem werden sie unzureichend gefüttert.» (Vopel, 1993: 3).

Collage, Text, Bild

Ein weiterer Schwerpunkt in der projektiven Aufgabenstellung liegt in der Anfertigung von Collagen, Bildern und Texten, die zu verschiedenen Themen angefertigt werden. Sehr datenergiebig ist hier die Übung «Ich an meinem Arbeitsplatz», die Lumma im Rahmen eines berufsspezifischen Interaktionstrainings entwickelt hat (Lumma, 1992). Die Instruktion lautet, dass jeder Teilnehmer sich

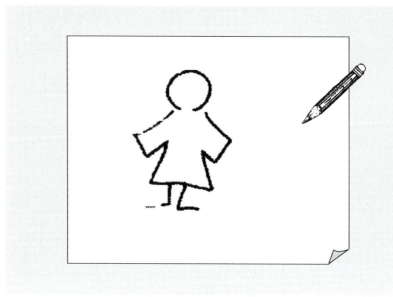

**Abbildung II 8-3:** Anfertigung von Collagen, Bildern und Texten

selbst mit ein paar Strichen in der Mitte eines Blattes skizziert. Um die Mittelfigur herum werden dann die einzelnen Arbeitsfelder und die beteiligten Personen sowie Geräte skizziert. In einem zweiten Schritt werden mittels selbst erfundener Zeichen und Symbole die Beziehungen von sich selbst zu den verschiedenen Arbeitsfeldern, den Geräten und den Personen vermerkt (s. **Abb. II 8-3**).

### Prozessanalyse

Ein Standardinstrument der Teamdiagnostik ist die Prozessanalyse. Da die Qualität des Prozesses maßgeblich die Qualität des Ergebnisses bestimmt, ist die Analyse vorrangig auf den Arbeitsprozess gerichtet, wobei Aufwand und Ertrag in einem ausgewogenen Verhältnis zueinander stehen müssen. Die Prozessanalyse richtet sich einmal auf das, was auf der Sachebene identifizierbar ist und zum anderen auf das Beziehungsgeschehen.

Comelli betont, dass Prozessanalysen das Bewusstsein für Dinge schärfen, die in der Gruppe ablaufen. Die Teilnehmer lernen dann sehr schnell

**Prozesse auf und unter der Oberfläche**

«[…] in Prozesse über und unter der Oberfläche zu unterscheiden. Das abgelaufene Sachgeschehen oder besser: das, was in der Interaktion sichtbar (und/oder hörbar) geworden ist, sind Prozesse über der Oberfläche. Diese Prozesse sind aber oftmals nur Signale für das, was sich unter der Oberfläche abspielt (z. B. Gefühle und Empfindungen wie Ängste, Unsicherheit, Ärger, Enttäuschung, aber auch Vertrauen, Zufriedenheit, Gruppennormen, Beziehungen der Mitglieder untereinander, Konformitätsdruck, Abhängigkeiten etc.) Diese Prozesse beeinflussen das Gruppen- und Arbeitsklima, sie bestimmen die Dynamik von Situationen und wirken sich immer auf das Ergebnis aus.» (Comelli, 1995: 398).

**Reichweite der Prozessanalyse**

Die Prozessanalyse ist ein Instrument, welches auch über die Phase der Datensammlung und Diagnose hinausgehend immer wieder Anwendung finden sollte. Der Trainer ist – wie Comelli betont – permanenter Prozessanalytiker, wobei die Gruppe mit zunehmender Übung in der Lage ist, Prozesse und Aktivitäten selbst zu untersuchen. Zu Beginn wird sich dies auf kleinere Kommunikationssituationen beziehen, später kann die Prozessanalyse aber auch einen Arbeitstag oder eine Arbeitswoche, eine Besprechung oder eine Klausurtagung zum Gegenstand haben. Ebenso ist es möglich, Übungssituationen wie zum Beispiel eine Besprechungsübung durchzuführen und zu analysieren. Die Anleitung einer Prozessanalyse kann dabei beispielhaft folgende Fragen umfassen:

*Fragen für die Prozessanalyse*

1. Was lief gut?
2. Wo gab es Probleme?
3. Welche Probleme und welche Konflikte können genau benannt werden?
4. Wer war in welcher Weise von den Problemen und Konflikten betroffen?
5. Wie wurden die Probleme aufgegriffen?
6. Wie ziel- und prozedurbezogen war das Vorgehen?
7. Welche Positionen wurden vertreten?
8. Sind die Positionen und Meinungen alle berücksichtigt worden?
9. Wie sind die Teilnehmer miteinander umgegangen?
10. Welche Veränderungen müssen eingeleitet werden?

Kommen wir jetzt wieder zu unserer exemplarischen Fallbeispiel zurück. Vorausgesetzt, dass eine Kontraktbildung in der Phase 1 erfolgen konnte (im Sinne einer Sicherstellung der Motivation aller Beteiligten und der Abklärung von Zielvorstellungen und Erwartungen) geht es jetzt darum, vor dem Hintergrund der geschilderten Probleme geeignete diagnostische Instrumente für die Datensammlung der Teamentwicklungsmaßnahme zu planen. Hier ist es hilfreich, die geschilderten Probleme zunächst den verschiedenen Problemebenen, der Sachebene, der Methodenebene und der Beziehungsebene, zuzuordnen. Zur Sachebene können die Probleme der unterschiedlichen Arbeitsstrategien der Pflegeleitungskräfte, der Konflikt mit dem ärztlichen Dienst und das unterschiedliche Qualitätsverständnis gezählt werden. Die Methodenebene umfasst die Probleme bei der Gestaltung der Teamsitzungen, die mangelhafte Integration der neuen Teammitglieder und die unterschiedlichen Vorstellungen über die Umsetzung von Qualitätsentwicklung und Qualitätssicherung in der Pflege. Der Beziehungsebene ist die konflikthafte Entwicklung der persönlichen Beziehungen zuzuordnen beziehungsweise die Spaltung des Teams in drei Lager und die dominante Rolle des Pflegedirektors im Leitungsteam.

*Analyse: Sachebene*

Um nun konkrete Daten über die Problemhintergründe der Sachebene gewinnen zu können, wäre es sinnvoll, die Methode der Beobachtung betrieblicher Vorgänge, hier speziell die Beobachtung der Arbeitsablaufgestaltung der einzelnen Teammitglieder und die Teamsitzungen, auszuwählen. Darüber hinaus könnte eine Dokumentenanalyse durchgeführt werden, wobei insbesondere die in der ersten Teambildungsmaßnahme und im Anschluss daran erarbeiteten Konzepte von Interesse sind. Ergänzt werden könnte diese Datensammlung durch qualitative Interviews mit den Teammitgliedern und mit ausgewählten Mitarbeitern des ärztlichen Dienst sowie eventuell mit Leitungskräften aus dem Verwaltungsbereich, falls die Beobachtung der Arbeitsablaufgestaltung Problembereiche erkennen lässt, die strukturellen Rahmenbedingungen außerhalb des Entscheidungsbereichs der Pflege zuzurechnen sind.

*Analyse: Methodenebene*

Zur Klärung der Problemhintergrunde auf der Methodenebene bietet sich das Instrument der Prozessanalyse an, mit der systematisch die Arbeitstechniken, die Kooperationsformen, die Problemlösemethoden und der Ablauf von Entscheidungsprozessen im Team unter die Lupe genommen werden kann.

Analyse:
Beziehungsebene

Um den Ist-Zustand auf der Beziehungsebene zu ermitteln, könnte ein diagnostischer Workshop unter Einsatz eines projektiven Verfahrens geplant werden. Zur Sensibilisierung für die konfliktreichen Beziehungen im Team wie aber auch für seine Stärken würde sich die Aufgabenstellung anbieten, ein Bild, ein Symbol oder ein Gleichnis für die Gruppe zu finden.

Person, Prozess,
Struktur

Die Auswertung der Daten muss auf allen drei Ebenen dann sowohl die Defizite herauskristallisieren als auch die Stärken und zwar im Hinblick auf die Marginalien «Person», «Prozess» und «Struktur». Aufgrund der vorangegangenen Maßnahmen zur Teambildung einschließlich der Klärung von Zielen, Aufgaben, Kompetenzen und Kooperationsformen ist zu erwarten, dass auch Ressourcen zu finden sind, an die es gilt anzuknüpfen.

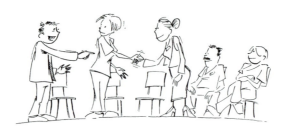

### 8.3.3
### Phase 3: Datenrückkopplung und Erarbeitung des Soll-Zustands

Transparenz

Für jede Untersuchung gilt, dass die Ergebnisse den Beteiligten und Betroffenen rückgekoppelt werden müssen. Dies ist einmal notwendig, um die Transparenz des Prozesses herzustellen und das Vertrauen der Teilnehmer zu würdigen und zu sichern. Zum anderen ist die Datenrückkopplung einschließlich der Diagnose die Grundlage für eine ausführliche Diskussion des weiteren Vorgehens. Aufgabe des externen oder internen Trainers ist es dabei, die Ergebnisse zu strukturieren und die Befunde zu bündeln und zu gewichten. In der Diskussion geht es dann zunächst darum, ob und inwieweit die Teammitglieder einschließlich der Vorgesetzten die Analyse und die Diagnose nachvollziehen können und welche Priorisierung aus ihrer Sicht vorgenommen werden muss. Ist hier ein weitestgehender Konsens in den Einschätzungen und Bewertungen erreicht, folgt noch einmal eine Überprüfung der in Phase 1 «Problemeingrenzung und Rollenabklärung» zunächst

Zielspezifizierung

nach allgemein formulierten Zielen und Erwartungen. Hier kann jetzt spezifiziert werden, welche Ziele auf der Sachebene, auf der Methodenebene und auf der Beziehungsebene erreicht werden sollen und wie diese Ziele in die Gesamtorganisation eingebunden sind beziehungsweise welche Voraussetzungen teamübergreifend zu schaffen sind. Auf der Sachebene geht es vorrangig um die Klärung von Arbeitszielen und um die damit verbundene Aufgaben- und Rollenverteilung sowie um die Verbesserung des Verständnisses für die Rolle des Teams innerhalb der Gesamtabläufe der Organisation. Zielsetzungen im Hinblick auf die Methodenkompetenzen des Teams können spezielle und flexible Arbeitsmethoden umfassen, Problemlösemethoden, situative Problemlösemethoden, Methoden der Kooperation sowie Moderationsmethoden. Die Bestimmung des Soll-Zustands auf der Beziehungsebene zielt schließlich ab auf die Verbesserung der Kommunikation zwischen den

Teammitgliedern, der Stärkung der gegenseitigen Unterstützung, die Erhöhung des Verständnisses für gruppendynamische Prozesse und auf konstruktive Konfliktlösungsstrategien im Team sowie teamübergreifend.

Die Anwendung dieser Phase auf das Fallbeispiel muss sehr allgemein bleiben, da hier nur die Ausgangssituation der Probleme beschrieben worden ist. Da auf allen drei Ebenen – der Sachebene, der Methodenebene und der Beziehungsebene – Probleme bei der Analyse des Ist-Zustandes identifiziert und zugeordnet werden konnten, müssten bei der Datenrückkopplung und der anschließenden Erarbeitung des Sollzustands die in der 1. Phase der Kontraktbildung noch grob formulierten Ziele im Hinblick auf die drei Ebenen ausdifferenziert werden.

*Soll-Zustand: Sachebene*

Die anzustrebenden Ziele beziehungsweise der Sollzustand auf der Sachebene könnten hier sein:

1. die Erarbeitung eines Qualitätskonzepts für die Pflege
2. die Optimierung und – soweit möglich und nützlich – Standardisierung von Arbeitsabläufen
3. die Neugestaltung der Schnittstellen zum ärztlichen Dienst.

*Soll-Zustand: Methodenebene*

Auf der Methodenebene könnte ein Zieldifferenzierung beziehungsweise die Formulierung eines Sollzustandes erfolgen in Bezug auf:

1. die Durchführung von Besprechungsmoderationen im Wechsel
2. die Verbesserung und Vereinheitlichung der Arbeitstechniken bei der Umsetzung von Qualitätsentwicklung und Qualitätssicherung
3. die Entwicklung eines Standards: Einführung neuer Mitarbeiter auf der Leitungsebene.

*Soll-Zustand: Beziehungsebene*

Als Sollzustand auf der Beziehungsebene könnten angestrebt werden

1. die (Neu)Klärung von Kompetenzen und von Rollenverständnissen
2. die Entwicklung einer gemeinsamen Wertebasis
3. die Entwicklung von Regeln für den Umgang miteinander.

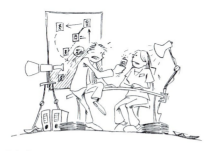

### 8.3.4
### Phase 4: Interventionen

Wie oben erwähnt, bilden viele der diagnostischen Maßnahmen bereits einen fließenden Übergang zu den Interventionsmaßnahmen. So können zum Beispiel in einem diagnostischen Workshop sowohl die Problemfelder erarbeitet werden als auch erste Ansätze zur Lösung der Probleme. Dies gilt auch für die Prozessanalyse.

*Fließender Übergang zwischen Diagnose und Intervention*

Als Untersuchungsmethode wird sie häufig fortlaufend in der Phase der Intervention zur Förderung der diagnostischen Fähigkeiten der Teilnehmer eingesetzt, um soziale Prozesse in ihrer Vieldeutigkeit wahrzunehmen, zu bewerten und entsprechende Handlungsstrategien zu entwickeln. Der oft fließende Übergang zwischen der Phase der Datensammlung und Diagnose sowie der Phase der Intervention hängt damit zusammen, dass der Hauptinhalt eines Teamentwicklungstrainings immer aktuelle Probleme der konkreten Zusammenarbeit umfasst. Das heißt es geht in erster Linie um ein Training der Wahrnehmungsfähigkeit der Teilnehmer, um die Fähigkeit zur kritischen Reflexion und um die Fähigkeit zur Problemlösung. Reine Wissensvermittlung spielt dabei eine untergeordnete Rolle. Im Gegensatz zu Fortbildungsmaßnahmen oder Schulungen, wo der Input von Fachwissen im Vordergrund steht, steht in einem Teamentwicklungstraining sehr viel mehr die Förderung der Methodenkompetenz, Sozialkompetenz und der personalen Kompetenz im Vordergrund.

Entsprechend den in der Phase 3 festgelegten Zielen beziehungsweise dem dort erarbeiteten Soll-Zustand wird der Einstieg des Teamentwicklungstrainings in der Phase der Intervention zunächst schwerpunktmäßig auf der Sachebene, der Methodenebene oder der Beziehungsebene stattfinden, wobei in der Regel keine absolut trennscharfe Abgrenzung zwischen den drei Ebenen erfolgen kann, da sich die Ebenen zum Teil überlappen.

### Die Sachebene

Der Einstieg auf der Sachebene umfasst vor allem die Überprüfung und/oder Entwicklung von Visionen und Zielen des Teams, die Restrukturierung der Arbeitsteilung und -abläufe, die die Klärung der Rollen der Teammitglieder einschließt und schließlich die Minderung von Reibungsverlusten in der Kooperation mit anderen organisatorischen Einheiten. Aus der Fülle möglicher Interventionsmaßnahmen sollen hier beispielhaft drei Maßnahmen vorgestellt werden. Weitere Anregungen finden sich bei Comelli (1985), Francis und Young (1996), Lumma (2000) und Vopel (1993, 1996c).

*Entwicklung von Teamzielen* (Vopel, 1993)

*Entwicklung von Teamzielen*

*Erster Schritt*

Ein Team ist nur dann in der Lage, effektiv, planvoll und engagiert zu arbeiten, wenn alle beteiligten Mitglieder ein einheitliches Ziel verfolgen, in das die persönlichen Ziele jedes Einzelnen möglichst weitgehend Berücksichtigung finden. Die Arbeit an der Entwicklung von Teamzielen beginnt in einem ersten Schritt mit der Beantwortung von folgenden Fragen durch die einzelnen Mitglieder:

1. Worin besteht die zentrale Aufgabe des Teams?
2. Welches sind die konkreten Teilaufgaben des Teams?
3. Wie klar wurden die Aufgaben des Teams von der Organisation formuliert?
4. Welche Qualitätskriterien werden bei der Aufgabenbearbeitung zugrunde gelegt?
5. Welcher konkrete Nutzen entsteht durch die Arbeit des Teams und für wen entsteht der Nutzen?
6. Welche Stärken hat das Team?
7. Durch wen oder was wird der Erfolg des Teams definiert?

Durch die Beantwortung der Fragen soll erreicht werden, dass die Mitglieder des Teams sich zunächst einmal darüber Klarheit verschaffen, welche konkrete Aufgabenstellung zu bewältigen und wie diese Aufgabenstellung im Kontext der Gesamtziele der Organisation einzuordnen ist.

**Zweiter Schritt**    In einem zweiten Schritt werden Kleingruppen mit vier Personen gebildet, die einen vorbereiteten Flipchartbogen in folgender Weise bearbeiten:

1. In die linke Seite des Quadrats werden möglichst konkret die gemeinsamen Ziele notiert.
2. In die rechte Quadrathälfte werden die Ziele notiert, über die keine Gemeinsamkeit herzustellen ist.
3. In das Trapez schreibt jedes Mitglied der Kleingruppe dann seinen/ihren Namen und die Ziele, die jeder Einzelne in der Teamarbeit verfolgt.
4. Die persönlichen Ziele werden dann in der Kleingruppe diskutiert, wobei nach Möglichkeiten gesucht wird, diese in die Gesamtziele zu integrieren.

**Präsentation und**    Wenn alle Kleingruppen diese Arbeit beendet haben, erfolgt eine Präsentation
**Zusammenfassung**    der Ergebnisse im Plenum. Der Teamleiter/Trainer legt auf einem Flipchart einen Zielkatalog an, in dem die wichtigsten Ziele, auf die sich das Team in der Diskussion einigt, festgehalten werden. Abschließend fasst der Teamleiter zusammen, wie sich die Teamziele mit den Organisationszielen verbinden lassen.

*Rollenklärung* (Comelli, 1985: 357)
**Rollenklärung**    Jedes Mitglied in einer Organisation übernimmt bestimmte Aufgaben und Funktionen, bekommt also eine Rolle zugewiesen, die es versucht zu erfüllen. Das Rollenverständnis des Einzelnen und die Rollenerwartung von Seiten der Organisation oder von Subsystemen der Organisation sind häufig nicht deckungsgleich, was in der Folge zu Reibungsverlusten, Missverständnissen und/oder Konflikten führt. Eine Rollenklärung gehört daher zu den wichtigsten Maßnahmen einer Teament-
**Fishbowl-Situation**    wicklung. Der konkrete Ablauf beginnt mit dem Aufbau einer Fishbowl-Situation, das heißt ein Mitglied des Teams wird in die Mitte eines Kreises gesetzt, in dem sich alle übrigen Teammitglieder befinden. Wenn eine Rollenklärung für alle Teammitglieder durchgeführt werden soll, wiederholt sich diese Situation für jedes einzelne
**Ablauf in vier Schritten**    Mitglied. Der Ablauf der Rollenklärung folgt dann in vier Schritten. In einem ersten Schritt beschreibt dann die Hauptperson im Kreis, wie sie ihre Arbeit versteht und was sie genau tut. In dem zweiten Schritt stellen die Mitglieder im Kreis dar, was ihrer Meinung nach die Arbeit der Hauptperson umfasst und wie sie getan werden sollte. In dem dritten Schritt fasst die Hauptperson zusammen, welche Hilfestellung sie von den anderen Teammitgliedern benötigt und erwartet, um ihre Arbeit effektiv tun zu können. In dem vierten und letzten Schritt setzten sich die Teammitglieder im Kreis darüber auseinander, welche Unterstützung sie von der Hauptperson benötigen, um ihre Arbeit effektiv leisten zu können.

Der Teamleiter/Trainer notiert auf einem Flipchart bei jedem Schritt die vorgetragenen Meinungen, Ideen und Vorstellungen. Diese Aufzeichnungen bilden in der abschließenden Diskussion die Grundlage für konkrete Vereinbarungen und Absprachen im Hinblick auf das Aufgabenspektrum des Einzelnen und die Zusammenarbeit im Team.

**Intergruppentraining**    *Intergruppentraining* (Comelli, 1985: 375 ff.)
Bei dem Intergruppentraining geht es um die Minderung von Reibungsverlusten zwischen verschiedenen organisatorischen Einheiten. Das heißt die Kooperation

des Teams mit anderen Teams, Funktionsbereichen oder Abteilungen steht im Mittelpunkt der Arbeit, wobei das Ziel verfolgt wird, Prozessabläufe zu optimieren und die Transparenz von Abläufen zu erhöhen. Comelli weist darauf hin, dass alle Intergruppentrainings eine Art Teamentwicklung auf nächsthöherer Ebene darstellen. Im Prinzip kommen dabei auch gleiche oder ähnliche Interventionsmaßnahmen wie bei der Teamentwicklung zum Einsatz. So kann zum Beispiel eine **Rollenklärung durchführen** Rollenabklärung oder ein Problemlöseworkshop durchgeführt werden. Der Unterschied ist lediglich, dass anstelle einer Einzelperson nun eine andere Gruppe im Mittelpunkt der Auseinandersetzung steht.

**Anfertigung von drei Listen** Eine von vielen Möglichkeiten des Intergruppentraining besteht darin, dass die betroffenen Gruppen jeweils drei Listen anfertigen. In eine erste «positive Feedbackliste» wird alles eingetragen, was an der anderen Gruppe geschätzt und für die eigene Arbeit hilfreich empfunden wird. In einer «Beschwerdeliste» geht es umgekehrt um eine Aufzählung der Punkte, die in der Zusammenarbeit eher stören und hinderlich sind. Die «Vorhersageliste» enthält schließlich Vermutungen darüber, welche positiven und negativen Rückmeldungen die andere Gruppe über die eigene Gruppe geben wird.

Die Listen werden dann untereinander ausgetauscht und in einem gemeinsamen Diskussionsprozess auf mögliche Konfliktfelder, aber auch auf vorhandene Ressourcen untersucht, die für die anzustrebende Problemlösung von Bedeutung sein können.

### Die Methodenebene

Findet der Einstieg der Teamentwicklungsmaßnahme auf der Methodenebene statt, stehen Maßnahmen im Vordergrund, die auf eine Verbesserung der im Team angewandten Arbeitstechniken, Problemlösemethoden und Methoden der Zusammenarbeit sowie der Techniken der Entscheidungsfindung abzielen. Relevant sind dabei zunächst die verschiedensten Planungs-, Durchführungs- und Evaluationsinstrumente einschließlich deren Dokumentationsverfahren sowie spezielle Techniken der Qualitätssicherung, die zum Teil EDV gestützt durchgeführt werden

können. Als ein grundlegendes Handwerkzeug kann darüber hinaus das Training des Problemlösemodells und der Moderationsmethode einschließlich der verschiedensten Kreativmethoden gelten (Kap. II 9). Beide Methoden bilden für die verschiedensten Themenstellung einen Strukturierungsrahmen, mittels dessen eine **Reichweite der Maßnahmen** systematische Bearbeitung möglich ist. Die Moderationsmethode gewährleistet darüber hinaus eine größtmögliche Partizipation der Beteiligten und Betroffen. Sie zielt ab auf die Förderung von selbstorganisierten Lernprozessen und dialogischen Auseinandersetzungsprozessen in der Gruppe.

### Die Beziehungsebene

**Gruppendynamische Intervention** Sofern der Einstieg von Teamentwicklungsmaßnahmen auf der Beziehungsebene gewählt wird, kommen zunächst einmal alle gruppendynamischen Interventionen in Betracht. Das Hauptziel von gruppendynamischen Verfahren liegt in der Erweiterung der personellen Kompetenz und der Sozialkompetenz der Teilnehmer. Ansatzpunkt ist stets die Reflexion des eigenen Verhaltens und das Verhalten der Gruppenmitglieder untereinander. Es geht dabei um die Wahrnehmung von Gefühlen, das Kennenlernen eigener Reaktionsmuster und das Bewusstmachen von Deutungen und Bewertungen. Eine gute Übersicht über verschiedene Themenschwerpunkte und gruppendynamische Übungen findet sich bei Antons (1996) und bei Luther und Maaß (1996). Weitere Verfahren sind an Ansätze der Humanistischen Psychologie angelehnt. Hier ist vor allem die Transaktionsanalyse nach Eric Berne zu nennen, der Gestalt-Ansatz nach Fritz Perls, das Psychodrama nach Jacob Moreno und die partnerzentrierte Gesprächsführung nach Carl C. Rogers.

Werteentwicklung von Teams

Im Folgenden soll hier exemplarisch eine Interventionsmaßnahme vorgestellt werden, die sich speziell mit der Werteentwicklung von Teams beschäftigt. Die Werte des Teams und des einzelnen Mitglieds haben großen Einfluss auf die Effizienz und Effektivität der Gruppe, da sie bestimmen, was den Mitarbeitern in der täglichen Arbeit und im Umgang miteinander besonders wichtig ist. Die kollektiven Werte bestimmen die Atmosphäre im Team und sind Maßstab für die Qualität der «Soft-Skills» der Gruppe wie zum Beispiel Offenheit, Authentizität, Harmonie, Ehrlichkeit, Achtung, Respekt usw. Dabei sind für die Gruppe nicht unbedingt die Werte als solches ein Konfliktpotential, sondern vielmehr die unterschiedliche Interpretation derselben. Eine Priorität auf bestimmte Werte bildet sich im Verlauf der primären und sekundären Sozialisation heraus. Sie entwickeln sich zu individuellen «Glaubenssätzen» und zu einer persönlichen Lebensphilosophie, die sich von den «Glaubenssätzen» und der Lebensphilosophie anderer Teammitglieder unterscheiden können. Um Weiterentwicklung und Offenheit für Neues zu fördern, ist es wichtig, dass sich das Team seiner Werte, Regeln und Maßstäbe sowohl auf der individuellen als auch auf der kollektiven Ebene bewusst wird. Dabei ist es nicht notwendig, dass alle die gleichen Werte übernehmen, sondern es geht vielmehr um das Gewahrwerden der Vielfalt von Werten im Team und der Auseinandersetzung mit unterschiedlichen Wertvorstellungen. Senge empfiehlt in diesem Zusammenhang, dass die Gruppe und jeder Einzelne lernt, «mentale Modelle» zu hinterfragen. Der Begriff «mentale Modelle» steht dabei für Annahmen und Vorstellungen von der Wirklichkeit, die als «innere Landkarte» gespeichert werden. (Senge, 1996: 213 ff., Kap. II 2) Regeln, Glaubenssätze und mentale Modelle haben großen Einfluss auf Umstrukturierungsprozesse und Weiterentwicklungen eines Teams. Darüber hinaus fördert die bewusste Wahrnehmung von Werten und mentalen Modellen die Schaffung eines Lernklimas, in dem die dialogische Auseinandersetzung und das gegenseitige Lernen an- und voneinander begünstigt werden.

Mentale Modelle

*Teamentwicklungsmaßnahme «Wertekatalog» (Bader, 1998)*

Die Entwicklung eines gemeinsamen Wertekatalogs in einem Team erfolgt in vier Schritten.

Erster Schritt

In einem ersten Schritt erhalten die Teilnehmer jeweils 5 Karten, auf die sie die fünf wichtigsten, persönlichen Werte schreiben. Folgende Fragen unterstützen die Teilnehmer in ihrer Reflexion:

1. Was ist mir wichtig?
2. Was bedeutet moralisches Verhalten für mich?
3. Welche Verhaltensweisen im Umgang untereinander sind mir wichtig/wertvoll?
4. Woran «glaube» ich?

Zweiter Schritt

Im Anschluss an diese Einzelarbeit werden in einem zweiten Schritt alle Karten unkommentiert an eine Metaplantafel geheftet und jeder Teilnehmer sucht sich 2 bis 3 Karten heraus, die nicht direkt seinen Begriffen entsprechen, mit denen er sich aber identifizieren kann. Mit diesen Begriffen sollen die Teilnehmer nun versuchen, Werte- und Glaubenssätze des Teams zu formulieren wie zum Beispiel «Ehrlichkeit ist für uns ein wichtiges Kriterium der Konfliktvermeidung».

*Dritter Schritt*

In einem dritten Schritt kommen je drei Personen zusammen und versuchen nach einer kurzen Vorstellung aus dem Pool von Glaubenssätzen die zwei bis drei wichtigsten und konsensfähigsten Werteaussagen zu formulieren. Dabei ist es wünschenswert, mehrere Glaubensätze miteinander zu verbinden oder sinngemäß zusammenzufassen, so dass sich jeder in diesen Sätzen mit seinen eigenen Wertvorstellungen wiederfinden kann.

*Vierter Schritt*

In dem vierten Schritt stellt jede Dreiergruppe ihre Wertesätze dem gesamten Plenum vor. Die Wertesätze werden auf einem Flipchart notiert. Die Gruppe stimmt jetzt ab, welche Wertesätze in den gemeinsamen Wertekatalog aufgenommen werden.

Welche Konkretisierungen ergeben nun diese Ausführungen für die Kasuistik? In der vierten Phase der Datenrückkopplung und Erarbeitung des Soll-Zustandes haben wir ausgehend von den beschriebenen Problemen in dem Fallbeispiel eine Zieldifferenzierung für die Sachebene, die Methodenebene und die Beziehungsebene vorgenommen. Um diese Ziele zu realisieren, steht eine breite Auswahl an Interventionsmethoden zur Verfügung, aus denen geeignete auszuwählen sind.

*Intervention:*
*Sachebene*

Zur Realisierung der ersten Zielformulierung der Sachebene – Erarbeitung eines Qualitätskonzeptes für die Pflege – könnte eine moderierte Workshopreihe hilfreich sein, in der zunächst ein gemeinsames Verständnis von Qualität in der Pflege herauszuarbeiten ist, auf Basis dessen dann in eine konkrete Konzeption zur Implementierung von qualitätsentwickelnden und -sichernden Maßnahmen zu entwerfen wäre. Für die zweite Zielerreichung – die Optimierung und – soweit möglich und hilfreich – Standardisierung von Arbeitsabläufen – würde es sich zum Beispiel anbieten, das Instrument der Prozessanalyse einzusetzen. Das dritte Ziel – die Neugestaltung der Schnittstellen zum ärztlichen Dienst – könnte erreicht werden durch die Initiierung eines Intergruppentrainings, in dem zugleich auch kommunikative Konflikte mit bearbeitet werden können.

*Intervention:*
*Methodenebene*

Die drei Zielformulierungen auf der Methodenebene:

1. die Verbesserung der Zusammenarbeit in den Teamsitzungen
2. die Verbesserung und Vereinheitlichung der Arbeitstechniken bei der Umsetzung von Qualitätsentwicklung und Qualitätssicherung sowie
3. die Entwicklung eines Standards: Einführung neuer Mitarbeiter auf der Leitungsebene

wären zu realisieren durch verschiedene Schulungen und Trainings in der Moderationsmethode, in Techniken und Methoden der Qualitätssicherung und in Methoden der Personalentwicklung.

*Intervention:*
*Beziehungsebene*

Die Zielerreichung auf der Beziehungsebene, die sich auf die drei Soll-Zustände:

1. Klärung von Kompetenzen und der Rollenverständnisse der Teammitglieder
2. Entwicklung einer gemeinsamen Wertebasis und
3. Entwicklung von Regeln für den Umgang miteinander

bezieht, könnte durch die beschriebene Maßnahme «Wertekatalog» unterstützt werden. Die Klärungsprozesse, die sich dadurch im Team ergeben, können Grundlage für eine weitere differenzierte Bearbeitung des Rollenverständnisses der Teammitglieder mittels der Methode der «Rollenabklärung» sein.

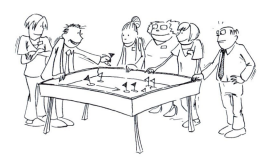

## 8.3.5

## Phase 5: Evaluation

Eine Teamentwicklungsmaßnahme muss immer evaluiert werden um festzustellen, inwieweit die angestrebten Ziele (Soll-Zustand) erreicht worden sind und
in dem Arbeitsalltag Anwendung gefunden haben. Da eine Teamentwicklungsmaßnahme ein dynamischer Prozess ist und zumeist als «rollende Planung» erfolgt, empfiehlt es sich, vor der Abschlussevaluation Zwischenevaluationen durchzuführen. Sie können als eine Art Zwischenbilanz aufgefasst werden, mittels derer
es möglich ist, den Prozess zielgerichtet und praxisnah zu gestalten. Störungen auf
der Ebene der Kommunikation oder Hindernisse und Hemmnisse auf der Prozess-
oder Strukturebene können sofort aufgegriffen und bearbeitet werden. Dabei
liegen Kommunikationskonflikte und Störungen auf der Ebene des Prozesses
überwiegend im Verantwortungsbereich des Teams selbst und können entsprechend in Eigenverantwortung analysiert und geklärt werden. Problematischer ist
es, wenn sich herausstellt, dass ein Ziel nicht in der angedachten Weise umgesetzt
werden kann, weil beispielsweise die organisatorischen Voraussetzungen nicht
geschaffen werden können. Es muss dann eine Zielanpassung an die vorhandenen Möglichkeiten erfolgen, um nicht einen vorprogrammierten Misserfolg der
Teamentwicklungsmaßnahme zu riskieren. Die fortlaufende Überprüfung von
Zielformulierung und Zielerreichungsmöglichkeit ist von großer Bedeutung, da
unrealistische Planungen im Endeffekt große Enttäuschungen und Motivations-
verluste der beteiligten Mitarbeiter zur Folge haben. Häufig findet man dann auf
Jahre hinaus keinerlei Bereitschaft mehr, sich zu engagieren und eigene Ideen einzubringen.

Insgesamt folgt daraus, dass das Team in jeder Phase der Teamentwicklungsmaßnahme eine gestaltende Rolle haben muss. Fortschritte wie Begrenzungen
werden so aus einer aktiv handelnden Position heraus erlebt, die die Fähigkeit zur
Problemlösung fördert und stärkt.

Evaluationen können in verschiedenen Formen durchgeführt werden. Intensiv
und ergiebig sind Gruppendiskussionen, in denen nach vorstrukturierten Themen-
komplexen und Fragen unter Anleitung des Trainers die Effizienz und Qualität der
Maßnahmen zu analysieren sind. Des Weiteren können schriftliche Befragungen
zum Einsatz kommen sowie die Auswertung von Dokumenten. Wirkungsvoll und
unterstützend ist darüber hinaus die Methode «letter to myself». Die Teammitglieder entwickeln hier bezogen auf die Gesamtziele der Teamentwicklungsmaßnahme
einen Plan für ihre eigenen Aktivitäten und Zuständigkeiten und legen diese Ausführungen schriftlich in einem Brief «an sich selbst» nieder. Am Ende der Maß-

*Zwischenevaluation*

*Zielanpassung*

*Verschiedene Formen
der Evaluation*

nahme oder zu einem vereinbarten Zeitpunkt im Verlauf der Maßnahme wird dieser Brief als Erinnerung an die gefassten Vorsätze und Vorhaben noch einmal gelesen.

Eine Teamentwicklungsmaßnahme soll insgesamt dazu führen, dass ein Team schließlich aus eigener Kraft und in eigener Verantwortung seinen Aufgabenbereich kompetent bewältigt und die Zusammenarbeit produktiv gestaltet. Der Evaluationsprozess unter Anleitung des Trainers sollte daher nicht endlos verlängert werden, sondern schließlich als ein wichtiges Instrument zur Qualitätssicherung in den betrieblichen Alltag integriert werden. Von einer erfolgreichen Teamentwicklungsmaßnahme kann dann gesprochen werden, wenn die Teilnehmer eines Teams die verschiedenen eingesetzten Methoden und Instrumente nutzen und ihre Weiterentwicklung in einem selbstorganisierten Lernprozess fortsetzen können.

## 8.4
## Zusammenfassendes Ergebnis

Teamentwicklungsmaßnahmen werden durchgeführt, wenn ein Team bereits entsteht oder in Bildung begriffen ist. Nicht alle Arbeitgruppen sind automatisch ein Team. Eine Arbeitsgruppe ist zunächst einmal eine organisatorische Einheit, in der sich die Leistungen Einzelner zu einer Gesamtdienstleistung und Gesamtversorgungsleistung addiert. Demgegenüber sind die Arbeitsprozesse in einem Team integrativ organisiert. Ein Team besteht in der Regel aus einer zahlenmäßig begrenzten Anzahl von Mitarbeitern, die im Hinblick auf den Arbeitsbereich nach

*Teams arbeiten selbstgesteuert und selbstorganisiert*

ihren fachlichen und sozialen Kompetenzen ausgesucht werden. Ein Team arbeitet überwiegend selbstgesteuert und selbstorganisiert und verfügt über entsprechende organisatorische Freiräume. Ziele, Aufgaben, Arbeitsstrategien und Spielregeln sind transparent und miteinander vereinbart. Kommunikationsbereitschaft und Konfliktfähigkeit sind dabei von entscheidender Bedeutung in der prozesshaften Zusammenarbeit des Teams.

Anlässe von Teamentwicklungsmaßnahmen sind zumeist Störungen in der Zusammenarbeit unter den Teammitgliedern oder mit dem Vorgesetzten und/oder Entwicklungsbedarf in den Zieldefinitionen und den Arbeitsmethoden. Interventionen setzten entsprechend entweder auf der Beziehungsebene, der Methodenebene oder Sachebene an, wobei sich alle Ebenen an bestimmten Schnittstellen überlappen.

*Phasen einer Teamentwicklungsmaßnahme*

Eine Teamentwicklungsmaßnahme unterscheidet sich von der bloßen Aneinanderreihung verschiedener Einzelaktivitäten zur Unterstützung eines Teams durch ein Gesamtdesign, das in fünf Phasen unterteilt ist:

1. Phase: Problemeingrenzung und Rollenabklärung
2. Phase: Datensammlung und Diagnose
3. Phase: Datenrückkopplung und Erarbeitung des Soll-Zustandes
4. Phase: Interventionen
5. Phase: Evaluation.

*«Rollende Planung»*

Teamentwicklungsmaßnahmen werden als «rollende Planung» konzipiert, das heißt es wird fortlaufend die Übereinstimmung von Zielsetzung und Zielereichungsmöglichkeit überprüft. Eine Teamentwicklungsmaßnahme zielt insgesamt darauf ab, ein Team zu befähigen, in selbstorganisierten Lernprozessen die eigene Weiterentwicklung voranzutreiben.

In **Tabelle II 8-5** sind noch einmal alle Phasen sowie die Anwendung des Modells auf das Fallbeispiel aufgezeichnet. Ein Vergleich mit der in Tabelle II 8-3 dargestellten intuitiven Bearbeitung des Fallbeispiels, welche zunächst ohne Bezug auf das systematische Phasenmodell der Teamentwicklungsmaßnahmen erfolgte, verdeutlicht die Vielfalt der Möglichkeiten weiterer Bearbeitungsschritte, mittels derer eine Teamentwicklungsmaßnahme erst die nötige Tiefe und Systematik erhält.

## 8.5
## Fallbeispiel zur Übung: «Das Fort- und Weiterbildungsteam der städtischen Kliniken hat einen Konflikt»

**Tabelle II 8-6:** Einordnung der Thematik in die Studienschwerpunkte und Arbeitsfelder

|  | **Pflegemanagement** | **Pflegepädagogik** |
|---|---|---|
| **Arbeitsfelder** | Leitung | Ausbildung |
|  | Weiterbildung | Weiterbildung |
|  | Beratung | Beratung |
|  | Forschung und Entwicklung | Forschung und Entwicklung |

Seit rund zehn Jahren arbeitet das Team der IFW (Innerbetriebliche Fort- und Weiterbildung) der städtischen Kliniken zusammen. Einige Kollegen schieden altersbedingt aus, deren Stellen wurden aber durch neue Kolleginnen und Kollegen wieder besetzt. Der überwiegende Anteil der Teammitglieder gehört jedoch zum so genannten «Stammteam», das seit der Gründung des Institutes besteht. Viele Höhen und Tiefen haben sie gemeinsam bewältigt, vor allen Dingen dann, wenn es um den Erhalt ihrer Arbeitsplätze ging. Seit kurzem hat eine neue Mitarbeiterin ihren Dienst im IFW aufgenommen. Sie zeigt sich als sehr aufgeschlossen und engagiert. Viele neue Ideen aus dem Studium begleiten ihre Gedanken und Ambitionen, die sie gerne in das Team hineintragen würde. Leider hat sie nur eine begrenzte Einarbeitungszeit erfahren, so dass sie sich von vielen Dingen noch kein Bild machen kann. Was sie sich allerdings wünscht, ist eine intensivere Einarbeitung mit entsprechender Zielvereinbarung und Rückmeldung. Da aufgrund der finanziellen Situation im Haus grundsätzlich über eine neue Rechtsform nachgedacht wird, sind damit automatisch auch andere Angebotsstrukturen und Formen der Weiterbildungsangebote verbunden. Angeregt durch die neue Mitarbeiterin sollen unter anderem folgende Tagesordnungspunkte thematisiert werden:

- die Frage nach der Modularisierung von Fort- und Weiterbildungsangeboten
- das verstärkte Angebot von Inhouse-Schulungen
- sowie die Inanspruchnahme bisheriger Angebote durch externe Nutzer.

Viele «alteingesessene Mitarbeiter und Mitarbeiterinnen» fühlen sich total überrumpelt und sehen nicht die Notwendigkeit, sich diesen neuen Herausforderungen zu stellen, zumal sie schon seit längerer Zeit den Eindruck haben, dass es in ihrem Team nicht mehr so ist, wie es früher war. «Es ist irgendetwas im Busch»,

**Tabelle II 8-5:** Analyseraster zur sachgerechten Bearbeitung des Fallbeispiels «Konflikt in einem Leitungsteam»

| Handlungsschritte | Phasenmodell von Teamentwicklungsmaßnahmen | | |
|---|---|---|---|
| | Variable: Person | Variable: Prozess | Variable: Struktur |
| **Analyse, Diagnose** | Phase 2<br>Datensammlung zu den Problemhintergründen auf der Beziehungsebene:<br>■ Diagnostischer Workshop nter Einsatz eines projektiven Verfahrens | Phase 2<br>Datensammlung zu den Problemhintergründen auf der Sachebene:<br>■ Beobachtung betrieblicher Vorgänge:<br>– Arbeitsablaufgestaltung<br>– Teamsitzungen<br>– Dokumentenanalyse<br>– Verlaufsprotokolle und Konzepte der vorangegangen Teamentwicklungsmaßnahme<br>– Qualitative Interviews mit Vertretern des ärztlichen Dienstes und des Verwaltungsbereiches zu Ablaufprozessen<br><br>Datensammlung zu den Problemhintergründen auf der Methodenebene:<br>■ Prozessanalyse der Arbeitstechniken und -methoden des Leitungsteams | Phase 2<br>Datensammlung zu den Problemhintergründen auf der Sachebene:<br>■ Qualitative Interviews mit Leitungskräften aus der Pflege, dem ärztlichen Dienst und dem Verwaltungsdienst über strukturelle Rahmenbedingungen |
| **Soll-Zustand** | Phase 3<br>■ Datenrückkopplung<br>■ Ziele auf der Beziehungsebene<br>– (Neu) Klärung von Kompetenzen und von Rollenverständnissen<br>– die Entwicklung einer gemeinsamen Wertebasis<br>– die Entwicklung von Regeln<br>– im Umgang miteinander | Phase 3<br>■ Ziele auf der Methodenebene<br>– Durchführung von Besprechungsmoderationen im Wechsel<br>– Verbesserung und Vereinheitlichung der Arbeitstechniken bei der Umsetzung von Qualitätsentwicklung und Qualitätssicherung<br>– Entwicklung eines Standards: Einführung neuer Mitarbeiter auf der Leitungsebene | Phase 3<br>■ Ziele auf der Sachebene<br>– die Erarbeitung eines Qualitätskonzeptes für die Pflege<br>– die Optimierung und Standardisierung von Arbeitsabläufen<br>– die Neugestaltung der Schnittstellen zum ärztlichen Dienst |
| **Interventionen** | Phase 4<br>Realisierung der Zielformulierung auf der Beziehungsebene durch die<br>■ Teamentwicklungsmaßnahme «Wertekatalog»<br>■ Methode der «Rollenabklärung» | Phase 4<br>Realisierung der Zielformulierungen auf der Methodenebene durch<br>■ verschiedene Schulungen und Trainings in der Moderationsmethode, in Techniken und Methoden der Qualitätssicherung und in Methoden der Personalentwicklung | Phase 4<br>Realisierung der Zielformulierungen auf der Sachebene durch:<br>■ Erarbeitung eines Qualitätskonzeptes in einer moderierten Workshopreihe<br>■ Optimierung und Standardisierung von Arbeitsabläufen durch kontinuierliche Prozessanalysen<br>■ Neugestaltung der Schnittstellen zum ärztlichen Dienst mit Hilfe eines Intergruppentrainings |
| **Evaluation** | Phase 5<br>Ist-Soll-Abgleich<br>■ «Zwischenevaluationen»<br>■ Zielanpassung<br>■ Gruppendiskussionen mit Hilfe vorstrukturierter Themenkomplexe und Fragen<br>■ Schriftliche Befragungen<br>■ «letter to myself» | Phase 5<br>Ist-Soll-Abgleich<br>■ Zwischenevaluationen<br>■ Zielanpassung<br>■ Gruppendiskussionen mit Hilfe vorstrukturierter Themenkomplexe und Fragen<br>■ Schriftliche Befragungen | Phase 5<br>Ist-Soll-Abgleich<br>■ Zwischenevaluationen<br>■ Zielanpassung<br>■ Gruppendiskussionen mit Hilfe vorstrukturierter Themenkomplexe und Fragen<br>■ schriftliche Befragungen<br>■ Auswertung von Dokumenten |

meinte die älteste Kollegin, die eigentlich sonst immer sehr zurückhaltend mit ihren Äußerungen war.

Die Leitung der IFW fühlt sich momentan total überfordert. Sie hat den Eindruck, dass sie weder den Bedürfnissen ihrer Kollegen und Kolleginnen aus dem «alten Teambestand» gerecht werden kann, noch gelingt es ihr, die neuen Kolleginnen sinnvoll und angemessen in das bestehende Team zu integrieren, so dass diese ihre Arbeitsschwerpunkte und Ideen sinnvoll und effektiv in die alltägliche Arbeit integrieren können. In der letzten Zeit nahm die Leitung die gemeinsamen Sitzungen eher als Last und Zwangsveranstaltung wahr, als dass sie dazu beitrugen, die Entwicklung des neu zu definierenden Teams zu fördern. Unpünktlichkeit, Nichteinhaltung von Regeln, wie zum Beispiel die Redeabfolge berücksichtigen und andere ausreden lassen, mehrten sich. Die Übernahme von Teilarbeiten, etwa Protokoll führen oder eine TOP-Liste erstellen, klappte nicht, so dass sich die Leitung gezwungen sah, diese Aufgaben stillschweigend zu übernehmen.

Als der äußere Druck zunehmend stieg und das IFW vom jetzigen Träger aufgefordert wurde, ein innovatives und zukunftsweisendes Konzept für weitere Bildungsangebote vorzulegen, kam es in einer Teamsitzung zur Eskalation. Heftige Diskussionen entstanden um die Vorstellungen und Visionen, die in Zukunft auf das IFW zukommen würden beziehungsweise müssten. Dabei wurde klar, dass viele unausgesprochene Dinge unterhalb «der Oberfläche» einen konstruktiven Umgang miteinander verhinderten. Momentan schienen Misstrauen, falsch verstandener Ehrgeiz und mangelnde Offenheit jegliches Gespräch unmöglich zu machen. Um die Situation einigermaßen wieder in den Griff zu bekommen, schlug die Leitung vor, durch eine externe Begleitung eine Teamentwicklungsmaßnahme durchführen zu lassen. Auch wenn nicht alle sofort Begeisterung zeigten, konnte sich das Team darauf einigen, darin einen Versuch zu sehen, der es ermöglichen könnte, wieder inhaltlich zueinander zu finden, damit die IFW eine realistische Chance hat, im Wettbewerb mit anderen Bildungseinrichtungen zu konkurrieren.

**Tabelle II 8-7:** Analyseraster zur sachgerechten Bearbeitung des Fallbeispiels «Das Fort- und Weiterbildungsteam der städtischen Kliniken hat einen Konflikt»

| | **Variablen** | | |
|---|---|---|---|
| **Handlungsschritte** | **Person** | **Prozess** | **Struktur** |
| **Analyse, Diagnose** | ■ | ■ | ■ |
| **Soll-Zustand** | ■ | ■ | ■ |
| **Intervention** | ■ | ■ | ■ |
| **Evaluation** | ■ | ■ | ■ |

## Literatur

Antons, K.: Praxis der Gruppendynamik. Übungen und Techniken. 6. Aufl. Hogrefe, Göttingen/Toronto/Zürich 1996

Bachmann, W.: Im Team zum Ziel. Die Entwicklung von Teamfähigkeit unter dem Blickwinkel von NLP und Lernender Organisation. Jungfermann, Paderborn 1997

Bay, R. H.: Teams effizient führen, Teamarbeit, Teamentwicklung – TQM im Team. Vogel, Würzburg 2002

Bader, S.: Arbeiten im Team – eine exemplarische Konzeptentwicklung zur Teamgestaltung in Institutionen des Gesundheitswesens. Unveröffentlichte Diplomarbeit, Münster 1998

Birker, G.; Birker, K.: Teamentwicklung und Konfliktmanagement. Effizienzsteigerung durch Kooperation. Cornelsen, Berlin 2001

Blanchard, K.; Bowles, S.; Gung, H.: Wie Sie jedes Team auf Höchstform bringen. Rowohlt, Reinbek bei Hamburg 2001

Comelli, G.: Training als Beitrag zur Organisationsentwicklung. Handbuch der Weiterbildung für die Praxis in Wirtschaft und Verwaltung. Bd. 4. Hanser, München/Wien 1985

Comelli, G.: Qualifikation für Gruppenarbeit: Teamentwicklungstraining. In: Rosenstiel, L. v.; Regnet, E.; Domsch, M.: Führung von Mitarbeitern. Handbuch für erfolgreiches Personalmanagement. 4. Aufl. Schäffer-Pöschel, Stuttgart 1995

Francis, D.; Young, D.: Mehr Erfolg im Team. Ein Trainingsprogramm mit 46 Übungen zur Verbesserung der Leistungsfähigkeit in Arbeitsgruppen. 5. Aufl. Windmühle, Hamburg 1996

Haug, C. V.: Erfolgreich im Team. Praxisnahe Anregung und Hilfestellung für effiziente Zusammenarbeit. C. H. Beck, München 1994

Kälin, K.; Müri, P.: Sich und andere Führen. Psychologie für Führungskräfte und Mitarbeiter. 7. Aufl. Ött, Thun 1993

Kinlaw, D. C.: Spitzenteams. Spitzenleistung durch effizientes Teamwork. Gabler, Wiesbaden 1993

Klötzl, G.: Von der Arbeitsgruppe zum Team. io Management Zeitschrift, 63 (1994) 12: 43–47

Kress, N.-M.; von Studnitz, A.: Teamführung: Gemeinsam zum Ziel. Rowohlt, Reinbek bei Hamburg 2000

Kritz, W. C.; Nöbauer, B.: Teamkompetenz. Vandenhoeck und Ruprecht, Tübingen 2002

Lumma, K.: Strategien der Konfliktlösung. 2. Aufl. Windmühle, Hamburg 1992

Lumma, K.: Die Teamfibel oder das 1×1 der Gruppenqualifizierung im sozialen und betrieblichen Lernen. 2. Aufl. Windmühle, Hamburg 2000

Luther, M.; Maaß, E.: NLP Spiele-Spektrum. Basisarbeit. 310 Übungen – Spiele – Phantasiereisen. Junfermann, Paderborn 1996

Merton, R.; Kendall, P. L.: Das fokussierte Interview. In: Hopf, C.; Weingarten, E. (Hrsg.): Qualitative Sozialforschung. Klett-Cotta, Stuttgart 1979: 171–204

Neuland, M.: Neuland-Moderation. 3. Aufl. Neuland Verlag für lebendiges Lernen, Künzell 1999

Nothdurft, M.: Im Team an die Spitze. Gabal, Offenbach 2000

Schütze, F.: Die Technik des narrativen Interviews in Interaktionsfeldstudien – dargestellt an einem Projekt zur Erforschung von kommunalen Machtstrukturen. Arbeitsberichte und Materialien Nr. 1. Fakultät für Soziologie, Bielefeld 1977

Senge, P. M.: Die fünfte Disziplin. Klett Cotta, Stuttgart 1996

Schneider, H.: Lexikon zu Team und Teamarbeit. 237 Stichwörter. Wirtschaftsverlag Bachem, Köln 1996

Thomas, A.; Stumpf, S. (Hrsg.): Teamarbeit und Teamentwicklung. Hogrefe, Göttingen 2001

Vopel, K. W.: Materialien für Gruppenleiter Teil 5. Teamentwicklung. 2. Aufl. Iskopress. Salzhausen 1993

Vopel, K. W.: Themenzentriertes Teamtraining Teil 2: Die Teammitglieder. 2. Aufl. Iskopress. Salzhausen 1996a

Vopel, K. W.: Themenzentriertes Teamtraining Teil 3: Interaktion im Team. 2. Aufl. Iskopress, Salzhausen 1996b

Vopel, K. W.: Themenzentriertes Teamtraining Teil 4: Aufgaben und Projekte. 2. Aufl. Iskopress, Salzhausen 1996c

Vopel, K. W.: Teamfähig werden. Bd. 1 und 2. Iskopress, Salzhausen 2000

Witzel, A.: Verfahren der qualitativen Sozialforschung. Überblick und Alternativen. Campus, Frankfurt a. Main 1982

Witzel, A.: Das problemzentrierte Interview. In: Jüttemann, G. (Hrsg.): Qualitative Forschung in der Psychologie. Beltz, Weinheim 1985: 227–256

# 9
# Besprechungsmanagement

Märle Poser, Kordula Schneider

## 9.1
## Einführung in die Thematik

Besprechungen und das Management von Besprechungen sind ein äußerst umstrittenes Thema in vielen Institutionen, auch in denen des Gesundheitsbereiches. Besprechungen werden hier häufig als ineffektiv, zeitraubend und anstrengend erlebt. Gleichzeitig würde kaum jemand ihre zentrale Bedeutung im Hinblick auf die Qualität von Leistungen in Frage stellen. Gerade der Gesundheitsbereich ist durch einen hohen Grad an wechselseitiger Abhängigkeit gekennzeichnet und eine reibungslose Kooperation und Kommunikation innerhalb und zwischen den verschiedenen Berufsgruppen ist Voraussetzung für die Leistungserbringung. Oder anders ausgedrückt: Die Qualität von therapeutischen Leistungen und anderen Dienstleistungen kann nur so erfolgreich sein, wie es den Mitgliedern von Einrichtungen im Gesundheitsbereich gelingt, in gemeinsamen Diskussionen zu konsensfähigen und klaren sowie verbindlichen Handlungsorientierungen zu kommen. Da Besprechungen ein zentrales Medium für die Entwicklung und Steigerung der Qualität von Leistungen sind, scheint es folgerichtig und konsequent, zunächst die Qualität ihrer Abläufe beziehungsweise Durchführungen selbst in den Mittelpunkt der Betrachtung zu rücken.

Führungskräfte und Manager wenden nach dem Ergebnis einschlägiger Untersuchungen etwa 75 Prozent ihrer Arbeitszeit für mündliche Kommunikation auf, die sowohl umfangreichere formelle Sitzungen wie kleinere informelle Besprechungen umfasst (Schreyögg, 1992: 84). Der quantitativen Bedeutung stehen allerdings eine Reihe von qualitativen Mängeln gegenüber. Diese lassen sich genauer untersuchen, wenn zuvor die verschiedenen Ebenen von Besprechungen identifiziert werden. Sie umfassen

*Drei Ebenen von Besprechungen*

■ den Inhalt von Besprechungen
■ die Vorgehensweise in Besprechungen und
■ die zwischenmenschlichen Beziehungen in Besprechungen.

*Inhalt*

Der Inhalt von Besprechungen umfasst alle Beiträge und Ausführungen, die sich auf ein vorliegendes Problem und das angestrebte Ziel beziehen. Defizite, die hier zu beobachten sind, beziehen sich sowohl auf eine zu geringe Eindeutigkeit von Problemdefinitionen als auch auf häufig fehlende Ziel- und Ergebnisorientierungen, die die Weiterbearbeitung von Fragestellungen erschwert.

Vorgehensweise

Die Vorgehensweise in Besprechungen umfasst die Frage nach dem methodischen Know-how der Planung, der Durchführung, der Dokumentation und schließlich der Evaluation. Unzureichende Vorbereitung, mangelhafte inhaltliche, methodische und zeitliche Strukturierung des Besprechungsablaufes, lückenhafte schriftliche Dokumentation und eine fehlende Systematik in der Auswertung kennzeichnen hier die Situation.

Interaktion

Auf der Ebene der Interaktion steht schließlich die Frage nach den zwischenmenschlichen Beziehungen unter den Teilnehmern im Vordergrund. Überall wo Menschen zusammenarbeiten, kommt es zu Konflikten und Störungen. Die Gründe hierfür reichen von mangelhaftem Informationsfluss über unterschiedliche Interessen bis hin zu unterschiedlichen Wahrnehmungen und Wertungen von Gesprächsinhalten, in denen auch Widersprüche zwischen verbaler und nonverbaler Kommunikation eine Rolle spielen. Speziell in Krankenhäusern hängen Störungen in der Kommunikation darüber hinaus häufig mit dem Bereichs-Seperatismus, dem «Pflegen» von Abteilungs- und berufsständischen Interessen zusammen. Hiermit verbunden ist der mehr oder weniger offene Konflikt zwischen Ärzten und Pflegekräften, der vor dem Hintergrund der Professionalisierung der Pflege um Fragen der Anerkennung und (Sub)Dominanz kreist.

In den folgenden Ausführungen wird es darum gehen, die komplexe Struktur von Besprechungen zu analysieren, die sich durch die Vernetzung und die Komplexität des Themas Besprechungen, die sich aufgrund des Aufeinander-Einwirkens der drei genannten Ebenen herstellt, systematisch zu bearbeiten. Einleitend wird zunächst ein Fallbeispiel vorgestellt, das die Problematik von Besprechungen im Gesundheitsbereich verdeutlicht. Es folgt die Darstellung des Vorgehens in einem Besprechungsprozess, der mit dem Moderationsprozess und dem Problemlöseprozess vernetzt wird. Das heißt es wird aufgezeigt, wie der Moderationsprozess und der Problemlöseprozess als Strukturierungsrahmen nutzbar gemacht werden kann.

Im Anschluss daran werden für die einzelnen Phasen des Besprechungsprozesses unter Rückgriff auf das Fallbeispiel Optimierungen vorgestellt. Es wird dabei verdeutlicht, wie der Moderationsprozess mit seinen vielfältigen Methoden als Vermittler fungiert, um die Inhalte von Besprechungen transportabel und transparent zu machen. Indirekt erfolgt somit auch eine inhaltliche Darlegung der Moderationstechnik. Als Denk- und Handlungsschema werden in den Ausführungen auch die einzelnen Phasen des Problemlöseprozesses konkretisiert und mit dem Besprechungsprozess verknüpft. Es folgt eine Zusammenfassung der Ergebnisse und das Kapitel schließt dann mit einem Fallbeispiel aus dem Studienschwerpunkt Pflegepädagogik ab.

### 9.2
# Fallbeispiel: «Die Restrukturierung der Besprechungspraxis»

Die neu eingestellte Pflegedirektorin eines Krankenhauses mit knapp 400 Betten hält eine grundlegende Restrukturierung der Besprechungspraxis für notwendig, da ihrer Meinung nach die Frequenz zu gering ist, die Sicherung der Ergebnisse fehlt und die Informationsdurchlässigkeit vertikal und horizontal kaum vorhanden ist. Ihr Ziel ist eine stärkere Partizipation der MitarbeiterInnen an Entscheidungen, dem ein kooperatives Führungsverständnis zugrunde liegt.

**Tabelle II 9-1:** Einordnung der Thematik in die Studienschwerpunkte und Arbeitsfelder

|  | Pflegemanagement | Pflegepädagogik |
| --- | --- | --- |
| Arbeitsfelder | Leitung | Ausbildung |
|  | Weiterbildung | Weiterbildung |
|  | Beratung | Beratung |
|  | Forschung und Entwicklung | Forschung und Entwicklung |

In einer großen Dienstversammlung erläutert sie ihre neuen Absichten. Zukünftig sollen die Leitungen aller Stationen anstatt wie bisher zweimal im Jahr jeden Monat zusammen kommen. Für die Stationen wünscht sie sich wöchentliche Teamsitzungen, die von den Stationsleitungen vorbereitet und durchgeführt werden sollen und die Abteilungsleitungen sollen täglich kurz zusammentreffen, um auf aktuelle Probleme schnell reagieren zu können. Um die berufsgruppenübergreifende Kommunikation und Kooperation zu entwickeln, schlägt sie vor, zu den jeweiligen Sitzungen Vertreter einzuladen, die von einem zu behandelnden Problem betroffen sind. Die Pflegedirektorin kann Interesse und Begeisterung für ihre neuen Vorstellungen wecken, die MitarbeiterInnen haben das Gefühl, das endlich wieder Schwung in ihren Arbeitsbereich kommt.

In den folgenden Monaten werden wie angekündigt die Stationsleitungssitzungen regelmäßig einmal im Monat durchgeführt. Die von der Direktorin aufgenommenen Tagesordnungspunkte beinhalten nach Meinung der Stationsleitungen durchaus die «heißen Themen» und so ist zunächst die Motivation und Bereitschaft zur Mitarbeit groß. Im Laufe der Zeit zeigt sich jedoch, dass es fast nie gelingt, diese «heißen Themen» systematisch und abschließend zu bearbeiten. Die Diskussion ufert regelmäßig aus, es wird am Thema vorbeigeredet, ein gemeinsames Ziel ist häufig nicht mehr erkennbar. Die Pflegedirektorin ist nicht qualifiziert im Einsatz neuer Methoden der Moderation und bedenkt deshalb nicht, dass die anstehenden Probleme als Fragestellungen formuliert und in Teilprobleme zerlegt werden müssen. Die Problemlösefähigkeit der Mitarbeiterinnen kann sich nicht entwickeln, mit der Folge, dass überwiegend die Hindernisse für Veränderungsschritte gesehen werden. Selten kommt es bis zur Formulierung konkreter Maßnahmen, die jedoch nicht konsequent umgesetzt werden, da die Zuständigkeit dafür nicht festgelegt wird. Die Sitzungsdauer wird regelmäßig stark überzogen und es werden häufig Themen besprochen, die nicht alle betreffen, oder Themen, zu denen die Hauptbetroffenen nicht gehört werden. In Folge dessen breitet sich Unruhe in Form von Seitengesprächen und/oder Unpünktlichkeit aus; dieses Verhalten wird mit der Zeit zur Selbstverständlichkeit. Engagement zeigen die Mitarbeiterinnen nur dort ausgeprägt, wo es um ihre persönlichen Belange und Interessen geht. Die anfängliche Begeisterung schlägt langsam um in Verweigerung und in Desinteresse an den Inhalten sowie an den gemeinsamen Diskussionsprozessen. Die Pflegedirektorin ist enttäuscht und fordert ihre Mitarbeiterinnen zu einer aktiveren Teilnahme an den Sitzungen auf – allerdings ohne Erfolg. Sie zieht daraufhin den Gedanken in Betracht, eine offene Kritikrunde durchzuführen, verwirft ihn aber wieder, da sie sich in ihrer Position noch nicht sicher genug fühlt und Angst vor Autoritätsverlust hat. Anstelle der offenen Auseinandersetzung beziehungsweise Kritikrunde verstärkt sie ihre Präsenz auf den täglichen Sitzungen der Abteilungsleitungen und auf den Teamsitzungen der

Stationen. Sie übernimmt auch dort die Diskussionsleitung und dominiert schließlich stark die Inhalte und den Verlauf der Zusammenkünfte. Da alle Besprechungsrunden plangemäß arbeiten, sieht die Pflegedirektorin trotz des zurück gehenden Engagements der Mitarbeiterinnen keine Notwendigkeit, das von ihr neu implementierte Modell zu verändern.

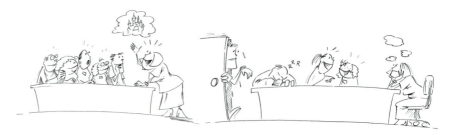

**Intuitive Bearbeitung des Fallbeispiels**
In der nachfolgenden **Tabelle II 9-2** wird eine zusammenfassende Bearbeitung des Fallsbeispiels mit Hilfe des vierschrittigen Analyserasters dargestellt. Die Bearbeitung erfolgt hier zunächst intuitiv, d. h. ohne Gründung auf die Vernetzung des Besprechungsprozesses mit dem Moderationsprozess und dem Problemlöseprozess, die anschließend in ihrer Systematik dargelegt werden.

## 9.3
## Der Moderationsprozess und der Problemlöseprozess als Strukturierungsrahmen von Besprechungen

*Sechs Phasen des Besprechungsprozesses*

Der prozesshafte Ablauf einer ziel- und ergebnisorientierten Besprechung umfasst insgesamt sechs Phasen. In einer ersten Phase «Begrüßung und Themeneinführung» findet sich die Gruppe zusammen und stimmt gemeinsam die zu bearbeitenden Themen (Tagesordnung) ab. In der zweiten Phase der «Zielorientierung» wird der Soll-Zustand festgelegt, der durch die Diskussion beziehungsweise die Bearbeitung der Themen erreicht werden soll. Mit der «Ist-Analyse» als dritter Phase erfolgt eine genaue Bestandsaufnahme des zu behandelnden Problems. In der vierten Phase «Lösungsstrategien» werden verschiedene Verbesserungsmöglichkeit bezüglich des Problems angedacht, die in der 5. Phase der «Umsetzungsplanung» schließlich in konkrete Handlungen einmünden. In der sechsten Phase «Auswertung» verständigen sich die Besprechungsteilnehmer über die Qualität ihrer Zusammenarbeit sowie die Qualität des Arbeitsergebnisses.

### Der Moderationsprozess

*Sechs Phasen des Moderationsprozesses*

Um einen effektiven und strukturierten Ablauf dieser sechs Phasen sicherstellen zu können, ist es hilfreich, den Moderationsprozess mit seinen vielfältigen Methoden zugrunde zu legen. Der Moderationsprozess ähnelt in seinen sechs Phasen denen der Besprechung, wie in **Abbildung II 9-1** deutlich wird. In der Phase 1 des Moderationsprozesses wird die Sitzung eröffnet und für ein angenehmes Arbeitsklima gesorgt. Den Teilnehmern wird gegebenenfalls Zeit eingeräumt, sich kennen zu lernen, sowie Erwartungen, Wünsche und/oder Befürchtungen anzusprechen. Es werden gemeinsam Regeln zur Zusammenarbeit festgelegt und organisatorische

**Tabelle II 9-2:** Analyseraster zur intuitiven Bearbeitung des Fallbeispiels «Die Restrukturierung der Besprechungspraxis»

| Handlungs-schritte | Variablen | | |
| --- | --- | --- | --- |
| | **Person** | **Prozess** | **Struktur** |
| **Analyse, Diagnose** | PDL<br>■ Kooperatives Führungs-verständnis<br>■ Fehlende Kompetenz in der Leitung von Besprechungen<br>■ Angst vor Autoritätsverlust<br>■ Verstärkte Präsenz auf den Stationen<br>■ Dominantes Verhalten auf den Teamsitzungen der Stationen<br><br>MA<br>■ Anfängliches Interesse und Begeisterung für die angestreb-ten Neuerungen<br>■ Nachlassendes Engagement<br>■ Seitengespräche und/oder Un-pünktlichkeit in Besprechungen<br>■ Beginnende Verweigerung und Desinteresse an der gemein-samen Diskussion | ■ Umsetzungsprobleme bei den angestrebten Veränderungen<br>■ Problemlösefähigkeit wird blockiert<br>■ Maßnahmen werden nur selten geplant<br>■ Realisierung von Planungen erfolgt nicht konsequent | ■ Besprechungen sind zu häufig<br>■ Zeiten werden überzogen<br>■ berufsgruppenübergreifende Kommunikation und Koopera-tion ist nicht entwickelt |
| **Soll-Zustand** | PDL<br>■ Das kooperative Führungsver-ständnis wird gelebt, das Dele-gationsprinzip wird konsequent angewendet<br>■ Rolle, Aufgaben und Funktion in der Moderation von Sitzungen werden qualifiziert umgesetzt<br>■ Bereitschaft zur offenen Aus-einandersetzung und für beidsei-tige Feedbackprozesse ist vor-handen<br><br>MA<br>■ Bereitschaft zur aktiven Mitarbeit<br>■ Übernahme von Verantwortung | ■ Problemlöseorientiertes Denken steht im Vordergrund<br>■ Maßnahmen werden geplant und konsequent umgesetzt | ■ Besprechungshäufigkeit entspricht dem Informations- und Diskussionsbedarf<br>■ Zeiten werden eingehalten<br>■ Zusammenarbeit der ver-schiedenen Berufsgruppen und Funktionsgruppen ist erreicht |
| **Interventio-nen** | PDL<br>■ Entwicklung und Schulung der sozialen und personalen Kompe-tenz<br>■ Vermittlung von Methoden-sicherheit für die Durchführung von Besprechungen<br>■ Reflexion des Führungs-verhaltens<br><br>MA<br>■ Förderung der Identifikation mit den gewünschten Veränderungen<br>■ Schulung der Diskurs- und Teamfähigkeit | ■ Genaue inhaltliche Vorberei-tung und Planung sowie zielori-entierte Durchführung von Be-sprechungen | ■ Anpassung der Bespre-chungshäufigkeit<br>■ Planung des zeitlichen Ablaufs<br>■ Entwicklung von verbindlichen Reglungen zur interprofessio-nellen Zusammenarbeit |
| **Evaluation** | ■ | ■ | ■ |

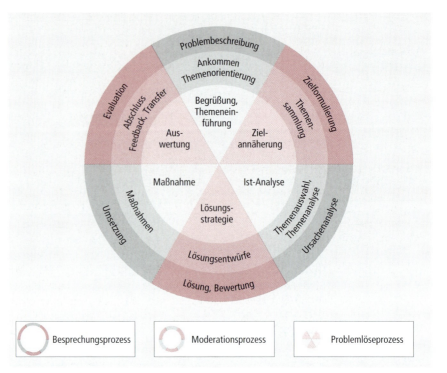

**Abbildung II 9-1:** Vernetzung des Besprechungsprozesses mit den Prozessen der Moderation und der Problemlösung

Dinge geklärt. Schließlich erfolgt eine Einführung in die Thematik, die eine erste inhaltliche Orientierung bildet.

In der zweiten Phase der Themensammlung werden alle Ideen, Vorschläge und Problemnennungen gesammelt, die sich auf das übergeordnete Thema beziehen. Hierzu kann der Moderator konkrete Fragestellungen formulieren oder aber zu einem offenen Problemkomplex Einfälle sammeln.

Die visualisierten Ideen, Vorschläge und Problemnennungen werden in der dritten Phase der Themenauswahl und der Themenanalyse zunächst nach inhaltlichen Schwerpunkten sortiert, priorisiert und anschließend mittels geeigneter Methoden bearbeitet. Für die Analyse des Ist-Zustandes ist es wichtig, alle Einflussfaktoren zu ermitteln und neben den Defiziten auch die Stärken und Ressourcen zu identifizieren.

In der vierten Phase werden bezogen auf die Ergebnisse der Ist-Analyse Lösungsmöglichkeiten erarbeitet. Hier erfolgt zunächst eine breite Sammlung möglicher Veränderungsschritte, die dann in einem zweiten Durchgang unter dem Gesichtspunkt von Machbarkeit und Akzeptanz einer zweiten Prüfung unterzogen werden. Die ausgewählten Lösungsentwürfe werden dann in der fünften Phase «Maßnahmen» in einen konkreten Handlungsplan überführt, der neben dem «was» auch die Zuständigkeiten sowie die zeitliche Planung festhält. In dem sechsten Schritt der Auswertung erfolgt eine kritische Rückschau auf den gemeinsamen Arbeitsprozess, die die verschiedenen Aspekte der inhaltlichen Zusammenarbeit, die Adäquatheit der verwendeten Methoden sowie die Interaktions- und Kommunikationsqualität der Teilnehmer untereinander in den Mittelpunkt der Aufmerksamkeit rückt.

Seifert (1990: 81) weist darauf hin, dass es keine starren Regelungen gibt, welche Methode der Moderation welcher Besprechungsphase zuzuordnen ist. In den nachfolgenden Ausführungen werden verschiedene Methoden erläutert, die im Zusammenhang mit der speziellen Themenstellung «Besprechungen effizient gestalten» ausgewählt wurden.

### Der Problemlöseprozess

Sechs Phasen des Problemlöseprozesses

Das verbindende Element zwischen den Besprechungsphasen und dem Moderationszyklus ist der Problemlöseprozess. Er weist mit seinen sechs Schritten aus, welche Denk- und Handlungsmuster zur Lösung von Problemen entwickelt werden können, um die gewünschten Veränderungen zu erreichen. In der ersten Phase der Problembeschreibung geht es darum, möglichst konkret Problemsituationen darzustellen. Dabei sollten alle, die am Problemlöseprozess beteiligt sind, zu Wort kommen. Die zur Anregung dienenden Fragen können visualisiert werden und ermöglichen eine umfassende, lückenlose Erfassung der Probleme. Es folgt die Phase der Zielformulierung, in der die angestrebten Veränderungen möglichst konkret und realistisch formuliert werden. Die Zielformulierung kann auch als Zukunftsvision bezeichnet werden, die den Anstoß und die Motivation für die darauf bezogenen Handlungen bildet. In der sich anschließenden Phase der Ursachenanalyse ist es von großer Bedeutung, dass alle Teilnehmer möglichst konkret die jetzige Situation erfassen, indem umfassend alle relevanten Einflussfaktoren geprüft werden. Der Ist-Zustand wird dann mit dem gewünschten Soll-Zustand verglichen. Aus dieser Abweichungsanalyse können die Probleme identifiziert werden, für die in der vierten Phase der Lösung/Bewertung neue Wege gesucht werden können. Aus der Vielfalt möglicher Lösungsvorschläge werden dann diejenigen herausgefiltert, die den größtmöglichen Erfolg garantieren. In der fünften Phase der Umsetzung geht es dann um die Durchführung der Lösungs- und Veränderungsvorhaben beziehungsweise um die Implementierung von Konzepten und Entwürfen in die Praxis. Dabei wird festgelegt, wer für was verantwortlich ist und in welchem Zeitraum die Aktivitäten erfolgen. Die sechste Phase sieht die Evaluation der Innovationen vor. Im Mittelpunkt steht die Überprüfung ihrer Qualität und Effizienz, wobei festgelegt wird, auf welcher Grundlage die Kontrolle verläuft und wann eventuelle Zwischenevaluationen und die Abschussevaluation erfolgen.

Der Problemlöseprozess wird auch als Handlungszyklus bezeichnet, da er eine vollständige Handlung beschreibt, die den klassischen Dreier-Schritt: Planen, Durchführen und Evaluieren umfasst. Der Handlungszyklus beziehungsweise der Problemlöseprozess mit seinen sechs Schritten geht davon aus, «dass jede Aufgabenbewältigung immer durch ein Ziel bestimmt ist, geplant, durchgeführt und anschließend bewertet wird. Dieser Zyklus, als bewusst gemachte Lernstruktur, deckt Handlungszusammenhänge auf und fördert vernetztes Denken» (Muster-Wäbs/Schneider; 1999: 10). Die Dualität von Denken und Handeln wird in dieser vollständigen Handlung aufgelöst.

Vernetzung der drei Prozesse

Die Nutzung des Moderationsprozesses und des Problemlöseprozesses als Strukturierungsrahmen für Besprechungen erfordert eine systematische Verbindung und Verknüpfung ihrer jeweiligen Phasen mit den Phasen der Besprechung. Abbildung II 9-1 visualisiert die Vernetzung des Besprechungsprozesses mit den Prozessen der Moderation und der Problemlösung.

## 9.4
# Exemplarische Darstellung der Durchführung einer Besprechung zum Thema: «Besprechungen effizient führen»

Anhand des oben dargestellten Fallbeispiels soll exemplarisch gezeigt werden, wie sich Besprechungen effizienter führen lassen. In den nachfolgenden Ausführungen werden die einzelnen Phasen einer Besprechung detailliert unter Rückgriff auf die Kasuistik ausgeführt und jeweils mit den Phasen des Moderationsprozesses und des Problemlöseprozesses verbunden. Während in dem Besprechungsprozess die inhaltliche Perspektive abgebildet ist, steht in dem Moderationsprozess der methodische Aspekt im Vordergrund. Der Problemlöseprozess stellt das verbindende Element zwischen diesen beiden Prozessen dar und ist als Denk- und Handlungsschema auf der Metaebene anzusiedeln.

**Abbildung II 9-2** zeigt einen Überblick über alle sechs Phasen der Besprechung mit ihren jeweiligen thematischen Schwerpunkten. Die ausgewählten Methoden, mittels derer diese thematischen Schwerpunkte bearbeitet werden, sind in **Abbildung II 9-3** aufgeführt, in der der gesamte Moderationsprozess abgebildet ist. **Abbildung II 9-4** zeigt in einem ersten Überblick die einzelnen Phasen des Problemlöseprozesses mit den ausgewählten Fragen, die die Bearbeitung der Themen in den sechs Phasen der Besprechung anleiten. Aus Gründen der Verständlichkeit und Praktikabilität werden die einzelnen Phasen jeweils nur mit zwei bis drei zentralen Fragen untermauert.

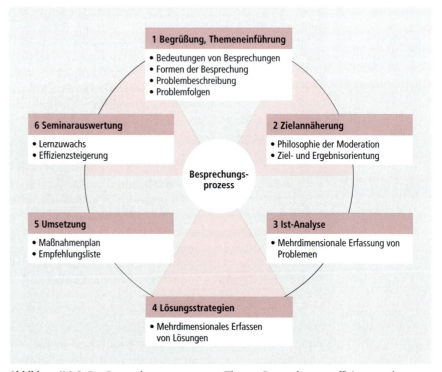

**Abbildung II 9-2:** Der Besprechungsprozess zum Thema «Besprechungen effizient gestalten»

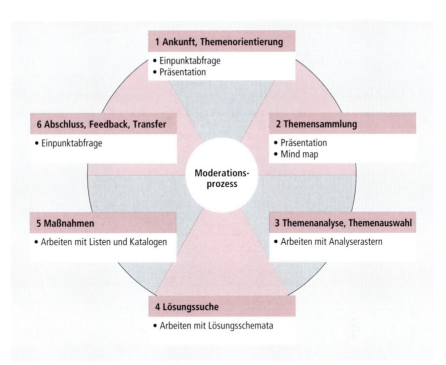

**Abbildung II 9-3:** Ausgewählte Methoden aus dem Moderationsprozess zur Bearbeitung des Themas «Besprechungen effizient gestalten»

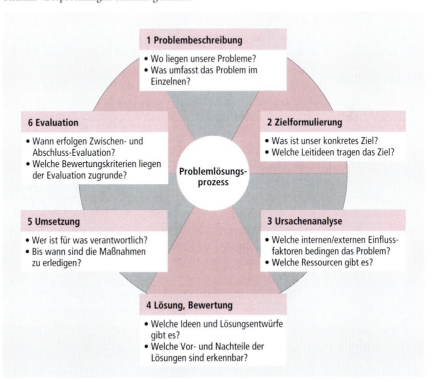

**Abbildung II 9-4:** Ausgewählte Fragestellungen aus dem Problemlösungsprozess zur Bearbeitung der Thematik «Besprechungen effizient gestalten»

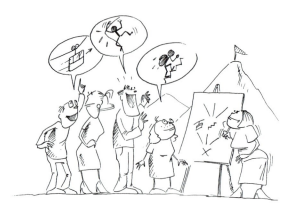

## 9.4.1
## Phase 1: Begrüßung und Themeneinführung

Die Besprechung zu dem Thema: «Besprechungen effizient gestalten» beginnt mit einer Begrüßung der Teilnehmer und leitet dann über zu einer Einführung in die Problematik. Aus der ersten Phase des Moderationsprozesses, die dem Ankommen und der Orientierung der Mitarbeiter gewidmet ist, werden hier die Methoden «Einpunktabfrage» und «Präsentation» ausgewählt.

*Einpunktabfrage*　Bei der Einpunktabfrage handelt es sich um eine Methode, mit der gezielt die unterschiedlichen Meinungen, Einschätzungen, Erwartungen oder Stimmungen der Gruppenmitglieder abgefragt werden kann, wobei der Zeitaufwand relativ gering ist (Neuland; 1999: 126). Für den Einstieg in die Besprechung zum Thema «Besprechungen effizient gestalten» wird unter der Frage «Welche Erwartungen haben Sie an diese Besprechung?» die Einpunktabfrage zu den zwei Merkmalen Ergebnisse und Arbeitsatmosphäre gestellt. An Hand der Skalierung wenig/viel markiert jeder Mitarbeiter seine Erwartung mit Punkten (s. **Abb. II 9-5**).

*Visualisierung und Präsentation*　Um allen Beteiligten einen thematischen Überblick über den Verlauf der Besprechung zu ermöglichen, wird der Besprechungsprozess mit seinen verschiedenen Arbeitsphasen auf einer Moderationswand visualisiert (Abb. II 9-2). Die bildhafte Darstellung der einzelnen Schritte mit ihren entsprechenden Unterpunkten erleichtert dabei nicht nur die Informationsaufnahme der Mitarbeiter, sondern skizziert auch optisch den «roten Faden» der Besprechung. Die Themeneinführung in der ersten Phase erfolgt in Form einer Präsentation, in der ein erster Problemaufriss erfolgt. Diesem Problemaufriss liegen zwei ausgewählte zentrale Fragen aus *Zentrale Fragen* der ersten Phase des Problemlöseprozess zugrunde: «Wo liegt unser Problem?» und «Was umfasst das Problem im Einzelnen?» Durch diese gezielten Fragen ist es möglich, eine fokussierte und differenzierte Darstellung des Problems zu erreichen.

Die zwei zentralen Fragestellungen aus dem Problemlöseprozess führen in Bezug auf das konkrete Thema «Verbesserung der Qualität von Besprechungen» zu einer Gewichtung auf folgende thematische Unterpunkte:

- Bedeutung von Besprechungen
- Formen der Besprechung
- Problembereiche
- Folgen der Probleme.

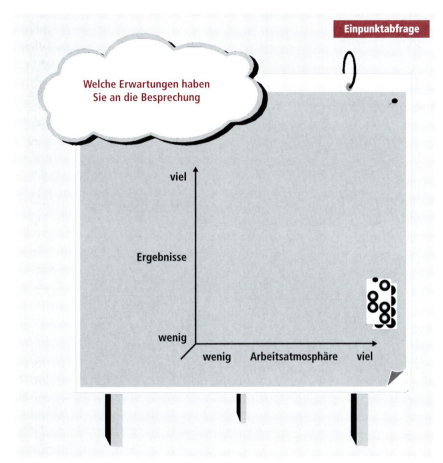

**Abbildung II 9-5:** Methode «Einpunktabfrage»

Ausführungen zu diesen Unterpunkten werden nun den Teilnehmern der Besprechungen präsentiert.

**Bedeutung von Besprechungen**
Die Bedeutung von Besprechungen findet zusammengefasst auf vier zentralen Ebenen statt.

Informations-
durchlässigkeit

Die vertikale und horizontale Informationsdurchlässigkeit kennzeichnet eine erste wichtige Bedeutungsebene. Hierbei ist es wichtig, dass Informationen in ausreichendem Maße zur Verfügung gestellt werden. Wichtige Informationen dürfen nicht zurückgehalten werden und die Verteilung der Informationen an alle beteiligten Stellen ist von entscheidender Voraussetzung für eine reibungslose Kooperation. Gleichzeitig sollte eine «Überflutung» mit Informationen vermieden werden, da diese unnötige Reibungsverluste bewirkt und dazu führen kann, dass Wichtiges von Unwichtigem nicht mehr unterschieden werden kann.

Koordination von
Tätigkeiten

Eine zweite wichtige Bedeutung haben Besprechungen im Hinblick auf die Koordination von Tätigkeiten. Die noch immer vorhandenen und kontraproduktiv wirkenden berufständischen Orientierungen in Einrichtungen des Gesundheitsbereiches führen häufig dazu, dass die einzelnen Leistungen zu wenig aufeinander abgestimmt sind und die Qualität insgesamt dadurch gemindert wird. Es gilt, die Anschlussfähigkeit von Prozessen und Schnittstellen zu optimieren und die Kooperation zwischen den Berufsgruppen durch ausreichende und qualitativ hochwertige Besprechungen zu verbessern.

*Lösung von Problemen*

Eine dritte Bedeutungsebene ist die der Lösung von Problemen. In Besprechungen arbeiten Gruppen oder Teams zusammen, deren Problemlösefähigkeit weit höher ist, als wenn einzelne Personen versuchen, Problemlösungen zu finden. Gemeinsam entwickelte Ideen und Lösungen tragen darüber hinaus zu einer größeren Identifikation mit dem Prozess der Veränderung bei.

*Entscheidungs-transparenz*

Von großer Bedeutung ist schließlich die Ebene der Entscheidungstransparenz und die des Herbeiführens von Entscheidungen. Gegenüber Einzelentscheidungen oder Entscheidungen, die nur «verkündet» werden, zielen gemeinsam erarbeitete Entscheidungen in einer Besprechung auf Konsensfähigkeit und Beteiligung. Auch wenn es aus der Führungsperspektive wichtig ist, Entscheidungen ohne Beteiligung der Mitarbeiter zu treffen, ist deren Darstellung und Begründung auf einer Besprechung eine wichtige Voraussetzung für die Akzeptanz durch die Betroffenen.

### Formen der Besprechung

*Drei Beispieltypen*

Grundsätzlich werden in der einschlägigen Literatur drei unterschiedliche Besprechungstypen unterschieden:

- die Informationsbesprechung
- die Koordinationsbesprechung
- die Problemlösungsbesprechung. (Stroebe, 1992: 15)

In der Praxis lassen sich nun eher Mischformen der genannten Besprechungstypen finden. Dies ist für sich noch nicht problematisch. Problematisch wird es erst dann, wenn keine klare Abgrenzung erfolgt, da sich die methodische Durchführung der drei Schwerpunkte voneinander unterscheidet. In der Informationsbesprechung geht es vor allem um eine Präsentation von Inhalten, um die Teilnehmer in einen bestimmten Kenntnisstand zu versetzen. Die Diskussion dieser Inhalte hat – soweit nicht ein konkretes Problem erkennbar ist, das es zu beheben gilt – nachgeordneten Stellenwert. Sollte ein Problem auftauchen, muss dieses auf einer Problemlösungsbesprechung unter Nutzung des Strukturierungsrahmens durch den Moderations- und den Problemlöseprozess bearbeitet werden. Das heißt, es ist erforderlich und sinnvoll, Informationsinhalte und Problembearbeitungen voneinander zu trennen – sei es in Form von verschiedenen Besprechungen oder aber durch eine Unterteilung der Tagesordnungspunkte. Dies gilt ebenso für Aspekte der Besprechung, die die Koordination von Tätigkeiten und Leistungen betrifft. Sowie hier ein grundsätzliches Problem sichtbar wird, ist es notwendig, dieses getrennt und mit Hilfe einer anderen Methodik zu bearbeiten.

### Problembereiche

*Defizite von und in Besprechungen*

In der derzeitigen Besprechungspraxis in Einrichtungen des Gesundheitsbereiches kann die fehlende Abgrenzung der verschiedenen Besprechungstypen und die mangelnde methodische Kenntnis für die Bearbeitung von Inhalten als eine zentrale Schwachstelle genannt werden. Um die Probleme, die daraus folgen, möglichst differenziert erfassen zu können, ist es hilfreich, sie den verschiedenen Ebenen der Struktur, des Prozesses und des Verhaltens zuzuordnen, wobei sich natürlich Überschneidungen ergeben können.

Die Ebene der Struktur umfasst die sachlichen und personellen Rahmenbedingungen von Besprechungen. Hier treten häufig folgende Probleme auf:

- Personelle Ressourcenvergeudung durch unnötige Teilnahme an Besprechungen.
- Die Notwendigkeit von Besprechungen wird nicht regelmäßig überprüft.
- Die Frequenz und Dauer von Besprechungen wird nicht geplant und überprüft.
- Die räumlichen Bedingungen (Einrichtung, Ausstattung etc.) sind häufig unzureichend.

Die Ebene des Prozesses umfasst die konkreten Abläufe beziehungsweise die Durchführung von Besprechungen. Hier sind folgende Probleme zu beobachten:

- die mangelhafte Vorbereitung
- die fehlende inhaltliche Stringenz und Systematik infolge der mangelhaften Vorbereitung
- die zu geringe Ziel- und Ergebnisorientierung
- mangelnde Methodenkenntnisse
- frontale Besprechungsleitung, durch die die Ressourcen der Mitarbeiter brachliegen.

Die genannten Defizite auf der Ebene der Struktur und des Prozesses haben Auswirkungen auf das Verhalten der Organisationsmitglieder. Auf der Ebene der Person zeigen sich daher häufig folgende Probleme:

- das Vertrauen untereinander und zur Leitung ist eher gering
- die Motivation zur Mitarbeit fehlt
- Einzelinteressen werden durchgesetzt
- Störungen im Umgang miteinander können nicht kompetent geklärt werden.

**Folgen der Probleme**

Folgen der Defizite

Die Folgen der genannten Defizite lassen sich zunächst einmal an den hohen Personalkosten festmachen. Wenn viele Personen viel Zeit bei wenig Ergebnisorientierung in Besprechungen verbringen, ist dies ein kostenintensiver Faktor. Gleichzeitig ist dies mit negativen Konsequenzen auf die Motivation der Mitarbeiter verbunden. Vor allem vor dem Hintergrund der geringen oder sogar fehlenden Ergebnisorientierung werden Besprechungen häufig als unproduktiv erlebt, als lästig, bis hin zu überflüssig. Reibungsverluste in der Kooperation sind vorprogrammiert, da in der Regel keiner genau weiß, wie er oder sie sich einbringen kann und was für einen Sinn das eigene Tun hat. So wird diskutiert um der Diskussion willen, ein Ziel ist nicht in Sicht. Eine solche Kooperation ist anfällig für Misstrauen der Teilnehmer untereinander und für Konflikte, da der Gruppe eine gemeinsame Handlungsorientierung fehlt.

## 9.4.2
## Phase 2: Zielannäherung

Soll-Zustand

Nach der Themeneinführung wird in der 2. Phase der Zielannäherung nun ein Soll-Zustand erarbeitet, wie er auch für das eingangs beschriebene Fallbeispiel von Bedeutung ist. Jede Aufgabenstellung beziehungsweise jedes anzustrebende Ziel liefert den Anstoß für eine Handlung. Um Ziele klar formulieren zu können, wer-

Zentrale Fragen

den aus der parallel laufenden Phase 2 des Problemlöseprozesses folgende zentrale Fragen zugrunde gelegt: «Was ist unser konkretes Ziel? Welche Veränderungen wollen wir bewirken? Welche Leitideen tragen das Ziel?» Bei der Formulierung von Zielen vollzieht der Mensch Denkhandlungen, sogenannte Planungen. Diese Art von Planungen sind prospektive, geistige Handlungen. Das Produkt dieser Phase ist meist ein Handlungsplan mit Teilzielen. Im Hinblick auf die konkrete Themenstellung «Besprechungen effizient gestalten» wird ausgehend von den zentralen Fragen des Problemlöseprozesses der Soll-Zustand präzisiert auf

- eine Ziel- und Ergebnisorientierung in Besprechungen
- die Besprechungsmoderation als neue Methode.

### Ziel- und Ergebnisorientierung in Besprechungen

Gemeinsame Zielformulierung

Die Formulierung von Fragen und Teilfragen für die vorliegende Problemstellung sowie die Bestimmung eines Ziels bestimmt maßgeblich die Effektivität von Besprechungsergebnissen. Bei der Bestimmung des Ziels ist dabei zu beachten, dass qualitative wie quantitative Kriterien gebildet werden, die später eine Überprüfung ermöglichen, ob das Ziel erreicht worden ist.

Unabhängig davon, ob die Gruppe oder die Leitung ein Problem in eine Besprechung hineinträgt, ist es von besonderer Wichtigkeit, eine Gemeinsamkeit in Bezug auf die Problemdefinition und die angestrebten Veränderungen herzustellen. Auf diese Weise wird sichergestellt, dass die Bereitschaft zur Mitarbeit im Sinne eines ergebnisorientierten Prozesses vorhanden ist und die Interessen aller sich in dem nachfolgenden Bearbeitung einschließlich den angestrebten Zielen wiederfinden lassen (Aebli, 1993: 20 ff.). **Abbildung II 9-6** visualisiert die beiden wichtigen Ebenen der Ergebnis- und Zielorientierung.

### Besprechungsmoderation als neue Methode

Besprechungsmoderation

Wenn eine Gruppe gemeinsam das Problemverständnis diskutieren, die Zielformulierung miteinander erarbeiten und ergebnisorientiert zusammenarbeiten

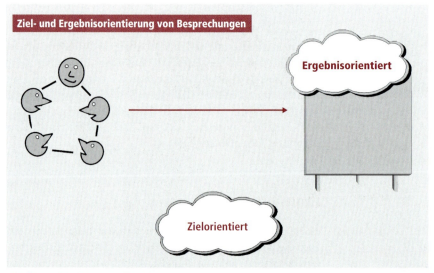

**Abbildung II 9-6:** Ziel- und Ergebnisorientierung von Besprechungen

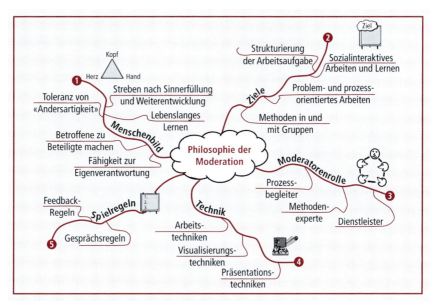

**Abbildung II 9-7:** Die Philosophie der Moderation

soll, bedeutet dies Abschied zu nehmen von Vorstellungen frontaler Besprechungs-leitung. Ein gemeinsamer Arbeitsprozess, in dem immer wieder die verschiedenen Interessen, Vorstellungen und Ideen der Teilnehmer neu ausgehandelt und zusam-mengetragen werden müssen, erfordert ein anderes Modell von Besprechungs-leitung. Hier bietet die Besprechungsmoderation eine wertvolle Alternative, da das Fundament der Moderation auf eine Philosophie gegründet ist, die von einem humanistischen Menschenbild getragen wird und ihren Ausdruck in einem demo-kratischen Arbeitsstil der Gruppe und des Moderators findet.

Mind-Mapping-Methoden

Um die in der Zielformulierung angestrebte Philosophie der Moderation zu erarbeiten, wird aus der parallelen Phase des Moderationsprozesses, in der die Themensammlung im Vordergrund steht, die Mind Mapping Methode sowie die Präsentation eines Mind Mappings ausgewählt. In der Mapping Methode wird die Hemisphärentheorie aufgegriffen, indem die harmonische Zusammenarbeit der linken analytischen mit der rechten schöpferischen Gehirnhälfte gefördert wird. Der lineare Denkvorgang tritt zugunsten eines vernetzten und ganzheit-lichen Denkens in den Hintergrund. Mind Maps werden in Hauptäste (wichtigste Aspekte eines Themas) und davon abzweigenden Nebenästen (dazugehörige Unter-aspekte des Themas) differenziert. Dabei können Inhalte durch entsprechende Symbole besonders kenntlich gemacht werden. Die Bezifferung der Hauptäste erleichtern dem Leser die Erkennung der Reihenfolge (Walter, 1997: 72 ff.).

Philosophie der Moderation

**Abbildung II 9-7** zeigt die Ausführung eines Mind Mappings zum Thema Philoso-phie der Moderation und beinhaltet folgende Gedankengänge.

Das Menschenbild (1) geht davon aus, dass Menschen grundsätzlich nach Sinn-erfüllung und Weiterentwicklung streben. Damit zusammenhängend haben sie eine Motivation zum lebenslangen Lernen und den Wille zur Eigenverantwortung. Eine weitere Annahme ist, dass Menschen die Bereitschaft zur Toleranz von «Andersartigkeit» haben und dass Betroffene zu Beteiligten gemacht werden sollen. Kopf, Herz und Hand beziehungsweise Denken, Fühlen und Handeln werden in dieser ganzheitlichen Betrachtungsweise gleichwertig mit einbezogen.

Die Ziele der Moderation (2) umfassen sowohl die klare Strukturierung von Arbeitsaufgaben, die durch eine entsprechende methodische Anleitung der Gruppe unterstützt wird als auch den Aspekt des sozialinteraktiven Arbeiten und Lernens im Sinne der Kompetenzsteigerung der Teilnehmer. Ein problem- und prozessorientiertes Arbeiten ist auf diese Weise möglich.

Entsprechend dem Menschenbild ist die Moderatorenrolle (3) durch eine demokratische Grundhaltung gekennzeichnet. Er versteht sich vor allem als Dienstleister, als Prozessbegleiter und als Methodenexperte in dem Bestreben, die Gruppe zu unterstützen, damit diese eigenverantwortlich arbeiten und zu Ergebnissen kommen kann.

Die Kenntnisse und Vermittlungsfähigkeiten des Moderators umfassen dabei auch die Techniken (4). Angefangen von Präsentationstechniken über Visualisierungstechniken bis hin zu einer Vielzahl von Arbeitstechniken stellt er der Gruppe entsprechend den inhaltlichen Anforderungen das geeignete Werkzeug zur Verfügung beziehungsweise nutzt diese Techniken für die Entwicklung des Prozesses. Schließlich sorgt der Moderator auch dafür, dass die Gruppe sich auf förderliche Spielregeln (5) einigt, durch die sich Gruppenprozess produktiv entfalten kann. Hilfreich sind hier zum Beispiel die Einführung von Gesprächsregeln und von Feedback-Regeln (Neuland, 1999: 59 ff.).

### 9.4.3
### Phase 3: Ist-Analyse

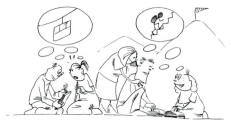

Bestandsaufnahme

In der dritten Phase des Prozesses der Besprechung erfolgt nun eine detaillierte Bestandsaufnahme der Probleme. Um den in der vorhergehenden Phase formulierten Soll-Zustand der Ziel- und Ergebnisorientierung sowie einer durch ein humanistisches Menschenbild getragenen Besprechungsmoderation erreichen zu können, ist es notwendig, diese Ist-Analyse sehr genau durchzuführen, da sich hierauf dann die verschiedenen Schritte der Lösung hin zum Ziel beziehen werden. In der parallel laufenden Phase der Ursachenanalyse des Problemlöseprozesses

Zentrale Fragen

wird die Arbeit durch die wichtige Frage «Welche externen und internen Einflussfaktoren bedingen das Problem?» angeleitet. Darüber hinaus müssen mögliche Ressourcen identifiziert werden, die für die zu erarbeitenden Lösungen hilfreich sein können. Das heißt es wird die weitere Frage «Auf welche Ressourcen können wir zurückgreifen?» zugrunde gelegt. Zur Bearbeitung komplexer Fragestellungen,

Analyse-Raster

wie sie hier vorliegen und bei denen verschiedene Wirkungsdimensionen berücksichtigt werden müssen, sind Analyseraster besonders geeignet. Sie gehören zu den wichtigen Methoden in der parallel laufenden dritten Phase des Moderationsprozesses, da durch ihren Einsatz die Teilnehmer strukturiert und ökonomisch an das konvergente und divergente Denken herangeführt werden können. Sie fördern eine vielfältige Sichtweise der Problementstehung. In der Moderation werden verschiedene Arten von Analyserastern unterschieden, die im Folgenden kurz erläutert werden sollen.

Die einfachste und schnellste Methode ist die «Zwei-Felder-Tafel», in der zwei zentrale Fragestellungen den Lösungsprozess effektiv anleiten. Die erste Fragestellung bezieht sich auf das Problem, während die zweite darauf bezogene Lösungsmöglichkeiten in den Vordergrund rückt (Seifert, 1999: 45). Demgegenüber rückt das Problem-Analyse-Schema (PAS) die Mehrdimensionalität in den Vordergrund. Mit Hilfe von fünf konkreten Fragen ermöglicht diese Methode einen gezielten Zugang zu dem Problem, analysiert es aus verschiedenen Perspektiven, die eine differenzierte Ursachennennung zur Folge hat. Die darauf bezogenen Lösungen werden des Weiteren im Hinblick auf förderliche und hemmende Faktoren für die Umsetzungsphase überprüft (Seifert, 1993: 116 f.). Neben der «Zwei-Felder-Tafel» und dem PAS sind Ursache-Wirkungs-Diagramme zu nennen. Auch mit ihrem Einsatz können Probleme und deren Ursachen differenziert und systematisch erfasst werden. Gegenüber dem PAS haben sie den Vorteil, dass eine sehr breite Erfassung von Einflussfaktoren erfasst werden, deren Schwerpunkte selbst gebildet werden können (Füermann/Dammasch, 1997: 114 ff.).

Für die Bearbeitung der vorliegendenden Problemstellung wird ein Analyseraster in Form einer Matrix genutzt. In dieser Matrix werden drei zentralen Einflussfaktoren – die Struktur, der Prozess und das Verhalten (horizontal) mit den beteiligten Akteuren – den Führungskräften und den Mitarbeiter (vertikal) in Beziehung gesetzt, um die vielfältigen Wechselwirkungen der Probleme in den Blick nehmen zu können.

Matrix

Die nachfolgende **Abbildung II 9-8** der Matrix und die konkreten Ausführungen zur Ist-Analyse beziehen sich auf die in der Kasuistik beschrieben Probleme, wobei sich teilweise die Ursachenebenen überlappen können. Wichtig ist hier jedoch weniger deren präzise Abgrenzung als vielmehr eine möglichst starke Ausdifferenzierung der Ursachen sowie deren Wechselwirkungen, die mit diesem methodischen Vorgehen erreicht werden kann.

Strukturebene/
Führungskräfte

Für die Ebene der Struktur kombiniert mit der Kategorie *Führungskräfte* können folgende Ursachen in dem Fallbeispiel identifiziert werden:

- Die Besprechungsdauer ist zu lang beziehungsweise vorher vereinbarte Zeitlimits werden überzogen.
- Die Besprechungshäufigkeit ist zu hoch; die Pflegedienstleitung (PDL) kontrolliert nicht die Notwendigkeit von Besprechungen, die sie einmal eingeführt hat.
- Die PDL überprüft nicht, welche Mitarbeiter an den Besprechungen unbedingt teilnehmen sollten und bei welchen ein Teilnahme «überflüssig» ist.
- Die PDL gibt die Tagesordnung vor und es findet keine Delegation von Themen/Probleme an die «Problemträger» statt.

Strukturebene/
Mitarbeiter

Die Verbindung der Ebene der Struktur mit der Kategorie *Mitarbeiter* lässt folgende Ursachen für die defizitäre Besprechungskultur deutlich werden:

- Die Mitarbeiter gestalten die Tagesordnungspunkte kaum aktiv mit. Sie zeigen überdies nur wenig Engagement, wenn es nicht unmittelbar um ihre eigenen Interessen geht.

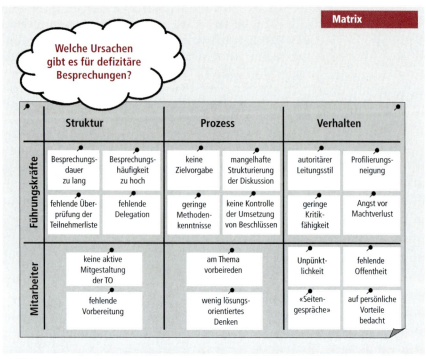

**Abbildung II 9-8:** Analyseraster: Matrix

■ Die Mitarbeiter bringen nur wenig Initiative auf, den Diskussionsverlauf zu be-einflussen. Die «heißen Themen», die durchaus auf die Tagesordnung kommen, werden vorher nicht durchdacht beziehungsweise überarbeitet im Sinne einer Vorbereitung auf die Sitzung.

Prozessebene/<br>Führungskräfte

Wichtige Ursachennennungen für die Schnittstelle der Ebene des Prozesses mit der Kategorie *Führungskräfte* sind vor allem:

■ Die fehlende Zielvorgabe durch die PDL; sie formuliert keine präzise Fragestel-lung, untergliedert anstehende Probleme nicht in Teilprobleme und benennt keine Zielperspektive für die Bearbeitung.
■ Die mangelhafte Strukturierung der Diskussion durch die PDL, die zur Folge hat, dass der «rote Faden» in der Diskussion nicht mehr erkennbar ist und eine gemeinsame Handlungsorientierung der Diskussionsteilnehmer fehlt. Das Abgleiten in andere Themen/Problemkreise sowie ausufernde Diskussionen werden durch dieses Defizit begünstigt.
■ Die geringen Methodenkenntnisse der PDL; sie führt die Diskussion überwie-gend frontal.
■ Die fehlende Kontrolle der Umsetzung von Beschlüssen durch die PDL; bei Beschlussfassungen fehlt die Klärung von Zuständigkeiten und Verantwortlich-keiten sowie Absprachen zum zeitlichen Rahmen.

Prozessebene/<br>Mitarbeiter

Für die Ebene des Prozesses kombiniert mit der Kategorie *Mitarbeiter* zeigen sich in dem Fallbeispiel vor allem zwei wichtige Ursachen für defizitäre Besprechungen:

■ Die Mitarbeiter reden häufig am Thema vorbei. Dieses Defizit wird begünstigt durch die fehlende Klärung und Definition der Problemstellungen und darauf bezogener Ziele, was in den Verantwortungsbereich der PDL fällt. Anstelle eines strukturierten Prozesses der Problembearbeitung ist so die Möglichkeit eröffnet, eigene Belange zum Hauptthema zu machen.

■ Ein lösungsorientiertes Denken ist nur sehr gering ausgeprägt. In dem Fallbeispiel wird dargestellt, dass die Hindernisse, die einer Problemlösung im Wege stehen, sehr viel stärker von den Mitarbeitern wahrgenommen werden als die Möglichkeiten, zumindest Teillösungen auf den Weg bringen zu können. Es ist zu vermuten, dass eine solche Haltung eng mit Befürchtungen zusammenhängt, neuen/anderen Anforderungen selbst gerecht werden zu müssen.

Verhaltensebene/
Führungskräfte

Die Ebene des Verhaltens bezogen auf die Führungskraft lässt folgende Ursachenaspekte deutlich werden:

■ Autoritärer Führungsstil; entgegen ihrem eigenen Anspruch auf eine kooperative Führung praktiziert die PDL in der Tendenz einen autoritären Leitungsstil. Sie ist nicht in der Lage, selbstorganisierte Lernprozesse unter den Mitarbeitern zu initiieren und dadurch deren Engagement sicherzustellen. Vielmehr wird gerade in der kritischen Zuspitzung der Situation und der sich steigenden Unsicherheit der Pflegedirektorin der Rückgriff auf «altes» Führungsverhalten deutlich.

■ Profilierungsneigung; der autoritäre Leitungsstil paart sich schließlich bei der Pflegedirektorin mit einer recht ausgeprägten Lust an der Selbstdarstellung beziehungsweise der Zentrierung auf die eigene Person. Sie ist damit beschäftigt, die vielen von ihr ins Leben gerufenen Arbeitskreise und Besprechungen zu leiten und zu koordinieren, womit ihre Bedeutung unterstrichen, während die der Mitarbeiter im Sinne von selbständigem Handeln eher abgewertet wird.

■ Geringe Kritikfähigkeit; die Pflegedirektorin meidet eine offene Kritikrunde, da sie ihre Position noch nicht ausreichend gefestigt sieht. Kritik scheint sie demnach vor allem mit Angriff gleichzusetzen und viel weniger mit der Chance zur Weiterentwicklung und zu einer gemeinsamen Auseinandersetzung.

■ Angst vor Machtverlust; diese Nennung korrespondiert eng mit der vorangegangenen Nennung. Es ist anzunehmen, dass die Pflegedirektorin Kritik vor allem als das Enttarnen von eigenen Schwächen erlebt. Die Schlussfolgerung ist dann naheliegend, dass die Angst vor Entmachtung ein starkes Motiv für hierarchielastige Orientierungen ist.

Verhaltensebene/
Mitarbeiter

Die Ebene des Verhaltens im Hinblick auf die *Mitarbeiter* ermöglicht darüber hinaus weitere Ursachennennungen:

■ Unpünktlichkeit: dieses Verhalten wird von den Mitarbeitern wohl eher als «Kavaliersdelikt» betrachtet, da es sich ohne Widerspruch immer mehr ausgebreitet hat. Tatsächlich stört ein solches Verhalten aber in ganz erheblichem Maße die Konzentration der Gruppe und wirkt sich negativ auf die Gruppendynamik aus. Letztendlich zeigt sich in einem solchen Verhalten immer auch ein Stück fehlender Wertschätzung des Einzelnen gegenüber den anderen Gruppenmitgliedern.

■ Fehlende Offenheit: dieses Defizit korrespondiert eng mit dem Defizit «geringe Kritikfähigkeit» auf Seiten der Pflegedirektorin. In dem Fallbeispiel lässt sich das

Gruppenklima als wenig vertrauensvoll beschreiben. Jeder versucht seine Interessen durchzusetzen und eigene Vorteile zu sichern.

■ «Seitengespräche»: die «Seitengespräche» zeigen sich in dem Fallbeispiel als Resultat der unstrukturierten, ziellosen Besprechung. Obwohl sie aus dieser Perspektive der Betrachtung eine subjektive Bewältigungsstrategie sind, die unproduktiv erlebte Situation zu durchbrechen, drücken sie ähnlich wie das unpünktliche Verhalten eine fehlende Wertschätzung der Gruppe gegenüber aus.

■ Auf persönliche Vorteile bedacht sein: die enttäuschten Erwartungen der Mitarbeiterinnen führen dazu, dass sie Engagement und Initiative nur dann aufbringen, wenn es in Besprechungen um Themen geht, die sie selbst und ihre Interessen berühren. Problematisch ist hier, dass Lösungen für Probleme vor allem aus einer subjektiv geprägten Interessensperspektive angedacht werden und dabei die Ziele von Einzelnen kaum oder gar nicht mit den Zielen der Abteilung oder Organisation abgeglichen werden.

### 9.4.4
### Phase 4: Lösungsstrategien

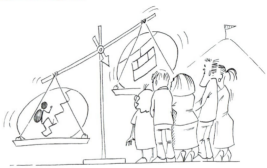

Systematische Problemlösung

Im vorangegangenen Schritt erfolgte eine Ist-Analyse anhand der Ursachenmatrix. Diese muss nun in einem nächsten Schritt einer systematischen Problemlösung zugeführt werden. Bevor der unter Berücksichtigung der ermittelten Ressourcen entworfene Lösungsplan dann in die Tat umgesetzt wird, muss er im Hinblick auf die Fragestellung bewertet werden, mit welchen Mitteln das Ziel am besten erreicht werden kann. Diese Bewertung wird auf der Grundlage von Lösungsalternativen getroffen, indem einzelne mögliche Alternativen in ihren Konsequenzen bezüglich der Zielerreichung durchdacht werden. In der parallel laufenden vierten Phase des Problemlöseprozesses werden für die Lösung der Besprechungsprobleme die

Zentrale Fragen

zentralen Fragen formuliert: «Welche Ideen und Lösungsansätze gibt es?» und «Welches sind die Vor- und Nachteile der einzelnen Lösungen?»

Lösungsschemata

Für die 4. Phase des Moderationsprozesses, in der es ebenfalls um die Suche nach Lösungen geht, stehen vielfältige Methoden zur Verfügung. Lösungsschemata sind dabei in besonderer Weise geeignet, Lösungsansätze in ihren Wechselwirkungen zu erkennen und damit die Realisierung von Maßnahmen im Vorfeld realistisch einzuschätzen. Dies gilt vor allem dann, wenn durch die Problemanalyse vielschichtige Ursachen mit verschiedenen Wirkungen erkennbar werden und auf mehreren Ebenen Veränderungen notwendig sind.

Ebenso, wie es viele Arten von Instrumenten für die Analyse von Problemen gibt, so existieren auch verschiedene Arten von Lösungsschemata. Hier sollen exemplarisch die Methoden «Problem-Entscheidungs-Plan» und das Matrix-diagramm vorgestellt werden. Mit beiden Methoden können Lösungsvarianten mehrdimensional erfasst werden.

Der «Problem-Entscheidungs-Plan» ist in Form einer Baumstruktur aufgebaut, mit der auf den verschiedenen Ebenen Probleme analysiert und Maßnahmen entwickelt werden. Konkret wird in der ersten Ebene der Baumstruktur zunächst das Ziel (Sollanalyse) formuliert. In der zweiten Ebene erfolgt eine vertiefte Problemanalyse, so dass dann in der dritten Ebene Maßnahmen den Lösungen zugeordnet werden können.

Noch häufiger als der «Problem-Entscheidungs-Plan» wird das Matrixdiagramm als Lösungsschema eingesetzt. Das Matrixdiagramm kann zwei Dimensionen (L-Matrix, vertikal und horizontal), drei Dimensionen (Y-Matrix) oder sogar vier Dimensionen (X-Matrix) erfassen. Ein Matrixdiagramm hat den Vorteil, dass jede Dimension mit seinen Merkmalen und den damit verbundenen Vernetzungen und Wechselwirkungen transparent wird. Darüber hinaus können die ermittelten Lösungen auch gleichzeitig durch entsprechende Symbole (++, +, 0, –, – –) bewertet werden (Theden/Colsman,1997: 54 ff.). Für die Lösung der Besprechungs-probleme findet die zweidimensionale Matrix (L-Form) Verwendung, da die Problemanalyse in der vorhergehenden Phase ebenso angelegt worden ist.

*Zweidimensionale Matrix*

Die nachfolgende **Abbildung II 9-9** des Lösungsschemas in Form der zweidimensionalen Matrix und die konkreten Ausführungen zu den Ansatzpunkten für eine Verbesserung beziehen sich im Einzelnen auf die in der Ist-Analyse genannten Ursachen für die defizitäre Besprechungspraxis, wie sie in dem Fallbeispiel beschrieben worden ist.

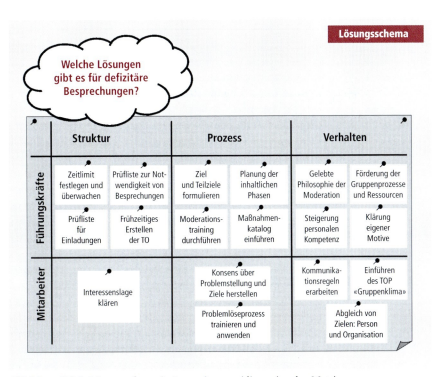

**Abbildung II 9-9:** Lösungsschema in Form einer zweidimensionalen Matrix

### Schnittstelle der Strukturebene mit der Kategorie *Führungskräfte*

Strukturebene/<br>Führungskräfte

Im Hinblick auf die Besprechungsdauer empfiehlt es sich, ein Zeitlimit in der Gruppe zu vereinbaren und sowohl durch die Pflegedirektorin als auch durch die Gruppe überwachen zu lassen. Die Besprechungshäufigkeit sollte reguliert werden, indem eine Prüfliste zur Notwendigkeit erstellt wird. Diese kann sich zum Beispiel an folgenden Fragen orientieren:

- Welche Besprechungsform ist geeignet, um was genau geht es in der Besprechung?
- Sind Informationen, die auf einer Besprechung weitergegeben werden sollen, auch auf anderem Wege effektiv zu vermitteln?
- Ist das Problem, welches bearbeitet werden soll, für eine Besprechung geeignet?
- Könnte das Problem auch in einem anderen Rahmen gelöst oder vorbereitet werden?
- Welche Vorteile hat eine Besprechung im Hinblick auf das zu lösende Problem?
- Wer kann die Entscheidungen im Hinblick auf das zu lösende Problem treffen? (Stroebe, 1992: 15)

Eine Prüfliste kann auch hilfreich sein bei der Entscheidung, wer eingeladen werden soll. Im Vordergrund müssten hier Fragen stehen, welche Teilnehmer vor dem Hintergrund zum Beispiel ihrer Fach- und/oder Entscheidungskompetenz etwas zu dem Thema/Problem beitragen kann.

Die fehlende Delegation von Problemen/Tagesordnungspunkten an die «Problemträger» könnte durch eine rechtzeitige Erstellung einer Tagesordnung, in die die Interessen der Mitarbeiter mit einbezogen werden, positiv verändert werden. Wichtige Vorbereitungsmaterialien sollten ebenfalls früh genug den Teilnehmern zugestellt werden.

### Schnittstelle der Strukturebene mit der Kategorie *Mitarbeiter*

Strukturebene/<br>Mitarbeiter

Die geringe Bereitschaft zur Mitgestaltung der Tagesordnung von Seiten der Mitarbeiter sollte angesprochen werden. Hier gilt es zu klären, welche ihrer Interessen und Anliegen möglicherweise unberücksichtigt geblieben sind und wie und mit welcher Perspektive eine stärkere Beteiligung erreicht werden kann. Je klarer formuliert wird, dass Besprechungen einen Ort darstellen, an dem gemeinsame Ziele erarbeitet werden, desto höher ist die Wahrscheinlichkeit, dass Mitarbeiter sich engagieren werden.

Im Hinblick auf die geringe Bereitschaft zur Vorbereitung auf Besprechungen kann ein ähnliches Vorgehen empfohlen werden. Darüber hinaus kann die Motivation gesteigert werden, wenn die Verantwortung für die problem- und zielbezogene Aufbereitung einzelner Tagesordnungspunkte an einzelne Gruppenteilnehmer delegiert wird.

### Schnittstelle der Prozessebene mit der Kategorie *Führungskräfte*

Prozessebene/<br>Führungskräfte

In den Besprechungen sollten grundsätzlich ein Ziel beziehungsweise Teilziele formuliert werden. Um einen Konsens über die Zielformulierung unter allen Beteiligten herzustellen, ist es sinnvoll, diese gemeinsam zu diskutieren. Sofern eine Vorgabe durch die PDL erfolgt, muss diese transparent und nachvollziehbar sein. Nur wenn die Gruppe die Zielformulierung teilt beziehungsweise akzeptieren kann, wird die Bereitschaft vorhanden sein, gemeinsam auf eine Lösung zuzuarbeiten. Die mangelhafte Strukturierung der Diskussion kann durch eine klare

Planung der inhaltlichen Schritte und Phasen verbessert werden, die sich an dem Problemlöseprozess orientieren sollte.

Um die Bearbeitung von Themen und Problemen effektiv anleiten zu können, sollte die PDL an einem Moderationstraining teilnehmen und die verschiedenen Techniken der Moderation konsequent anwenden. In ihrer Doppelrolle als Führungskraft und Moderatorin wird es dann von großer Wichtigkeit sein, den Teilnehmern deutlich zu machen, wann sie in welcher Rolle agiert.

Die Ursachennennung «fehlende Kontrolle der Umsetzung von Beschlüssen» kann schließlich mit der Einführung eines Maßnahmeplans positiv verändert werden, in dem Inhalte, Zuständigkeiten und Zeitrahmen festgelegt werden.

Die Hinzuziehung externer Moderatoren kann für die Entwicklung effektiver Verläufe von Besprechungen hilfreich sein, ebenso bei bestimmten, besonders konfliktbeladenen Themen. Allerdings wird es für die Routinebesprechungen notwendig sein, dass die PDL Kompetenzen für eine Besprechungsmoderation erwirbt und die Problematik der Doppelrolle im Auge behält.

### Schnittstelle der Prozessebene mit der Kategorie *Mitarbeiter*

Prozessebene/
Mitarbeiter

Die Mitarbeiter werden weniger «am Thema vorbeireden», wenn ein Konsens über die Problemstellung, die Ziele und die Teilziele hergestellt wird. Je höher die Identifikation mit den verschiedenen Themen und Veränderungsvorhaben ist, desto größer wird die Bereitschaft sein, aktiv teilzunehmen und mitzuarbeiten.

Für die Förderung des lösungsorientierten Denkens der Mitarbeiter kann es hilfreich sein, den Problemlöseprozess mit seinen aufeinander aufbauenden sechs Phasen zu trainieren und konsequent anzuwenden.

### Schnittstelle der Verhaltensebene mit der Kategorie *Führungskraft*

Verhaltensebene/
Führungskräfte

Das Erlernen und die Anwendung der Moderationsmethode wird sich positiv auf den Führungsstil der PDL auswirken, da die Philosophie und das Menschenbild der Moderationsmethode einem autoritären Führungsverständnis diametral entgegengesetzt ist.

Eine Besprechungsmoderation ist durch eine konsequente Mitarbeiterzentrierung gekennzeichnet, die für Profilierungsinteressen keinen Raum lässt. Im Vordergrund stehen vielmehr die Förderung der Gruppenressourcen und die kompetente Begleitung des Gruppenprozesses.

Die geringe Kritikfähigkeit auf Seiten der Pflegedirektion kann als ein Problem der personalen Kompetenz eingeordnet werden. Die Steigerung dieser Kompetenz erfordert die Bereitschaft zur Auseinandersetzung mit sich selbst. Eine solche Selbstreflexion kann durch einschlägige Trainings und/oder Supervisionen systematisch angeleitet werden. Dabei geht es unter anderen um die Fähigkeit des «Sich-hineinversetzens-in-den-Anderen», das Erlernen systemischer Betrachtungsweisen, das Wahrnehmen der eigenen Gefühle und der Gefühle des Gegenüber. Die Entwicklung der personalen Kompetenz ist eine der wichtigsten Kompetenzen, über die eine Führungskraft verfügen muss. Sie erfordert die Bereitschaft zu einem lebenslangen persönlichen Selbsterfahrungs- und Entwicklungsprozess, in dem die eigenen tiefer liegenden Motive bewusster werden.

### Schnittstelle der Verhaltensebene mit der Kategorie *Mitarbeiter*

Verhaltensebene/
Mitarbeiter

Die Erarbeitung von Kommunikationsregeln und Regeln für die Zusammenarbeit fördert den effektiven Ablauf einer Besprechung und kann Probleme wie zum

Beispiel Unpünktlichkeit der Teilnehmer vermindern oder vermeiden. Die geringe beziehungsweise fehlende Offenheit kann ebenfalls durch die Erarbeitung von Kommunikationsregeln günstig beeinflusst werden. Darüber hinaus kann es hilfreich sein, einen regelmäßigen Tagesordnungspunkt «Gruppenklima» einzuführen, um Spannungen, Konflikte und ähnliches möglichst zeitnah zur Sprache bringen zu können. Ein solcher Tagesordnungspunkt verleiht dem wichtigen Aspekt Interaktion und Kommunikation in Besprechungen auch einen angemessenen formellen Ausdruck.

Wenn die Gruppe konsequent untereinander ihre Erwartungen und Interessen klärt und ein Abgleich mit den Organisationszielen stattfindet, ist zu erwarten, dass ihre Bereitschaft zur aktiven Mitarbeit ansteigt und die störenden Seitengespräche auf ein erträgliches Maß reduziert werden können. Ebenso wird die Tendenz, persönliche Vorteile durchsetzen zu wollen, transformiert in den Wunsch «an einem Strang» ziehen zu wollen.

### 9.4.5
### Phase 5: Umsetzungsplanung

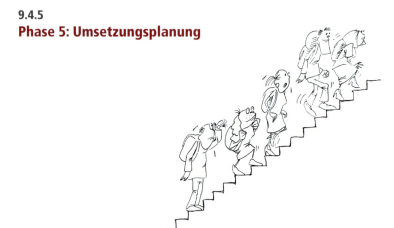

Relevanzprüfung und Umsetzungsplanung

Die angedachten Lösungen müssen in dieser Phase der Besprechung im Hinblick auf Eignung, Machbarkeit und Effizienz einer Relevanzprüfung unterzogen werden, um dann die Umsetzungsplanung anzuschließen.

Die fünfte Phase des Problemlöseprozesse sieht ebenfalls den Schritt der Umsetzung vor. Die Umsetzung gehört zu den realen und beobachtbaren Handlungen. Dieses Handeln wird auch als äußeres Handeln bezeichnet. Ein handelnder Mensch produziert während seiner Ausführungen beziehungsweise in seinem äußeren Handeln ständig «innere Bilder», indem er den nächsten Handlungsschritt gedanklich vorweg nimmt. Diese Art von Handeln ist nicht beobachtbar; es gehört zu den inneren Handlungen und wird als kognitives Probehandeln bezeichnet. Der Vorgang des kognitiven Probehandelns zeigt, dass Handeln stets zielgerichtet und vorausschauend ist. (Muster-Wäbs/Schneider, 1999: 11) Um den Schritt der Umsetzung genau planen zu können, ist es daher sinnvoll, auf konkrete Fragen aus dem Problemlöseprozess zurückzugreifen. Hilfreich sind zum Beispiel

Zentrale Fragen    die folgenden Fragen: «Wer ist für was verantwortlich?» und «Bis wann sind die Aufgaben zu erledigen?»

In der parallelen Phase des Moderationsprozesses wird der Umsetzung ebenfalls eine wichtige Bedeutung beigemessen. Einzelne Schritte und Maßnahmen werden hier verbindlich festgelegt und Verantwortlichkeiten benannt, um den geplanten Soll-Zustand sicher erreichen zu können.

Für eine kleinschrittige, genaue Umsetzungsplanung der angestrebten Ziele eignen sich insbesondere Listen beziehungsweise Kataloge. In der Moderations-methode finden sich verschiedene Arten von Listen, in denen Argumente, Maß-nahmen, Themen und ähnliches gespeichert werden können. Unterschieden werden im Wesentlichen drei klassische Ergebnisspeicher, die Themen- oder Pro-blemliste, der Tätigkeitskatalog und die Empfehlungsliste.

*Themenliste*

Mit der *Themenliste* werden alle Beiträge der Teilnehmer, die zum Beispiel mit-tels der Karten- oder Zurufabfrage gesammelt werden, erfasst und anschließend bewertet. Listen verschaffen allen Beteiligten einen guten Überblick über die ver-schiedenen Aspekte eines Themas oder einer Problemstellung. Diese werden dann in dem weiteren Prozess mit Hilfe anderer geeigneter Methoden weiterbearbeitet. Durch die Priorisierung wird die Reihenfolge der Bearbeitung festgelegt, so dass die Listen zugleich auch als eine Art Zwischenspeicher fungieren.

*Tätigkeitskatalog*

Der *Tätigkeitskatalog* ist das entscheidende Instrument der Ergebnisorientie-rung. Hier werden alle angedachten Maßnahmen einschließlich der personellen Zuständigkeiten und zeitlichen Perspektive festgehalten. Tätigkeitskataloge wer-den in der Regel mit Hilfe von W-Fragen aufgebaut: Eine Spalte «Was» informiert über die konkrete Aktion/Maßnahme oder Tätigkeit. In der Spalte «Wozu» ist die Zielsetzung festgehalten. Die personelle Zuständigkeit für die Durchführung der Maßnahme oder Tätigkeit klärt die Spalte «Wer», die ergänzt werden kann durch die Spalte «Mit wem», wobei hier sowohl auf interne wie auch auf externe Ressourcen zurückgegriffen werden kann. Mit der Spalte «Wann» wird schließlich der Zeitpunkt der Fertigstellung fixiert (Seifert, 1999: 49 ff.). Empfehlenswert ist es darüber hinaus, noch eine Spalte anzulegen, in der der Begriff «Kontrolle» beziehungsweise Evaluation aufgenommen wird. Hier wird auf Basis von geeigne-ten Kriterien beurteilt, ob eine Maßnahme erfolgreich umgesetzt wurde oder nicht (s. **Abb. II 9-10**).

**Maßnahmenkatalog**

| Aktion / Maßnahme | Wozu? | Wer? | Mit Wem? | Bis Wann? | Kontrolle? Wie? Wer? | Bemerkungen |
|---|---|---|---|---|---|---|
| | | | | | | |

**Abbildung II 9-10:** Maßnahmenkatalog

Empfehlungsliste

Die *Empfehlungsliste* kann eine Reihe von Anregungen, Ideen und konkreten Tätigkeitsanweisungen enthalten, die aus einem gemeinsamen Lernprozess entstanden sind. Sie wird im Konjunktiv formuliert und setzt häufig mit ihren Verbesserungsvorschlägen an der Struktur beziehungsweise an dem Prozess von Problemen an. Da nicht alle Empfehlungen immer in das aktuelle Bedarfsschema passen, können einige von ihnen auch zu einem späteren Zeitpunkt in Tätigkeiten umgewandelt werden.

Für den Besprechungsprozess soll hier eine Empfehlungsliste vorgestellt werden, die für das Problem: «Vorbereitung von Besprechungen» auf den drei Ebenen der Struktur, des Prozesses und des Verhaltens differenzierte Ausführungen enthält.

Für die Umsetzung von Maßnahmen soll exemplarisch eine Empfehlungsliste zur Vorbereitung von Besprechungen vorgestellt werden. Die Vielfalt der Aspekte, die es hier zu berücksichtigen gilt, können durch die Unterteilung nach den zentralen Ebenen «Struktur», «Prozess» und «Verhalten» differenziert erfasst werden. (s. **Abb. II 9-11, II 9-12, II 9-13**)

---

**Empfehlungsliste: «Vorbereitung von Besprechungen»**

**Struktur**
- Ist das Thema/die Problemstellung für eine Besprechung geeignet?
- Welche Besprechungsform ist zu wählen?
- Wie ist der Zeitrahmen auszurichten?
- Ist ein geeigneter Besprechungsort vorhanden?
- Welche Teilnehmer müssen eingeladen werden?
- Wann müssen die Teilnehmer eingeladen werden?
- Welche Vorbereitungsmaterialen sind zu verschicken?

**Prozess**
- …

**Verhalten**
- …

**Abbildung II 9-11:** Empfehlungsliste zur Struktur

---

**Empfehlungsliste: «Vorbereitung von Besprechungen»**

**Struktur**
- …

**Prozess**
- Ist eine genaue Themen-/Problemstellung formuliert?
- Ist die Themen-/Problemstellung in Teilprobleme zerlegt?
- Ist ein gemeinsames Besprechungsziel definiert worden?
- Welche Methoden eignen sich für den Prozess der Bearbeitung?
- Welche Hilfsmittel der Moderation werden für die Methoden benötigt?
- Ist ein Maßnahmeplan vorbereitet?
- Mit welcher Methode soll die Auswertung des gemeinsamen Arbeitsprozesses erfolgen?

**Verhalten**
- …

**Abbildung II 9-12:** Empfehlungsliste zum Prozess

**Empfehlungsliste: «Vorbereitung von Besprechungen»**

| | |
|---|---|
| **Struktur** | ■ … |
| **Prozess** | ■ … |
| **Verhalten** | ■ Welche Interessen und Wünsche haben die Teilnehmer? |
| | ■ Welche Motivation zur Mitarbeit an der Problemstellung haben die Teilnehmer? |
| | ■ Mit welchen Methoden kann die Motivation der Teilnehmer erhöht werden? |
| | ■ Mit welchen Methoden kann der Gruppenprozess positiv unterstützt werden? |
| | ■ Welche Methoden stehen für Konfliktklärung zur Verfügung? |
| | ■ Soll eine Bewertung der Moderation der Sitzung erfolgen? |
| | Wenn ja, mit welcher Methode? |

**Abbildung II 9-13:** Empfehlungsliste zum Verhalten

## 9.4.6
## Phase 6: Auswertung

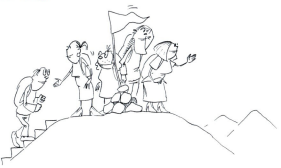

*Überprüfung der Veränderung*

Die zu vereinbarenden Veränderungen und konkreten Maßnahmen sollten zunächst als Probehandeln erfolgen. Das bedeutet, dass eine zeitlich engmaschige Überprüfung der Wirksamkeit der eingeleiteten Veränderungen erfolgen muss. Diese 6. Phase der Auswertung in dem Besprechungsprozess entspricht der Phase der Evaluation in dem Problemlöseprozess.

*Zentrale Fragen*

Ohne Evaluation ist keine Handlung vollständig. Mit der Evaluation soll sowohl die Qualität des Ergebnisses überprüft und bewertet werden als auch die des Prozesses beziehungsweise des Weges, der zu dem Ergebnis geführt hat. Der erreichte Ist-Zustand wird dabei systematisch und fortlaufend mit dem angestrebten Soll-Zustand verglichen. Aus der Abweichungsanalyse werden dann gegebenenfalls neue Bearbeitungsschritte abgeleitet und/oder neue Erkenntnisse für zukünftige Problemlösungen beziehungsweise Aufgabenbewältigungen gezogen. Gezielte Fragen wie «Wann erfolgen Zwischen- und Abschlussevaluation?» und «Welche Bewertungskriterien liegen der Evaluation zugrunde?» bilden wichtige Orientierungspunkte für die konkrete Durchführung der Evaluation. Die Reflexion der Ergebnisse, die eine Reflexion der diesen zugrundeliegenden Veränderungsstrategien einschließt, erweitert dabei insgesamt die bestehenden Handlungsschemata aller Beteiligten im Sinne eines Anwachsens ihrer Problemlösekompetenz.

*Evaluation des Verhaltens*

Bezogen auf die Qualitätssteigerung von Besprechungen kann eine Überprüfung einmal auf der Ebene des Verhaltens der Teilnehmer durchgeführt werden und zum anderen auf der Ebene der Effizienzsteigerung des Prozesses. Auf der Ebene des Verhaltens der Teilnehmer kann mittels geeigneter Instrumente wie zum Beispiel Bewertungsbögen der Lernzuwachs im Hinblick auf einen kontrollierten Dialog, problemlöseorientiertes Denken, Konfliktbereitschaft, offenes Feedback etc. festgestellt werden. Die Evaluation der Prozessqualität, die die Schaffung geeigneter Strukturen beziehungsweise Rahmenbedingungen voraussetzt, hat vor allem eine ständige Überprüfung der Ziel- und Ergebnisorientierung zum Gegenstand. Auch hier eignen sich Empfehlungs- beziehungsweise Checklisten als Instrumente der Überprüfung, wie sie oben bereits ausführlich dargestellt worden sind.

*Evaluation der Prozessqualität*

Da bei der Auswertung beziehungsweise Evaluation grundsätzlich ein Abgleich des angedachten Soll-Zustandes mit dem zu ermittelten Ist-Zustand erfolgt, wird der Regelkreis des Besprechungsprozess vernetzt mit dem Problemlöseprozess und dem Moderationsprozess immer wieder neu durchlaufen. Dies gilt auch dann, wenn die gewünschten Veränderungen als Routinemaßnahmen implementiert werden können, da dann in fest vereinbarten Zeitabständen geplante und systematische Überprüfungen im Sinne von Qualitätssicherungsmaßnahmen stattfinden müssen.

*Fortlaufende Qualitätsüberprüfung*

Innerhalb der Kontinuität der fortlaufenden Auswertung bildet jeder Besprechungsprozess eine abgeschlossene Einheit, die entsprechend der einzelnen Phasen mit einem gezielten Einstieg beginnt und einem guten und positiven Ende zugeführt wird. Die Wichtigkeit des Abschlusses von jeder Sitzung beziehungsweise Besprechung wird besonders in dem Moderationsprozess betont und sollte als geplantes und von den Teilnehmern bewusst erlebtes Ende gestaltet werden. Um eine ganzheitliche Betrachtung zu ermöglichen, sollten in der Abschlussrunde das Ergebnis, der Prozess und die Kommunikation in der Gruppe reflektiert werden. Dies erfolgt einmal als Retrospektive und zum anderen als prospektive Planung.

*Gestaltung des Abschlusses*

Da im Arbeitsalltag für die Abschlussphase die Zeit häufig knapp ist, müssen hier Methoden gewählt werden, die zeitsparend und aussagekräftig zugleich sind. Die Moderationsmethode der Einpunktabfrage kann beispielhaft als eine Möglichkeit genannt werden, mit der gezielt verschiedene wichtige Aspekte erfragt werden können. Für den Abschluss des Besprechungsprozesses, wie er in diesem Beitrag exemplarisch entwickelt und dargestellt worden ist, werden für die Evaluation drei Fragen konkretisiert. Die erste beschäftigt sich mit der Zufriedenheit mit dem Arbeitsergebnis, die zweite zielt auf die Bewertung des gemeinsamen Arbeitsprozesses und mit der dritten Frage wird die Stimmung und die Kommunikation in der Gruppe thematisiert (s. **Abb. II 9-14**).

*Einpunktabfrage*

## 9.5
# Zusammenfassendes Ergebnis

Die Vernetzung der sechs Phasen des Besprechungsprozesses mit dem sechsschrittigen Vorgehen in dem Moderations- und in dem Problemlöseprozess ermöglicht eine systematische und strukturierte Bearbeitung von Problemen und Fragestellungen. **Tabelle II 9-3** zeigt die zusammenfassende Bearbeitung des konkreten Themas «Besprechungen effizient gestalten», wie sie in den vorangegangenen Ausführungen bezugnehmend auf das Fallbeispiel erläutert worden ist. Vergleicht man die intuitive Bearbeitung der Problematik mit der systematischen Bearbei-

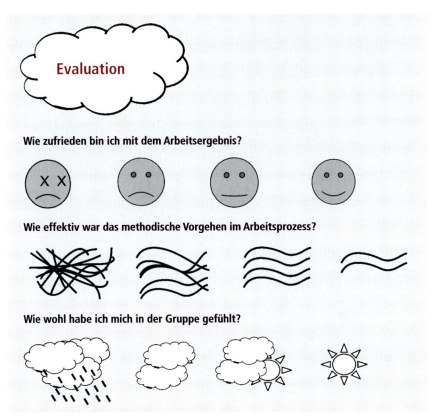

**Abbildung II 9-14:** Einpunktabfrage zur Evaluation

tung, die die Phasen des Besprechungsprozesses mit den Schritten des Moderationsprozesses und des Problemlöseprozesses verbindet, wird deutlich, dass die systematische Bearbeitung insbesondere einen höheren Differenzierungsgrad auf den einzelnen Stufen des Handlungszyklus gewährleistet.

## 9.6
## Fallbeispiel zur Übung: «Verändertes Konzept zur Besprechungspraxis mit den Praxisanleitern zur Neuorientierung der Pflegeausbildung»

**Tabelle II 9-4:** Einordnung der Thematik in die Studienschwerpunkte und Arbeitsfelder

|  | Pflegemanagement | Pflegepädagogik |
|---|---|---|
| **Arbeitsfelder** | Leitung | Ausbildung |
|  | Weiterbildung | Weiterbildung |
|  | Beratung | Beratung |
|  | Forschung und Entwicklung | Forschung und Entwicklung |

Frau Maurer, die neu eingestellte Praxisbeauftragte einer großen Bildungseinrichtung für Pflege- und Gesundheitsberufe, ist damit beauftragt worden, auf der Basis der neuen Gesetzesgrundlage für Pflegeberufe vor allen Dingen die praktische Ausbildung enger und näher an die theoretische anzugliedern beziehungsweise neue Konzepte zu entwickeln, die eine stärkere Theorie-Praxis-Vernetzung zur Folge haben. Bisher wurden zweimal im Jahr so genannte Praxisanleitertreffen durchgeführt. Hier erfolgte hauptsächlich ein Erfahrungsaustausch, der schwerpunktmäßig von den spontan geäußerten Erlebnissen und Erfahrungen der Praxisanleiter beziehungsweise Praxisanleiterinnen gesteuert wurde.

Frau Maurer hatte die Gelegenheit, an einer der letzten Sitzungen teilzunehmen. Auch wenn die Zufriedenheit der Kolleginnen aus der Praxis groß war, weil sie ihren Kummer, ihre Sorgen und ihre Missstände artikulieren konnten, so fielen Frau Maurer doch bestimmte Defizite auf:

- zu lange Pausen zwischen den Sitzungen
- weder eine vorab verschickte TOP-Liste, noch verpflichtendes Protokoll
- keine Zielvereinbarungen bis zur nächsten Sitzung
- keine angemessene Moderation der Sitzung
- keine Zeitbegrenzung der Sitzung sowie Einhaltung von Regeln der Gesprächsführung
- mangelndes Engagement der Mitarbeiterinnen, sich aktiv in den Prozess einzugeben
- keine Klarheit über Sinn und Zweck des Treffens bei Praxisanleitern beziehungsweise Praxisanleiterinnen

Dies sind nur einige wesentliche Aspekte, die Frau Maurer bei der ersten Sitzung der Praxisanleiter aufgefallen sind. Ihrer Meinung nach krankt das Zusammentreffen hauptsächlich daran, dass weder die Sicherung der Ergebnisse noch die Sinnhaftigkeit der Informationsweitergabe von Schule zu Betrieb thematisiert wurde noch den Beteiligten hinreichend klar ist. Da viele Kolleginnen und Kollegen aufgrund der hohen Arbeitsbelastung die zweimal im Jahr stattfindenden Treffen eher als ein «Herauskommen aus dem Pflegealltag» sehen und diese Zusammenkünfte für sie vorrangig dem Erfahrungsaustausch dienen, muss auf der Entscheidungsebene das inhaltliche Ziel kritisch hinterfragt werden. Weil jedoch bislang nie die Bedeutung und die Relevanz derartiger Treffen offen angesprochen wurde und vor allen Dingen die praktische Ausbildung noch mehr Brisanz in sich birgt als bei vorherigen Treffen, entschließt sich Frau Maurer, diese Thematik auf der nächsten Sitzung anzusprechen.

Ihr Ziel ist es, eine aktivere Beteiligung an der Durchführung von Besprechungen zu erzielen. Weiterhin möchte sie, dass die Besprechungen effektiver in der Zeit und im Ergebnis zu gestalten sind. Außerdem ist sie der Auffassung, dass viele Entscheidungen nur dann sinnvoll getroffen werden können, wenn bereits durch vorgelagerte Arbeitsgruppen Teilergebnisse in der Sitzung vorgelegt werden, die dann zielgerichtet zu einer gemeinsamen Entscheidung führen. Sie will ein Konzept entwickeln, welches es allen Beteiligten ermöglicht, aktiv Einfluss auf die regelmäßig stattfindenden Treffen der Praxisanleiter mit Vertretern des theoretischen Unterrichts zu nehmen. Wie sie dies allerdings umsetzen soll, ist ihr noch unklar. Dazu benötigt sie Kolleginnen und Kollegen sowohl aus der Praxis als auch aus der Theorie.

**Tabelle II 9-3:** Bearbeitung des Fallbeispiels auf der Basis der Vernetzung des Besprechungsprozesses mit dem Moderationsprozess und dem Problemlösungsprozess

| Handlungs-schritte | Variablen | | |
| --- | --- | --- | --- |
| | **Person** | **Prozess** | **Struktur** |
| **Analyse, Diagnose** | PDL<br>■ Autoritärer Leitungsstil<br>■ Wenig Kritikfähigkeit<br>■ Profilierungsneigung<br>■ Angst vor Machtverlust<br><br>MA<br>■ Unpünktlichkeit<br>■ Geringe Offenheit<br>■ «Seitengespräche»<br>■ auf persönliche Vorteile bedacht | PDL<br>■ fehlende Zielvorgabe<br>■ mangelnde Strukturierung der Diskussion<br>■ geringe Methodenkenntnisse<br>■ fehlende Kontrolle und Umsetzung von Beschlüssen<br><br>MA<br>■ am Thema vorbeireden<br>■ wenig lösungsorientiertes Denken | ■ zu lange Besprechungsdauer<br>■ zu viele Besprechungen<br>■ «überflüssige Teilnehmer»<br>■ fehlende Zuständigkeits-zuweisungen von Tagesord-nungspunkten<br><br>MA<br>■ geringe Mitgestaltung der Tagesordnungspunkte<br>■ wenig Vorbereitung |
| **Soll-Zustand** | PDL<br>■ Rolle, Aufgaben und Funktion in der Moderation von Sitzungen werden qualifiziert umgesetzt.<br>■ Bereitschaft zur offenen Auseinandersetzung und für beidseitige Feedbackprozesse ist vorhanden.<br>■ Fördern und Fordern der Mitarbeiter sind ausbalanciert.<br>■ Selbstreflexion findet kontinuierlich statt<br><br>MA<br>■ Bereitschaft zur aktiven Mitarbeit und Auseinandersetzung in und mit der Gruppe ist vorhanden<br>■ Selbstverantwortliches Handeln wird angestrebt.<br>■ Die eigenen Ziele sind mit den Zielen der Organisation vereinbar. | PDL<br>■ Zielvorgaben erfolgen und werden konsequent zu den Mitarbeitern rückgekoppelt.<br>■ Die Bearbeitung von Inhalten erfolgt strukturiert.<br>■ Die Methodenvielfalt der Moderation wird genutzt.<br>■ Maßnahmen werden geplant und konsequent umgesetzt.<br><br>MA<br>■ Problemlöseorientiertes Denken steht im Vordergrund<br>■ Ein Konsens über Inhalte, Ziele und Vorgehensweise wird kontinuierlich hergestellt. | PDL<br>■ Vereinbarte Zeiten werden eingehalten.<br>■ Besprechungshäufigkeit entspricht der Notwendigkeit.<br>■ Nur Betroffene nehmen an Besprechungen teil.<br>■ Über Inhalte und Ablauf der Besprechungen sind alle Teilnehmer rechtzeitig informiert.<br><br>MA<br>■ Mitgestaltung der Tagesordnung<br>■ Mitgestaltung des Besprechungsablaufs |
| **Interventionen** | PDL<br>■ Moderationstraining, Besprechungsmoderation<br>■ Personale Kompetenz steigern<br>■ Gruppenprozesse und -ressourcen fördern<br>■ Eigene Motivation klären<br><br>MA<br>■ Kommunikationsregeln entwickeln<br>■ Regelmäßiger Top: «Gruppenklima»<br>■ Selbstregulierung der Gruppe<br>■ Abgleich von Zielen: Person und Organisation | PDL<br>■ Gesamtziel und Teilziele verdeutlichen.<br>■ Inhaltliche Schritte und Phasen festlegen.<br>■ Anwendung von Moderationsmethoden<br>■ Maßnahmekatalog einführen<br><br>MA<br>■ Konsens über Problemstellung und Ziele herstellen<br>■ Problemlöseprozess trainieren und anwenden | PDL<br>■ Zeitlimit vereinbaren und überwachen<br>■ Besprechungsnotwendigkeit überprüfen<br>■ Einladung nach Fach- und Entscheidungskompetenz<br>■ Tagesordnung und Zusatzinformationen eine Woche vorher verteilen<br><br>MA<br>■ Interessenlage klären<br>■ Delegation von Tagesordnungspunkten |
| **Evaluation** | ■ Überprüfen der Ergebnisse in Bezug auf den gewünschten Soll-Zustand. | | |

**Tabelle II 9-5:** Analyseraster zur sachgerechten Bearbeitung des Fallbeispiels «Verändertes Konzept zur Besprechungspraxis mit den Praxisanleitern zur Neuorientierung der Pflegeausbildung»

| Handlungsschritte | Variablen | | |
|---|---|---|---|
| | Person | Prozess | Struktur |
| Analyse, Diagnose | ■ | ■ | ■ |
| Soll-Zustand | ■ | ■ | ■ |
| Intervention | ■ | ■ | ■ |
| Evaluation | ■ | ■ | ■ |

## Literatur

Aebli, H.: Denken.: Das Ordnen des Tuns. Bd. I: Kognitive Aspekte der Handlungstheorie. 2. Aufl. Klett-Cotta, Stuttgart 1993

Blom, H.: Sitzungen erfolgreich managen. Meetings als Kommunikationsmittel und Management-Instrument richtig nutzen. Beltz, Weinheim/Basel 1999

Füermann, T.; Dammasch, C.: Prozeßmanagement. Anleitung zur ständigen Verbesserung aller Prozessoren im Unternehmen. Hanser, München/Wien 1997

Halfpap, K.: Lernen lassen. Ein Wegweiser für pädagogisches Handeln. Winklers, Darmstadt 1996

Hofmann, L. M.: Besprechungsmanagement. In: Rosenstiel, L. v.; Regnet, E.; Domsch, M. (Hrsg.): Führung von Mitarbeitern – Handbuch für erfolgreiches Personalmanagement. 3. Auflage. Schäffer-Poeschel, Stuttgart 1992

Jecht, H.; Sgonina, S.: Lernen und Arbeiten in Ausbildung und Beruf. Methodenheft für den handlungsorientierten Unterricht. 1. Aufl., Darmstadt 1998

Klebert, K.; Schrader, E.; Straub, W. G.: KurzModeration. Anwendung der Moderationsmethode in Betrieb, Schule und Hochschule, Kirche und Politik, Sozialbereich und Familie bei Besprechungen und Präsentationen. 2. Auflage. Windmühle, Hamburg 1987

Muster-Wäbs, H.; Schneider, K.: Vom Lernfeld zur Lernsituation. Gehlen, Bad Homburg vor der Höhe 1999

Neuland, M.: Neuland – Moderation. 3. Aufl. Verlag Neuland, Künzell 1999

Poser, M.: «Besprechungsorgien» ohne Effekt? Besprechungsmanagement – ein zentrales Instrument der Qualitätssicherung. In: Krankenhaus Umschau, (1999) 9: 636–643

Schaube, W. (Hrsg.): Handlungsorientierung für Praktiker. Ein Unterrichtskonzept macht Schule. 2. Auflage. Winklers, Darmstadt 1996

Schneider, K.: Vernetzung von betrieblichen und schulischen Handlungsfeldern – eine Möglichkeit der Professionalisierung in der Pflegeausbildung. DBfK, Essen 1997

Schneider, K.: Moderation – kein Fall für «Gestrige». In: Unterricht Pflege, (1999) 4: 2–4

Schreyögg, G.: Manager in Aktion. Ergebnisse einer Beobachtungsstudie in mittelständischen Unternehmen. In: zfo. Zeitschrift für Führung und Organisation, (1992) 2: 82–89

Seifert. J. W.: Visualisieren – Präsentieren – Moderieren. 5. Aufl. Gabal, Bremen 1993

Seifert. J. W.: Besprechungs-Moderation. 5. Aufl. Gabal, Bremen 1999

Stroebe, R. W.: Kommunikation II. 5. Aufl. Sauer, Heidelberg 1992

Theden, P.; Colsman, H. (1997): Qualitätstechniken. Werkzeuge zur Problemlösung und ständigen Verbesserung. 2. Aufl. Hanser, München/Wien 1997

Walter, H. J.: Denk-Zeichnen. 3. Aufl. Josef Schmidt, Bayreuth 1997

# Die Lernebene
# der Organisation

# 10
# Projektmanagement

Märle Poser, Sigrun Schwarz

## 10.1
## Einführung in die Thematik

Projektmanagement gewinnt vor dem Hintergrund sich rasch wandelnder sozialer und ökonomischer Bedingungen an Bedeutung. Dies gilt insbesondere für Organisationen im Gesundheitsbereich, in dem durch eine Reihe von Gesetzesnovellen ein Strukturwandel von der bedarfsorientierten «Planwirtschaft» hin zu einer wettbewerbsorientierten «Marktwirtschaft» eingeleitet wurde und der durch viele technische Innovationen geprägt ist. Der notwendige «Umbau» der Organisationen ist weitreichend. So müssen zum Beispiel Vernetzungen zwischen den Berufsgruppen einer Einrichtung sowie mit anderen Organisationen aufgebaut, Qualitätsmanagementsysteme entwickelt und eingeführt, die Leistungen konsequent an dem Bedarf der Kunden ausgerichtet und ein systematisches Controlling durchgeführt werden. Diese und andere notwendig werdenden Änderungsvorhaben sind von einer hohen Komplexität geprägt und bedürfen einer besonderen Bearbeitungsform. Das Projektmanagement stellt dafür ein geeignetes Instrument dar. Durch das Projektmanagement wird ermöglicht, dass in die Problembearbeitung und die Problemlösung alle von der Aufgabenstellung betroffenen Mitarbeiter hierarchie- und berufsgruppenübergreifend einbezogen werden. Es entsteht eine «Organisation in der Organisation», mit der zeitnah auf die sich wandelnden Anforderungen reagiert werden kann mit dem Ziel einer sicheren Positionierung auf dem (Gesundheits-) Markt.

In den folgenden Ausführungen wird das Projektmanagement dargestellt. In einem zusammenfassenden Überblick geht es dabei zunächst um die Erläuterung der charakteristischen Merkmale von Projekten sowie um die Ziele von Projektmanagement. Es folgen Ausführungen zu den Formen der Projektorganisation und zu den Projektbeteiligten sowie zu der Grobstruktur eines Projektablaufs. Nach dieser Einführung wird in einem Fallbeispiel ein Projektvorhaben geschildert, das für Pflegemanager und Pflegepädagogen hohe Relevanz hat. In der nachfolgenden Darstellung der insgesamt fünf Phasen eines Projektes, an die der Handlungszyklus angebunden wird, erfolgt dann jeweils eine weitere Verlaufsschilderung des in dem Fallbeispiel beschriebenen Projektvorhabens. Ausgewählte Methoden und Techniken zur Organisation der Projektarbeit sowie die Anwendung des Systemdenkens werden dabei expliziert. Eine Zusammenfassung der Ergebnisse schließt das Kapitel ab.

## 10.2
# Merkmale und Ziele

*Definition Projekt*

Kein Projekt gleicht dem anderen. So zeigen sich zum Beispiel Unterschiede im Hinblick auf ihre Größe, auf ihren Umfang, auf die Dauer, auf die Kosten und auf die angestrebten Ziele. Gleichzeitig weisen sie aber auch bestimmte gemeinsame Merkmale auf, die ein Projekt definieren. Nach DIN 69901 wird ein Projekt definiert als «ein Vorhaben, das im Wesentlichen durch die Einmaligkeit der Bedingungen in ihrer Gesamtheit gekennzeichnet ist» (DIN 69901). Aus dem Merkmal *Einmaligkeit der Bedingungen* lassen sich dann alle weiteren charakteristischen Merkmale von Projekten ableiten.

*Merkmale von Projekten*

Projekte haben festgelegte Ziele; diese Ziele beziehen sich sowohl auf den Inhalt als auch auf die Qualität, die Kosten, den Aufwand an Ressourcen und den Termin.

- Projekte sind begrenzt; dies gilt für die finanziellen und personellen Ressourcen einerseits und für andere Einflussbedingungen, wie zum Beispiel Raumkapazitäten, gesetzliche Regelungen, politische Entscheidungen, Akzeptanz von Betroffenen etc., andererseits.
- Projekte haben eine spezifische Organisation; sie bilden eine eigene hierarchie- und funktionsübergreifende Einheit in oder neben einer Linienorganisation oder sie werden in einer Matrixorganisation angesiedelt.
- Projekte grenzen sich gegenüber anderen Vorhaben ab; dies gilt insbesondere für die sich täglich wiederholenden Routinearbeiten in einem Unternehmen, aber auch gegenüber anderen Projekten, zu denen es zwar Überschneidungen geben kann, die jedoch eigene festgelegte Ziele verfolgen.
- Projekte betreffen Veränderungen.

*Übergeordnete Zielsetzung*

Aus den genannten Einzelmerkmalen lässt sich eine übergeordnete Zielsetzung von Projektmanagement herausarbeiten. Mit Hilfe von Projekten beziehungsweise Projektmanagement sollen Aufgabenstellungen erfolgreich bearbeitet werden die einzigartig sind, eine klare Zieldefinition enthalten sowie eine Festlegung von zeitlichen, personellen und sachlichen Ressourcen aufweisen. Insgesamt wird mit der Arbeit von Projekten das Ziel verfolgt, Veränderungen herbeizuführen. In Merkmalen und Zielen unterscheiden sich damit Projekte klar von Routineaufgaben, wie die **Tabelle II 10-1** zeigt.

**Tabelle II 10-1:** Unterscheidungsmerkmale von Projekten und Routineaufgaben

| | **Merkmal** | | | |
| --- | --- | --- | --- | --- |
| | **Einzigartigkeit** | **Resssourcen** | **Dauer** | **Veränderungen** |
| **Projekte** | hoch | temporär | begrenzt | hoch |
| **Routineaufgaben** | niedrig | permanent | unbegrenzt | niedrig |

## 10.3
# Formen der Projektorganisation und Projektbeteiligte

In der Projektorganisation werden drei Haupttypen unterschieden:

- die reine Projektorganisation
- die Stabs-Projektorganisation
- die Matrix-Projektorganisation.

*Reine Projekt-organisation*

In der reinen Projektorganisation wird für ein Projekt eine eigenständige Organisation gebildet. Es entsteht eine «Parallel-Linienorganisation», die selbständig beziehungsweise getrennt von dem (auftraggebenden) Unternehmen arbeitet. Die Kommunikation mit dem Unternehmen erfolgt in Form von Berichten und Dokumentationen über den Verlauf des Projektes sowie über einzelne Projektaktivitäten und wird durch die Projektleitung sichergestellt. Die Projektleitung ist formal mit umfangreichen Kompetenzen ausgestattet. Sie ist fachlich weisungsbefugt und trägt die volle Verantwortung für das Projekt und die Projektarbeitsgruppen. Die reine Projektorganisation hat folgende Vorteile:

*Vorteile*

- hohes Engagement der Teammitglieder, die ausschließlich auf das Projekt konzentriert sind
- Identifikation der Teammitglieder mit dem Projektziel
- klares Unterstellungsverhältnis
- direkte Kommunikation und kurze Entscheidungswege
- zeitnahe Reaktion auf Abweichungen von gesetzten Zielen.

Die Nachteile der reinen Projektorganisation liegen vor allem:

*Nachteile*

- in dem erhöhten Personalbedarf durch die Freistellung von Mitarbeitern und damit verbundenen (z. T. erheblichen) Mehrkosten
- in der Rekrutierung (da Abteilungsleitungen gut eingearbeitete Mitarbeiter nur ungern freistellen)
- in der Wiedereingliederung der Projektmitglieder in das Unternehmen nach Beendigung des Projekts (hier zeigt sich häufig, dass erworbene Kompetenzen und Fähigkeiten nicht mehr eingesetzt werden können)
- in einem Konfliktregelungsbedarf in Bezug auf widersprüchliche Ziele und Abläufe in dem Unternehmen und in dem Projekt.

*Stabs-Projekt-organisation*

Die Stabs-Projektorganisation ist im Gegensatz zu der reinen Projektorganisation nur minimal ausgestattet. Das Projekt wird in die bestehende Struktur des Unternehmens integriert, wobei die Steuerung des Projekts einer zentralen Stabsstelle übertragen wird. Der Projektkoordinator hat gegenüber den Projektmitgliedern keinerlei Entscheidungs- und Weisungsbefugnisse, da die funktionale Hierarchie bestehen bleibt und diese Kompetenzen den Linienvorgesetzten weiterhin vorbehalten bleiben. Die Aufgaben des Projektkoordinators liegen vor allem darin, den Ablauf des Projektes im Hinblick auf die unterschiedlichen Zielebenen wie Qualität, Kosten, Zeit zu planen. Im Bedarfsfall schlägt er dabei dem Linienvorgesetzten Maßnahmen vor, die dieser bei seinen Entscheidungen und Weisungen berücksichtigen kann. Die Verantwortung bezüglich der Einhaltung der Zielvorgaben verbleibt entsprechend bei den Linieninstanzen. Die Vorteile der Stabs-Projektorganisation sind Folgende:

Vorteile
- Flexibilität in der Personalplanung; Mitarbeiter können an mehreren Projekten gleichzeitig beteiligt sein.
- Hierarchische Aufbauorganisation bleibt unverändert, Kompetenzstreitigkeiten zwischen Linienvorgesetzten und Projektkoordinationen werden vermieden.
- Mit der Übertragung der Steuerung eines Projektes an eine zentrale Stabsstelle werden die entsprechenden Fachkompetenzen gezielt genutzt.

Es sind allerdings auch einige gewichtige Nachteile der Stabs-Projektorganisation zu nennen:

Nachteile
- Die Anforderungen des Tagesgeschäftes bestimmen den Umfang der personellen Ressourcen, die für das Projekt freigestellt werden.
- Das Projekt hat nur begrenzt Einfluss auf grundlegende Veränderungen in dem Unternehmen.
- Die Projektmitarbeiter erleben zum Teil widersprüchliche Zielvorgaben im Tagesgeschäft und in der Projektarbeit.
- Die Kompetenzausstattung des Projektkoordinators ist sehr gering.
- Mitarbeiter fühlen sich im Hinblick auf die Projektdurchführung nicht oder nur in geringem Maße verantwortlich.
- Es besteht die Gefahr der Isolierung des Projektleiters.

Matrix-Projekt-
organisation
Die Matrix-Projektorganisation stellt eine Kombination der reinen Projektorganisation und der Stabs-Projektorganisation dar. Die Projektmitarbeiter sind zwei Instanzen unterstellt, zum einen der Leitung ihrer Abteilung und zum anderen der Leitung des Projektes. Hierdurch entsteht für einen begrenzten Zeitraum ein Mehrliniensystem. Während die Linienvorgesetzten für die fachliche Durchführung des Projektes zuständig sind, liegen die Verantwortlichkeiten der Projektleitung auf der Ebene der Planung, Steuerung und Ergebniskontrolle des Projektes (s. **Abb. II 10-1**).

Folgende Vorteile lassen sich für eine Matrix-Projektorganisation nennen:

Vorteile
- Förderung von vernetztem Denken und ganzheitlicher Projektbetrachtung
- Kompatibilität zwischen projekt- und unternehmensinternen Zielen und Abläufen
- Flexibilität im Hinblick auf der personelle Ressourcenplanung.

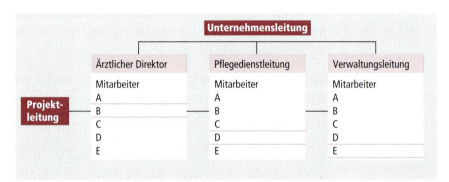

**Abbildung II 10-1:** Matrix-Projektorganisation

**Tabelle II 10-2:** Auswahl der Projektorganisation nach Baguley (1999: 60)

| | |
|---|---|
| Können Sie die folgenden Dinge in Bezug auf das Projekt festlegen? | |
| ■ Ziele und gewünschtes Ergebnis | |
| ■ Geplanter Zeitraum | |
| ■ Geplante Kosten | |
| ☐ Nein | ☐ Ja |
| | |
| Benötigt das Projekt spezielle Technologien oder spezielles Wissen, um diese Ergebnisse zu erzielen? | |
| ☐ Nein | ☐ Ja (2 Punkte) |
| | |
| Verfügt das Unternehmen über dieses Wissen oder diese Technologie? | |
| ☐ Nein | ☐ Ja (minus 1 Punkt) |
| | |
| Sind die Kosten für das Projekt sehr hoch? | |
| ☐ Nein | ☐ Ja (2 Punkte) |
| | |
| Erstreckt sich das Projekt über einen langen Zeitraum? | |
| ☐ Nein | ☐ Ja (2 Punkte) |
| | |
| Hat das Projekt ein hohes Risikopotenzial? | |
| ☐ Nein | ☐ Ja (2 Punkte) |

Bei 7 bis 9 Punkten:  Wählen Sie eine reine Projektorganisation
Bei 3 bis 4 Punkten:  Wählen Sie eine Matrix-Projektorganisation
Bei 0 bis 2 Punkten:  Wählen Sie eine Stabs-Projektorganisation

An Nachteilen sind vor allem hervorzuheben:

*Nachteile*

- die Häufigkeit von Kompetenzkonflikten zwischen dem Linienvorgesetzten und der Projektleitung
- die Doppelunterstellung der am Projekt beteiligten Mitarbeiter und eine damit verbundene mögliche Verunsicherung
- hoher Koordinationsaufwand zwischen Tagesgeschäft und Projektarbeit
- Gefahr der Überlastung von Mitarbeitern (an die sowohl von den Fachbereichsleitungen als auch von der Projektleitung Anforderungen gestellt werden).

*Auswahl der geeigneten Projektorganisation*

Bei der Entscheidung, welche Projektorganisation die geeignete ist, empfiehlt es sich, einige grundsätzliche Fragen im Hinblick auf den Umfang, den Zeitraum und die finanziellen, personellen und sachlichen Ressourcen zu beantworten. Als Faustregel gilt dabei, je umfangreicher und komplexer ein Vorhaben ist, desto mehr Entscheidungsspielraum und Autonomie muss für die Projektabwicklung gewährt werden. Baguley (1999) hat in Form einer Checkliste spezielle Fragen entwickelt, die den Entscheidungsprozess anleiten können (s. **Tab. II 10-2**).

*Projektbeteiligte*

Für alle drei genannten Formen der Projektorganisationen gilt, dass die Hauptbeteiligten die Mitarbeiter beziehungsweise die Arbeitsgruppen in dem Projekt sind sowie die Projektleitung. Welche Personen dies im Einzelnen sind, ist von Fall zu Fall neu festzulegen, wobei sich dies an den für das jeweilige Projekt erforderlichen Kompetenzen und Fähigkeiten orientiert. Darüber hinaus können auch weitere Personen beziehungsweise organisatorische Einheiten in einem Projekt eingebunden sein, wie zum Beispiel die Leitungen von Fachbereichen und ein Lenkungsausschuss, der sich aus externen Experten, Vertretern der Unternehmensleitung, Mitgliedern des Betriebsrates und anderen zusammensetzt.

## 10.4
# Projektablauf im Überblick

Durch die Komplexität und Neuartigkeit der Aufgabenstellung birgt jedes Projekt neue Herausforderungen und Risiken in sich. Für eine effektive Projektabwicklung ist es daher notwendig, ein zielgerichtetes und gut strukturiertes Vorgehen zugrunde zu legen. Dies ist gekennzeichnet durch eine Gliederung des Projektablaufs in zeitlich aufeinanderfolgende einzelne Phasen. Der jeweilige Abschlusspunkt der einzelnen Phasen «definiert einen sogenannten Meilenstein. Hierunter wird ein definiertes termingebundenes Sachergebnis verstanden. Ein solcher Meilenstein gilt erst dann als erreicht, wenn das geforderte Ergebnis vollständig und durch Qualitätssicherung abgesegnet vorliegt». (Litke, 1991: 312).

*Phasenverlauf von Projekten*

In der einschlägigen Literatur werden die Projektphasen je nach inhaltlichem Schwerpunkt unterschiedlich eingeteilt. (Litke, 1995; Madauss, 1994; Klose, 1996; Schmidt, 1997; Bagulay, 1999; Boy et. al, 2001; Kraus/Westermann, 2001; Schelle, 2001) Dabei lassen sich im Großen und Ganzen vier Hauptphasen ausmachen, die in Abhängigkeit von Art, Umfang und Detaillierungsgrad eines Projektes in mehrere Unterphasen differenziert werden. Die Hauptphasen eines Projektes können unterschieden werden in eine Definitionsphase, eine Untersuchungsphase, eine Durchführungsphase und eine Abschlussphase. Diesen Phasen vorangeschaltet ist der sogenannte Anstoß für ein Projekt beziehungsweise die Projektinitiative. Sie wird hier als eigenständige Phase begriffen. In der folgenden zusammenfassenden Übersicht wird daher von insgesamt 5 Phasen ausgegangen.

*Phase 1*

Der Anstoß für ein Projekt beziehungsweise die Projektinitiative (Phase 1) kann von den Mitgliedern einer Organisation ausgehen, die einen bestimmten Veränderungsbedarf sehen, oder auch von außen kommen, zum Beispiel von externen Beratern, von kooperierenden Organisationen oder durch eine veränderte Gesetzgebung. In einem formellen oder informellen Antragsverfahren werden grob die Ziele skizziert, der Gestaltungsbereich benannt und der zu erwartende (finanzielle, sachliche und personelle) Aufwand geschätzt.

*Phase 2*

In der Definitionsphase (Phase 2) geht es zunächst einmal um eine breite Auseinandersetzung mit dem Projekt, wobei alle in Frage kommenden Entwicklungs- und Lösungsmöglichkeiten untersucht werden. Das Hauptgewicht liegt in dieser Phase auf der zunächst noch groben Analyse der als veränderungswürdig angesehenen Situation und in der Klärung der Fragestellung, ob das Projekt weitergeführt werden soll und in welche Richtung die Ziele und Lösungen zu differenzieren sind. Auf der Grundlage der durch die Analyse erfolgten Problemdefinition wird gegebenenfalls ein Soll-Zustand definiert beziehungsweise werden die Projektziele detailliert definiert und mögliche Lösungen erarbeitet.

*Verbindung mit dem Handlungszyklus*

An die Definitionsphase wird der Handlungszyklus angekoppelt. Dieser ermöglicht eine strukturierte Bearbeitung der verschiedenen Ebenen der Analyse/Diagnose, der Erarbeitung eines Sollzustandes und der sich daraus ergebenden Lösungsansätze beziehungsweise Lösungsstrategien bezogen auf die Kriterien Person, Prozess und Struktur. Für die einzelnen Schritte des Handlungszyklus kann dabei auf verschiedene Techniken und Methoden der Bearbeitung zurückgegriffen werden (s. **Abb. II 10-2**).

*Phase 3*

Ist die Analyse und die darauf basierende Gestaltung des Zielkonzeptes einschließlich der angestrebten Lösungen abgeschlossen, schließt sich die Untersuchungsphase an (Phase 3), wobei je nach Größe des Projektes auch verschiedene

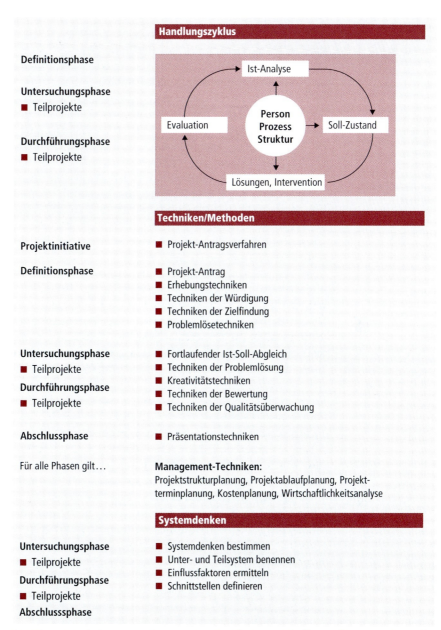

**Abbildung II 10-2:** Zusammenhang zwischen Projektphasen, Handlungszyklus, Techniken und Systemdenken

Teilprojekte bearbeitet werden können. Insgesamt werden in dieser Phase nur noch die Problemfelder und Lösungsstrategien weiterverfolgt, die sich in der Definitionsphase als relevant herauskristallisiert haben. Es erfolgt dabei eine detaillierte Gliederung und hierarchische Ordnung aller angedachten Projektaktivitäten, die Planung der Reihenfolge, in der die Aufgaben bearbeitet werden und schließlich eine genaue Zeit- und Kostenplanung.

Die Aufgaben in der Untersuchungsphase werden gemeinsam von den Mitarbeitern wahrgenommen, die für die Mitarbeit des Projektes ausgewählt worden sind, wobei die Hauptverantwortung in der Regel bei der Projektleitung liegt. Für ein systematisches Vorgehen ist es auch in dieser Phase wieder sinnvoll, den Handlungszyklus zugrunde zu legen und auf die die einzelnen Handlungsschritte unterstützenden und strukturierenden Techniken zurückzugreifen (s. Abb. II 10-2). Dies gilt auch für die Phase der Durchführung (Phase 4), in der die Zielverfolgung im Sinne der Umsetzung der erarbeiteten Lösungsstrategien im Mittelpunkt steht. Das Instrument des Handlungszyklus ermöglicht hier die auf den verschiedensten Ebenen (inhaltlich, personell, finanziell, zeitlich etc.) notwendig werdenden fortlaufenden Abweichungsanalysen des Ist-Zustandes von dem Sollzustand.

Neben den für die Analyse geeigneten Erhebungstechniken und Techniken der Würdigung sind in der Durchführungsphase vor allem verschiedene Techniken der Problemlösung, Kreativitätstechniken, Techniken der Bewertung sowie Techniken der Qualitätsüberwachung relevant. In der Abschlussphase (Phase 5) werden schließlich die konkreten Ergebnisse des Projektes vorgestellt.

In den einzelnen Phasen werden verschiedene Managementtechniken wie Projektstrukturplanung, Projektablaufplanung, Projektterminplanung und Wirtschaftlichkeitsanalysen in unterschiedlichem Detaillierungsgrad eingesetzt. Im Sinne einer rollenden Planung erfolgt eine Verfeinerung mit fortlaufendem Projektfortschritt. Als phasenübergreifende Techniken werden sie deshalb in dem folgenden Unterkapitel gesondert dargestellt.

*Systemdenken*      Da durch Projekte grundlegende Veränderungsaufgaben bearbeitet werden, weisen sie immer einen höheren Grad an Komplexität auf als Routineaufgaben. Komplexität bedeutet nach Wilke «den Grad der Vielschichtigkeit, Vernetzung und Folgelastigkeit eines Entscheidungsfeldes» (Wilke, 1993: 24). Unter Vielschichtigkeit ist die funktionale Ausdifferenzierung zu verstehen, die ein soziales System aufweist, sowie die Ebenen (z. B. Individuum, Gruppe, Organisation), die empirisch und analytisch unterschieden werden müssen. Die Vernetzung bezeichnet den Grad an wechselwirkenden Beziehungen zwischen den einzelnen Elementen eines sozialen Systems und zwischen den Elementen und dem gesamten System. Die Folgelastigkeit von Entscheidungen bezieht sich auf die Qualität und Quantität in Gang gesetzter Wirkungen beziehungsweise Folgeprozesse (Wilke, 1993: 24). Um die vielschichtigen, wechselwirkenden Beziehungen und Einflussfaktoren sowie die Wirkungen innerhalb der und von Projektarbeit berücksichtigen zu können, muss das Systemdenken als übergeordnete Methodik verankert werden und in allen Phasen der inhaltlichen Bearbeitung des Projektes Anwendung finden. Schmidt (1997: 88 ff.) unterscheidet sechs wesentliche Bestandteile des Systemdenkens, die für die Projektarbeit relevant sind:

### Systemgrenzen bestimmen

*Sechs Bestandteile des Systemdenkens*      Die Bestimmung von Systemgrenzen dient der Abklärung der Frage, in welchem Bereich der Organisation genau die Veränderungen vorgenommen werden sollen beziehungsweise welche Bereiche nicht zu berühren sind. Diese Eingrenzung gibt zugleich erste Hinweise auf mögliche Schnittstellen, die zu berücksichtigen sind. Es wird auf diese Weise möglich, die Reichweite der zu erhebenden Informationen in dem Geltungsbereich des Projektes sowie in der relevanten Umwelt genauer zu bestimmen und die Eingrenzung für den Bereich möglicher Lösungen festzulegen.

■ *Ermittlung von Einflussgrößen*

Ist die Abgrenzung des Veränderungsvorhabens erfolgt, müssen die verschiedenen Einflussfaktoren ermittelt werden. Schmidt unterscheidet hier zum einen Restriktionen und zum anderen Rahmenbedingungen des Projektes (Schmidt, 1997: 96). Unter Restriktionen sind alle verbindlichen Vorgaben zu fassen, die eingehalten werden müssen. Diese Vorgaben können sowohl außerbetrieblich (z. B. gesetzliche Auflagen) als auch innerbetrieblich (z. B. personelle Regelungen oder Arbeitsabläufe) begründet sein. Die Rahmenbedingungen umfassen alle Sachverhalte, die durch das Projekt nicht verändert werden können (z. B. bauliche Voraussetzungen, geographische Lage der Organisation, Einzugsgebiete etc.).

■ *Bestimmen von Schnittstellen*

Für die Ermittlung von Schnittstellen ist die Bestimmung von Teil- und Untersystemen relevant. Bezogen auf die zu erarbeitenden Lösungsentwürfe muss die Prozesskette von Abläufen in den Vordergrund der Betrachtung rücken, um eine optimale Abstimmung der Ein- und Ausgänge aller beteiligter Teil- und Untersysteme erreichen zu können. Ziel ist es, die betroffenen Teilsysteme in die geplanten Lösungen zu integrieren, wobei alle Berührungspunkte beziehungsweise Abhängigkeiten erfasst worden sind.

■ *Analysieren von Unter- und Teilsystemen*

Dient die Phase der Ermittlung von Schnittstellen zunächst einmal dem Erkennen der Vielschichtigkeit von wechselwirkenden Zusammenhängen, so geht es in diesem Schritt darum, die einzelnen Elemente, Beziehungen und Dimensionen genau zu analysieren, das heißt es wird von der Betrachtung des Ganzen ausgehend bis ins Detail analysiert. Im Vordergrund stehen dabei die Aufgaben- und Informationsanalyse sowie die Analyse der Aufbau- und Ablaufbeziehungen.

■ *Gemeinsamkeiten ermitteln*

Um möglichst weitreichende und wirkungsvolle Lösungsansätze in Projekten entwickeln zu können, empfiehlt es sich, vor der detaillierten Analyse der Unter- und Teilsysteme zunächst einmal ihre Gemeinsamkeiten herauszuarbeiten. Die Ermittlung von Gemeinsamkeiten ermöglicht das Erkennen von Mehrspurigkeiten beziehungsweise gleichen Abläufen, die entweder synergetisch genutzt oder im Sinne von Mehrfachaufwand beseitigt werden können.

Die Analyse im Rahmen des Systemdenkens ist in weiten Teilen in Deckung zu bringen mit der Methodik des Handlungszyklus unter Berücksichtigung der drei Ebenen Person, Prozess und Struktur. Dabei weisen die vorgestellten sechs Hauptbestandteile konkrete Fragestellungen für die Bearbeitung auf, die in die einzelnen Schritte des Handlungszyklus zu integrieren sind. Abbildung II 10-2 zeigt eine zusammenfassende Darstellung des Zusammenhangs zwischen den einzelnen Projektphasen, dem Handlungszyklus, den Techniken und Methoden der Bearbeitung sowie dem Systemdenken.

### 10.4.1
## Phasenübergreifende Managementtechniken

Bedeutung von<br>Managementtechniken

Managementtechniken unterstützen in allen Phasen des Projekts die zielorientierte Bearbeitung der Projektarbeit. Hierzu gehört die Planung, Steuerung und Überwachung von Projektprioritäten, Sachzielen, Projektdauer und Kosten sowie die Möglichkeit, Teilprojekte eindeutig zu definieren und zu delegieren und gut miteinander zu verzahnen. Insbesondere bei Projekten, die in Kooperation verschiedener Projektpartner durchgeführt werden, ist der letzte Punkt für ein erfolgreiches Projekt entscheidend. Aber auch für kleine Projekte ist ein gutes Projektmanagement wesentlicher Baustein für den Erfolg. Projektmanagement muss in diesem Fall nicht aufwendig und kompliziert sein, sondern gemäß dem Spruch «KISS – keep it simple stupid» dem Projekt angemessen eingesetzt werden.

Planungsinstrumente

Aus der Vielzahl zur Verfügung stehender Planungsinstrumente wie Zielplan, Aktivitätsplan, Phasenplan, Zeitplan, Meilensteinplan, Kostenplan, Projektplanungsmatrix, Ablaufplan, Personalplan, Personaleinsatzplan und Finanzierungsplan sollen im Folgenden einige wesentliche Instrumente vorgestellt werden. Darüber hinaus wird auf die Kontrollinstrumente eingegangen, die sicherstellen sollen, dass alle Projektschritte wie geplant durchgeführt, Abweichungen rechtzeitig erkannt und die Projektinformationen gesichert werden.

Projektprioritäten

Die Projektauswahl bei begrenzten Ressourcen kann über die Vergabe von Projektprioritäten unterstützt werden. Hierzu ist die Erstellung eines Zufriedenheits-Wichtigkeits-Portfolios ein guter Ausgangspunkt (s. **Abb. II 10-3**). Die Bewertung sollte durch externe oder interne Kunden vorgenommen werden und kann im Rahmen einer Kundenbefragung gewonnen werden. Der Kreisdurchmesser steht für den Aufwand des Projekts, der zu einer Verbesserung der Bewertung führt.

Im Quadranten A finden sich die Aspekte, die von den Kunden schlecht bewertet wurden, die aber andererseits für die Kundenzufriedenheit von hoher Bedeutung sind. Projekte in diesem Quadranten müssen mit Vorrang durchgeführt werden.

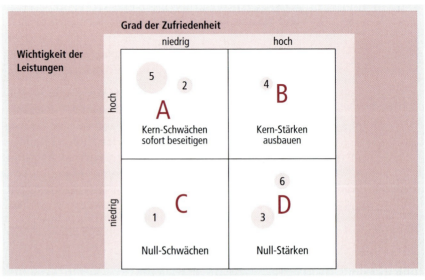

**Abbildung II 10-3:** Kundenzufriedenheits-/Kundenwichtigkeits-Portfolio

Projekte können neben Kundenerfordernissen auch durch gesetzliche Änderungen oder Unternehmensentscheidungen bedingt werden. Alle möglichen Projekte sind nach ihrer Wichtigkeit und Dringlichkeit zu priorisieren. Eine Auswahl zwischen Projekten wird zudem von den vorhandenen Ressourcen abhängen.

Ist die Entscheidung für ein Projekt gefallen, sind zunächst die Ziele für das Projekt genau festzuschreiben. Sie sind die spätere Messlatte für den Erfolg des Projekts.

Im nächsten Schritt werden Arbeitspakete definiert. Einzelne Projektelemente werden zusammengefasst, die eine starke Abhängigkeit bezüglich der Verantwortung, des zeitlichen Ablaufs und der Teilfunktion im Projekt haben. In einem Aktivitätsplan wird das Projekt so weit in Teilaufgaben zerlegt, dass im Anschluss eine Aussage über Ressourcen und Zeitbedarf für die einzelnen Aktivitäten fundiert getroffen werden kann. Zur Beurteilung werden Erfahrungswerte früherer Projekte herangezogen. Die Aktivitäten sollen zudem so definiert werden, dass eine Zuordnung von Verantwortlichkeiten möglich ist. In der sogenannten Vorgangsliste wird ergänzend aufgelistet, welche direkten Vorgänger beziehungsweise Nachfolger eine Aktivität hat, das heißt welche Tätigkeiten in zeitlicher Reihenfolge voneinander abhängen. Es entsteht ein Netz der verschiedenen Tätigkeiten. Hieraus werden im Rahmen der Zeit-, Kosten- und Kapazitätsplanung die Summe der benötigten Ressourcen der frühest mögliche Projektendtermin, Pufferzeiten und der kritische Pfad errechnet. Die Netzplantechnik ermöglicht zudem eine anschauliche graphische Darstellung des Projektablaufs und damit eine Übersicht über Teilarbeiten des Projektes und gegenseitige Abhängigkeiten. Kann der angestrebte Projektendtermin nicht eingehalten werden, ist zu diskutieren, ob einzelne Tätigkeiten zeitlich überlappend durchgeführt werden können oder durch gezielte Investitionsmaßnahmen zu verkürzen sind.

Bei größeren Projekten wird in der Regel eine rollende Planung durchgeführt. Die einzelnen Planungsphasen werden zunächst grob geplant und im Fortschritt der Projektdurchführung immer weiter detailliert.

Die strukturierte Projektplanung zwingt die am Projekt beteiligten Mitarbeiter zu logischem Durchdenken des Projektablaufs und führt zu frühzeitigen Absprachen zwischen den an der Durchführung des Projektes Beteiligen.

Zu den Überwachungs- und Kontrollinstrumenten gehören neben einer zeitnahen Termin-, Kapazitäts- und Kostenverfolgung eine gute Projektdokumentation. Alle wesentlichen Festlegungen und Absprachen, Aufgabenverteilungen und Pflichtenhefte sind ebenso wie die erarbeiteten Ergebnisse in allen Phasen des Projekts zu dokumentieren. Dazu gehört auch, Ergebnisprotokolle aller Besprechungen bis hin zu Telefonnotizen zu führen, um Missverständnisse zu vermeiden, die Mitursache für das Scheitern eines Projekts sein können.

*Marginalien:*

Aktivitätsplan

Zeitliche Reihenfolge von Tätigkeiten

Rollende Planung

Projektdokumentation

## 10.5
# Fallbeispiel: «Projektplanung Überleitungspflege»

**Tabelle II 10-3:** Studienschwerpunkte in Pflegemanagement und Pflegepädagogik

|  | **Pflegemanagement** | **Pflegepädagogik** |
|---|---|---|
| **Arbeitsfelder** | Leitung | Ausbildung |
|  | Weiterbildung | Weiterbildung |
|  | Beratung | Beratung |
|  | Forschung und Entwicklung | Forschung und Entwicklung |

Die Leitung eines Krankenhauses beschließt die Einrichtung eines Projektes mit dem Ziel der Einführung von Überleitungspflege. Der Hintergrund dieser Entscheidung ist das von dem Gesetzgeber geforderte enge Zusammenwirken von Pflegeeinrichtungen zur Sicherstellung des unmittelbaren Übergangs von der Krankenhaus- oder Rehabilitationsbehandlung zu einer notwendigen Pflege durch eine zugelassene Einrichtung. Die Initiative zu diesem Projekt kommt von Mitarbeitern aus dem ärztlichen und pflegerischen Bereich der internistischen Abteilung, die aufgrund häufiger Nachfolgebehandlungen ihrer Patienten ein großes Interesse an der Vernetzung von Leistungen haben. Die Krankenhausleitung wertet diese Projektinitiative positiv im Hinblick auf das übergeordnete Unternehmensziel, die Patientenbindung zu erhöhen und auf diese Weise die Konkurrenzsituation positiv für die eigene Organisation beeinflussen zu können und erteilt einen Projektauftrag. Um die leitenden Mitarbeiter nicht übermäßig zu belasten, wird beschlossen, einen externen Berater mit der Leitung des Projektes zu beauftragen. Als Form wird die Matrix-Projektorganisation gewählt, wodurch ein zeitlich befristetes Mehrliniensystem entsteht. Die Wahl für diese Projektform begründet sich in der mittleren Komplexität des Projektes (Kosten, zeitliche Intensität, Risikopotential, benötigtes Wissen) und des Weiteren in der Einschätzung des Vorteils, dass keine permanente Freistellung von Mitarbeitern erfolgen muss und auch keine permanente Koordination der Gruppenarbeit erforderlich ist. Für das Projekt werden intern ausgewählte Mitarbeitern aus dem ärztlichen Bereich, dem Pflegebereich und dem physiotherapeutischen Bereich bestimmt. Extern soll die Projektleitung einen Austausch mit den ambulanten Pflegediensten, mit Altenpflegeheimen, mit dem Sozialdienst sowie mit den niedergelassenen Physiotherapeuten und Hausärzten initiieren. Um die Akzeptanz des Projektes bei den externen Kooperationspartnern zu erhöhen, strebt die Krankenhausleitung die Einrichtung einer Lenkungsgruppe an. Ihr sollen ein Vertreter der Krankenhausleitung, jeweils ein Leiter der medizinischen, pflegerischen und physiotherapeutischen Fachbereiche und Vertreter der genannten externen Leistungsbereiche angehören. Der Projektleitung werden bestimmte Weisungsbefugnisse zugesprochen. Diese beziehen sich zum einen auf verbindliche Weisungen zur inhaltlichen Arbeit und zum anderen auf die Festlegung von Zeitfristen. Das disziplinarische Weisungsrecht der Leiter der Fachabteilungen bleibt davon unberührt. Weiterhin ist die Projektleitung gehalten, Anforderungen an die Projektmitarbeiter frühzeitig den Leitungen der Fachbereiche mitzuteilen, damit diese in der Planung berücksichtigt werden können.

Das Projekt durchläuft alle Phasen. Der Verlauf wird in der nachfolgenden Darstellung für die Phasen 1 bis 4 konkretisiert.

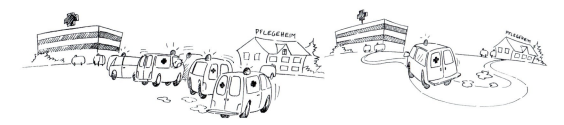

## 10.6
# Projektphasen, Handlungszyklus und Techniken zur Organisation der Projektarbeit

### 10.6.1
### Phase 1: Projektinitiative

Projektantrag

Projektstrukturplan

Die Initiative für Projekte können von verschiedenen Instanzen oder Personen kommen und zwar sowohl organisationsintern wie auch -extern. Grundlegende Bedeutung für die Entscheidung, ob eine Projektidee oder -vorhaben aufgenommen wird, kommt der exakten Zieldefinition zu, die das Projekt verfolgt. In der Regel wird ein formeller Projektantrag formuliert, in dem das Projektziel, dessen Relevanz und Aktualität benannt wird. Des Weiteren erfolgen in diesem Antrag Angaben über die betroffene Organisationseinheit beziehungsweise den Gestaltungsbereich des Projektes und über die Projektorganisation (Leitung, Mitarbeiter, Entscheidungsstrukturen). Als Anhang wird ein grober Projektstrukturplan und Projektablaufplan mit den geschätzten Kosten und dem geschätzten Zeitrahmen beigelegt. Der Projektstrukturplan mit der Kostenabschätzung kann in kleineren Projekten einfach mit Excel erstellt werden (s. **Tab. II 10-4**).

**Tabelle II 10-4**: Beispiel eines Projektstrukturplans

| | Personalbedarf (Tage) | | |
|---|---|---|---|
| | Projektleitung | Projektmitarbeiter | Hilfskräfte |
| Definitionsphase | | | |
| – Literaturrecherche | 5 | 15 | |
| – Detailplanung Projekt | 5 | 8 | |
| Ist-Analyse | | | |
| – Experteninterview | 10 | 10 | 5 |
| – Fragebogen | 5 | 10 | 5 |
| – Workshop | 1 | 3 | 2 |
| – Auswertung | | 20 | 10 |
| Sollkonzept | 10 | 10 | |
| Diskussion, Lösungen | 5 | 5 | |
| Abschlussdokumentation | 5 | 15 | |
| | | | |
| Tage gesamt | 46 | 96 | 22 |
| Kosten pro Tag (Euro) | 800 | 200 | 100 |
| Kosten gesamt (Euro) | 36 800 | 19 200 | 2 200 |

**Tabelle II 10-5:** Beispiel eines Projektablaufplans

| ID | Aufgabenname | Personalbedarf (Tage) | | | November 2003 | | | | | Dezember 2003 | | |
|----|--------------|-------|------|-------|-------|------|-------|-------|-------|------|------|-------|
| | | Anfang | Ende | Dauer | 10.27 | 11.3 | 11.10 | 11.17 | 11.24 | 12.1 | 12.8 | 12.15 |
| 1 | Definitionsphase | 07.11.03 | 19.11.03 | | | | | | | | | |
| 2 | – Literaturrecherche | 07.11.03 | 20.11.03 | 15 Tage | | | | | | | | |
| 3 | – Detailplanung Projekt | 16.11.03 | 29.11.03 | 10 Tage | | | | | | | | |
| 4 | Ist-Analyse | 28.11.03 | 26.03.04 | | | | | | | | | |
| 5 | – Experteninterview | 30.11.03 | 23.12.03 | 16 Tage | | | | | | | | |
| 6 | – Fragebogen | 23.12.03 | 23.01.04 | 24 Tage | | | | | | | | |
| 7 | – Workshop | 24.01.04 | 30.01.04 | 5 Tage | | | | | | | | |
| 8 | – Auswertung | 01.02.04 | 28.02.04 | 20 Tage | | | | | | | | |
| 9 | Sollkonzept | 01.03.04 | 14.03.04 | 10 Tage | | | | | | | | |
| 10 | Diskussion, Lösungen | 14.03.04 | 19.03.04 | 5 Tage | | | | | | | | |
| 11 | Abschlussdokumentation | 19.03.04 | 08.04.04 | 15 Tage | | | | | (Balkendiagramm bis April 2004) | | | |

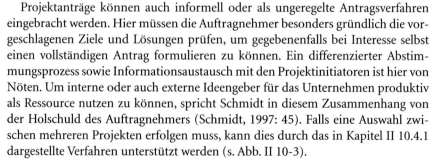

Projektablaufplan

Eine einfache Darstellung von Projektabläufen sind die Gantt-Diagramme. In einem zweidimensionalen Koordinatensystem wird horizontal üblicherweise ein Zeitmaßstab eingetragen, vertikal die Aufgaben oder Aufgabenträger. Die Darstellung ermöglicht einen schnellen Überblick des zeitlichen Verlaufs, jedoch nicht der inhaltlichen Abhängigkeiten der einzelnen Tätigkeiten (s. **Tab. II 10-5**).

Die Erstellung eines einfachen Gantt-Diagramms hat für komplexere Projekte jedoch den Nachteil, dass die Abhängigkeiten einzelner Tätigkeiten nicht berücksichtigt werden. So wird bei einer Verlängerung der Zeit für die Experteninterviews der Zeitpunkt für den Beginn der Fragebogen nicht automatisch verschoben, obwohl die Ergebnisse der Interviews in die Entwicklung einfließen sollen. Professionelle Projektplanungssoftware erlaubt es, eine Vielzahl von inhaltlichen Abhängigkeiten von Tätigkeiten zu definieren, neben Vorgänger und Nachfolger Überlappungen und Wartezeiten festzulegen und errechnet daraus automatisch die frühesten Zeitpunkte einzelner Tätigkeiten, den frühesten Projektendtermin sowie Pufferzeiten. Auch kann eine genaue Ressourcenplanung in diesen Programmen durchgeführt werden.

Geregelte und ungeregelte Antragsverfahren

Projektanträge können auch informell oder als ungeregelte Antragsverfahren eingebracht werden. Hier müssen die Auftragnehmer besonders gründlich die vorgeschlagenen Ziele und Lösungen prüfen, um gegebenenfalls bei Interesse selbst einen vollständigen Antrag formulieren zu können. Ein differenzierter Abstimmungsprozess sowie Informationsaustausch mit den Projektinitiatoren ist hier von Nöten. Um interne oder auch externe Ideengeber für das Unternehmen produktiv als Ressource nutzen zu können, spricht Schmidt in diesem Zusammenhang von der Holschuld des Auftragnehmers (Schmidt, 1997: 45). Falls eine Auswahl zwischen mehreren Projekten erfolgen muss, kann dies durch das in Kapitel II 10.4.1 dargestellte Verfahren unterstützt werden (s. Abb. II 10-3).

Für geregelte wie ungeregelte Projektanträge gilt, dass der nachfolgende Projektauftrag durch den oder die Auftraggeber im Verlauf des Projektes, das heißt vor dem Hintergrund zunehmender Präzisierungen des Vorhabens, fortlaufend ergänzt und vervollständigt werden muss. Ein Projekt wird damit durch eine Kette von Aufträgen gesteuert, wobei in jeder Phase des Projektes neue Aufträge zu erteilen sind. Auf diese Weise ist gewährleistet, dass von Seiten des Auftraggebers alle erforderlichen Voraussetzungen (z. B. personell und finanziell) berücksichtigt und auf Seiten der Projektverantwortlichen die abgesprochenen Arbeitsschritte durchgeführt und nachgewiesen werden.

Im Folgenden soll die Phase 1 an dem vorgestellten Fallbeispiel konkretisiert werden. Die Projektinitiative zum Thema «Überleitungspflege» wird von Seiten einiger Mitarbeiter aus dem pflegerischen und ärztlichen Dienst der internistischen Abteilung angeregt. In ersten Vorgesprächen mit der Krankenhausleitung zeigt sich deutlich, dass diese Initiative Unterstützung findet. Es wird vereinbart, einen konkreten Projektauftrag niederzulegen, der im Verlauf des Projektes im Hinblick auf die zu entwickelnden Ziele und Aufgaben sowie die damit verbundenen finanziellen, personellen und zeitlichen Rahmenbedingungen fortlaufend präzisiert werden soll. Der Auftrag enthält konkrete Angaben zum Thema des Projektes, zur Projektorganisation, zu denen von dem Projekt betroffenen Organisationseinheiten, zur zeitlichen Planung und zum Umfang des Budgets. Neben diesen Angaben soll eine zusammenfassende Beschreibung der Ziele und Aufgaben des Projektes erfolgen, aus der dann die konkreten Ziele und Aufgabe für die Definitionsphase abzuleiten sind. In **Tabelle II 10-6** sind die konkreten Angaben in einem Projektauftrag dargestellt. In diesem Auftrag werden auch die in den Vorgesprächen getroffenen Entscheidungen festgehalten, dass die Leitung des Projektes einem externen Berater übertragen wird, die Form der Projektorganisation Anwendung findet und es werden konkret die Projektteilnehmer genannt.

## 10.6.2
## Phase 2: Definitionsphase

Sofern das Projekt einen geringen Komplexitätsgrad aufweist und die Folgen der durch das Projekt beabsichtigten Veränderungen klar überschaubar sind, folgt nach der Bewilligung des Projektantrages die Definitionsphase. Bei einem mittleren bis starken Komplexitätsgrad wird häufig erst eine Vorstudie durchgeführt, die der Abklärung von Risiken sowie der Adäquatheit der angestrebten Lösungen und deren Realisierbarkeit dient. Um zu diesen Fragen Aussagen machen zu können,

*Grobe Ist-Analyse*
*Problemdefinition und*
*Soll-Zustand*

muss der Ist-Zustand in groben Zügen erhoben und ein Stärken-Schwächen-Profil erstellt werden. Vor dem Hintergrund dieser ersten, noch grob formulierten Problemdefinition werden ein Soll-Zustand und die dafür geeigneten Lösungen formuliert, die mit den Zielen und Lösungen des Projektantrags zu vergleichen sind. Die Systematik dieses Vorgehens ist dabei geleitet durch den Handlungszyklus, wobei den einzelnen Schritten der Analyse/Diagnose, des Soll-Zustands und der Intervention/Lösungen jeweils verschiedene Techniken und Methoden zugeordnet

werden können (Abb. II 10-2). Die Erhebung mit nachfolgender Ziel- und Lösungsvariantensuche beschränkt sich in der Vorstudie auf das Notwendigste, da zu diesem Zeitpunkt noch nicht feststeht, ob das Projekt weiter verfolgt wird. Dies ist davon abhängig, ob sich in dem letzten Schritt der Bearbeitung zeigt, inwieweit die grundsätzlich befürworteten Lösungsansätze von den Rahmenbedingungen und den Vorschriften her Aussicht auf eine Realisierung haben. Wenn sowohl die Qualität beziehungsweise Eignung einzelner Lösungsvarianten als auch die Machbarkeit positiv entschieden wird, kann das Projekt an den Start und damit in die dritte Phase gehen.

**Tabelle II 10-6:** Formular des Projektauftrags

| Projektauftrag | Projektnummer | Projektantragsteller |
|---|---|---|
| **Bezeichnung des Projektes:** «Konzeptentwicklung Überleitungspflege» | Nr. 12 | Frau Müller |
| **Projektorganisation:** Matrixorganisation Einrichtung einer Lenkungsgruppe | **Projektleiter:** Externer Berater | **Projektmitarbeiter:** Ausgewählte Mitarbeiter aus dem pflegerischen, ärztlichen und physio-therapeutischen Bereich |
| **Intern betroffene Organisationseinheiten:** Alle Abteilungen, ärztlicher Dienst, Pflegedienst, Physiotherapie | **Extern betroffene Organisationseinheiten:** Ambulante Pflegedienste, Altenpflege-heime, Sozialdienst, niedergelassene Physiotherapeuten, Hausärzte | |
| **Beginn des Projektes:** Mai des laufenden Jahres | **Geplantes Ende des Projektes:** Mai des nächsten Jahres | **Geplanter Einführungstermin:** Herbst des nächsten Jahres |
| **Kostenplanung:** Phase 2: Phase 3: Phase 4: | **Gesamtkosten des Projektes:** | |
| **Ziel des Projektes:** ■ Verbesserung der Kooperation und Koordination zwischen dem Krankenhaus und den ambulanten Pflegediensten und Altenpflegeeinrichtungen sowie anderen an der Behandlung und Betreuung betei-ligten Berufsgruppen. ■ Verbesserung der kontinuierlichen Versorgung von Patienten. ■ Qualitätssicherung und -verbesserung in Folgebehandlungen | **Geplante Aufgaben:** ■ Phase 2: Durchführung einer Vor-studie zur Schnittstellenproblematik ■ Phase 3: Bearbeitung der Problem-felder, die sich in der Vorstudie als relevant herauskristallisiert haben und Präzisierung der Lösungsan-sätze für ein Überleitungskonzept ■ Phase 4: Entwicklung eines Über-leitungskonzeptes | |
| **Auftraggeber:** Krankenhausleitung Datum: Unterschrift: | **Auftragnehmer:** Projektleitung und Projektteam Datum: Unterschrift: | |

Der weitere Verlauf des in dem Fallbeispiel geschilderten Projektvorhabens «Über-leitungspflege» soll nun für die Phase 2 wieder konkretisiert werden.

Nach Erteilung des Projektauftrages erfolgt zunächst eine genaue Planung der anstehenden Aufgaben in dieser Phase einschließlich Zeit und Kostenplanung. Eine Vorstudie steht im Mittelpunkt der Aktivitäten und soll der Abklärung der Relevanz und Realisierbarkeit der angestrebten Ziele dienen. Für eine erste grobe Erhebung des Ist-Zustandes sind folgende Fragen anleitend:

■ Welche Konzepte der pflegerischen Schnittstelle existieren und wie sind sie in-haltlich ausgestaltet?
■ Welche Problemfelder zeigen sich in der Sicherstellung der Pflegekontinuität bei dem Übergang in die ambulante Pflege im Hinblick auf die Informationsüber-mittlung, die Bedarfserfassung des Pflege- und Hilfsbedarfs und die interdiszip-linäre Zusammenarbeit zwischen den beteiligten Berufsgruppen?
■ Wie ist die derzeitige unternehmensinterne Entlassungspraxis organisiert?

Gemäß des Ziels, mit dieser Vorstudie zunächst eine grobe Einschätzung von Defiziten möglich zu machen, erfolgt eine Auswahl von Techniken und Methoden, in der die erhobene Datenmenge noch begrenzt ist. Für die erste Frage wird entschieden, die Literaturrecherche detailliert durchzuführen. Hierdurch sollen die verschiedenen Konzepte zur Lösung der Schnittstellenproblematik erfasst und die Fragestellung beantwortet werden, welche Schwerpunktsetzung der Aufgabenfelder jeweils vorgesehen ist, wie die personelle Zuordnung und organisatorische Anbindung erfolgt und welches Leistungsspektrum angeboten wird. Für eine Einschätzung der zweiten Frage wird ein schriftlicher Fragebogen mit geschlossenen Fragen entwickelt, wobei alle externen Leistungsbereiche angesprochen werden sollen. Die gewünschten Daten im Hinblick auf die derzeitige unternehmensinterne Entlassungspraxis werden ebenfalls mit einem schriftlichen Fragebogen erfasst, in dem geschlossene und offene Fragen kombiniert sind.

Mit der Technik der systematischen Problemanalyse (s. **Abb. II 10-4**) erfolgt eine erste Würdigung beziehungsweise Wertung des Ist-Zustandes. Dabei werden drei Stufen durchlaufen. Eine erste Stufe erfasst die Problemerkennung. Hier werden zunächst alle Probleme in der Sicherstellung der Pflegekontinuität dargestellt und im Hinblick auf ihre Folgewirkungen bewertet. In der zweiten Stufe steht die Ursachenanalyse im Vordergrund, das heißt im Zusammenhang mit einer Analyse der Rahmenbedingungen sowie spezifischer Einflussfaktoren werden die Probleme ein- und zugeordnet. Die letzte Stufe dieser Technik sieht die Problemdokumentation vor. Hier wird deutlich, dass sich viele der vermuteten Problemfelder in der Sicherstellung der Pflegekontinuität bestätigen, was auch für die unternehmensinterne Entlassungspraxis gilt.

Für den Soll-Zustand wird dann auf Grundlage der ersten groben Problemanalyse das Ziel formuliert, ein Konzept für die Überleitungspflege zu entwickeln, welches die herausgefilterten Bruchstellen einer kontinuierlichen Gesundheitsversorgung vermeidet. Hierzu werden die in der Literaturrecherrche erfassten theoretischen und praktischen Ansätze einer systematischen Aus- und Bewertung unterzogen. Mit Hilfe eines Brainstormings mit anschließender Clusterung erfolgt dann die Erarbeitung erster Lösungsansätze, die sich auf die Bedingungen und Voraussetzungen für eine kontinuierliche Gesundheitsversorgung bezogen (s. **Abb. II 10-5**).

**Tabelle II 10-7** zeigt eine Zusammenfassung der angefallenen Arbeitsschritte in der zweiten Phase des Projekts.

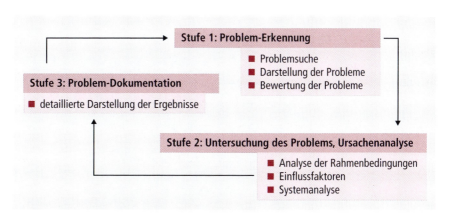

**Abbildung II 10-4:** Technik der Problemanalyse (Schmidt, 1997: 249)

| Zeitliche Kontinuität | Institutionelle Kontinuität | Sachliche Kontinuität |
|---|---|---|
| Zeitgerechte Weiterbehandlung | Weiterleiten des Patienten | Betreungskontinuität |
| Zeitgerechte Entlastung | Leistungsangebote vernetzen | Versorgungskontinuität |

| Personelle Kontinuität | Konzeptionelle Kontinuität |
|---|---|
| Berufsgruppenübergreifende Konzepte | Zielsysteme abgleichen |
| Therapeutische Herangehensweise angleichen | Professionsspezifische Deutungsmuster abgleichen |
| Informationsübermittlung angleichen | Prioritätensetzung in Krankheitsgeschehen abgleichen |

**Abbildung II 10-5:** Ergebnis der Clusterung

**Tabelle II 10-7:** Zusammenfassende Darstellung der Arbeitsschritte in dem Projekt «Überleitungspflege» in Phase 1 und 2

| Projektphase | Handlungszyklus | Methoden, Techniken |
|---|---|---|
| **Phase 1**<br>Projektinitiative | Tätigkeiten ohne Durchlaufen des Handlungszyklus<br>■ Entwicklung erster Ideen und Ziele für ein Projekt «Überleitungspflege» | Geregeltes Antragsverfahren<br>■ Projektthema<br>■ Projektorganisation<br>■ Betroffene Organisationseinheiten<br>■ Geplanter Zeitraum und geplante Kosten<br>■ Projektziele<br>■ Projektaufgaben |
| **Phase 2**<br>Definitionsphase | Ist-Analyse<br>■ Konzepte zur Lösung der pflegerischen Schnittstelle<br>■ Problemfelder in der Sicherstellung der Pflegequalität (Bedarfserfassung, Informationsübermittlung, interdisziplinäre Zusammenarbeit)<br>■ Derzeitige unternehmensinterne Praxis der Entlassungsvorbereitung<br>■ Wertung des Ist-Zustandes | ■ Literaturrecherche<br><br>■ Schriftlicher Fragebogen mit geschlossenen Fragen<br><br>■ Schriftlicher Fragebogen mit geschlossenen Fragen<br>■ Systematische Problemanalyse |
| | Bestimmung des Soll-Zustands<br>■ Vermeidung von Bruchstellen in einer kontinuierlichen Gesundheitsversorgung | ■ Ableiten der Zielsetzung auf Grundlage der in der Ist-Analyse vorgenommenen Problemdefinition |
| | Lösungen/Interventionen<br>■ Nennung von Bedingungen und Voraussetzungen für eine kontinuierliche Gesundheitsversorgung | ■ Brainstorming<br>■ Clusterung |

Parallel zu den Tätigkeiten wird der Aktivitätsplan detailliert und fortgeschrieben. Umfangreiche Softwareprodukte stehen für große Projekte zur Verfügung. Im Sinne einer pragmatischen Vorgehensweise für kleine Projekte soll im Folgenden wiederum anhand einer Excel-Tabelle aufgezeigt werden, wie einfach eine Projektverfolgung durchgeführt werden kann (s. **Tab. II 10-8**). Den geplanten Zeiten sind die Ist-Zeiten der Durchführung gegenübergestellt. Die Aufstellung ist für ein Projekttreffen am 20.12.2003 vorbereitet. Krankheitsbedingt konnte der Leitfaden erst 5 Tage später als geplant genehmigt werden. Durch diese Verzögerung und aufgrund der engen Terminplanung vor Weihnachten können einige Interviews erst am 8.1.2004 durchgeführt werden. Geplant war, in die Erstellung des Fragebogens die Ergebnisse der Interviews einfließen zu lassen, in diesem Fall würde sich auch der Termin der Befragung und damit alle Folgetermine verschieben. Um die Auswirkungen auf das Gesamtprojekt so gering wie möglich zu halten, ist im Einzelnen zu prüfen, ob einzelne Tätigkeiten vorgezogen, verkürzt oder parallel durchgeführt werden können. Zu denken ist an einen Erstentwurf des Fragebogens anhand der bereits durchgeführten Experteninterviews und der Ergebnisse der Literaturrecherche, der dann nach Abschluss der letzten Interviews nur nochmals überprüft wird. Zu denken ist auch an eine Verkürzung der Rücklaufzeit und die Vorziehung einiger vorbereitenden Tätigkeiten für den Workshop.

In gleicher Weise ist auch der Ressourcenverbrauch im Auge zu behalten.

**Tabelle II 10-8:** Detaillierung eines Projektstrukturplanes

|  |  | geplant | | Ist | |
|---|---|---|---|---|---|
|  |  | Beginn | Ende | Beginn | Ende |
| 1 | Definitionsphase |  |  |  |  |
| 1.1 | Literaturrecherche | 07.11.2003 | 20.11.2003 | 07.11.2003 | 20.11.2003 |
| 1.2 | Detailplanung Projekt | 16.11.2003 | 29.11.2003 | 16.11.2003 | 16.11.2003 |
| 2 | Ist-Analyse |  |  |  |  |
| 2.1 | Experteninterview | 30.11.2003 | 23.12.2003 | 30.11.2003 | 08.01.2004 |
| 2.1.1 | Leitfaden erstellen | 30.11.2003 | 05.12.2003 | 30.11.2003 | 05.12.2003 |
| 2.1.2 | Leitfaden genehmigen | 05.12.2003 | 05.12.2003 | 10.12.2003 | 10.12.2003 |
| 2.1.3 | Termine vereinbaren | 06.12.2003 | 07.12.2003 | 11.12.2003 | 12.12.2003 |
| 2.1.4 | Interviews durchführen | 10.12.2003 | 23.12.2003 | 15.12.2003 | 08.01.2004 |
| 2.2 | Fragebogen | 23.12.2003 | 23.01.2003 |  |  |
| 2.2.1 | Fragebogen erstellen | 23.12.2003 | 31.12.2003 |  |  |
| 2.2.2 | Fragebogen genehmigen | 04.01.2004 | 07.01.2004 |  |  |
| 2.2.3 | Kick-Off-Veranstaltung | 08.01.2004 | 08.01.2004 |  |  |
| 2.2.4 | Rücklaufzeit | 08.01.2004 | 18.01.2004 |  |  |
| 2.2.5 | Auswertung | 18.01.2004 | 23.01.2004 |  |  |
| 2.3 | Workshop | 24.01.2004 | 30.01.2004 |  |  |
| 2.4 | Auswertung | 01.02.2004 | 28.02.2004 |  |  |
| 3 | Sollkonzept | 01.03.2004 | 14.03.2004 |  |  |
| 4 | Diskussion, Lösungen | 14.03.2004 | 19.03.2004 |  |  |
| 5 | Abschlussdokumentation | 19.03.2004 | 08.04.2004 |  |  |

### 10.6.3
## Phase 3: Untersuchungsphase

Diagnostik und
Systemdenken

Wird aufgrund der Ergebnisse der Definitionsphase die Entscheidung getroffen, das Projekt weiterzuführen, schließt sich die Untersuchungsphase an, die je nach Größe des Projektes die Bearbeitung mehrerer Teilprojekte umfassen kann. In der Untersuchungsphase liegt das Hauptgewicht auf der Diagnostik, wobei vor allem die Fragestellungen weiter bearbeitet werden, die sich in der Vorstudie als relevant herausgestellt haben. Dem systemorientierten Arbeiten kommt dabei eine große Relevanz zu, da es in dieser Phase um die genaue Abgrenzung des Problembereiches beziehungsweise des zu bearbeitenden Systems sowie um die Analyse der Systemumwelt und den wechselwirkenden Einflüssen geht.

Mehrperspektivische
Erhebung
des Ist-Zustandes

Die Erhebung des Ist-Zustandes sollte mehrperspektivisch angelegt sein, um die jeweiligen Interessen der betroffenen Personen, Instanzen und/oder Institutionen erfassen zu können. Diese Forderung ist besonders zu unterstreichen, da die Interessen von Auftraggebern, Anwendern und Kunden sehr unterschiedlich sein können. So kann die Leitung einer Pflegeeinrichtung zum Beispiel mit der Einführung einer EDV-gestützen Dokumentation ein Rationalisierungsziel verfolgen, während den Pflegekräften vor Ort vor allem an einem System interessiert sind, was leicht zu handhaben ist und optimal an die theoriegeleitete Pflegeplanung angepasst ist. Für die Patienten wiederum ist vor allem die ausreichende Zeit für die Pflegemaßnahmen und für persönliche Zuwendung durch die Pflegekräfte wichtig. Die genaue detaillierte Ermittlung der Anforderungen an die Nutzer und der Bedürfnisse der Kunden ermöglicht bei der späteren Durchführungsphase das Optimieren von Lösungen durch eine integrative Vorgehensweise.

Wertung von
Stärken und Schwächen

Der Erhebung des Ist-Zustandes folgt die Wertung beziehungsweise Würdigung der vorgefundenen Situation. Hierbei geht es um eine genaue Darstellung der vorgefundenen Stärken und Schwächen. Die vorgefundenen Stärken enthalten in der Regel wichtige Anknüpfungsmomente für die Entwicklung von weiterreichenden Zielen. In der Rückkopplung an die betroffenen Mitarbeiter stärken sie die Identifikation und das Engagement im Hinblick auf die angestrebten Veränderungen. Die Schwachstellen stellen den Ausgangspunkt für eine vorläufig abschließende Problemdefinition dar, auf deren Grundlage dann die Projektziele detailliert festgelegt und Lösungsvarianten erarbeitet werden. Ähnlich wie bei der Erhebungsphase ist es auch für die Schritte der Erarbeitung des Soll-Zustands und der Lösungsvorschläge wichtig, mehrperspektivisch zu planen. Alle von der Veränderung betroffenen Personen, Stellen und/oder Abteilungen sollten in diesen Prozess mit einbezogen sein, um die Ziel- und Lösungsformulierung von ihren Interessen her mitgestalten zu können. Nachdem die Gestaltung des Zielkonzeptes abgeschlossen ist, kann eine weitere detaillierte Planung bezüglich Projektgröße, Zeitbedarf, Planungsumfang sowie ein Preisspiegel der zu erwartenden Projektkosten und -ausgaben erstellt werden. Hieran schließt sich dann in der Regel die Phase 4, die Durchführungsphase an.

Mehrperspektivische
Erarbeitung von
Lösungsvarianten

Ankopplung des
Handlungszyklus

Wie in der Definitionsphase wird auch in der Untersuchungsphase der Handlungszyklus zugrunde gelegt, um ein systematisches Vorgehen zu ermöglichen. Der Unterschied zwischen Definitions- und Untersuchungsphase liegt vor allem in der sehr viel detaillierteren und umfangreicheren Bearbeitung insbesondere des ersten beiden Schritte, der Diagnostik und der Zielformulierung beziehungsweise der Bestimmung des Soll-Zustandes. Am Beispiel des in dem Fall beschriebenen Projektvorhabens soll das Vorgehen in der Phase 3 im Folgenden wieder konkretisiert werden.

Auf Basis der Ergebnisse in der Definitionsphase werden zu Beginn dieser Phase zunächst wieder die geplanten Aufgaben und Schritte festgelegt sowie der zeitliche und finanzielle Umfang.

Nachdem in der Definitionsphase die Problemfelder in der Versorgungskontinuität nur sehr global ermittelt worden sind, ist nun für die Untersuchungsphase in dem ersten Handlungsschritt der Analyse des Ist-Zustandes eine breitere Erhebung vorgesehen. Die Erhebung wird durch die Fragestellung angeleitet, welche genauen wechselseitigen Erwartungen im Hinblick auf die Zusammenarbeit und Informationsübermittlung bei dem Übergang von Patienten von der stationären in die ambulante Pflege von den beteiligten Leistungsstellen bestehen. In einem ersten Schritt werden dabei zunächst die verschiedenen beteiligten Systeme und Teilsysteme bestimmt sowie deren genauen Beziehungen beziehungsweise Schnittstellen. Extern miteinander in Verbindung stehende Systeme sind das Krankenhaus, Altenpflegeheime, ambulante Pflegedienste, Sozialstationen sowie niedergelassene Ärzte und Physiotherapeuten. Interne Teilsysteme sind die Pflege, die Medizin und die Physiotherapie. Durchgeführt wird eine Erhebung der jeweils spezifischen Bedarfe an Datenübermittlung für Weiterbehandlungen durch die einzelnen Leistungserbringer in Verbindung mit einer Erhebung des jeweils verwendeten Dokumentationsverfahrens mittels eines schriftlichen Fragebogens, der offene und halboffene Fragen enthält. Um die Frage so präzise wie möglich stellen zu können, werden Experteninterviews mit Vertretern der einzelnen externen Leistungsbereiche durchgeführt. Methodisch wird hier auf das focussierte Interview zurückgegriffen (Lamnek, 1989: 78 ff.), welches mit Hilfe eines Gesprächsleitfadens durchgeführt wird. Auf der Grundlage der durch die Interviews gewonnen Daten erfolgt dann die Konzeptionierung des schriftlichen Fragebogens, der an alle externen Leistungsstellen versandt wird.

Der Bedarf und die Erwartungen, die intern die verschiedene Teilsysteme beziehungsweise Leistungsgruppen untereinander und diese an die externen Leistungsstellen haben, wird in einem diagnostischen Workshop ermittelt (Comelli, 1985: 282 ff.), der interdisziplinär zusammengesetzt ist (s. **Abb. II 10-6**).

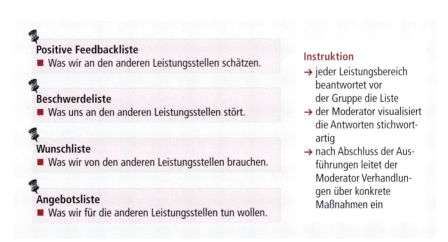

**Abbildung II 10-6:** Planungsvorgabe für einen diagnostischen Workshop

Die Auswertung aller erhobenen Daten erfolgt zunächst getrennt für jeden einzelnen Bereich mittels einer systematischen Problemanalyse. In einem zweiten Schritt wird dann die übergeordnete Schnittstellenproblematik herausgearbeitet. Mit Hilfe der systematischen Problemanalyse lässt sich erkennen, dass die einzelnen externen wie internen Leistungsstellen und -bereiche jeweils über gut ausdifferenzierte Instrumente zur Erfassung relevanter Daten der zu behandelnden/pflegenden Patienten/Bewohner verfügen. Die Instrumente sind jedoch nicht aufeinander abgestimmt mit der Folge von Unzufriedenheiten und gegenseitigen Schuldzuweisungen der kooperierenden Einrichtungen. Insgesamt wird ein mangelndes Verständnis für den jeweils anderen Arbeitsbereich deutlich. Aus der Patientenperspektive führen die Probleme von zu gering aufeinander abgestimmten Informationsübermittlungen zu zeitlichen Verzögerungen in der Weiterbehandlung beziehungsweise zu einer ungewollten oder unnötigen Heimunterbringungen.

Als Soll-Zustand wird die Entwicklung eines geeigneten Überleitungskonzeptes formuliert, welches eine sektorenübergreifenden Verzahnung im Sinne eines differenzierten, abgestuften Verbundsystems von stationären, teilstationären und ambulanten Hilfen begünstigt. Erste Lösungsansätze erfolgen durch einen synoptischen Vergleich der Vor- und Nachteile der mittels der Literaturrecherche erfassten Konzepte zur Lösung der Schnittstellenproblematik. Verglichen werden mittelbare For-

**Tabelle II 10-9:** Zusammenfassende Darstellung der Handlungsschritte in dem Projekt «Überleitungspflege» in Phase 3

| Projektphase | Handlungszyklus | Methoden, Techniken |
|---|---|---|
| **Phase 3**<br>Untersuchungsphase | Ist-Analyse, Würdigung<br>■ Ermittlung der beteiligten Systeme und Teilsysteme sowie der Schnittstellen<br>■ Analyse der wechselwirkenden Beziehungen zwischen den Systemen<br>■ Erhebung der spezifischen Bedarfe an Datenübermittlung zur Weiterbehandlung durch die einzelnen Leistungsträger<br>■ Erhebung der jeweils verwendeten Dokumentationsbögen<br>■ Auswertung und Bewertung des Datenmaterials<br>■ Würdigung der Stärken<br>■ Bestimmung der Schnittstellenproblematiken | ■ Auflistung aller beteiligten Leistungserbringer einschließlich der Schwerpunktsetzung in den Leistungen<br>■ Durchführung von fokussierten Interviews mit Hilfe eines Gesprächsleitfadens<br>■ Durchführung einer schriftlichen Fragebogenaktion mit geschlossenen und offenen Fragen<br>■ Durchführung eines diagnostischen Workshops in interdisziplinärer Besetzung (unternehmensintern)<br>■ Systematische Problemanalyse der einzelnen Leistungsbereiche<br>■ Vergleich der Problemanalysen |
| | Bestimmung des Soll-Zustands<br>■ grobe Fassung des Ziels «Entwicklung einer sektorenübergreifenden Verzahnung» | ■ Ableiten des Ziels aufgrund der vorgenommenen Problemdefinition |
| | Lösungen/Interventionen<br>■ Herausarbeiten der Vor- und Nachteile von Konzepten zur Lösung der Schnittstellenproblematik | ■ Synopse |

men der Vernetzung durch Delegation der Schnittstellenbewältigung an spezielle Koordinierungsinstanzen (Mertens, 1997; von Eiff et al., 1995; Harms, 1997) und unmittelbare Ansätze der Schnittstellenbewältigung durch pflegerische Instanzen, hier speziell das Konzept der «Pflege-Überleitung» von Marly Joosten (1993). Die Kriterienbildung für den synoptischen Vergleich orientiert sich an den fünf entscheidenden Bruchstellen in Bezug auf eine kontinuierlichen Gesundheitsversorgung. Auf Grundlage des so gewonnen Stärke-Schwäche Profil wird entschieden, ein neues Konzept zur Sicherstellung einer einrichtungsübergreifenden Pflegekontinuität zu entwickeln, welches auf der Ebene der einzelnen Station beziehungsweise Abteilung ansetzen sollte, um zusätzliche Schnittstellen zu vermeiden.

**Tabelle II 10-9** zeigt eine zusammenfassende tabellarische Übersicht der anfallenden Arbeitsschritte in Phase 3 des Projektes.

### 10.6.4
### Phase 4: Durchführung

*Umsetzung von konzeptionellen Überlegungen*

*Projektdokumentation*

In der Durchführungsphase des Projektes werden die geplanten Vorhaben beziehungsweise die konzeptionellen Überlegungen aus den Teilstudien umgesetzt. Je nach Projektgegenstand kann es dabei zum Beispiel um die Entwicklung von Konzeptionen gehen, um die Konkretisierung aufbau- und ablauforganisatorischer Veränderungen oder bei EDV-Projekten um die Programmierung. Die Umsetzung der jeweiligen Vorhaben schließt die Fertigstellung einer Dokumentation mit ein. Vor allem bei technischen Projekten besteht diese zum einen aus einer Verfahrensdokumentation – sie ermöglicht den Spezialisten die laufende Erhaltung – und zum anderen aus einer Benutzerdokumentation. Die Benutzerdokumentation enthält für den Anwender klare und verständliche Instruktionen zur Handhabung und Durchführung der Arbeitsabläufe.

Ist das Projektvorhaben umgesetzt und die Projektdokumentation erarbeitet, werden konkrete Überlegungen zur Einführung des Projektes angestellt. Sie umfassen zum Beispiel folgende Fragen:

*Einführung des Projektes*

■ Wer ist von der Einführung mittelbar betroffen und muss informiert werden?
■ Wer ist von der Einführung unmittelbar betroffen und muss geschult/unterwiesen werden?
■ Erfolgt die Information schriftlich oder mündlich?
■ Wer ist für das Schulungsprogramm zuständig? Wer führt die Schulungen durch?
■ In welchem Zeitrahmen erfolgen die Schulungen?
■ Wo werden die Schulungen durchgeführt?

Des Weiteren werden für die Abschlussphase des Projektes die Präsentationen vorbereitet. Hierzu werden die Ergebnisse der Definitions- und Untersuchungsphase noch einmal kurz gebündelt. Der Schwerpunkt der Präsentation liegt dann auf der Vorstellung des Konzeptes beziehungsweise der Umsetzungsstrategien des Projektvorhabens sowie auf der Darstellung der Vorüberlegungen zu ihrer regelhaften Einführung.

*Fortlaufender Abgleich von Ist- und Soll-Werten*

Während der gesamten Phase werden die Sollvorgaben der Projektplanung immer wieder mit den erreichten Ist-Werten im Projektablauf verglichen. Die Projektüberwachung bezieht sich dabei auf Kosten-, Termin- und Qualitätsüberwachung. Insgesamt besteht der Prozess der Projektüberwachung aus drei Schritten:

- Es werden die aktuellen Daten, die die momentane Projektsituation ermitteln, zusammengetragen.
- Im Anschluss daran wird eine Soll-Ist-Analyse durchgeführt und Abweichungen zwischen Plan-Werten und Ist-Werten ermittelt (Abweichungsanalyse).
- Die ermittelten Abweichungen werden bewertet und analysiert. Gründe für die Abweichungen und Maßnahmen zur Korrektur werden wie in Phase 2 beispielhaft aufgezeigt, erarbeitet. Danach werden die Korrekturmaßnahmen zur Behebung der Differenzen eingeleitet.

Der Projektüberwachung liegt damit wieder der Handlungszyklus zugrunde. Im Folgenden wird das Vorgehen in der Realisierungsphase wieder auf das Fallbeispiel angewendet.

Nach Vorlage und Erteilung des Projektauftrages für die Phase 4 einschließlich der Zeit- und Kostenplanung steht die Arbeit an dem Konzept für eine Überleitungspflege im Vordergrund. Das mittels des synoptischen Vergleichs gewonnene Stärken-Schwächen-Profil von mittelbaren Formen der Vernetzung der Schnittstellenbewältigung durch Delegation der Schnittstellenbewältigung und unmittelbare Konzepte der Schnittstellenbewältigung durch pflegerische Instanzen hat ergeben, dass in dem neuen Konzept die Sicherstellung einer einrichtungsübergreifenden Kontinuität auf der Ebene der einzelnen Station beziehungsweise Abteilung ansetzen soll. Die Einbeziehung aller an der direkten Patientenbetreuung beteiligten Akteure ist dabei zu berücksichtigen. Folgende Verbesserungen werden damit angestrebt:

- umfassender Informationsfluss zwischen den beteiligten Akteuren und Institutionen
- Verbesserung der Kooperation zwischen den beteiligten Berufsgruppen und Institutionen
- zeitgerechte Koordination der Versorgungsleistungen
- Verständigung über professionsspezifische Auffassungen von Krankheitsverläufen
- Kundenorientierung.

Im Mittelpunkt der Konzepterstellung stehen entsprechend dieser angestrebten Veränderungen Überlegungen zur interdisziplinären Entlassungsvorbereitung. Um hier Reibungsverluste und Kompetenzüberschreitungen zu vermeiden, geht es in einem ersten Schritt um eine genaue Aufgabenfestlegung für die beteiligten Berufsgruppen, die unter Einbindung der Betroffenen erfolgt. Da eine zeitgerechte Koordination der Versorgungsleistungen von einer frühzeitigen Planung der Versorgungsmaßnahmen abhängig ist, soll die Entlassungsplanung mit dem ersten Tag der stationären Patientenaufnahme einsetzen. Hierzu werden Kriterien erarbeitet, die den Entlassungsplanungsbedarf feststellen können und eine Verlaufskontrolle dieses Bedarfs ermöglichen. Die Kriterien sollen leicht anwendbar und ohne großen Aufwand in den Routinealltag der Krankenhausstationen integrierbar sein. Es wird die Entscheidung getroffen, die Pflegestufen als Kriterien zur Festlegung des Entlassungsvorbereitungsbedarfs heranzuziehen. Hierbei ist die Zuordnung eines Patienten in mindestens ein Einordnungsmerkmal der Leistungsgruppe A2 «Erweiterte Leistungen» und/oder A3 «Besondere Leistungen» im

**Tabelle II 10-10:** Formblatt für eine Pflege-/Sozialanamnese (Heitmann, 1999: 48)

| Name: | | Vorname: | | | |
|---|---|---|---|---|---|
| Bereich | Gewohnheiten, Fähigkeiten vor der Aufnahme | Ressourcen, Funktionen | Aktueller Status, Einschränkungen | Hilfsmittel | Risiko für die Entlassung |
| Atmung ■ Dyspnoe ■ Frequenz ■ Zyanose ■ Auswurf | | | | | Nr. |
| Ruhe und Schlaf ■ Gewohnheiten ■ Störungen ■ Schlafmittel | | | | | Nr. |
| «für alle AeDLs» übernehmen | | | | | Nr. |

Bereich der «Allgemeinen Pflege» von Bedeutung. Ist dies gegeben, muss der Betreuungsbedarf für die nachstationäre Zeit geprüft werden. Diese Prüfung erfolgt mittels einer Sozial-/Pflegeanamnese, beziehungsweise eines Assessments und erfasst den aktuellen Status sowie Einschätzungen von Risiken für die Entlassung anhand der Bereiche Orientierung/Kommunikation, medizinische Versorgung, Atmung, Ruhe und Schlaf, Körperpflege, Hautzustand, Kleidung, Ausscheidung, Ernährung, Mobilität, Sicherheit der Umgebung, häusliche Lebenssituation, Beschäftigung und existenzielle Erfahrungen des Lebens. Jeder einzelne Bereich wird im Folgenden für die genaue Beobachtung operationalisiert und als Formblatt entworfen (s. **Tab. II 10-10**).

In einem nächsten Schritt werden die interdisziplinären Fallbesprechungen konzipiert, die auf Basis der Pflegeanamnesen erfolgen. Sie bilden insofern ein Kernstück des Projektvorhabens, als es gilt, die für das identifizierte Risiko jeweils zuständige Berufsgruppe bei der Planung der Maßnahmen zur Risikoausschaltung/-verminderung in die Verantwortung zu nehmen und die Maßnahmen zeitlich so zu planen, dass sie organisatorisch bis zum Zeitpunkt der vorgesehenen Entlassung abgeschlossen sind. An den Fallbesprechungen sollen Mitarbeiter aus dem Pflegedienst, der Stationsarzt, Mitarbeiter aus der physiotherapeutischen Abteilung sowie der Krankenhaussozialdienst teilnehmen. Geplant wird, dass in den Fallbesprechungen die langfristige Patientenversorgung im Sinne einer Risikoabwägung und der Entlassungszeitpunkt besprochen wird. Ebenso soll hier die Entscheidung getroffen werden, ob und wann weitere Berufsgruppen beziehungsweise Behandlungsinstanzen in die Entlassungsvorbereitung miteinbezogen werden sollen. Als Instrumente werden ein Formblatt «Bewertung der Entlassungsrisiken» und ein Formblatt «Maßnahmen für die Entlassung» entwickelt (s. **Tab. II 10-11, Tab. II 10-12**).

In einem letzten Schritt wird die Entlassungspflegevisite konzeptioniert, die unter Beteiligung der weiterbetreuenden Institution, den zuständigen Pflegekräften des Krankenhauses, des behandelnden Arztes, des Kliniksozialdienstes sowie den Angehörigen des Patienten am Krankenbett durchgeführt werden soll. Für die

**Tabelle II 10-11:** Bewertung der Entlassungsrisiken (Heitmann 1999: 59)

| Name: | | | | | Vorname: | | | |
|---|---|---|---|---|---|---|---|---|
| Bereich | Geplante Maßnahmen | Mögliche Fehler | Fehler-folgen | R.B.[1] | Ursache | Korrektur-maßname | Wirkungen | R.R.B.[2] |
| | | | | | | | | |
| | | | | | | | | |
| | | | | | | | | |

1 R.B. = Risikobewertung für die häusliche Pflege; 2 R.R.B. = Restrisikobewertung

**Punkte für die Risikobewertung:**

1: Gefahr für häusliche Pflege unwahrscheinlich
2: Gefahr für häusliche Pflege gering
3: Gefahr für häusliche Pflege mäßig
4: Gefahr für häusliche Pflege hoch
5: Gefahr für häusliche Pflege sehr hoch

Entlassungsvisite soll der Entlassungsbericht zur Verfügung stehen, in dem alle betreuungsrelevanten Informationen erfasst sind. Es wird ein Formblatt «Entlassungsbericht» entwickelt, in dem folgende Informationen enthalten sind:

■ Patientenstammblatt sowie die Pflege-/Sozialanamnese
■ Angaben zum Pflegeprozess anhand der AeDLs
■ Angaben zur häuslichen Situation
■ Angaben zu benötigten Hilfsmitteln und Hilfsdiensten
■ Informationen zum Pflegeverlauf
■ Informationen über die medizinische Behandlung, physiotherapeutische Behandlungen und ggf. andere Behandlungen
■ Informationen über eine eventuelle Inanspruchnahme von Leistungen der Pflegeversicherung und Informationen über das Begutachtungsverfahren.

Das Ausfüllen des Entlassungsberichtes soll aufgrund der unterschiedlichen Zuständigkeiten in der letzten interdisziplinären Besprechung geschehen, wobei hier auch noch letzte Abstimmungsprozesse erfolgen können. Es wird weiter geplant, dass jeweils ein Exemplar des Berichtes an die weiterbetreuende Institution, die pflegenden Angehörigen, an den Hausarzt sowie an alle Berufsgruppen, die während des Krankenhausaufenthaltes an der Behandlung beteiligt waren, verteilt wird. Auf diese Weise soll eine berufsgruppenübergreifende schriftliche Informationsweitergabe ermöglicht werden.

**Tabelle II 10-12:** Formblatt: Maßnahmen für die Entlassung (Heitmann 1999: 55)

| Name: | | | Vorname: | | |
|---|---|---|---|---|---|
| Risiko-Nr. | Konsil an: | Maßnahmen, Tätigkeiten | Ziel: | Wer? Mit wem? | Termin |
| | | | | | |
| | | | | | |
| | | | | | |

Nach Abschluss der Konzepterarbeitung werden von dem Projektteam Überlegungen zur Einführung des Vorhabens entwickelt. Als wichtigste Voraussetzung wird neben der positiven Entscheidung von Seiten der Krankenhausleitung zur Übernahme des Konzeptes und entsprechender Weisungen an die betroffen Mitarbeiter die Sicherstellung einer ungestörten Möglichkeit der Zusammenarbeit in den interdisziplinären Fallbesprechungen benannt. Weiterhin werden Maßnahmen zur Information und zur Schulung in der Anwendung der Formblätter geplant. Alle Formblätter werden dabei in Form einer Benutzerdokumentation zusammengebunden. Die Anwendung der Formblätter mit Hilfe von EDV wird ebenfalls mitgeplant.

Nach Beendigung der Realisierungsphase und in Teilen auch während der einzelnen Schritte der Konzepterstellung und der Planung der nachfolgenden Einführung des Konzeptes in den Regelbetrieb erfolgt ein Ist-Soll-Abgleich, um eine zielgerechte Bearbeitung systematisch zu überprüfen. Hierbei werden vor allem die Untersuchungsergebnisse zu der derzeitigen Entlassungspraxis sowie zu den Brüchen in der Versorgungskontinuität zugrunde gelegt und überprüft, inwieweit die entwickelten Bausteine des neuen Konzeptes die aufgezeigten Schwachstellen überwindet.

**Tabelle II 10-13** zeigt eine zusammenfassende Übersicht der anfallenden Arbeitsschritte in Phase 4 des Projektes.

**Tabelle II 10-13:** Zusammenfassende Darstellung der Handlungsschritte in dem Projekt «Überleitungspflege» in Phase 4

| Projektphase | Handlungszyklus | Methoden, Techniken |
|---|---|---|
| **Phase 4**<br>Durchführungsphase | Ist-Analyse, Würdigung<br>■ Zusammenschau der Untersuchungsergebnisse<br>■ Stärke-Schwäche Profil bestehender Konzepte zur Schnittstellenproblematik | ■ fokussierte Datenaufbereitung |
| | Bestimmung des Soll-Zustands<br>■ stationsgebundenes/abteilungsgebundenes Konzept zur Sicherstellung einer einrichtungsübergreifenden Kontinuität in der Gesundheitsversorgung<br>■ fortlaufender und abschließender Sollvergleich mit dem Ist-Zustand | ■ strukturierter Abgleich von angestrebten Zielen und ermittelten Schwachstellen |
| | Lösungen, Interventionen<br>■ Konzeptentwicklung<br>■ Benutzerdokumentation<br>■ Vorbereitende Arbeiten zur Einführung des Projektes in den Regelbetrieb | ■ Entwicklung verschiedener Formblätter<br>■ Zusammenstellung/-bindung der benutzerrelevanten Formblätter<br>■ Ermittlung von Voraussetzungen |

### 10.6.5
## Abschlussphase

Berichtslegung und
Präsentation

Die Abschlussphase erfolgt in Form einer Berichtslegung und einer Präsentation. In dem Bericht werden die Ziele, die Untersuchungs- und Umsetzungsergebnisse sowie die Kosten und besondere Projektergebnisse umfassend dargestellt. Er wird dem Auftraggeber zur Unterzeichnung vorgelegt. Die Präsentation fußt auf den Darstellungen in dem Bericht und fasst kurz und prägnant die wichtigsten Aussagen zusammen. Im Anschluss an und auf Grundlage der Inhalte der Präsentation werden Maßnahmen diskutiert und gegebenenfalls fest vereinbart, die die Einführung des Projektvorhabens in den Regelbetrieb festlegen.

Nachkalkulation

Um die erhaltenen Projektdaten für folgende oder ähnlich strukturierte Projekte greifbar zu machen, sollte in Zusammenarbeit mit dem kaufmännischen Bereich eine anschließende betriebswirtschaftliche Auswertung in Form einer Nachkalkulation erfolgen. Die Auswertung direkt im Anschluss an das Projekt hat den Vorteil, dass alle Beteiligten zu diesem Zeitpunkt noch ansprechbar sind und Besonderheiten während des Projektablaufes, sowie spezielle Probleme zu diesem Zeitpunkt noch gut rekonstruiert werden können. Ein Projekt endet mit der Auflösung der Projektgruppe durch den Auftraggeber. Die Projektmitglieder werden wieder mit ihrer gesamten Arbeitzeit in die bestehende Linienorganisation integriert oder es ergeben sich für die Projektbeteiligten alternative Perspektiven für ihr weiteres Berufsleben.

### 10.7
## Zusammenfassendes Ergebnis

Projektorganisation

Fünf Phasen

In den Ausführungen wurden zunächst die Ziele und spezifischen Charakteristika von Projekten sowie die drei Haupttypen der Projektorganisation – die reine Projektorganisation, die Stabs-Projektorganisation und die Matrix-Projektorganisation – dargelegt. Um eine effektive Projektabwicklung zu gewährleisten – so der weitere Argumentationsverlauf – gliedert sich der Ablauf in einzelne Phasen. Eine erste Phase umfasst die Projektinitiative, in der ein formeller oder informeller Antrag unter Nennung der Ziele, des Gestaltungsbereiches sowie des zu erwartenden Ressourcenaufwandes für das geplante Projekt gestellt wird. In der sich anschließenden «Definitionsphase» (Phase 2) wird in groben Zügen die als veränderungswürdig eingeschätzte Situation untersucht und erste Lösungen diskutiert. Auf dieser Grundlage wird die Entscheidung getroffen, ob das Projekt durchführbar ist. Im Falle einer positiven Entscheidung wird die «Untersuchungsphase» (Phase 3) eingeleitet, in der eine detaillierte Ermittlung des Ist-Zustandes im Vordergrund steht. Der Ist-Zustand wird auf vorliegende Schwächen und Stärken hin bewertet, wobei die Schwachstellen dann den Ausgangspunkt für Überlegungen von Problemlösungen darstellen. In der «Durchführungsphase» (Phase 4) erfolgt die konkrete Umsetzung der erarbeiteten Lösungsstrategien und in der «Abschlussphase» (Phase 5) werden die konkreten Ergebnisse des Projektes präsentiert und Entscheidungen über die Einführung von Konzepten in den Regelbetrieb getroffen.

Ankopplung des
Handlungszyklus

An die zweite, dritte und vierte Projektphase wird der Handlungszyklus mit den vier zentralen Schritten «Ist-Analyse», «Soll-Zustand», «Lösungen/ Interventionen» und «Evaluation» angekoppelt, um eine systematische Bearbeitung der Fragestellungen zu ermöglichen. Die vier zentralen Handlungsschritte werden dabei jeweils auf die drei Ebenen «Person», «Prozess» und «Struktur» bezogen, wodurch Wechselwirkungen und Rückkopplungen erfasst werden können, die im

*Systemdenken* Sinne eines systemischen Ansatzes von Projektmanagement eine große Bedeutung haben. In den verschiedenen Schritten des Handlungszyklus kann im Einzelnen

*Techniken und Methoden* auf eine Reihe von speziellen Techniken und Methoden zurückgegriffen werden. Phasenübergreifend haben darüber hinaus spezielle Managementtechniken wie zum Beispiel die Projektstrukturplanung, die Projektablaufplanung, die Kostenplanung etc. eine hohe Relevanz.

*Anwendung* Der Projektablauf mit seinen einzelnen Phasen wurde schließlich an einem konkreten Beispiel deutlich gemacht. Dabei ist exemplarisch gezeigt worden, wie die Verbindung der Projektphasen mit dem Handlungszyklus unter Verwendung spezielle Methoden und Techniken erfolgen kann, wobei die systemische Betrachtung von Problemen den gedanklichen Hintergrund bildet.

## Literatur

Baguley, P.: Optimales Projektmanagement. Falken, Niedernhausen i. Taunus 1999

Boy, J. et al.: Projektmanagment. Grundlagen, Methoden und Techniken, Zusammenhänge. 3. Aufl. Gabal, Offenbach 2001

Comelli, G.: Training als Beitrag zur Organisationsentwicklung. Handbuch der Weiterbildung für die Praxis in Wirtschaft und Verwaltung 4. Hanser, München/Wien 1985

von Eiff, W. et al.: Die Sozialvisite im regionalen Gesundheitsnetzwerk. Ganzheitliche Patientenversorgung qualitätsgerecht und wirtschaftlich realisiert. Krankenhausumschau 64 (1995) 5: 468–472

Harms, R.; Schwarz, A.: Sozialvisite und Übergangspflege. Das Patient Care Modell im Auguste-Viktoria-Krankenhaus. Drehtüreffekt für chronisch kranke und multimorbide Patienten verhindern. Krankenhausumschau 66 (1997) 11: 892–899

Heitmann, D.: Schnittstellenmanagement in der Pflege – Theoretische Entwicklung eines stationsgebundenen Konzeptes zur sektorenübergreifenden Sicherstellung der Pflegekontinuität. Unveröffentlichte Diplomarbeit Münster 1998

Joosten, M.: Die Pflege-Überleitung vom Krankenhaus in die ambulante Betreuung und Altenpflegeheime – Von der Lücke zur Brücke. 2. Aufl. Eigenverlag, Herdecke 1993

Klose, B.: Projektabwicklung. 2. Aufl. Ueberreuter Wirtschaft; Wien 1996

Kraus, G.; Westermann, R.: Projektmanagement mit System. Organisation, Methoden, Steuerung. Gabler; Wiesbaden 2001

Ministerium für Arbeit, Gesundheit und Soziales des Landes Nordrhein-Westfalen (Hrsg.): Qualitätssicherung durch Beratung in der Pflege. Dokumentation der Fachtagung am 24. Oktober 1997 in Düsseldorf im Rahmen der REHA International 1997: 159–175

Lamnek, S.: Qualitative Sozialforschung Band 2. Methoden und Techniken. Psychologie Verlags Union, München 1989

Litke, H. D.: Projektmanagement. Methoden, Techniken, Verhaltensweisen. Hanser, München/Wien 1995

Madauss. B. J.: Projektmanagement. Schäffer-Poeschel, Stuttgart 1994

Mertens, C.: Beratung zu Pflegedienstleistungen. Ein Konzept der Verbraucher-Zentrale NRW 1997

Schelle, H.: Projekte zum Erfolg führen. DTV-Beck, München 2001

Schmidt, G.: Methode und Techniken der Organisation. Verlag Dr. Götz Schmidt, Gießen 1997

Wilke, H.: Systemtheorie. Eine Einführung in die Grundprobleme der Theorie sozialer Probleme. 4. Aufl. Fischer, Stuttgart/Jena 1993

# 11
# Prozessmanagement

Veronika Büter

## 11.1
## Einführung in die Thematik

Die gesetzlichen Veränderungen, die in den vergangenen Jahren auf das Gesundheitswesen und hier besonders auf die Krankenhäuser eingewirkt haben, sind kaum noch zu überblicken. Kernpunkt jeder Veränderung war und ist der steigende Kostendruck, der durch Regularien eingegrenzt werden soll. Die Krankenhäuser stehen vor der Herausforderung, ihre Abläufe möglichst wirtschaftlich zu gestalten, dabei aber die Qualität der Leistungen zu halten bzw. zu steigern.

In Wirtschaftsunternehmen ist seit langem das Konzept des Prozessmanagements eingeführt. Im Mittelpunkt stehen dabei die ablaufenden Prozesse, die im Hinblick auf die unterschiedlichen Kundenanforderungen optimiert werden.

Die Einrichtungen des Gesundheitswesens erkennen erst seit kurzem das Potential, das sich durch die Verbesserung der Prozesse ergibt. Durch die Optimierung der Abläufe können Behandlungszeiten verkürzt, Schnittstellenprobleme verringert und Kosten eingespart werden. Im Prozessmanagement ist dabei der Gedanke der Prozessorientierung untrennbar mit dem Gedanken der Kundenorientierung verbunden. Im Krankenhausablauf kann mit Hilfe des Prozessmanagements die vorhandene Funktionsgliederung überwunden werden, so dass es aus Patientensicht zu einem homogenen Behandlungsprozess kommt.

In den folgenden Ausführungen wird als erstes ein Fallbeispiel zur Prozessoptimierung geschildert. Daran schließt sich die Darstellung der theoretischen Grundlagen des Prozessmanagements an. Es werden die verschiedenen Kernaspekte beschrieben und anschließend auf das Dienstleistungsunternehmen Krankenhaus mit den dortigen Besonderheiten bei der Leistungserstellung übertragen. Die in einem Krankenhaus hauptsächlich vorherrschenden Arztleistungen und Pflegeleistungen werden in bezug auf den Teilprozess «Stationsablauf» dargestellt. In den weiteren Ausführungen wird das methodische Vorgehen bei Prozessoptimierungen mit den einzelnen Phasen jeweils zuerst theoretisch und anschließend mit Bezug auf das Fallbeispiel erläutert. Mit einer kurzen Zusammenfassung schließt das Kapitel ab.

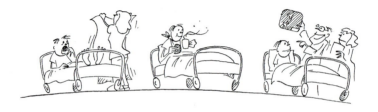

## 11.2
## Fallbeispiel: «Prozessoptimierung einer unfallchirurgischen Station»

**Tabelle II 11-1:** Einordnung der Thematik in die Studienschwerpunkte und Arbeitsfelder

| | **Pflegemanagement** | **Pflegepädagogik** |
|---|---|---|
| **Arbeitsfelder** | Leitung | Ausbildung |
| | Weiterbildung | Weiterbildung |
| | Beratung | Beratung |
| | Forschung und Entwicklung | Forschung und Entwicklung |

Im Zuge der sich ständig verändernden Rahmenbedingungen im Gesundheitswesen wird ein traditionsreiches Krankenhaus zu einem Modellkrankenhaus. Aufgrund politischer und wirtschaftlicher Forderungen und auf Druck der Kostenträger sollen Strukturen und Abläufe innerhalb des Hauses geändert werden, so dass eine kundenorientierte, finanziell tragbare Gesundheitsversorgung durchführbar ist. Zudem zeigt sich die Notwendigkeit, auf Anfragen der Kostenträger zu reagieren, warum die diagnostische und therapeutische Regelversorgung in einem Akutkrankenhaus nur an fünf Tagen in der Woche über einen Zeitraum von acht Stunden täglich stattfindet. Durch eine Ausweitung des Zeitrahmens können vorhandene Räumlichkeiten und medizinische Großgeräte stärker ausgelastet werden, wodurch sich wiederum die auffällig langen Wartezeiten auf Behandlungstermine verkürzen lassen. Ebenso soll durch eine möglichst optimale pflegerische Versorgung und gute Ausnutzung des therapeutischen Angebots die zu hohe Liegezeit der Patienten verkürzt bzw. das Behandlungsergebnis verbessert werden, was zugleich auch die Zufriedenheit der Patienten steigern soll.

In dem Modellkrankenhaus gibt es vier Stationen, auf denen exemplarisch damit begonnen wird, vorhandene Strukturen und Abläufe zu analysieren und Möglichkeiten zur Verbesserung aufzuzeigen. Eine der Modellstationen ist eine unfallchirurgische Station mit 36 Betten. Hier soll auf Wunsch der Pflegedienstleitung exemplarisch mit der Prozessoptimierung des Stationsablaufs, insbesondere auch der pflegerischen Leistungen, begonnen werden.

Ausgehend von dem Gedanken, dass während einer stationären Behandlung der Patient die meiste Zeit auf der Station verbringt und dort die Kundenzufriedenheit entscheidend geprägt wird, soll innerhalb des Gesamtsystems Krankenhaus das Teilsystem Station mit den dort ablaufenden Prozessen und vorhandenen Schnittstellen zu anderen Teilsystemen untersucht werden. Zudem werden auf der Station alle weiteren Maßnahmen des Behandlungsablaufs geplant und zeitlich koordiniert.

Die Initiierung des Prozessmanagements soll auf dieser ersten Station in Form eines Projekts mit Hilfe einer externen Beratung durchgeführt werden, wobei die Schwerpunkte auf der Erarbeitung einer Ist-Analyse und der Entwicklung einer Soll-Konzeption liegen.

Ziel des Projekts ist es, den Teilprozess «Stationsablauf» zu analysieren und ein Konzept zur Prozessoptimierung zu entwickeln. Inhalt der Untersuchung ist demnach der organisatorische Tagesablauf der pflegerischen Versorgung, vorhandene Schnittstellen zu anderen Bereichen und dort auftretende Probleme. Dazu gehört vor allem auch die Schnittstelle zwischen pflegerischen und ärztlichen Tätigkeiten. Hier sind schon seit längerer Zeit Kooperationsprobleme bekannt.

In der **Tabelle II 11-2** wird die Ausgangssituation an Hand des vierschrittigen Analyserasters noch einmal zusammenfassend dargestellt.

**Tabelle II 11-2:** Analyseraster zur intuitiven Bearbeitung des Fallbeispiels «Prozessoptimierung einer unfallchirurgischen Station»

| Handlungs-schritte | Variablen | | |
| | Person | Prozess | Struktur |
| --- | --- | --- | --- |
| Analyse, Diagnose | ■ Kooperationsprobleme zwischen Mitarbeitern aus der Pflege und dem ärztlichen Dienst<br>■ Unzufriedenheit der Patienten | ■ diagnostische und therapeutische Regelversorgung nur an 5 Tagen über jeweils 8 Stunden<br>■ Lange Liegezeiten<br>■ Wartezeiten bei Behandlungen und Untersuchungen | ■ Forderung der Kostenträger nach Wirtschaftlichkeit und qualitativ hochwertiger Gesundheitsversorgung |
| Soll-Zustand | ■ reibungslose Kooperation zwischen den verschiedenen Dienstgruppen<br>■ hohe Zufriedenheit der Patienten | ■ Verkürzung der Wartezeiten von Patienten auf Behandlungstermine<br>■ Optimale pflegerische Versorgung und Verbesserung von Behandlungserfolgen<br>■ Optimale Auslastung von diagnostischen und therapeutischen Leistungsangeboten<br>■ Verkürzung der Liegezeiten | ■ Entwicklung von Strukturen, die eine kundenorientierte, finanziell tragbare Gesundheitsversorgung ermöglichen |
| Interventionen | ■ externer Berater wird mit der Ist-Analyse und der Soll-Konzeption des Teilprozesses «Stationsablauf» beauftragt | ■ Untersuchung des organisatorischen Tagesablaufs der pflegerischen Versorgung<br>■ Untersuchung von Schnittstellenproblematiken<br>■ Entwicklung einer Soll-Konzeption | ■ |
| Evaluation | ■ | ■ | ■ |

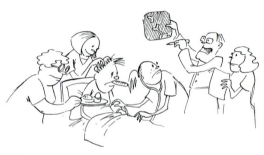

## 11.3
# Theoretische Grundlagen

### 11.3.1
### Prozessmanagement

Der Begriff «Prozessmanagement» wird in der Fachliteratur nicht einheitlich definiert. Inhaltlich werden ihm derzeit verschiedene Ansätze wie zum Beispiel Geschäftsprozessoptimierung, Reengineering oder Prozessorganisation zugeordnet (Gaitanides et al., 1994; Hammer, 1999; Osterloh et al., 2000; Ziegenbein, 2001; Fuermann/Dammasch, 2002).

*Prozess*    Als Prozess wird in der Betriebswirtschaft im Allgemeinen eine Leistungserstellung, ein Ablauf oder Verlauf bezeichnet. Die Leistung wird durch aufeinander folgende, logisch zusammenhängende Aktivitäten erstellt. Ein solcher Prozess wird von einem Ereignis gestartet, es erfolgt der Input, im Verlauf des Prozesses kommt es zu einem Wertzuwachs, indem ein Produkt oder eine Dienstleistung erstellt wird und am Ende erfolgt der Output in Form des Prozessergebnisses (Schulte-Zurhausen, 1999: 59 ff.). Prozesse können demnach auch als Wertschöpfungsketten bezeichnet werden.

*Management*    Management im funktionalen Verständnis kann gleichgesetzt werden mit einer Summe von Funktionen wie Planen, Entscheiden, Organisieren, Führen, Kontrollieren, Beurteilen. Werden diese Funktionen systematisch, in Form eines sich ständig wiederholenden Kreislaufs mit den Phasen:

- Zielformulierung
- Planung
- Entscheidung
- Organisation und Durchführung
- Kontrolle

ausgeübt, spricht man auch vom Management-Regelkreis. An jeder Stelle des Kreislaufs besteht die Möglichkeit zu Rückkoppelungen und damit auch zum Neubeginn.

In der folgenden Definition finden sich die Inhalte der Begriffe «Prozess» und «Management» wieder:

> «Prozessmanagement umfaßt planerische, organisatorische und kontrollierende Maßnahmen zur zielorientierten Steuerung der Wertschöpfungskette eines Unternehmens hinsichtlich Qualität, Zeit, Kosten und Kundenzufriedenheit.» (Gaitanides et al., 1994: 3).

Prozessmanagement

Außer den bisher genannten Punkten sind zusätzlich die Kernaspekte des Prozess-managements, Qualität, Zeit und Kosten, aufgeführt.

Kostenprobleme in einem Unternehmen führen häufig zu Rationalisierungs-maßnahmen mit dem Ziel, Personalkosten zu senken. Kurzfristig hat diese Strategie sicherlich Erfolg, aber langfristig wird nur eine Strukturänderung im Unternehmen zur Wettbewerbsfähigkeit führen. Bei der herkömmlichen Änderung organisato-rischer Strukturen wird jeder Bereich, jede Abteilung für sich optimiert. Die Sum-me dieser einzelnen Verbesserungen führt jedoch selten zu einem ganzheitlichen Optimum, da unterschiedliche, abteilungsbezogene Zielsetzungen zu Abstim-mungsverlusten zwischen den Abteilungen führen (Gaitanides et al., 1994: 11).

Prozessorientierung

Im Rahmen des Prozessmanagements spielen die ablaufenden Prozesse die Hauptrolle bei der Betrachtung eines Unternehmens. Die Orientierung an den Prozessen soll den Zusammenhang aller Aufgaben und Tätigkeiten herstellen. Dabei wird zwischen der Koordination der einzelnen Prozessaktivitäten und der Koordination der Prozesse untereinander unterschieden. Prozessorientierung ist auf die Erkenntnis gestützt, dass alle Aktivitäten, die in einem Unternehmen in einer Wertschöpfungskette verknüpft sind, zugleich Lieferanten- als auch Kun-dentätigkeiten sind. In jedem ablaufenden Teilprozess werden Materialien und Informationen für den Input entgegengenommen (Kunde) und gleichzeitig wird ein Output geliefert. Verschwendung von Zeit und Kosten sowie eine minder-wertige Qualität kann für jeden Teilprozess gesondert ermittelt werden. Eine prozessorientierte Betrachtung in einem Unternehmen deckt eine Vielzahl von Rationalisierungsansätzen auf.

Optimierung von Prozessen

Der nächste Schritt im Rahmen des Prozessmanagements besteht in der Verbesse-rung, also der Optimierung, der Prozesse. Zu den Zielen der Prozessoptimierung gehören die Verkürzung der Durchlaufzeit, die harmonische Auslastung der Res-sourcen und das Erreichen der zuvor definierten Qualität (Trill, 1999: 134). Dazu gibt es zwei Möglichkeiten: Innovation und kontinuierliche Verbesserung.

Unter Innovation versteht man tiefgreifende Veränderungen, zum Beispiel die Einführung neuer Technologien. Sie verläuft sprunghaft innerhalb eines befris-teten Zeitraums. Die kontinuierliche Verbesserung, vor allem durch Kaizen bekannt geworden, findet in kleinen Schritten, aber langfristig und andauernd statt. Opti-mal für das Prozessmanagement ist die Verknüpfung beider Formen, die kontinu-ierliche, auf Dauer angelegte Verbesserung als Normalität und die sprunghafte, tiefgreifende Innovation als Ausnahme in besonderen Fällen.

Beide Formen der Veränderung müssen die Kernbeziehungen eines Unterneh-mens berücksichtigen. Dazu zählen:

■ Die Ressourcen-Leistungsbeziehung, die durch den Einsatz von Produktions-mitteln im Verhältnis zum Output bestimmt wird.
■ Die Unternehmen-Marktbeziehung, die aufzeigt, wie hoch Kundenerwartun-gen durch das Unternehmen erfüllt werden.
■ Die Gegenwart-Zukunftsbeziehung, die bestimmt, wie weit ein Unternehmen auf künftige Markterfordernisse eingeht. (Gaitanides et al., 1994: 9 ff.)

Prozessoptimierung im Rahmen des Prozessmanagement berücksichtigt alle drei Kernbeziehungen. Durch Ausrichtung auf die Kundenzufriedenheit und entspre-chender Gestaltung der Kunden-Lieferantenbeziehungen erfolgt die Anpassung des Unternehmens an die aktuellen Markterfordernisse. Die Erneuerung der

Prozesse und Verbesserung der Parameter Qualität, Zeit, Kosten berücksichtigt die Ressourcen-Leistungsbeziehung (Gaitanides et al., 1994: 12). Eine wichtige Voraussetzung, um diese komplexen Wirkungszusammenhänge zu beherrschen, liegt in der transparenten Darstellung der vorhandenen Prozessleistungen und Prozessstrukturen.

*Transparenz von Prozessleistung und Strukturen*

## 11.3.2
## Prozessleistung

*Bewertung von Prozessleistungen*

Unter einer betrieblichen Leistung versteht man das mengen- und/oder wertmäßige Ergebnis des Produktionsablaufs, welche als Sach- oder Dienstleistung greifbar wird. Diese Leistung entsteht aus der Kombination der elementaren Produktionsfaktoren menschliche Arbeit, Verbrauchsgüter und Betriebsmittel. Die dispositiven Produktionsfaktoren Leitung, Planung und Organisation obliegen den Führungskräften eines Unternehmens. Um nach wirtschaftlichen Gesichtspunkten zu arbeiten, müssen die Faktoren so kombiniert werden, dass mit gegebenem Aufwand an Produktionsmitteln der größtmögliche Erfolg erzielt werden kann. Die Anordnung der Einzelprozesse erfolgt auf die Art und Weise, dass höchste Wirtschaftlichkeit, beste Qualität, ökonomische Arbeitsabwicklung und eine hohe Arbeitsmotivation erreicht werden kann.

Die Bewertung der Prozessleistung erfolgt anhand der Parameter Qualität, Zeit und Kosten. Nur durch ein ausgewogenes Zusammenspiel der drei Faktoren kann eine optimale Leistung erzielt werden.

*Leistungsziel*

Der Parameter Qualität wird gemessen an der Übereinstimmung eines Prozessergebnisses mit festgelegten Vorgaben, welche sich auf die Wünsche interner und externer Kunden beziehen. Eine Leistung wird dann als qualitativ bewertet, wenn sie die Kundenanforderungen erfüllt. Diese müssen somit zuerst erkannt und in Leistungszielen festgelegt werden.

*Prozessleistung und Qualität*

Anhand der Wünsche externer Kunden wird das Leistungsziel für das Gesamtergebnis definiert. Entspricht die gemessene Qualität nicht den Anforderungen, müssen Abweichungen im Verlauf des Gesamtprozesses vorliegen. Für jeden Teilprozess kann anhand der Wünsche des nächsten internen Kunden das Leistungsziel festgelegt werden. Die Überprüfung der Qualität an den Schnittstellen ermöglicht eine Erfassung von Abweichungen im Prozessverlauf. Durch die rechtzeitige Erfassung der Fehler können Korrekturkosten reduziert, Schwachstellen im Verlauf des Gesamtprozesses behoben und die Kundenzufriedenheit erhöht werden. Da die Outputqualität eines Teilprozesses gleichzeitig die Inputqualität des nächsten Teilprozesses darstellt, sollte jeder Prozess nur einwandfreie Ware in Empfang nehmen und weitergeben. Dadurch werden Qualitätsmängel bereits an den Schnittstellen vermieden.

*Prozessleistung und Zeit*

Der Parameter Zeit, in Zusammenhang mit Prozessen auch als Durchlaufzeit bezeichnet, beinhaltet den Zeitraum vom Prozessbeginn bis zur Übergabe des Prozessergebnisses an den Kunden. Die Durchlaufzeit setzt sich zusammen aus der reinen Bearbeitungszeit, Liegezeiten und Transferzeiten (Scholz/Vrohlings, 1994: 68). Eine genaue Kenntnis der Durchlaufzeit ist für alle Arten von Prozessen von Bedeutung, denn eine Verlängerung der Zeit ist mit erhöhten Kosten und Wettbewerbsnachteilen aufgrund einer geringeren Kundenzufriedenheit verbunden. Schwachstellen, insbesondere in Bezug auf die Koordination der einzelnen Teilprozesse, können mit Hilfe einer Zeitanalyse ermittelt werden. Durch optimal aufeinander abgestimmte Teilprozesse werden innerhalb der Wertschöpfungskette Liegezeiten vermieden und Bearbeitungszeiten niedrig gehalten. Eine unverhältnismäßig lange Durchlaufzeit im Herstellungsprozess stellt aus der Sicht des Kunden einen Qualitätsmangel dar.

*Prozessleistung und Kosten*

Die Prozesskosten umfassen die gesamten Kosten des Ressourceneinsatzes, der zur Erbringung der Prozessleistung erforderlich ist. Sie sind ein entscheidender Faktor für die Wettbewerbsfähigkeit eines Unternehmens. Um Einfluss auf die Kosten nehmen zu können, ist es notwendig, zuvor die entsprechende Kostentransparenz zu schaffen. Dies geschieht innerhalb einer prozessorientierten Organisation durch die Prozesskostenrechnung. Alle eingesetzten Ressourcen werden auf Vollkostenbasis verursachungsgerecht den Prozessergebnissen zugeordnet (Scholz/Vrohlings, 1994: 79). Die Gesamtkosten eines Prozesses lassen sich auf die Teilprozesse und unterstützenden Prozesse aufteilen. Die dazu notwendige Kostenerfassung erfolgt zwischen den Schnittstellen, also für den Verlauf der einzelnen Teilprozesse. Werden die ermittelten Prozesskosten für interne Vergleiche genutzt, können Kostentreiber und nicht wertsteigernde Aktivitäten identifiziert werden, so dass anschließend entsprechende Gegenmaßnahmen eingeleitet werden können (Scholz/Vrohlings, 1994: 86).

*Prozesstransparenz*

Die im Prozessmanagement notwendige Transparenz der Prozessleistung bezieht sich auf das Zusammenspiel der drei Parameter Qualität, Zeit, Kosten. Sie dient der Prozesssteuerung und ist Auslöser für Verbesserungen. Aus einer Prozesssteuerung, bei der die drei Leistungsparameter ganzheitlich berücksichtigt werden, resultiert letztendlich die Kundenzufriedenheit.

Durch die Gliederung der Prozesse in Teilprozesse und Arbeitsschritte ist es möglich, die Leistung eines Prozesses an der Schnittstelle zum nachgelagerten Prozess zu bewerten. Qualitäts-, Zeit- und Kostenindikatoren können anhand definierter Leistungsanforderungen vereinbart und überprüft werden. Die Erfassung erfolgt durch Prozesskennzahlen, die speziell für diesen Zweck in jedem Unternehmen definiert werden (Schulte-Zurhausen, 1999: 92 ff.).

### 11.3.3
### Prozessstruktur

*Prozessebenen*

Unter einer Prozessstruktur versteht man die Anordnung einzelner Elemente eines Prozesses zueinander. Wie bereits dargestellt, besteht jeder Prozess aus den Faktoren Input – Verarbeitung – Output. Diese Faktoren können für komplette Arbeitsabläufe aber auch für einzelne Arbeitsschritte beschrieben werden. Komplexe Geschäftsprozesse werden dazu in Teilprozesse zerlegt. Dadurch entsteht eine hierarchische Prozessstruktur mit verschiedenen Prozessebenen. In der obersten Ebene stehen die Unternehmensprozesse, in jeder darunter liegenden Ebene einzelne Teilprozesse. Die unterste Prozessebene enthält schließlich die einzelnen Arbeitsschritte (s. **Abb. II 11-1**).

Durch die Darstellung einzelner Prozessschritte und deren Verknüpfung werden Zusammenhänge bei der Leistungserstellung transparent. Dazu gehören zum Beispiel die Bestimmung einzelner Arbeitsgänge und die Zusammenfassung zu Arbeitsgangfolgen, die Ermittlung der kürzesten Durchlaufwege sowie die Bestimmung der Belastung von Arbeitsträgern.

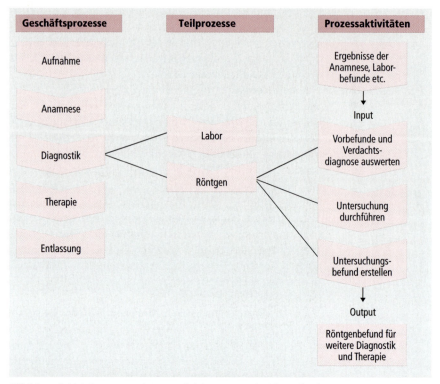

**Abbildung II 11-1:** Prozesse und Prozessaktivitäten am Beispiel Krankenhaus

Prozessstruktur-
transparenz

Ein wichtiges Instrument der Prozessstrukturtransparenz ist die Visualisierung der Prozesse. Sie ermöglicht es, die Arbeitsabläufe in Einzelschritten abzubilden und dadurch die Leistungen transparent zu machen. Den verschiedenen Managementebenen und den betroffenen Mitarbeitern können die jeweils relevanten Prozesse in ihrem Ablauf dargestellt werden. Dies geschieht zum Beispiel mit Hilfe von graphischen Symbolen in Form von Ablaufdiagrammen (s. **Abb. II 11-2**). Dabei können insbesondere auch Schnittstellenprobleme bei einer stark ausgeprägten Arbeitsteilung deutlich gemacht werden. Weiterhin können generelle Schwachpunkte erkannt und defizitäre Leistungen ermittelt werden. Die Darstellung der Prozessstruktur erfolgt nicht als reine Tätigkeitsbeschreibung, sondern bildet die Grundlage für Verbesserungen und eine effektive Prozessarbeit.

Möglichkeiten der
Prozessabbildung

Generell gibt es zwei Möglichkeiten der Prozessabbildung, die vertikale und die horizontale Darstellung.

Bei der vertikalen Darstellung werden alle Prozesse und Teilprozesse funktional den verschiedenen Prozessebenen zugeordnet. Es liegt eine bereichs- beziehungsweise abteilungsbezogene Sichtweise zugrunde. Die Identifizierung von Schnitt- und Schwachstellen ist nur bedingt möglich, da die Abhängigkeit der Bereiche untereinander nur unzureichend dargestellt wird. Für das Prozessmanagement liefert die vertikale Abbildung nur schwer die erforderliche Strukturtransparenz.

Dagegen steht bei der horizontalen Darstellung der Prozessablauf im Vordergrund. Auf jeder Prozessebene, das heißt auf der Ebene der einzelnen Arbeitsschritte oder Teilprozesse, werden die kompletten Abläufe unabhängig von den

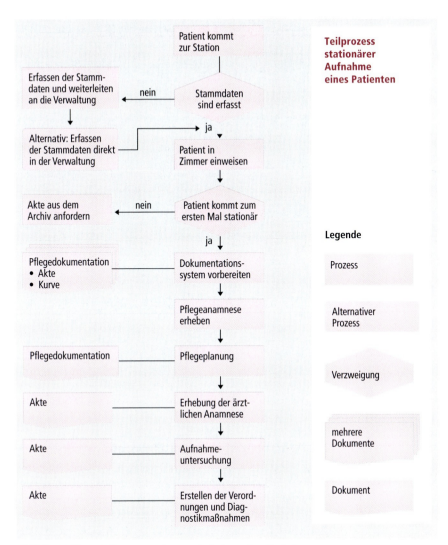

**Abbildung II 11-2:** Teilprozess stationärer Aufnahme eines Patienten

Kundenorientierter
Ansatz der
Prozessidentifikation
und -darstellung

beteiligten Bereichen dargestellt (s. **Abb. II 11-3**). Prozessuale und organisatorische Schnittstellen werden wiedergegeben, so dass Probleme leichter erkennbar sind. Die Darstellung der Prozessabläufe sollte möglichst kurz und prägnant erfolgen. Dabei ist zu beachten, dass eine allgemein verständliche Prozesssprache verwendet wird. Werden zu viele spezifische Fachausdrücke benutzt, sind die Prozessdarstellungen nur einem begrenzten Personenkreis verständlich (Scholz/Vrohlings, 1994: 39 ff.).

Ein optimaler Ansatz der Prozessidentifikation und -darstellung innerhalb des Prozessmanagements ist die Kundenorientierung. Unter Berücksichtigung der Kundenwünsche wird der Unternehmenszweck festgelegt, um im Anschluss die Kernprozesse daraus abzuleiten. Die Realisierung der Kundenwünsche durch kundenorientierte Kernprozesse steht im Vordergrund. Dieser Ansatz ermöglicht weiterhin die Differenzierung in direkt kundenorientierte und in unterstützende

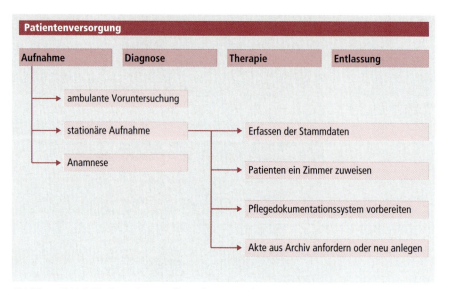

**Abbildung II 11-3:** Horizontale Darstellung der Prozessebenen eines Krankenhauses

Prozesse. Kundenorientierte Prozesse dienen der Erfüllung von Kundenwünschen und wirken unmittelbar auf die Kundenzufriedenheit ein. Die Bereitstellung der erforderlichen Ressourcen und die Sicherung der Funktionsfähigkeit des Unternehmens gehören zu den unterstützenden Prozessen (Scholz/Vrohlings, 1994: 44).

### 11.3.4
### Prozessmanagement und Kundenorientierung

Kundenorientierung

Im Prozessmanagement spielt die Kundenorientierung eine entscheidende Rolle. Kundenorientierung bedeutet, sich der Kundenwünsche bewusst zu sein und sie in die Zieldefinitionen der im Unternehmen ablaufenden Prozesse aufzunehmen. Alle zentralen Unternehmensfunktionen werden auf die Bedürfnisse der Kunden und die Marktgegebenheiten ausgerichtet. In der Vergangenheit wurde die Kundenorientierung in vielen Unternehmen vernachlässigt. Der Schwerpunkt lag auf der Wahl der Wettbewerbsstrategie, des Marktbereichs, des Produkts. Eine Identifizierung und anschließende Realisierung der Kundenwünsche fand nicht statt.

Prozessmanagement dient als Instrument zur kundenorientierten Unternehmensführung. Es wird das produziert, was der Kunde benötigt und zwar fehlerfrei, rechtzeitig und kostengünstig. In **Abbildung II 11-4** wird der Zusammenhang zwischen Prozessmanagement und Kundenzufriedenheit dargestellt.

Identifikation von Kundenwünschen und -bedürfnissen

Voraussetzung für zufriedene Kunden ist die Identifizierung der Kundenwünsche und -bedürfnisse. Dazu gibt es verschiedene Möglichkeiten, zum Beispiel die Befragung mittels standardisierter Fragebögen, Kundengespräche, Nachfrageaktionen oder Kundenbeschwerden (Scholz/Vrohlings, 1994: 87). Die Erfassung der Wünsche und Bedürfnisse erfolgt nicht nur bei externen Kunden als Abnehmer des Endprodukts, sondern auch bei internen Kunden als Abnehmer des Zwischenprodukts eines vorhergegangenen Prozesses. Prozessmanagement unterscheidet, wie im Folgenden dargestellt, zwischen internen und externen Kunden.

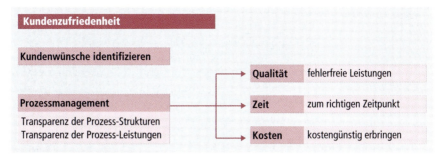

**Abbildung II 11-4:** Zusammenhang von Kundenzufriedenheit und Prozessmanagement

Interne
Kunden-Lieferanten-
Beziehungen

In der Regel existiert in einer Organisation ein Netzwerk von Prozessen und damit verbunden ein dichtes Geflecht von Kunden-Lieferanten-Beziehungen. In diesem Netzwerk ist jeder Arbeitsvorgang beziehungsweise jeder Teilprozess mit dem nächsten verbunden und der Output des einen Vorgangs bildet den Input für den nächsten. Somit bestehen an jeder Schnittstelle zwischen Teilprozessen Kunden, Lieferanten und Beziehungen. Daraus folgt, dass der Leistungsaustausch zwischen Kunden und Lieferanten auch an jeder Schnittstelle abgestimmt werden muss. Der Lieferant muss wissen, welche Bedürfnisse der Kunde hat. Der Kunde muss wissen, was der Produzent leisten kann. Um eine hohe Qualität als Gesamtergebnis zu gewährleisten, wird es zur Verpflichtung, dass jeder Prozess nur fehlerfreie Ware liefert und der nachfolgende Prozess nur einwandfreie Ware annimmt. Das führt automatisch dazu, dass zwischen den internen Lieferanten und Kunden der Informationsaustausch und die Kommunikation erhöht wird. Letztendlich betrachtet jeder Prozessbeteiligte nicht nur seinen eigenen Teilprozess, sondern bekommt eine Vorstellung vom stattfindenden Gesamtprozess und damit auch dem Gesamtergebnis des Unternehmens.

Prozessmanager

Die Koordination der einzelnen Teilprozesse kann in einem Unternehmen durch einen Prozessmanager erfolgen. Der Prozessmanager ist verantwortlich für einen Prozess und die laufende Verbesserung. Verantwortlichkeiten sind nicht mehr innerhalb der Organisation verteilt, sondern liegen für einen Prozess gebündelt bei einer Person. Ziel dabei ist immer die Zufriedenheit des Prozesskunden mit dem Leistungsergebnis (Scholz/Vrohlings, 1994: 31).

Externe Kunden

Externe Kunden sind Abnehmer der Prozessleistung am Ende des Gesamtprozesses. Auch hier steht die Kundenzufriedenheit an oberster Stelle. Zusätzlich zur Erfassung der unmittelbaren Zufriedenheit externer Kunden ist es wichtig, Informationen zur Marktposition, Schwachstellen im Prozess, Auswirkungen interner Entscheidungen oder möglicherweise zukünftige Kundenanforderungen zu ermitteln (Scholz/Vrohlings, 1994: 90). Die Beteiligung der Kunden an der Weiterentwicklung eines Unternehmens (im Sinne von Produktentwicklung, Produktplanung etc.) kann zu einer dauerhaften Bindung zwischen Kunden und Unternehmen führen.

Aus Sicht des externen Kunden ist es vorteilhaft, wenn er im Unternehmen nur einen Ansprechpartner hat. Aufgabe und Ziel dieses Ansprechpartners ist es, Bedürfnisse und Wünsche des Kunden mit den Fähigkeiten des Unternehmens in Übereinstimmung zu bringen und vereinbarte Leistungsnormen in die Prozesserstellung einfließen zu lassen (Gaitanides et al., 1994: 221).

Kundenmanager und Prozessmanager

Die Gleichbehandlung von internen und externen Kunden-Lieferanten-Beziehungen ist ein Kerngedanke des Prozessmanagement. Das Kundenmanagement bietet die Möglichkeit, Wettbewerbsvorteile durch Kundenzufriedenheit zu erlangen. Die Endleistung eines Gesamtprozesses wird durch den Kundenmanager beeinflusst, indem er die mit den Kunden vereinbarten Leistungsnormen in die Prozesse einfließen lässt, um so kundenspezifische Ergebnisse zu erhalten. Voraussetzung ist eine hohe Prozesssicherheit im Unternehmen, welche durch den Einsatz eines Prozessmanagers erreicht wird. Der Prozessmanager kann direkt Einfluss auf die Bearbeitungszeit, -qualität, -kosten und damit auch auf die Kundenzufriedenheit nehmen. Durch die Verknüpfung von Kundenmanagement und Prozessmanagement lässt sich die Effektivität beider Elemente erhöhen. Prozessverbesserung ist dann darauf ausgerichtet, Kernkompetenzen zu sichern beziehungsweise zu steigern und neue Kernkompetenzen zu erzeugen.

## 11.4
## Prozessmanagement im Dienstleistungsbereich Krankenhaus

Der Prozess der Leistungserstellung im Krankenhaus beginnt, wie in jedem Betrieb, mit der Festlegung der Ziele, die erreicht werden sollen.

Nach § 2, Nr. 1 Krankenhausfinanzierungsgesetz (KHG) sind Krankenhäuser:

Haupt- und Nebenziele von Krankenhäusern

Einrichtungen, in denen durch ärztliche und pflegerische Hilfeleistung Krankheiten, Leiden oder Körperschäden festgestellt, geheilt oder gelindert werden sollen oder Geburtshilfe geleistet wird und in denen die zu versorgenden Personen untergebracht und verpflegt werden können.

Aus dieser Zweckfeststellung lässt sich das Hauptziel der Krankenhäuser, die Bedarfsdeckung der Bevölkerung mit Krankenhausleistungen zum Zweck der Veränderung des Gesundheits- beziehungsweise Krankheitszustandes, ableiten. Nebenziele im Krankenhaus sind die Ausbildung von Personal sowie die medizinische und pflegerische Forschung. Durch die Verbindung von Haupt- und Nebenzielen ergibt sich das betriebliche Zielsystem.

Individuelle Zielsysteme

Ausgehend von diesen für alle Krankenhäuser geltenden Zielen muss jedes einzelne Haus sein individuelles Zielsystem entwickeln. Hilfreich bei der späteren Umsetzung ist es, Zwischen- und Unterziele zu formulieren. Dazu gehören zum Beispiel:

- Art, Anzahl und Qualität der Krankenhausleistungen festlegen
- den Bedarf an Leistungen mit dem Leistungsangebot in Bezug auf die zeitliche und räumliche Verteilung abstimmen
- die Sicherung des Personalbestandes, der Arbeitszufriedenheit und der -leistungen
- die Definition der Preise des Krankenhauses
- die finanzielle Sicherung der Leistungserstellung.

Konkurrierende Ziele eines Krankenhauses

Auf die konkrete Zielfestlegung eines Krankenhauses haben neben dem Krankenhausträger verschiedene interne und externe Gruppen Einfluss. Jede dieser Gruppen versucht, ihre individuellen Interessen durchzusetzen. Als externe Gruppen versuchen die Krankenkassen das zu bewilligende Budget möglichst niedrig zu halten, niedergelassene Ärzte und Patienten fordern bestimmte Leistungen und einen guten Service.

Innerhalb des Krankenhauses beantragen Ärzte moderne technische Ausstattungen. Das Pflegepersonal möchte patientenorientiert pflegen, so dass mehr Personal benötigt wird. Hingegen erwartet die Verwaltung wirtschaftliches Handeln.

Konflikte bei der Zielfestlegung sind durch die unterschiedlichen Interessen vorprogrammiert. Für die spätere Leistungserstellung ist es dennoch unerlässlich, dass die Ziele operational formuliert und für alle Beteiligten nachvollziehbar und akzeptabel sind (Peters/Preuß, 1997: 95 f.).

### 11.4.1
### Prozessleistung im Krankenhaus

*Entstehung von Leistung*

Auch im Krankenhaus entsteht Leistung aus der Kombination der elementaren Produktionsfaktoren menschliche Arbeit, Verbrauchsgüter und Betriebsmittel. Als Besonderheit bei der Leistungserstellung kommt jedoch der Humanfaktor Mensch als Dienstleistungsobjekt hinzu. Der Mensch, der als Patient ins Krankenhaus kommt, ist Objekt der Dienstleistung und aktives Element des Leistungsprozesses, den er durch sein Handeln beeinflussen kann.

*Besonderheiten der Leistungserstellung*

Die Leistungserstellung im Krankenhaus beinhaltet weitere Besonderheiten. Zum einen ist die gleichzeitige Präsenz des Leistungserbringers und des Leistungsempfängers erforderlich. Zum anderen wird die Leistungserstellung im Krankenhaus auf Nachfrage ausgelöst, eine Erstellung auf Lager ist nicht möglich. Da die Nachfrage im Einzelfall nicht vorhersehbar und somit der Zeitpunkt der Erstellung nicht planbar ist, werden die Produktionsfaktoren unregelmäßig in Anspruch genommen, was eine hohe Flexibilität erfordert. Die Krankenhausleistungen werden von Menschen direkt für Menschen erbracht und zählen somit zu den Dienstleistungen.

*Zweistufiger Leistungsprozess*

Wie bereits dargelegt, ist das Hauptziel eines Krankenhauses die Veränderung des Gesundheits- bzw. Krankheitszustandes des Patienten. Dies kann als Gesamtleistungsergebnis oder Primärleistung bezeichnet werden. Die Primärleistung entsteht durch die Summe der erbrachten Einzelleistungen in den Bereichen Diagnostik, Therapie, Pflege und Hotelversorgung, welche auch als Sekundärleistungen bezeichnet werden. Dadurch ergibt sich ein zweistufiger Leistungsprozess für das Krankenhaus (Peters/Preuß, 1997: 97 ff.). **Abbildung II 11-5** verdeutlicht die zwei Stufen des Leistungsprozesses.

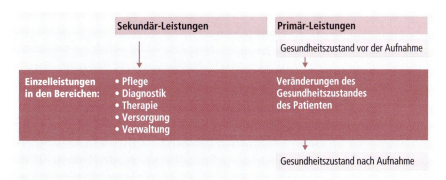

**Abbildung II 11-5:** Zweistufiger Leistungsprozess im Krankenhaus

Primär- und
Sekundärleistungen
im Krankenhaus

Im Rahmen des Prozessmanagements muss die erstellte Leistung messbar sein, um eine entsprechende Bewertung vornehmen zu können. Die Veränderung des Gesundheits- beziehungsweise Krankheitszustandes als Primärleistung ist objektiv nicht messbar, da der jeweilige Zustand vom einzelnen Menschen subjektiv anders bewertet wird. Somit werden die Sekundärleistungen der Bereiche Diagnostik, Therapie, Pflege und Hotelversorgung im Krankenhaus gemessen und bewertet.

Die einzelnen Sekundärleistungen werden von vielen Berufsgruppen, oft räumlich voneinander getrennt, jedoch am selben Objekt, dem Patienten, erbracht. Innerhalb der einzelnen Bereiche erfolgt die Leistungserstellung zeitgleich für eine Vielzahl von Patienten mit unterschiedlichen Gesundheitsproblemen. Diese Tatsache hat dazu geführt, dass die Betrachtung eines Krankenhauses fast ausschließlich leistungsstellenbezogen erfolgt. Die Anzahl der Leistungen in den einzelnen Abteilungen werden unter Zeit-, Kosten- und Qualitätsaspekten bewertet. Unberücksichtigt bleibt das beim Patienten erzielte Behandlungsergebnis, welches das eigentliche Leistungsergebnis der Krankenhausarbeit darstellt.

Zur Koordination aller Prozesse der Patientenversorgung während des Krankenhausaufenthaltes ist eine Betrachtung des Krankenhauses als Gesamtsystem Voraussetzung. Die prozessorientierte Betrachtung bezieht sich nicht nur auf Zeit-, Kosten- und Qualitätsüberprüfungen an den einzelnen Schnittstellen, sondern berücksichtigt auch nichtmonetäre Prozessgrößen wie zum Beispiel Arbeitszufriedenheit und Patientenzufriedenheit als Leistungsergebnisse.

## 11.4.2
## Prozessstruktur im Krankenhaus

Funktionsgliederung in
Krankenhäusern

Wie schon oben angedeutet, existiert in den Krankenhäusern aufgrund von Spezialisierung und Hierarchiebildung eine Funktionsgliederung; die Orientierung an einem homogenen Behandlungsprozess wird weitgehend außer Acht gelassen. In den unterschiedlichen Bereichen im Krankenhaus werden Tätigkeiten erledigt, die anschließend wie einzelne Bausteine zu einem Gesamtprozess zusammengetragen werden. Folgen dieser Funktionsgliederung sind zum Beispiel Kommunikationsdefizite, Ineffektivitäten aufgrund von Schnittstellenproblemen, lange Wartezeiten auf Ergebnisse aus den einzelnen Bereichen sowie Doppelausführung

Einzelbetrachtung
von Prozessen

einzelner Arbeiten. Eine Optimierung der Abläufe innerhalb einzelner Abteilungen führt dazu, dass Ressourcen verbraucht, aber Prozessziele nicht unbedingt besser erreicht werden als vor der Veränderung. In der täglichen Praxis kommt es zu Problemen, da die Verbesserung der Prozesse einer einzelnen Abteilung nicht unbedingt mit denen einer anderen Abteilung in Einklang stehen (Ziegenbein, 2001). Zwischen den einzelnen Teilbereichen existierende Abstimmungsprobleme bewirken, dass höhere Prozesskosten als notwendig anfallen, die Prozessqualität nicht in gewünschtem Maße erreicht wird und die Prozessteilnehmer nicht motiviert werden können.

Systemische
Betrachtung der
Prozesse

Dem steht die prozessorientierte Betrachtung gegenüber, bei der mehrere, miteinander verkettete Prozesse funktionsübergreifend betrachtet werden. Im Mittelpunkt steht als Hauptprozess die Patientenbehandlung, an der sich alle weiteren Prozesse ausrichten. Die Visualisierung der Prozessstrukturen ermöglicht es, die Arbeitsabläufe im Krankenhaus aus Patientensicht in Einzelschritten abzubilden. Durch eine bildliche Darstellung mit Hilfe von Ablaufdiagrammen ist eine vollständige Abbildung aller Tätigkeiten möglich. Sie ermöglicht dem einzelnen Mitarbeiter, Zusammenhänge in der täglichen Arbeit zu erkennen und zu verstehen.

## 11.4.3
## Kundenbeziehungen im Krankenhaus

*Beziehungsgeflecht von internen und externen Kunden*

Innerhalb eines Krankenhauses gibt es eine Vielzahl horizontaler und vertikaler Kunden-Lieferantenbeziehungen. Das Labor ist ein Kunde der Station, da von dort der Untersuchungsauftrag und das Untersuchungsmaterial kommt. Gleichzeitig ist es aber auch Lieferant an die Station, da das Teilprozessergebnis, die Laborwerte, zur weiteren Verwendung an die Station abgegeben werden. Auf diese Art und Weise lässt sich für ein Krankenhaus ein Geflecht an Kunden-Lieferantenbeziehungen erstellen (s. Abb. II 11-6). Da die meisten Krankenhäuser aber nach wie vor leistungsstellen- bzw. leistungsbereichsbezogen organisiert sind, wird in der Regel der andere Bereich nicht als Kunde, sondern häufig als Konkurrent gesehen. Die gemeinsame Orientierung am Patienten und dessen Behandlungsprozess erfolgt kaum.

Soll der Behandlungsverlauf eines Patienten als Kernprozess betrachtet werden und sollen sich alle Teilprozesse an der Erreichung des Gesamtziels beteiligen, muss zuvor ein das gesamte Unternehmen umfassender Änderungsprozess durchgeführt werden. Alle Leistungsbereiche sind als gleichwertig und wichtig für den Patienten anzusehen. Dabei ist jeder Bereich für die Qualität der von ihm erstellten Leistung gegenüber dem nachgelagerten Bereich verantwortlich.

*Patient als Kunde*

Der Patient wiederum soll hier als externer Kunde betrachtet werden. Unter gewissen Umständen befindet sich ein Patient in der Situation, sich bewusst für oder gegen ein Krankenhaus zu entscheiden. Er möchte überzeugt und umworben werden, so dass die Bezeichnung Kunde durchaus angebracht ist. Das zunehmende Angebot an ambulanten Operations- und Behandlungsmöglichkeiten, verbunden mit einem kritischen Selbstbewusstsein der Kunden in Bezug auf ihre Erkrankung und deren Behandlung, und nicht zuletzt der ökonomische Druck führen zu einer steigenden Konkurrenz der Krankenhäuser untereinander und einem verschärften Wettbewerb um die Patienten. Für die Zukunft ist es unerlässlich, die im Kranken-

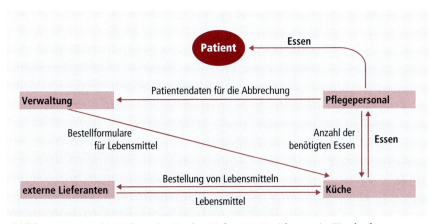

**Abbildung II 11-6:** Teildarstellung der Kunden-Lieferanten-Beziehungen im Krankenhaus

haus stattfindenden Prozesse an den Wünschen und Bedürfnissen der Patienten auszurichten. Denn nur ein zufriedener Kunde kommt im Bedarfsfall wieder beziehungsweise empfiehlt das Haus weiter.

**Externe Kunden eines Krankenhauses**

Zu den externen Kunden eines Krankenhauses gehören außer den Patienten zum Beispiel niedergelassene Ärzte, ambulante Pflegedienste, Altenpflegeeinrichtungen, Praxen für Krankengymnastik und/oder Ergotherapie. Gerade zu einer Zeit, in der die Verweildauer im Krankenhaus immer kürzer wird, ist die Zusammenarbeit mit diesen Bereichen des Gesundheitswesens von großer Bedeutung. Die Prozessorientierung von Seiten des Krankenhauses bezieht sich dabei zum Beispiel auf eine möglichst kurzfristige Informationsweitergabe relevanter Daten, zügige Aufnahme von Patienten, Kooperation bei der Beschaffung von Pflegehilfsmitteln, aber auch auf die gemeinsame Nutzung von medizinischen Großgeräten. Als Leistungszahler haben die Krankenkassen ein Interesse an einer ökonomischen Prozessgestaltung innerhalb der Krankenhäuser. Bei der Zusammenarbeit mit Lieferanten sind die Krankenhäuser häufig Empfänger der Leistungen, es müssen aber Vereinbarungen zum Beispiel über Liefertermine und Zahlungsbedingungen getroffen werden, wonach sich wiederum Prozessabläufe im Krankenhaus richten müssen.

**Defizite in der Organisation von Strukturen und Prozessen**

Die vorherrschenden Strukturen und Prozesse im Krankenhaus orientieren sich an den Abteilungen/Bereichen und dem Fachpersonal. Weder der andere Bereich als nächster Kunde noch die Vielzahl der unterschiedlichen externen Kunden werden bei der Organisation ausreichend berücksichtigt. Eine Änderung der Arbeitsabläufe im Krankenhaus ist sicherlich schwierig, da immer eine Vielzahl von Patienten mit unterschiedlichen Erkrankungen gleichzeitig versorgt werden müssen. Zudem werden von den einzelnen Abteilungen/Bereichen Maßnahmen am Patienten durchgeführt, der Patient steht aber immer nur einer Abteilung zum jeweiligen Zeitpunkt zur Verfügung. Auch bei einer prozessorientierten Organisation müssen im Zweifelsfall Kompromisse geschlossen werden. Dennoch ist eine Orientierung an den Leistungsstellen in der heutigen Zeit keine Alternative mehr. Sie bewirkt bei den externen Kunden zunehmende Unzufriedenheit und Abwanderung zur Konkurrenz. Interne Kunden werden demotiviert und unkooperativ, was letztendlich auch von den externen Kunden registriert wird.

**Schnittstellen im Krankenhaus**

Innerhalb eines Krankenhauses existieren zwischen internen Kunden untereinander und zwischen internen und externen Kunden eine Vielzahl von Schnittstellen. In der EDV wird eine Schnittstelle als Verbindungsstelle zwischen zwei Systemen bezeichnet. Innerhalb der Betriebswirtschaftslehre bezieht sich eine Schnittstelle auf die Interaktion von Menschen oder organisatorischen Teilbereichen eines Betriebes in bezug auf den wechselseitigen Austausch von Informationen, Gütern und/oder Finanzen bei der Lösung einer Aufgabe. Schnittstellen können zwischen den Arbeitsschritten eines Prozesses entstehen und werden dann als intraprozessuale Schnittstellen bezeichnet. Interprozessuale Schnittstellen entstehen zwischen verschiedenen Prozessen. Innerhalb eines Krankenhauses existieren beide Arten von Schnittstellen. Wird bei einer Röntgenuntersuchung ein Kontrastmittel injiziert, verlässt sich der Arzt in der Regel darauf, dass die Röntgenassistentin das Kontrastmittel vorbereitet. Bei der Übergabe des Kontrastmittels an den Arzt existiert eine intraprozessuale Schnittstelle. Bei der Übergabe eines Patienten vom OP an das Pflegepersonal der Normalstation entsteht eine interprozessuale Schnittstelle zwischen dem Prozess der Operation und dem Prozess der Pflege.

Brüche im
Behandlungsverlauf

Aus Patientensicht führen diese Schnittstellen zu Brüchen im Behandlungsverlauf. An ihm werden eine Vielzahl verschiedener Maßnahmen von verschiedenen Menschen in unterschiedlichen Abteilungen durchgeführt. Die Einheit und Ganzheitlichkeit des Versorgungsablaufs kann verloren gehen.

Schnittstellen zu
externen Kunden

Im Zusammenhang mit externen Kunden entstehen ebenfalls intra- und interprozessuale Schnittstellen. Wird ein Patient im Verlauf seines Heilungsprozesses von einem Akutkrankenhaus in eine Rehabilitationsklinik verlegt, so bedeutet dies für ihn eine intraprozessuale Schnittstelle. Eine interprozessuale Schnittstelle entsteht bei der Verlegung eines Patienten aus dem Akutkrankenhaus in ein Pflegeheim. Die Behandlung seiner Erkrankung ist abgeschlossen, der nächste Prozess beinhaltet die Langzeitpflege.

In einem prozessorientierten Arbeitsablauf bestimmen die Schnittstellen maßgeblich die Qualität des Gesamtprozesses. An den Schnittstellen wird die Qualität des Teilprozesses bestimmt, zum Beispiel die Qualität der gerade durchgeführten Untersuchung, aber auch die Art und Weise der Übergabe an den nächsten Teilprozess. Bei der Betrachtung von Schnittstellen steht nicht das reibungslose Funktionieren der Handlungskette, sondern die Effizienz und Effektivität von Teilprozessen im Gesamtzusammenhang im Blickfeld (Feuerstein, 1993: 45).

Abteilungs- und
funktionsüber-
greifendes Denken

Prozessorientiertes Arbeiten setzt abteilungs- und funktionsübergreifendes Denken voraus. Einzelne Arbeitsteams, die bisher nur ihren eigenen Bereich und die dort anfallenden Arbeiten gesehen haben, müssen lernen nicht das Ergebnis ihrer eigenen Arbeit, sondern den Prozess der Behandlung eines Patienten als Kernprozess zu sehen. Die Aufgabe des Managements besteht darin, aus einzelnen Arbeitsgruppen multiprofessionelle Teams zu entwickeln.

## 11.4.4
## Teilprozess «Stationsablauf» im Krankenhaus

Ziele von Stationen

Die Krankenhausbehandlung umfasst nach § 39 SGB V alle Leistungen, die für die Versorgung der Versicherten im Krankenhaus notwendig sind, insbesondere ärztliche Behandlung, Krankenpflege, Versorgung mit Arznei-, Heil- und Hilfsmitteln, Unterkunft und Verpflegung. Die Unterbringung und Verpflegung der Patienten findet auf den Stationen statt. Das Ziel einer Station besteht darin, den Patienten unter qualitativen und zeitlichen Aspekten zu seiner Zufriedenheit zu versorgen und dabei ökonomische Aspekte aus der Sicht des Krankenhauses zu berücksichtigen. An der Versorgung der Patienten auf der Station sind eine Vielzahl von Berufsgruppen beteiligt, zum Beispiel Pflegepersonal, Ärzte, Krankengymnasten, Stationshilfen, Reinigungskräfte. Zu den Aufgaben aller Stationsmitarbeiter gehört, dass sie einen möglichst reibungslosen Ablauf des Aufenthalts der Patienten gewährleisten. Dazu ist unter Umständen viel Organisation und Koordination notwendig. Aus der Sicht des Patienten stellt die Station den Ort seines Aufenthalts und den Ort dar, an dem er den Hauptkontakt zu Mitarbeitern des Krankenhauses hat.

Auf einer Station werden pflegerische Leistungen 24 Stunden am Tag an sieben Tagen in der Woche erbracht. Innerhalb des zweistufigen Leistungsprozesses im Krankenhaus gehören die Pflegeleistungen zu den Sekundärleistungen, sie sind ein Zwischenprodukt in Bezug auf das Endprodukt.

Pflegerische Leistungen
im Stationsablauf

Einzelne Pflegeleistungen können in direktem Kontakt zum Patienten (patientennah) oder fern vom Patienten erbracht werden. Die patientenfernen Tätigkeiten lassen sich nochmals einteilen in Tätigkeiten, die einem einzelnen Patienten zugeordnet werden können, zum Beispiel die Pflegedokumentation, und Tätigkeiten, die für die Gesamtheit der Patienten erbracht werden, zum Beispiel Materialanforderungen, Reinigungsarbeiten der Stationsräume. Es gibt die Möglichkeit, die Leistungen innerhalb verschiedener Organisationsformen (z. B. Funktionspflege, Gruppenpflege, Bereichspflege) zu erbringen.

Die Bereichspflege ist am geeignetsten, um die Pflegeleistungen prozesshaft mit Zielformulierung, Maßnahmenplanung, Durchführung und Kontrolle zu erbringen.

Pflegeorganisation

Betrachtet man die Pflegeorganisation aus der Sicht des Patienten, erfüllt die Bereichspflege die Bedürfnisse des Patienten in höherem Maße als die Funktionspflege oder Gruppenpflege. Innerhalb der Bereichspflege entscheidet eine Pflegekraft über die Art und Reihenfolge der Pflegeleistungen, sie ist über Untersuchungs- und Behandlungstermine informiert und versucht, diese so weit wie möglich zu koordinieren. Für den Patienten stellt die zuständige Pflegekraft einen festen Ansprechpartner dar.

Koordination von
Behandlungsabläufen

Auf der gesamten Station stellt sich das Problem der Koordination aller Behandlungsabläufe der einzelnen Patienten. Selbst bei der Umsetzung der Bereichspflege ist eine Pflegekraft für mehrere Patienten zuständig, wobei es immer wieder vorkommt, dass die Patienten gleichzeitig Pflegeleistungen in Anspruch nehmen möchten. Auch im Rahmen der Prozessorientierung müssen demnach Kompromisse geschlossen werden. Weiterhin werden Termine von den einzelnen Abteilungen vorgegeben und sowohl das Pflegepersonal als auch der Patient haben sich danach zu richten. In der Alltagspraxis wird der Stationsablauf in großem Maße fremdbestimmt, obwohl der Patient den Großteil der Zeit seines Krankenhausaufenthaltes auf der Station verbringt und den meisten Kontakt zum Pflegepersonal hat.

Steuerung der
Behandlungsabläufe
durch die Pflege

Im Rahmen des Prozessmanagements findet die Steuerung des Behandlungsablaufs vermehrt durch das Pflegepersonal statt, da dort alle Informationen zusammenlaufen und koordiniert werden können.

Arztleistungen auf der Station werden in der Regel von mehreren Ärzten, welche dem gleichen Fachgebiet angehören und einer Station zugeteilt sind, erbracht. Hinzu kommen Leistungen des Oberarztes und des Chefarztes, welche nur teilweise Leistungen auf der Station erbringen.

Ärztliche Leistungen

Wie die Pflegeleistungen gehören auch die ärztlichen Leistungen zu den Sekundärleistungen und können ebenfalls in patientennahe und patientenferne Leistungen eingeteilt werden. Sie umfassen Tätigkeiten, die den Behandlungsablauf des Patienten maßgeblich beeinflussen. Alle diagnostischen und therapeutischen Maßnahmen werden von Ärzten erbracht beziehungsweise angeordnet, so dass sie in Funktionsbereichen oder durch Angehörige anderer Berufsgruppen ausgeführt werden können. Die Ergebnisse der einzelnen Untersuchungen beziehungsweise Erfolge der Behandlungen werden vom Arzt ausgewertet und dienen der Planung des weiteren Behandlungsverlaufs.

Aus Sicht des Patienten nehmen die Arztleistungen einen hohen Stellenwert ein, da er über durchzuführende Maßnahmen, Dauer des Krankenhausaufenthaltes, den Gesundheits-/Krankheitszustand bei der Entlassung usw. entscheidet. Trotz dieser großen Bedeutung für die Patientenzufriedenheit ist der Anteil der durchgeführten patientennahen Tätigkeiten relativ gering. Ein Großteil der Patienten sieht den betreuenden Arzt für wenige Minuten bei der Visite. Während dieser Zeit werden Ergebnisse bisheriger Untersuchungen und weiterführende Maßnahmen besprochen. Zeit für ein ausführliches Gespräch, für psycho-soziale Betreuung ist selten vorhanden. Der hohe Spezialisierungsgrad der Ärzte bedingt auch, dass viele Maßnahmen von Ärzten anderer Fachgebiete durchgeführt werden, so dass der Patient mit verschiedenen Ärzten in Kontakt kommt. Entscheidungen in Bezug auf seine Behandlung werden aber nur vom zuständigen Arzt der Station getroffen. Diese Entscheidungen verzögern sich oftmals durch ein schwerfälliges Informations- und Kommunikationssystem, welches Ergebnisse einzelner Untersuchungen erst mit Verzögerungen an den Arzt weiterleitet.

Funktionsorientierung versus Prozessorientierung

Selbst innerhalb der Arztgruppe einer Station werden in vielen Fällen Aufgaben im Sinne einer Funktionsdurchführung auf die einzelnen Ärzte verteilt. So ist zum Beispiel der AiP für die Blutentnahmen zuständig, ein Stationsarzt bespricht die anstehenden Operationen mit den Patienten, der Oberarzt plant die Operations- termine und der Chefarzt entscheidet über die Entlassungstermine. Der Behand- lungsprozess eines Patienten liegt in den Händen vieler Ärzte, einen konkreten Ansprechpartner gibt es nicht, da jeder Arzt immer nur über seine Teilaufgaben Auskunft geben kann.

Kooperationsprobleme zwischen Pflege- kräften und Ärzten

Auf vielen Stationen gibt es zudem Probleme bei der Zusammenarbeit zwischen Pflegekräften und Ärzten. Eine Ursache ist die historische Entwicklung beider Berufe, das damit verbundene Berufsverständnis und der jeweilige Platz in der Hierarchie im Krankenhaus. Hinzu kommt, dass die Verweildauer der Patienten im Krankenhaus in den letzten Jahren kontinuierlich gesunken, die Fallzahl gestie- gen und gleichzeitig die Lebenserwartung und damit auch das Durchschnittsalter der Patienten im Krankenhaus sich erhöht hat. Eine aufwendigere medizinische Behandlung und pflegerische Versorgung muss in kürzerer Zeit geleistet werden.

Seitdem die Pflegeleistungen auf immer mehr Stationen prozessorientiert mit Blick auf den Patienten erbracht werden, haben sich vielfach die Probleme ver- stärkt. Das Pflegepersonal orientiert sich bei der Organisation des Tagesablaufs vermehrt am Patienten, die Ärzte gestalten ihren Tagesablauf nach den Bedürfnis- sen der Institution Krankenhaus, das heißt sie haben oft feste Termine für Be- sprechungen zum Beispiel in der Röntgenabteilung, sie müssen Sprechstunden in den Ambulanzen/Polikliniken abhalten usw. Zeiten, die sie auf der Station ver- bringen, werden zweitrangig berücksichtigt.

Erste Schritte zur Prozessorientierung

Änderungen in Bezug auf eine prozessorientierte Versorgung der Patienten kön- nen nur von den Berufsgruppen gemeinsam geplant und durchgeführt werden. Der gemeinsame Bezugspunkt leitet sich aus den Interessen der Patienten ab und setzt eine Akzeptanz der jeweils anderen Berufsgruppe voraus. Einvernehmlich getroffene Vereinbarungen, zum Beispiel Rahmenzeiten, in denen die Visite statt- findet oder in denen gemeinsame Tätigkeiten durchgeführt werden, erleichtern beiden Seiten die Planung des täglichen Arbeitsablaufs und geben zudem dem Patienten Orientierungspunkte im Krankenhausalltag.

Schnittstellen zu den Funktionsbereichen

Weitere Schnittstellen bestehen zwischen der Station und den meisten anderen Leistungsbereichen im Krankenhaus. Direkt am Behandlungsverlauf der Patienten beteiligt sind die medizinischen Leistungsbereiche, wie zum Beispiel das Labor, die Röntgenabteilung, die Endoskopieabteilung. Aber auch die Ergotherapie, die Krankengymnastik, Sozialarbeiter, Diätassistenten usw. haben direkten Kontakt zum Patienten. An der Bewältigung dieser Schnittstellen sind in großem Umfang die Pflegekräfte beteiligt. Zu den Aufgaben gehören die jeweilige Vor- und Nachbereitung, angefangen mit der Leistungsanforderung, der direkten Vorbereitung des Patienten, dem Transport des Patienten bis hin zum Rücktransport zur Station und der Nachsorge auf der Station. Häufig werden auch die Befunde durch das Pflegepersonal besorgt. Sofern die Leistungserbringer zur Station kommen, gelten die Pflegekräfte als Ansprechpartner, um über den Zustand des Patienten Auskunft zu geben und häufig auch, um Informationen an die Ärzte weiterzuleiten. Obwohl die Pflegekräfte an der Schnittstellenbewältigung in erheblichem Maße beteiligt sind, werden Termine von den jeweiligen Leistungsstellen vorgegeben beziehungsweise Patienten werden kurzfristig zu den Untersuchungen bestellt. Eine Koordination der Schnittstellen findet nur insofern statt, dass der Patient möglichst ohne Zeitverzögerung zu der anfordernden Stelle transportiert wird. Die Koordination der Abläufe zugunsten der Patienten wird von den Leistungsstellen stillschweigend eingefordert, ist unter diesen Bedingungen durch das Pflegepersonal jedoch nicht zu leisten.

Koordination der Schnittstellen und Teilprozesse

Weitere Schnittstellen existieren zu den Wirtschafts- und Versorgungsbereichen und zur Verwaltung. Die Wirtschafts- und Versorgungsbereiche liefern die notwendigen Verbrauchsgüter, wobei das Pflegepersonal in vielen Fällen der Übermittler zum Patienten ist. So überbringt die Pflegekraft dem Patienten das Essen, welches von der Küche zubereitet wurde. Da die Pflegekräfte direkt an der Schnittstellenbewältigung beteiligt sind, haben sie zum einen die Möglichkeit, auftretende Probleme zu beseitigen, z. B. kaltes Essen aufzuwärmen. Zum anderen können sie diese Probleme an den Leistungsersteller, in diesem Fall die Küche, melden, so dass Lösungsmöglichkeiten im Prozessablauf gefunden werden können.

Schnittstellen zu Wirtschafts- und Versorgungsbereichen

Die Verwaltung unterstützt die eigentliche Leistungserbringung im Krankenhaus. Sie erfasst die Patientendaten und rechnet mit dem Kostenträger ab. Bei Rückfragen an einzelne Patienten bzw. zu Behandlungsdaten der Patienten wird die Pflegekraft zur Bewältigung der Schnittstelle angesprochen.

Problemfelder

Probleme in diesen Schnittstellenbereichen treten auf, wenn die einzelnen Bereiche als Empfänger ihrer Prozesse zum Beispiel die Station und nicht den Patienten sehen. Die Station beispielsweise fordert in der Wäscherei eine bestimmte Menge saubere Wäsche an, um damit eine qualitativ gute Versorgung pflegeintensiver Patienten durchzuführen. Von Seiten der Wäscherei wird die angeforderte Menge als überhöht für eine Station angesehen, so dass nur eine Teilmenge geschickt wird. Der Empfänger der sauberen Bettwäsche, der Patient, erhält die Leistung nicht in der von ihm benötigten Menge.

## 11.5
# Methodisches Vorgehen bei Prozessoptimierungen mit Bezug auf das Fallbeispiel

Reorganisationsprozess

In einem Unternehmen, das seine Prozesse verändern möchte, existiert zu Anfang oft nur eine vage Vorstellung von der Vorgehensweise. Selbst die Anzahl und die Ausprägung der möglicherweise zu verändernden Prozesse sind häufig noch nicht bekannt. Sinnvoll ist es, eine Reorganisation in Form eines Prozesses, auch als Organisationsprozess bezeichnet, durchzuführen. Trill teilt den Organisationsprozess in folgende Phasen ein:

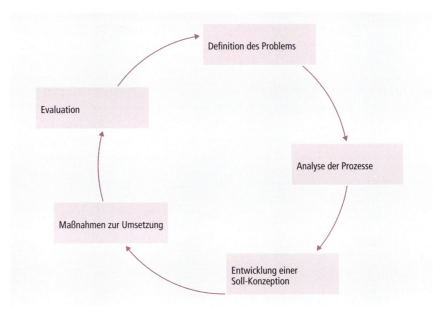

**Abbildung II 11-7:** Phasen der Prozess-Optimierung

- Definition des Organisationsproblems
- Analyse des Ist-Zustands
- Formulierung von Schwachstellen
- Entwicklung von Organisationskonzepten
- Entscheidung
- Implementierung der neuen organisatorischen Regelungen
- Routinebetrieb
- Kontrolle. (Trill, 1996: 145).

Phasen der
Prozessoptimierung

Gleichzeitig mit der Definition des Problems wird auch das zu erreichende Ziel der Prozessveränderung festgelegt. Die Analyse des Ist-Zustands ist nach der Definition der Probleme Ausgangspunkt für alle weiteren Phasen. Sie kann mit Hilfe verschiedener Methoden der empirischen Sozialforschung durchgeführt werden (Schnell et al., 1995). Anhand der Analyse-Daten wird eine Sollkonzeption entwickelt. Daraus entstehen Maßnahmen zur Umsetzung und nach deren Implementierung erfolgt die Evaluation der Prozessveränderung. Die einzelnen Phasen sind in **Abbildung II 11-7** noch einmal in Form eines Regelkreises dargestellt.

In dem eingangs beschriebenen Fallbeispiel definiert die Pflegedienstleitung das Problem: Die Arbeitsabläufe im Pflegedienst sollen auf einer ausgewählten Station untersucht und im Sinne der Patientenorientierung optimiert werden. Ausgehend von dem Gedanken, dass ablaufende Prozesse primär an den Kundenwünschen ausgerichtet sein sollen, im Krankenhaus auf einer Station aber auch viele Prozesse koordiniert werden müssen, werden dazu folgende Hypothesen aufgestellt:

- Wenn die pflegerischen Prozesse auf einer Station nicht optimal aufeinander abgestimmt sind, dann entstehen Arbeitsspitzen im Tagesablauf und die Orientierung an den Kundenwünschen geht verloren.
- Wenn es an den Schnittstellen ablaufender Teilprozesse keine verbindlichen Absprachen gibt, dann kommt es zu Reibungsverlusten bei den Beteiligten.

Nachfolgend werden die Phasen «Analyse der Prozesse», «Entwicklung einer Soll-konzeption» und «Maßnahmen zur Umsetzung» anhand des Fallbeispiels ausführlich dargestellt.

## 11.5.1
## Analyse der Prozesse

*Mögliche Fragen zur Problemanalyse*

Zu Beginn einer Analyse kann das Problem mit Hilfe eines theoretischen Frage-Rasters eingegrenzt werden, so dass anschließend der konkrete Inhalt des Projekts festgelegt werden kann. Mögliche Fragen sind zum Beispiel:

- Wer stößt den Prozess an?
- Wer ist der Prozesskunde?
- Was wird getan?
- Welche Schnittstellen gibt es?
- Wie viel Zeit wird für den Prozess benötigt?
- Wie viel Aufwand wird verursacht?
- Wo (an welchen Orten) werden Teilprozesse durchgeführt?
- Wie zufrieden ist der Kunde mit der Prozessleistung?
- Welche Unternehmensziele sind durch den Prozess gefährdet? (Trill, 1996: 148).

Nachdem das Problem eingegrenzt ist, gehören zur weiteren Planung die Auswahl und Festlegung der Arbeitsmethoden sowie die Erstellung eines Zeitplans. Als Arbeitsmethoden zur Prozessanalyse bieten sich zum Beispiel folgende Methoden im Einzelnen an:

- *Selbstaufschreibung*

*Analyse durch Selbstaufschreibung*

Die Methode der Selbstaufschreibung setzt eine Selbstbeobachtung voraus, das heißt die eigene Person oder das eigene Handeln wird beobachtet und die entsprechenden Daten werden notiert. Die Datenerfassung kann während der Arbeit oder nachträglich für einen vergangenen Zeitraum erfolgen. Die Selbstbeobachtung kann strukturiert, das heißt nach bestimmten zuvor festgelegten Kriterien, oder unstrukturiert erfolgen (Schnell et al., 1995: 357).
Bei der Datenauswertung ist zu berücksichtigen, dass diese subjektiv erfasst wurden und die Möglichkeit der Datenmanipulation sehr hoch ist. Andererseits liefert die Selbstaufschreibung bei einer guten Vorbereitung und Begleitung durch den «Forscher» brauchbare Ergebnisse quantitativer Daten, zum Beispiel Tätigkeitsdauer, Bearbeitungsmenge (Trill, 1996: 156).

- *Teilnehmende Beobachtung*

*Analyse durch teilnehmende Beobachtung*

Als teilnehmende Beobachtung wird die geplante Wahrnehmung von Personen und ihrem Verhalten in deren Umgebung bezeichnet. Sie findet durch einen Beobachter statt, der am Leben der beobachteten Personen teilnimmt und von diesen als Mitglied ihres Handlungsfeldes anerkannt wird. Die Beobachtung kann offen oder verdeckt und strukturiert oder unstrukturiert erfolgen. Die Aufgabe des Beobachters besteht darin, Daten zu «entdecken». Dies bedeutet, dass er sie aufnehmen muss, um sie dann zu verarbeiten und anschließend zu protokollieren. Der Beobachter erbringt Wahrnehmungs-, Selektions- und Reduktionsleistungen. Bei diesen Leistungen können Fehler auftreten, wodurch die Qualität der Beobachtung beeinflusst wird (Schnell et al., 1995: 365).

**Qualitative Interviews**

Analyse durch qualitative Interviews

Das Interview wird anhand eines Leitfadens geführt, welcher garantieren soll, dass alle relevanten Themen angesprochen werden. Er enthält Stichpunkte der Themenkomplexe, die abgefragt werden sollen. Der Vorteil qualitativer Interviews wird darin gesehen, dass durch die offene Gesprächsführung und dem weiten Feld der Antwortmöglichkeiten dem Befragten Gelegenheit gegeben wird, den Bezugsrahmen der Fragen anzugeben, so dass der Interviewer die Erfahrungshintergründe des Befragten erfassen kann. – Die Dokumentation qualitativer Interviews kann durch Notizen während des Gesprächs, durch das Anfertigen von Gedächtnisprotokollen im Anschluss an das Gespräch oder durch Tonbandaufzeichnungen erfolgen (Schnell et al., 1995: 352 f.).

**Datenauswertung und -analyse**

Datenauswertung und -analyse

Nachdem die Sammlung der Daten abgeschlossen ist, müssen diese in Bezug auf die Zielsetzung des Projekts in strukturierter Form dargestellt werden. Das Datenmaterial wird auf Vollständigkeit überprüft und bereinigt, indem Fälle mit zu vielen Fehlern herausgenommen werden. Die verbliebenen Daten werden zusammengefasst als Ergebnisse wiedergegeben.

Bei der Datenanalyse werden die Ergebnisse interpretiert, es werden Zusammenhänge untersucht und dargestellt.

Im Folgenden wird die Prozessanalyse an dem Fallbeispiel verdeutlicht.

Vorgehensweise bei der Ist-Analyse

- Das Problem und der Bereich, in dem die Prozessoptimierung stattfinden soll, wurden von der Pflegedienstleitung bereits definiert. Diese beauftragt eine externe Beraterin mit der Ist-Analyse und Entwicklung einer Soll-Konzeption. Gemeinsam wird die Vorgehensweise folgendermaßen festgelegt:
- Die Strukturdaten der Station, wie zum Beispiel Anzahl und Anordnung der Räume, Ausstattung der Räume, Anzahl und Qualifikation der Mitarbeiter werden durch eine Begehung beziehungsweise Befragung ermittelt.
- Der Tagesablauf (begrenzt auf Früh- und Spätdienst) soll durch strukturierte teilnehmende Beobachtungen des Pflegepersonals erfasst werden. Dazu wird im Vorfeld ein Erhebungsbogen erarbeitet. Dieser wird so konzipiert, dass für eine Pflegekraft während eines Dienstes alle Tätigkeiten mit dem entsprechenden Durchführungszeitpunkt und -zeitraum erfasst werden können. Die Erhebung soll anonym verlaufen, lediglich die Qualifikation der beobachteten Person soll erfasst werden. Weiterhin wird festgelegt, wie häufig und zu welchen Dienstzeiten die teilnehmende Beobachtung durchgeführt wird. Entscheidend für die Verteilung der zu beobachtenden Dienste ist das Verhältnis der Mitarbeiteranzahl in den einzelnen Diensten.
- Zeitgleich zur strukturierten teilnehmenden Beobachtung sollen Besonderheiten im Tagesablauf, Schwachstellen und Schnittstellenprobleme in unstrukturierter Form festgehalten werden. Dazu gehören zum Beispiel Schwachpunkte in der Organisation der pflegerischen Leistungen, Schwachstellen bei der Zusammenarbeit mit anderen Berufsgruppen aber auch mangelnde Ausstattungen der Räume.
- Mit Hilfe qualitativer Interviews, die mit ausgewählten Mitarbeitern des Pflegepersonals geführt werden, sollen weitere Schwachstellen im Tagesablauf aus der Sicht der jeweiligen Person und gleichzeitig Wünsche und Vorstellungen bezüglich einer Ablaufänderung erfasst werden.

■ Qualitative Interviews sollen weiterhin mit den Stationsärzten geführt werden. Inhalt dieser Interviews ist neben den oben genannten Punkten die Erfassung des Tagesablaufs. Obwohl bei dieser Methode subjektiv geprägte Daten erhoben werden, wird auf eine teilnehmende Beobachtung verzichtet, da nur ein Teil der Arbeitszeit chirurgischer Ärzte auf den stationären Bereich entfällt. Zudem sollen bei der Erfassung unstrukturierter Beobachtungen Schwachstellen in der Zusammenarbeit mit dem Pflegepersonal ermittelt werden. Für die Interviews mit den beiden Berufsgruppen werden Leitfäden entwickelt. Dadurch ist gewährleistet, dass bei den einzelnen Interviews die Kernaspekte in das Gespräch aufgenommen werden.

Mit Hilfe der erhobenen Daten der strukturierten teilnehmenden Beobachtungen soll der durchschnittliche Tagesablauf einer Pflegeperson dargestellt werden. In Verbindung mit den unstrukturierten Beobachtungen und den Ergebnissen der Interviews können daraufhin die Schwachstellen und problematischen Schnittstellen analysiert werden, um im Anschluss ein Konzept zur Optimierung des Tagesablaufs zu entwickeln.

**Information der Mitarbeiter**

Die Mitarbeiter der Station werden über das Projekt und die geplante Vorgehensweise informiert und auf die teilnehmende Beobachtung vorbereitet. Sowohl die Auswahl der zu beobachtenden Person als auch die Teilnahme an den Interviews sollen von Seiten der Mitarbeiter auf freiwilliger Basis durchgeführt werden.

**Durchführung der Untersuchung**

Nach Abschluss der vorbereitenden Maßnahmen wird an zehn Tagen die teilnehmende Beobachtung durchgeführt.

Bei dem gewählten Zeitraum können saisonale Unterschiede, der Grad der Bettenauslastung und die Ausfallzeit des Pflegepersonals nicht berücksichtigt werden. Für die Entwicklung einer Konzeption zur Prozessoptimierung ist jedoch entscheidend, dass der Ablauf der Prozesse nur in Extremsituationen von diesen Faktoren beeinflusst wird. Im Normalfall wird die Anzahl der Mitarbeiter dem Arbeitsaufkommen angepasst, so dass alle anfallenden Prozesse durchgeführt werden können. Demnach sind die Daten der Stichprobe ausreichend, um als Grundlage zur Konzeptionsentwicklung zu dienen.

Von den Mitarbeitern des Pflegedienstes erklärten sich 44 Prozent zu einem Interview bereit. Zudem können mit zwei Stationsärzten und einer vertretungsweise auf der Station eingesetzten Ärztin Interviews geführt werden.

Im nächsten Schritt werden die gesammelten Daten ausgewertet und analysiert. Die erhobenen Minutenwerte der strukturierten teilnehmenden Beobachtung werden mit Hilfe eines Tabellenkalkulationsprogramms ausgewertet. Aus den Daten der jeweiligen Beobachtungsparameter wird für einen Zeitraum von jeweils 60 Minuten der arithmetische Mittelwert errechnet. Unter der Prämisse, dass eine Pflegekraft einen Anteil aller anfallenden pflegerischen Tätigkeiten auf einer Station ausführt, stellt der Mittelwert den Zeitraum dar, der innerhalb von 60 Minuten auf die einzelnen Tätigkeitskomplexe entfällt. Mit Hilfe eines Tabellenkalkulationsprogramms können die Ergebnisse graphisch dargestellt werden. Zum Beispiel können die prozentualen Anteile der Tätigkeiten einer Pflegekraft in einem Balkendiagramm abgebildet werden.

Die Ergebnisse der strukturierten und der unstrukturierten Beobachtung sind in **Tabelle II 11-3** in komprimierter Form wiedergegeben. Die Kernaussagen der Interviews sind in **Tabelle II 11-4** zusammengefasst.

**Tabelle II 11-3:** Beobachtungsergebnisse

|  | **Strukturierte Beobachtung** | **Unstrukturierte Beobachtung** |
|---|---|---|
| **Frühdienst** | ◼ die «Morgenpflege» der Patienten dauert 3 Stunden<br>◼ patientenbezogene administrative Tätigkeiten nehmen 20 Prozent der Zeit in Anspruch<br>◼ übrige Pflege wie z. B. Verbandswechsel wird überwiegend in der Zeit von 12.00 Uhr bis 14.00 Uhr durchgeführt<br>◼ «Assistenz bei Arzttätigkeiten» wird nur in der Zeit von 12.00 Uhr bis 13.00 Uhr ausgeübt | ◼ bei Dienstantritt werden vor der Dienstübergabe Waschutensilien bettlägeriger Patienten gerichtet<br>◼ alle Pflegekräfte beginnen mit der Morgenpflege in einem Zimmer (bis zu 5 Personen), verschiedene Tätigkeiten werden ohne Koordination parallel ausgeführt<br>◼ eine Pflegekraft beginnt um 7.15 Uhr mit dem Austeilen des Frühstücks, dies dauert bis zu 1,5 Stunden; das Essen für unselbständige Patienten wird auf dem Flur gerichtet<br>◼ nach Beendigung der Morgenpflege erfolgt die direkte Pflege in der Organisationsform der Bereichspflege<br>◼ austeilen des Mittagessens und Vorbereitung aller OP-Patienten wird jeweils einem Bereich zugeteilt<br>◼ an der Visite nimmt nur die Stationsleitung teil<br>◼ Anordnungen entnehmen die Mitarbeiter dem Dokumentationssystem |
| **Spätdienst** | ◼ deutlich höhere Anteile der übrigen Pflege als im Frühdienst<br>◼ patientenbezogene administrative Tätigkeiten nehmen ebenfalls 20 Prozent der Zeit in Anspruch<br>◼ «Abendpflege» der Patienten dauert zirka 2,5 Stunden | ◼ es wird in der Organisationsform «Funktionspflege» gearbeitet<br>◼ alle Laborwerte werden handschriftlich von ausgedruckten Befundblättern in die Patientendokumentation übertragen<br>◼ das Abendessen wird in der Stationsküche vorbereitet; das Essen für unselbständige Patienten wird hier gerichtet<br>◼ die Abendpflege erfolgt nach dem gleichen Prinzip wie die Morgenpflege |
| **allgemeine Faktoren** | ◼ Transport der Patienten zu Untersuchungen übernimmt der IKT (Interner Krankentransport), dieser Parameter entfällt bei der strukturierten Beobachtung | ◼ die Pflegekräfte sind von vielen pflegefremden Tätigkeiten entlastet<br>◼ Operationen finden über den ganzen Tag verteilt statt, der Schwerpunkt liegt auf dem Vormittag<br>◼ Konsiliaruntersuchungen werden alle auf der Station durchgeführt, die entsprechenden Ärzte kommen zur Station<br>◼ die Mahlzeiten für die Patienten werden im Tablettsystem zur Station gebracht, die Getränke werden auf der Station zubereitet und vom Pflegepersonal den Mahlzeiten hinzugefügt<br>◼ die Visite wird von allen anwesenden Stationsärzten durchgeführt<br>◼ zeitweise ist kein Arzt auf der Station<br>◼ Physiotherapeuten behandeln von ca. 7.30 Uhr bis 15.00 Uhr Patienten; zum Teil schon vor dem Frühstück<br>◼ Röntgenuntersuchungen werden von zirka 7.00 Uhr bis 14.00 Uhr durchgeführt<br>◼ Patienten verbringen teilweise mehrere Stunden in der Röntgenabteilung |

**Tabelle II 11-4:** Interview-Ergebnisse

| | Interviews mit Pflegepersonal | Interviews mit Ärzten |
|---|---|---|
| **Aussagen zum Tagesablauf** | ▪ Der Tagesablauf soll nicht verändert werden.<br>▪ Der Frühdienst ist hektisch/chaotisch.<br>▪ Das Pflegepersonal wird häufig bei der Pflege der Patienten gestört.<br>▪ Die Durchführung der Morgenpflege dauert zu lange.<br>▪ Die Organisationsform «Bereichspflege» im Frühdienst ist gut.<br>▪ Einzelne Tätigkeiten könnten vom Frühdienst auf den Spätdienst verlagert werden. | ▪ Der Tagesablauf auf der Station soll nicht geändert werden.<br>▪ Die Station könnte auch für die Ärzte in Bereiche eingeteilt werden.<br>▪ Für einen festgelegten Zeitraum könnte ein Arzt überwiegend die Stationsarbeit übernehmen, während die anderen im OP eingesetzt sind.<br>▪ Verschiedene Organisationsformen sind bekannt; problematisch ist überall der mangelnde Informationsfluss. |
| **Aussagen zur Schnittstelle Pflege–Ärzte** | ▪ Ansprechpartner der Ärzte ist nur die Stationsleitung.<br>▪ Die Ärzte sind zu wenig präsent auf der Station.<br>▪ Eine Zusammenarbeit mit den Ärzten findet kaum statt.<br>▪ Das Pflegepersonal führt gelegentlich ärztliche Tätigkeiten aus, problematisch ist dabei die rechtliche Situation.<br>▪ Die Zusammenarbeit mit den Stationsärzten ist problemlos. | ▪ Die Zusammenarbeit ist sehr gut.<br>▪ Die Pflegekräfte arbeiten sehr selbständig.<br>▪ Verantwortungsvolle Tätigkeiten (Punktionen, i. v.-Gabe von Medikamenten) sollten mehr vom Pflegepersonal übernommen werden. |
| **Aussagen zur Schnittstelle Pflege–Physiotherapie** | ▪ Der Zeitpunkt der durchgeführten Physiotherapie führt zu Problemen im Tagesablauf.<br>▪ Die Mobilisation der Patienten ist Aufgabe der Physiotherapie.<br>▪ Patienten werden vor dem Frühstück behandelt, das führt zu Kreislaufproblemen der Patienten.<br>▪ Die Zusammenarbeit ist personenabhängig. | ▪ |
| **Aussagen zur Schnittstelle Pflege–Röntgenabteilung** | ▪ Patienten müssen immer wieder vor dem Frühstück zum Routineuntersuchungen.<br>▪ Am Nachmittag werden kaum Röntgenuntersuchungen durchgeführt.<br>▪ Die Wartezeiten in der Röntgenabteilung sind teilweise sehr lang. | ▪ |
| **Änderungswünsche** | ▪ Ein Arzt sollte ständig auf der Station sein.<br>▪ Informationen der Ärzte sollen nicht nur an die Stationsleitung weitergegeben werden.<br>▪ Physiotherapie soll auch am späten Nachmittag durchgeführt werden.<br>▪ Routine-Röntgenuntersuchungen sollen nachmittags durchgeführt werden.<br>▪ Die Bereichspflege soll weiter umgesetzt werden. | ▪ |

Auswertung der Daten Nachdem die Daten der verschiedenen Erhebungsmethoden ausgewertet sind, folgt die Analyse der Ergebnisse und Überprüfung der aufgestellten Hypothesen.

Für den Frühdienst wird festgestellt, dass die Morgenpflege einen großen Anteil der Tätigkeiten ausmacht. Bei der derzeitigen Organisation kommt es zu ablaufbedingten Wartezeiten und Zeitverlusten. Die Übergabe kann erst stattfinden, nachdem alle Mitarbeiter aus den Patientenzimmern, in denen sie Waschutensilien gerichtet haben, zurück und wieder versammelt sind. Unter Umständen warten, je nach Besetzung, fünf oder mehr Personen auf eine Kollegin.

Bei der Durchführung der Morgenpflege erledigen alle Mitarbeiter nacheinander in den einzelnen Zimmern mehrere verschiedene Tätigkeiten. Es gibt keine Absprachen, wer welche Arbeit übernimmt. Dies führt dazu, dass es im Ablauf Verzögerungen gibt, da die einzelne Pflegekraft sich immer wieder neu einen Überblick verschaffen muss. Da nur eine Person das Frühstück an die Patienten austeilt, nimmt dies einen sehr langen Zeitraum in Anspruch, wodurch die Patienten unzufrieden werden. Würden sich mehrere Personen an diesem Prozess beteiligen, könnte die Ablaufzeit verkürzt, die Patienten zufriedener und die Koordination mit dem Transportdienst der Speisewagen reibungsloser werden.

Die Visite wird von der Stationsleitung begleitet, die angeordneten Tätigkeiten von den Mitarbeitern ausgeführt. Dies führt zu Verzögerungen, Informationsverlusten und der Gefahr einer höheren Fehlerquote bei den ablaufenden Prozessen. Während die Pflegekräfte darauf warten, dass die Visite in den einzelnen Zimmern beendet ist, führen sie administrative Tätigkeiten aus. Dagegen werden in der Mittagszeit, nach dem Mittagessen, vermehrt patientennahe Tätigkeiten verrichtet. Würde der Anteil der zeitungebundenen administrativen Tätigkeiten auf die Mittagszeit verlegt, gäbe es am Vormittag einen Freiraum zur Durchführung patientennaher Tätigkeiten und den Patienten würde eine Zeit der Mittagsruhe ermöglicht.

Die derzeitige Organisation der «Bereichspflege» auf der Station entspricht einer abgewandelten Form der Funktionspflege. Zwar sind im Frühdienst die Mitarbeiter einem Bereich zugeordnet, sie führen aber nur einen Teil der patientennahen Tätigkeiten aus. Die Begleitung der Visite, die Versorgung mit Mahlzeiten und die Operationsvorbereitung werden jeweils von einer anderen Pflegeperson übernommen. Der Gesamtüberblick und die Gesamtverantwortung bleiben der Stationsleitung vorbehalten. Die einzelnen Teilprozesse sind an den anfallenden Arbeiten der Station und nicht am Patienten orientiert. Sie laufen nebeneinander und nicht aufeinander abgestimmt ab.

Im Spätdienst werden alle Arbeiten funktionsorientiert ausgeführt. Das führt dazu, dass zum Beispiel Vitalzeichen kontrolliert werden, während die Patienten ihr Abendbrot zu sich nehmen. Im Laufe des Nachmittags wird das Abendbrot für unselbständige Patienten in der Stationsküche vorbereitet. Die Möglichkeit, auf Patientenwünsche einzugehen, besteht nicht. Am Nachmittag benötigt das Pflegepersonal für patientenbezogene administrative Tätigkeiten viel Zeit. Die Ursache liegt darin, dass alle Laborwerte von den ausgedruckten Befunden handschriftlich in das Dokumentationssystem übertragen werden, während die ausgedruckten Befunde in den Patientenakten abgeheftet werden. In der Gesamtdokumentation eines Patienten liegen die Befunde anschließend doppelt vor. Der Prozess des Übertragens in das Dokumentationssystem ist überflüssig. Die frei werdende Zeit könnte für vermehrte Kontakte zu den Patienten (Kommunikation, Mobilisation etc.) genutzt werden.

Analyse der
Auswertungsergebnisse

Insgesamt gesehen laufen die pflegerischen Prozesse während des Früh- und Spätdienstes funktionsorientiert und dadurch aus der Sicht des einzelnen Patienten häufig nebeneinander ab. Nimmt man die Aussagen der Pflegekräfte hinzu, so führt dies besonders im Frühdienst zu einem hektischen, teils als chaotisch bezeichneten Tagesablauf. Durch die nicht aufeinander abgestimmten Prozesse kommt es zu Arbeitsspitzen im Tagesablauf und die Orientierung an den Kundenwünschen geht verloren. Damit ist die erste Hypothese verifiziert.

Hinweise auf
Schnittstellenprobleme

Die Ergebnisse der Interviews und der unstrukturierten Beobachtungen machen deutlich, dass Schnittstellenprobleme besonders in der Zusammenarbeit mit den Ärzten, der Physiotherapie und der Röntgenabteilung vorliegen.

Pflege – Ärzte

Kooperationsprobleme mit den Ärzten entstehen hauptsächlich durch mangelnde Präsenz der Ärzte auf der Station. Da verschiedene Tätigkeiten von der Anwesenheit beziehungsweise den Anordnungen des Arztes abhängig sind (Visite, Verbandwechsel etc.), wird der Tagesablauf dadurch maßgeblich beeinflusst. Die Beurteilung der Zusammenarbeit durch die Mitarbeiter in der Pflege fiel sehr unterschiedlich aus (von «problemlos» bis «findet kaum statt»), die Ärzte bezeichneten die Zusammenarbeit übereinstimmend als sehr gut. Diese verschiedenen Aussagen deuten darauf hin, dass der Stellenwert der Zusammenarbeit unterschiedlich eingestuft wird und es keine Absprachen zwischen den Berufsgruppen gibt. Bestätigen lässt sich diese Vermutung dadurch, dass das Pflegepersonal ärztliche Tätigkeiten ausführt und dies aus rechtlicher Sicht kritisch beurteilt, die Ärzte hingegen bewerten dies als selbständiges Arbeiten.

Pflege – Physiotherapie

Ursächlich für die problematische Zusammenarbeit mit den Physiotherapeuten ist der frühe Zeitpunkt der durchgeführten Behandlungen auf der Station. Während die Pflegekräfte und die Patienten noch mit der Morgenpflege beziehungsweise der Körperpflege beschäftigt sind, möchten die Physiotherapeuten bereits Behandlungen durchführen. Es kommt zu gestörten Arbeitsabläufen auf Seiten der Pflegekräfte und der Physiotherapeuten, vor allem aber beim Patienten. Fehlende Absprachen gibt es auch in Bezug auf die Mobilisation der Patienten. Die Pflegekräfte bezeichnen dies als Aufgabe der Physiotherapeuten. Da Mitarbeiter der Physiotherapie jedoch nach 15.00 Uhr nicht mehr auf der Station beobachtet wurde, bedeutet dies, das die Patienten am Nachmittag nicht mobilisiert werden, was sich wiederum negativ auf den Genesungsprozess auswirken kann.

Pflege – Röntgenabteilung

Zu weiteren Störungen im Tagesablauf der Station führt besonders am Vormittag der Zeitpunkt der Röntgenuntersuchungen. Nach Aussagen der Mitarbeiter werden häufig mehrere Patienten gleichzeitig schon um 7.00 Uhr zu Untersuchungen abgerufen. Dies stört den Ablauf der Morgenpflege der Station und beeinträchtigt die Patienten in ihrer Versorgung. Dadurch, dass mehrere Patienten zeitgleich abgerufen werden, kommt es zu langen Wartezeiten nicht nur für die Patienten in der Röntgenabteilung, sondern unter Umständen auch für das Pflegepersonal und die Ärzte auf der Station, die auf die Rückkehr des Patienten warten. Bessere Absprachen würden den Mitarbeitern der Station die Koordination des Tagesablaufs erleichtern und sich auf den Krankenhausaufenthalt des Patienten positiv auswirken.

Für alle drei Bereiche kann zusammenfassend gesagt werden, dass es keine verbindlichen Absprachen gibt und dadurch immer wieder Reibungsverluste auftreten, womit auch die zweite Hypothese bestätigt wird.

Präsentation der
Ergebnisse

Im Anschluss an die Auswertung und Analyse der Ergebnisse werden die Daten den beteiligten Mitarbeitern präsentiert. Sie zeigen sich wenig überrascht von den

Ergebnissen und beurteilen diese als eine schriftliche bzw. graphische Fixierung ihrer schon oft gemachten Aussagen.

Die Analyse in bezug auf die Organisation der eigenen Arbeit wird jedoch sehr kritisch aufgenommen. Wie schon in den Interviews werden auch jetzt fehlende Arbeitsmaterialien und eine schlechte Personalbesetzung als ausschlaggebend für die Beibehaltung der derzeitigen Organisationsform genannt. Hingegen wird es als sehr hilfreich für die Organisation des Tagesablaufs bewertet, wenn die Probleme in den Schnittstellenbereichen behoben werden könnten.

Bezüglich eines Teils der Ergebnisse findet ein gesondertes Gespräch mit der Chefärztin der Röntgenabteilung statt. Es stellt sich heraus, dass der reguläre Dienst der Mitarbeiter in der Röntgenabteilung um 7.00 Uhr beginnt. In der Zeit von 7.00 Uhr bis 8.00 Uhr haben die Mitarbeiter sehr wenig zu tun, da ein Teil der einbestellten Patienten von den Stationen nicht zur Untersuchung kommt. Daraufhin werden beim nächsten Anruf noch mehr Patienten abgerufen. Während des Gesprächs können der Chefärztin die Ursachen für dieses Problem verdeutlicht werden.

In einem Gespräch mit der Ärztlichen Direktorin, welche die Leiterin der Abteilung für Physiotherapie ist, stellt sich heraus, dass auch die Physiotherapeuten ihren Dienst um 7.00 Uhr beginnen. Allerdings gibt es eine Absprache, nach der die Physiotherapeuten Patienten nur dann frühzeitig behandeln, wenn diese damit einverstanden sind.

## 11.5.2
## Entwicklung einer Sollkonzeption

Im nächsten Schritt des Veränderungsprozesses wird von der Beraterin eine Sollkonzeption erstellt:

*Empfehlung für eine Restrukturierung und Optimierung von Prozessen*

Die Organisation der pflegerischen Tätigkeiten soll konsequent auf Bereichspflege umgestellt werden. Dazu ist es notwendig, verschiedene Arbeitsmaterialien in ausreichender Menge anzuschaffen. Wenn die Einteilung der Bereiche flexibel gehandhabt wird, ist es möglich, diese entsprechend der Mitarbeiterzahl festzulegen. Berücksichtigt werden muss dabei die Pflegeintensität der Patienten.

*Die Morgenpflege kann folgendermaßen aussehen:*

*Arbeitsablauf auf der Station*

Der Frühdienst beginnt mit der Einteilung der Bereiche und Zuordnung der einzelnen Mitarbeiter zu den Bereichen. Direkt anschließend findet die Übergabe statt, wobei alle Mitarbeiter einen Überblick über alle Patienten bekommen, gezielte Informationen aber nur für die Patienten des eigenen Bereichs von Bedeutung sind. Nach der Übergabe kann jede Bereichspflegekraft den Arbeitsablauf in Absprache mit den Patienten organisieren. Zum Beispiel können als erstes die Waschutensilien bei bettlägerigen Patienten gerichtet werden. Während anschließend die Versorgung gehfähiger Patienten erfolgt, haben die bettlägerigen Patienten ausreichend Zeit, sich zu waschen. Später kann die Pflegekraft die weitere Versorgung dieser Patienten durchführen. Beim Lagern und Betten immobiler Patienten hilft nach Absprache eine Pflegekraft aus einem anderen Bereich.

Eine Ganzkörperwäsche der Patienten muss nicht vor dem Frühstück erfolgen. In Absprache mit dem Patienten kann diese auch im Laufe des Vormittags oder am Nachmittag durchgeführt werden.

Das Austeilen der Mahlzeiten wird von mehreren Mitarbeitern durchgeführt. Dabei kann die einzelne Pflegekraft eine Mahlzeit auch zu Patienten eines anderen Bereichs bringen. Eventuell werden Absprachen mit der zuständigen Bereichspflegekraft getroffen. Wichtig erscheint mir, dass das Essen im Beisein der Patienten und nach deren Wünschen gerichtet wird (Brote schmieren, Fleisch zerkleinern etc.).

Jede Pflegekraft führt in ihrem Bereich alle anfallenden Arbeiten aus, das heißt sie übernimmt die Patientenversorgung, aber auch die Begleitung der Visite, die Operationsvorbereitung, Gespräche mit Ärzten etc. Es sollen möglichst mehrere Tätigkeiten miteinander kombiniert werden, so dass der Patient umfassend und nicht jedes Mal bruchstückhaft versorgt wird. Um das Wohlbefinden der Patienten zu fördern, muss ihnen die Möglichkeit zur Mittagsruhe gegeben werden. In dieser Zeit können Arbeiten im Pflegearbeitsraum, Schreibarbeiten etc. durchgeführt werden.

*Kooperation mit dem ärztlichen Dienst*

In Absprache mit den Ärzten sollen unnötige Dokumentationsarbeiten eliminiert werden. Die ausgedruckten Befunde können den Ärzten vorgelegt und anschließend in der Akte abgeheftet werden.

Durch die Zuordnung der Pflegekräfte zu einer Gruppe von Patienten hat die einzelne Pflegekraft die Möglichkeit, den Tagesablauf des Patienten in Absprache mit ihm und weiteren Abteilungen zu planen und zu koordinieren.

Die Zuständigkeit der Ärzte für einzelne Patienten muss eindeutig geklärt werden. Dies kann dadurch geschehen, dass zum Beispiel die Station in zwei Bereiche aufgeteilt wird und jedem Bereich zwei Stationsärzte zugeordnet werden. Innerhalb der Bereiche sind die jeweiligen Ärzte für die Behandlung und Therapie zuständig. Eine gute Kommunikation zwischen den beiden Ärzten ist unabdingbar, da bei Abwesenheit eines Arztes der verbleibende Arzt alle notwendigen Informationen für eine verantwortungsvolle Versorgung der Patienten benötigt.

Um einen reibungslosen Ablauf in der Zusammenarbeit mit dem Pflegepersonal zu gewährleisten, ist eine eindeutige Zuordnung der anfallenden Tätigkeiten notwendig. Erst wenn jede Berufsgruppe weiß, welche Aufgaben sie erledigen muss, kann sie auch ihren Tagesablauf planen.

*Visitenzettel*

Zur Planung des Tagesablaufs der Station und der Patienten sollte es feste Zeiten für den Beginn der Visite geben. Wenn sowohl die Pflegekräfte als auch die Ärzte in Bereichen arbeiten, kann in zwei Bereichen gleichzeitig die Visite beginnen. Für die Durchführung gemeinsamer Tätigkeiten kann am Ende der Visite ein Zeitpunkt vereinbart werden. Dieser Termin soll flexibel jeden Tag bestimmt werden, um zum Beispiel auf den OP-Plan, auf weitere anfallende Tätigkeiten, bereits feststehende Termine im Tagesablauf des Patienten etc., Rücksicht zu nehmen.

Um den zur Zeit anfallenden Überstunden vorzubeugen, kann auch für die Ärzte ein Schichtdienst eingeführt werden. Beginnt der Dienst eines Arztes erst um 11.00 Uhr und endet um 19.30 Uhr, kann er ab 15.30 Uhr, wenn seine Kollegen Feierabend haben, die noch anfallenden Arbeiten übernehmen. Zudem besteht die Möglichkeit, ihn für Operationen am Nachmittag einzuplanen. Weitere Empfehlungen werden für den Bereich Physiotherapie und die Röntgenabteilung gegeben. Es ist aber zu berücksichtigen, dass sich diese Empfehlungen hauptsächlich auf die Zusammenarbeit mit der Modellstation beziehen, beide Bereiche aber Leistungen für alle klinischen Abteilungen erbringen. Eine isolierte Umsetzung der entwickelten Rahmenvorgaben zur Kooperation mit einer Station kann durchaus zu massiven Störungen der Abläufe anderer Bereiche führen.

Röntgenabteilung

Probleme im Tagesablauf der Station entstehen unter anderem durch den frühen Dienstbeginn der Röntgenabteilung. Die Vermutung, dass auf anderen Stationen ähnliche Probleme vorhanden sind, liegt nahe, da auch dort morgens als erstes die Versorgung der Patienten erfolgt.

Der Dienstbeginn in der Röntgenabteilung sollte auf 8.00 Uhr verlegt werden, so dass der Stationsablauf nicht beeinträchtigt wird und Leerlaufzeiten aufgrund fehlender Patienten entfallen. Zudem erscheint es angebracht, dass reguläre Röntgenuntersuchungen bis zum Abend (ca. 19.00 Uhr) durchgeführt werden. Anstehende Untersuchungen können über den ganzen Tag verteilt und Wartezeiten auf einen Termin verkürzt werden.

Für jede Fachdisziplin kann in der Röntgenabteilung ein fester Zeitraum am Tag eingeplant werden, in dem regulär geplante Untersuchungen stattfinden. Der Tagesablauf der Station kann daran ausgerichtet werden und den Patienten kann für Routineuntersuchungen eine konkrete Zeitspanne genannt werden. Untersuchungen, die eine bestimmte Vorbereitung erfordern oder bei denen die Anwesenheit eines Arztes Voraussetzung ist, sollten durch Termine festgelegt werden.

Physiotherapie

Auch die Abteilung für Physiotherapie verursacht aufgrund ihres frühen Dienstbeginns Probleme im Tagesablauf der Station. Hier liegt ebenfalls die Vermutung nahe, dass diese Probleme auch auf anderen Stationen auftreten. Daher wird auch hier die Empfehlung zur Änderung der Dienstzeiten gegeben. Beginnt der Dienst um 8.00 Uhr, haben vor allem die Patienten ausreichend Zeit zur Körperpflege und für das Frühstück.

Für die Planung des Tagesablaufs sollen auch die Physiotherapeuten Termine mit den Patienten ausmachen, wobei das Pflegepersonal zur Koordination verschiedener Termine eines Patienten hinzugezogen werden muss. Um eine Verteilung der Behandlung eines Patienten über den ganzen Tag zu gewährleisten, ist es auch hier erforderlich, die Dienstzeiten bis zum Abend auszudehnen. Dadurch wird auch die Mobilisation der Patienten am Nachmittag gesichert, wobei dies auch eine Aufgabe der Pflegekräfte ist. Außerdem soll die Kooperation in diesem Bereich zwischen den Berufsgruppen verstärkt werden.

Die entwickelte Sollkonzeption wird der Pflegedienstleitung und den ärztlichen Leitungen der betroffenen Schnittstellenbereiche vorgestellt. Nach deren Zustimmung können Maßnahmen zur Umsetzung erarbeitet werden.

### 11.5.3
### Maßnahmen zur Umsetzung

Entwicklung eines Maßnahmeplans

Bildung einer interdisziplinären Arbeitsgruppe

Anhand der entwickelten Sollkonzeption wird ein Maßnahmenplan zur Umsetzung erstellt. Um eine möglichst hohe Akzeptanz des Veränderungsprozesses zu erreichen und die Bedürfnisse der Mitarbeiter zu berücksichtigen, wird eine interdisziplinäre Arbeitsgruppe gebildet. Teilnehmer dieser Arbeitsgruppe sind Pflegekräfte der Station und Mitarbeiter der betroffenen Schnittstellenbereiche. Empfehlenswert ist es, der Arbeitsgruppe eine Begleitperson (z. B. Qualitätssicherungsbeauftragte, Projektbeauftragte) zur Seite zu stellen. Sie ist dafür zuständig, den Veränderungsprozess in Gang zu halten, notwendige Informationen für die Mitarbeiter zu besorgen, den Kontakt zu den Führungskräften im Unternehmen herzustellen, Veränderungsprozesse der einzelnen Berufsgruppen zu koordinieren und die Mitarbeiter immer wieder neu zu motivieren.

In einer Fortbildung sollen die Mitarbeiter der betroffenen Bereiche über die Kernaspekte der Prozess- und Kundenorientierung informiert werden. Die Pflegekräfte werden zusätzlich in einer berufsgruppeninternen Schulung umfassend über Bereichspflege mit den entsprechenden Vor- und Nachteilen informiert. Gleichzeitig können sie konkrete Umsetzungsschritte für ihre Station planen. Die Umsetzung der Bereichspflege kann nur individuell, auf die einzelne Station zugeschnitten, erfolgen. Die genannten Rahmenvorgaben können dabei als Empfehlung angesehen werden.

Aufgabe der interdisziplinären Arbeitsgruppe ist es auch, bestehende Konflikte zwischen den Berufsgruppen zu thematisieren. Sie kann für die einzelnen Schnittstellen Gesprächsrunden einberufen, in denen unterschiedliche Standpunkte und Sichtweisen erläutert, einzelne Aufgaben den Berufsgruppen zugeordnet und Vereinbarungen für die Zusammenarbeit getroffen werden. Entscheidend ist, dass nicht eine Berufsgruppe Arbeiten für eine andere Berufsgruppe durchführt, sondern alle Tätigkeiten für den Patienten ausgeführt werden. Durch bestehende Konflikte wird der Arbeitsalltag für alle Beteiligten erschwert.

Sobald die Ärzte ihre Arbeitsorganisation verändern, hat dies Auswirkungen auf andere Bereiche des Krankenhauses (Ambulanz, OP, weitere Stationen des gleichen Fachbereichs etc.). Damit es hier nicht zu neu entstehenden Schnittstellenproblemen kommt, soll eine Arbeitsgruppe der Ärzte die Veränderungen intern diskutieren und planen. Sinnvoll ist es, zuvor noch den Tagesablauf der Ärzte näher zu untersuchen und ihn anschließend zu optimieren.

In den Abteilungen Physiotherapie und Röntgen können Veränderungen nur in Abstimmung mit allen anderen klinischen Abteilungen des Hauses durchgeführt werden. In Bezug auf eine Änderung der Dienstzeiten sollten weitere Analysen durchgeführt werden, um möglichst optimale Zeiten festzulegen.

Nachdem erste Maßnahmen umgesetzt wurden, ist es erforderlich, die Veränderungen zu überprüfen und eventuell neu zu überdenken. Dadurch können im Sinne eines kontinuierlichen Prozessmanagements die ablaufenden Prozesse Schritt für Schritt optimiert werden.

## 11.6
# Zusammenfassendes Ergebnis

Prozessmanagement im Krankenhaus – ein Gedanke, der sich durchaus in die Realität umsetzen lässt. Allerdings nicht so einfach, wie es in der Theorie manchmal den Anschein hat.

Die Kernaspekte des Prozessmanagements – Prozessleistung, Prozessstruktur und Kundenorientierung – lassen sich noch relativ einfach auf den Behandlungsprozess eines einzelnen Patienten übertragen oder auf einen Teilprozess im Krankenhausablauf. Vergleicht man ablaufende Prozesse in der Industrie mit denen im Krankenhaus, lässt sich feststellen, dass im Krankenhaus der Kunde Patient einen sehr viel höheren Einfluss auf die Prozesse hat. Er beeinflusst durch seine Wünsche und Bedürfnisse nicht nur die Endleistung, sondern ist an vielen Prozessen direkt beteiligt. Weiterhin müssen die individuell unterschiedlichen Behandlungsabläufe vieler Patienten und damit verschiedene Prozesse miteinander koordiniert werden. Jeder Patient sollte möglichst den OP-Termin und/oder den Untersuchungstermin bekommen, der optimal in seinen Behandlungsverlauf passt. Wenn aber dieser

Termin schon an einen anderen Patienten vergeben ist, müssen Kompromisse geschlossen werden. Gleichzeitig müssen die ablaufenden Teilprozesse in den verschiedensten Fachabteilungen und Funktionsbereichen aufeinander abgestimmt werden.

In dem Fallbeispiel ist der Teilprozess «Stationsablauf» Gegenstand der Untersuchung. Tabelle II 11-4 zeigt hier noch einmal im Überblick die Phasen «Analyse der Prozesse», «Entwicklung einer Sollkonzeption» und «Maßnahmen zur Umsetzung», die den Handlungsschritten des Analyserasters entsprechen und im Hinblick auf die Variablen «Person», «Prozess» und «Struktur» differenziert werden.

Sicherlich wird erst auf den zweiten Blick deutlich, dass die Optimierung dieses Teilprozesses letztendlich dem Patienten zugute kommt. Wenn aber die Prozessoptimierung in einem Krankenhaus den erwarteten Nutzen bringen soll, muss die gesamte Einrichtung einbezogen werden. Das wird in dem Fallbeispiel an den auftretenden Schnittstellenproblemen deutlich. In Einrichtungen, in denen es viele funktional spezialisierte Stellen der verschiedensten Wissensdisziplinen gibt, kann die funktionale Arbeitsteilung vielleicht nicht immer aufgehoben werden. Aber auch hier kann die Prozessorientierung helfen, funktionale und hierarchische Barrieren zu verringern (s. **Tab. II 11-5**).

**Tabelle II 11-5:** Analyseraster zur sachgerechten Bearbeitung des Fallbeispiels «Prozessoptimierung einer unfallchirurgischen Station»

| Handlungs-schritte | Variablen Person | Prozess | Struktur |
|---|---|---|---|
| Analyse, Diagnose | ■ fehlende Arbeitsabsprachen zwischen den Pflegekräften bei der Morgenpflege ■ Informationsverluste durch Visitenorganisation ■ fehlende Absprachen zwischen Ärzten und Pflegekräften ■ fehlende Absprachen zwischen Pflege und Physiotherapie ■ Patientenunzufriedenheit – spätes Frühstück – Abendessen keine Wünsche möglich – Wartezeiten für Diagnose und Therapie | ■ ablaufbedingte Wartezeiten mit Zeitverlusten bei der Übergabe ■ zeitaufwendige Morgenpflege ■ zeitaufwendige Frühstücksverteilung ■ abgewandelte Form der Funktionspflege: einzelne Teilprozesse sind nicht patientenorientiert – Visiten am Vormittag, daher vor allem administrative Tätigkeiten von Pflegekräften – vermehrte patientennahe Tätigkeiten in der Mittagszeit ■ Arbeiten im Spätdienst werden funktionsorientiert ausgeführt – Kontrolle der Vitalzeichen während des Abendessens ■ Verzögerungen von physiotherapeutischen Behandlungen ■ mangelnde Präsenz der Ärzte auf der Station ■ früher Abruf mehrerer Patienten zur Röntgenuntersuchung stört Morgenpflege und hat lange Wartezeiten zur Folge | ■ fehlende Zeitplanung in der Röntgenabteilung ■ fehlende Arbeitsmaterialien ■ knappe Personalbesetzung ■ Operationen finden schwerpunktmäßig vormittags statt |

*(weiter nächste Seite)*

**Tabelle II 11-5:** (Fortsetzung)

| Handlungs-schritte | Variablen | | |
|---|---|---|---|
| | **Person** | **Prozess** | **Struktur** |
| **Soll-Zustand** | ■ gegenseitige Unterstützung der Pflegekräfte nach Absprache<br>■ Absprache und Zusammenarbeit der Ärzte bei der Behandlung «ihrer» Patienten<br>■ Terminabsprachen zwischen Pflegekräften und Physiotherapeuten für Behandlungen in der Physiotherapie<br>■ Absprache und Zusammenarbeit zwischen Pflegekräften und Ärzten bei der Patientenversorgung und -behandlung | ■ Umstellung auf die Bereichspflege<br>■ Einteilung der Bereiche und der zuständigen Mitarbeiter durch den Frühdienst<br>  – anschließende Übergabe mit Informationsüberblick und gezielten Informationen<br>■ Reorganisation von Arbeitsabläufen aus patientenorientierter Sicht und in Absprache mit Patienten durch die Bereichspflegekraft<br>  – Patientenversorgung<br>  – Begleitung der Visite<br>  – Operationsvorbereitung etc.<br>■ unnötige Dokumentationsarbeiten entfallen<br>■ Klärung der Zuständigkeiten der Ärzte für einzelne Patienten<br>■ Einrichtung fester Visitenzeiten<br>■ Planung eines festen Zeitraumes für alle Fachdisziplinen in der Röntgenabteilung<br>■ Terminfestlegung von Untersuchungen mit Vorbereitung | ■ ausreichende Menge an verschiedenen Arbeitsmaterialien<br>■ Einteilung der Bereiche entsprechend der zur Verfügung stehenden Anzahl von Mitarbeitern und der Pflegeintensität der Patienten<br>■ Einführung eines Schichtdienstes für Ärzte<br>■ Vorverlegung des Schichtdienstes in der Röntgenabteilung<br>■ Durchführung von Röntgenuntersuchungen bis 19.00 Uhr<br>■ Vorverlegung des Dienstbeginns in der physiotherapeutischen Abteilung<br>■ Ausdehnung der Dienstzeiten in der physiotherapeutischen Abteilung bis in die Abendstunden |
| **Intervention** | ■ Akzeptanz für Veränderungsprozesse herstellen<br>■ Berücksichtigung der Bedürfnisse von Mitarbeitern<br>■ Information über Kernaspekte der Prozess- und Kundenorientierung an alle Beteiligten<br>■ Thematisieren und Bearbeiten von (Interessens-) Konflikten zwischen den Berufsgruppen | ■ Bildung und Begleitung einer interdisziplinären Arbeitsgruppe<br>■ Durchführung von Fortbildungen<br>  – monoprofessionell<br>  – multiprofessionell<br>■ Implementation der Bereichspflege<br>■ Optimierung der ärztlichen Arbeitsorganisation<br>■ Planung von Veränderungen in den Abteilungen Physiothearpie und Röntgen | ■ Rückkopplung von Arbeitsergebnissen an die Krankenhausleitung<br>■ Abstimmung von Veränderungen zentraler Leistungsangebote (Physiotherapie, Röntgen) mit anderen klinischen Abteilungen |
| **Evaluation** | ■ Überprüfung der Ergebnisse in bezug auf den gewünschten Soll-Zustand | ■ Überprüfung der Ergebnisse in bezug auf den gewünschten Soll-Zustand | ■ Überprüfung der Ergebnisse in bezug auf den gewünschten Soll-Zustand |

# Literatur

Berning, R.: Prozessmanagement und Logistik. Gestaltung der Wertschöpfung. Cornelsen, Berlin 2002

Feuerstein, G.: Systemintegration und Versorgungsqualität. In: Badura, B.; Feuerstein, G.; Schott, Th. (Hrsg.): System Krankenhaus: Arbeit, Technik und Patientenorientierung. Juventa, Weinheim/München 1993

Fuermann, F.; Dammasch, C.: Prozessmanagement. Anleitung zur Steigerung der Wertschöpfung. Hanser Fachbuch, München/Wien 2002

Gaitanides, M.; Raster, M.; Rießelmann, D.: Die Synthese von Prozeßmanagement und Kundenmanagement. In: Gaitanides, M. et al.: Prozeßmanagement: Konzepte, Umsetzungen und Erfahrungen des Reengineering. Hanser Fachbuch, München/Wien 1994

Gaitanides, M.; Scholz, R.; Vrohlings, A. (1994): Prozeßmanagement – Grundlagen und Zielsetzungen. In: Gaitanides, M. et al.: Prozeßmanagement: Konzepte, Umsetzungen und Erfahrungen des Reengineering. Hanser Fachbuch, München/Wien1994

Greulich, A.; Thiele, G.; Thiex-Kreye, M. : Prozeßmanagement im Krankenhaus. Schriftenreihe zum Managementhandbuch Krankenhaus Band 8. Decker, Heidelberg 1997

Hammer, M.: Das prozeßorientierte Unternehmen. Die Arbeitswelt nach dem Reengineering. Heyne, München 1999

Haubrock, M.; Schär, W. (Hrsg.): Betriebswirtschaft und Management im Krankenhaus. 3. Aufl. Hans Huber, Bern 2002

Osterloh, M. et al.: Prozessmanagement als Kernkompetenz. Wie Sie Business Reengineering strategisch nutzen können. Gabler, Wiesbaden 2000

Peters, S.; Preuß, O.: Das Krankenhaus als Betrieb. In: Haubrock, M.; Peters, S.; Schär, W. (Hrsg.): Betriebswirtschaft und Management im Krankenhaus. Ullstein Mosby, Berlin/Wiesbaden 1997

Schnell, R.; Hill, P.; Esser, E.: Methoden der empirischen Sozialforschung. 5. Aufl. Oldenbourg, München/Wien 1995

Scholz, R.; Vrohlings, A.: Prozeß-Leistungs-Transparenz. In: Gaitanides, M. et al.: Prozeßmanagement: Konzepte, Umsetzungen und Erfahrungen des Reengineering. Hanser Fachbuch, München/Wien 1994

Scholz, R.; Vrohlings, A.: Prozeß-Struktur-Transparenz. In: Gaitanides, M. et al.: Prozeßmanagement: Konzepte, Umsetzungen und Erfahrungen des Reengineering. Hanser Fachbuch, München/Wien 1994

Scholz, R.; Vrohlings, A.: Realisierung von Prozeßmanagement. In: Gaitanides, M. et al.: Prozeßmanagement: Konzepte, Umsetzungen und Erfahrungen des Reengineering. Hanser Fachbuch, München/Wien 1994

Schulte-Zurhausen, M.: Organisation. 2. Aufl. Franz Vahlen, München 1999

Spiller, D.; Bock, P.: Effiziente Arbeitsabläufe. Schwachstellen erkennen – Prozesse optimieren. Gabler, Wiesbaden 2001

Trill, R.: Krankenhaus-Management: Aktionsfelder und Erfolgspotentiale. Luchterhand, Berlin 1996

Trill, R. (1999): Krankenhaus-Management: Aktionsfelder und Erfolgspotentiale. 2. Aufl. Kriftel, Neuwied 1999

Ziegenbein, R.: Klinisches Prozeßmanagement. Implikationen, Konzepte und Instrumente einer ablauforientierten Krankenhausführung. Leistungsorientierte Führung und Organisation im Gesundheitswesen Band 3. Bertelsmann Stiftung, Gütersloh 2001

# 12

# Wissensmanagement

Anne Bohrer, Kerstin Hähner, Bernhard Krautz

## 12.1
## Einführung in die Thematik

Die Wirtschaftssysteme moderner Gesellschaften werden seit den 1980er Jahren von einem tiefgreifenden Wandlungsprozess erfasst. Das allgemein verfügbare Wissen nimmt explosionsartig zu, Informationen werden immer leichter zugänglich. Gleichzeitig verkürzt sich die Halbwertszeit des Wissens und damit seine Gültigkeit. Die Beherrschung des Wissens wird für den Einzelnen ebenso wie für ganze Organisationen nahezu unmöglich, immer häufiger kommt es zu ungewollten Daten- und Wissensverlusten (Schneider, 1996; North, 1998; Güldenberg, 1998; Bürgel, 1998). Angesichts der entstehenden Wissensgesellschaft (Drucker, 1993) ist die Bewirtschaftung des Wissens zu einem für das Management relevanten Thema geworden. Die wachsende Bedeutung des individuellen wie des organisationalen Wissens für den Erfolg von Unternehmen stellt diese vor gänzlich neue Probleme und Anforderungen hinsichtlich des Umgangs mit dem Wissen ihrer Mitarbeiter bzw. dem Wissen der gesamten Organisation.

Das Gesundheitswesen und die Versorgung der Bevölkerung mit Gesundheitsdienstleistungen wird von diesen Veränderungen ebenfalls erfasst. Alle Bereiche der Gesundheitsversorgung sind hochgradig vom Wissen der dort Tätigen abhängig und haben gleichzeitig mit der Herausforderung nicht mehr zu bewältigender Informations- und Wissensmengen zu kämpfen (Flammersfeld, 1998). Gerade in Einrichtungen des Gesundheitswesens ist das vorhandene Wissen meist auf viele Personen verteilt, unüberschaubar, verändert und erneuert sich ständig und ist daher «gleichsam emergent und deshalb nie vollständig» (Zahn, 1998: 42). In Verbindung mit den steigenden Wissensanforderungen durch zunehmenden wirtschaftlichen Druck und einer diskontinuierlichen Gesundheitsgesetzgebung wird die Notwendigkeit zu einem veränderten Umgang mit Wissen deutlich. Ein systematisches, gezieltes Management von Wissen existiert in den Einrichtungen des Gesundheitswesens bislang jedoch nicht. Die Folgen für die Gesundheitsversorgung lassen sich nicht exakt bestimmen, da hierzu bisher keine empirischen Daten existieren. Sie dürften aber eine Spanne von einfachen Unzulänglichkeiten über massive Ressourcenverschwendung bis hin zu schwerwiegenden Fehlbehandlungen aufweisen.

Wissensmanagement-Aktivitäten im Gesundheitswesen leisten der Qualität zukünftiger Gesundheitsversorgung Vorschub und verleihen Unternehmen durch die Entwicklung einer spezifischen organisationalen Wissensbasis Einzigartigkeit im Wettbewerb und somit nachhaltige Wettbewerbsvorteile. Zentrales Anliegen dieses Beitrages ist es daher, die im Gesundheitswesen noch wenig verbreiteten Ideen und Potenziale des Wissensmanagements für dieses Gebiet zu erschließen. Dazu werden nach Beschreibung des Fallbeispiels die Begriffe Wissen und Wissensmanagement konkretisiert und zentrale Aufgabenfelder des Wissensmanagements benannt. Anschließend werden unterschiedliche Denkansätze des Wissensmanagements vorgestellt. Darauf aufbauend wird ein vernetztes Phasenmodell entwickelt, welches Gesundheitseinrichtungen als Orientierungsleitfaden für die Auseinandersetzung mit ihrer organisationalen Wissensbasis dienen kann. Durch die Anwendung des vernetzten Phasenmodells auf ein konkretes Fallbeispiel steht der Theorie-Praxis-Transfer im Mittelpunkt der Betrachtung. Der Beitrag schließt ab mit der zusammenfassenden Betrachtung von Chancen und Synergien, aber auch Grenzen von Wissensmanagement für Organisationen im Gesundheitswesen.

## 12.2
# Fallbeispiel: «Mangelnde Koordination in der Praxisstätte»

**Tabelle II 12-1**: Einordnung der Thematik in die Studienschwerpunkte und Arbeitsfelder

|  | Pflegemanagement | Pflegepädagogik |
|---|---|---|
| **Arbeitsfelder** | Leitung | Ausbildung |
|  | Weiterbildung | Weiterbildung |
|  | Beratung | Beratung |
|  | Forschung und Entwicklung | Forschung und Entwicklung |

Frau Krey ist Diplom-Pflegepädagogin und arbeitet seit drei Jahren in einer Krankenpflegeschule. Die Schule ist einem Krankenhaus der Maximalversorgung angeschlossen und hat eine Kapazität von 70 Ausbildungsplätzen. Zurzeit unterrichtet Frau Krey im Mittelkurs die Lernsituation «spezielle Pflege eines Menschen nach Gastrektomie». Die Lernenden hatten zur Aufgabe, eine Pflegeplanung anhand eines Fallbeispiels zu schreiben und dabei ihre gesammelten Praxiserfahrungen einfließen zu lassen. Heute sollen sie diese vorstellen und Frau Krey ist schon sehr gespannt auf die Ergebnisse.

Die Vorstellung der Pflegeplanungen verläuft zu Beginn unproblematisch. Dann stellt ein Lernender die Durchführung des Verbandswechsels an der Operationswunde vor. Sofort melden sich mehrere Lernende zu Wort, jeder beschreibt eine andere Art des Verbandwechsels – je nachdem, wie sie es auf den verschiedenen Stationen gelernt haben. Die Lernenden sind sichtlich durcheinander und möchten wissen, welche Variante richtig und welche falsch ist. Frau Krey ist sich auch nicht mehr sicher und beschließt mit den Lernenden, dieses Problem im Schulteam anzusprechen und in der nächsten Stunde die korrekte Methode vorzustellen.

Gegen Mittag treffen sich die Lehrpersonen zur Pause im Lehrerzimmer und Frau Krey berichtet ihren Kollegen von diesem Erlebnis. Zwei weitere Kollegen hatten ähnliche Erfahrungen während ihres Unterrichts, der eine in Bezug auf «Pflege eines schutzisolierten Menschen», die andere zum Thema «Pflege eines Menschen mit transurethraler Harnableitung». Das Kollegium beschließt dieses Problem anzugehen. Sie vereinbaren einen Termin mit dem Pflegedienstleiter Herrn Timmermann. Herr Timmermann ist Diplom Pflegemanager und seit einem Jahr in der Pflegedirektion tätig; er zeigt sich sehr interessiert an der telefonisch benannten Problematik.

Das Treffen mit Herrn Timmermann verläuft sehr positiv. Auch er kann über ähnliche Erfahrungen berichten, die er bei seinen intermittierenden Rundgängen auf den Stationen sammelt. Herr Timmermann erläutert, dass er die Kooperation und Koordination zwischen den einzelnen Abteilungen der Einrichtung nicht nur in Bezug auf Pflegestandards verbesserungsbedürftig empfindet. Auch im Hinblick auf andere wesentliche Bereiche sehe er Verluste durch den zu geringen Austausch. Alle sind sich einig, dass Lösungen für diese Probleme herbeigeführt werden müssen.

### Intuitive Bearbeitung

Das Fallbeispiel wird zunächst intuitiv, ohne Bezug auf theoretisches Hintergrundwissen im Bereich des Wissensmanagements, bearbeitet. Die Bearbeitung orientiert sich an einem vierschrittigen Raster (Analyse, Diagnose/Sollzustand/Intervention/Evaluation). Betrachtet werden dabei die Variablen Person, Prozess und Struktur (s. **Tab. II 12-2**).

**Tabelle II 12-2**: Analyseraster zur intuitiven Bearbeitung des Fallbeispiels «Mangelnde Koordination in der Praxisstätte»

| Handlungs-schritte | Variablen | | |
|---|---|---|---|
| | **Person** | **Prozess** | **Struktur** |
| **Analyse, Diagnose** | ▪ Unsicherheit der Lernenden in Bezug auf pflegerische Handlungen <br> ▪ Unsicherheit der Lehrenden in Bezug auf Theorie- versus Praxiswissen | ▪ Unterschiedliche Arbeitsabläufe auf den einzelnen Stationen der Einrichtung | ▪ Geringe Kooperation zwischen Schule/Praxis <br> ▪ Geringe Kooperation zwischen den verschiedenen Abteilungen der Praxis <br> ▪ Fehlende, abteilungsübergreifende Pflegestandards |
| **Soll-Zustand** | ▪ Sicherheit bei Lernenden und Lehrenden | ▪ Einheitliche Arbeitsabläufe durch Pflegestandards | ▪ Ausreichende Lernortkooperation <br> ▪ Abteilungsübergreifende Pflegestandards |
| **Interventionen** | ▪ Offener Dialog zwischen Theoretikern und Praktikern <br> ▪ Gemeinsame konstruktive Problemlösung (Lehrende, Mentoren, Stationsleitungen) | ▪ gemeinsame Entwicklung von abteilungsübergreifenden Pflegestandards | ▪ Bildung eines Arbeitskreises zur Lernortkooperation |
| **Evaluation** | ▪ Bewertung der durchgeführten Interventionen im Hinblick auf den angestrebten Soll-Zustand <br> ▪ Ableitung von Konsequenzen und/oder neuen Zielformulierungen | | |

## 12.3
# Grundlagen und Anwendung des Wissensmanagements

### 12.3.1
### Wissen und Wissensmanagement

Wissen

Wissensarten

Der Begriff Wissen ist mit unterschiedlichen Bedeutungen besetzt und erfordert demzufolge inhaltliche Klärung. Umgangssprachlich wird Wissen im Sinne von kennen, informiert oder bewandert sein benutzt, es erfolgt keine begriffliche Trennung zwischen den Definitionen für Daten, Informationen und Wissen. Die Wissensmanagement-Literatur liefert ebenfalls unterschiedliche Begriffsdefinitionen. An dieser Stelle soll Wissen in Anlehnung an Probst et al. (1999) und North (1998) definiert werden als «die Gesamtheit der Kenntnisse, Fähigkeiten und Fertigkeiten, die Personen zur Lösung von Problemen einsetzen. Dies umfasst sowohl theoretische Erkenntnisse als auch praktische Alltagsregeln und Handlungsanweisungen. Wissen stützt sich auf Daten und Informationen, ist im Gegensatz zu diesen aber immer an Personen gebunden» (North, 1998: 41). North präzisiert den Zusammenhang zwischen Daten, Informationen und Wissen anhand der «Wissenstreppe» und grenzt Wissen dadurch von verwandten Begriffen ab (s. **Abb. II 12-1**).

Die Abbildung veranschaulicht die stufenweise zunehmende Komplexität von Daten, Informationen und Wissen. Daten werden als Informationen bezeichnet, sobald sie mit Bedeutungen versehen wurden. Den entstandenen Informationen fehlt jedoch die Einbettung in einen subjektiven Erfahrungskontext. Erst durch die Vernetzung verschiedener Informationen mit Erfahrungen und Erwartungen entsteht Wissen. Wissen ist somit ein individueller Prozess in einem spezifischen Kontext, das sich in Handlungen manifestiert (North, 1998: 41).

Darüber hinaus lässt sich der Begriff Wissen in explizites und implizites Wissen differenzieren. Unter explizitem Wissen wird das in Worten und Daten kommunizierbare Verstandeswissen gefasst, auf das bewusst zugegriffen werden kann. Es kann sequentiell und kontextfrei erlernt werden. Das implizite Wissen ist hingegen

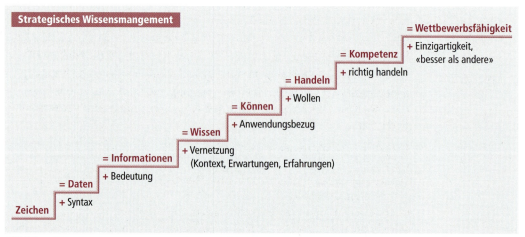

**Abbildung II 12-1:** Die «Wissenstreppe» (North, 1998: 41)

persönlich, kontextspezifisch und nur schwer kommunizierbar. Es beinhaltet sowohl kognitive Elemente (z. B. mentale Modelle) als auch technische Elemente wie handwerkliches Geschick oder bestimmte Fertigkeiten (Nonaka/Takeuchi, 1997: 73). Die Unterscheidung zwischen beiden Wissensarten ist für Unternehmen bedeutsam, um Prozesse der Umwandlung von personengebundenem, implizitem Wissen zu organisationalem, explizitem Wissen anzustoßen und umgekehrt.

Veränderte Bedeutung von Wissen

Der Stellenwert des Wissens für betriebliche Leistungsprozesse ist angesichts des gesellschaftlichen Wandels enorm gestiegen. Während die Wirtschaft bis zur Mitte des 20. Jahrhunderts von den klassischen Produktionsfaktoren Boden, Arbeit und Kapital dominiert wurde, wird seitdem das Wissen von Mitarbeitern und Organisationen zu einem immer bedeutenderen Faktor für die Erstellung von Produkten und Dienstleistungen (Weggemann, 1999; Stewart, 1998). Durch die rasante Entwicklung der Informationstechnologie in den 1980er- und 1990er-Jahren ist die Bewirtschaftung des Wissens zu einem für das Management relevanten Thema geworden. Gleichsam den Startschuss für das Wissensmanagement gab Drucker 1993 mit seinem Entwurf der «postkapitalistischen Gesellschaft», die vom Produktionsmittel Wissen bestimmt sein wird. Drucker (1993: 273) fordert «eine systematische, organisierte Anwendung *von* Wissen *auf* Wissen» und begründet damit das Wissensmanagement als eigenständige Managementdisziplin.

Wissensmanagement

Wissensmanagement bezeichnet den bewussten und systematischen Umgang eines Unternehmens mit der Ressource Wissen (Reinmann-Rothmeier/Mandl, 2001: 18) unter der Zielsetzung, das Wissenskapital, die Produktivität und die Wertschöpfung des Unternehmens im Hinblick auf seine Unternehmensziele zu steigern (Bornemann/Sammer, 2002: 5). Damit umfasst Wissensmanagement das gezielte und planvolle Lenken und Steuern von Entwicklung und Akquisition, Verteilung, Anwendung und Verwaltung des Wissens innerhalb einer Organisation.

Wissensmanagement ist als ein Prozess zu verstehen, der systemisch mit dem internen und externen Unternehmensgeschehen, den dort arbeitenden Menschen und der das Unternehmen umgebenden Umwelt verknüpft ist (Güldenberg, 1998; Willke, 1998). Es ist in den Gesamtkontext des Unternehmens eingebettet, mit den Zielen des Unternehmens kongruent und nicht als isolierter Baustein zu betrachten (Bornemann/Sammer, 2002: 5). Die Umsetzung des Wissensmanagements muss auf unterschiedlichen Ebenen des Unternehmens auf strategischer, taktischer und operationaler Ebene erfolgen (Weggemann, 1999). Darauf wird während der Anwendung des Phasenmodells (s. Kap. 12.3.3) vertieft eingegangen. Darüber hinaus ist es wesentlich, dass das Wissensmanagement gleichermaßen die Dimensionen Mensch, Organisation und Technik berücksichtigt (Bullinger et al., 1998).

Notwendigkeit von Wissensmanagement

Frese und Theuvsen (2000: 31) identifizieren ausschlaggebende Faktoren, unter denen Wissensmanagement für Unternehmen erforderlich wird. Wissensmanagement wird notwendig, wenn sich Unternehmen mit folgenden Faktoren konfrontiert sehen:

- dynamische Wissensentwicklung
- hohe Komplexität des Wissens
- dominierender Problemtyp (beispielsweise Qualität und Wirtschaftlichkeit der Patientenversorgung)
- hohe Bedeutung externer Beratungsleistungen
- vielschichtiger, aber abgrenzbarer Wissensbedarf (beispielsweise des pflegerischen und medizinischen Wissens).

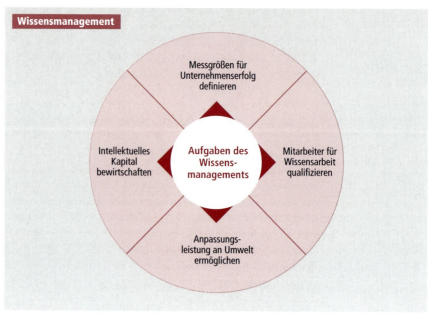

**Abbildung II 12-2:** Aufgaben des Wissensmanagements (Krautz, 2000: 17)

Aufgabenfelder des
Wissensmanagements

Gemessen an diesen zweifellos auf das Gesundheitswesen zutreffenden Kriterien kann die Notwendigkeit von Wissensmanagement-Aktivitäten in Einrichtungen des Gesundheitswesens als gegeben betrachtet werden. Dabei stehen vier wesentliche Aufgabenfelder im Vordergrund (s. **Abb. II 12-2**). Diese müssen auf strategischer, taktischer und operationaler Ebene sowie in den Dimensionen Mensch, Organisation und Technik bearbeiten werden.

Die primäre Aufgabe des Wissensmanagements liegt in der Bewirtschaftung des intellektuellen Kapitals eines Unternehmens. Durch den geplanten und an Zielkriterien ausgerichteten Einsatz der Ressource Wissen wird Produktivität gesteigert und wiederum Wissen vermehrt. Auf diese Weise steigert die strategische Anwendung des Wissensmanagements die Leistungen eines Unternehmens sowohl in qualitativer als auch in quantitativer Hinsicht. Die Zunahme des im Unternehmen verfügbaren Wissens sowie die Anwendung neuen Wissens in Form von Innovationen wie beispielsweise neuen Produkten, Patenten oder Prozessen, führen eine ohne Wissensmanagement nicht erreichbare Ertragssteigerung mit sich.

Bewirtschaftung
intellektuellen Kapitals

Zum Erreichen dieser Erfolge spielt jedoch neben der Bewahrung, Förderung und Verbreitung des in einer Organisation vorhandenen und wachsenden Wissens auch die kontrollierte Abwehr unnötigen oder irrelevanten Wissens eine große Rolle. Wissensmanagement zeigt sich somit nicht lediglich in seinem expansiven Charakter, es befasst sich zudem mit dem Filtern und Selektieren von Informationen sowie Wissen und definierten Ent-Lern-Prozessen, die dem Ablegen von nicht mehr benötigtem und damit belastendem Wissen dienen (Schneider, 1996).

Definition von
Messgrößen

Aufgrund der Tatsache, dass das im Unternehmen verfügbare Wissen entscheidend zum Unternehmenserfolg beiträgt, muss es zukünftig auch in die Bewertung von Unternehmen einfließen. An dieser Stelle zeigt sich jedoch ein definitorisches Problem. Da der Erfolg eines Unternehmens bislang fast ausschließlich an monetären Kennzahlen gemessen wurde, existieren in Bezug auf die Ressource Wissen keine hinreichenden Beurteilungs- und Bewertungskriterien. Für das Wissensmanagement erwächst daraus die Aufgabe der Definition von Messgrößen für den Unternehmenserfolg. Diese Kriterien und Messgrößen zur Bewertung des intellektuellen Kapitals und der Innovationsfähigkeit eines Unternehmens ermöglichen es, die Ertragssteigerung des Wissen in die Bilanzen eines Unternehmens aufzunehmen (North, 1998; Güldenberg, 1998).

Qualifizierung der Mitarbeiter

Eine weitere zentrale Aufgabenebene des Wissensmanagements stellt die Qualifizierung der Mitarbeiter für die Wissensarbeit dar. Aus der Charakterisierung der Wissensarbeit nach Willke (1998: 21) lassen sich einige Anforderungen an die Qualifikation von Wissensarbeitern formulieren. Im Wesentlichen sind dies «weiche» Faktoren, die auf der Ebene persönlicher Einstellungen des Mitarbeiters anzusiedeln sind, wie zum Beispiel die Bereitschaft zum ständigen Lernen, die Bereitschaft zu einer kontinuierlichen Revision des Wissen und die Überzeugung, dass das eigene Wissen eine Ressource und keine Wahrheit ist. Auch für Mitarbeitergruppen wie Wissenspraktiker liegen die Qualifikationen weitestgehend in den «soft skills» der Mitarbeiter, wie beispielsweise ein hohes intellektuelles Niveau, ein breites Erfahrungsspektrum, Engagement für Innovationen, kommunikative Fähigkeiten und Gesprächsbereitschaft (Nonaka/Takeuchi, 1997: 174).

Es liegt nahe, zum Aufbau dieser Qualifikationen auf existierende Personalentwicklungskonzepte zurückzugreifen. Hier stellt sich das Problem, dass die meisten Ansätze der Personalentwicklung zu sehr bedarfsorientiert bzw. auf schon bestehende Qualifikationsdefizite ausgelegt sind. Um die entsprechenden Qualifikationen der Wissenspraktiker zu schaffen, bedarf es jedoch, im Gegensatz zur bestehenden Sichtweise, einer Orientierung der Personalentwicklung an den Potenzialen der Mitarbeiter. Nur wenn die Potentiale der Mitarbeiter im Vordergrund stehen, ist eine «Kompetenzentwicklung für eine mehr oder minder große Zahl von Tätigkeiten» möglich (Staudt, 1997: 21). Diese Potenzialorientierung sichert dem Unternehmen die für die Geschäftsprozesse erforderliche Flexibilität und führt zur Umkehr der üblichen Planungskette «Märkte → Technik/Organisation → Personal». Stattdessen erfolgen Aktivitäten aufgrund der Frage, «welche organisatorischen Varianten und technischen Lösungen mit den vorhandenen und entwickelbaren Kompetenzen überhaupt möglich sind» (Staudt, 1997: 28). Mit der Feststellung dessen, was das Unternehmen momentan leisten *kann*, ergibt sich die Möglichkeit zu einer Neuorientierung und Wandlung innerhalb des Unternehmens. Wissensmanagement trägt somit dazu bei, die Personalentwicklung in neue Bahnen zu lenken. Staudt betont aber, dass diese veränderte Sichtweise der Personalentwicklung die traditionellen Ansätze nicht ersetzt, sondern sie ergänzt und modifiziert.

Anpassung an die Umwelt

Damit Unternehmen in dynamischen und diskontinuierlichen Umwelten überleben können, benötigen sie interne Mechanismen, die es ihnen ermöglichen, schnell und adäquat auf Veränderungen reagieren zu können beziehungsweise selber zum Akteur zu werden. Das Wissensmanagement befähigt durch die Implementierung einer flexiblen Lernarchitektur und einer Orientierung an den immateriellen Vermögenswerten («intangible assets»; Sveiby, 2000) das Unternehmen dazu, die Diskontinuität und Unsicherheit zu bewältigen und in einer kompetitiven Umwelt zu überleben (Willke, 1998). Eine weitere grundlegende Aufgabe des Wissensmanagements ist somit, den kontinuierlichen Prozess der Erneuerung und Reflexion von Wissen, unter Beachtung der Umwelteinflüsse, auf die unternehmerischen Ziele auszurichten. An dieser Stelle weist das Wissensmanagement deutliche Parallelen zu bereits länger bestehenden Ansätzen der Organisationstheorie wie beispielsweise der Kontingenztheorie oder des St. Gallener Ansatz des Evolutionären Managements auf.

## 12.3.2
## Verschiedene Ansätze des Wissensmanagements

In Abhängigkeit der verschiedenen Sichtweisen über Art und Funktionen des Wissens haben sich vielfältige theoretische Ansätze des Wissensmanagements herausgebildet. Diese lassen sich aufgrund ihrer konzeptionellen Ausrichtung drei unterschiedlichen Denkrichtungen zuordnen: dem technokratischen Wissensmanagement, der Wissensökologie und den Phasenmodellen des Wissensmanagements (s. **Tab. II 12-3**). An dieser Stelle werden die drei Denkrichtungen in knapper Form erläutert und diskutiert.

Die Ansätze des technokratischen Wissensmanagements setzen Wissen weitgehend mit Informationen gleich und betrachten es daher als ein handelbares und speicherbares Objekt. Ziel ist es, Wissen in gespeicherter Form zu erhalten und adäquate Formen für den Wissensabruf und -austausch zu entwickeln. Das Wissensmanagement beschäftigt sich in diesen Ansätzen mit der Konzeption, dem Aufbau und dem Erhalt von «Wissenssystemen» im Sinne von Infrastrukturen. Dabei wird in erster Linie auf die Möglichkeiten der Informations- und Kommunikationstechnik zurückgegriffen. Hintergrund ist die Auffassung, dass Unternehmen zentral gesteuert werden können und die zunehmende Komplexität durch sequentielle Managementprozesse beherrschbar ist. Die Generierung neuen Wissens und neuer Geschäftsfelder, die Erneuerung von innen und das Lernen von externen Wissensquellen sind in dieser Sichtweise des Wissensmanagements nicht enthalten (North, 1998: 150 f.).

*Technokratische Ansätze*  Für das technokratische Wissensmanagement sind eine Vielzahl von Anwendungen im Gesundheitswesen denkbar, da in allen Leistungssektoren große

**Tabelle II 12-3:** Unterschiedliche Ansätze des Umgangs mit Wissen (North, 1998: 152)

| Technokratisches Wissensmanagement | Phasenmodelle des Wissensmanagements | Wissensökologie |
|---|---|---|
| ■ Wissen = Objekt, Information | ■ Wissen wird situativ Objekt oder Prozess | ■ Wissen = Prozess |
| ■ Wissensaufbau und -transfer können deterministisch geplant, gesteuert und gemessen werden. | ■ Spezifische Kontexte und Steuerungsinstrumente werden in unterschiedlichen Phasen (Wissensidentifikation, -erwerb, -entwicklung, -transfer, -nutzung) wirksam. | ■ Rahmenbedingungen (Kontexte) ermöglichen selbststeuernde Lernprozesse |
| ■ Rationale Entscheidungsprozesse | ■ Rationale Entscheidungsprozesse dominieren | ■ Emotional-rationale Entscheidungs- und Lernprozesse |
| ■ Komplexität wird durch «Wissenslogistik» beherrscht | ■ Komplexität wird durch Phasen, Module, Prozessschritte reduziert | ■ Komplexität wird durch Selbststeuerung reduziert |

Informations- und Wissensmengen gespeichert und genutzt werden müssen. Der Einsatz moderner Informations- und Kommunikationstechnik nimmt demzufolge in Einrichtungen des Gesundheitswesens kontinuierlich zu, wie beispielsweise der zunehmende Auf- und Ausbau des Intranets deutlich macht. Dieser Technikeinsatz erfolgt jedoch in der Regel noch nicht explizit unter dem Gesichtspunkt des Wissensmanagements. Hier finden sich erst vereinzelt Darstellungen, die in diese Richtung weisen (Flammersfeld, 1998; Mann/Schaeffler, 2000).

Im Verständnis der wissensökologischen Ansätze sind Organisationen dynamische, lernende Systeme, die sich durch die Auseinandersetzung mit sich und ihrer Umwelt kontinuierlich erneuern. Das Wissensmanagement ist demzufolge besonders auf die Generierung und Nutzung neuen Wissens ausgerichtet. Diese Wissensentwicklung und Nutzung ist als ein Prozess zu verstehen, der phasenweise intuitiv und nicht planbar oder objektivierbar verläuft. Ziel des Wissensmanagements ist in diesem Sinne die Gestaltung eines Umfeldes, in dem sich Wissen entwickeln kann und Mitarbeiter motiviert werden, internes und unternehmensübergreifendes Wissen zu erwerben und zu nutzen. Dazu müssen Organisationen ein Wertesystem leben, welches Offenheit, Zusammenarbeit und Authentizität fördert. Kritikpunkte an wissensökologischen Ansätzen sind das Fehlen von Messgrößen für organisationales Lernen und damit eine zu geringe strategische und ökonomische Ausrichtung (North, 1998: 151 f.).

Wissensökologische Ansätze

Für das Wissensmanagement im Gesundheitswesen bieten wissensökologische Ansätze dennoch wichtige Impulse. Insbesondere für wissensintensive Bereiche, die auf eine ständige Erzeugung neuen Wissens angewiesen sind, enthalten die Ansätze konstruktive Hinweise für eine entsprechende Gestaltung des Arbeitsumfeldes. Im Gesundheitswesen existieren bereits diverse Arbeitsfelder, in denen es zu einer Wissensschaffung kommt. So kann zum Beispiel die Arbeit pflegerischer Qualitätszirkel als eine Spirale der Wissensschaffung betrachtet werden. Qualitätsziele und Problemlösungen werden erarbeitet und verbreitern bei ihrer Umsetzung die Wissensbasis des Individuums (Pflegeperson), der Gruppe (Stationsteam) und der Organisation (Krankenhaus). Wissensökologische Ansätze können auch bei dieser bereits bestehenden Wissensbeschaffung hilfreich sein, das Umfeld förderlicher und bewusster zu gestalten und damit die Effektivität zu erhöhen.

Phasenmodelle

Die Phasenmodelle des Wissensmanagements verfolgen die Absicht, die Vorteile der technokratischen und wissensökologischen Ansätze miteinander zu verbinden. Sie enthalten einerseits Komponenten des klassischen Managementprozesses von der Planung über die Steuerung bis zur Ergebnismessung, weisen andererseits jedoch auch der Generierung neuen Wissens einen hohen Stellenwert zu. Wissen wird situativ als Objekt oder Prozess begriffen, die einzelnen Wissensmanagementaktivitäten sind in Phasen oder Einzelschritte unterteilt (North, 1998: 152).

Für die Anwendung im Gesundheitswesen bieten sich Phasenmodelle für Einrichtungen an, die bereits über ein erhebliches Wissen verfügen, dieses zugänglich machen wollen und zudem auf neues Wissen angewiesen sind. Von Vorteil ist es, wenn sie bereits über eine ausgeprägte Unternehmensstruktur verfügen, in der wichtige Voraussetzungen wie die Formulierung von Mission, Visionen, Zielen und Strategien existieren.

Die hier nur sehr kurz skizzierten unterschiedlichen Ansätze des Wissensmanagements sollen nicht als sich gegenseitig ausschließende Sichtweisen verstanden werden. Sie können in Abhängigkeit vom unternehmerischen Kontext sinnvoll miteinander kombiniert und verbunden werden. Im Folgenden wird ein vernetztes Phasenmodell des Wissensmanagements entwickelt, welches wesentliche Aspekte aller drei Ansätze miteinander verbindet. Ziel ist es dabei, die Kernelemente der wichtigsten Wissensmanagement-Modelle zu einem anwendungstauglichen Konzept zusammenzufassen, indem in einer übersichtlichen Struktur die elementaren Phasen des Wissensmanagements in einen prozesshaften Zusammenhang gebracht werden. Um die Anwendungstauglichkeit eines solchen vernetzten Phasenmodells zu demonstrieren, wird das eingangs geschilderte Fallbeispiel in den einzelnen Phasen des Modells aufgegriffen und exemplarisch bearbeitet.

### 12.3.3
## Vernetztes Phasenmodell

Das vernetzte Phasenmodell des Wissensmanagements verdeutlicht sowohl den Prozesscharakter des Wissensmanagements als auch die Interdependenzen zwischen einzelnen Wissensmanagementelementen. Damit bietet es sowohl ein Suchraster für die Ursachenforschung in Bezug auf Probleme im Umgang mit Wissen als auch Ansatzpunkte für konkrete Interventionen (Probst/Romhardt, 2000). Entstanden ist das vernetzte Phasenmodell auf der Grundlage der Modelle unterschiedlicher Autoren, u. a. Probst/Romhardt, Willke, Weggemann, Nonaka & Takeuchi.

Wie in **Abbildung II 12-3** dargestellt, gliedert das Phasenmodell die Wissensmanagement-Aktivitäten in drei Ebenen. Im Folgenden werden die einzelnen Ebenen des vernetzten Phasenmodells erläutert, wobei der Schwerpunkt der Betrachtung auf der operativen Ebene liegt. Durch das Aufgreifen des Fallbeispiels werden konkrete Umsetzungsmöglichkeiten des Wissensmanagements transparent.

*Strategische Ebene*     Die **strategische Ebene** erfordert eine enge, sich positiv unterstützende Verknüpfung von strategischem Management und Wissensmanagement, sie beschreibt als zentrale Aufgabe die Einrichtung und Lenkung des operationalen Wissensmanagement-Prozesses (Weggemann, 1999). Somit ist auf der strategischen Ebene zu klären, welches Wissen von wem mit welchen Methoden und zu welchem Zweck zu schaffen beziehungsweise zu verarbeiten ist. Diese Leitfragen beeinflussen maßgeblich die Formulierung der Wissensziele und bilden somit einen äußeren steuernden und kontrollierenden Rahmen für das Wissensmanagement. Im Einwirken dieser strategischen auf die operative und auf die taktische Ebene begründet sich die Bezeichnung der doppelten «Wissensbuchführung», die Willke aufgrund diesen Aufbaus aus innerem operativen Kreislauf und äußerem lenkendem Kreislauf prägte (Willke, 1998).

*Operative Ebene*     Die **operative Ebene** umfasst insgesamt neun Phasen, die miteinander in Verbindung beziehungsweise Wechselwirkung stehen und auf diese Weise einen Wissensmanagementkreislauf bilden. Es ist jedoch nicht zwingend, dass alle Phasen in chronologischer Reihenfolge bearbeitet werden. Vielmehr wird sich im Prozess des Managens des Wissens für jedes Unternehmen ein jeweils individueller Umgang mit den einzelnen Phasen herausstellen.

### 1. Phase: Wissensziele formulieren
Die erste Phase wird maßgeblich von der strategischen Ausrichtung des Unternehmens beeinflusst. Grundlage ist die Feststellung, welchen organisationalen Mehrwert das Unternehmen durch die Wissensbewirtschaftung erzielen will bezie-

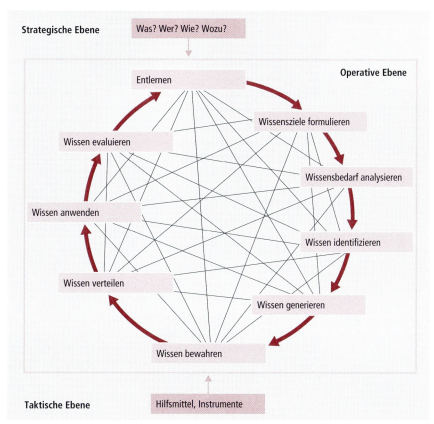

**Abbildung II 12-3:** Vernetztes Phasenmodell des Wissensmanagement (nach Krautz, 2000:46)

hungsweise kann und welche Leistungsfähigkeit und Expertise dafür erforderlich ist (Willke, 1998: 83). Zudem ist die Identifizierung der Kernkompetenzen und -aufgaben des Unternehmens unumgänglich. Darauf aufbauend erfolgt dann die auf die Ergebnisse dieser Analyse ausgerichtete Entwicklung der Unternehmensstrategie, die in Kongruenz zu den Visionen und Zielen der gesamten Unternehmung stehen muss. Die strategische Ausrichtung spiegelt sich in der Formulierung von Wissenszielen wieder.

Normative, strategische und operative Ziele

Diese die Unternehmensphilosophie abbildenden Wissensziele konkretisieren in Form von normativen, strategischen und operativen Zielen, auf welchen Ebenen welche Fähigkeiten bzw. welches Wissen aufgebaut werden soll (vgl. Petkoff, 1998; Probst/Romhardt, 2000).

Normative Wissensziele beziehen sich auf die Unternehmungsverfassung, die Unternehmungspolitik sowie die Unternehmungskultur, formulieren also die unternehmerische Vision sowie unternehmenskulturelle Aspekte. Strategische Wissensziele sind auf langfristige Programme ausgerichtet, welche zur Erlangung der unternehmerischen Vision entwickelt werden. Sie definieren ein in Zukunft zu erlangendes Fähigkeitenportfolio (Probst et al., 1999: 81). Die operativen Wissensziele sichern die Umsetzung der entwickelten Programme auf der Ebene der täglichen Unternehmensaktivitäten. Zur Erreichung und Umsetzung der Unternehmenszielsetzungen ist eine Vernetzung aller drei Zielebenen Voraussetzung.

*Stolpersteine*   Einen möglichen Störfaktor in dieser Phase der Formulierung von Wissenszielen kann eine fehlende gemeinsame Sprache beziehungsweise ein fehlendes gemeinsames Vokabular über Grundbegriffe des Wissensmanagements bilden. Darüber hinaus existieren bislang nur wenige, noch unterentwickelte Instrumente zur Formulierung von Wissenszielen. Die Erfahrung zeigt, dass das Definieren grober Ziele auf der normativen und strategischen Ebene weniger Schwierigkeiten bereitet als das Definieren detaillierter Ziele auf der operativen Ebene. Infolge der fehlenden Sprache und der unterentwickelten Instrumente entstehen Probleme der Operationalisierbarkeit und Quantifizierbarkeit der Wissensziele. Die Lösung dieser Probleme und damit die Bewältigung dieser Stolpersteine liegt im kontinuierlichen Umgang mit Wissensmanagement. Im Prozess der Wissensarbeit werden sich sowohl eine einheitliche Sprache als auch die benötigten Instrumente entwickeln.

Neben diesen Störquellen können auch Machtaspekte die Formulierung von Wissenszielen beeinträchtigen. In diesem Falle stehen Individualinteressen und somit individuelle Wissensziele den Organisationsinteressen entgegen (Probst et al., 1999: 92 f.). An dieser Stelle ist der offene Dialog das einzige Instrument, um persönliche und organisationale Ziele zu verbinden und eine wissensbasierte Unternehmenskultur zu leben, die letztendlich den Anforderungen von Wirtschaftssystemen moderner Gesellschaften entspricht.

*Anwendung auf das Fallbeispiel*

Folgende Wissensziele könnte die in dem Fallbeispiel beschriebene Einrichtung für sich formulieren:

Normative Wissensziele:
Das Wissen unserer Mitarbeiter auf individueller und organisationaler Ebene ist die größte Ressource für die professionelle Begleitung unserer Klienten. Wir wollen das Wissen und die Erfahrungen unserer Mitarbeiter optimal nutzen und gleichzeitig neues wertvolles Wissen gewinnen, um unseren Klienten und ihren Angehörigen die bestmögliche Behandlung zu bieten.

Strategische Wissensziele:
Innerhalb eines Jahres wird ein einrichtungsinternes, abteilungsübergreifendes und flexibles Informationssystem aufgebaut, welches von allen Mitarbeitern genutzt wird.

Parallel besitzen alle Mitarbeiter innerhalb von zwei Jahren ein umfassendes, abteilungsübergreifendes und vergleichbares Wissen über allgemeine und spezielle pflegerische Maßnahmen und können dieses Wissen situationsgerecht anwenden.

Operative Wissensziele:
Innerhalb von vier Wochen wird durch Mitarbeiter verschiedener Abteilungen und einem externen Experten für Informationstechnik eine Arbeitsgruppe gebildet und mit dem Aufbau eines Intranets begonnen.

Innerhalb von vier Wochen wird durch Mitarbeiter verschiedener Abteilungen und der Krankenpflegeschule eine Arbeitsgruppe gebildet, die mit der Entwicklung von Pflegestandards beginnen. Diese werden anschließend im Intranet zur Verfügung gestellt.

Im Vierwochen Rhythmus werden alle Mitarbeiter zu speziellen pflegerelevanten Themen geschult.

## 2. Phase: Wissensbedarf analysieren

Szenariotechnik Die formulierten Wissensziele bilden die Ausgangsbasis zur Ermittlung des Wissensbedarfs im Unternehmen. In diesem Schritt muss analysiert werden, welches Wissen qualitativ und quantitativ benötigt wird, um die strategischen Vorgaben erfolgreich umsetzen zu können. Dies bezieht sich sowohl auf Wissen, das für die Erstellung von Produkten und Dienstleistungen benötigt wird, als auch auf Wissen, das für den Erhalt der Geschäftsprozesse erforderlich ist.

Weggemann (1999: 229) schlägt für diese Bedarfsanalyse die Szenariotechnik vor, bei der insbesondere diejenigen Wissensbereiche Beachtung finden, in denen zukünftige durchbruchartige Neuerungen zu erwarten sind. Mit dieser Methode können realistische Entwicklungsmöglichkeiten aufgezeigt werden. Sie wird vor allem bei langfristigen Zeitspannen, in denen quantitative Prognoseverfahren versagen, eingesetzt. Im Mittelpunkt der Szenariotechnik stehen die Ermittlung und Beschreibung von Schlüsselfaktoren und deren Beziehungen und Wirkungszusammenhänge. Dabei wird eine Trennung von wichtigen und unwichtigen Elementen vollzogen. Im Anschluss daran wird der Rahmen denkbarer Entwicklungen, in denen sich einzelne Szenarien bewegen, abgesteckt. Diese denkbaren Entwicklungen können positiver, aber auch negativer Art sein. Es gilt, die Entwicklungen mit positiven und die mit negativen Entwicklungstrends zu bündeln. Aus allen vorangegangen Analysen wird eine begrenzte Anzahl von Entwicklungspfaden und Zukunftsbildern herausgegriffen. Die Entwicklungspfade zeigen auf, was bei Umsetzung bestimmter Ziele passieren wird und welche Maßnahmen wann ergriffen werden müssen. Zukunftsbilder stellen Momentaufnahmen auf den Entwicklungspfaden dar.

Aufgrund der Tatsache, dass es sich bei der Szenariotechnik um eine sehr zeitaufwendige Methode handelt, bieten sich an dieser Stelle auch diagnostische Workshops unter Verwendung von Methoden wie zum Beispiel Brainstorming, Kartenabfrage, Erstellung von Problemkatalogen, Fisch-bowl, projektive Darstellungen des Problems oder Expertenbefragungen an.

Die in dieser Phase zu ermittelnden, den Wissensbedarf bestimmenden Entwicklungsmöglichkeiten können technologischer, ökonomischer, politischer oder kultureller Art sein (Weggemann, 1999) und in Form von Entwicklungssprüngen sichtbar gemacht werden. Im Gesundheitswesen könnte es sich beispielsweise um neue Therapieverfahren oder absehbare Veränderungen der Finanzierungsmodalitäten handeln. Derzeit könnte der Wissensbedarf eines Krankenhauses darin bestehen, über ausgewählte Mitarbeiter zu verfügen, welche intensiv über die Thematik der Diagnosis Related Groups (DRG) informiert sind, um deren Einführung adäquat gestalten zu können.

Ein weiterer wesentlicher Aspekt bei der Bedarfsanalyse ist es, nicht nur konkret bestimmbaren Bedarf an explizitem Wissens zu ermitteln. Im Hinblick auf die von Staudt (1997) geforderte Potenzialorientierung sollte darüber hinaus bedacht werden, welches Wissen zur Entwicklung von «soft skills» und Problemlösungskompetenzen bei den Mitarbeitern notwendig ist und dementsprechend berücksichtigt werden muss.

*Anwendung auf das Fallbeispiel*
Grundsätzlich ist eine Standortbestimmung sinnvoll, in der die Kompetenzen beziehungsweise der Bedarf der Mitarbeiter der Einrichtung in Bezug auf Problemlösetechniken und methodisches Arbeiten ermittelt wird.

Für den Aufbau des Intranets ist die Erhebung des Wissensbedarfs der Mitarbeiter der Arbeitsgruppe ebenso wie der Vergleich bereits existierender Systeme und Informationen über einsetzbare Software notwendig. Im Hinblick auf die Entwicklung von Pflegestandards wird eine Analyse des Wissensbedarfs erforderlich. In Form von diagnostischen Workshops mit internen Mitarbeiten, externen Experten beziehungsweise Kooperationspartnern wird betrachtet, welche Pflegestandards bereits existieren, evtl. veraltet sind und welche neuen pflegerelevanten Themen und Therapieverfahren zu berücksichtigen sind.

### 3. Phase: Wissen identifizieren und transparent machen

Nachdem der Wissensbedarf ermittelt wurde, ist das Ziel der dritten Phase die Entdeckung wertvoller interner Wissensbestände und Fähigkeiten im Unternehmen. Den Mitarbeitern fehlt oft der Überblick über bereits bestehende Wissensbestände, der Organisation fehlt die Kenntnis über vorhandene Fähigkeiten der Mitarbeiter. Ein geringer Teil der Fähigkeiten wie Ausbildung, Sprachkenntnisse und ähnliche Fähigkeitsmerkmale sind der Organisation bekannt, in den meisten Fällen aber verfügen die Mitarbeiter über weitere Fähigkeiten, die im Unternehmen genutzt werden könnten (Probst et al., 1999: 109). Aus diesem Grund sollte bisher eingesetztes und auch verborgenes Wissen in qualitativer und quantitativer Weise ausfindig gemacht und festgehalten werden. Dies beinhaltet auch die Erfassung des Wissens über Wissen, über das jeder im Unternehmen verfügen sollte. Notwendig ist eine gezielte Wissensidentifikation, aufgrund der eine Wissenstransparenz im Unternehmen möglich wird, und die letztendlich den Mitarbeitern eine «bessere Orientierung» liefert (Probst et al., 1999: 106). Durch das Ausfindigmachen von Wissensbeständen werden aber auch gleichzeitig Wissensdefizite erkannt, die Lernprozesse auslösen um bestehende Wissenslücken zu schließen.

Mögliche Instrumente zur Erzeugung interner Transparenz sind Wissens-Informationssysteme, Groupware, schriftliche Dokumentation von Arbeitstreffen, Entwicklung von Wissenskarten, Expertenverzeichnisse, Gelbe Seiten und ähnliches. Einige dieser Instrumente sind durchaus auch in Gesundheitseinrichtungen denkbar beziehungsweise schon im Einsatz, etwa in Form eines Intranets, in dem verfügbares Wissen in Datenbanken, Expertenforen oder anderem erhalten wird (Krautz, 2000: 49).

Im weiteren Verlauf werden auf die Methoden der Expertenverzeichnisse/Gelbe Seiten sowie auf die Wissenskarten detaillierter eingegangen.

*Expertenverzeichnisse zur Wissensidentifikation*

Die Methode der Expertenverzeichnisse ist effektiv im Umgang, einfach anzuwenden und beinhaltet die «Identifikation von weltweit verteilten Experten und Wissensträgern» (Probst et al., 1999: 109). Die Fähigkeiten der Mitarbeiter werden telefonbuchähnlich zusammengefasst und im Unternehmen verteilt. Bei auftretenden Problemen im Unternehmen können geeignete Mitarbeiter schnell und kostenlos ausfindig gemacht und für die Problemlösung eingesetzt werden. Die Kosten für geeignete externe Ansprechpartner können dadurch gesenkt werden.

Wissenskarten sind «graphische Verzeichnisse von Wissensträgern, Wissensbeständen, Wissensquellen, Wissensstrukturen oder Wissensanwendungen» (Probst et al., 1999: 110). Eine Art von Wissenskarten stellen Wissenstopographien dar. Sie zeigen auf, welches Wissen bei welchem Mitarbeiter in welcher Ausprägung vorhanden ist.

Werden Wissenskarten in Unternehmen eingesetzt, müssen jedoch auch die Nachteile der Karten bedacht und ihnen entgegengewirkt werden. So sollten die Wissenskarten:

■ auf keinen Fall die Privatsphäre der Mitarbeiter verletzen
■ ständig erneuert und weiterentwickelt werden, damit ihr Nutzen gewährleistet bleibt
■ flexibel gestaltet werden, um sich nicht zu starren Vorschriften zu entwickeln.

Zwischen den beiden Phasen «Wissensbedarf analysieren» und «Wissen identifizieren» besteht eine enge Wechselbeziehung. Die Erfassung des vorhandenen Wissens beeinflusst einerseits den eigentlichen Bedarf, andererseits kann es für die Bestimmung des Bedarfes durchaus sinnvoll sein, zunächst die Ist-Situation zu erheben. Daher sollten diese beiden Schritte flexibel miteinander verknüpft oder parallel durchgeführt werden (Weggemann, 1999). Zudem ist nach Abschluss dieser beiden Phasen eine Kontrolle der Zielvorgaben notwendig (Phase 1).

*Anwendung auf das Fallbeispiel*

Für den Aufbau und die spätere Nutzung des Intranets gilt es, die Mitarbeiter ausfindig zu machen, die EDV Kenntnisse besitzen. In Expertenverzeichnissen werden Mitarbeiter mit ihren Fähigkeiten aufgeführt, so dass bei späteren Problemsituationen im Bereich der EDV eigene Mitarbeiter mit der Lösung des Problems beauftragt werden können. Dieses Vorgehen spart Kosten und Zeit.

In Bezug auf pflegerelevante Probleme, zum Beispiel Stomapflege oder Verbandswechsel, werden die Mitarbeiter mit Fachweiterbildungen oder Zusatzausbildungen telefonbuchähnlich aufgeführt (und entsprechend zur Mentorentätigkeit geschult), so dass sie bei Fragen oder pflegerelevanten Problemen für andere Mitarbeiter zur Verfügung stehen können. Für die Vergabe hausinterner Fort- und Weiterbildungen können ebenfalls hochqualifizierte Mitarbeiter auf diese Art und Weise ausfindig gemacht werden, sodass alle Mitarbeiter durch die Schulung ein gleiches umfassendes Wissen erlangen.

Die Entwicklung der Pflegestandards kann entweder durch die kontinuierliche Teilnahme oder durch bedarfsbezogene Unterstützung dieser hochqualifizierten Mitarbeiter erfolgen. Durch die Teilnahme der wissenden Mitarbeiter erfolgt ein kostengünstiger Umgang mit der Ressource «Zeit», durch den Einsatz «noch unwissender Mitarbeiter» wird deren Kompetenz und Motivation gefördert. Die Entscheidung über das individuelle Vorgehen hängt von den Ergebnissen der vorhergehenden Phasen ab.

#### 4. Phase: Neues Wissen generieren

Die Phase 4 «Neues Wissen generieren» stellt das wesentlichste Element im Wissensmanagement-Prozess dar. Es gibt hierfür zwei grundlegende Vorgehensweisen: den Wissensimport und die unternehmensinterne Generierung neuen Wissens.

Wissensimport
Der Import von Wissen ist die zunächst einfachste Möglichkeit für ein Unternehmen, an neues Wissen zu gelangen. Durch die Übernahme anderer Firmen, durch Fusionen oder enge, produktbezogene Kooperationen kann benötigtes Wissen von anderen Firmen erworben werden (Probst/Romhardt, 2000). Eine

Erwerb von Stakeholderwissen
weitere, zunehmend verbreitete Vorgehensweise ist die Integration von Stakeholderwissen. Probst und Romhardt bezeichnen mit dem Begriff Stakeholder einer Organisation «diejenigen Gruppen im Umfeld einer Organisation, die besondere

Interessen und Ansprüche an die Tätigkeit eines Unternehmens richten». (Probst/Romhardt, 2000: 11). Dabei werden zum Beispiel Schlüsselkunden eng in die Entwicklung neuer Produkte und Dienstleistungen einbezogen, wodurch ihr Wissen in Form von Erwartungen und Bedürfnissen Teil der unternehmerischen Wissensbasis wird. Einrichtungen im Gesundheitswesen, die im Rahmen des Qualitätsmanagements Befragungen von Patienten oder einweisenden Ärzten durchführen, erwerben damit das Wissen ihrer Stakeholder und nutzen es zur Optimierung interner Prozesse. Als klassische Methoden sind schließlich noch die Akquise von Wissen durch Rekrutierung neuer Mitarbeiter mit Expertenwissen und der Erwerb von Wissensprodukten, zum Beispiel Software, Datenbanken, Patenten oder ähnliches zu nennen. Problematisch beim Import von Wissen ist das Erfassen der nötigen Passform des neuen Wissens für das Unternehmen. Fremdes Wissen erlaubt das Aufbrechen von Routinen innerhalb des Unternehmens, es muss allerdings in die Unternehmungsprozesse integrierbar sein, um seine Wirkung entfalten zu können. Für das Wissensmanagement entsteht daraus die Aufgabe, angemessene Formen für die Integration des neu erworbenen Wissens in das Unternehmen zu finden.

*Generierung neuen Wissens*

Die Fähigkeit zur «Generierung originär neuen Wissens» betrachten Nonaka und Takeuchi als den wirklich entscheidenden Wettbewerbsvorteil eines Unternehmens. Probst und Romhardt betrachten die Produktion noch nicht vorhandener und «die Kreierung [...] *noch nicht existierender Fähigkeiten*» (Probst/Romhardt, 2000: 12) als die beiden wichtigsten Aufgaben der Wissensschaffung. Die von Nonaka und Takeuchi vorgeschlagenen Methoden und Organisations- beziehungsweise Managementformen zeigen einen Weg auf, diese Fähigkeiten zu erlangen (Nonaka/Takeuchi, 1997). Mit ihrem Modell wandeln sie die schwierigen Übergänge von explizitem zu implizitem Wissen in organisationale Routineprozesse, die bewirken, dass persönliches Wissen kommuniziert und zugänglich wird. Ihre Theorie der Wissensschaffung im Unternehmen sollte daher als fester Bestandteil des Phasenmodells verstanden werden.

Probst und Romhardt schlagen ebenfalls konkrete Instrumente vor, die einem Team als dem eigentlichen Ort des kollektiven Lernens die Möglichkeit zu einer Wissensentwicklung geben sollen. Ihre Methoden lauten «think tanks», «Lernarenen», «interne Kompetenzzentren» und «Produktkliniken» oder die «Integration von spezifischen Projekterfahrungen in zukünftige Projekte» («lessons learned»; Probst/Romhardt, 2000). Sehr ähnliche Vorschläge macht Güldenberg (1998), dessen Instrumente (Lernprojekte, Lernstatt, Lernlaboratorium) hauptsächlich dazu dienen, lernfördernde Strukturen zu schaffen.

Die Lernarena als Instrument kollektiven Lernens lässt sich für all die Lernprozesse oder Wissensfelder einrichten, die im Unternehmen, bezogen auf die Unternehmensziele, als sehr bedeutend angesehen werden. Laut Probst et al. kann eine Lernarena durch «Zuweisung klar operationalisierter Lernziele, die Ausstattung mit entsprechenden Ressourcen und die klare Zuweisung persönlicher Verantwortung erreicht werden» (Probst et al., 1999: 208). Die Lernarenen tauschen jedoch bestehende Ablaufstrukturen oder -prozesse nicht aus, sondern legen sich über die bekannten Strukturen.

*Anwendung auf das Fallbeispiel*
Für den Aufbau des Intranets kann eine enge Kooperation mit einem anderen Krankenhaus, welches bereits ein Netzwerk aufgebaut hat, nützlich sein. Weiterhin

ist der Erwerb von Software für den Aufbau des Intranets notwendig. Bei der Auswahl der Software sollte auf die von der Arbeitsgruppe und dem externen EDV-Experten benannten Anforderungen eingegangen werden und gleichzeitig die Erfahrungen anderer Intranet-Betreiber einbezogen werden.

Die Entwicklung der hauseigenen Standards kann durch Stakeholderwissen, das in Form von Expertenbefragungen erworben wird, unterstützt werden.

Für alle Mitarbeiter des Krankenhauses wird ein «Expertencafé» eingerichtet, in dem sich alle Mitarbeiter einmal im Monat treffen können, um über spezielle pflegerische Maßnahmen zu diskutieren und neue Erkenntnisse einbringen beziehungsweise erfahren zu können. In diesem «Expertencafé» sind immer auch Mitarbeiter der Arbeitsgruppen anwesend, die die neuen Erkenntnisse mit zu ihren Gruppen nehmen.

### 5. Phase: Wissen bewahren

Das in den vorhergehenden Prozesselementen erworbene und erzeugte Wissen muss dem Unternehmen in einer Form erhalten bleiben, die es weitestgehend unabhängig von einzelnen Personen macht. Dies leitet über zu der fünften Phase «Wissen bewahren». Güldenberg differenziert hier zwischen natürlichen, künstlichen und kulturellen Speichersystemen. Als natürliche Speichersysteme betrachtet er Menschen, Gruppen und Wissensgemeinschaften. Gerade hochqualifizierte Mitarbeiter suchen stetig nach der eigenen Verbesserung und nehmen die Chance aus einem Unternehmen auszuscheiden wahr, um in die Selbständigkeit oder in neue Aufgabenfelder in anderen Unternehmen zu wechseln. Die Bewahrung dieses Mitarbeiterwissens ist auch nach dem Ausscheiden des Mitarbeiters aus dem Unternehmen zu realisieren, indem das Unternehmen eine Kooperation mit dem ehemaligen Mitarbeiter in Form von Trainer- oder Beratertätigkeit eingeht.

*Natürliche Wissensbewahrung*

Als weiterer Aspekt der natürlichen Wissensbewahrung ist die gezielte Einarbeitung eines Nachfolgers zu nennen. Die Einarbeitung sollte durch den auszuscheidenden Mitarbeiter lange im Voraus begonnen werden, sodass der neue Mitarbeiter langsam die Fähigkeiten des Vorgängers erlernen kann (Probst et al., 1999: 302 ff.). Künstliche Speichersysteme sind die bereits erwähnten Datenbanken, Expertensysteme oder neuronalen Netzwerke; kulturelle Speichersysteme schließlich sind organisationale Routinen, Archetypen oder die Unternehmenskultur (Güldenberg, 1998). Willke (1998) versteht organisationale Routinen als personen-unabhängige, anonymisierte Regelsysteme und bezeichnet damit jene Prozesse, Arbeitsabläufe, Standards, Traditionen oder ähnliches, die spezifisch für das Unternehmen sind und einen hohen Anteil an Mitarbeiterwissen enthalten. Dies kann beispielsweise ein Behandlungsstandard für ein spezielles Therapieverfahren eines Krankenhauses sein, der von langjährig erfahrenen Mitarbeitern erstellt wird. Dadurch wird deren Wissen explizit gemacht, dem gesamten Krankenhaus zur Verfügung gestellt und auch über den Zeitpunkt des Ausscheidens von Mitarbeitern hinaus erhalten. Die Methoden zur Wissensbewahrung sind also vielfältig und werden auch im Gesundheitswesen bereits eingesetzt.

*Künstliche und kulturelle Wissensbewahrung*

*Anwendung auf das Fallbeispiel*
Damit das Krankenhaus auch nach der Entwicklung des Intranets auf dem neuesten Wissenstand bleibt, ist die Pflege des Intranets durch ausgewählte Mitarbeiter zwingend erforderlich.

Die entwickelten Standards müssen ebenfalls durch die Standardgruppe in regelmäßigen Abständen aktualisiert werden. Beim Ausscheiden besonders qualifizierter Mitarbeiter (z. B. Stomatherapeut, EDV-Spezialist), ist es von Vorteil, dass der Pflegedienstleiter eine Kooperation in Form von Trainer oder Beratertätigkeit mit dem ausscheidenden Mitarbeiter eingeht.

### 6. Phase: Wissen verteilen

*Sozialisation und Fort- und Weiterbildung*

Die Phase 6, «Wissen verteilen», ist mit der Generierung neuen Wissens eng verknüpft. Auf der personenbezogenen Ebene stellt der Willen, die Bereitschaft und die Fähigkeit aller Mitarbeiter, ihr Wissen zu teilen eine grundlegende Voraussetzung für die Schaffung neuen Wissens dar. Dies kann durch die Sozialisation von Mitarbeitern, also durch Vermittlung der kulturellen Werte und Rollenerwartungen des Unternehmens oder durch kontinuierliche Fort- und Weiterbildung erreicht werden (Probst et al., 1999: 236). Weiterhin können regelmäßige Teamsitzungen zur Wissensverteilung beitragen. Die Mitarbeiter werden in diesem Rahmen bestehende Probleme ansprechen und gemeinsam Lösungen suchen und vorstellen (Krautz, 2000: 67). Nonaka und Takeuchi setzen in ihrem Modell der Spirale der Wissensschaffung als Grundlage einen gemeinsamen Erfahrungs- und Verständniskontext aller Mitarbeiter voraus. Diese und die weiteren Voraussetzungen von notwendiger Vielfalt und Fluktuation/kreatives Chaos sind nur durch intensive Kommunikation und Interaktion innerhalb, aber auch außerhalb des Unternehmensgeschehens zu erreichen. Aufgabe des Wissensmanagements ist es folglich, die Mitarbeiter zu befähigen und zu motivieren, ihre Erfahrungen und ihr Wissen offen und vertrauensvoll auszutauschen.

Die ziel- bzw. bedarfsgerechte sowie effektive Verteilung des neu geschaffenen Wissens innerhalb des Unternehmens erfolgt im Wesentlichen über die Nutzung von informationstechnischen Infrastrukturen. Ein Kriterium für die Gestaltung der Wissensverteilung ist die Feststellung, wer was in welchem Umfang wissen oder können sollte und wie diese Verteilungsprozesse gesteuert werden können. Die hierin implizit enthaltene Ansicht, dass nicht jeder Mitarbeiter im Unternehmen alles wissen muss, ist aus ökonomischen Gründen verständlich, widerspricht aber der Forderung von Nonaka und Takeuchi nach Redundanz und Offenheit der Systeme. In der Praxis muss unter Beachtung dieser beiden wichtigen Sichtweisen ein Kompromiss gefunden werden, der die Wissensverteilung mit vertretbarem Aufwand ermöglicht und gleichzeitig Raum für Redundanzen bietet.

Die (Ver)teilung von Wissen ist in Organisationen der Gesundheitsversorgung sicherlich eine der schwierigsten Aufgaben des Wissensmanagements. Auf der eher technischen Ebene werden vielfach schon Groupware-Applikationen, Netzwerke oder Intranets zur Wissensverteilung eingesetzt. Doch schon hier unterliegen die Einrichtungen des Gesundheitswesens Beschränkungen durch die strenge Budgetierung, die selten den Einsatz der optimalen Lösung erlaubt. Zudem beschäftigen sie Berufsgruppen, bei denen eine traditionelle Abneigung gegen EDV-Systeme zu beobachten ist. Häufig werden deshalb vorhandene Systeme nur unzureichend genutzt.

*Anwendung auf das Fallbeispiel*

Das aufgebaute Intranet stellt ein effizientes Instrument zur Wissensverteilung im Krankenhaus dar. Damit es auch im täglichen Arbeitsablauf genutzt wird, werden alle Mitarbeiter des Krankenhauses in regelmäßigen Abständen in Fort- und

Weiterbildungen bzgl. EDV-Systeme geschult. Sie sollen mit deren Umgang und Wirkung vertraut gemacht werden, damit die bestehende traditionelle Abneigung gegen EDV-Systeme abgebaut wird.

Die erarbeiteten Pflegestandards werden in das entwickelte Intranet gestellt, damit alle Mitarbeiter Zugang zu den Pflegestandards erhalten.

Die Mitarbeiter des Krankenhauses müssen in eine offene Unternehmenskultur hineinwachsen. Durch den Abbau von Hierarchien und die Übertragung von Verantwortung auf die Mitarbeiter werden Machtpositionen und Konkurrenz-kämpfe innerhalb der Mitarbeiter verhindert. Sie werden befähigt und motiviert, ihr Wissen an andere und neue Kollegen weiterzugeben.

### 7. Phase: Wissen anwenden

*Integration und Motivation der Mitarbeiter*

Phase 7, «Wissen anwenden», beinhaltet den zentralen Zweck des Wissensmanage-ments (Probst/Romhardt, 2000). Kritisch ist, dass nur wenige Autoren konkrete Methoden und Vorgehensweisen für die Anwendung von Wissen vorstellen. Probst und Romhardt weisen auf die Schwierigkeit der Nutzung fremden Wissens hin, da dies «für viele Menschen ein widernatürlicher Akt» (Probst/Romhardt, 2000: 16) sei. Sie folgern daraus, dass Wissensmanagement nur Erfolg haben kann, wenn die Betroffenen vom Nutzen der Maßnahmen überzeugt und bereit sind, sie anzuneh-men. Die Akzeptanz und somit die Motivation der Mitarbeiter für das Anwenden von neuem Wissen kann zum Beispiel durch die Integration der Mitarbeiter in Projekte und Teamsitzungen, durch ihre Mithilfe beim Aufbau eines Intranets oder durch die Mitgestaltung von Lernprojekten erheblich gesteigert werden. Unterstützend können Hilfefunktionen und Anreizsysteme wirken. Nonaka und Takeuchi (1997) beschreiben mit den fünf Phasen der Wissensspirale anhand praktischer Beispiele Arbeitsmethoden, mit denen eine intensive Nutzung neuen Wissens möglich ist. Weiterhin kann für die Wissensanwendung zwischen den drei Aktionsformen Kommunikation, Handlung und Entscheidung differenziert werden, die sich in einem geänderten Verhalten der Organisation manifestieren und dadurch nach außen sichtbar werden (Güldenberg, 1998).

*Anwendung auf das Fallbeispiel*

Die Krankenhausmitarbeiter werden in alle Prozesse, von der Formulierung der Wissensziele bis zur Anwendung von Wissen, einbezogen. Erst wenn alle Mitarbei-ter vom Nutzen der Maßnahmen überzeugt sind, kann neues Wissen im Kranken-haus Anwendung finden. Die Akzeptanz und Motivation der Mitarbeiter, das durch das Intranet und ähnlichem neu zur Verfügung stehende Wissen anzuwen-den, wird durch den Einsatz von ausgebildeten Multiplikatoren gesteigert, denn diese geben nicht nur die nötige Sicherheit in der Anwendung, sie spiegeln durch ihren regelmäßigen Umgang mit den höheren Hierarchieebenen auch deren Visionen und Führungsverhalten wider.

### 8. Phase: Wissen evaluieren

*Evaluation anhand von Fragenkatalogen*

Die Phase 8 «Wissen evaluieren» beinhaltet die Bewertung und Selektion des Wis-sens nach Kriterien der Nützlichkeit, Sinnhaftigkeit und Bedeutung für das Unter-nehmen. Die Bewertung misst sich daran, inwieweit das Wissen zur Erreichung der eingangs formulierten Wissensziele beiträgt. Zudem muss durch die Evaluation geklärt werden, wie wirkungsvoll sich die im Wissensmanagement eingesetzten Maßnahmen und Aktivitäten darstellen.

Als Hilfestellung zur Evaluation können bereits existierende, umfangreiche Fragebögen zur Beurteilung des Zielerreichungsgrades und der Effektivität des Wissensmanagements dienlich sein (Weggemann, 1999; North, 1998). Gerade im Bereich von Gesundheitsdienstleistungen ist bei der Evaluation auch zu berücksichtigen, inwieweit die Generierung und der Einsatz von neuem Wissen dazu beigetragen haben, die Wirksamkeit einer Dienstleistung (z. B. eines Therapieverfahrens) zu erhöhen.

Mangelnde Operationalisierung der Indikatioren

Die Bewertung des Wissens sollte außerdem auch die Frage beantworten, wie und in welchem Maße das eingesetzte Wissen zum Unternehmenserfolg beigetragen hat. Hier ergibt sich die grundsätzliche Schwierigkeit, dass es an erprobten Indikatoren und Messverfahren mangelt, die ein echtes Wissenscontrolling ermöglichen würden. Bei der Entwicklung von Controllinginstrumenten, die versuchen, den Wert des Wissens beziehungsweise des immateriellen Vermögens bilanzierbar zu machen, wird zum Teil auf bereits existierende Ansätze zurückgegriffen, wie auf die von Kaplan/Norton entwickelte «Balanced Scorecard» (BSC). Andere Autoren haben eigene Instrumente entwickelt, wie zum Beispiel den «Intagible Assets Monitor» (Sveiby, 2000) oder den «Intellectual Capital Navigator» (Stewart, 1998). Das komplexe Feld des Wissenscontrollings kann hier leider nicht weiter vertieft werden, da sich der Fokus des Beitrags darauf richtet, zunächst einmal Anwendungsmöglichkeiten für Wissensmanagement (im Sinne der Bewirtschaftung von Wissen) heraus zu stellen..Die Frage der Bewertung von Wissen muss daher nachrangig bleiben. Zur Vertiefung sei auf North verwiesen, der einen guten Überblick über bereits existierende Bewertungsinstrumente gibt (North, 1998). Es zeichnet sich jedoch ab, dass eine Ausweitung des Begriffs «Unternehmenserfolg» erforderlich ist und die Notwendigkeit einer Evaluation und Bewertung von Wissen besteht. Erst dann ist es möglich, den Managementkreislauf zu schließen und von einem echten Wissensmanagement zu sprechen (Güldenberg, 1998).

*Anwendung auf das Fallbeispiel*

Die Nutzung des Intranets *durch* die Mitarbeiter muss ebenso überprüft werden wie sein Nutzwert *für* die Mitarbeiter.

Intermittierend, spätestens aber nach einem Zeitraum von drei Jahren, wird durch Befragung und Mitarbeitergespräche ermittelt, ob die Mitarbeiter auf den Stationen bezüglich pflegerelevanter Themen ausreichend geschult wurden und ob ihr Wissen in der Praxis Anwendung findet.

Durch regelmäßige, stichpunktartige Kontrolle der Dokumentationssysteme wird ermittelt, ob die entwickelten Standards in der Praxis angewendet werden.

Durch Befragung der Auszubildenden wird überprüft, ob die Unsicherheiten in Bezug auf pflegerische Handlungen ausgeräumt sind.

### 9. Phase: Entlernen

Gezieltes Ablegen von Wissen

Als letztes Element in der Prozesskette steht die Phase des «Entlernens» als Konsequenz aus der Evaluation und Bewertung des vorhandenen Wissens. Entlernen beinhaltet das gezielte Ablegen von veraltetem oder irrelevantem Wissen. Dieser scheinbar selbstverständliche Vorgang wird in den meisten Wissensmanagement-Konzepten nicht thematisiert, hat jedoch eine wichtige Funktion.

Die bisherige Verwendung des Wissensbegriffs vernachlässigt die Tatsache, dass es individuelle wie kollektive Wissensinhalte gibt, die der Kommunikation, dem Austausch von Wissen oder dem Lernen entgegenwirken und sie hemmen (Karner zit. nach Schneider, 1996: 116 f.). Dies können zum Beispiel ausgeprägte Bereichs- und Berufsgruppenegoismen sein, die wesentlich dazu beitragen, dass es in Krankenhäusern nur selten zu einem offenen, transdisziplinären Austausch von Wissen und Erfahrungen kommt. Ein zweiter Faktor sind sogenannte Kernrigiditäten (oder auch Verhinderungskompetenzen), die der Organisation eine defensive Struktur geben und sich unter anderem in einer eingeschränkten Problemlösungskompetenz, dem Unvermögen zur Innovation oder einer begrenzten Experimentierfreude zeigen (Willke, 1998). Kernrigiditäten haben einerseits einen subjektiv stabilisierenden Effekt, verhindern andererseits jedoch die Schaffung neuen Wissens. Hinzu kommt veraltetes, nicht (mehr) benötigtes, hinderliches, unproduktives und kontraproduktives Wissen (z. B. veraltete Pflegemethoden), welches die organisationale Wissensbasis belasten kann. Die erforderlichen Entlernprozesse lassen sich in der Praxis jedoch nicht isoliert betreiben, sondern sind eng an das Erlernen neuer Wissensinhalte gekoppelt. Entlernprozesse sind somit als Bestandteil aller anderen Prozesselemente zu betrachten und dienen der Prüfung und Säuberung der organisationalen Wissensbestände bezüglich ihres unnötigen «Ballast». Die Betonung der Wichtigkeit dieses Schrittes ist nicht konträr zur Forderung nach Redundanz von Nonaka und Takeuchi zu sehen; vielmehr geht es darum, die Mitarbeiter von eingefahrenen Denkweisen, veraltetem (explizitem) Wissen und hemmenden Routinen zu entlasten, um dadurch die Schaffung neuen Wissens zu forcieren. Gerade für Einrichtungen des Gesundheitswesens haben aufgrund der Vielzahl hinderlicher Wissensbestände Entlernprozesse eine besondere Bedeutung. Das gezielte Ablegen hemmenden Wissens, zum Beispiel der ausgeprägten «Berufsgruppenegoismen» (Pfaff, 1997), stellt einen entscheidenden Faktor für die zukünftige Innovationsfähigkeit von Gesundheitsdienstleistern dar.

*Entlernen und Erlernen neuer Wissensinhalte* (margin note)

*Anwendung auf das Fallbeispiel*

Wird bei der Überprüfung der Wissensziele deutlich, dass eine Schulung nicht mehr dem neuesten Wissensstand entspricht, muss diese durch eine dem neuesten Wissen angemessene Schulung ersetzt werden.

Werden veraltete Pflegemethoden ausfindig gemacht, müssen diese aus den Pflegestandards und somit dem Intranet entfernt werden und durch neue Pflegemethoden ersetzt werden.

Die Grundlage der Entlernprozesse ist die Festlegung der Kontrollzeiträume schon innerhalb der Planung ebenso wie die Bestimmung der Verantwortlichkeiten.

*Taktische Ebene* (margin note)

Die **taktische Ebene** beinhaltet neben der operativen und strategischen Ebene schließlich die Aufgabe, den Wissensmanagement-Prozess mit der Entwicklung und Implementierung geeigneter Hilfsmittel zu unterstützen (Weggemann, 1999). Das wichtigste Werkzeug ist dabei die Gestaltung des Unternehmens in einer der Wissensentwicklung förderlichen Weise. Als wesentliche strukturelle Ansatzpunkte zur wissensfördernden Gestaltung des Unternehmens werden die Mitarbeiter, die Unternehmensorganisation und die eingesetzte Informationstechnik betrachtet. Diese Variablen sind im Unternehmen so zu gestalten, dass sie die Entwicklung, Anwendung und Weitergabe von Wissen bestmöglich unterstützen.

Die Mitarbeiter stellen als Träger des Wissens und der Lernprozesse die wichtigste Ressource im Wissensmanagement-Prozess dar. Im Umgang mit dieser Ressource muss das unternehmensweite Niveau der Kompetenzen, der Lernfähigkeit der Mitarbeiter und der Ausbildung fixiert werden. Ziel ist die Schaffung einer Unternehmenskultur, die gezielte Wissensentwicklung und kontinuierlichen Wissenstransfer ermöglicht.

Als relevante Einflussgrößen sind folgende Faktoren zu beachten:

- die Motivation der Mitarbeiter im Hinblick auf Lernen und Wissenstransfer, welche geprägt wird von Wertvorstellungen, Arbeitsbelastung, finanziellen Anreizen, dem Verständnis von Wissen («Wissen ist Macht») oder Bereichs-egoismen
- das mitarbeiterspezifische Lernen, beeinflusst von Handlungsfreiräumen, Wei-terbildungsmöglichkeiten, den Ebenen des Wissenstransfers in die Praxis und institutionalisierten Lernprozessen (North, 1998), aber auch von der Infor-mationsredundanz und einem gemeinsamen Verständniskontext (Nonaka/ Takeuchi, 1997)
- die Personalentwicklung, die auf die Potenziale der Mitarbeiter gerichtet sein muss (Staudt, 1997) und beispielsweise durch ein Rotationsverfahren geprägt sein kann (Güldenberg, 1998)
- und schließlich die Führung, auf die im folgenden Abschnitt eingegangen wird.

Bedeutsame Störfaktoren für das Wissensmanagement liegen vor allem in der Personalfluktuation (welche kontinuierlichen Wissensaufbau verhindert), in dem allgemein verbreiteten Verständnis von Wissen als schützenswertes persönliches Eigentum und in einer ungeeigneten Unternehmenskultur.

Somit besteht für die Unternehmensorganisation die Anforderung, eine lern-freudige Unternehmenskultur und -struktur zu entwerfen und damit einen adä-quaten Rahmen für die Schaffung, Nutzung und Entwicklung der organisationalen Wissensbasis zu schaffen. Hierbei gilt es, die Einflussfaktoren Management, Aufbau der Formalstruktur und Prozesse zu gestalten.

Das Management hat die Aufgabe, die Wissensziele des Unternehmens zu defi-nieren und sie für alle Mitarbeiter transparent zu machen. Die Unternehmens-intention muss glaubhaft gelebt und vermittelt werden (Nonaka/Takeuchi, 1997). Zudem besteht eine wichtige Aufgabe des Managements darin, Anreize für die Generierung und Anwendung neuen Wissens zu setzen, um damit Lernprozesse anzustoßen beziehungsweise aufrecht zu erhalten («kreatives Chaos»). Dies macht einen ausgeprägten partizipativ-kooperativen Führungsstil notwendig.

Für den Aufbau der Formalstruktur weisen Nonaka und Takeuchi auf eine not-wendige Vielfalt der Organisation hin, die mit der Hypertextorganisation realisiert werden kann (Nonaka/Takeuchi, 1997). Bei der Einrichtung der Unternehmens-prozesse muss beachtet werden, wer oder was Auslöser für Lernprozesse sein soll und darf, wie Zielfindung und -abstimmung erfolgen, welche Methoden und Instrumente in den verschiedenen Phasen eingesetzt werden und wie der Transfer des Wissens vonstatten geht (North, 1998). Der Wissensmanagement-Prozess sollte dabei deutlich auf die eigentlichen Geschäftsprozesse ausgerichtet sein, deren Ablauf unterstützen und verbessern beziehungsweise als Querschnittfunktion alle anderen Geschäftsprozesse durchziehen.

Die technologische Infrastruktur des Unternehmens muss durch den Einsatz der Informations- und Kommunikationstechnik so gestaltet werden, dass sie die spezifischen Arbeitsweisen der Unternehmung optimal unterstützt. Sie muss die Kommunikation zwischen den Mitarbeitern vereinfachen, die Informationstransparenz erhöhen und als ein kollektives Gedächtnis des Unternehmens dienen (North, 1998). Das entscheidende Erfolgskriterium für die Informations- und Kommunikationstechnik ist eine tatsächliche Beschleunigung des Wissensflusses (Stewart, 1998), der mitentscheidend für die Schnelligkeit der Wissensschaffung und -nutzung ist. An dieser Stelle wird die enge Verknüpfung von Wissens- und Informationsmanagement noch einmal deutlich. Nur in enger Kooperation dieser beiden Disziplinen können entsprechend effektive Infrastrukturen geschaffen werden, so dass eine weitere Abgrenzung wenig sinnvoll erscheint.

## 12.4
## Chancen und Grenzen des Wissensmanagements im Pflegebereich

Das Wissensmanagement bietet vielfältige Möglichkeiten, die weitere Professionalisierung der Pflege zu unterstützen. Jede Pflegeperson erhält durch ein systematisches Wissensmanagement die Chance, ihr persönliches Wissen und ihre beruflichen Kompetenzen gezielt zu erweitern und gemeinsam mit Kollegen die Wissensbasis der eigenen Einrichtung zu verbreitern. Der intensive Austausch impliziten Wissens und die Schaffung neuen expliziten Wissens eröffnen zudem die Chance, das Wesen und die Inhalte der Krankenpflege weiter zu identifizieren, und damit den eigenständigen Handlungsbereich der Pflege zu benennen. Gerade in dem reichen impliziten Wissen langjährig erfahrener Pflegepersonen findet sich großes Potential. Benner hat mit den Stufen zur Pflegekompetenz bereits ein fundiertes pflegewissenschaftliches Konzept für die Identifizierung von Expertenwissen vorgelegt (Benner, 1994). Mit der Spirale der Wissensschaffung nach Nonaka und Takeuchi bietet das Wissensmanagement ein Instrument an, die von Benner identifizierten sieben Domänen der Pflegepraxis (Benner, 1994) systematisch zu externalisieren. Dadurch kann der Erwerb klinischen Praxiswissens qualitativ verbessert, quantitativ ausgeweitet und zeitlich verkürzt werden. Darüber hinaus können aus diesem Wissensaustausch wichtige Impulse für die Pflegewissenschaft entstehen, die durch klinische Pflegeforschung bearbeitet werden und ebenfalls zur weiteren Autonomie der Pflege beitragen können. Neben diesen Anregungen zu Forschungstätigkeiten schafft die Wissensorientierung für akademisch ausgebildete Pflegekräfte die Möglichkeit, sich in Positionen der mittleren und oberen Führungsebenen als Problemlöser, Problemidentifizierer und strategische Vermittler zwischen den verschiedenen Disziplinen zu etablieren (Willke, 1998). Aufgrund ihrer breiter angelegten Qualifikation können sie als Wissensarbeiter einen wesentlichen Beitrag zur weiteren strukturellen Veränderungen des Gesundheitswesens leisten.

Eine zentrale Rolle für die Wissensentwicklung kommt im stationären Sektor den Stationsleitungen zu. Diese Führungsebene hat die wichtige Aufgabe, den Knotenpunkt zwischen horizontaler und vertikaler Kommunikation effektiv zu gestalten. Sie verfügen zumeist über eine langjährige fundierte Berufserfahrung und haben gleichzeitig einen routinierten Umgang mit den oberen Führungsebenen. Die Aufgabe, den Prozess des Wissensmanagements zu lenken und zu steuern, könnte daher die Bedeutung und Attraktivität der Position Stationsleitung erheblich steigern und neue Perspektiven eröffnen.

Im pflegerischen Alltag werden bereits Methoden und Instrumente der Wissensbeschaffung angewendet. In pflegerischen Qualitätszirkeln, aber auch durch Instrumente wie der Pflegevisite oder der Praxisanleitung durch Mentoren kommt es bereits zu Wissensumwandlung und -generierung. Bisher erfolgt dies unstrukturiert und wenig systematisch. Durch Wissensmanagement können diese existierenden Kompetenzen zielgerichtet ausgebaut und intensiver genutzt werden. In Verbindung mit der erwähnten verstärkten Aktivierung impliziten pflegerischen Expertenwissens kann Wissensmanagement somit nachhaltig dazu beitragen, das eigenständige, professionelle Aufgabenprofil der Pflege weiter zu entwickeln.

Pflegediagnosen/INCP

Als ein besonderer Teilaspekt dieser Identifizierung des Berufsfeldes Pflege ist die Entwicklung von Pflegediagnosen anzusehen. Mit einer Pflegediagnose wird versucht, die Reaktion eines Individuums auf aktuelle oder potenzielle Gesundheitsprobleme und Lebensprozesse zu beurteilen und eine Grundlage für die Auswahl von Pflegeinterventionen anzubieten. Das Wissensmanagement kann durch strukturierte Externalisierung pflegerischen Praxiswissens dazu beitragen, die breite, fundierte Wissensbasis für die Erstellung solcher Pflegediagnosen zu nutzen. Zudem kann ein auf deren Inhalte ausgerichtetes Wissensmanagement dazu beitragen, die Validität von Pflegediagnosen zu sichern. Bemerkenswert ist, dass bereits seit einigen Jahren auf internationaler Ebene daran gearbeitet wird, diese Pflegediagnosen in die NANDA- Klassifikation oder der International Classification for Nursing Practice (ICNP) zusammenzufassen. In der elektronischen Version der ICNP entsteht ein Expertensystem für die Pflege, das der Forderung des Wissensmanagements nach Wissenstransparenz und -verfügbarkeit in hohem Maße nachkommt. Zwischen der Entwicklung von Pflegediagnosen beziehungsweise der ICNP und dem Wissensmanagement bestehen also erhebliche wechselseitige Synergiepotenziale, die bislang noch nicht hinreichend genutzt werden.

Evidence based medicine

Für das weite Feld der evidenzbasierten Medizin und die Diskussion um Leitlinien, Standard-Behandlungsverläufe, Clinical Pathways usw. (§137e SGB V) sind für den Bereich der Medizin sehr ähnliche Synergien anzunehmen. Auch hier geht es darum, eine breite, empirisch valide Wissensbasis für die Formulierung von Behandlungsleitlinien o. ä. zu schaffen. Hier kann ein gezieltes, fest implementiertes Wissensmanagement auf die gleiche Weise unterstützend wirken, wie bereits in Bezug auf die Pflegediagnosen ausgeführt wurde.

Qualitätsmanagement

Schließlich existieren eine Reihe von Analogien und Synergieeffekten zwischen Wissens- und Qualitätsmanagement. Vollmar verdeutlicht mit Blick auf die DIN EN ISO 9000/2000, dass sich die Aufgaben von Wissensmanagern und Qualitätsmanagern weitgehend decken. Sie argumentiert, dass ein grundlegender Bestandteil des Qualitätsmanagements gerade darin besteht, implizites Wissen im Standardisieren und Dokumentieren von Arbeitsabläufen fassbar zu machen (Vollmar, 2000). Daneben verbindet Qualitäts- und Wissensmanager noch, dass beide «dem Faktor Mensch Rechnung zu tragen» wissen, beide «auf das erklärte Engagement des Top-Managements» angewiesen sind und «nicht direkt auf die Produktqualität» einwirken (Vollmar, 2000: 3). Sie sollten daher nicht in Konkurrenz zueinander stehen, sondern das Qualitätsmanagement als eine Vorform zum Wissensmanagement verstehen. Die Abhängigkeit des Qualitätsmanagements von Information und Wissen mündet für Vollmar daher in der Frage:

«Ist Wissensmanagement nicht die logische Fortführung und Sublimierung des Qualitätsmanagements auf dem Weg zur Business Excellence in einem immer enger werdenden Markt?» (Vollmar, 2000: 4).

Neben den vielen Erfolgschancen des Wissensmanagements sind einige limitierende Faktoren für eine ausgeprägt wissensorientierte Führung von Einrichtungen im Gesundheitswesen zu nennen. So finden sich in jedem Unternehmen Mechanismen und Strategien, die eine Wissensschaffung verhindern. Für diese «Verhinderungskompetenzen» ist die Bezeichnung «core rigidities» (Kernrigiditäten) geprägt worden (Willke, 1998: 80). Kernrigiditäten geben der Organisation eine defensive Struktur und können zum Beispiel eine eingeschränkte Problemlösungskompetenz, das Unvermögen zu Innovation oder eine begrenzte Experimentierfreude sein (Willke, 1998: 81).

**Kernrigiditäten**

Ein weiteres Problem stellen die tradierten Hierarchien und damit zusammenhängenden Bereichs- und Berufsgruppenegoismen dar sowie das Wissensverständnis von Einrichtungen des Gesundheitswesens, in dem fachliches Wissen vor allem als ein persönlicher Besitz betrachtet wird. Hier sollte durch konsequentes Wissensmanagement den Mitarbeitern verdeutlicht werden, dass sich Wissen durch Teilen vermehrt und ein persönlicher Gewinn für jeden einzelnen Mitarbeiter zu erwarten ist. Limitierende Faktoren sind zudem der zeitliche und finanzielle Implementierungsaufwand von Wissensmanagement. Während Industrie, Dienstleister oder (private) Kostenträger aufgrund ihrer wirtschaftlichen Strukturen eher in der Lage sind, in ein Wissensmanagement-System zu investieren, sind den Einrichtungen der direkten Gesundheitsversorgung Grenzen gesetzt. Hier ist zum einen die ohnehin schon hohe Arbeitsintensität zu nennen, die begrenzend auf das Engagement der Mitarbeiter wirkt. Zum anderen dürfte deren enger finanzieller Spielraum schon die Umsetzung vergleichsweise einfacher technologischer Wissensmanagement-Instrumente schwierig machen.

**Wissensmanagement**

**Zeitlicher und finanzieller Spielraum**

Ein grundlegendes Problem liegt schließlich in der Frage der Legitimation nicht-wissenschaftlichen Wissens. Inwieweit darf in Einrichtungen des Gesundheitswesens überhaupt Wissen geschaffen und angewendet werden, das nicht wissenschaftlich fundiert ist? Für die Medizin, für Pflege und andere therapeutische Berufe ist die Erzeugung neuen Wissens in erster Linie der empirischen Forschung an Universitäten, Fachhochschulen oder analogen Einrichtungen vorbehalten. Dieses Monopol zur Wissensgenerierung hat keineswegs elitäre Gründe. Im Interesse des erkrankten Menschen als Empfänger von Gesundheitsdienstleistungen haben die genannten Professionen die Verpflichtung, bei der Entwicklung neuer Behandlungsformen und Therapien auf ein maximal mögliches Maß von Wirksamkeit und Validität zu achten. Eine Wissensschaffung im Unternehmen selbst kann aber dieses geforderte Maß an empirischer Qualität nicht erfüllen. Es muss deshalb eine deutliche Trennung zwischen der Nutzung der Ergebnissen empirischer Forschung in Bezug auf Medizin, Therapie und Pflege und der beschriebenen Intention des Wissensmanagements innerhalb einer Einrichtung des Gesundheitswesens erfolgen.

Entgegen dieser notwendigen, anwendungsbezogenen Trennung kann Wissensmanagement im Gesundheitswesen jedoch dazu beitragen, empirisch erhobenes Wissen in seiner praktischen Umsetzung zu validieren. Durch den kontinuierlichen Austausch von praxisrelevantem Wissen können Forschungsfragen aufgeworfen werden, die der Wissenschaft Impulse geben können. Vor allem aber kann durch die Wissensschaffung im Unternehmen solches Wissen generiert werden, an das nicht jener hohe Maßstab empirischer Verlässlichkeit anzulegen ist. Dies ist in erster Linie Organisations-, Prozess-, Struktur- und Umsetzungswissen, also anwendungsbezogenes Wissen, das zur Gestaltung, Lenkung und Steuerung der Leistungsprozesse in der jeweiligen Einrichtung erforderlich ist. Allen an der betrieblichen Wissensschaffung Beteiligten sollte aber immer bewusst sein, dass das von ihnen generierte Wissen keine wissenschaftliche Qualität hat und daher im Zweifelsfall eher restriktiv anzuwenden ist – zum Wohle des Patienten. Es wird deutlich, dass Wissensmanagement und Wissenschaft im Gesundheitswesen somit in keiner Konkurrenz zueinander stehen, sondern im besten Fall eine synergetische Wechselwirkung haben können.

## 12.5
# Zusammenfassendes Ergebnis

Wissensmanagement bietet Einrichtungen des Gesundheitswesen die Chance, eigene Potentiale zu erkennen und auszuschöpfen. Es optimiert die Schaffung, Nutzung, den Erhalt und die Weitergabe von Wissen und reduziert den Verlust von Wissen durch die typischerweise hohe Personalfluktuation deutlich. Durch die Anwendung des neu geschaffenen beziehungsweise zugänglich gemachten Wissens erhöhen sich Effektivität, Qualität und Wirtschaftlichkeit der Erbringung von Gesundheitsdienstleistungen. Mit der Wissensperspektive kann die Personalentwicklung eine Neuorientierung erfahren, durch die der Wissens- und Kompetenzaufbau des einzelnen Mitarbeiters betont und dessen Bedeutung für die Einrichtung gestärkt wird. Für die Mitarbeiter resultiert daraus ein vielfältigeres Fähigkeitsprofil, gesteigerte berufliche Autonomie und eine höhere Wertschätzung ihrer Arbeit, was sich wiederum positiv auf Arbeitszufriedenheit und Motivation der Mitarbeiter auswirkt.

Aus dem Management der organisationalen Wissensbasis ergeben sich Ansatzpunkte für eine neue Bewertung des Erfolges von Einrichtungen im Gesundheitswesen. Den rein ökonomischen Kriterien werden Lern-, Entwicklungs- und Innovationskriterien hinzugefügt, die den Erfolg von Gesundheitsdienstleistungen häufig besser beschreiben können als rein monetäre Kennzahlen. Eine wissensorientierte Führung erfordert schließlich den Aufbau neuer Organisations- und Managementstrukturen.

Durch Wissensmanagement entsteht eine flexible Lernarchitektur, die in Verbindung mit einem stabilen Organisationskern die Adaptionsfähigkeit der Gesundheitsdienstleister an ihre zunehmend kompetitive Umwelt erhöht und dadurch deren Wettbewerbsfähigkeit langfristig sichert.

Den Potenzialen des Wissensmanagements stehen auch einige begrenzende Faktoren gegenüber. Diese liegen in erster Linie in Bereichen, in denen die komplexen Anforderungen des Wissensmanagements hinsichtlich Wissensweitergabe, Transparenz, Managementstil und Organisation auf personale oder strukturelle Restriktionen stoßen. Als kritische Erfolgsfaktoren können die Beseitigung von Bereichs- und Berufsgruppenegoismen, ein Einstellungswandel im Umgang mit Wissen und die Schaffung einer wissens- und lernfördernden Unternehmenskultur genannt werden. Mit dem hier vorgestellten Phasenmodell des Wissensmanagements wird den Einrichtungen im Gesundheitswesen die Beschäftigung mit ihrer organisationalen Wissensbasis erleichtert. Das Konzept gibt Hilfestellung für die Suche nach Problemen im Umgang mit Wissen und enthält vielfältige Anregungen für geeignete Interventionen. Eine auch nur teilweise oder punktuelle Umsetzung dieses Konzeptes kann in den Einrichtungen zu einem neuen Umgang mit dem Wissenskapital ihrer Mitarbeiter führen und eine nachhaltige Entwicklung dieser wichtigsten Ressource in Gang setzen.

Ein Vergleich der intuitiven Bearbeitung des Fallbeispiels mit der theoriegeleiteten Bearbeitung verdeutlicht die Reichweite und Systematik, die bei der Analyse von Problemen sowie der Entwicklung darauf bezogener geeigneter Interventionen durch die Anwendung des vernetzen Phasenmodells des Wissensmanagements möglich wird. Die Ergebnisse der theoriegeleiteten Fallbearbeitung sind in **Tabelle II 12-4** nochmals zusammenfassend dargestellt.

**Tabelle II 12-4**: Analyseraster zur sachgerechten Bearbeitung des Fallbeispiels «Mangelnde Koordination in der Praxisstätte»

| Handlungs-schritte | Variablen | | |
| --- | --- | --- | --- |
| | **Person** | **Prozess** | **Struktur** |
| **Analyse, Diagnose** | ■ Unzureichende Kenntnisse über Wissen und Erfahrung, Problemlöse- und Methodenkompetenz der Mitarbeiter<br>■ Geringes Wissen im Bereich neuer pflegerelevanter Konzepte und Therapieverfahren | ■ Unterschiedliche, abteilungsbegrenzte Arbeitsabläufe<br>■ Verunsicherung von Lernenden, Lehrenden und neuen Mitarbeitern | ■ Fehlendes Instrument zur Verteilung von Wissen<br>■ Fehlende Pflegestandards |
| **Soll-Zustand** | ■ Wissen und Erfahrung der Mitarbeiter als Ressource nutzen<br>■ neues Wissen kontinuierlich gewinnen | ■ Anwendung des neuen abteilungsübergreifenden Wissens über allgemeine und spezielle pflegerische Maßnahmen<br>■ Nutzung des Intranets als Informationsquelle | ■ Abteilungsübergreifend zugängliches Intranet<br>■ Abteilungsübergreifende Pflegestandards |
| **Interventionen** | ■ Ermittlung der Problemlöse- und Methodenkompetenz der Mitarbeiter<br>■ Anlegen von Expertenverzeichnissen im Hinblick auf die Fähigkeiten der Mitarbeiter<br>■ Kooperationen mit hoch qualifizierten ausscheidenden Mitarbeitern | ■ Schulung der Mitarbeiter in Bezug auf neues Wissen und Nutzung des Intranets<br>■ Veröffentlichung der abteilungsübergreifenden Pflegestandards im Intranet<br>■ Einbezug von Stakeholderwissen<br>■ Expertencafé | ■ Arbeitsgruppe zur Entwicklung und Pflege des Intranets<br>■ Arbeitsgruppe zur Entwicklung und Aktualisierung der Pflegestandards<br>■ Einbindung von Experten und Kooperationspartnern<br>■ Erwerb geeigneter Software |
| **Evaluation** | ■ Mitarbeitergespräche<br>■ Befragung der Mitarbeiter und Auszubildenden | ■ Kontrollen der Dokumentationssysteme<br>■ Kontrolle der Nutzung des Intranets<br>■ Interne Audits | ■ Überprüfung des Intranet-Systems<br>■ Überprüfung der Pflegestandards auf Aktualität |

## 12.6
# Fallbeispiel zur Übung:
# «Chaos nach der Schulzusammenlegung»

**Tabelle II 12-5:** Einordnung der Thematik in die Studienschwerpunkte und Arbeitsfelder

|  | **Pflegemanagement** | **Pflegepädagogik** |
|---|---|---|
| **Arbeitsfelder** | Leitung | Ausbildung |
|  | Weiterbildung | Weiterbildung |
|  | Beratung | Beratung |
|  | Forschung und Entwicklung | Forschung und Entwicklung |

Frau Ritter ist seit zehn Jahren Schulleiterin einer Krankenpflegeschule. Die vielfältigen Aufgaben, die mit ihrer Arbeit verbunden sind, machen ihr Freude und fordern sie heraus. Durch ihre Aufgeschlossenheit, ihr Organisationstalent und ihre Fähigkeit, mit Mitarbeitern umzugehen, gelingt es ihr, ihr Schulteam für die tägliche Unterrichtsarbeit zu begeistern. Frau Ritter war bislang zufrieden und auch stolz auf den Erfolg ihrer Arbeit.

Jetzt sieht sie sich allerdings einer Herausforderung gegenüber, die ihr deutlich Kopfzerbrechen bereitet. In zwei Monaten wird die seit längerer Zeit geplante und vorbereitete Schulzusammenlegung ihrer Schule mit zwei weiteren Pflegeschulen in der Umgebung in die Tat umgesetzt. Die Gesamtleitung für das neue, nun 25 Lehrpersonen umfassende Team liegt dann zukünftig in ihrer Hand. Zu ihrem Bedauern gehört keine der beiden anderen Schulleitungen zum neuen Team, eine wird pensioniert, die andere geht in Mutterschutz. Schon häufig hat sich Frau Ritter gefragt, wie sie ohne die wertvolle Hilfestellung dieser Kollegen mit dem großen und neuen Team effizient arbeiten kann. Viele kleinere und größere Aufgaben werden neu zu verteilen sein, und auch die Übernahme von Kursleitungen und einzelnen Unterrichtseinheiten will sie nicht überstülpen, sondern den Fähigkeiten ihrer Mitarbeiter entsprechend vergeben. Frau Ritter ist bewusst, das in nächster Zeit sehr intensive Prozesse der Auseinandersetzung im Team notwendig werden. «Wenn nicht noch gleichzeitig die Umsetzung des neuen Krankenpflegegesetzes anstünde», denkt sie manchmal verzweifelt. Frau Ritter steht den neuen

**Tabelle II 12-6:** Analyseraster zur sachgerechten Bearbeitung des Fallbeispiels «Chaos nach der Schulzusammenlegung»

| Handlungsschritte | **Variablen** | | |
|---|---|---|---|
|  | **Person** | **Prozess** | **Struktur** |
| **Analyse, Diagnose** | ■ | ■ | ■ |
| **Soll-Zustand** | ■ | ■ | ■ |
| **Intervention** | ■ | ■ | ■ |
| **Evaluation** | ■ | ■ | ■ |

Anforderungen positiv gegenüber, weiß jedoch momentan nicht, an welcher Stelle sie zuerst mit ihrer Arbeit ansetzen soll. «Ein Glück, das aus den Teams der beiden anderen Schulen auch drei Pflegepädagoginnen zu uns stoßen», überlegt sie. «Das ist eine Ressource, die wir als Team in Zukunft unbedingt nutzen müssen.»

## Literatur

Benner, P.: Stufen zur Pflegekompetenz. From Novice to Expert. Hans Huber, Bern/Göttingen 1994

Bornemann, M.; Jammer, M.: Anwendungsorientiertes Wissensmanagement. Ansätze und Fallstudien aus der betrieblichen und der universitären Praxis. Gabler, Bremen 1998

Bullinger, H.; Prieto, J.; Wörner, K.: Wissensmanagement – Modelle und Strategien für die Praxis. In: Bürgel, H. D. (Hrsg.): Wissensmanagement. Schritte zu intelligenten Unternehmen. Springer, Berlin/Heidelberg/New York 1998

Bürgel, H. D.: Wissensmanagement. Schritte zum intelligenten Unternehmen. Springer, Berlin/Heidelberg/New York 1998

Drucker, P. F.: Die postkapitalistische Gesellschaft. Econ, Düsseldorf 1993

Flamersfeld, K.-H.: Die wichtigste Ressource ist das Wissen. Mangement & Krankenhaus, 5 (1998): 30

Frese, E.; Theuvsen, L.: Organisationsarbeit als Wissensmanagement. In: Krallmann, H.: Wettbewerbsvorteile durch Wissensmanagement: Methodik und Anwendungen des Knowledge Management. Schäfer-Poeschel. Stuttgart 2000

Güldenberg, S.: Wissensmanagement und Wissenscontrolling in lernenden Organisationen: Ein systemtheoretischer Ansatz. 2. Aufl. Deutscher Universitätsverlag, Wiesbaden 1998

Krautz, B.: Einsatz der Intranet-Technik für das Qualitätsmanagement in Krankenhäusern. Unveröffentlichte Praxissemesterarbeit. Fachhochschule Münster, Studiengang Pflegemanagement, Münster 1999

Krautz, B.: Wissensmanagement im Gesundheitswesen. Unveröffentlichte Diplomarbeit. Fachhochschule Münster, Studiengang Pflegemanagement, Münster 2000

Lipp, U.: Das große Workshop-Buch. Beltz, Weinheim/Basel 2001

Mann, G.; Schaeffler, V.: Wissensmanagement in der Medizin: Ein Praxisbeispiel aus der Allergologie. In: Deutsches Ärzteblatt, 97 (2000) 11: 29

Nonaka, I.; Takeuchi, H.: Die Organisation des Wissens. Campus, Frankfurt/M/New York 1997

North, K.: Wissensorientierte Unternehmensführung. Wertschöpfung durch Wissen. Gabler, Wiesbaden 1998

Petkoff, B.: Wissensmanagement. Konstruktiv-kritische Diskussion der bestehenden Ansätze. Addisson-Wesley 1998

Pfaff, H.: Das lernende Krankenhaus. Zeitschrift für Gesundheitswissenschaften, 5 (1997) 4: 323–342

Probst, G.; Raub, S.; Romhardt, K.: Wissen managen. Wie Unternehmen ihre wertvollste Ressource optimal nutzen. 3. Aufl. Gabler, Wiesbaden 1999

Probst, G.; Romhardt, K.: Bausteine des Wissensmanagement – ein praxisorientierter Ansatz. 2000. In: http://www.cck.uni-kl.de/wmk/papers/public/Bausteine/Probst_Bausteine-WM.pdf; 6.4.2000

Reinmann-Rothmeier, G.; Mandl., H.; Erlach, C.; Neubauer, A.: Wissensmanagement lernen. Ein Leitfaden zur Gestaltung von Workshops und zum Selbstlernen. Beltz, Weinheim/Basel 2001

Schneider, U.: Wissensmanagement. Die Aktivierung des intellektuellen Kapitals. Verlag Frankfurter Allgemeine Zeitung, Frankfurt/M. 1996

SGB (Sozialgesetzbuch): V Krankenversicherung § 137. 31. Aufl. dtv, München 2004

Staudt, E.: Innovation: Forschung und Management Band 10: Kompetenz und Innovation, Bochum 1997

Stewart, T. A.: Der vierte Produktionsfaktor. Wachstums- und Wettbewerbsvorteile durch Wissensmanagement. Hanser, München 1998

Sveiby, K. E.: Intagible Assets Monitor. In: http://www.sveiby.com.au/IntangAss/Company-Monitor.html; 22.03.2000

Unterricht Pflege: Moderationsprozess. Prodos, Brake 1999

Vollmar, G.: Qualitätsmanagement braucht Wissensmanagement. Reutlingen 2000

Weggemann, M.: Wissensmanagement. Der richtige Umgang mit der wichtigsten Unternehmens-Ressource. Vmi-Buch AG & Co.KG Bonn 1999

Willke; H.: Systemisches Wissensmanagement. UTB Stuttgart 1998

Zahn, E.: Wissen und Strategie. In: Bürgel, H. D. (Hrsg.): Wissensmanagement. Schritte zu intelligenten Unternehmen. Springer, Berlin/Heidelberg/New York 1998

# 13
# Personalmarketing als ganzheitlicher und integrierter Ansatz

Märle Poser

## 13.1
## Einführung in die Thematik

Begriff des
Personal-
marketings

Der Begriff des Personalmarketings ist an der allgemeinen Definition des Absatz-marketing orientiert. Nach Meffert (2000) umfasst Marketing eine Denkhaltung und ganzheitliche Konzeption der Unternehmensführung, die in ihren Elementen Planung, Organisation und Kontrolle auf die Entwicklungstendenzen der aktuellen und potentiellen Absatz- und Beschaffungsmärkte ausgerichtet ist. Die Bedürfnisse und Wünsche der Kunden stehen dabei im Mittelpunkt. Durch eine dauerhafte Befriedigung der Kundenbedürfnisse sollen die Unternehmensziele im gesamt-wirtschaftlichen Güterversorgungsprozess verwirklicht werden. Maßnahmen des Personalmarketings zielen nun darauf ab, am Personalmarkt erfolgreich zu sein. Das heißt der Begriff Kunde wird aus dem Absatzmarketing auf das Personal-marketing übertragen und trägt damit der zunehmenden Bedeutung der Perso-nalqualität für den Erfolg eines Unternehmens in besonderer Weise Rechnung. War die traditionelle Sichtweise noch sehr davon geprägt, dass das Unternehmen als Arbeitsplatzanbieter auf den Markt tritt, so ist sie in dieser Perspektive der Betrachtung zugunsten der Auffassung abgelöst, Arbeitsplätze für besonders qua-lifizierte Bewerber anzubieten, die auf dem Markt nur begrenzt zur Verfügung stehen und um die daher in besonderer Weise geworben werden muss. Brinkmann betont entsprechend, dass «Maßnahmen mit den Augen und Vorstellungen eines Nachfragers, nämlich eines potentiellen Bewerbers, zu sehen» sind. (Brinkmann, 1996: 57) Staffelbach führt noch etwas weitergehend aus, dass Personalmarketing im Kern heißt,

Definition

«die Bedürfnisse und Erwartungen der derzeitigen und künftigen Mitarbeiter/innen als Aus-gangspunkt personalwirtschaftlicher Maßnahmen zu nehmen, um Beschäftigungsverhält-nisse zu entwickeln und zu erhalten, die sowohl für das Unternehmen als auch für die Mit-arbeiter/innen möglichst vorteilhaft sind.» (Staffelbach, 1995: 144).

Mit dieser Definition wird deutlich, dass Personalmarketing sich nicht in der Ge-winnung neuer, entsprechend den Anforderungen des Unternehmens qualifizierter Mitarbeiter erschöpft, sondern dass die Maßnahmen des Personalmarketing auch auf die dauerhafte Einbindung der Mitarbeiter in die Organisation sowie auf ihre Weiterentwicklung gerichtet sind. Hentze fasst Personalmarketing als komplexes Entscheidungsfeld auf, welches funktionsübergreifend ist und die Subfelder Personalbedarfsermittlung, Personalforschung, Personalauswahl, Personalbeschaffung und -integration, Personalentwicklung, Personalerhaltung und Leistungsstimulation und gegebenenfalls Personalfreistellung umfasst. (Hentze, 1994: 218) Unterschieden wird in der Literatur grundsätzlich zwischen Maßnahmen des Personalmarketings, die sich auf den außerbetrieblichen Arbeitsmarkt beziehen, und denen, die sich auf den internen Arbeitsmarkt beziehen. (Simon et al., 1995:13 ff.)

Für die Aktivitäten, die sich auf den außerbetrieblichen Arbeitsmarkt beziehen, finden die vier zentralen Aktionsbereiche des Absatzmarktes – Product, Price, Placement, Promotion – Anwendung:

*Vier zentrale Aktionsbereiche des Absatzmarktes*

1. *Product*
   Hier geht es um die Bestimmung des Leistungsangebotes. Welche Arbeitsplätze werden angeboten? Welches Anforderungsprofil liegt der Stelle zugrunde? Welche Arbeitsvertragsbedingungen und Personalentwicklungsmaßnahmen werden angeboten? Welche Karrieremöglichkeiten bietet das Unternehmen?

2. *Price*
   Der Preis umfasst die Entgeldpolitik beziehungsweise die Höhe des Gehaltes. In der Pflege gibt es häufig relativ starre tarifvertragliche Bindungen. Nur bei Führungspositionen ist es möglich, die Vergütung individuell durch Sonderzulagen zu gestalten.

3. *Placement (Distribution)*
   Der Vertrieb beziehungsweise die Verteilung umfasst Maßnahmen, die im Zusammenhang mit der Vermittlung von Arbeitsplätzen gewählt werden. Hier stehen Fragen im Vordergrund, welche Medien genutzt werden, um eine bestimmte Zielgruppe zu einem bestimmten Zeitpunkt erreichen zu können. So können zum Beispiel unterschiedliche Vertriebswege wie das Internet, direkte Kontakte, Stellenanzeigen genutzt werden.

4. *Promotion (Absatzförderung)*
   Die Absatzförderung wird durch die Kommunikationspolitik bestimmt. Sie beschäftigt sich mit der Frage, welche Kommunikationsstrukturen und welche Instrumente geeignet sind, dem Bewerber die Attraktivität des angebotenen Arbeitsplatzes näher zu verdeutlichen. Ziel ist es, durch Informationen unter Zuhilfenahme bestimmter Medien die Zielgruppe davon zu überzeugen, ihre Entscheidung zugunsten des eigenen Unternehmens zu treffen. Mögliche Instrumente sind Bewerberservice, Personalimagewerbung in Veranstaltungen und auf Messen, persönliche Kommunikation mit Interessenten, Sponsoring. (Batz, 1996: 200 ff.)

Die Maßnahmen des internen Personalmarketings beziehen sich auf:
1. die Senkung der bestehenden Fluktuationsrate
2. die Steigerung der Berufszufriedenheit und der Verweildauer im Beruf
3. die Steigerung der Motivation der Beschäftigten
4. die Identifikation der Mitarbeiter mit dem Unternehmen und die Förderung einer positiven Einstellung zur Arbeit
5. gezielte Personalentwicklungsmaßnahmen und
6. die attraktive Gestaltung der Arbeitsplätze. (Reich, 1993: 165)

Mit der zunehmenden Bedeutung der Qualifikation des Personals für den Unternehmenserfolg wird es notwendig, Maßnahmen des Personalmarketings sowohl extern wie intern durchzuführen. Dies gilt insbesondere für den Dienstleistungsbereich, wo der überwiegende Anteil an der Leistungserstellung durch den Produktionsfaktor Personal erfolgt. Im Krankenhaus als Teilgebiet des Dienstleistungssektors entfallen zum Beispiel 65 Prozent der Gesamtkosten auf das Personal. (Haubrock, 1997: 12 ff.) Hier werden fast ausschließlich Dienstleistungen von Menschen physisch wie auch psychisch direkt und unmittelbar an Menschen erbracht. Die Mitarbeiter mit ihren Kompetenzen und Fähigkeiten bilden damit die tragende Säule des Krankenhauses, wobei die Berufsgruppe der Pflegenden den größten Anteil an der Leistungserbringung hat. Darüber hinaus übt sie durch ihre Tätigkeit mehr als andere Berufsgruppen einen signifikanten Einfluss auf die Ziele «Kundenorientierung» und patientenorientierte Behandlung aus, deren Grad des Erreichens maßgeblich den Erfolg eines Krankenhauses am Markt bestimmt.

Da die Berufsgruppe der Pflege eine Querschnittfunktion im Krankenhaus über die Stations- und Funktionsbereiche hinweg wahrnimmt, wird durch sie weiterhin eine sachgerechte Organisation und zielgerichtete Gestaltung von Abteilungs- und Bereichsgrenzen übergreifenden Abläufen möglich, um die Qualität und Effizienz von Prozessen und Ergebnissen zu steigern. Weibel spricht in diesem Zusammenhang von einem magischen Dreieck, welches die Eckpunkte Qualität der Mitarbeiter, Qualität der Dienstleistung und Image des Unternehmens umfasst und weitgehend den Unternehmenserfolg bestimmt (Weibel, 1997: 139). Dem Personalmarketing kommt damit eine Schlüsselrolle in der Organisationsentwicklung und -gestaltung in Einrichtungen des Gesundheits- und Pflegebereiches zu.

Im Folgenden wird es darum gehen, ein Phasenmodell des Personalmarketings vorzustellen, mittels dessen in der Praxis ein systematisches und strategisches Vorgehen im Sinne eines ganzheitlichen Ansatzes möglich wird. Das vorangestellte Fallbeispiel aus einem ausgewählten Arbeitsfeld von Pflegemanagern verdeutlicht dabei zunächst Probleme und Fragestellungen aus der Praxis des Personalmarketings einer Einrichtung im Gesundheitsbereich, um daran dann entlang der Darstellung des theoretischen Phasenmodells des Personalmarketings die Anwendungsmöglichkeit zu präzisieren. Eine Ergebniszusammenfassung schließt das Kapitel ab.

## 13.2
## Fallbeispiel: «Hohe Personalfluktuation im Pflegebereich»

**Tabelle II 13-1**: Einordnung der Thematik in die Studienschwerpunkte und Arbeitsfelder

|  | Pflegemanagement | Pflegepädagogik |
|---|---|---|
| **Arbeitsfelder** | Leitung | Ausbildung |
|  | Weiterbildung | Weiterbildung |
|  | Beratung | Beratung |
|  | Forschung und Entwicklung | Forschung und Entwicklung |

In einem großen Krankenhaus mit ca. 1200 Beschäftigten im Pflegebereich werden pro Quartal bedingt durch Erziehungsurlaub, Eintritt in das Rentenalter und vor allem Kündigungen ungefähr 62 Stellen in der Pflege neu besetzt. Die überdurchschnittlich hohe Fluktuation sieht die Pflegedirektion als Problem. Dem steht aber eine kontinuierlich ansteigenden Anzahl von Bewerbungen gegenüber, so dass sofort neue Auswahlverfahren in Gang gesetzt werden können. Eine Besonderheit der Einrichtung ist, dass ein Großteil der Bewerbungen sogenannte «Blindbewerbungen» sind, die unaufgefordert dem Krankenhaus zukommen und zumeist von Pflegekräften stammen, die sich um eine erste Anstellung nach der Ausbildung bemühen.

Im Jahre 2000 sind rund 1200 Bewerbungen eingegangen. Aufgrund des hohen Anteils an Blindbewerbungen sind freigewordene Stellen zum Teil nur in einer ganz begrenzten Anzahl von Medien ausgeschrieben worden, wobei die Ausschreibungen recht unspezifisch formuliert waren. Bei 1200 Bewerbungen wurden 405 Vorstellungsgespräche geführt. Die Bewerberauswahl wird von der Einrichtung folgendermaßen gehandhabt:

1. Alle Bewerber bekommen nach Erhalt der Unterlagen eine Eingangsbestätigung zugeschickt.
2. Eine Vorauswahl findet durch die Analyse der Bewerbungsunterlagen statt. Ein Bewertungsschema, welches die Anforderungsmerkmal der jeweiligen Stelle enthält, liegt nicht vor, Stellenbeschreibungen existieren nur für Leitungsstellen.
3. Durch das Vorstellungsgespräch, das zumeist auch das Einstellungsgespräch ist, findet die Endauswahl der Bewerber statt. Das Vorstellungsgespräch wird von den Führungskräften des Topmanagements zusammen mit der Stationsleitung und der stellvertretenden Stationsleitung durchgeführt. Ein Beurteilungsleitfaden, der die Anforderungsmerkmale einschließlich ihrer Ausprägungen enthält, ist auch hier nicht vorhanden. Das Vorstellungsgespräch dauert im Schnitt eine Stunde. Die Bewerber werden nach ihren Vorstellungen und Erfahrungen befragt und die Auswahlkommission informiert die Bewerber über die Einrichtung, wobei dies unsystematisch erfolgt. Die Interviewer verfügen über keine besondere Schulung in der Gesprächsführung.

67 von insgesamt 210 Bewerberinnen die von dem Krankenhaus nach dem Vorstellungsgespräch eine Zusage bekommen hatten, sagten ab und zeigten kein Interesse mehr an der Arbeitsstelle. Für die Pflegedirektion stellt sich dies als eine äußerst unbefriedigende Situation dar, weil freie Stellen dadurch oft nur verzögert besetzt werden konnten. Außerdem handelte es sich bei den Personen, die den Arbeitsplatz nicht angenommen hatten, um qualifizierte Pflegekräfte, die gerne für die Einrichtung gewonnen worden wären. Da das gesamte Auswahlverfahren sehr zeit- und kostenintensiv ist, sieht sich die Pflegedirektion vor die Aufgabe gestellt, die Ursachen für das Problem herauszufinden und entsprechende Maßnahmen einzuleiten. Zielrichtung ist eine Reduktion der Anzahl der Auswahlverfahren, wobei auch die durch Kündigung bedingte hohe Fluktuation als ein damit zusammenhängendes Problemfeld gesehen wird. Die Kündigungen finden teils noch in der Probezeit statt, teils werden sie zu einem späteren Zeitpunkt ausgesprochen. In der Probezeit werden die neu gewonnen Mitarbeiter/innen nicht systematisch eingearbeitet. Die Stationsleitung der Station, auf der die neuen Mitarbeiter/innen eingesetzt werden, delegiert an eine Pflegekraft die Aufgabe, als Ansprechpartner/in für Fragen und Probleme zur Verfügung zu stehen, plant aber

ansonsten die neuen Mitarbeiter/innen von Anfang an voll ein. Die Pflegekräfte, die als Ansprechpartner zur Verfügung stehen, haben keine zusätzliche Fortbildung für die Aufgabe der Beratung und Begleitung erhalten.

Die Einrichtung verfügt über eine Fort- und Weiterbildungsabteilung mit zwei hauptamtlichen Mitarbeiter/innen. Eine systematische Personalentwicklung einschließlich des Fördergesprächs existiert nicht: die Fortbildungsveranstaltungen werden nach dem «Gießkannenprinzip» geplant und auch eine systematische Evaluation der Effektivität der Qualifizierungsseminare unter Gesichtspunkten des Theorie-Praxis-Transfers findet nicht statt. Die Planung der Seminare und Veranstaltungen liegt ganz in der Kompetenz der Mitarbeiter/innen der Fort- und Weiterbildungsabteilung. Das Programm ist sehr umfangreich, aber kaum mit den Führungskräften in der Linie abgestimmt. Sehr häufig werden Inhalte bearbeitet, die sich in der Praxis kaum realisieren lassen, da sie mit den speziellen Ablaufprozessen und/oder mit den strukturellen Rahmenbedingungen nicht vereinbar sind. Vielfach ist ein «Motivationsabsturz» der Mitarbeiter aus der Pflege die Folge und eine resignierte Haltung «hier ändert sich ja doch nichts» macht sich breit.

## Intuitive Bearbeitung des Fallbeispiels

Das Fallbeispiel wird zunächst ohne systematischen Bezug auf das handlungsleitende Phasenmodell des Personalmarketing mit Hilfe des vierschrittigen Analyserasters bearbeitet (vgl. **Tab. II 13-2**).

Analyse: Person

Für den Handlungsschritt *Analyse/Diagnose* in Bezug auf die Variable Person kann zunächst für das Bewerberverfahren festgehalten werden, dass die Interviewer über keine spezielle Kompetenz in der Gesprächsführung verfügen. Für die Einarbeitungsphase fällt auf, dass Pflegekräfte mit der Begleitung der neuen Mitarbeiter beauftragt werden, ohne dass hier eine systematische Schulung der Beratungs- und Anleitungskompetenz erfolgt ist. Bei der Entwicklung von Qualifizierungsmaßnahmen ist die Kooperation und Absprache zwischen den Mitarbeiter/innen der Fortbildungsabteilung und den Führungskräften nur sehr gering ausgeprägt.

Analyse: Prozess

Die *Analyse* des *Prozesses* ergibt, dass die Abläufe des Auswahlverfahren, der Einarbeitungsphase sowie der anschließenden Personalentwicklung beziehungsweise -förderung nicht entwickelt und standardisiert sind. Es fehlen auf allen Ebenen Instrumente – wie zum Beispiel Beurteilungsbogen, Gesprächsleitfäden –, die ein systematisches, kontrolliertes Vorgehen ermöglichen.

Analyse: Struktur

Eine *Analyse* der *Struktur* kann an diesem Fallbeispiel nur ansatzweise erfolgen, da nur wenig Angaben enthalten sind. Wichtige Fragen im Zusammenhang mit der Bewerberauswahl, der Einarbeitungsphase sowie der dann folgenden kontinuierlichen Personalentwicklung könnten darauf abzielen:

1. welche Visionen und Ziele das Krankenhaus verfolgt
2. inwieweit diese in einer Unternehmensphilosophie niedergelegt sind
3. ob als Bestandteil der Unternehmensphilosophie Aussagen zum Führungsverständnis gemacht werden
4. ob ein Pflegeleitbild existiert.

Die Unternehmensphilosophie einschließlich der Führungsgrundsätze und dem Pflegeleitbild stellen einen wichtigen Bezugsrahmen für die Entwicklung von Anforderungsprofilen dar, die in der Bewerberauswahl und bei Mitarbeitergesprächen als Leitfaden zugrunde liegen sollten.

Soll-Zustand:
Person

Der *Soll-Zustand* bezogen auf die Variable *Person* sollte im Hinblick auf die Bewerberauswahl auf eine qualifizierte Gesprächsführung und im Hinblick auf die Einarbeitungsphase auf eine qualifizierte Paten- oder Mentorentätigkeit abzielen. Auf der Ebene der Personalentwicklung kann als ein wichtiges Ziel die klare Zuordnung von Zuständigkeiten der Fortbildungsabteilung einerseits und der Führungskräfte in der Linie andererseits bei der Erhebung von Qualifizierungsbedürfen, der Planung, Durchführung und Evaluation von Fortbildungsmaßnahmen formuliert werden.

Soll-Zustand:
Prozess

Der *Soll-Zustand* des *Prozesses* umfasst die verpflichtende Nutzung von spezifischen Instrumenten für die Personalauswahl, die Einarbeitung von neuen Mitarbeitern sowie für die Personalentwicklung und -förderung.

Soll-Zustand:
Struktur

In dem *Soll-Zustand* der *Struktur* verfügt die Einrichtung über eine Unternehmensphilosophie, über Führungsgrundsätze und über ein Pflegeleitbild als Bezugsrahmen für die Entwicklung und Handhabung der speziellen Instrumente für die Personalwahl, die Mitarbeitereinarbeitung und die Personalentwicklung.

Maßnahmen der *Intervention* auf der Ebene der *Person* müssten spezielle Trainings der Gesprächsführung sowie der Anleitung und Beratung von neuen Mitarbeitern umfassen. Des Weiteren sollten spezielle Kooperationsformen entwickelt werden für die Zusammenarbeit zwischen der Fortbildungsabteilung sowie den Führungskräften in der Linie.

*Interventionen* auf der Ebene des *Prozesses* müssten Maßnahmen umfassen, die die Verfahrensstruktur beziehungsweise die konkreten Arbeitsabläufe in der Phase der Personalgewinnung, der Mitarbeitereinarbeitung sowie der Personalentwicklung standardisieren.

**Tabelle II 13-2:** Analyseraster zur intuitiven Bearbeitung des Fallbeispiels «Hohe Fluktuation im Pflegebereich»

| Handlungsschritte | Variablen | | |
| --- | --- | --- | --- |
| | **Person** | **Prozess** | **Struktur** |
| **Analyse, Diagnose** | ■ Fehlende Gesprächsführungskompetenz<br>■ Fehlende Beratungs- und Anleitungskompetenz<br>■ Geringe Ausprägung der Kooperation zwischen Fortbildungsabteilung und Führungskräften | ■ Abläufe des Auswahlverfahrens, der Einarbeitungsphase und der Personalentwicklung sind nicht konzeptioniert<br>■ Fehlen von Beurteilungsbögen, Gesprächsleitfäden etc. | ■ Welche Visionen und Ziele verfolgt das KH?<br>■ Existiert eine Unternehmensphilosophie?<br>■ Existieren Führungsgrundsätze?<br>■ Existiert ein Pflegeleitbild? |
| **Soll-Zustand** | ■ Qualifizierte Gesprächsführung<br>■ Qualifizierte Paten- oder Mentorentätigkeit<br>■ Klare Zuständigkeiten bei der Planung, Durchführung und Evaluation von Fortbildungsmaßnahmen | ■ Verpflichtende Nutzung von spezifischen Instrumenten für die Personalauswahl, -einarbeitung und -entwicklung | ■ Unternehmensphilosophie, Führungsgrundsätze und Pflegeleitbild sind vorhanden |
| **Interventionen** | ■ Trainings zur Gesprächsführung sowie Anleitung und Beratung<br>■ Entwicklung von Kooperationsformen | ■ Entwicklung und Standardisierung von Arbeitsabläufen in der Personalauswahl, Mitarbeitereinarbeitung sowie Personalentwicklung | ■ Gegebenenfalls Entwicklung einer Unternehmensphilosophie, eines Pflegeleitbildes und von Führungsgrundsätzen |
| **Evaluation** | ■ Überprüfung der Wirkung der Interventionen in Bezug auf den anzustrebenden Soll-Zustand | | |

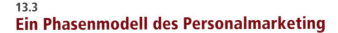

## 13.3
# Ein Phasenmodell des Personalmarketing

Das Personalmarketing besteht aus verschiedenen Bausteinen, die – orientiert an einem idealtypischen Zeitablauf – von der Bewerberansprache über die Bewerbergewinnung bis hin zur Personalentwicklung vier Phasen zugeordnet werden können, die in der Praxis natürlich zum Teil parallel ablaufen. Die erste Phase umfasst die allgemeine Ansprache potentieller Mitarbeiter mit dem Ziel der Steigerung des Bekanntheitsgrades der Einrichtung und der Imagebildung am Personalmarkt für Pflegekräfte. In der zweiten Phase erfolgt eine Ausschreibung einer konkreten Stelle mit dem Ziel der Auswahl und Gewinnung geeigneter Bewerber. In der dritten Phase geht es um die Integration der neu gewonnenen Bewerber in das Unternehmen, um die Einarbeitung und Betreuung neuer Mitarbeiter. Die vierte Phase umfasst schließlich alle Maßnahmen der Personalentwicklung, die auf die Förderung und Verbesserung der Leistungsfähigkeit und -bereitschaft der Mitarbeiter abzielen. Hierzu zählen unter anderen die Nachfolge- und Karriereplanungen von Mitarbeitern, die Rekrutierung des Führungskräftenachwuchses, die Erweiterung der Fachkenntnisse durch Job-Rotation oder Job-Enrichment, sowie Mitarbeitergespräche zur Leistungs-, Potential- und Entwicklungsbeurteilung.

*Vier Phasen des Personalmarketing*

Um das Personalmarketing zu einer wirksamen Organisationsstrategie entwickeln zu können, müssen grundsätzlich interne und externe Einflussfaktoren sowie Wechselwirkungen mit diesen Einflussfaktoren Beachtung finden. Das heißt Maßnahmen des Personalmarketing können nicht isoliert geplant, sondern müssen als integraler Bestandteil einer Organisation als einem System mit verschiedenen Subsystemen und einer einflussnehmenden wie -gebenden Umwelt konzipiert werden. Zu den externen Rahmenbedingungen des Personalmarketings zählen die gesetzlichen Rahmenbedingungen, der Arbeitsmarkt, der Bildungsmarkt, die Werteentwicklung, die Wettbewerbssituation und die Wettbewerbsposition der Einrichtung sowie das Unternehmensimage in der Öffentlichkeit.

*Interne und externe Einflussfaktoren*

Die strategische Ausrichtung des Personalmarketings auf diese äußeren Rahmenbedingungen ist zu verbinden mit einer Integration der Maßnahmen des Personalmarketings in unternehmensinterne Zielsetzungen. Von besonderer Wichtigkeit sind hier das Unternehmensleitbild und die Unternehmenskultur, die Führungsgrundsätze und der Führungsstil (vgl. Kap. II 7) und schließlich das Pflegeleitbild. Mit einer solchen Integration ist die Notwendigkeit eines ganzheitlichen Ansatzes der strategischen Ausrichtung von Personalmarketing postuliert. Ist die konzeptionelle Anbindung an oder die strategische Ausrichtung des Personalmarketings auf die Ziele der Organisation erfolgt, können die verschiedenen Bausteine des Personalmarketings eingesetzt werden.

Die folgenden Ausführungen ordnen diese Bausteine wie oben ausgeführt vier Phasen zu, die an einem idealtypischen Zeitablauf orientiert sind. Um die Anwendung auf das Fallbeispiel zu ermöglichen, werden die einzelnen Phasen des Personalmarketings mit dem Handlungszyklus vernetzt (s. **Abb. II 13-1**).

## 13.3.1
# Phase I: Bewerberansprache

Um in der Öffentlichkeit die Einrichtung bekannt zumachen und das Image zugunsten einer wachsenden Attraktivität für potentielle Bewerber zu modellieren,

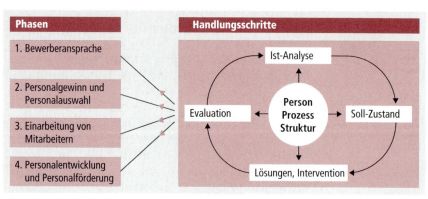

**Abbildung II 13-1:** Vernetzung der vier Phasen des Personalmarketings mit dem Handlungszyklus

Kommunikationskonzept

muss ein Kommunikationskonzept entworfen werden, in dem die Philosophie, die Zielsetzung, die Führungsgrundsätze und das Pflegeverständnis transportiert wird. Achterhold weist darauf hin, dass es dabei besonders wichtig ist, dass die Kommunikationsinhalte in Deckung zu bringen sind mit der tatsächlichen Praxis einer Einrichtung, mit ihrer gelebten Kultur und modifiziert die klassische Public Relations Regel «Tue Gutes und rede darüber» in entsprechender Form: «Tue nichts, was nicht deiner Kommunikation entspricht, denn andere reden darüber.» (Achterhold, 1991: 40).

Multiplikatorenwirkung durch Mitarbeiter und Patienten

Gelingt eine weitestgehend authentische Umsetzung von Zielen und Soll-Konzepten in die Praxis, so ist zunächst einmal damit zu rechnen, dass die Mitarbeiter der Einrichtung eine kostenlose Mund-zu-Mund-Propaganda in Gang setzen, ihre positiven Erfahrungen mit der Einrichtung mit anderen kommunizieren, insbesondere auch mit den eigenen Berufskollegen. Diese Mund-zu-Mund-Propaganda ist ein wichtiger Erfolgsfaktor der so genannten «Magnetspitäler», die für Pflegekräfte auch ohne spezielle Werbemaßnahmen eine hohe Attraktivität haben. Die Multiplikatorenwirkung durch die Mitarbeiter wird ergänzt durch die Kommunikationswirkung des Patienten, der ebenfalls über seine Erfahrung mit der Einrichtung in Form einer Beurteilung der Versorgungs- und Dienstleistungsqualität mit anderen spricht. Bei Mitarbeitern wie bei Patienten umfassen die Kontaktinhalte dabei Ratschläge, Meinungsbildung, Informationen und schließlich Empfehlungen und stellen so eine unverzichtbare Multiplikatoren-Wirkung für die Imagebildung einer Einrichtung dar.

Persönliche Kommunikation

Ist diese Kommunikationswirkung, die von Mitarbeitern und Patienten ausgeht, quasi ein «Selbstläufer» in der Werbung, so werden andere Kommunikationsinstrumente planvoll angelegt. Simon et al. (1995) unterscheiden dabei grundsätzlich die persönliche Kommunikation und die unpersönliche Kommunikation. Der persönlichen Kommunikation rechnen sie Personalinformationsstände auf Fachmessen zu, Informationstage (z. B. «Tag der offenen Tür»), die Kontaktpflege zu Krankenpflegeschulen, welche nicht an einzelne Krankenhäuser gebunden sind, und öffentliche Fortbildungsveranstaltungen. Mit den Personalinformationsständen auf Fachmessen können ganz gezielt Pflegekräfte als potentielle Bewerber kontaktiert und angesprochen werden, da sich diese Messen vor allem an Fachkräfte auf dem Gesundheits- und Pflegebereich richten.

Die Informationstage oder der «Tag der offenen Tür» richten sich zwar an ein breites Publikum und dabei insbesondere auch an potentielle Patienten, es besteht aber hier die besondere Möglichkeit, Einblick in die konkrete Aufgaben- und Leistungsbereiche der Pflege zu geben.

Die Kontaktpflege zu nicht gebundenen Krankenpflegeschulen zielt auf die Kontaktaufnahme und Anwerbung von zukünftigen qualifizierten Pflegekräften ab. Hier kann auch in Form von Präsentationen oder Vorträgen das eigene Pflege-verständnis und das in der Praxis angewendete Pflegesystem den potentiellen Interessenten näher gebracht werden.

Öffentliche Fortbildungsveranstaltungen sind ein zentrales Transportmittel zur Darstellung des Stellenwertes der Pflege in der Einrichtung und ihrer professionel-len, beruflichen Handlungskompetenz. Das Pflegeleitbild kann hier einer größeren Öffentlichkeit präsentiert werden und die Einrichtung kann sich profilieren durch die Initiierung von Fachtagungen, Workshops und Diskussionsveranstaltungen, zu denen jeweils Experten geladen werden können.

Die persönliche Kommunikation hat für die potentiellen Bewerber den Vorteil, dass sie einen unmittelbaren «face-to-face-Eindruck» beziehungsweise einen unmittelbaren Eindruck von dem Leistungsspektrum sowie der Aufbau- und Ablauforganisation des Pflegebereiches und der gelebten Organisationskultur er-halten. Die bereits in der Einrichtung tätigen Mitarbeiter können durch eine breite Partizipation an der mündlichen Kommunikation gezielt motiviert werden.

**Unpersönliche Kommunikation**

Die unpersönlichen Kommunikationsinstrumente binden gegenüber der per-sönlichen Kommunikation weit weniger Personal. Sie sind daher kostengünstiger und können mit einer deutlich höheren Häufigkeit genutzt werden (Simon et al., 1995: 175 f.). Zu den unpersönlichen Kommunikationsinstrumenten zählen vor allem Veröffentlichungen von Artikeln in Fachzeitschriften und Berichte im Lokalteil der Zeitung. Mit Artikelveröffentlichung in Fachzeitschriften können theoretische Positionen zu pflegespezifischen Inhalten verdeutlicht werden oder es können «Berichte aus der Werkstatt» verfasst werden, die potentiellen Bewerben überregional einen Einblick in das Prozessgeschehen von innovativen Projekten geben. Der Pflegebereich einer Einrichtung beteiligt sich damit aktiv an der Mei-nungs- und Wissensbildung innerhalb der Pflege und präsentiert sich als kompe-tent und visionär. Die Zielgruppe von Berichten im Lokalteil ist demgegenüber auf die Region beschränkt. Die Inhalte der Berichte greifen Themen auf, die für die Öffentlichkeit interessant sind. Zum Beispiel könnten sich Artikel mit Verbesserun-gen der Arbeitsbedingungen in der Pflege beschäftigen, mit flexiblen Arbeitszeit-modellen, mit speziellen Projekten, mit der Erweiterung von Leistungsangeboten, mit Themen der Personalpflege bis hin zur Porträtierung verdienter Mitarbeiter.

**Corporate Design**

Den genannten Instrumenten sowie dem gesamten kommunikativen Auftritt der Einrichtung sollte ein einheitliches Erscheinungsbild zugrunde liegen. Die visuelle Positionierung oder das Corporate Design ist abzuleiten aus der Corporate Identity beziehungsweise aus dem Unternehmensleitbild und hat eine klare Wiedererkennbarkeit und Eindeutigkeit des Auftritts einer Einrichtung in allen Bereichen der Kommunikation in Bild, Schrift und Gestaltung zum Ziel. Besondere Wichtigkeit kommt dabei der Entwicklung eines einrichtungsspezifischen Logos und/oder Mottos zu, welches den Charakter des Hauses, das besondere Leistungs-angebot und die Ziele treffend symbolisiert. Durch den Wiedererkennungswert kann der Bekanntheitsgrad der Einrichtung am Personalmarkt enorm gesteigert werden.

Partizipation der
Mitarbeiter

Bei der Entwicklung der visuellen Positionierung beziehungsweise des Corporate Design ist es von großem Vorteil, die Mitarbeiter mit einzubeziehen. Zwar ist eine professionelle Beratung einer Werbeagentur bei der letztendlichen Ausgestaltung unverzichtbar, aber die Mitarbeiter einer Einrichtung sind sehr viel mehr in der Lage, das Besondere und Unverwechselbare einer Einrichtung zu transportieren. Darüber hinaus wird die Partizipation der Mitarbeiter – beispielsweise durch einen Ideenwettbewerb oder einen speziellen Workshop mit kreativen Methoden – ihre Identifikation mit der Einrichtung erhöhen und ihre Motivation steigern.

Im Folgenden sollen nun auf Basis des vierschrittigen Analyserasters die Anwendungsmöglichkeiten der vorangegangen Ausführungen zur ersten Phase des Personalmarketings auf den Fall konkretisiert werden. (s. **Tab. II 13-3, S. 685**)

Analyse

In Bezug auf den Handlungsschritt *Analyse/Diagnose* auf der Ebene der *Person* kann festgehalten werden, dass keine gezielte Kommunikationswirkung von Mitarbeitern und Patienten im Sinne einer positiven Mund-zu-Mund Propaganda für die Einrichtung erfolgt. Die *Analyse* des *Prozesses* zeigt, dass die Einrichtung persönliche wie unpersönliche Kommunikationsinstrumente nicht planvoll angelegt hat. Die *Analyse* der *Struktur* kann hier aufgrund fehlender Angaben nicht erfolgen. Hier wäre die Frage zu stellen, ob eine Unternehmensphilosophie, Führungsgrundsätze und ein Pflegeleitbild existieren, auf die sich ein Kommunikationskonzept begründen kann.

Soll-Zustand

Für den *Soll-Zustand* im Hinblick auf die *Person* wäre zu formulieren, dass die Mitarbeiter und die Patienten systematisch in die Kommunikation und in die Kontaktpflege einbezogen werden und eine Partizipation der Mitarbeiter an dem Corporate Design erfolgt. Dies setzt die Formulierung eines *Soll-Zustand* auf der Ebene des *Prozesses* und der *Struktur* voraus. Für den Prozess konkretisiert sich dies in der Umsetzung von persönlichen Kommunikationsinstrumenten wie die Präsenz mit Personalinformationsständen auf Fachmessen, der Einführung eines «Tages der offenen Tür», der Kontaktpflege zu Krankenpflegschulen sowie von Fortbildungsveranstaltungen. Des Weiteren konkretisiert sich der Soll-Zustand in der Umsetzung von unpersönlichen Kommunikationsinstrumenten wie regelmäßigen Veröffentlichungen von Berichten in der lokalen Presse und der Veröffentlichung von Artikeln in Fachzeitschriften. In dem Soll-Zustand auf der Ebene der Struktur verfügt die Einrichtung über eine Unternehmensphilosophie, über Führungsgrundsätze, über ein Pflegeleitbild und über ein einheitliches Erscheinungsbild, über ein Corporate Design.

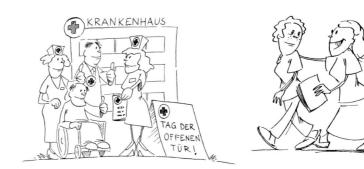

Interventionen

Aus dem Soll-Zustand können nun die *Interventionen* abgeleitet werden. Auf der Ebene der *Struktur* müssten die Rahmenbedingungen geschaffen werden, indem eine Unternehmensphilosophie, die Führungsgrundsätze, das Pflegeleitbild und das Corporate Design formuliert und konzeptioniert werden. Auf der Ebene des *Prozesses* hätte eine genaue quantitative und qualitative Planung und Konzeptionierung der Kommunikationsinstrumente zu erfolgen. Auf der Ebene der *Person* müsste schließlich die detaillierte Vorbereitung der Mitarbeiter an den Maßnahmen der persönlichen und unpersönlichen Kommunikation im Vordergrund stehen. Hierzu zählt die fachliche, methodische, soziale und personale Kompetenzentwicklung der Mitarbeiter für die anstehenden Aufgaben.

## 13.3.2
## Phase II: Personalgewinnung und Personalauswahl

Ermittlung von Anforderungsprofilen

Den in den vorangegangenen Ausführungen dargestellten Kommunikationsinstrumenten kommt vor allem eine vorbereitende und unterstützende Funktion bei der Personalgewinnung zu. Eine gezielte Personalsuche muss dann erfolgen, wenn eine Stelle oder mehrere Stellen vakant sind. Ausgangspunkt erfolgreicher Personalbeschaffungsmaßnahmen ist dabei die sorgfältige Ermittlung des Anforderungsprofils der entsprechenden Stelle beziehungsweise eine genaue Beschreibung ihrer Inhalte. Stellenbeschreibungen haben in diesem Zusammenhang eine wichtige Bedeutung, da in ihnen Aufgaben-, Kompetenz- und Entscheidungsbereiche des Mitarbeiters unter Bezugnahme auf das Pflegeleitbild und die Führungsgrundsätze verbindlich und transparent formuliert sind. In der Stellenbeschreibung sind die Anforderungen jedoch nur grob skizziert, so dass es weiterhin nötig ist, ein detailliertes Anforderungsprofil der fachlichen, methodischen, sozialen und personalen Kompetenzen für alle Stellen zu entwickeln, die für eine jeweils spezifische berufliche Handlungskompetenz charakteristisch sind. Die Instrumente der Stellenbeschreibung und des Anforderungsprofils werden im Folgenden dargestellt.

### Stellenbeschreibung
Leuzinger und Luterbacher definieren die Stellenbeschreibung als:

> «die verbindliche und in einheitlicher Form abgefasste Festlegung der Eingliederung einer Stelle in den Organisationsaufbau, ihrer Ziele, Aufgaben und Kompetenzen (Verantwortung) sowie ihrer wichtigsten Beziehungen zu anderen Stellen [...]». (Leuzinger/Luterbacher, 2000: 387).

Stellenbeschreibung

Mit Stellenbeschreibungen ist eine Vielfalt von Zielen verbunden, die gerade im Hinblick auf das Personalmarketing von Bedeutung sind.

Die Stellenbeschreibung:

1. unterstützt bei der Analyse der zu bewältigenden Tätigkeiten und beeinflusst die konkrete Gestaltung des Auswahlprozesses
2. dient als Vorlage für Stellenanzeigen
3. verbessert die Personalauswahl und -beschaffung
4. optimiert die Besetzung von Stellen
5. markiert die Abgrenzungen der Aufgaben gegenüber anderen Berufsgruppen

6. klärt die Über- oder Unterordnung des betreffenden Arbeitsplatzes und gibt Auskunft über Anweisungsbefugnisse
7. stellt eine Grundlage für Personalbeurteilung und Personalentwicklung dar
8. sichert die bestehende Pflegequalität
9. schreibt konkrete Aufgabenfelder fest und hilft damit Doppelarbeit zu vermeiden.

Die Ziele der Stellenbeschreibung verdeutlichen zugleich auch die Vorteile sowohl für die Organisation wie für den Mitarbeiter. So werden durch den definierten Handlungsrahmen Kompetenzstreitigkeiten gemindert, die Koordination verbessert und die Zusammenarbeit gefördert. Die klaren Über- und Unterordnungsverhältnisse begünstigen darüber hinaus eine schnelle Entscheidungsfindung und eindeutiges Delegationsverhalten. Insgesamt besteht eine größere Klarheit über Entwicklungs- und Beförderungsmöglichkeiten, wobei die Lohn- und Gehaltseinstufung an Transparenz gewinnt. (Wagner, 1999: 576)

> «Der Inhalt einer Stellenbeschreibung gliedert sich zumeist in folgende Punkte:
> – Bezeichnung der Stelle (Funktion, Bereich, Stelleninhaber, Stellvertretung, Stellenart)
> – Unter- und Überordnungsverhältnisse
> – Zielsetzung der Stelle
> – Aufgaben und Anforderungen, die patientenbezogen, personalbezogen und organisationsbezogen spezifiziert werden
> – Richtlinien
> – gegebenenfalls Arbeitskontakte und Informationsbeziehungen.» (Leuzinger/Luterbacher, 2000: 388 ff.)

*Partizipation der Mitarbeiter*

Um alle Ziele und Vorteile einer Stellenbeschreibung zur Wirkung zu bringen und als effektives Instrument des Personalmarketings einschließlich der Personalentwicklung nutzen zu können, ist es notwendig, eine breite Akzeptanz unter den Mitarbeitern zu sichern. Eine positive Beeinflussung ist möglich, wenn die Mitarbeiter in den Prozess der Erarbeitung von Stellenbeschreibungen einbezogen werden. Dies hat den Vorteil, dass das vorhandene Wissen der Mitarbeiter bei der Beschreibung der einzelnen Tätigkeit, die die Basis für die Entwicklung der Stellenbeschreibung bilden, mit einbezogen wird und die Mitarbeiter maßgeblich an der Gestaltung und Verbesserung des eigenen Arbeitsplatzes beteiligt sind. (Bien, 1997: 678 ff.) Insgesamt sollten Stellenbeschreibungen die wesentlichen, speziellen und charakteristischen Aufgaben und Verantwortlichkeiten der jeweiligen Stelle wiedergeben und sich dabei an den tatsächlich durchgeführten Tätigkeiten orientieren, ohne sich im Detail zu verlieren, da sonst schon kleinste Veränderungen eine Überarbeitung notwendig machen würde. (Knebel/Schneider, 1997: 65 ff.)

### Anforderungsprofil

*Anforderungsprofil*

In einem Anforderungsprofil werden die in der Stellenbeschreibung nur grob skizzierten Anforderungen an den Inhaber einer Stelle weiter differenziert. Im Mittelpunkt stehen die verschiedenen Kompetenzebenen, die Fachkompetenz, die Methodenkompetenz, die Sozialkompetenz und die personale Kompetenz die sich zu einer spezifischen beruflichen Handlungskompetenz bündeln (Heyse/Erpenbeck, 1997: 74 ff.) und den Schlüssel zu einer erfolgreichen Ausübung der in der Stellenbeschreibung definierten Aufgaben darstellen.

*Fachkompetenz*

Unter *Fachkompetenz* wird die Breite und Aktualität des Wissens innerhalb einer Disziplin und an den Schnittstellen zu anderen Disziplinen gefasst sowie das fachübergreifende Wissen und das Allgemeinwissen. In der Pflege umfasst die Fachkompetenz insbesondere Kenntnisse in Anlehnung an die Naturwissenschaft wie zum Beispiel Anatomie, Physiologie, Krankheitslehre und Krankenbeobachtung. Des Weiteren umfasst sie das Wissen um die Anwendungsfähigkeit des Pflegeprozesses auf Basis eines Pflegemodells und den professionellen Umgang mit der Pflegedokumentation und die Anpassung der Pflegemethoden an aktuelle pflegewissenschaftliche Erkenntnisse.

Die Fachkompetenz wird ergänzt durch die *Methodenkompetenz*, die «die Kenntnis und Beherrschung von Techniken, Methoden und Vorgehensweisen zur Strukturierung von individuellen Tätigkeiten wie Gruppentätigkeiten in den verschiedensten Fachgebieten [...]» umfasst. (Heyse/Erpenbeck,1997: 57) Die Methodenkompetenz beinhaltet weiterhin das Besorgen, Einsetzen und Umsetzen von Informationen, das Erkennen von Zusammenhängen, Organisationsgeschick, schriftliches und mündliches Ausdrucksvermögen, analytisches und logisches Denken, sowie die Fähigkeit, die eigenen Kenntnisse fortlaufend zu aktualisieren.

Wurde in der Vergangenheit der Fach- und Methodenkompetenz eine zentrale Bedeutung zugesprochen, so finden heute vor dem Hintergrund veränderter Anforderungen an die Dienstleistungsqualität und veränderter Organisationsstrukturen die Sozialkompetenz und die personale Kompetenz zunehmend Beachtung. Die *Sozialkompetenz* umfasst die Fähigkeiten zur Kooperation, Kommunikation, Integration, Kompromissbildung, Toleranz, Offenheit, Transparenz, Fairness, Einfühlungsvermögen und anderes mehr. Sozialkompetenz stellt sich insgesamt als kompetenter Umgang mit anderen bei gleichzeitig erfolgreicher Zielverfolgung dar.

Unter der *personalen Kompetenz* ist schließlich «die Gesamtheit der verhaltensrelevanten Persönlichkeitsmerkmale und Verhaltensdispositionen zu verstehen, die in unterschiedlichen sozialen Situationen den erfolgreichen Einsatz von Kenntnissen und Fähigkeiten erlauben oder motivieren und initiieren und der jeweils spezifischen Verhaltensausrichtung einer Person zugrunde legen». (Heyse/Erpenbeck, 1997: 59). Zu den Persönlichkeitsmerkmalen und Verhaltensdispositionen zählen unter anderen eine kritische Selbstwahrnehmung, Selbstvertrauen, Selbstdisziplin, Engagement, Zielidentifikation, Experimentierfähigkeit sowie Ausdauer und Belastbarkeit.

Das Anforderungsprofil muss neben der differenzierten Beschreibung der Fachkompetenz, Methodenkompetenz, Sozialkompetenz und personalen Kompetenz auch das Kriterium der Berufserfahrung berücksichtigen, die für eine zu besetzende Stelle von Bedeutung ist. Patricia Benner beschreibt den wichtigen Einfluss der beruflichen Erfahrungen anhand von Kompetenzstufen, die fünf aufeinander aufbauende Entwicklungsstufen des Lernenden vom Neuanfänger, über den fortgeschrittenen Anfänger, die kompetente Pflegekraft und die erfahrene Pflegekraft bis hin zum Experten umfassen. (Benner, 1994: 36 ff.) Der Neuanfänger steht bei Benner für Krankenpflegeschüler in der Ausbildung. Sie kommen für eine Stellenbesetzung noch nicht in Frage und können daher hier vernachlässigt werden. Der *Fortgeschrittene Anfänger*, der auf der zweiten Kompetenzstufe verortet ist, besitzt Grundwissen, verfügt jedoch noch über keine oder nur geringe Praxiserfahrungen, so dass Unterstützung erforderlich ist. Pflegekräfte mit einer kurz zuvor abgeschlossenen Ausbildung und Berufsanfänger können dieser Kompetenzstufe zugeordnet werden. Die *Kompetente Pflegekraft* (Kompetenzstufe 3) verfügt über eine mehrjährige Berufserfahrung und ist in der Lage, Zusammenhänge zu erkennen und entsprechende Maßnahmen einzuleiten. Sie hat jedoch nur Erfahrungen in einem bestimmten Fachbereich gesammelt und muss für andere Fachbereiche

Methodenkompetenz

Sozialkompetenz

Personalkompetenz

Kompetenzstufen der beruflichen Erfahrung

neu eingearbeitet werden. Im Unterschied dazu ist die *Erfahrene Pflegekraft* (Kompetenzstufe 4) in verschiedenen Fachbereichen im Einsatz gewesen und hat auch in der in Frage kommenden Fachrichtung bereits ein bis zwei Jahre gearbeitet. Eine erfahrene Pflegekraft geht auf die Kompetenzstufe der kompetenten Pflegekraft zurück, sobald sie ein neues Aufgabenfeld übernimmt. Der *Pflegeexperte* verfügt schließlich über umfassende berufliche Praxiserfahrungen und ist in der Lage, in unterschiedlichsten Situationen Maßnahmen zielgerichtet zu planen und umzusetzen, sowie anstehende Probleme souverän zu lösen.

*Mitarbeiter mit höheren Kompetenzstufen leiten an*

In der Praxis werden Stellen des gleichen Typs von Mitarbeitern mit ganz unterschiedlichen berufspraktischen Erfahrungen besetzt. Dies ist insofern auch kein gravierendes Problem, als die Mitarbeiter mit einer höheren Kompetenzstufe die Mitarbeiter mit einer niedrigeren Kompetenzstufe anleiten können. Die Berufserfahrung im Sinne einer Einordnung in das Kompetenzschema von Benner ist von daher kein allgemeingültiges Kriterium innerhalb eines Anforderungsprofils, aber es ist durchaus sinnvoll, in dem Profil die erwünschte Berufserfahrung zu benennen, um die Stelle möglichst bedarfsgerecht besetzen zu können.

Auf der Basis der Stellenbeschreibung, einer differenzierten Operationalisierung der verschiedenen Kompetenzebenen sowie unter Einbeziehung der Kompetenzstufen der beruflichen Erfahrungen kann nun sowohl eine gezielte Stellenausschreibung als auch die Bearbeitung eines Bewertungsbogen erfolgen, mittels dessen das Stellenanforderungsprofil und das Bewerberprofil abgeglichen werden kann.

*Stellenausschreibung*

Eine Stellenausschreibung sollte aussagekräftig sein im Hinblick auf die unternehmensspezifischen Rahmendaten und Ziele sowie in Bezug auf die gewünschten Kompetenzen der vakanten Stelle. Die Stärken der Einrichtung sollten in den Vordergrund gestellt werden, um deutlich zu machen, wodurch sie sich von anderen Einrichtungen insbesondere im Hinblick auf die Angebote und Leistungen der Stelle unterscheidet, ohne dabei unrealistisch zu sein. Die Stärke einer Einrichtung kann auch darin liegen, auf Entwicklungsbedarfe hinzuweisen, die besondere Mitgestaltungsmöglichkeiten enthalten. Ziel sollte immer sein, über eine attraktive, realitätsnahe Ausschreibung einer Stelle eine hohe Resonanz zu erzielen und damit eine breite Auswahlmöglichkeit von Bewerbern zu erreichen. **Abbildung II 13-2** stellt eine exemplarische Stellenausschreibung, die den genannten Anforderungen entspricht, dar.

*Bewertungsbogen*

Die Konzeptionierung eines Bewertungsbogens ist ein wichtiges Instrument für das mündliche Bewerbergespräch, das nach der Vorauswahl von Bewerbungen folgt. Während die Vorauswahl eher an formalen und fachlichen Kriterien erfolgt (Vollständigkeit der Bewerbung, Aufbau und Gestaltung des Anschreibens, Zeitfolgenanalyse und Übereinstimmung der Angaben im Lebenslauf, Qualifikationsprofil einschließlich Fort- und Weiterbildungen, Notenniveau und Nachweise von Spezialkenntnissen), nimmt der Bewertungsbogen vor allem auch Bezug auf die Methodenkompetenz, die Sozialkompetenz und die personale Kompetenz sowie auf den Grad der Berufserfahrung. Die Basis für die Konzeptionierung des Bewertungsbogens bildet das Anforderungsprofil an den Inhaber einer bestimmten Stelle. Dies gilt ebenso für die Konzeptionierung von weiteren Bewertungsbogen, speziell für die Einarbeitung von neuen Mitarbeitern und für die Durchführung von Fördergesprächen. Um einen gezielten Abgleich zwischen Stellenanforderungsprofil und Bewerber- beziehungsweise Einarbeitungs- und Mitarbeiterprofil durchführen zu können, ist es notwendig:

---

**Muster einer Stellenausschreibung**

---

**Wir sind**      ein Krankenhaus mit christlicher Tradition und innovativen Aktivitäten. Unser Haus wird in einer gemeinnützigen GmbH geführt und verfügt über 210 Planbetten mit den Fachabeilungen Innere Medizin, Gynäkologie, Chirurgie sowie Radiologie.

**Wir wollen**    die öffentliche Gesundheitspflegen fördern und sind ständig bemüht, unsere kundenorientierte, hochwertige Versorgungs- und Dienstleistungsqualität mit Hilfe von qualifizierten und motivierten Mitarbeitern weiterzuentwickeln.

**Wir suchen**    **Eine/n Gesundheits- und Krankenpflegerin/-pfleger**
**Für die Abteilung…**

**Wir erwarten**  • eine mindestens zweijährige Berufserfahrung in der Fachabteilung ...........
                  • ein professionelles, patientenorientiertes Pflegeverständnis
                  • die Fähigkeit und Bereitschaft zur Kooperation im Team und mit anderen Berufsgruppen
                  • Engagement für die eigene Weiterentwicklung und für die Weiterentwicklung der pflegerischer Qualität

**Wir bieten**    • unsere Unterstützung bei der Umsetzung Ihrer beruflichen Ziele
                  • die aktive Mitgestaltung des eigenen Arbeitsbereiches
                  • regelmäßige interne und externe Fortbildungen
                  • transparente Entscheidungs- und Informationsstrukturen
                  • ein motiviertes, problemlöseorientiertes Team
                  • attraktive Dienstzeiten
                  • eine Kindertagesstätte
                  • vergütung nach BAT/AVR/KR mit umfangreichen Sozialleistungen

**Sind Sie interessiert? Wir freuen uns auf Ihre Bewerbung!**

Für Rückfragen steht Ihnen unsere Personalberaterin Frau Tanne unter der Telefonnummer 12123-12 zur Verfügung. Besuchen Sie auch gerne unsere Internetseiten unter www.KH.de

**Abbildung II 13-2:** Muster einer Stellenausschreibung

1. die verschiedenen Kompetenzebenen zu operationalisieren
2. die Operatonalisierungen in einer für alle am Entscheidungsprozess Beteiligten nachvollziehbaren Skala messbar zu machen und
3. auf dieser Skala eine Mindestanforderung zu bestimmen, die mit dem Ausprägungsgrad der Kompetenzen des Bewerbers/des neuen Mitarbeiters verglichen werden.

Ein Bewertungsbogen für die Auswahl von Mitarbeitern muss die Mindestanforderungen auf den verschiedenen Kompetenzebenen, die an den zukünftigen Stelleninhaber gestellt werden, abprüfen. Das heißt es ist nicht sinnvoll und auch nicht möglich, Bewertungskriterien aufzustellen, die sich auf spezifische Qualitätsstandards der Einrichtung beziehen. Eine Anleitung und Unterweisung in einrichtungsspezifische Prozesse und Strukturen erfolgt in der Phase der Einarbeitung von Mitarbeitern.

**Abbildung II 13-3** zeigt exemplarisch einen Bewertungsbogen, dem vier Ausprägungen zugrunde liegen. Der Bewertungsbogen enthält neben den verschiedenen Kompetenzebenen und beruflichen Kompetenzstufen auch Angaben zum Bewerbungsschreiben und zur Qualifikation, so dass er auch als Instrument für die Vorauswahl eingesetzt werden kann.

| Beurteilungsskala | Stellenanforderungs-/Bewerberprofil |
|---|---|

**Beurteilungskriterien:**

a) **Bewerbungsunterlagen**
- Vollständigkeit
- Fehlerfreiheit
- Inhalt und Stil
- Stimmigkeit des Lebenslaufs

b) **Qualifikation**
- Notenniveau
- Beurteilungen/Referenzen
- Aus- und Weiterbildungen

c) **Berufserfahrung**
- Fortgeschrittene Anfänger
- Kompetente Pflegekraft
- Erfahrene Pflegekraft
- Pflegeexperte

Anforderungsprofil    ✎   X
Mitarbeiterprofil    ✎   O

| | stark unterdurch-schnittlich | unterdurch-schnittlich | durch-schnittlich | überdurch-schnittlich |
|---|---|---|---|---|
| **1. Fachkompetenz** | | | | |
| • professionelles Pflegeverständnis | | | | |
| • Kenntnisse fachspezifischer Krankheitsbilder und deren pflegerischen Maßnahmen | | | | |
| • Fachweiterbildungen | | | | |
| **2. Methodenkompetenz** | | | | |
| • Problemlösefähigkeit (vernetztes Denken, diagnostische Fähigkeiten) | | | | |
| • Fähigkeit, sich klar und verständlich auszudrücken | | | | |
| • Reflexionsfähigkeit, Erkennen von Zusammenhängen (antizipiert Entwicklungen und stellt Verknüpfungen verschiedener Aspekte her) | | | | |
| **3. Soziale Kompetenz** | | | | |
| • Kommunikationsfähigkeit (kann gut zuhören, stellt Kontakt und Beziehung her) | | | | |
| • Kooperationsfähigkeit (kann begeistern und ist engagiert, kennt und favorisiert Teamarbeit) | | | | |
| • Konfliktfähigkeit (spricht Konflikte an, trägt Konflikte aus) | | | | |
| **4. Personale Kompetenz** | | | | |
| • Engagement (ist mit der Sache identifiziert, formuliert ein eigenes Anliegen) | | | | |
| • Kreativität (ist ideenreich, denkt visionär) | | | | |
| • Zielstrebigkeit (setzt sich für ein Ziel ein) | | | | |
| • Initiative (liefert Impulse im Gesprächsverlauf, beeinflusst die Richtung/Themen) | | | | |

**Abbildung II 13-3:** Muster für einen Bewertungsbogen

**Analyse**

**Soll-Zustand**

Welche Möglichkeiten der Konkretisierung im Hinblick auf das Fallbeispiel ergeben sich nun aus dieser 2. Phase der Personalgewinnung und Personalauswahl? Auf der Ebene der *Analyse/Diagnose* der *Struktur* ist zunächst festzuhalten, dass die Einrichtung weder flächendeckend über Stellenbeschreibungen noch über spezifizierte Beurteilungsbogen verfügt. Die *Analyse/Diagnose* des *Prozesses* zeigt, dass Stellenausschreibungen nur begrenzt und unspezifisch erfolgen und kein genaues Anforderungsprofil im Sinne einer Kompetenzanalyse für die vakanten Stelle zugrunde liegt. Für die *Analyse/Diagnose* der *Person* folgt daraus, dass das Auswahlgespräch ohne Systematik erfolgt, wobei überdies keine spezifischen Kompetenzen in der Gesprächsführung vorhanden sind.

In dem Soll-Zustand der *Struktur* verfügt die Einrichtung über Stellenbeschreibungen und über spezifizierte Beurteilungsbogen. In dem Soll-Zustand des *Prozesses* erfolgt auf Basis der Stellenbeschreibung und einer differenzierten Operationalisierung der verschiedenen Kompetenzebenen eine gezielte Stellenausschreibung für vakante Stellen und das Auswahlgespräch findet auf der Basis der spezifizierten Beurteilungsbogen statt, um das Stellenanforderungsprofil mit dem Bewerberprofil systematisch abgleichen zu können. Der *Soll-Zustand* der *Person* umfasst schließlich die notwendige Kompetenz in der Gesprächsführung in dem Prozess der Personalauswahl.

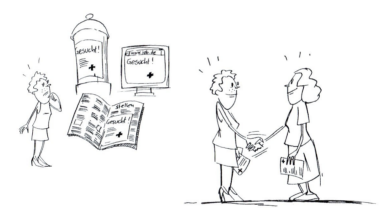

**Interventionen**

Aus dem Soll-Zustand leiten sich wieder die *Interventionen* ab. Sie umfassen auf der Ebene der *Struktur* die Implementierung der Instrumente Stellenbeschreibungen und Beurteilungsbogen. Auf der Ebene des *Prozesses* steht die Bearbeitung der Anforderungsprofile der vakanten Stellen differenziert nach den verschiedenen Kompetenzebenen im Vordergrund und auf der Ebene der *Person* müssten spezifische Schulungen und Trainings zur Steigerung der Gesprächsführungskompetenz geplant und durchgeführt werden.

### 13.3.3
### Phase III: Einarbeitung von Mitarbeitern

Auf die Rekrutierung und die Auswahl von Mitarbeitern wird in den meisten Einrichtungen des Gesundheits- und Pflegebereiches bereits großes Gewicht gelegt. Zum Teil werden Einstellungstests oder spezielle Assessment-Center als Instru-

**Frühe Kündigungen**

mente der Personalauswahl eingesetzt, auf die hier nicht weiter eingegangen werden kann. Die darauffolgende Phase der Integration der Mitarbeiter findet demgegenüber noch viel zu wenig Beachtung, obgleich sie eine hohe Relevanz hat. Kieser zitiert empirische Untersuchungsergebnisse von Wanous, nach denen die Wahrscheinlichkeit einer Trennung in den ersten zwölf Monaten der Beschäftigten signifikant höher ist als später und weist auf den enormen Kostenfaktor hin, der je nach Qualifikation 50 bis 200 Prozent eines Jahresgehaltes umfasst. (Kieser, 1999: 150) Gottschall führt konkrete Daten an, nach denen von mehr als sechs Millionen neugewonnenen Bewerbern in Westdeutschland im ersten Jahr bis zu 40 Prozent wieder ausscheiden. Bei den Führungskräften trennt sich sogar jeder dritte innerhalb der Probezeit von dem Unternehmen. (Gottschall 1983, zit. n. Becker, 1993: 229)

**Erste Begründungsebene**

Die Gründe für die relativ hohe Kündigungsquote in den ersten zwölf Monaten können zusammenfassend auf zwei Ebenen benannt werden. Eine erste Ebene betrifft enttäuschte Erwartungen auf Seiten der neu gewonnenen Bewerber sowie auf Seiten der Einrichtung als einem wechselwirkenden Prozess. In dem Bemühen um Gewinnung kompetenter Mitarbeiter wird bei dem Prozess der Personalgewinnung und -auswahl häufig noch zu wenig auf Probleme der Einrichtung hingewiesen, inhaltliche Aspekte der Stelle wie Anspruchsniveau, Karriereförderung und Entscheidungsbeteiligung werden unrealistisch beschönigt. Der Bewerber reagiert entsprechend, er wird sich so gut wie möglich verkaufen wollen, um das attraktive Stellenangebot zu erhalten. Persönliche Schwächen werden verschwiegen und die eigene Qualifikation und bisherigen Erfahrungen übertrieben. Das Ergebnis sind verzerrte Bilder auf beiden Seiten mit der Folge konflikthafter Entwicklungen.

**Prävention: Realistische Informationspolitik**

Um die Erwartungsenttäuschungen auf Seiten der neugewonnen Bewerber zu minimieren oder sogar ganz zu vermeiden, ist es wichtig, im Vorfeld eine realistische Informationspolitik zu betreiben. Hierzu zählt zunächst ganz grundlegend die Darstellung der positiven und negativen Aspekte der speziellen Tätigkeit sowie der allgemeinen Rahmenbedingung der Einrichtung in dem Bewerbergespräch, wobei auch Broschüren zum Einsatz kommen können. Des Weiteren können Gesprächsmöglichkeiten des Bewerbers mit erfahrenen Mitarbeitern vor Ort organisiert werden und/oder ein Probepraktikum, um die Tätigkeit unter realistischen Bedingungen kennen zu lernen. Schließlich sollte der Bewerber schon im Einladungsschreiben ermutigt werden, Fragen zu stellen und Probleme anzusprechen. Grundsätzlich muss Beachtung finden, dass zu hohe Auswahlkriterien von Seiten des Unternehmens bei gleichzeitigem Bewerberüberangebot in der Regel zu einer Überqualifikation bei der Stellenbesetzung führt, die aufgrund von Unterforderungen notwendig Enttäuschungen zur Folge hat.

**Zweite Begründungsebene**

Die zweite Begründungsebene für die hohe Fluktuation in der Einarbeitungsphase steht im Zusammenhang mit Versäumnissen der Vorgesetzten und mit spezifischen Rollenkonflikten. Der Vorgesetzte ist zum Zeitpunkt des Eintritts eines neuen Mitarbeiters in ein Unternehmen die wichtigste Bezugsperson. Als wichtigster Informant hilft er dabei, den Arbeitsplatz, neue Aufgaben, Kollegen etc. kennen zu lernen. Er gibt dem Mitarbeiter die nötigen Feedbacks und sorgt dafür, dass ein fester Ansprechpartner für die konkreten Schritte der Einarbeitung zur Verfügung steht, wenn er sie nicht selbst übernimmt. Neuberger unterscheidet in Anknüpfung an Schein fünf verschiedene Strategien der Einführung von Mitarbeitern durch die Vorgesetzten:

Fünf Strategien der
Mitarbeiterführung

1. *Ins Wasser werfen:* Der Neue muss wie ein Normalmitglied von Anfang an arbeiten und sich irgendwie über Wasser halten.
2. *Grenzen aufzeigen:* Dem neuen Mitglied werden zu Beginn so schwere Aufgaben zugemutet, dass es scheitern muss; auf diese Weise «klein» gemacht, soll es dann für Einfußnahmen aufgeschlossener sein.
3. *Arbeitsbedingtes Training:* Der neue Mitarbeiter wird zwar schon in den normalen Arbeitsprozess integriert, aber es ist immer jemand zur Stelle (Vorgesetzter, Kollege, Partner) der bei Schwierigkeiten hilft, erklärt, trainiert.
4. *Trainingsbegleitende Aufgabenübernahme:* Spiegelbildlich zur vorgenannten Strategie wird der Neue ab und zu aus dem Trainingsprozess herausgelöst, um praktische Erfahrungen zu machen und sich langsam an die konkrete Arbeitswirklichkeit zu gewöhnen.
5. *Vollzeitliches Einführungstraining:* Während einer bestimmten Einführungszeit wird das neue Mitglied ausschließlich geschult und nicht mit irgendwelchen Praxistätigkeiten betraut. (Neuberger, 1994:126f.*)*

Ideale Einführungs-
strategie

Während die Strategien «Trainingsbegleitende Aufgabenübernahme» und «Vollzeitliches Einführungstraining» aufgrund der qualitativen und quantitativen Intensität als wünschenswert für die Einführung neuer Führungskräfte betrachtet werden können, stellt das «Arbeitsbedingte Training» die ideale Einführungsstrategie für nachgeordnete Mitarbeiter dar. Viele Vorgesetzte unterschätzen jedoch den Informations- und Anleitungsbedarf neuer Mitarbeiter und verfahren nach der «Ins-Wasser-werfen-Strategie» mit allen Folgen der Überforderung und Desorientierung, wobei das Gegenstück hierzu die Unterforderung durch eine zunächst eingeräumte Schonfrist darstellt.

Anforderungen
an ein Einarbei-
tungsprogramm

Um die Einarbeitung von Mitarbeitern erfolgreich zu gestalten, müssen mehrere Ebenen berücksichtigt werden. Im Hinblick auf die konkrete Tätigkeit muss der neue Mitarbeiter mit seinen Aufgaben vertraut gemacht und eventuelle Wissens- und Fähigkeitsdefizite ausgeglichen werden. Er muss mit der Unternehmenskultur vertraut gemacht werden, mit den Normen und Werten und die Unternehmensziele kennen lernen. Schließlich muss er wissen, wie die Kommunikation und Kooperation im Team und team- und abteilungsübergreifend organisiert ist und nach welchen Führungsgrundsätzen gehandelt wird. Die konkrete Gestaltung des Einführungsprozesses hat insgesamt einen entscheidenden Einfluss darauf, wie kompetent der neue Mitarbeiter seine Aufgaben langfristig wahrnehmen kann. Bevor hier ein systematisiertes Vorgehen (s. **Abb. II 13-4**) vorgestellt wird, ist noch zu klären, wer für die Einarbeitungsphase zuständig sein kann. Der Vorgesetzte hat – wie oben bereits ausgeführt – dabei grundsätzlich eine wichtige Rolle. In seiner Kompetenz und Verantwortung liegt die Erarbeitung eines konkreten Einarbeitungsprogramms einschließlich der unterstützenden Medien. Auch wenn der Vorgesetzte die Einführung des neuen Mitarbeiters nicht selbst übernimmt, ist es sinnvoll, dass er das erste Orientierungsgespräch mit dem Mitarbeiter führt, in dem die Begrüßung stattfindet, allgemeine Informationen über das Unternehmen gegeben werden und das vorgesehene Einführungsprogramm erläutert wird. Die Begleitung des Einführungsprogramms kann dann auch durch andere Mitarbeiter erfolgen. Üblich ist einmal das Patensystem und zum anderen das Mentorensystem. In dem Patensystem wird dem neuen Mitarbeiter offiziell ein erfahrener Kollege an die Seite gestellt. Die Aufgaben des Paten umfassen:

Rolle des Vorgesetzten

Aufgaben des Paten

1. die Vorstellung des Arbeitsplatzes sowie des weiteren Umfeldes
2. die Kontaktstiftung mit den Teammitglieder der organisatorischen Einheit sowie mit Mitarbeitern an den Schnittstellen zu anderen Bereichen
3. die Einweisung, Anleitung und Betreuung bei den fachlichen Aufgaben

**Programm zur Mitarbeitereinführung**

1) Personaldaten des Mitarbeiters
2) Personaldaten des Paten/Vorgesetzten
3) Einarbeitungsprogramm
   **1. Tag:**
   ☑ Empfang durch den Paten und Vorstellung des Paten mit Aufgaben und Zielsetzung der Einarbeitung
   ☑ Erledigung der Personalformalitäten in der Personalabteilung
   ☑ Vorstellung der Teammitglieder der organisatorischen Einheit und Mitarbeitern anderer angrenzender Bereiche, Vorstellung von Vorgesetzten und Mitarbeitern von Stabsstellen (z. B. Qualitätsbeauftragte/r) sowie Vorstellung des Personalrates
   ☑ Betriebsrundgang
   ☑ Arbeitsplatzübergabe
   ☑ Gegebenenfalls erste Teilnahme an einer Teambesprechung/Übergabegespräch
   ☑ Orientierungsgespräche mit dem Vorgesetzten/anderen Personen über die Aufgaben der Stelle, allgemeine Richtlinien der Organisation (Unternehmensphilosophie, Führungs-richtlinien, Pflegeverständnis u. a.), Personalentwicklungsaktivitäten, Informations- und Besprechungsstruktur, ggf. Aushändigung von Informationsbroschüren, Stellen-beschreibung, Unfallverhütungsvorschriften, Richtlinien für Verbesserungsvorschläge u. a. und/oder Einsatz von Informationsvideos, Aufklärung über Sicherheitsmaßnahmen sowie Hinweise auf besondere Unfallgefahren
   ☑ Aufklärung durch den Paten über den Ablauf des Einarbeitungsprogramm, über Beurteilungskriterien und Beurteilungstermine
   ☑ Aufklärung durch den Paten, welche Aufgaben und Arbeiten in der ersten Woche zu leisten sind, zu welchem Zeitpunkt ein kurzes persönliches Gespräch erfolgt und wie eine durchgehende Erreich- und Ansprechbarkeit gewährleistet ist.

   **Die ersten Tage, Wochen, Monate:**
   Aufgabe des Paten
   ☑ In der ersten Woche tägliches Gespräch mit dem neuen Mitarbeiter
   ☑ Erreichbarkeit, wenn der neue Mitarbeiter Unterstützung benötigt
   ☑ Zu festgelegten Terminen gemeinsam mit dem Vorgesetzten Feedback über die Einarbeitungsfortschritte des neuen Mitarbeiters auf der Basis des Bewertungsbogens (Auswahl von Beurteilungskriterien gemäß der Aufgabenstellungen)
   Aufgaben der/des Vorgesetzten
   ☑ Ein- bis zweimal wöchentlich ein Gespräch mit dem neuen Mitarbeiter über dessen Aufgabengebiete
   ☑ Ansprechbarkeit, wenn der neue Mitarbeiter Unterstützung benötigt
   ☑ Zu festgelegten Terminen gemeinsam mit dem Paten Feedback über Einarbeitungs-fortschritte des neuen Mitarbeiters auf Basis des Bewertungsbogens (Auswahl von Beurteilungskriterien gemäß der Aufgabenstellung
   Aufgaben des neuen Mitarbeiters
   ☑ Erledigung der ihm/ihr übertragenen Aufgaben und Funktionen
   ☑ Selbsteinschätzung der Einarbeitungsfortschritte auf Basis des Beurteilungsbogens (vorher festgelegte Auswahl von Beurteilungskriterien gemäß der Aufgabenstellung)
   ☑ Feedback an den Vorgesetzten und den Paten

   **Etwa vier Wochen vor Probezeitende:**
   Pate, Vorgesetzte, Personalleitung und Leitung des Pflegebereichs werten die Zwischenbeurteilungen aus und ermitteln die Schwächen und Stärken des neuen Mitarbeiters. Es kommt abschließend zu einer Befürwortung oder Ablehnung seiner Übernahme.

**Abbildung II 13-4:** Exemplarisches Einarbeitungsprogramm im Patensystem

4. die Anleitung zu selbständigem und initiativen Denken und Handeln
5. die Orientierung auf problemlösebezogenes Denken
6. die Ermutigung zur Entwicklung von Ideen, die sowohl den fachlichen Aspekt der Aufgaben umfassen kann als auch kommunikative und kooperative Aspekte
7. das regelmäßige Feed-back
8. die regelmäßige Beurteilung des neuen Mitarbeiters gemeinsam mit dem Vorgesetzten.

Die Aufgaben des Paten sind recht anspruchsvoll und in der Praxis schwer umzusetzen. Von großem Vorteil ist es, wenn Paten besondere Fort- und Weiterbildungen erhalten, die sie auf dieses Anforderungsprofil vorbereiten und die zugleich Methoden und Techniken der Gesprächsführung sowie Methoden der Konfliktlösung und -prävention beinhalten. In der Regel kann von einer solchen Voraussetzung in Einrichtungen des Pflege- und Gesundheitsbereiches nicht ausgegangen werden.

*Mentorensystem*     Neben dem Patensystem wird in Konzepten der Mitarbeitereinführung des Weiteren das Mentorensystem genannt. (Kieser, 1999: 157) Der Begriff des Mentors stammt aus der griechischen Mythologie. Mentor war der Vertraute von König Odysseus, dem er die Aufgabe der Erziehung seines Sohnes Telemach übertrug, als er in den Trojanischen Krieg aufbrach. Lange Jahre bereitete Mentor Telemach auf seine zukünftige Rolle als Führer vor und war für ihn Vertrauter, Lehrer, Berater und Vaterfigur. Diese Aufgaben, die weit über die Aufgaben des Paten hinausgehen, prägen heute das Rollenverständnis von Mentoren, die im Industriebereich, aber auch im Wissenschaftsbereich das Ziel der Beratung von Karrierestrategien sowie das Aufstellen und Begleiten eines individuellen Entwicklungsplans umfassen.

*Tätigkeiten von Mentoren in der Krankenpflege*     In der Krankenpflege bezieht sich die Tätigkeit des Mentoren auf die Betreuung von Auszubildenden. Die Expertenarbeitsgruppe «Pflegeberufe in den 1990er-Jahren» definiert in ihrem Abschlußbericht die Funktion des Mentoren wie folgt:

> «Als Mentor im Rahmen der Krankenpflegeausbildung ist eine Krankenschwester, ein Krankenpfleger […] zu verstehen, der Krankenpflegeschülerinnen/-schüler […] während ihrer praktischen Ausbildung in der Krankenpflege ‹auf Station› gezielt praktisch anleitet.» (Baden-Württembergische Krankenhausgesellschaft e.V., 1990: 7).

Allerdings ist mit den aufgabenspezifischen Rahmenbedingungen, wie sie durch das Krankenpflegegesetz von 1985 und der Ausbildungs- und Prüfungsordnung für die Krankenpflege festgelegt sind, sowie durch die fehlende Stellenbeschreibungen, die nicht einheitlich geregelten pädagogisch-didaktischen Anforderungen und die fehlenden Auswahlkriterien für Mentorentätigkeiten eine umfassende Problematik verbunden. Diese Problematik kann in ihrer Tragweite hier nicht weiter ausgeführt werden. Es wäre jedoch sinnvoll, dass die Lösungsansätze, die vielerorts diskutiert werden, um das Tätigkeitsspektrum von Mentoren im Hinblick auf die Einarbeitung von neuen Mitarbeitern erweitert werden, um Synergien für die Einrichtungen nutzbar machen zu können. Grundsätzliche Voraussetzung dafür sind jedoch eine zeitliche Freistellung sowie die finanzielle und persönliche Anerkennung von Mentoren, die bis heute nicht gewährleistet sind.

Solange die Implementierung eines Mentorensystems mit integrierter Aufgabenstellung der Einarbeitung neuer Mitarbeiter, die auf Basis einer Veränderung der Rahmenbedingungen sowie auf einer einheitlichen inhaltlich-fachlichen und pädagogisch-didaktischen Mentorenweiterbildung erfolgen muss, noch nicht geleistet ist, bleibt die Einarbeitung neuer Mitarbeiter das Aufgabengebiet der

Vorgesetzten oder sie wird durch das Patensystem organisiert. Um die Kompetenz der neuen Mitarbeiter von Anfang an kontinuierlich entwickeln und zu fördern, ist es sinnvoll, einen detailliertes Einarbeitungsprogramm zu erarbeiten, dass zeitlich geordnet die einzelnen Schritte der Begleitung markiert und Beurteilungskriterien für das Feed-back enthält, die für den Mitarbeiter klar nachvollziehbar sind. Ebenso wie für die Konzeptionierung des Bewertungsbogen als Instrument für die Personalauswahl (vgl. Abb. II 13-3) ist auch für die Konzeptionierung eines Einarbeitungsprogramms das Stellenanforderungsprofil die entscheidende Bezugsgrundlage. In dem Anforderungsprofil sind alle relevanten fachlichen, methodischen, sozialen und personalen Kompetenzen erfasst, die auch später in der Phase der Personalentwicklung und -förderung immer wieder im Mittelpunkt der Aufmerksamkeit stehen werden. Der Bewertungsbogen muss für den Zweck der Einarbeitungsphase nun die Anforderungsmerkmale aufführen, die die neu zu erlernenden beziehungsweise weiterzuentwickelnden Kompetenzen erfasst. So kann zum Beispiel im Hinblick auf die Fachkompetenz das Niveau vorausgesetzt werden, welches durch die Ausbildung zur Pflegekraft vermittelt wird, während gegebenenfalls der neue Mitarbeiter im Hinblick auf besondere Qualitätsansprüche an die Arbeit eingearbeitet und unterwiesen werden muss und die Ergebnisse dieser Einarbeitung dann im Bewertungsbogen festzuhalten sind. **Abbildung II 13-5** zeigt exemplarisch ein Einarbeitungsprogramm für Pflegekräfte in der Psychiatrie, in welches das Instrument des Bewertungsbogens integriert ist. Hier wird auf eine differenzierte Skalierung verzichtet und an Stelle dessen die Bewertungsbeschreibung «sicher/nicht sicher in der Durchführung» gewählt, wobei gegebenenfalls eine Differenz in der Fremd- und Selbstbewertung zu einem vorrangigen Gesprächsthema zwischen Paten, neuem Mitarbeiter und Vorgesetzte stattfinden sollte.

Detailliertes Einarbeitungsprogramm erarbeiten

Kommen wir nun wieder auf den Fall zurück, um zu weiteren Präzisierungen des Analyserasters auf Basis der dritten Phase des Personalmarketings, der Einarbeitung von Mitarbeitern, zu kommen. Auf der Ebene der *Analyse/Diagnose* im Hinblick auf die *Struktur* kann festgehalten werden, dass keine systematische Informationspolitik zum Beispiel in Form von Informationsbroschüren betrieben wird und die Einrichtung keine spezielle Mentorenstellen oder Patenfunktionen eingerichtet hat. Die *Analyse/Diagnose* auf der Ebene des *Prozesses* ergibt, dass die Einarbeitung der neuen Mitarbeiter ohne ein detailliertes Einarbeitungsprogramm erfolgt, welches die wesentlichen Elemente des Anforderungsprofils der Stelle enthält. Die *Analyse/Diagnose* der *Person* zeigt, dass nach der «Ins-Wasser-Werfen-Strategie» verfahren wird. Die Pflegekräfte, denen die Einarbeitung von neuen Mitarbeitern übertragen wird, verfügen nicht über die spezifischen didaktischen und methodischen Kompetenzen, die eine Mentorentätigkeit oder Patenfunktion auszeichnen. Die unsystematische Einführung von Mitarbeitern kann als ein Grund für die Kündigungen in der Probezeit angenommen werden.

Analyse

Soll-Zustand

Im *Soll-Zustand* der *Struktur* hält die Einrichtung umfangreiches, geeignetes Informationsmaterial für neue Mitarbeiter bereit und es existieren entweder Mentorenstellen oder partielle Freistellungen für Patenfunktionen. Im *Soll-Zustand* des *Prozesses* werden die Mitarbeiter systematisch auf Basis eines Einarbeitungsprogramms eingeführt und begleitet. Der *Soll-Zustand* der *Person* zeichnet sich vor allem durch eine hohe didaktische und pädagogische Kompetenz der Mentoren/Paten aus sowie ihrer ausgeprägten sozialen Kompetenz einschließlich der Fähigkeit zur regelmäßigen Feedbackgabe und -nahme und zur Konfliktbewältigung.

| Beurteilung der Durchführung | Mitarbeiterprofil | |
|---|---|---|
| | Mitarbeiter beurteilt sich selbst: ✎ X | |
| | Mitarbeiter wird beurteilt: ✎ ○ | |
| **Beurteilungskriterien** | sicher | nicht sicher |
| **Zeitraum: 14 Tage** | | |
| **1. Fachkompetenz** | | |
| **Psychiatrische Pflege** | | |
| • Besonderheiten einer geschlossenen Station kennen lernen | | |
| • Patienten-Einstufung (G1/GS) | | |
| • Frühspaziergang | | |
| • Depressionsbewältigungsgruppe | | |
| • Gesprächsgruppe Suchtgefährdung | | |
| • Primary Nurse System | | |
| **Somatische Pflege** | | |
| • Alkohol-Testgerät | | |
| • Tabletten stellen | | |
| **2. Methodenkompetenz** | | |
| • Kennen lernen verschiedener Reglungen (hier: Aufzählungen) | | |
| • Kenntnisnahme und Verarbeitung verschiedener Informationen (hier: Aufzählungen) | | |
| **3. Sozialkompetenz** | | |
| **Kooperationsfähigkeit** | | |
| • hier: Zusammenarbeit mit anderen Funktionsbereichen und Dienstgruppen im Haus wie außer Haus | | |
| • Aktive Teilnahme an Teamsitzungen | | |
| **Zeitraum: 1 Monat** | | |
| **1. Fachkompetenz** | | |
| **Psychiatrische Pflege** | | |
| • spezielle Beobachtung von aggressiven, wahnhaften, desorientierten, depressiven, geistig behinderten, manischen, suchtkranken und suizidalen Patienten | | |
| • Durchführung von Tests | | |
| **2. Methodenkompetenz** | | |
| • Überleitungspflege vorbereiten | | |
| • Medikamentenbestellung/-nachbestellung | | |
| • Planung von Tages- und Wochenstrukturen | | |
| **3. Sozialkompetenz** | | |
| **Kooperationsfähigkeit** | | |
| • hier: Zusammenarbeit mit Ämtern, Polizei, Dienstleistern, Hilfsorganisationen etc. | | |
| • Aktive Teilnahme an Fallbesprechungen | | |

**Abbildung II 13-5:** Exemplarisches Einarbeitungsprogramm in der Psychiatrie (Blatt 1 von 2)

| Beurteilungskriterien | Mitarbeiterprofil | |
|---|---|---|
| | sicher | nicht sicher |
| **Zeitraum: drei Monate** | | |
| **1. Fachkompetenz** **Psychiatrische Pflege** • Pflegerischer Umgang mit den unterschiedlichen   Krankheitsbildern der Patienten | | |
| **2. Methodenkompetenz** • Einweisung und Handhabung der Dokumentation | | |
| **3. Sozialkompetenz** **Kooperationsfähigkeit** • Hier: Zusammenarbeit mit anderen Krankenhäusern und   Tageskliniken • Aktive Teilnahme an Fallbesprechungen | | |
| **Zeitraum: sechs Monate** | | |
| **1. Fachkompetenz** **Psychiatrische Pflege** • Grundkenntnisse der Realitätsorientierungstheorie • Grundkenntnisse der Validation • Grundkenntnisse der psychiatrischen Hauptmedikamente **Somatische Pflege** • Grundkenntnisse der basalen Stimulation • Grundkenntnisse der Arbeit mit ätherischen Ölen • Grundkenntnisse des Bobath- Konzeptes • Grundkenntnisse der Kinästhetik | | |
| **2. Methodenkompetenz** • Sicherer Handhabung der Dokumentation • Sichere Handhabung des Bestellwesens • Kenntnisnahme und Verarbeitung aller relevanten   Informationen (rechtlich, organisatorisch, verschiedene   psychiatrische Krankheitsbilder) | | |
| **3. Sozialkompetenz** **Kooperationsfähigkeit** • hier: Zusammenarbeit mit internen und externen Stellen • Aktive Teilnahme an Fallbesprechungen | | |
| **4. Personale Kompetenz** **Initiative** • liefert Impulse in den Teamsitzungen und bei Planungen **Kreativität** • denkt problemlöseorientiert **Engagement** • setzt sich stark ein **Selbstpflege** • nimmt an Selbsterfahrungsgruppen teil | | |

**Abbildung II 13-5:** Exemplarisches Einarbeitungsprogramm in der Psychiatrie (Blatt 2 von 2)

Interventionen

Die *Interventionen*, die daraus folgen müssten, umfassen auf der Ebene der *Struktur* die Planung und Konzeptionierung der Informationspolitik sowie die Schaffung von Mentorenstellen beziehungsweise eines Patensystems. Auf der Ebene des *Prozesses* wäre ein Einarbeitungsprogramm unter Berücksichtigung des spezifischen Anforderungsprofils der jeweiligen Stelle zu konzeptionieren und umzusetzen. Im Hinblick auf die *Person* müssten eine Reihe von Fortbildungsmaßnahmen durchgeführt werden, um die notwendigen Kompetenzen für die Einarbeitung neuer Mitarbeiter umfänglich zu schulen.

### 13.3.4

## Phase IV: Personalentwicklung und Personalförderung

Ist die Integrationsphase des neuen Mitarbeiters erfolgreich verlaufen, geht es im Weiteren darum, die Entwicklung des Mitarbeiters kontinuierlich zu begleiten und zu fördern, um seine Ressourcen für die Organisation nutzbar zu machen und ihm selbst die Umsetzung seiner Interessen zu ermöglichen. Diese Aufgabe leistet die Personalentwicklung. Die Personalentwicklung einschließlich der Personalförderung wird in der Personalwirtschaft neben der Personalbedarfsermittlung, Personalbeschaffung, Personaleinsatz, Personalfreistellung, Personalerhaltung und Personalinformationswirtschaft als das wichtigste Subsystem beschrieben.

Ansätze in der Personalentwicklung

(Hentze 1994: 318 ff.) Die Inhalte und Ziele der Personalenwicklung sind dabei in der Personalentwicklungsliteratur unterschiedlich beschrieben (zusammenfassende Darstellung: Thom, 1999), lassen sich aber im Wesentlichen zwei Richtungen zuordnen. Eine erste Richtung definiert die Ziele von Personalentwicklung vor allem als Optimierung der «Human Ressources» mittels gezielter Fort- und Weiterbildungen. In der zweiten Richtung wird Personalentwicklung als Untermenge der Organisationsentwicklung betrachtet, in der es um die fortlaufende Anpassung der Technologie, der Struktur und der Ressourcen der Mitarbeiter an veränderte (Umwelt-)Bedingungen geht. Personalentwicklung zielt in dieser Perspektive darauf ab, die Veränderungen der Organisationsstrukturen und -prozesse durch die Verhaltensänderung der Organisationsmitglieder zu ergänzen, die eine Förderung der Handlungskompetenz einschließt. (Mentzel, 1997: 50 ff.; Becker, 1993: 41 ff.) Kastner betont dabei die Wichtigkeit der Berücksichtigung von individuellen Zielvorstellung, wobei diese im Einklang mit den Zielen der Organisation zu bringen sind. (Kastner, 1990: 177) Die vernetzte Betrachtung von Personalentwicklung und Organisationsentwicklung hat Konsequenzen für das konkrete Vorgehen.

Wechselwirkung verschiedener Subsysteme berücksichtigen

Anders als in Personalentwicklungs-Konzeptionen, deren Hauptgewicht auf einer zielgerichteten Bildungsarbeit des Unternehmens und damit vor allem auf dem betrieblichen Lernen der Mitarbeiter liegt, steht in diesem Ansatz die Wechselwirkung der verschiedenen Subsysteme der Organisation im Vordergrund. Wir greifen hier exemplarisch das Konzept von Kastner auf, da es handlungstheoretisch ausgerichtet ist und eine Interaktion oder Wechselwirkung auf mehreren Ebenen berücksichtigt.

Matrix für die Aktivitäten der Personalentwicklung

Zur Orientierung hinsichtlich der verschiedenen Aktivitäten der Personalentwicklung hat Kastner eine Matrix entworfen, die vertikal die drei unterschiedlichen Handlungsebenen Diagnose, Intervention und Prävention enthält und horizontal die Merkmale Person, Situation und Organisation. Ausgangspunkt der Überlegung ist dabei, «dass es bei der Personalentwicklung nicht primär um die Förderung der Mitarbeiter als Personen geht, sondern um deren Verhalten» (Kastner, 1990: 198), welches sich aus Komponenten seiner Person (Persönlichkeitsmerkmale), seiner Arbeitssituation (Arbeitsplatz, Arbeitsanforderungen, soziale Situation, Führung) und der Organisation (Aufbau- und Ablauforganisation, Organisationskultur, Führungsstile etc). zusammensetzt. Auf der Handlungsebene der Diagnose geht es nun darum, die Interaktion zwischen Person und Situation, zwischen Person und Organisation, zwischen Situation und Organisation sowie

*Trippelinteraktion*

der Trippelinteraktion zwischen Person/Situation/Organisation präzise im Sinne einer Ist-Analyse herauszuarbeiten. Die daraus resultierenden Abweichungen vom Soll-Zustand beziehungsweise die Mängel werden auf der Handlungsebene der Intervention in Form geeigneter Maßnahmen in Bezug auf die Person, die Situation und die Organisation abgestellt. Die Handlungsebene der Prävention sucht schließlich für die das Arbeitsverhalten beeinflussenden Merkmale der Person, Situation und Organisation Maßnahmen zu entwickeln, die Probleme antizipiert und damit vermeidet. Dieses Vorgehen ähnelt im Wesentlichen dem methodischen Vorgehen, auf dem die Bearbeitung der Fallbeispiele und die Einordnung der theoretischen Modelle und Konzepte in dem vorliegenden Lehrbuch erfolgt. Unsere Methodik erfolgt in Anlehnung an den handlungstheoretisch begründeten Handlungszyklus mit den Schritten Planen, Durchführen und Kontrollieren, wobei die Teilhandlung Durchführen durch die Teil-Handlungen Analyse/Diagnose, Formulierung eines Soll-Zustandes, Festlegung der Interventionen und Durchführung von Zwischenevaluationen differenziert wird. Bei Kastner fehlt die wichtige Teilhandlung der Evaluation. Die Evaluation gleicht fortlaufend die Ergebnisse mit dem gewünschten Soll-Zustand ab, arbeitet Abweichungstendenzen heraus und formuliert entsprechende Maßnahmen, die aus dem prospektiv formulierten Soll-Zustand, der auch auf Prävention abzielt, abgeleitet werden. **Abbildung II 13-6** zeigt zugleich eine Übersicht über die konkreten Aktivitäten der Personalentwicklung und weist die verschiedenen Methoden und Instrumente der Umsetzung aus, wie sie von Kastner angegeben werden.

*Persönliche Kommunikation hat besondere Bedeutung*

Innerhalb des vernetzten Vorgehens bei der Problemerhebung sowie bei der Planung von Interventionsmaßnahmen kommt der persönlichen Kommunikation eine besondere Bedeutung zu, da sie das entscheidende Transportmittel für die gewünschten Veränderungen darstellt. Aus diesem Grund soll das Fördergespräch, welches sowohl diagnostische wie interventionistische Aspekte umfasst, als zentrales Instrument der Personalentwicklung noch einmal gesondert betrachtet werden.

*Inhalte von Fördergesprächen*

Becker definiert in Anlehnung an Papenfuß und Pfeuffer (1993) das Fördergespräch als persönliches Gespräch zwischen Mitarbeiter und Vorgesetztem, welches in festgesetzten, regelmäßigen Zeitabständen (ein bis zweimal pro Jahr) stattfindet. Die Inhalte von Fördergesprächen umfassen dabei folgende Elemente:

«1. Selbsteinschätzung des Mitarbeiters hinsichtlich Leistung und beruflicher Situation
2. Besprechen von Kooperation und Kommunikation
3. Aufzeigen von Stärken und Schwächen des Mitarbeiters
4. Anerkennen von Leistungen
5. Abklären weiterer Ziele und Aufgaben
6. Erörtern beruflicher Wünsche und Ziele des Mitarbeiters
7. Besprechen möglicher Personalentwicklungsmaßnahmen
8. Überlegungen zur Gehaltsentwicklung» (Becker, 1993: 265, Becker, 2002: 346 ff.).

| | **Person** | **Situation** | **Organisation** |
|---|---|---|---|
| **Diagnose und Prognose** | ■ Fachkompetenz<br>■ Methodenkompetenz<br>■ Sozialkompetenz<br>■ Personale Kompetenz | ■ Arbeitsanforderungen<br>■ Kooperationsbeziehungen<br>■ Arbeitsplatzgestaltung etc. | ■ Aufbaustruktur<br>■ Leitbild<br>■ Organisationskultur<br>■ Führungsleitbild |
| **Methoden der Erhebung** | ■ Fördergespräch<br>■ Assessment-Center etc. | ■ Arbeitsablaufanalyse<br>■ Arbeitsanforderungs-analyse etc. | ■ Dokumentenanalyse, Expertengespräche etc. |
| **Intervention und Evaluation** | ■ Entwicklung der beruflichen Handlungskompetenz<br> – fachlich<br> – methodisch<br> – sozial<br> – persönlich | ■ Restrukturierung von Arbeitsabläufen<br>■ Sicherheitsvorkehrungen etc. | ■ Implementierung von Qualitätsstandards, Leit- und Richtlinien |
| **Methoden der Intervention** | ■ Training on the job/ off the job<br>■ Prozessbegleitung etc. | ■ technische Unterstützung<br>■ Prozessbegleitung etc. | ■ Workshops, Seminare, Konzept erstellen<br>■ PR-Maßnahmen etc. |
| **Prävention** | ■ Selbstpflege<br>■ Team-Entwicklung etc. | ■ Ressourcenmobilisierung<br>■ Vernetzte PC-Systeme etc. | ■ Arbeitsplatzsicherung<br>■ Positionierung der Organisation auf dem Markt<br>■ Soziale Leistungen etc. |
| **Methoden der Prävention** | ■ Coaching, Training<br>■ Team-Entwicklungsmaß-nahmen etc. | ■ Präventionsplanung<br>■ Kontinuierlicher Verbesse-rungsprozess (KVP) etc. | ■ Techniken und Methoden der Lernenden Organisation<br>■ Systemdenken etc. |

**Abbildung 13-6:** Aktivitäten in der Personalentwicklung (Kastner, 1990: 204)

*Verschiedene Instrumente der Qualifikationsförderung*

*Mitarbeiterbeurteilung*

Die genannten einzelnen Elemente lassen Aspekte der Beurteilung, der Zielformulierung sowie der Qualifikationsförderung erkennen. Damit überschneidet sich das Instrument des Fördergesprächs mit dem Instrument der Mitarbeiterbeurteilung und mit dem der Zielvereinbarung; Letzteres ist ursprünglich unter der Bezeichnung *Management by Objectives* vor mehreren Jahrzehnten aus den USA nach Europa gekommen. Allen drei Formen des Mitarbeitergesprächs ist gemeinsam, dass sie gegenüber dem operativen Alltagsgeschäft auf eine langfristig orientierte Mitarbeiterführung und -förderung abzielen. Bei der Mitarbeiterbeurteilung steht im engeren Sinne eine Beurteilung der Leistung eines Individuums im Zusammenhang mit den Zielen einer Organisation im Vordergrund und dient damit als Basis für den leistungsabhängigen Lohnanteil des Entgelts. (Becker, 1993: 249 ff.) Die Kritik an Leistungsbeurteilungssystemen richtet sich vor allem darauf, dass sie versteckte («latente») Funktionen enthält, die für den zu Beurteilenden nicht erkennbar beziehungsweise transparent sind. Latente Funktionen können dabei positive wie negative Absichten enthalten und stehen daher zum Teil in einem widersprüchlichen Verhältnis zueinander. So kann eine Leistungsbeurteilung als Disziplinierungsinstrument eingesetzt werden, gleichzeitig kann sie aber auch einer Erhöhung der Arbeitszufriedenheit verfolgen. (Steinmann/Schreyögg, 2000: 614 ff.)

*Zielvereinbarungsgespräch*

Das Zielvereinbarungsgespräch hat – und hierin ähnelt es dem Fördergespräch – eine zweiseitige Informations- und Planungsfunktion. Der Vorgesetzte erhält Einblick in die Selbsteinschätzung und die Zukunftsplanung des Mitarbeiters und der Mitarbeiter erfährt, wie seine Leistungen bewertet werden und welche Zielsetzungen sich daraus ergeben. Die Ziele im Hinblick auf die Aufgaben des Mitarbeiters sowie seine persönlichen Entwicklungsziele müssen dabei mit den Zielen der Organisation in Einklang gebracht werden. Doppler und Lauterburg (2001) unterscheiden hier vier Kategorien von Zielen:

*Vier Kategorien von Zielen*

«1. Arbeitsziele im Rahmen der normalen Funktionsbeschreibung, die das laufende Geschäft betreffen.
2. Arbeitsziele, die über den gewohnten Rahmen hinausgehen und sich in Sonderaufträgen oder Projekten niederschlagen können.
3. Auf Mitarbeiter/innen, Gruppen, Funktionen oder Organisationseinheiten bezogene Entwicklungs- und Veränderungsziele (betreffen z. B.: Organisation, Zusammenspiel, Verhalten, Qualifikation etc.).
4. Auf die eigene Person bezogene Entwicklungsziele (betreffen z. B.: Führungsverhalten, Kommunikation, Qualifikation etc.).» (Doppler/Lauterburg, 2001: 216, Stroebe/Stroebe, 1992).

Das Zielvereinbarungsgespräch weist insgesamt sehr viel Gemeinsamkeiten mit dem Fördergespräch auf. Letzteres unterscheidet sich im Detail noch darin, dass ein besonderes Gewicht auf die soziale Funktion gelegt wird, das heißt, dass die Kommunikation zwischen Mitarbeiter und Vorgesetztem, sowie die Kommunikation zwischen Mitarbeiter und Team systematisch Beachtung findet.

In der Praxis wird es nun kaum möglich sein, die unterschiedlichen Instrumente der Personalbeurteilung, der Zielvereinbarung und des Fördergesprächs gleichzeitig einzusetzen. Sinnvoll – und aufgrund der vielen Überschneidung auch möglich – erscheint eine Verbindung der Instrumente. Legt man dabei die Inhalte des Fördergesprächs zugrunde, müssen die einzelnen Elemente lediglich weiter ausdifferenziert werden, um die Funktion der Leistungsbeurteilung und die Funktion der Zielentwicklung umfänglich zu integrieren.

*Entwicklung von Beurteilungskriterien*

Um die Leistungsbeurteilung nicht losgelöst von anderen Kriterien im Arbeitsprozess wie zum Beispiel Motivation, Engagement, Fähigkeiten etc. zu gestalten, ist es notwendig, differenzierte Beurteilungskriterien zu entwickeln, die neben der Fach- und Methodenkompetenz auch die Sozialkompetenz und die personale Kompetenz berücksichtigen. Grundsätzlich sind bei der Auswahl der Kriterien verschiedene Anforderungen zu beachten. So müssen sie für den Wert der Leistung relevant sein und klar und trennscharf definiert werden, um Doppelbewertungen zu vermeiden. Weiterhin geht es bei der Kriterienbildung um Vollständigkeit, das heißt um die Erfassung aller Merkmale, die für die Aufgabenerfüllung von Bedeutung sind und um die Allgemeingültigkeit, das heißt die Anwendbarkeit der Kriterien für alle zu beurteilenden Leistungen der Mitarbeiter mit gleichen Aufgabenstellungen. Schließlich müssen die Kriterien durch Beobachtung erfassbar sein. Die Entwicklung eines Beurteilungsbogens für das Fördergespräch erfolgt wieder auf der Basis eines Anforderungsprofils an die jeweilige Stelle. Anforderungsprofile erfüllen alle genannten Anforderungen und können im Sinne einer «Tiefenplanung», angefangen von der Personalauswahl über die Einarbeitung von Mitarbeitern bis hin zur Personalentwicklung als einheitliche Grundlage genutzt werden, um das Mitarbeiterprofil mit dem Anforderungsprofil der Stelle in den verschiedenen Stadien differenziert abgleichen zu können.

*«Tiefenplanung» eines Beurteilungsbogens*

Der Abgleich des Ist-Profils mit dem Soll-Profil ermöglicht generell die Identifizierung von Abweichungen, aus denen Maßnahmen beziehungsweise Zielsetzungen abgeleitet werden können. Diese Abweichungsanalyse erfolgt einmal durch die Selbsteinschätzung des Mitarbeiters, zum anderen aus der Beurteilung des Vorgesetzten, indem der Beurteilungsbogen sowohl von dem Vorgesetzten als auch von dem Mitarbeiter ausgefüllt wird. In einer gemeinsamen Diskussion über Wahrnehmungs- und Bewertungsunterschiede kristallisiert sich dann der Entwicklungsbedarf des Mitarbeiters sowie die anzustrebenden Ziele heraus. Diese Ziele müssen in dem Beurteilungsbogen in gesonderter Form festgehalten werden und bilden zusammen mit weiteren Vereinbarungen über Verfahren der Anleitung und Begleitung sowie über regelmäßige Gespräche die Grundlage für die Evaluation der Ergebnisse nach einer bestimmten, vorab festgelegten Zeit. **Abbildung II 13-7** zeigt exemplarisch für die allgemeine Pflege einen Beurteilungsbogen für das Fördergespräch, indem die Ebenen der Zielentwicklung und Zielvereinbarung mit berücksichtigt sind.

*(margin: Entwicklungsbedarf und Ziele des Mitarbeiters ermitteln)*

*(margin: Ablauf von Fördergesprächen)*

Der Zeitaufwand für die Einführung von Fördergesprächen, die sowohl eine differenzierte Beurteilung sowie die Formulierung von Zielen und Teilzielen einschließen, beträgt pro Mitarbeiter rund 2,5 bis 6 Stunden, wobei für die Implementierung in der gesamten Einrichtung je nach Größe zwischen 1,5 und 3 Jahren zu rechnen ist. Sind die Fördergespräche einmal eingeführt, reduziert sich die Dauer der Einzelgespräche auf rund 1,5 Stunden bei einer Frequenz von ein- bis zweimal im Jahr. Der konkrete Ablauf der Gespräche gliedert sich dabei in folgende Phasen:

1. Vorbereitungsphase
2. Anwärmphase
3. Durchführungsphase
4. Ergebnissicherung. (Becker 1993: 267)

*(margin: Vorbereitungsphase)*

In der Vorbereitungsphase geht es zunächst darum, den Mitarbeiter über Sinn und Zweck des Fördergesprächs sowie über Zeitpunkt und Ort zu informieren und ihn zu bitten, den Beurteilungsbogen vor dem Gespräch auszufüllen. Der Vorgesetzte bearbeitet ebenfalls in der Vorbereitungsphase den Beurteilungsbogen und stimmt sich auf den Mitarbeiter ein. Er sorgt des Weiteren dafür, dass die Voraussetzungen für einen ungestörten Ablauf des Gesprächs gegeben sind.

*(margin: Anwärmphase)*

In der Anwärmphase sorgt der Vorgesetzte für eine entspannte Gesprächsatmosphäre durch persönliche Kontaktaufnahme mit dem Mitarbeiter und die Förderung seiner Kommunikationsbereitschaft. Störungen sind im Vorfeld zu klären.

*(margin: Durchführungsphase)*

Die Durchführungsphase stellt das Herzstück des Fördergesprächs dar. Hier wird an Hand des Beurteilungsbogens sowohl die Selbsteinschätzung des Mitarbeiters als auch die Einschätzung und Bewertung des Vorgesetzten erörtert. Abweichungen müssen genau geklärt und analysiert werden. Dabei müssen im Sinne eines systemischen Ansatzes der Personalentwicklung neben der Ebene des konkreten (Arbeits-)Verhaltens die Ebene des Prozesses und die Ebene der Struktur Berücksichtigung finden, da sie möglicherweise im Hinblick auf festgestellte Schwächen von Bedeutung sind. Ist ein relativer Konsens im Hinblick auf die Beurteilung und Bewertung der beruflichen Handlungskompetenz des Mitarbeiters erreicht, werden mögliche Entwicklungsmaßnahmen und Ziele besprochen. Hier finden die persönlichen Entwicklungsziele des Mitarbeiters Berücksichtigung.

*(margin: Ergebnissicherung)*

In der Phase der Ergebnissicherung erfolgt durch den Vorgesetzten eine Zusammenfassung der wichtigsten Ergebnisse und Vereinbarungen des Gespräches, die in dem Beurteilungsbogen schriftlich fixiert werden und durch Unterschrift des Mitarbeiters bestätigt werden (s. Abb. II 13-7).

| Beurteilungskriterien | Mitarbeiteprofil | | Selbsteinschätzung: ✎ X | Fremdeinschätzung: ✎ ○ |
|---|---|---|---|---|
| | **Beurteilungsskala** | | | |
| | Sehr gut | gut | befriedigung | nicht ausreichend |
| Fachkompetenz | | | | |
| Methodenkompetenz | | | | |
| Sozialkompetenz | | | | |
| Personale Kompetenz | | | | |
| | Was? | Bis wann? | Begleitung | Auswertung |
| Vereinbarungen | | | | |
| Entwicklungsbedarf | | | | |
| Aufgabenziele | | | | |
| Einwicklungs- und Veränderungsziele | | | | |
| Persönliche Entwicklungsziele | | | | |

**Abbildung II 13-7:** Beurteilungsbogen für die berufliche Handlungskompetenz

Einstellung und Haltung des Vorgesetzten

Das Fördergespräch ist eines der anspruchsvollsten Instrumente innerhalb der Personalentwicklung. Es zielt insgesamt darauf ab, alle Ressourcen des Mitarbeiters maximal zu fördern, seine Identifikation mit den Zielen der Einrichtung zu erhöhen und Eigeninitiative und selbstorganisiertes Lernen zu stimulieren. Die Einstellung und die Haltung des Vorgesetzten gegenüber dem Mitarbeiter sind dabei eine entscheidende Voraussetzung zum erfolgreichen Gelingen dieses Prozesses. Sie erfordert eine ethische Grundeinstellung, die an dem humanistischen Menschenbild orientiert ist. Konkret muss in dem Fördergespräch die menschliche Würde des Mitarbeiters gewahrt werden und seine Persönlichkeit sowie Privatsphäre geachtet werden. Die Bewertung kann sich auf das konkrete Verhalten des Mitarbeiters beziehen, nicht jedoch auf seine gesamte Person. Die Ausübung von Druck sollte in jedem Fall vermieden werden, ebenso ein Verhalten, was bei dem Mitarbeiter das Gefühl des Ausgeliefertseins und/oder der Erniedrigung hervorrufen könnte. Dem Mitarbeiter ist ein uneingeschränktes Recht zur freien Meinungsbildung und -äußerung zuzugestehen und die Möglichkeit der Selbstentfaltung – im Einklang mit den Organisationszielen – sollte gewährleistet werden.

Nach der Darstellung der vierten und letzten Phase des Personalmarketingmodells erfolgt nun abschließend der Transfer auf den Fall.

**Analyse**

Auf der Ebene der *Analyse/Diagnose* in Bezug auf die Struktur ist zu vermerken, dass die Fort- und Weiterbildungsabteilung über kein systematisches Konzept der Personalentwicklung verfügt und die Qualifizierungsmaßnahmen ohne Absprache mit den Führungskräften in der Linie erfolgt. Die *Analyse/Diagnose* des *Prozesses* zeigt, dass keine Fördergespräche durchgeführt werden und die in den Fortbildungen vermittelten Kenntnisse nicht auf die konkreten Arbeitsanforderungen bezogen sind und die Umsetzung dieser Kenntnisse nicht mit den strukturellen Rahmenbedingungen vereinbar ist. Die Folge ist ein «Motivationsabsturz» der Mitarbeiter *(Analyse/Diagnose: Person)*.

**Soll-Zustand**

Im *Soll-Zustand* der *Struktur* hat die Einrichtung ein Personalentwicklungskonzept, welches die Trippelinteraktion zwischen Person, Situation und Organisation berücksichtigt, implementiert. Die Zuständigkeiten für die Durchführung von Personalentwicklungsmaßnahmen sind klar geregelt. Im *Soll-Zustand* des *Prozesses* führen die zuständigen Leitungskräfte zusammen mit den nachgeordneten Mitarbeitern die Teil-Handlungen der Ist-Analyse, der Formulierung eines Soll-Zustandes, der Bestimmung von Interventionen und der Evaluation auf Basis eines Bewertungsbogen regelmäßig in einem Fördergespräch durch. Der *Soll-Zustand* der *Person* umfasst im Hinblick auf die Führungskraft die Fähigkeit und Bereitschaft, Mitarbeiter zur Eigeninitiative und zum selbstorganisierten Lernen anzuregen und sie darin kompetent zu begleiten.

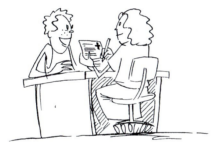

**Intervention**

Daraus ergeben sich folgende *Interventionen*. Auf der Ebene der *Struktur* müssen Entscheidungen über Zuständigkeiten und Kooperationen im Hinblick auf die durchzuführenden Personalentwicklungsmaßnahmen getroffen werden und es sollten einheitliche und verbindlich geltende Instrumente wie zum Beispiel Beurteilungsbogen konzeptioniert und entwickelt werden. Auf der Ebene des *Prozesses* würde es um die konkrete quantitative und qualitative Planung und Einführung von Fördergesprächen gehen, wobei die zuständigen *Personen* umfassend für diese Aufgabe zu schulen wären.

## 13.4
# Zusammenfassendes Ergebnis

Angesichts der hohen Bedeutung der Personalqualität für die Qualität der pflegerischen Leistung kommen der Gewinnung von qualifiziertem Personal, der Einarbeitung von neuen Mitarbeitern sowie der Personalentwicklung und -förderung als zentrale Bestandteile des Personalmarketings eine hohe Bedeutung zu. Um das Personalmarketing zu einer wirksamen Organisationsstrategie entwickeln zu können, ist es notwendig, sie in einer Unternehmensphilosophie zu verankern, die sich konsequent in einer Führungsphilosophie fortsetzt und die als einen weiteren wichtigen Bestandteil Aussagen über das Pflegeverständnis beziehungsweise ein Pflegeleitbild enthält. Maßnahmen des Personalmarketings werden damit aus einer holistischen Perspektive betrachtet und konzeptioniert. Sie heben insgesamt darauf ab, das Bewerber- beziehungsweise Mitarbeiterprofil mit dem Soll-Profil der Stellenanforderung in Verbindung mit den Organisationszielen in einem fortlaufenden Bewertungsverfahren zu vergleichen und gegebenenfalls begründete und transparente Selektionen erfolgen zu lassen, sowie geeignete Fördermaßnahmen zur Anpassung des Ist-Zustandes an den Soll-Zustand zu planen. Das Soll-Profil der Stellenanforderung umfasst dabei nicht nur die Fach- und Methodenkompetenz, sondern es richtet sich vor dem Hintergrund der vielschichtigen Anforderungen an die Versorgungs- und Dienstleistungsqualität in der Pflege vor allem auch auf die Sozialkompetenz und die personale Kompetenz.

Gelingt einer Einrichtung die Gewinnung von qualifizierten Mitarbeitern, die über eine ausgeprägte berufliche Handlungskompetenz in der Pflege verfügen, so geht es bei der Integration der neuen Mitarbeiter und der Personalentwicklung vor allem darum, die Identifikation der Mitarbeiter mit den Zielen der Organisation zu erhöhen, Ressourcen umfassend zu fördern und die Eigeninitiative und die Bereitschaft zum (selbstorganisiertem) Lernen und zur Weiterentwicklung anzuregen.

Ein holistisch konzeptioniertes und strategisch angelegtes Personalmarketing besteht aus verschiedenen Bausteinen, die verschiedenen Phasen zugeordnet werden können. Orientiert an dem idealtypischen Zeitablauf von der Personalansprache über die Personalgewinnung bis hin zur Personalentwicklung und -förderung sind konkret folgende vier Phasen zu nennen:

1. Die erste Phase umfasst die Ansprache und Bewerbung potentieller neuer Mitarbeiter, wobei die Imagebildung am Pflegepersonalmarkt von besonderer Bedeutung ist.
2. In der zweiten Phase erfolgt die konkrete Stellenausschreibung und der Prozess der Personalauswahl auf der Grundlage eines standardisierten Verfahrens.
3. In der dritten Phase geht es um die Integration der neuen Mitarbeiter, um ihre Einarbeitung. Ein standardisiertes Vorgehen, welches Anleitung, Beratung und Bewertung umfasst, sichert den systematischen Verlauf der Einarbeitungsphase.
4. Die vierte Phase umfasst die Personalentwicklung mit dem Ziel einer umfänglichen Förderung der Ressourcen der Mitarbeiter und einer Erhöhung ihrer Identifikation mit den Zielen der Organisation, die mit den persönlichen Zielen in Einklang stehen sollten.

In Tabelle II 13-3 (s. Seite 685) sind zusammenfassend die verschiedenen Phasen einschließlich der relevanten Instrumente in ihre Anwendung auf das Fallbeispiel in das Analyseraster eingeordnet. Ein Vergleich mit der in Tabelle II 13-2 dargestellten intuitiven Bearbeitung des Fallbeispiels verdeutlicht die Vielfalt von Differenzierungen, die das theoretische Phasenmodell des Personalmarketings im Sinne eines systematischen und strategischen Vorgehens in den einzelnen Handlungsschritten der Analyse/Diagnose, der Formulierung des Sollzustands, der Intervention sowie der Evaluation in der Praxis möglich macht.

**Tabelle II 13-3**: Zusammenfassende Darstellung und Analyseraster zur sachgerechten Bearbeitung des Fallbeispiels «Hohe Personalfluktuation im Pflegebereich»

| Handlungs- schritte | Phasenmodell von Teamentwicklungsmaßnahmen | | |
|---|---|---|---|
| | **Person** | **Prozess** | **Struktur** |
| **Analyse, Diagnose** | Phase 1<br>■ Keine Mund-zu-Mund-Propaganda<br>Phase 2<br>■ Keine Systematik im Auswahlgespräch<br>■ Gesprächsführungskompetenzen nicht vorhanden<br>Phase 3<br>■ «Ins-Wasser-Werfen»-Strategie<br>■ Fehlen von didaktischen und methodischen Kompetenzen<br>Phase 4<br>■ «Motivationsabsturz» der Mitarbeiter | Phase 1<br>■ Fehlen von persönlichen Kommunikationsinstrumenten<br>Phase 2<br>■ Stellenausschreibung begrenzt und unspezifisch<br>■ Kompetenzanalyse fehlt<br>Phase 3<br>■ Einarbeitung ohne spezielles Einarbeitungsprogramm<br>Phase 4<br>■ Fördergespräche werden nicht durchgeführt<br>■ Kein Praxistransfer der Fortbildungsinhalte möglich | Phase 1<br>■ Existieren eine Unternehmensphilosophie, Führungsgrundsätze und ein Pflegeleitbild?<br>Phase 2<br>■ Fehlende Stellenbeschreibungen<br>■ Fehlen von Bewertungsbogen<br>Phase 3<br>■ Keine systematische Informationspolitik<br>■ Keine Mentorenstellen und Patenfunktionen<br>Phase 4<br>■ Kein Personalentwicklungskonzept<br>■ Keine klaren Zuständigkeiten in der Planung, Durchführung und Evaluation von Qualifizierungsmaßnahmen |
| **Soll-Zustand** | Phase 1<br>■ Mitarbeiter und Patienten in Kontaktpflege miteinbeziehen<br>■ Mitwirkung der Mitarbeiter am Corporate Design<br>Phase 2<br>■ Gesprächsführungskompetenz ist vorhanden<br>Phase 3<br>■ Hohe didaktische und pädagogische Kompetenz<br>Phase 4<br>■ Mitarbeiter zur Eigeninitiative und zum selbstorganisierten Lernen anregen | Phase 1<br>■ Persönliche und unpersönliche Kommunikationsinstrumente werden eingesetzt<br>Phase 2<br>■ Gezielte Stellenausschreibungen<br>■ Auswahlgespräch basiert auf Bewertungsbogen<br>Phase 3<br>■ Systematische Einarbeitung von neuen Mitarbeitern<br>Phase 4<br>■ Durchführung von Fördergesprächen | Phase 1<br>■ Unternehmensphilosophie, Führungsgrundsätze und Pflegeleitbild sowie ein Corporate Design sind entwickelt<br>Phase 2<br>■ Stellenbeschreibungen und Bewertungsbogen sind vorhanden<br>Phase 3<br>■ Umfangreiches Informationsmaterial steht bereit<br>■ Mentorenstellen und Patenfunktion vorhanden<br>Phase 4<br>■ Systematisches Personalentwicklungskonzept vorhanden<br>■ Klare Regelung von Zuständigkeiten |
| **Interventionen** | Phase 1<br>■ Kompetenzentwicklung der Mitarbeiter<br>Phase 2<br>■ Schulungen und Trainings zur Steigerung der Gesprächsführungskompetenz<br>Phase 3<br>■ Kompetenzentwicklung von Mentoren/ Paten<br>Phase 4<br>■ Kompetenzentwicklung von Leitungskräften für die Durchführung von Fördergesprächen | Phase 1<br>■ Quantitative und qualitative Planung und Konzeptionierung von Kommunikationsinstrumenten<br>Phase 2<br>■ Bearbeitung der Anforderungsprofile durch Operationalisierung der Kompetenzebenen<br>Phase 3<br>■ Konzeptionierung und Umsetzung eines Einarbeitungsprogramms<br>Phase 4<br>■ Planung und Durchführung von Fördergesprächen | Phase 1<br>■ Entwicklung und Konzeptionierung der Rahmenbedingungen (Unternehmensphilosophie)<br>Phase 2<br>■ Implementierung von Stellenbeschreibungen und Bewertungsbogen<br>■ Planung und Konzeptionierung der Informationspolitik<br>■ Einrichtung von Mentorenstellen und Patensystem<br>Phase 4<br>■ Einheitliche und verbindlich geltende Personalentwicklungsinstrumente entwickeln<br>■ Zuständigkeiten klären |
| **Evaluation** | ■ Überprüfen der Ergebnisse in Bezug auf den gewünschten Soll-Zustand | | |

## Literatur

Achterhold, G.: Corporate Identity. 2. Aufl. Gabler, Wiesbaden 1991

Baden-Württembergische Krankenhausgesellschaft e.V.: Empfehlung zur Tätigkeit von Mentoren für die praktische Ausbildung in der Krankenpflege. Stuttgart 1990

Batz, M.: Erfolgreiches Personalmarketing. Personalverantwortung aus marktorientierter Sicht. Sauer, Heidelberg 1996

Becker, M.: Personalentwicklung. Die Personalwirtschaftliche Herausforderung der Zukunft. Gehlen, Bad Homburg vor der Höhe 1993

Becker. M.: Personalentwicklung. Bildung, Förderung und Organisationsentwicklung in Theorie und Praxis. 3. Aufl. Schäffer-Poeschel, Stuttgart 2002

Benner, P.: Stufen zur Pflegekompetenz. From Novice to Expert. Huber, Bern 1994

Bien, D.: Stellenbeschreibungen in der Altenpflege: Erarbeitung und Umsetzung sind oft schwierig. Pflegezeitschrift (1997) 11: 678–681

Brinkmann, H.: Ganzheitliche Unternehmensführung und offensives Personalmanagement. Waxmann, Münster/New York 1996

Doppler, K.; Lauterburg, C.: Change Management: Den Unternehmenswandel gestalten. 10. Aufl. Campus, Frankfurt am Main/New York 2000

Haubrock, M. (Hrsg.): Betriebswirtschaft und Management im Krankenhaus. Huber Verlag, Bern 1997

Harris, Th. et al.: Personalmarketing. Schäffer-Poeschel, Stuttgart 2002

Hentze, H.: Personalwirtschaftslehre I. Grundlagen, Personalbedarfsermittlung, -beschaffung, -entwicklung und -einsatz. 6. Aufl. UTB, Bern/Stuttgart/Wien 1994

Heyse, V.; Erpenbeck, J.: Der Sprung über die Kompetenzbarriere. Bertelsmann, Bielefeld 1997

Kastner, M.: Personalmanagement heute. Moderne Industrie, Landsberg/Lech 1990

Kieser, A.: Einarbeitung neuer Mitarbeiter. In: von Rosenstil. L.;, Regnet, R.; Domsch, M. (Hrsg.): Führung von Mitarbeitern. Handbuch für erfolgreiches Personalmanagement. 4. Aufl. Schäffer-Poeschel, Stuttgart 1999

Knebel, H.; Schneider, H.: Taschenbuch zur Stellenbeschreibung. 6. Aufl. Sauer, Heidelberg 1997

Knebel, H.; Schneider, H.: Die Stellenbeschreibung mit Speziallexikon. Sauer, Heidelberg 2000

Leuzinger, A; Luterbacher, Th.: Mitarbeiterführung im Krankenhaus. 2. Aufl. Huber, Bern 2000

Meffert, H.: Marketing. 9. Aufl. Gabler, Wiesbaden 2000

Mentzel; W.: Unternehmenssicherung durch Personalentwicklung, Mitarbeiter motivieren, fördern und weiterbilden. 6. Aufl. Haufe, Freiburg im Breisgau 1997

Neuberger, O.: Personalentwicklung. 2. Aufl. Schäffer-Poeschel, Stuttgart 1994

Papenfuß, K.; Pfeuffer, E.: Mitarbeitergespräch. In: Strutz, H. (Hrsg.): Handbuch Personalmarketing. 2. Aufl. Gabler, Wiesbaden 1993: 379–412

Reich, K. H.: Personalmarketing-Konzeption. In: Strutz, H. (Hrsg.): Handbuch Personalmarketing. 2. Aufl. Gabler, Wiesbaden 1993: 164–178

Simon, H.; Wiltinger, K.; Sebastian, K.: Effektives Personalmarketing. Strategien, Instrumente, Fallstudien. Gabler, Wiesbaden 1995

Staffelbach, B.: Strategisches Personalmarketing. In: Scholz, Ch. et al.: Strategisches Personalmarketing: Konzeption und Realisierung. Schäffer-Poeschel, Stuttgart 1995: 143–158

Steinmann, H.; Schreyögg, G.: Management. Grundlagen der Unternehmensführung. 5. Aufl. Gabler, Wiesbaden 2000

Stroebe, R. W.; Stoebe, G. H.: Führungsstile: Situatives Führen und Management by Objektives. 4. Aufl, Sauer, Heidelberg 1992

Thom, N.: Personalentwicklung als Instrument der Unternehmensführung. Schäffer-Poeschel, Stuttgart 1999

Wagner, D.: Führung und Organisationsstruktur. In: von Rosenstiel, L.; Regnet, E.; Domsch, M. (Hrsg.): Führung von Mitarbeitern. Handbuch für erfolgreiches Personalmanagement. 4. Aufl. Schäffer-Poeschel, Stuttgart 1999

Weibel, P.: Strategieumsetzung im Dienstleistungsbetrieb mittels Human Ressource Management (HRM). In: Dubs, R.; Mahari, J.; Siegwart, H. (Hrsg.): Meilensteine im Management – Human Ressource Managment. Schäffer-Poeschel, Stuttgart 1997

# Verzeichnis der Autoren und Autorinnen

**Annerose Bohrer** arbeitet als Redakteurin der Zeitschrift «Unterricht Pflege» beim Prodos Verlag in Brake und als wissenschaftliche Mitarbeiterin im Bundesforschungsprojekt «Lernfeldorientierte Altenpflegeausbildung – Pflege von Menschen mit Demenz (LoAD)» der Europäischen Seniorenakademie Ahaus und der Fachhochschule Münster. Sie ist Krankenschwester und Diplom-Pflegewissenschaftlerin (FH). Annerose Bohrer ist Mitautorin des Kapitels «Wissensmanagement».

**Veronika Büter** arbeitet als Fachbereichsleiterin in der Abteilung Sozialstationen beim Caritasverband für das Erzbistum Berlin. Sie ist Krankenschwester und Diplom-Pflegemanagerin (FH). Veronika Büter ist Autorin des Kapitels «Prozessmanagement».

**Dr. rer. soc. Bodo de Vries** leitet die Europäische Senioren Akademie (ESA, Caritas ESTA gGmbH) und das Europäische Institut für Geragogik, Lebensweltbegleitung und Pflegeforschung in Ahaus, Westfalen. Als Sozialwissenschaftler, Sozialgerontologe und Pflegefachmann arbeitet er in der Forschung, Bildung und im Projektmanagement in verschiedenen Handlungsfeldern der Altenhilfe. Zusätzlich ist er als Autor von Fachartikeln und -büchern sowie als Berater von Altenpflegeeinrichtungen tätig. Bodo de Vries ist Autor des Kapitels «Handlungstheoretische Grundlagen».

**Kerstin Haehner** arbeitet als Lehrerin an der Zentralschule für Gesundheitsberufe St. Hildegard in Münster und ist Mitglied der Arbeitsgemeinschaft Lernortkooperation. Sie ist Krankenschwester und Diplom-Pflegewissenschaftlerin (FH). Kerstin Haehner ist Mitautorin des Kapitels «Wissensmanagement».

**Bernhard Krautz** arbeitet als Pflegecontroller in einer Stabsstelle der Pflegedirektion am Klinikum Ingolstadt. Er ist Krankenpfleger mit mehrjähriger Berufserfahrung in der neurologischen Frührehabilitation und Intensivmedizin. Nach dem Studienabschluss zum Dipl.-Pflegemanager (FH) leitete er den Pflegedienst einer Rehabilitationsklinik für Neurologie, Orthopädie und Geriatrie. Sein jetziges Aufgabenfeld «Pflegecontrolling» umfasst neben klassischen Controllingaufgaben, die Entwicklung eines pflegespezifischen Berichtswesens sowie die Beratung und Umsetzung pflegerischer Organisationsentwicklung und Prozessgestaltung. Er unterrichtet an der Berufsfachschule für Krankenpflege und der Berufsfachschule für Hebammen in Ingolstadt «Wirtschaftslehre im Gesundheitswesen». Bernhard Krautz ist Mitautor des Kapitels «Wissensmanagement».

**Beate Loskamp** arbeitet als Diplompädagogin in der Beratung für den Bereich «Leben im Alter» der Diakonie in Düsseldorf. Sie ist Fachkrankenschwester für Intensivpflege, Diplompädagogin mit den Schwerpunkten Erwachsenenbildung und pädagogische Beratung sowie freiberuflich in der Fortbildung von Pflegefachkräften tätig. Beate Loskamp ist Mitautorin des Kapitels «Selbst- und Zeitmanagement».

**Anne Marx** arbeitet seit mehreren Jahren als wissenschaftliche Mitarbeiterin am Fachbereich Pflege der Fachhochschule Münster, aktuell in der wissenschaftlichen Begleitung des Projektes «Konzeptentwicklung und Erprobung für die Fortbildung häusliche Krankenpflege für schwerstkranke Kinder für Kinderkrankenpflegekräfte in ambulanten Pflegediensten in Niedersachsen». Sie ist Krankenschwester mit mehrjähriger Berufserfahrung in der Intensivmedizin, Diplom-Pflegemanagerin (FH) und Tutorentrainerin der Fachhochschule Münster. Anne Marx ist Mitautorin des Kapitels «Individuelle Lernfähigkeit».

**Hannelore Muster-Wäbs** ist Diplom-Handelslehrerin und arbeitet als Hauptseminarleiterin im «Landesinstitut für Lehrerbildung und Schulentwicklung», Abteilung Ausbildung – Berufliche Schulen – in Hamburg. Sie ist Mitautorin des Kapitels «Theoretische Grundlagen» und Autorin des Kapitels «Teamentwicklung – Förderung der Sozialkompetenz».

**Prof. Dr. phil. habil. Märle Poser** ist seit 1986 in der Beratung und Fortbildung in sozialen und pflegerischen Dienstleistungsorganisationen tätig und seit 1995 Professorin für Personalwirtschaft an der Fachhochschule Münster im Studiengang Pflege. Ihre Arbeits- und Forschungsschwerpunkte sind «Lernende im Gesundheitsbereich (Qualitätsmanagement, Organisationsentwicklung, Führungskräfteauswahl und -training, Personalentwicklung, Marketingkonzepte)». Märle Poser ist Autorin der Kapitel «Systemtheoretische Grundlagen», «Selbstreflexion und Selbstklärung», «Führung und Führungsstile», «Teamentwicklungsmaßnahmen», «Personalmarketing als ganzheitlicher und integrierter Ansatz» und Mitautorin der Kapitel «Besprechungsmanagement», «Projektmanagement» und «Individuelle Lernfähigkeit».

**Dr. Kordula Schneider** ist Diplom-Oecotrophologin und Berufsschullehrerin. Etliche Jahre war sie als Berufsschullehrerin in verschiedenen Ausbildungsberufen des Gesundheits- und Pflegebereichs tätig. Seit 1996 ist sie Professorin an der Fachhochschule Münster, Fachbereich Pflege und ist am Studiengang Pflegepädagogik für das Lehrgebiet Erziehungswissenschaft/Berufspädagogik und Berufsfelddidaktik verantwortlich. Ihre Projekt- und Forschungstätigkeiten liegen auf dem Gebiet der Lernfeldimplementierung für die Gesundheits- und Pflegeberufe. Ein aktueller Forschungsschwerpunkt ist die Weiterentwicklung von Curricula in der Aus-, Fort- und Weiterbildung von Pflegefachkräften. Kordula Schneider ist Autorin des Kapitels «Beratungskonzepte» und Mitautorin der Kapitel «Berufspädagogische und didaktische Grundlagen», «Wissensaufbereitung und Wissenserwerb» und «Besprechungsmanagement».

**Sigrun Schwarz** ist tätig als Professorin für das Lehrgebiet Betriebswirtschaftslehre am Fachbereich Pflege der Fachhochschule Münster. Schwerpunkte der Lehre sind Prozessmanagement, Qualitätsmanagement und Logistik. Umfangreiche Projekterfahrung resultiert aus den Jahren als Unternehmensberaterin für Krankenhäuser. Sigrun Schwarz ist Mitautorin des Kapitels «Projektmanagement».

**Karin Welling** arbeit als wissenschaftliche Mitarbeiterin im Bundesforschungs-projekt «Lernfeldorientierte Altenpflegeausbildung – Pflege von Menschen mit Demenz» (LoAD) der Europäischen Senioren-Akademie Ahaus und der Fach-hochschule Münster. Sie ist Krankenschwester und Diplompädagogin und arbeitet freiberuflich im Bereich der Aus-, Fort- und Weiterbildung von Pflegefachkräften sowie in der Implementierung des Lernfeldkonzeptes an Gesundheits- und Pflege-schulen. Karin Welling ist Mitautorin der Kapitels «Selbst- und Zeitmanagement» und «Wissensaufbereitung und Wissenserwerb».

**Prof. Dr. habil. Andrea Zielke-Nadkarni** ist zur Zeit als Professorin für Pflege-pädagogik an der Fachhochschule Münster tätig. Sie ist Krankenschwester, Gym-nasiallehrerin, Lehrerin für Pflegeberufe und Entbindungspflege und lehrt Pflege-wissenschaft. Ihr Forschungsgebiet ist die Pflege und Betreuung soziokultureller Minoritäten. Andrea Zielke-Nadkarni ist Autorin des Kapitels «Grundelemente der Pflegewissenschaft».

# Sachwortverzeichnis

# Anzeigen

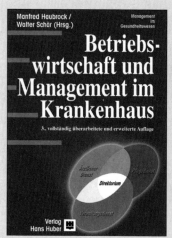
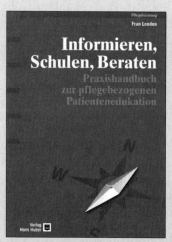
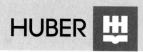

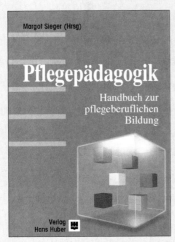
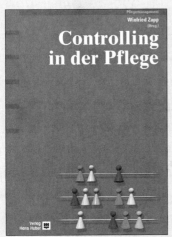
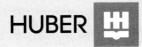